Hundert Jahre Deutsche Gesellschaft für innere Medizin
1882−1982

# Hundert Jahre Deutsche Gesellschaft für innere Medizin

Die Kongreß-Eröffnungsreden der Vorsitzenden
1882–1982

Herausgegeben von
H. G. Lasch und B. Schlegel

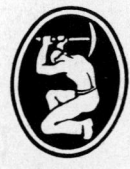

J. F. Bergmann Verlag München

Professor Dr. Dr. Hanns G. Lasch
Medizinische Universitätsklinik
D-6300 Gießen

Professor Dr. Bernhard Schlegel
Kliniken der Landeshauptstadt Wiesbaden
D-6200 Wiesbaden

ISBN 3-8070-0331-2 J. F. Bergmann Verlag München
ISBN 0-387-00331-2 Springer-Verlag New York Heidelberg Berlin

CIP-Kurztitelaufnahme der Deutschen Bibliothek:
Deutsche Gesellschaft für innere Medizin:
Hundert Jahre Deutsche Gesellschaft für innere Medizin:
die Kongreß-Eröffnungsreden der Vorsitzenden 1882–1982.
Herausgegeben von H. G. Lasch und B. Schlegel.
München: Bergmann, 1982.
ISBN 3-8070-0331-2
NE: Lasch, Hanns Gotthard [Hrsg.]; HST

# Vorwort

In den Tagen vom 20. bis 22. April 1882 fand in Wiesbaden der erste Kongreß für Innere Medizin statt.

188 Teilnehmer stimmten damals unserem ersten Vorsitzenden, Friedrich-Theodor Frerichs zu, als er den Gegenwärtigen aber auch den Nachkommenden die Einheitsidee unseres Faches zur Pflicht machte, sie dazu aufrief durch „eigene Arbeit und selbständiges Schaffen, jedoch auch durch willige Verwertung der Bausteine, welche die Einzelfächer und Hilfswissenschaften heranbringen, diese Einheit festzuhalten und auszubauen".

Heute — 100 Jahre später — gilt es, im ständigen Fortschreiten anzuhalten, sich selbst zu besinnen und zu prüfen, ob dieses Ziel erreicht wurde, ob wir ihm nähergekommen sind oder ob wir uns mehr und mehr von ihm entfernen. An der Schwelle zu einem neuen „Jahrhundert" unserer Gesellschaft soll der Blick zurück uns zeigen, ob die oft stürmische Entwicklung unseres Faches auch heute noch die Einheitsidee der ersten Stunde als *das* tragbare Konzept für die Zukunft zuläßt, oder ob der Rahmen bereits gesprengt ist und neue Ansätze fordert.

In den Verhandlungsberichten der 87 Kongresse der Gesellschaft ist ein wissenschaftliches Werk niedergelegt, welches den Fortschritt unseres Faches in seiner ganzen Breite und Tiefe dokumentiert, Pioniertaten aus den eigenen Reihen erkennen läßt und den Stand des Wissens in Beziehung zu seiner Zeit widerspiegelt. Mit Genugtuung wird zu einer Zeit, in welcher häufig die aufsehenerregenden Erkenntnisse aus dem angloamerikanischen Sprachtum im Vergleich zu weniger spektakulären Neuentdeckungen aus dem eigenen Lande beklagt werden, auch der nicht in der Tradition verhaftete Leser erkennen, welchen oft entscheidenden Beitrag zum Fortschritt gerade deutsche Internisten geleistet haben.

Auf der Suche nach Vorbildern wird der junge Arzt Persönlichkeiten finden, die über den eigenen forscherischen Vorstoß in Neuland hinaus als große Ärzte Schulen klinischen Denkens und tätigen Arzttums gegründet haben, die sich im Laufe von Jahrzehnten fortentwickelt und weit verzweigt haben.

Mit großer Betroffenheit müssen wir aber auch erkennen, daß der politische Hintergrund unseres Landes nicht ohne Einfluß auf unsere Gesellschaft geblieben ist. Namen von großen Ärzten und ihre Ideen, die Zukunft versprachen, reißen jäh ab; bahnbrechende Leistungen finden nicht mehr im eigenen Lande, allenfalls außerhalb Erfüllung und Krönung. Im Blick zurück liegt die Frage nach Versagen und Schuld, eine Frage, der wir niemals ausweichen dürfen und der zur Antwort wir uns stellen müssen. Die nie ganz vernarbenden Wunden unserer Gesellschaft sollten aber fortan auch stete Mahnung zur Besinnung sein auf die Werte, unter denen sie zusammengetreten ist und die es in der Zukunft auch im nationalen und internationalen Verbund gegen äußere Gewalt zu verteidigen gilt.

Angesichts der Fülle der in 100 Jahren neu gewonnenen Erkenntnisse wird gerade in unseren Tagen immer wieder die Frage nach der Grundidee unseres Auftrages gestellt. Zweifel kommen auf, ob nicht die Innere Medizin nur mehr eine Dachorganisation von Spezialfächern ist, mit deren zunehmenden, zentrifugalen Kräften der eigentliche Kern, die Mitte unseres Faches immer mehr verlorengeht. Sicher ist, daß eine tiefer dringende Forschung den Spezialisten fordert, daß auch komplizierte diagnostische und therapeutische Aufgaben nicht mehr ohne ihn zu lösen sind. Dies leugnen zu wollen, hieße den Gegebenheiten nicht gerecht zu werden, hieße das Rad der Entwicklung zurückdrehen zu wollen. Kein Zweifel kann auch darüber bestehen, daß es für den Internisten von heute unmöglich ist, das ganze Fach bis hin in jede wissenschaftliche und forscherisch errungene Einzelheit zu beherrschen.

Diese Erkenntnis bedeutet aber nicht, daß mit der zunehmenden Ausfüllung eines gesteckten Rahmens dessen Grenzen gesprengt werden müssen, daß der zentrale Kern und damit das Fach selbst verlorengehen muß. Frerichs hat mit dem Bild vom „segenspendenden Strom Innere Medizin", von welchem die Spezialfächer wie Bäche sich abzweigen und gespeist werden und die versiegen, wenn sie abgetrennt werden, die Einheitsidee versinnbildlicht. Mehr noch, der große Strom lebt ja auch von seinen Zuflüssen, von dem was ihm – auch aus noch so peripheren Provinzen seiner Region kommend – ständig zufließt und ihn erneuert.

Mit Deklamationen oder gar Beschwörungen war es nie und wird es auch nicht möglich sein, unser Fach in die Zukunft zu projizieren. Noch weniger werden Satzungen oder formale Beschlüsse zum Ziele führen. Immer waren es in unserer Geschichte die großen Ärzte ihrer Zeit, die den gesteckten Rahmen mit Leben erfüllten, die der Gesellschaft ihr Gesicht gaben. In ihren Eröffnungsansprachen haben unsere Vorsitzenden – kompetent durch die eigene wissenschaftliche Leistung – zu den Problemen der Inneren Medizin in Bezug zu ihrer Zeit Stellung genommen. Wie einen roten Faden erkennt man in ihren Worten über die hundert Jahre hin den Wunsch, allen zentrifugalen Kräften entgegenzuwirken und die Innere Medizin in ihrer Einheit zu erhalten. Mit der Zusammenstellung ihrer Reden, wie sie in diesem Buch nun vorliegen, wird nicht nur an unsere Tradition erinnert, vielmehr soll die Idee der Inneren Medizin weitergetragen, von unseren bedeutendsten Gelehrten zusammengefaßt und auch für die Internisten unserer Tage als Aufforderung für die Zukunft verstanden werden.

Dem heutigen Leser der Ansprachen der Vorsitzenden wird im Vergleich zur Originalwiedergabe im Verhandlungsband bewußt werden, daß ein Teil ihrer Ausführungen nur vor dem zeitgeschichtlichen oder gar tagespolitischen Hintergrund gesehen – wenn auch nicht verstanden werden kann. Das gilt fast ausschließlich für die Jahre der Diktatur in Deutschland, wo Stellungnahmen zur politischen Ideologie aus dem Rahmen fallen und in keiner Beziehung zur

Aufgabenstellung unserer Gesellschaft zu stehen scheinen. Der Herausgeber hat sich – auch auf die Gefahr hin, einer Verfälschung der Geschichte der Gesellschaft verdächtigt zu werden – die Freiheit genommen, in der vorliegenden Ausgabe diese ihm niemals verständlichen Passagen zu streichen. Er ist sich bewußt, daß eine Gesellschaft die Pflicht hat, Stellung und Haltung der von ihr gewählten Vorsitzenden zu tragen, wenn auch nicht zu billigen. Er weiß aber auch, daß gerade in einer Diktatur geäußerte Vorstellungen oft nicht ohne Zwang von außen zustandekommen und die gewählten und anerkannten Wissenschaftler und Autoren nicht mehr wie in einer freien Demokratie Stellung nehmen konnten. Es scheint mir daher mehr als gerechtfertigt, zum Schutze ihrer Person, nicht zu dem der Gesellschaft, Striche im Originaltext vorgenommen zu haben.

Mit der nur gering gekürzten Wiedergabe der Reden aus dieser Zeit unseres Vaterlandes soll dabei nicht nur den medizin-historischen Gegebenheiten Rechnung getragen werden, sondern auch an die Probleme erinnert werden, vor die sich eine wissenschaftliche Gesellschaft wie die unsere durch Zwang von außen gestellt sehen kann – eine Mahnung für die Zukunft!

Mit der Lektüre der Ansprachen großer Gelehrter dieser hundert Jahre sollte auch dem jungen Internisten bald klar werden, daß von einer „Krise der Inneren Medizin" zwar immer wieder gesprochen wurde, daß aber zu jeder Zeit an ihrem Selbstverständnis kaum Zweifel bestanden. Auch heute, zu einer Zeit, in der die Fülle des mit naturwissenschaftlicher Methodik erforschten Details und die zunehmenden Erkenntnisse im psychosomatischen Bereich für manche zunächst kaum faßbar erscheinen, in der neue, von den Geistes- oder anderen Humanwissenschaften her kommende Denkweisen ganz unterschiedliche forscherische Ansätze erkennen lassen, muß die Einheit des Faches nicht bedroht sein.

Wenn heute in der Inneren Medizin von einer polaren Spannung zwischen ihren naturwissenschaftlich-biologischen und ihren psycho-sozialen Polen gesprochen wird, die die Gefahr der Trennung heraufziehen läßt, dann scheint dieser Polarisierung etwas künstlich Trennendes anzuhaften. Der kranke Mensch lebt nicht in dieser polaren Spannung; ein Leib-Seele-Problem im dualistischen Sinne gibt es für den Patienten nicht. Leibliche und seelische Interaktionen verdichten sich im engen Wechsel zur Krankheit mit der ganzen Skala individueller Akzente.

Hier liegt der Auftrag des Kranken an unser Fach und an seine Ärzte. „Daß er den diagnostischen Drang zur Überschau – und den therapeutischen Imperativ für die Heilung des ganzen Menschen verspürt, wenn ein Kranker zu ihm kommt, das ist entscheidendes Kriterium des Internisten" (H. E. Bock, 1968).

An der Schwelle zu einem neuen Jahrhundert unserer Gesellschaft für Innere Medizin sollten wir an der Einheitsidee unseres Faches festhalten; ihr dereinst groß angelegter Rahmen ist nicht zu sprengen, wenn auch die innere Differenzierung durch forscherische Arbeit weiter voranschreitet.Wenn der Spezialist nicht vergißt, daß er ohne den eigenen lebendigen Bezug zum Gesamtfach bald an seine Grenzen zum Schaden des Kranken stoßen muß, und wenn er sich weiter als Internist versteht, wenn der allgemeine Internist den Spezialisten als essentiell für die wissenschaftliche und klinisch-praktische Durchdringung des Gesamten begreift, dann ist der gemeinsame Nenner für den ärztlichen Auftrag auch in Forschung und Lehre für unser Fach weiter gültig. Über die Tradition und die Verpflichtung an die großen Lehrer unseres Faches hinaus sollte es gelingen, die Idee der Inneren Medizin in der Zukunft erfolgreich weiter zu verwirklichen.

*Hanns Gotthard Lasch*

# VERHANDLUNGEN

## DES CONGRESSES FÜR

# INNERE MEDICIN.

## ERSTER CONGRESS

GEHALTEN ZU WIESBADEN, 20.—22. APRIL 1882.

IM AUFTRAGE DES CONGRESSES

HERAUSGEGEBEN VON

### DR. E. LEYDEN, UND DR. E. SEITZ,

GEH. RATH U. O. Ö. PROFESSOR AN DER MEDIC.  GEH. RATH UND PROFESSOR IN
PROPÄDEUT. KLINIK ZU BERLIN.  WIESBADEN.

UNTER MITWIRKUNG VON

PROF. DR. C. A. EWALD IN BERLIN, PROF. DR. D. FINKLER IN BONN
UND DR. EMIL PFEIFFER IN WIESBADEN.

WIESBADEN.
VERLAG VON J. F. BERGMANN.
1882.

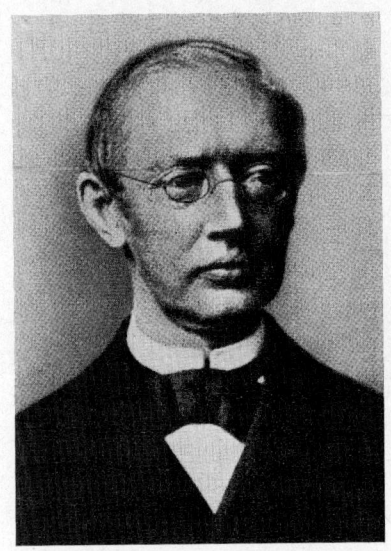

T. v. Frerichs, Berlin
Vorsitz 1882

# I. Sitzung

(Donnerstag den 20. April 1882, Vormittags 10 Uhr).

Vorsitzender: Herr Frerichs.

Herr Frerichs (Berlin) eröffnet die Sitzung mit folgender Ansprache:

Ich heisse Sie, meine Herrn Collegen, herzlich willkommen zur gemeinsamen Arbeit hier in Wiesbaden, in dieser alten Stadt der Bäder, in welcher schon zur Römerzeit vor mehr als einem Jahrtausend der Hygiea Tempel errichtet wurden und freue mich, dass Sie so zahlreich aus allen Theilen des Deutschen Reiches erschienen sind.

Was wir hier wollen, was uns hier zusammengeführt hat, wird im Wesentlichen Ihnen allen bekannt sein; es handelt sich um die Stellung der inneren Medicin zu den übrigen Gebieten der Heilkunde in ihrer wissenschaftlichen Bearbeitung wie in ihrer Vertretung nach aussen.

Im Laufe der letzten Jahrzehnte haben sich, wie es schon im Alterthum unter den Alexandrinischen Aerzten und zur Zeit Galens in Rom vorübergehend vorgekommen ist, immermehr die Einzelfächer der Heilkunde abgesondert, um als Wissenschaft wie im practischen Leben selbstständig aufzutreten, in gesonderten Zeitschriften und Versammlungen die Früchte ihrer Arbeit zu erörtern, getrennt von dem Mutterboden, dem sie entstammten.

Und sie hatten dazu ihre Berechtigung.

Ist doch der Umfang der ärztlichen Wissenschaft soweit gewachsen, dass kein Einzelner das Ganze in allen seinen Theilen umfassen und beherrschen kann.

Die Zeiten sind längst vorüber, wo ein Boerhave, Fr. Hoffmann, Peter Frank die gesammte Heilkunde in sich verkörpern konnten, und wenn schon Seneca klagte: „literarum quoque intemperantia laboramus", so können wir heute fragen, ob noch

Einer von uns im Stande sei, auch nur die Hälfte der ärztlichen Weltliteratur zu lesen und in sich zu verarbeiten?

Wenn schon durch diese Fülle des Stoffes eine gewisse Theilung der Arbeit geboten wurde, so kommt noch, was mehr ins Gewicht fällt, hinzu, dass der gesonderte Ausbau der Einzelfächer in der That durch dauernde, zum Theil unvergängliche Leistungen bewiesen hat, wie fruchtbringend die getheilte Arbeit werden könne. Ich brauche Sie hier nicht darauf hinzuweisen, welche Fortschritte die Neuropathologie, die Electrotherapie, die Augenheilkunde, die Gynäkologie, die Dermatopathologie, die Otiatrik etc. in unserer Zeit gemacht haben, welche practischen Ergebnisse sie lieferten und wie sehr sie dazu beitrugen, über bis dahin dunkle Gebiete der Heilkunde Licht zu verbreiten.

Wir erkennen dies Alles gern und freudig an, können und dürfen indess die Schattenseiten nicht übersehen, welche diese Absonderung zur Folge hatte, können die Nachtheile nicht verkennen, welche nicht bloss die Specialfächer in der Theorie und Praxis bedrohen, sondern auch die innere Heilkunde, deren Grenzen sich immer mehr verwischen, deren Stellung und Bedeutung für die Wissenschaft und das Leben gefährdet erscheint.

Man entfernt sich mehr und mehr von der durch die innere Medicin vertretenen Einheitsidee des menschlichen Organismus, von den allgemeinen Gesetzen, welche die Lebensvorgänge des Individuums bestimmen, nach welchen deren Bestehen und Vergehen geregelt wird. Man hat, wie der Dichter sagt: „alle Theile in der Hand, fehlt leider nur das geistige Band."

Die innere Heilkunde ist berufen, diese Einheitsidee festzuhalten und auszubauen; durch eigene Arbeit und selbstständiges Schaffen, jedoch auch durch willige Verwerthung der Bausteine, welche die Einzelfächer und Hülfswissenschaften uns heranbringen. Die innere Heilkunde ist und bleibt der segenspendende Strom, von welchem die Specialfächer wie Bäche sich abzweigen und gespeist werden, die aber im Sande verinnen und versiegen werden, wenn sie sich abtrennen.

Das ist die hohe Mission der Wissenschaft, welche wir hier vertreten; in derselben liegen die schweren Aufgaben, an deren Lösung wir alle Kräfte unseres Lebens zu setzen haben.

Sie ist des Schweisses der Edlen werth.

Wie wir unserer Aufgabe, welche allgemeines Wissen und allgemeine Bildung, sowie specielle Kenntnisse von grossem Umfange voraussetzt, gerecht werden sollen, darüber dürfte unter uns Klinikern kaum eine wesentliche Meinungsverschiedenheit bestehen.

Die Zeiten sind verstrichen, wo Systeme und Schulen die Anschauungen beherrschten, wo allgemeine, aus fremden Gebieten, wie der Philosophie oder einzelnen Naturwissenschaften entlehnte Ideen den Thatsachen Gewalt anthun konnten, den freien Blick beschränkten, die Auffassung bestimmten.

Die Vorgänge des gesunden Lebens bilden den Ausgangspunkt unserer Arbeit; auf sie führen wir die tausendfachen Störungen zurück, welche uns in der leidenden Menschenwelt entgegentreten.

Wir messen mit diesem Massstabe die Vorgänge des kranken Lebens und kein Fortschritt der Einsicht in die Verrichtungen des gesunden Organismus darf uns entgehen oder von uns unbeachtet bleiben.

Die Grundlage unserer Forschung, der eigentliche Born unserer Erkenntniss, ist aber und bleibt für immer die Beobachtung am kranken Menschen; sie allein entscheidet in letzter Instanz die Fragen, welche uns entgegentreten. — Ich meine hier nicht die einfache Beobachtung, wie sie von Alters her bestand, sondern diejenige, welche im Laufe der letzten Decennien geschärft und erweitert wurde durch physikalische, chemische, experimentelle Handhaben.

Wir begrüssen mit Freude die Errungenschaften der pathologischen Anatomie, Chemie, experimentellen Pathologie, welche werthvolle, zum Theil unschätzbare, grundlegende Thatsachen uns lieferten und den Aufbau unserer Wissenschaft erheblich förderten; allein wir bleiben Herren im eigenen Hause, bedürfen keiner Vormundschaft und nur unsere eigene Erfahrung und Einsicht darf entscheiden, was für uns dauernden Werth habe und was hinfällig sei.

Die innere Heilkunde hat genugsam erfahren, welche Folgen die Fremdherrschaft brachte, mochte sie ausgeübt werden von der Philosophie, der Physik, der pathologischen Anatomie, der Chemie oder schliesslich der experimentellen Pathologie; sie alle sind nicht dazu angethan unser Haus zu bauen, wir müssen es selber thun, wenn es fest und dauerhaft werden soll.

Das Gleiche gilt von der Therapie; so unschätzbar auch die Arbeiten der neueren experimentellen Pharmakologie sind, welche für unser Handeln oft erst den wissenschaftlichen Boden schafften, so werthvoll die der Electrotherapie, der Balneologie etc.: im Grossen und Ganzen bleibt doch immer der klinischen Erfahrung die Entscheidung vorbehalten, welche Wege wir wandeln sollen.

Dies sind, meine Herrn, in knappen Worten zusammengefasst, die Grundsätze, welche, soweit ich zu urtheilen vermag, bei der Bearbeitung des grossen Feldes der innern Heilkunde uns leiten sollten, welche den Massstab abgeben dürften, nach welchem die Leistungen gemessen, ihre Bedeutung geschätzt wird.

Die deutsche Heilkunde steht auf eigenem Grund und Boden, sie folgt seit Decennien nicht fremden Einflüssen und Eingebungen; sie ist mindestens ebenbürtig derjenigen aller anderen Culturvölker, deren Impulse uns nicht leiten, für uns nicht massgebend sind, so gern wir sie auch anerkennen, wie sie es nach unserem Ermessen verdienen.

Wir sind hier zusammengekommen uns zu verständigen über Fragen, welche die deutsche Heilkunde bewegen: wir wollen Erfahrungen austauschen, Ideen anregen und auch ausführen, wir wollen endlich auch unsere gemeinsamen berechtigten Interessen vertreten.

Ich freue mich hier versammelt zu sehen eine Reihe von Männern, deren Namen überall gelten, wo es eine wissenschaftliche Heilkunde giebt, welche täglich all ihr Können und Thun daran -setzen, unsere Arbeit zu fördern.

Dies berechtigt uns zu der Hoffnung, dass das Werk, welches wir heute beginnen, ein segensreiches sein werde, dass es fortwirken möge von Jahr zu Jahr, auch über die Zeit hinaus unseres irdischen Daseins, wenn wir Aelteren längst hinabgestiegen sein werden „quo pius Aeneas, quo divus Tullus et Ancus".

Das Geschäfts-Comité hat mich beauftragt, das Präsidium zunächst zu übernehmen; ich habe diesem Ansinnen Folge leisten zu müssen geglaubt, ich wünsche aber und bitte darum, dass noch aus dem Schoosse der Versammlung ein zweiter Präsident gewählt werde, und hätte gewünscht, damit Nord und Süd gleichmässig vertreten seien, Professor Kussmaul aus Strassburg dazu vorschlagen zu dürfen. Leider ist derselbe verhindert, hier zu erscheinen, wir müssen deshalb am Main stehen bleiben, und ich würde mir erlauben, den Herrn Collegen Gerhardt aus Würzburg, dessen hohe Verdienste um die Wissenschaft wir Alle anerkennen, und dessen persönliche Eigenschaften wir verehren, zum II. Präsidenten vorzuschlagen. Ich bitte die Herren, die für diese Wahl sind, sich von ihren Sitzen zu erheben. (Einstimmig gewählt.)

Herr Gerhardt (Würzburg):

M. H.! Vor Allem herzlichen Dank für die mir erwiesene Ehre, allein ich glaube, dass, wenn wir auf die Geschichte dieses Congresses zurückblicken, diese Ehre einem Anderen gebühren dürfte als mir, und möchte Sie bitten, das Amt eines zweiten Präsidenten meinem verehrten Freunde Leyden zu übertragen, der das grösste Verdienst um das Zustandekommen dieses Congresses hat, und besser als ich im Stande sein wird, mit sicherer Hand diese Versammlung zu leiten.

Herr Leyden (Berlin):

Ich muss Herrn Gerhardt sehr bitten, die Präsidentschaft anzunehmen, die ihm durch einstimmige Wahl der Versammlung übertragen worden ist. (Bravo.)

Herr Gerhardt nimmt hierauf die Wahl an.

---

# VERHANDLUNGEN

## DES CONGRESSES FÜR

# INNERE MEDICIN.

———

## ZWEITER CONGRESS

### GEHALTEN ZU WIESBADEN, 18.—23. APRIL 1883.

———

IM AUFTRAGE DES CONGRESSES

HERAUSGEGEBEN VON

**D**ᴿ **E. LEYDEN,**     UND     **D**ᴿ **EMIL PFEIFFER,**

GEH. MED. RATH U. O. Ö. PROFESSOR AN DER          PRACT. ARZTE IN WIESBADEN, SECRETÄR

II. MED. KLINIK ZU BERLIN.                                   DES CONGRESSES.

———

MIT 9 LITHOGRAPH. TAFELN UND 11 HOLZSCHNITTEN.

WIESBADEN.

VERLAG VON J. F. BERGMANN.

1883.

T. v. Frerichs, Berlin
Vorsitz 1883
Abb. s. Seite 2

# I. Sitzung

(Mittwoch den 18. April, Vormittags 10 Uhr).

## Vorsitzender: Herr Frerichs.

———

Herr Frerichs (Berlin) eröffnete den Congress mit folgender Anrede:

M. H.! Zum zweiten Male versammelt sich in diesen Räumen der Deutsche Congress für innere Medicin, um wichtige Fragen zu lösen oder wenigstens ihrer Lösung näher zu bringen, die nicht blos die medicinische, sondern die ganze gebildete Welt interessiren.

Als Sie mir vor Jahresfrist gestatteten, den Congress zu eröffnen, erlaubte ich mir, Ihnen die etwas bedrohte Stellung der inneren Heilkunde in ihrer socialen, wie in ihrer wissenschaftlichen Stellung, den Hülfswissenschaften gegenüber und den Specialfächern, anzudeuten, die Würde und die hohe Bedeutung der inneren Medicin nicht blos als den eigentlichen Mittelpunkt aller ärztlichen Thätigkeit, sondern auch als das Endziel aller wahren Heilwissenschaft hinzustellen. Ich erlaubte mir ferner, die Grundsätze auszusprechen, nach welchen wir bei unseren Arbeiten und Forschungen verfahren sollten, und schliesslich die engen Beziehungen anzudeuten, in welchen die einzelnen Gebiete unseres weiten Arbeitsfeldes zu einander stehen.

Heute ist das, was wir als Wunsch, als berechtigte Hoffnung aussprachen, erfüllt; wir sind klar über das, was wir wollen, und bilden eine feste Vereinigung. Die Zeit der fremden Einflüsse ist vorüber, wir verfolgen auf eigenen sicheren Bahnen selbstbewusst unsere Ziele, wenn wir auch gerne und freudig die Beihilfe der anderen Fächer annehmen, deren Werth, deren hohe Bedeutung wir niemals unterschätzen werden.

Wir blicken mit Befriedigung auf das während des ersten Congresses Geförderte zurück. Wichtige Entdeckungen wurden Ihnen vorgeführt, schwierige Fragen der Pathologie und der Therapie wurden umfassend und gründlich erörtert. Wenn einzelne derselben, wie die über die Nierenentzündung nicht zu einem allgemein angenommenen Abschlusse gelangt sind, so lag es meines Erachtens hauptsächlich an dem Umstande, dass noch immer die eigentliche klinische Auffassung zu sehr im Banne pathologisch-anatomischer Anschauungen befangen ist.

In dieser zweiten Session werden in erster Reihe zwei Krankheiten Gegenstand unserer Berathung sein, hochwichtig, nicht blos für uns Aerzte, sondern auch für das gesammte sociale Leben: zunächst die Lungenschwindsucht, diese Geissel der menschlichen Gesellschaft, welche mehr, als jede andere Krankheit, ganze Generationen dem Grabe zuführt, welche seit Jahrhunderten gekannt und erforscht, dennoch ihrem Wesen nach dunkel und unerkannt blieb, bis die Entdeckungen unserer Tage auf sie ein helles Licht warfen, unter dessen Beleuchtung neue Gesichtspunkte hervortraten, die der weiteren Aufklärung harren, und die unsern Scharfsinn, unsere Arbeitskraft in Anspruch nehmen werden.

Der zweite Gegenstand der Erörterung und der Discussion wird die Diphtheritis sein, welche unter unserem jugendlichen Nachwuchse so oft grauenvolle Verheerungen anrichtet, deren Wesen, Entstehung, Verbreitung, Behandlung, so viel daran gearbeitet worden ist, noch zahlreiche Unklarheiten bieten, an deren Beseitigung, so weit sie zur Zeit möglich ist, wir auf diesem Congresse unsere Kräfte erproben werden.

Das dritte grosse Objekt unserer Verhandlungen betrifft die abortive Therapie der Infectionskrankheiten, eine brennende Frage unserer Zeit, nachdem dieselbe erkannt hat, welche wichtige Rolle die verschiedenartigen Mikroben für die Entstehung der Infectionskrankheiten haben. Wir werden hier ergänzen können, was in den ersten Tagen in Bezug auf die Verhütung und Behandlung der Lungenschwindsucht und der Diphtheritis etwa versäumt sein sollte. Andere wichtige Vorträge, welche unser Interesse in hohem Grade in Anspruch nehmen, werden Sie im Programme verzeichnet finden.

Ich freue mich herzlich, dass Sie so zahlreich erschienen sind von allerorts, so weit die deutsche Zunge klingt, und begrüsse mit besonderer Genugthuung und Herzlichkeit Diejenigen, die, ausserhalb der Grenzen unseres engeren Vaterlandes wirkend, auf weiten Wegen zu uns ·herüber kamen, um in deutscher Treue an unseren Arbeiten mitzuhelfen, einer Arbeit, die, so hoffen wir, die deutsche Wissenschaft mehren und ihr zum dauernden Ruhme gereichen wird.

Somit erkläre ich den zweiten Congress für innere Medicin eröffnet.

Herr F r e r i c h s schlägt sodann zu Vicepräsidenten die Herren B i e r m e r (Breslau) und v o n  L i e b e r m e i s t e r (Tübingen) vor, welcher Vorschlag von der Versammlung einstimmig angenommen wird.

Zu Schriftführern werden ernannt die Herren F i n k l e r (Bonn), A. F r a e n k e l (Berlin) und S c h u l t z e (Heidelberg).

1*

# VERHANDLUNGEN

### DES CONGRESSES FÜR

# INNERE MEDICIN.

## DRITTER CONGRESS

### GEHALTEN ZU BERLIN, VOM 21.—24. APRIL 1884.

IM AUFTRAGE DES CONGRESSES

HERAUSGEGEBEN VON

**DR. E. LEYDEN,**   UND   **DR. EMIL PFEIFFER,**

GEH. MED. RATH U. O. Ö. PROFESSOR AN DER   PRACT. ARZTE IN WIESBADEN, SECRETÄR
II. MED. KLINIK ZU BERLIN.   DES CONGRESSES.

MIT SIEBEN TAFELN.

WIESBADEN.

VERLAG VON J. F. BERGMANN.

1884.

T. v. Frerichs, Berlin
Vorsitz 1884
Abb. s. Seite 2

# I. Sitzung

(Montag, den 21. April, Vormittags 10 Uhr).

Vorsitzender: Herr v. Frerichs.

———

Herr v. Frerichs (Berlin) eröffnete den Congress mit folgender Ansprache:

M. H.! Zum dritten Male versammelt sich der Deutsche Congress für innere Heilkunde zur Bearbeitung von Aufgaben und von Fragen, welche unsere rüstig und unermüdet fortschreitende Wissenschaft uns stets von Neuem stellt.

Ich bitte Sie, zunächst meinen herzlichen Willkommengruss entgegen zu nehmen und sodann den innigen Dank für Ihr Erscheinen hier in der Reichshauptstadt, entlegen von der Mitte des Deutschen Vaterlandes; vor Allem richte ich diesen Dank an Diejenigen, welche aus weiter Ferne zu uns kamen, um getreulich unsere ernste Arbeit zu theilen.

Was der vorjährige Congress in Wiesbaden gefördert und geschaffen hat, wurde nicht bloss in der Heimath, sondern auch in der Fremde, selbst in Frankreich, mit grosser Anerkennung besprochen und wir dürfen mit voller Befriedigung auf das geleistete Werk zurückblicken.

Wir haben im verflossenen Jahre grosse und gewichtige Fragen verhandelt, Gegenstände, die uns Tag für Tag beschäftigen, welche unsere Gedanken, unsere Sorgen unausgesetzt in Anspruch nehmen. Wenn diese Fragen auch nicht gelöst wurden, denn das stand nicht zu erwarten: es können noch Jahrhunderte darüber verlaufen, so haben wir doch die brennenden Punkte klar gestellt und für die

weitere Arbeit neue Gesichtspunkte eröffnet, welche die Aussicht auf
neue Fortschritte in diesen dornenvollen Feldern freilegen. Viel
Gestrüpp musste beseitigt werden, um das Arbeitsfeld zu neuer Be-
stellung vorzubereiten.

Es war in erster Reihe das Gebiet der Tuberkulose, auf
welchem nach der Entdeckung der Bacillen eine Reform nothwendig
geworden war; wir mussten uns darüber verständigen, was von den
bisherigen Ansichten über diese vielleicht bedeutungsvollste aller
Krankheiten noch haltbar geblieben, was dagegen hinfällig geworden
sei, welche neue Aufgaben sich etwa daraus ergeben könnten.

Eine nicht minder wichtige, die ganze gebildete Welt lebhaft
beschäftigende Lehre, die von der Diphtheritis, bildete den
zweiten Gegenstand der Verhandlungen. Die parasitäre Natur, die
Ansteckungsfähigkeit, die von örtlicher Entstehung aus über den
ganzen Organismus sich verbreitende Infection, ihre Behandlung und
ihre Verhütung wurden nach allen Seiten erörtert. Wir haben über
diese Krankheit klar gestellt, was wir wissen und was wir können;
wir haben sodann neue Fragen angeregt, deren Beantwortung unsere
Einsicht und unser Können auf eine höhere Stufe heben dürfte.

Die abortive Behandlung der Infectionskrankheiten
war der dritte umfangsreiche Theil unserer Verhandlung. Sie ist
eine Frage, welche seit vielen Jahrzehnten stets von Neuem erörtert
wurde, ohne zu einem befriedigenden Abschluss zu gelangen. Wir
haben auch hier so viel Licht und Klarheit geschaffen, als der gegenwärtige Stand der Wissenschaft es gestattet. Ich übergehe hier
die kleineren Verhandlungen, nicht weil ich sie unterschätze, sondern
weil sie gedruckt in Ihren Händen sich befinden.

Der gegenwärtige dritte Congress wird zunächst eine uns täglich
beschäftigende Krankheit, die Lungenentzündung, deren Ursache und deren Behandlung erörtern, sodann die Entzündung
der grauen Substanz des Rückenmarkes und endlich die
von Innervation abhängigen Verdauungsstörungen
neben vielen anderen Gegenständen, von denen ich nur die über
Localisation der Functionen des Grosshirns, über Schulhygiëne in

England, über Reflexe, Vaccination, Diabetes etc. hervorhebe; an fruchtbringender Arbeit wird es uns also auch diesmal nicht fehlen.

Somit erkläre ich den dritten Congress für innere Medicin eröffnet. —

Herr v. Frerichs schlägt sodann zu Vicepräsidenten die Herren Leyden (Berlin), Rühle (Bonn) und Nothnagel (Wien) vor, welcher Vorschlag von der Versammlung einstimmig angenommen wird.

Zu Schriftführern werden ernannt die Herren S. Guttmann, Brieger und Ehrlich, als zweiter Secretär fungirte Herr Senator, sämmtlich in Berlin.

# VERHANDLUNGEN

DES CONGRESSES FÜR

# INNERE MEDICIN.

———

## VIERTER CONGRESS

GEHALTEN ZU WIESBADEN, VOM 8.—11. APRIL 1885.

———

IM AUFTRAGE DES CONGRESSES

HERAUSGEGEBEN VON

**D**ᴿ **E. LEYDEN,**   UND   **D**ᴿ **EMIL PFEIFFER,**

GEH. MED. RATH U. O. Ö. PROFESSOR AN DER   PRACT. ARZTE IN WIESBADEN, SECRETÄR

II. MED. KLINIK ZU BERLIN.   DES CONGRESSES.

———

MIT DREIZEHN ABBILDUNGEN UND VIER TAFELN.

WIESBADEN.

VERLAG VON J. F. BERGMANN.

1885.

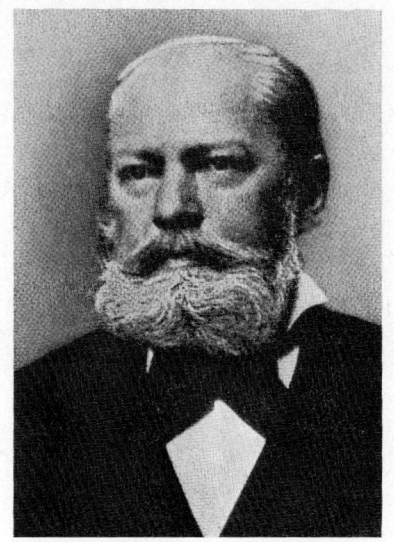

C. Gerhardt, Würzburg
Vorsitz 1885

# I. Sitzung

(Mittwoch den 8. April, Vormittags 9 Uhr.)

Vorsitzender: Herr Gerhardt.

---

Herr Gerhardt (Würzburg) eröffnete den Congress mit folgender Ansprache:

M. H.! Der vierte medicinische Congress tagt wieder auf dem Boden der uralten, gesundheitsspendenden Thermen; die heitere Frühlingsluft des Rheingaues umweht ihn, und doch breitet sich ein Schatten über diese Tage, die fröhlicher, gemeinsamer Arbeit gewidmet sein sollen.

Dem medicinischen Congresse liegt heute ausser den programmmässigen Verhandlungsgegenständen die hehre Pflicht ob, einen Todten zu ehren, — einen Todten, der unser erwählter Führer war. Der Mund, der dem ersten Congresse mit markigen, gedankenschweren Worten seine Ziele und Aufgaben vorsteckte, ist verstummt; die Hand, die hier die Fahne der Einheit in der Medicin, der eigenen, selbstbestimmten Arbeit auf dem ererbten Gebiete, der umfassenden Stellung der inneren Medicin unter den abstrebenden Specialfächern entrollte und hoch hielt, ist erkaltet; Friedrich Theodor von Frerichs ist hinabgestiegen „quo pius Aeneas, quo divus Tullus et Ancus."

Viele werden um ihn trauern, denen er Arzt und Freund, denen er Lehrer und Mitarbeiter gewesen ist. Uns kommt es vorzugsweise zu, zu gedenken, was Frerichs für die Medicin geleistet, was er dem medicinischen Congresse war.

Die Grundbedeutung der Lebensarbeit des eigenartigen Mannes ergiebt sich aus ihren Anfängen. Schon als 23jähriger veröffentlichte er 1842 eine Analyse der menschlichen Knochen. Wöhler hat dazu, wie zu seiner ganzen Richtung die Anregung gegeben. Nach 2 Jahren Praxis in seiner Vaterstadt Aurich, nach einigen literarischen Versuchen in verschiedener Richtung (bösartige Neubildungen, Staphylom, Sarcina) wandte sich Frerichs wieder in Göttingen ganz und voll der Chemie der Organe und des Stoffwandels zu.

Ende der 40er Jahre war er Mitarbeiter an Rudolf Wagner's Handwörterbuch der Physiologie. Unter mehreren Artikeln chemischer Richtung, die Frerichs für das berühmte Sammelwerk lieferte, war es vorzugsweise die Schilderung der Verdauung, die durch völlige Beherrschung des Stoffes, Vielseitigkeit der Auffassung, enorme experimentelle Arbeit, wie durch neue Thatsachen die Aufmerksamkeit der Zeitgenossen auf den jungen Pathologen lenkte, der hier als Lehrer und Förderer der Physiologie auftrat. — Seine auf's Grosse angelegte Natur trat schon deutlich hervor; staunenswerth ist die Kenntniss der Geschichte und Literatur des Stoffes, wie die Masse der Vivisectionen und chemischen Versuche. Aber nur die fertigen und polirten Ergebnisse werden mitgetheilt; die kleine Technik der Vorarbeiten, die Hobelspäne bleiben dem Leser erspart. Alles in solcher Knappheit, dass der Herausgeber in einer Note die Zahl der aufgewendeten Versuchsthiere glaubt nennen zu müssen. Er betont ferner, dass der Verfasser des Artikels „Verdauung" zwei Jahre dafür gearbeitet habe, dass er eigentlich Patholog sei.

Damit ist der wesentliche Charakter fast aller Frerichs'schen Arbeiten bezeichnet. Sie betreffen die Organe und Vorgänge des Stoffwechsels, beruhen auf breiter, physiologisch-chemischer Grundlage, sind lange vorbereitet, vielseitig durchdacht, reif und inhaltsschwer. — Die Masse der aufgewendeten Vorarbeiten wird kaum bemerklich. Jede bezeichnet eine breite Stufe aufwärts, die nicht leicht von späteren Bearbeitern unbeachtet überschritten werden kann.

Die zweite grosse Arbeit folgte 1851. Sie gründete die Lehre von den Nierenkrankheiten in Deutschland, und baute viel weiter aus, was Bright begonnen. Sie lehrt Frerichs, der mit Thierexperimenten und Physiologie begann, als vielseitigen Therapeuten kennen. Die Vorrede, ein gewichtiges Programm des nunmehrigen Kieler Klinikers, entwickelt die Idee der Selbstherrschaft der Medicin auf eigenem Gebiete, die er 30 Jahre später wieder hier vor Ihnen begründete. Für die Pathologie, sagt er, blühe nur dann eine bessere Zukunft, wenn bei ihrer Bearbeitung derselbe Weg nüchterner Beobachtung und streng logischer Induction ängstlich eingehalten werde, welcher die exacten Naturwissenschaften zu ihren Erfolgen führte. Die Erscheinungen des kranken Lebens müssen mit derselben Schärfe, wie die des gesunden beobachtet werden. Statt theoretischer Erörterungen will er ein kleines Stück Arbeit vorlegen, das er strenger Kritik kundiger Männer empfiehlt.

Seine Einheitsauffassung der Bright'schen Nierenkrankheit hat Probe gehalten. Die Wogen der Tagesdiscussion schienen darüber hinwegzugehen — er schwieg. — Und die Zeit kam, da hier in diesem Congresse sein nächster Freund und College sie wieder als zu Recht bestehend verkünden konnte.

In Breslau reifte sein Werk über die Leberkrankheiten heran. Umfassende physiologische Vorbildung, folgerichtige Arbeit während langer Jahre auf ein Ziel, strenge Methode, meisterhafte Verwendung aller Hülfsmittel der Untersuchung liess in der Hand des gereiften Mannes ein Werk entstehen, das an Grösse der Auffassung, an Klarheit, an Ideenreichthum zum würdigen, allseitig bewunderten Denkmale seines Geistes geworden ist.

Dazwischen hatte er, der erste, multiple Sclerose am Krankenbette erkannt, Leucin und Tyrosin in den Ausscheidungen nachgewiesen, die Diagnose der Pulmonalstenose begründet.

Die Anforderungen des Lehrberufes, der Consilien steigerten sich; bedächtig schob Frerichs das Erscheinen seines nächsten und letzten grösseren Werkes hinaus, aber auch diese Frucht seiner 25jährigen Arbeit in Berlin blieb uns nicht vorenthalten. Denen, die sein Jubiläum feierten, gab er als schönste Gabe sein

Werk über Diabetes. Eine Garbe reifer Aehren schmückt den Um-
schlag. Sie hätte für jedes seiner Werke als Sinnbild dienen können.
Alle waren sie reif und reich mit Früchten ernster Arbeit gesegnet.

Frerichs hat oft und erfolgreich mit Aelteren und Jüngeren
gemeinsam gearbeitet, so zuerst mit Wöhler, dann Staedeler,
zuletzt mit Brieger und Ehrlich. Zahlreiche Arbeiten sind aus
seiner Schule hervorgegangen, viele seiner Schüler sind Zierden
klinischer Lehrstühle geworden, zahlreichere als aus irgend einer
anderen Schule. Sie arbeiten in seinem Sinne weiter. Wie in seinen
Werken lebt der Dahingeschiedene für die medicinische Wissenschaft noch in seiner Schule.

Frerichs hat öfter seine Opferwilligkeit für allgemeine Zwecke
bewährt, — so in den Lazarethen in Schleswig und in Langensalza.

Als die Bitte an ihn erging, an die Spitze dieses Congresses
zu treten, mögen die Jahre und die Anstrengungen einer der grösse-
sten Stellungen des ärztlichen Lebens ihm den Entschluss nicht leicht
gemacht haben. Aber er kam — und rief uns auf mit ergreifenden
Worten zum Einstehen für die Idee der Einheit des kranken Organismus, für die Bedeutung der inneren Medicin, für die Arbeit an
dem kranken Menschen, für den kranken Menschen, die alle Ergebnisse der Beobachtung am Thier und an der Leiche verwerthet, und
dabei doch ihr eines Ziel selbstthätig im Auge behält. Wunderbar,
was damals in seiner Rede so tief erfasste, es waren zumeist Gedanken und Worte seines Kieler Programmes. Fast ein Menschenalter hatte er sie im Sinne getragen, geläutert und erprobt. Noch
zweimal rief er in den folgenden Jahren, frei von theoretischen
Zweifeln, uns auf zur Bethätigung an grossen, praktischen Aufgaben.
Er wies ermunternd auf die Zahl und Bedeutung der Bausteine hin,
die aus fast allen Werkstätten deutscher Forschung hier zusammengetragen wurden, wenn auch die Grösse der Aufgaben nur Förderung,
keine Abschlüsse gestatte.

So ist der Congress unter seiner Führung dem Ideal einer Vereinigung aller deutschen Mitarbeiter nahe gekommen, und auch im
Auslande nicht unbeachtet geblieben. Alle Hülfs- und Specialfächer
waren vertreten zu Gunsten der einen wissenschaftlichen Heilkunde.

Hat Frerichs nicht wenig zum Wachsen und Blühen des Congresses beigetragen, so hat dieser in dankbarer Verehrung das Grösste was er konnte, für Frerichs gethan. Er folgte seinem Sterne nach Norden, und die dritte Session war dem Jubelfeste seiner Klinik gewidmet. Sie war die glänzendste von allen. Das war der Lohn der guten That, auf die wir wohl alle heute mit Befriedigung zurückblicken.

M. H.! Wir haben dem Lebenden die höchste Ehre erwiesen, ehren wir auch den Todten durch Erheben von den Sitzen. Seine Werke werden sein Grabmal überdauern, das Werk, das er hier begann, wird über die Zeit seines irdischen Daseins hinaus, wie er voraus sagte, segensreich fortwirken. Sein Bild wird verklärt bei unsern Verhandlungen uns vorschweben; wie die medicinische Wissenschaft seine Schriften, so werden wir seine Reden und sein Wirken an dieser Stätte in dankbarem und verehrungsvollem Gedenken behalten. (Die Versammlung hört die letzten Sätze stehend an.)

Der Rückblick auf den 3. Congress, dessen wir eben gedachten, legt uns noch eine andere, erfreulichere Ehrenpflicht nah. Die grossen Schwierigkeiten, die der Abhaltung dieser Versammlung in der Weltstadt entgegenzustehen schienen, waren, als wir kamen, unmerklich geworden. Der Verlauf war glänzender, die Discussion belebter, die bedeutsamen Vorträge zahlreicher denn je. Das behagliche Gefühl des gelungenen Unternehmens, der Befriedigung der höchsten Erwartungen hat uns Alle durchdrungen. Das danken wir der sorgfältigen vortrefflichen Vorbereitung durch das Berliner Comité, der selbstlosen Hingabe der dortigen Collegen, dem Entgegenkommen und der Opferwilligkeit unserer dortigen Mitglieder. Gestatten Sie mir, in Ihrem Sinne diesem Danke den wärmsten Ausdruck zu geben.

Doch nun zu unserem Programme, das uns zu wahren und wichtigen Tagesfragen führen wird. Zunächst zu einem praktischen Problem, das mit den schwierigsten Lehren des Stoffwechsels im Organismus zusammenhängt, zu der Behandlung der Fettsucht; dann zu einem Erisapfel der pathologischen Physiologie, zum Bronchial-Asthma; zu der, der ärztlichen Praxis so sympathischen Frage der Antipyrese, die die Behandlung der Infectionskrankheiten und Entzündungen beherrscht; dazwischen zu zahlreichen, frei gewählten Einzelvorträgen und Demonstrationen.

M. H.! Indem ich Sie mit Dank für Ihr Kommen und Ihre Betheiligung an diesen Arbeiten freudig willkommen heisse, erkläre ich den 4. medicinischen Congress für eröffnet. Dass mir diese Ehre zufiel, bitte ich Sie, dem Umstande zu Gute zu halten, dass ich der zweite Vorsitzende war, dass die Zeit seit dem jähen Hinscheiden unseres Präsidenten kurz war, dass Andere verhindert waren. —

Herr Gerhardt schlägt sodann als Vicepräsidenten die Herren Mosler (Greifswald), Körte (Berlin) und Fräntzel (Berlin) vor, welcher Vorschlag von der Versammlung einstimmig angenommen wird.

Als Secretäre werden ernannt die Herren Senator (Berlin) und Emil Pfeiffer (Wiesbaden); als stellvertretende Secretäre die Herren A. Fränkel (Berlin), Stintzing (München) und Hueppe (Wiesbaden).

# VERHANDLUNGEN

DES CONGRESSES FÜR

# INNERE MEDICIN.

FÜNFTER CONGRESS

GEHALTEN ZU WIESBADEN, VOM 14.—17. APRIL 1886.

IM AUFTRAGE DES CONGRESSES

HERAUSGEGEBEN VON

**DR. E. LEYDEN,** UND **DR. EMIL PFEIFFER,**

GEH. MED. RATH U. O. Ö. PROFESSOR DER      PRACT. ARZTE IN WIESBADEN, SECRETÄR

I. MED. KLINIK ZU BERLIN.      DES CONGRESSES.

MIT FÜNF TAFELN UND MEHREREN HOLZSCHNITTEN.

WIESBADEN.

VERLAG VON J. F. BERGMANN.

1886.

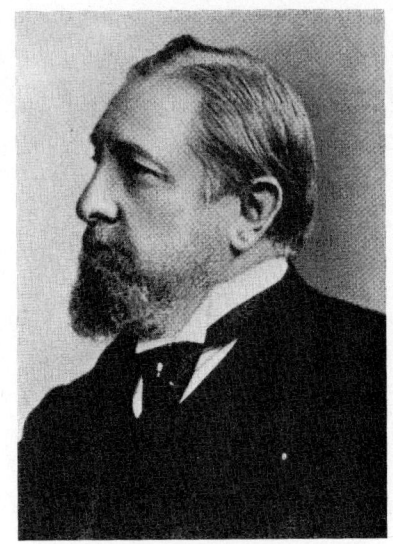

E. v. Leyden, Berlin
Vorsitz 1886

# I. Sitzung.

(Mittwoch den 14. April, Vormittags 9½ Uhr.)

Vorsitzender: Herr Leyden.

---

Herr Leyden (Berlin) eröffnet den Congress mit folgender Ansprache:

Hochverehrte Herren Collegen, hochansehnliche Versammlung! Zum fünften Male versammelt sich der Congress für innere Medicin wiederum in der alten Römer- und Bäderstadt, dem lieblichen Wiesbaden, welches uns mit herzlichem Willkommen seine Thore öffnet und seine glänzenden Räume zur Verfügung stellt. Wiederum sind Sie in reicher Anzahl erschienen. Aus allen Gauen, wo deutsche Zunge klingt, wo deutsche Wissenschaft blüht, sind Sie herbeigeeilt, um an unseren Arbeiten theilzunehmen.

Das Ziel unserer Bestrebungen, m. H., bereits auf dem ersten Congress mit fester Hand verzeichnet, ist: die Selbstständigkeit der inneren Medicin zu wahren, welche, frei von jeder Fremdherrschaft, ihre eigenen Ziele sich stecken und ihre eigenen Wege wählen soll. Unsere Aufgabe ist und bleibt die Vervollkommnung unserer Kenntnisse von den Krankheiten und ihren Erscheinungen. Immer tiefer suchen wir in das Verständniss der krankhaften Lebensvorgänge einzudringen und unentwegt sind wir bestrebt, diejenigen Mittel und Methoden zu mehren, mit denen wir die Krankheiten zu bekämpfen oder dem kranken Menschen in seinem Kampfe um das Dasein hilfreich beizustehen vermögen. Die gleichen Ziele waren unserer Kunst gesteckt, so lange es überhaupt eine practische Medicin giebt. Die Medicin hat eine fortlaufende Entwickelungsgeschichte, welche mit dem Cultur-

leben der Völker Hand in Hand geht. In wechselvollem Auf- und
Niedergehen sehen wir sie im Laufe der Zeiten fortschreiten: bald
gehen die Wogen hoch, bald ist es still, bald sehen wir hellen
Sonnenschein, bald Finsterniss und Dunkel. Aus den Irrthümern und
den Erfahrungen der Vergangenheit soll die Gegenwart lernen, welche
Wege wir weiter zu wandeln haben. Wer eine reiche Ernte haben
will, muss es verstehen, die Saat der Vergangenheit zu benutzen.

Wenn wir einen Augenblick zurückblicken, so sehen wir, dass
die neuste Epoche unserer Wissenschaft dadurch gekennzeichnet ist,
dass die stockende Medicin des vorigen Jahrhunderts durch die
Naturwissenschaften und besonders durch das Experiment neu befruchtet wird. Wie nach einem warmen Frühlingsregen die Fluren
sich schnell mit saftigem Grün bedecken, so sprossten aus dem
anscheinend dürren Boden in rascher Folge neue Thatsachen und
Entdeckungen auf, so fruchtbar, so glänzend, dass sie die Arbeit
der vorigen Jahrhunderte schnell mit einem Male in Schatten zu
stellen schienen. Theorien, Systeme, Dogmen wurden über Bord
geworfen, mit einer Fülle neuer, festbegründeter Thatsachen ausgerüstet trat die Medicin in die Reihe der Naturwissenschaften,
arbeitete nach der Methode derselben. Wir haben seitdem eine
exacte Medicin.

Allein so gross und bedeutend das bisher auf diesem Wege Geleistete ist, so glaube ich dürfen wir uns doch der Einsicht nicht
verschliessen, dass sich nicht die gesammte Medicin nach derselben
Methode bearbeiten lässt. Die Medicin findet in den exacten Naturwissenschaften ihr festes unverrückbares Fundament, aber sie unterscheidet sich dadurch, dass sie nicht eine reine Wissenschaft, sondern dass sie eine angewandte, eine practische Wissenschaft sein soll. Jede reine Wissenschaft kann die Probleme,
welche ihr nicht lösbar erscheinen, vorläufig bei Seite schieben und
einer späteren Generation zur Bearbeitung überlassen. An eine practische Wissenschaft werden aber bestimmte Anforderungen gestellt,
denen sie sich nicht entziehen kann, ohne ihre Ziele und ihre Bedeutung aufzugeben. Wir müssen handeln, wo es von uns gefordert
wird, wir müssen helfen, wo Noth und Gefahr ist. Da, wo die
Leuchte der Wissenschaft noch nicht hingedrungen ist, in dem

Wirrsal der Erscheinungen, welche wir Krankheit nennen, suchen wir nach dem Ariadne-Faden, an dem wir uns halten, durch den wir uns zurecht finden können. Diesen liefert uns die Erfahrung, gesponnen und gefestet aus der Arbeit der Vergangenheit und der Gegenwart. Die practischen Zweige der Medicin gehören zu den Erfahrungswissenschaften. Wir dürfen nicht aufhören Erfahrungen zu sammeln und sie durch tausendfältige Beobachtung zu prüfen: Ars medica tota est in observationibus." (Fr. Hoffmann).

Die Geschichte der Medicin wird stets dankbar anerkennen, dass sie durch die Vereinigung mit den Naturwissenschaften wiederum festen Boden und thatsächlichen Inhalt gewonnen hat, aber auch den Naturwissenschaften gegenüber müssen wir unsere Selbstständigkeit bewahren, und eingedenk unserer bestimmten Aufgaben, unabhängig unsere Wege finden. Den strengen Anforderungen der reinen Wissenschaft kann die angewandte Medicin nicht überall genügen. Wollte sie sich dies zur alleinigen Aufgabe machen, so würde sie, wie es oft genug geschehen ist, in ihrer Methode bemängelt, in ihren Zielen missverstanden, in ihren Leistungen unterschätzt werden. Die Arbeit der Medicin ist vergleichbar jenem Bienenfleisse, welcher überall von den blühenden Feldern, welche die Wissenschaft bebaut hat, sammelt und sichtet und dasjenige heimträgt, was zum gedeihlichen Aufbau des eigenen Hauses förderlich und nützlich ist.

Dieses Bedürfniss nach Selbstständigkeit hat sich in den letzten Jahrzehnten dadurch zu erkennen gegeben, dass sich die verschiedenen Zweige der practischen Medicin getrennt und zu eigenen Versammlungen vereinigt haben, um ihre bestimmten Zwecke zu fördern. Zuerst waren es die Ophthalmologen, welche einen besonderen Congress begründeten, dann folgte der Chirurgen-Congress; die Balneologen, die Psychiater, die Hygieniker veranstalteten ihre eigenen Zusammenkünfte, neuerdings sind auch die Gynaekologen dem Beispiele gefolgt. Demselben Bedürfniss verdankt unser Congress seine Entstehung. Für die innere Medicin ist diese Loslösung vielleicht die schwierigste, aber auch die nothwendigste Aufgabe gewesen. Wir fragen, ob diese Trennung wiederum zu einer Vereinigung führen wird. Wir wollen die Hoffnung aussprechen, dass die verschiedenen

Fächer unserer Kunst sich wiederum zu gemeinsamer Arbeit die Hand reichen werden.

Blicken wir auf die vier Jahre unserer Thätigkeit zurück, so können wir, wie ich meine, mit Befriedigung constatiren, dass unser Congress nicht nur seine Lebensfähigkeit erwiesen, sondern auch dass er sich Ansehen und Anerkennung erworben hat. In dem angestrebten Sinne haben wir fruchtbar gearbeitet, und auch in weiteren Kreisen anregend gewirkt. Ein frischer Wind weht durch die innere Medicin, welcher Blüthen und Früchte zeitigen wird. Unsere Verhandlungen haben ebenso den wissenschaftlichen, wie practischen Problemen Rechnung getragen. Die wichtigsten schwebenden Fragen sind hier verhandelt, nicht um sie abzuschliessen, sondern um ihnen eine gedeihliche Weiterentwicklung für die Zukunft zu sichern. Das ist es, m. H., was bei unseren Verhandlungen herauskommen soll. Entdeckungen finden leicht ihren Weg in die Oeffentlichkeit, aber eine Besprechung wichtiger Fragen, welche unseren Zweig der Medicin bewegen, eine Beleuchtung durch die besten Autoritäten der Wissenschaft und Praxis findet sonst an keiner Stelle statt.

Wenn wir das Programm des bevorstehenden Congresses betrachten, werden wir auch in dieser Beziehung zufrieden sein. Des Anregenden und Neuen wird uns viel geboten. Zuerst wird die operative Behandlung der Pleuritis zur Discussion gestellt werden. Morgen ist die hochinteressante, wissenschaftlich und practisch gleich wichtige Frage des Diabetes in Aussicht, und den dritten Gegenstand wird die Behandlung der Syphilis bilden. An diese Discussionen schliessen sich eine ausserordentlich reiche Anzahl von angemeldeten Vorträgen, welche uns vergegenwärtigen, mit welchem Fleiss und Erfolge die deutsche Wissenschaft fortdauernd arbeitet.

Frisch und erwartungsvoll gehen wir an unsere Arbeit.

Indem ich Sie, m. H., herzlich willkommen heisse, erkläre ich hiermit den V. Congress für innere Medicin für eröffnet.

––––––

Ich erlaube mir jetzt, zu stellvertretenden Präsidenten die Herren Jürgensen (Tübingen) und Lichtheim (Bern) zu ernennen. Als Schriftführer wird heute Herr A. Fraenkel (Berlin) fungiren.

Sodann erhält das Wort:

Herr Emil Pfeiffer (Wiesbaden):

M. H.! Gestatten Sie mir, dass ich Ihnen in meiner Eigenschaft als Secretär eine kurze Chronik des Congresses gebe. Der Congress trat zum ersten Male auf Einladung der Herren Gerhardt, Leyden, Kussmaul und Seitz 1882 vom 20. bis 22. April in Wiesbaden zusammen. Vorsitzender war der Wirkl. Geh. Ober-Medicinalrath Professor Dr. Th. Frerichs. Der zweite Congress wurde ebenfalls in Wiesbaden unter dem Vorsitze von Frerichs abgehalten vom 18. bis 21. April 1883. Der dritte Congress fand in Berlin statt, gleichfalls unter dem Vorsitze v. Frerichs', und zwar vom 21. bis 24. April 1884. Am 14. März 1885 starb v. Frerichs. Der vierte Congress tagte vom 8. bis 11. April 1885 wieder in Wiesbaden unter dem Vorsitze Gerhardt's.

Hieran schliesse ich einige statistische Angaben über das Wachsthum des Congresses. Der erste Congress erreichte eine Präsenz von 188; die Präsenzliste des vierten Congresses zählte 238 Personen, also ein Mehr von 50. Ausserdem erhellt das Wachsthum auch aus der wachsenden Anzahl der Mitglieder. Während im Vorjahre der Congress mit 175 Mitgliedern eröffnet wurde, eröffnen wir denselben heute mit 183 Mitgliedern. Bis jetzt sind 6 neue Anmeldungen eingelaufen. Ich möchte die Herren, welche noch weitere Mitglieder anzumelden haben, auffordern, dies vor Schluss der heutigen Sitzung zu thun, weil heute Abend die Ausschusssitzung stattfindet.

Leider haben wir auch im verflossenen Jahre einige Mitglieder durch den Tod verloren: Herrn Schultz in Kreuznach, die Herren Geh. San.-Rath Klaatsch und P. Boerner (Berlin), welche Beide Mitglieder des Ausschusses waren.

Herr Leyden:

M. H.! Den Mitgliedern, welche von uns durch den Tod geschieden sind, wollen wir ein ehrendes Andenken geben dadurch, dass wir uns von den Sitzen erheben. — (Geschieht.)

Herr Emil Pfeiffer:

Zur Begrüssung des Congresses ist eine Reihe von Zuschriften eingelaufen: ich nenne besonders ein Schreiben von Herrn Dr. Segnitz in New-York, und ein herzliches Beglückwünschungsschreiben von dem getreuen und verehrten Senior des Congresses Herrn Geh. Rath Professor Rühle (Bonn). Auch dieses Mal sind es Rücksichten auf seine Gesundheit, welche ihn von uns fernhalten, aber wir freuen uns, aus seinem Schreiben zu ersehen, dass es ihm gegenwärtig ganz gut ergeht.

Endlich möchte ich auf die im Nebensaale veranstaltete Ausstellung aufmerksam machen. Es sind zahlreiche electrische Apparate ausgestellt und verschiedenes Andere, dem noch weitere Gegenstände hinzugefügt werden sollen. Die Firma Kalle & Cie. in Biebrich hat ein neues Antisepticum, das Jodol, ausgestellt, und zwar finden Sie 100 kleine Fläschchen zur beliebigen Benutzung für die Mitglieder. Die Herren welche sich dafür interessiren, werden gebeten, Proben davon mitzunehmen.

Es erübrigt nur noch, die Geschäftsordnung des Congresses vorzulesen. (Dieselbe ist S. XX der Verhandlungen abgedruckt.)

Herr Leyden:

M. H.! Wir treten jetzt in die Verhandlungen ein und ich bitte Herrn Fräntzel, zuerst sein Referat vorzutragen.

# VERHANDLUNGEN

## DES CONGRESSES FÜR

# INNERE MEDICIN.

## SECHSTER CONGRESS

### GEHALTEN ZU WIESBADEN, VOM 13.—16. APRIL 1887.

IM AUFTRAGE DES CONGRESSES

HERAUSGEGEBEN VON

**D**R **E. LEYDEN,** UND **D**R **EMIL PFEIFFER,**

GEH. MED. RATH U. O. Ö. PROFESSOR DER
I. MED. KLINIK ZU BERLIN.

PRACT. ARZTE IN WIESBADEN, SECRETÄR
DES CONGRESSES.

MIT TAFELN UND HOLZSCHNITTEN.

WIESBADEN.

VERLAG VON J. F. BERGMANN.

1887.

E. v. Leyden, Berlin
Vorsitz 1887
Abb. s. Seite 30

# I. Sitzung.

Mittwoch, den 13. April, Vormittags 9¹/₂ Uhr.

Vorsitzender: Herr Leyden.

---

Herr Leyden eröffnet die Sitzung mit folgender Ansprache:

Meine hochgeehrten Herren Collegen!
Hochansehnliche Versammlung!

Das Geschäfts-Comité hat mir die Ehre erwiesen, mich zum Vorsitzenden dieses, des sechsten Congresses für innere Medicin vorzuschlagen, und die Mitglieder haben diesem Vorschlage zugestimmt. Indem ich Ihnen für diese Auszeichnung danke, heisse ich Sie wiederum willkommen zur gemeinsamen Arbeit in dieser reichgesegneten Stadt, welche wir als die Heimath unseres Congresses lieben und begrüssen. Schon ist es uns ein gewohntes Fest, zur Zeit des beginnenden Frühlings uns hier zu versammeln; wir finden wohlbekannte Gesichter, gute liebe Freunde, die alljährlich mit uns hier zusammentreffen. Wir sehen uns fragend nach denen um, welche noch ausgeblieben sind und welche ein unerwartetes Hinderniss fernhielt. Schon hat der Congress durch seine Mitglieder gleichsam eine bestimmte Physiognomie gewonnen. Er hat sich auch nach aussen seine bestimmte Stellung und Bedeutung erworben, nicht nur in unserem weiten deutschen Vaterlande, auch im Auslande ist das Zusammentreten des Congresses ein Ereigniss auf dem Gebiete der Medicin. Neben dem um 10 Jahre älteren Chirurgen-Congresse behauptet er ebenbürtig seine Stellung, und wenn der Chirurgen-Congress im Auslande Nachahmung gefunden, so vermuthe ich, dass man auch bald das Bedürfniss eines Congresses für innere Medicin empfinden wird. Denn die innere Medicin bedarf einer selbstständigen, ihre eigenen Zwecke in eigener Art fördernden Versammlung gerade in der heutigen Zeit mindestens ebenso dringlich, wie die Chirurgie.

Verhandl. d. sechsten Congresses f. innere Medicin. VI.   1 *

— 39 —

M. H.! Wie Sie wissen, wird die Stadt Wiesbaden in diesem
Jahre ausser unserem Congresse auch die deutsche Naturforscher-
Versammlung in ihren gastlichen Mauern empfangen. Beide Versammlungen, die nach einander hier tagen, fordern unwillkürlich zu
einem Vergleiche auf und regen die Frage von Neuem an, ob die
Abzweigung der Specialcongresse von der allgemeinen Naturforscher-
Versammlung wirklich ein Bedürfniss der Zeit, d. h. im Interesse
der fortschreitenden Entwicklung der Medicin geboten war. Wer auf
der letzten grossen Naturforscher-Versammlung Zeuge von der überaus zahlreichen Betheiligung, Zeuge von dem glänzenden Verlaufe
gewesen ist, wird vielleicht über die Antwort im Zweifel sein.
Doch ist schon die Thatsache bedeutungsvoll, dass unmittelbar
im Anschlusse an jene Versammlung zwei neue Specialcongresse
begründet wurden, ein Beweis mehr, dass die Aufgaben und
Ziele dieser Versammlungen sich nicht decken. Die Naturforscher-Versammlung vereinigt alle Zweige des grossen Gesammt-
gebietes und schliesst die Medicin als Naturwissenschaft ein. Wir
leben, wurde uns gesagt, in dem naturwissenschaftlichen Zeitalter. Die Naturwissenschaft, welche in der Gegenwart die grössten
Triumphe feiert, prägt auch den Versammlungen den Charakter auf.
Unter ihrer Flagge segelt auch die Medicin. Pathologie und Therapie sollen mechanische Wissenschaften werden.

Jeder von uns Aerzten weiss es gewiss zu würdigen, was die
heutige Medicin den Naturwissenschaften zu danken hat. Wir wissen,
dass sie allein die Medicin aus dem Pfuhl willkürlicher und wesen-
loser Speculationen gerettet und auf der Basis festbegründeter Thatsachen neu aufgebaut haben. Unsere Verehrung und Dankbarkeit
gegen die Männer, welche in dieser Zeit an der Spitze standen und
das Werk der Reform leiteten, wird niemals erlöschen. Wir wissen,
dass die Medicin auf diesem Wege ihr festes und dauerndes Fundament gefunden hat. Der Arzt muss Naturforscher sein, er muss
die Vorgänge am kranken Menschen nach der Methode der Naturwissenschaften beobachten, prüfen und sichten lernen.*)

---

*) J. Kant sagt von der Medicin: „Der Arzt ist ein Künstler, der doch,
weil seine Kunst unmittelbar von der Natur entlehnt, und um dessen
willen, von einer Wissenschaft der Natur abgeleitet werden muss, etc.

Allein die Aufgabe der Medicin ist hiermit doch nicht erschöpft. Sie hat ausser der wissenschaftlichen Aufgabe auch eine practische zu lösen; sie soll nützlich, sie soll hülfreich sein. Selbst diejenigen, welche geneigt sind, die wissenschaftliche Aufgabe höher zu stellen als die practische, werden anerkennen müssen, dass die Medicin nicht einer wissenschaftlichen Speculation, sondern einem practischen Bedürfnisse ihren Ursprung verdankt, und dass Jeder, welcher den Beruf des Arztes erwählt hat, sich mit Gewissenhaftigkeit der übernommenen Pflicht bewusst sein muss, den Leidenden, die seine Hülfe suchen, mit allen Kenntnissen und Mitteln, über welche die Medicin zur Zeit gebietet, Hülfe zu leisten. Die Medicin würde ihre culturhistorische und sociale Bedeutung Preis geben, wenn sie dies ihr ursprüngliches Ziel aus dem Auge verlieren oder auch nur hintansetzen wollte. An der Vervollkommnung der für diese Aufgabe geeigneten Mittel zu arbeiten, ist und bleibt ihre fürnehmste Aufgabe.

Auch für diese Aufgabe erkennen wir in der naturwissenschaftlichen Methode das wichtigste und sicherste Fundament, allein hier dürfen wir nicht verkennen, dass sie allein nicht ausreichend ist, um dieser Aufgabe zu genügen. Wir müssen unserer Pflicht nachkommen, auch da, wo es mit der naturwissenschaftlichen Methode allein nicht möglich ist. Aus allen Zweigen des menschlichen Wissens und Könnens, von allen Feldern der menschlichen Cultur und selbst des Luxus entlehnen wir die Mittel, um unseren Aufgaben möglichst gerecht zu werden.

In diesem Bestreben muss die Medicin ganz unabhängig, ganz souverän*) sein. Sie kann sich von keiner anderen Seite her die

*) In seiner „Pathologischen Physiologie des Blutes" führt Wunderlich folgenden Gedanken aus: „Das Losungswort der physiologischen Heilkunde sollte nicht so verstanden werden, als ob der Anatom, der Physiologe, der physiologische Chemiker dem Arzte vorzuschreiben, oder ihm Vorschriften zu octroyiren hätten, sondern uns Aerzten selbst, uns und ganz allein uns sollte es zustehen, die Anwendbarkeit der anatomischen und chemischen Entdeckungen auf das Verfahren am Krankenbett zu prüfen."

Wege und Ziele vorschreiben lassen. Ihr gilt kein Dogma, keine fremde Methode, sie soll mit eigenen offenen Augen sehen, mit eigenen Ohren hören.

Demnach ist die Aufgabe der Medicin n i c h t b l o s s die der Naturwissenschaften, ihr fällt noch eine andere Aufgabe zu, welche sie selbstständig zu lösen suchen muss, und zwar muss dies ein jeder Zweig der Medicin auf seine eigene selbstständige Weise thun.

Hierin finde ich die Berechtigung der Specialcongresse.

Kein Zweig der gesammten Medicin bedarf, wie ich meine, heutigen Tages der Selbstständigkeit, der Emancipation in höherem Grade als die innere Medicin. Denn keiner ist von anderen Seiten so vielfach beeinflusst worden. Ihre Stellung in dem naturwissenschaftlichen Zeitalter war und ist die schwierigste von allen gewesen. Sie hat unter der Aegide der naturwissenschaftlichen Methode ihre Kenntniss von der Geschichte der Krankheiten, und ihre Einsicht in die krankhaften Vorgänge ausserordentlich gefördert. Auch die innere Therapie hat, wer wollte das leugnen, auf demselben Wege bedeutende Fortschritte zu verzeichnen. Aber auf der anderen Seite ist nicht zu verkennen, dass ein gewisses Schwanken, eine Unsicherheit, ein Mangel an Selbstvertrauen in der inneren Therapie eingerissen ist. Dies erklärt sich daraus, dass sie von ihren früheren Pfaden abgelenkt, zum Theil auf Wege gedrängt ist, auf denen sie noch keinen festen Fuss fassen kann. Die wissenschaftliche Medicin fordert eine wissenschaftliche, i. e. eine mechanische oder chemische Therapie. Sie ist geneigt, dasjenige gering zu schätzen, was nicht auf wissenschaftlichem Wege gesucht und gewonnen war. Und doch vermag sie selbst nicht allen Anforderungen zu genügen. So kommt die Therapie in eine überaus schwierige Lage. Auf der einen Seite fordert die Wissenschaft eine wissenschaftliche Therapie, welche sie selbst noch nicht zu geben vermag. Auf der andern Seite treten die Anforderungen der Gegenwart an sie heran, denen wir uns nicht entziehen dürfen. Wollte sie auf dem einen Wege allein Früchte suchen, so würde sie diejenigen übersehen, welche auf anderen Wegen reifen und leichter zu pflücken sind. Sie darf sich nicht mit Problemen begnügen, welche vielleicht die glänzensten Früchte versprechen, deren Lösung jedoch erst einer fernen Zukunft vorbehalten ist. Wir sollen auch der Gegenwart nützlich sein und müssen gelernt haben, diejenigen Mittel, welche uns heute zu Gebote stehen, richtig anzuwenden.

Jene Sicherheit, welches die Zierde der alten Medicin war, ist bei der heutigen ins Schwanken gerathen, und wir müssen suchen, sie in gemeinsamer Arbeit und Verständigung wieder zu gewinnen. Vor allen Dingen wollen wir uns das Bewusstsein von der hohen Bedeutung unserer Kunst nicht verkürzen lassen.

Denn was die Medicin vor allen Naturwissenschaften auszeichnet, ist, dass das Object, mit welchem sie zu thun hat, der Mensch selbst ist. „De te historia narratur." Es handelt sich um die Wohlfahrt von Unseresgleichen, um unsere Mitmenschen. „In diesem Zweige der Naturwissenschaft, der sich Medicin nennt," sagt C. Hüter*), steckt die Tendenz zur Erhaltung des Lebens und der

---

*) Auf der Naturforscher-Versammlung zu Cassel im Jahre 1878 hat C. Hüter in der zweiten öffentlichen Sitzung einen Vortrag gehalten: „Der Arzt und sein Verhältniss zur Naturforschung und der Naturwissenschaft". Die darin niedergelegten Ideen meines genialen, zu früh verstorbenen Freundes haben Anspruch auf allgemeinere Beachtung. Ich beschränke mich darauf, hier einige Passus zu citiren: „Der Arzt gehört zu den Naturforschern, nicht nur deshalb, weil aus der practischen Medicin bedeutende Zweige der Naturwissenschaften sich entwickelten, auch nicht nur deshalb, weil wir Aerzte für die Lösung unserer practischen Aufgaben der Hülfe und Leitung der Naturwissenschaften nicht mehr entbehren können, sondern auch deshalb, weil der Arzt für sich ein Naturforscher sein und bleiben muss. Die practische Medicin bedarf jetzt und schon seit langer Zeit der Hülfe und Ueberwachung, der bestimmten Leitung der Naturwissenschaften. Aber trotz der Abhängigkeit, in welcher die practische Medicin sich von den Naturwissenschaften fühlt, darf sie auch innerhalb des Kreises der Naturforscher für sich und für ihre Bedürfnisse Gehör verlangen." — „Es ist meine Absicht, zu zeigen, an welchen Punkten die wissenschaftliche Methode für die Aufgaben der practischen Medicin sich als unzureichend erweisen muss. — Ein wesentlicher Unterschied liegt in dem Object der Medicin. Das Genus Homo ist von allen übrigen lebenden Wesen abgegrenzt und einer eigenen Wissenschaft reservirt." — „Weil es sich um unser eigenes Genus handelt, weil wir ein menschliches Interesse haben, die Exemplare dieses Genus möglichst vor dem Zufall der Krankheit, vor dem Verlust der Arbeitsfähigkeit, vor dem allzu frühen Tod zu bewahren, deshalb ist die medicinische Wissenschaft entstanden."

Arbeitsfähigkeit des Menschengeschlechtes". Diese Aufgabe giebt der Medicin ihre besondere Bedeutung. Unsere Zeit ist eminent practisch, auch die Wissenschaft soll nützlich sein. Heute mehr denn je gilt das Wort Cicero's: „Nisi utile est, quod faciamus, stulta est gloria". „Ich weiss", sagt C. Hüter weiter, „dass auch dieses practische Handeln eine schöne Pflicht ist, welche ich erfüllen muss, selbst wenn ich weiss, dass ich sie nicht ausschliesslich auf der Grundlage naturwissenschaftlicher Gesetze erfüllen kann."

Jedes Zeitalter hat seine besonderen Culturaufgaben, die sich aus der fortschreitenden Entwicklung ergeben. Auch die Medicin ist nichts Feststehendes, sie ist wandelbar, wie Alles, was sich organisch entwickelt. Die Epoche, in welcher wir leben, ist durch den Einfluss der Naturwissenschaften und des Experimentes gekennzeichnet. In seinen berühmten Vorlesungen über Physiologie, welche Claude Bernard am Collège de France hielt, konnte er mit Recht sagen: „Reich an Thatsachen, die sie im Hospital gesammelt hat, kann die Medicin jetzt dasselbe verlassen und in das Laboratorium einziehen; sie nimmt die Gestalt der experimentellen Physiologie an und wird zu einer Wissenschaft. Aber seien Sie dessen versichert, später werden ihre Anwendungen weder minder ausgedehnt noch minder wunderbar sein, als die der chemisch-physiologischen Wissenschaften." Reich beladen mit Glanz und Ruhm ist die Medicin aus den Laboratorien hervorgegangen, und noch heute arbeitet sie auf demselben ruhmvollen Wege. Sie arbeitet rastlos an der Lösung grosser Probleme, welche den Fortschritt unserer Wissenschaft kennzeichnen, deren Nutzen aber erst späteren Geschlechtern zu Gute kommen wird. Darüber darf die Medicin nicht die Aufgabe vergessen, auch für die gegenwärtige Generation zu sorgen. Der Lebende hat Recht. Wir müssen die Bedürfnisse der Zeit verstehen. Es ist die Zeit gekommen, daran zu erinnern, dass die Medicin an dem Bett der Kranken die unerschöpfliche Quelle der Erkenntniss und des Fortschrittes zu suchen hat. Medicina tota est in observationibus, sagt F. Hoffmann, und der erste Präsident unseres Congresses, der nun schon dahingeschiedene Frerichs, sagte in seinem Eröffnungswort: „Die Grundlage unserer Forschung, der eigentliche Boden unserer Kenntniss ist aber und bleibt für immer die Beobachtung am kranken Menschen, sie allein entscheidet in letzter Instanz die Fragen, welche uns entgegentreten." — Die einzelnen Vorgänge des kranken Lebens zu studiren, sie in ihren Gesetzen, ihren Verbindungen, ihren Wirkungen zu erforschen, das ist die Arbeit des Laboratoriums. Doch das Experiment bleibt nothwendig einseitig, indem es nur eine oder wenige Erscheinungen herausnimmt. Die gesammte Fülle der Vorgänge können wir nur am Krankenbette selbst erkennen und verstehen lernen.

Die Devise unserer Zeit, die Theilung der Arbeit, hat sich auch in der Medicin zur Geltung gebracht. Die zum letzten Male in Boerhave's Händen vereinigte Medicin zersplitterte in mehrere Fächer, da ein Mensch nicht mehr im Stande war, die Gesammt-fülle des Wissens und der Erfahrung zu beherrschen. Mit seinen Schülern beginnt die Theilung der Arbeit, die Sonderung der Spe-cialfächer. Dieser Prozess ist seither unaufhaltsam fortgeschritten. Die Zahl der Specialitäten wächst noch fast von Tag zu Tage. Die Einzelkenntnisse und das specialistische Können vermehren sich. Jedes Fach für sich verlangt eine eigene Kraft.

In dieser Zersplitterung droht das Ganze verloren zu gehen. Das menschliche Individuum ist kaum mehr ein Ganzes, es ist ein Aggregat von Organen und von Zellen. Jedes Organ für sich wird der Gegenstand besonderer Studien, besonderen Wissens und Könnens. Die locale Untersuchung, die locale Diagnose, die locale Behandlung wird zur Hauptsache.

Auch die innere Medicin ist in diesen Prozess hineingezogen. Die Sicherheit der Diagnose, die locale, die specifische Behandlung sind die Früchte, welche sie daraus entnommen. So ist sie selbst in gewissem Sinne Specialität geworden. Sie hat aber auf diesem Wege nicht Alles gefunden, was sie suchte und sie konnte es nicht finden. Die Resultate der localen, der specifischen Therapie bleiben unbefriedigende.

In der grossen Summe des Einzelwissens und Einzelkönnen muss ein fester Punkt der Vereinigung gesucht werden, es fehlen grosse zu-sammenfassende Einheitsideen. Diese zu geben ist die innere Medicin berufen, nach ihrer historischen Entwicklung und Bedeutung. Sie wird stets den Mittelpunkt der Einheitsbestrebungen bilden. Denn

was sie mehr als jeden anderen Zweig der Medicin auszeichnet und
wessen sie sich mehr als alle bewusst bleiben soll, ist der Gesichtspunkt, dass sie es mit einem einheitlichen lebenden Organismus,
mit einem Individuum zu thun hat und dass dies Individuum der
Mensch ist. Nicht ohne Grund wird jetzt von verschiedenen Seiten
schärfer wie je hervorgehoben: wir sollen dessen eingedenk sein,
dass wir nicht bloss mit Krankheiten, sondern mit kranken Individuen zu thun haben, und dass wir nicht eine Pneumonie, einen
Typhus behandeln, sondern Menschen, welche von dieser Krankheit
ergriffen sind, und denen wir beim Kampfe um das Dasein hilfreich
zur Seite stehen sollen. Wir müssen die Einrichtungen und die
Kräfte des Organismus kennen, mit denen er sich gegen die Krankheit wehrt; wir müssen, um ihn zu schützen und zu stützen, auch
sein Denken und Fühlen studirt haben. In der Beurtheilung
und Behandlung des Individuums gipfelt die interne Medicin.
Von jeher hat das Individualisiren für eine der höchsten Eigenschaften des Arztes gegolten. In dieser Beziehung geht die
innere Medicin auch heute noch allen anderen Fächern voran. Und
wenn uns vor einiger Zeit von beachtungswerther Seite gesagt wurde:
die innere Therapie muss immer mehr chirurgisch werden, so können
wir den Specialitäten zurufen, sie sollen wieder mehr medicinisch
werden und den Anschluss an die Alma Mater der gesammten Heilkunst wieder lebhafter aufsuchen.

Wenn die innere Medicin auf ihren eignen Wegen weiter geht,
so wird es ihr an segensreichen Erfolgen nicht fehlen. Trotz aller
Mängel darf sie sich ihrer Leistungen und Erfolge eben so gut
erfreuen, wie die Chirurgie sich mit Recht ihrer jüngsten Errungenschaften freut.

„Der Geist der Medicin ist leicht zu fassen": diesen Spott des
Mephisto lernt schon jedes Kind auf der Schule. An billigem Spott
hat man es der Medicin gegenüber zu keiner Zeit fehlen lassen. Wie
alles Menschliche, so ist auch sie der Unzulänglichkeit unterworfen.
„All unser Thun ist eitel Stückwerk." Die Gesetze der Natur
können wir nicht umstossen. Unsere Aufgabe bleibt es, in dem
Kampfe ums Dasein, den wir Krankheit nennen, helfend einzugreifen,
mit Kenntnissen, mit Umsicht, mit Erfahrung.

Wie häufig wird diese Aufgabe der inneren Medicin gerade heutzutage falsch verstanden. Jeder glaubt sich berechtigt, die Medicin zu meistern, und ihr gute Rathschläge zu geben. „Die besten Steuerleute stehen am Lande", sagt ein holländisches Sprüchwort. In Wirklichkeit haben wir mehr Veranlassung zu sagen: „Der Geist der Medicin ist s c h w e r zu fassen". Dazu gehört nicht bloss das Studium der Lebensvorgänge, dazu genügt nicht die reine Wissenschaft. Wer Jahre und Jahrzehnte seine besten Kräfte der Beobachtung und Behandlung von Kranken gewidmet hat, der wird den Geist der Medicin richtig erfassen können. Auch in dieser Beziehung ist kaum etwas Schöneres und Ehrwürdigeres über den Geist der Medicin gesagt worden, als der alte, wohl bekannte Spruch, welcher den unsterblichen Werken des Hippokrates vorgesetzt ist:*)

M. H.! In der Medicin ist im Laufe der Jahrhunderte soviel gedacht, gesagt und geschrieben worden, dass es kaum möglich ist, etwas ganz Neues zu sagen. Aber alte Wahrheiten und alte Thatsachen können vergessen werden, und es ist nicht unwürdig, an geeigneter Stelle und an geeignetem Orte daran zu erinnern. Das ist die Absicht dessen was ich gesagt habe. —

Wir wenden uns nun zu unserer Arbeit. Die Fürsorge des Comité's hat uns wiederum mit einer reich besetzten Tafel versehen. Themata von der grössten Bedeutung sollen in dieser Sitzung behandelt werden, und die Namen der Referenten geben uns Gewähr, dass dies in einer lehrreichen und fruchtbaren Weise geschehen wird. In erster Linie wird heute das grosse Problem der Phthiseotherapie unsere Aufmerksamkeit fesseln. Nicht minder umsichtig gewählt sind die beiden anderen Themata der Discussion. Am zweiten Tage wird die Frage von der Localisation der Hirnkrankheiten, am dritten Tage die Pathologie und Therapie des Keuchhustens uns beschäftigen. Hieran schliesst sich eine Reihe vielversprechender Original-Vorträge.

Ich erkläre den sechsten Congress für innere Medicin für eröffnet.

---

*) Ars longa, Vita brevis, Occasio praeceps, Experientia fallax, Judicium difficile.

Ehe wir in die Tagesordnung eintreten, sind noch einige geschäftliche Gegenstände zu erledigen. Vor Allem handelt es sich um die Ernennung des Präsidiums, ich bitte, als stellvertretende Präsidenten des Congresses sich hierher zu begeben: Herrn Geh. Rath Rühle (Bonn), den ich wohl noch besonders begrüssen darf; wir Alle freuen uns, ihn, der uns im vorigen Jahre gefehlt hat, heute in voller Frische wieder unter uns begrüssen zu können, dann Herrn Hofrath Nothnagel aus Wien, den Vertreter aus dem Süden, und Herrn Geh. Rath Dr. Körte, unseren hochgeehrten Berliner Collegen. Als Schriftführer bitte ich die Herren Dr. A. Pfeiffer (Wiesbaden), Prof. Bernhardt (Berlin) und Prof. Unverricht (Jena) zu fungiren.

Ich habe sodann mitzutheilen, dass einige Schriften zur Vertheilung eingegangen sind. Der Verleger der Deutschen medicinischen Wochenschrift hat eine Anzahl von Exemplaren der letzten Nummer zu diesem Zwecke gesandt, sowie Herr College Thieme eine Anzahl Separatabdrücke seines Aufsatzes aus derselben Wochenschrift.

Endlich haben mehrere Herren Collegen brieflich ihr Bedauern ausgesprochen, an dem diesjährigen Congresse nicht theilnehmen zu können: Herr Prof. Demme (Bern), einer der regelmäfsigen Besucher des Congresses, ferner Herr Prof. Knoll (Prag), Herr Prof. Henoch (Berlin) und Herr Dr. van Tienhoven (Haag).

Herr Leube (Würzburg) verliest alsdann die Geschäftsordnung des Congresses.

Hierauf wird in die Tagesordnung eingetreten.

# VERHANDLUNGEN

## DES CONGRESSES FÜR

# INNERE MEDICIN.

---

### HERAUSGEGEBEN

VON

**DR. E. LEYDEN,**            UND            **DR. EMIL PFEIFFER,**
Geh. Med.-Rath u. o. ö. Professor der          Pract. Arzte in Wiesbaden, Secretär
1. med. Klinik zu Berlin                       des Congresses.

---

## SIEBENTER CONGRESS

Gehalten zu Wiesbaden, vom 9.—12. April 1888.

---

MIT 3 TAFELN UND 37 HOLZSCHNITTEN.

---

WIESBADEN.

VERLAG VON J. F. BERGMANN.

1888.

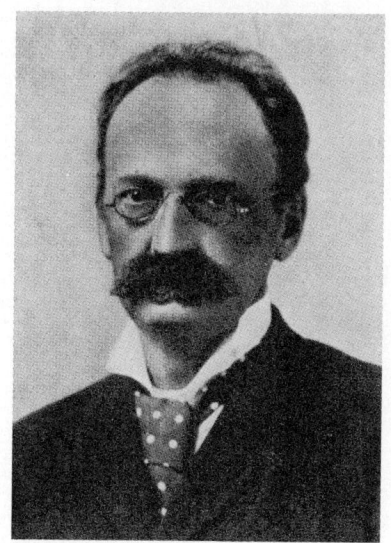

W. v. Leube, Würzburg
Vorsitz 1888

# I.

# Eröffnungsrede.

Von

**Prof. Dr. Wilh. Leube**
(Würzburg).

Hochverehrte Herren Collegen! Hochansehnliche Versammlung!

Durch das Geschäftscomité ist mir die hohe Ehre zu Theil geworden, zum Vorsitzenden des VII. Congresses gewählt zu werden. Indem ich dafür dem Comité und damit indirect Ihnen Allen meinen verbindlichsten Dank sage, habe ich zunächst die Aufgabe, diesen Congress mit einem einleitenden Worte zu eröffnen.

(Die Anwesenden erheben sich.)

Noch stehen wir Alle unter dem überwältigenden Eindruck des welthistorischen Ereignisses, das Deutschland bis ins innerste Mark erschütterte; noch ist jedes Deutschen Herz von dem Tode des grossen Kaisers **Wilhelm** so erfüllt, dass wir auch in dieser Versammlung dem Gefühle des patriotischen Schmerzes und der allgemeinen Trauer Ausdruck geben wollen in stiller Erinnerung an all das Grosse, was er geschaffen hat, an das hellleuchtende Vorbild, das er jedem Deutschen für alle Zeiten geworden ist. In tiefster dankbarer Verehrung gedenken wir dessen zugleich in hingebendem Vertrauen auf den Erben seines Thrones und seiner Tugenden, unsern allverehrten Herrn und Kaiser **Friedrich,** dessen hoher Sinn für alles Edle uns die sichere Gewähr giebt, dass unter seinem Scepter die Wissenschaft allezeit gnädigste Förderung finden wird.

(Die Anwesenden nehmen ihre Plätze wieder ein.)

Mehrfach ist von dieser Stelle aus der Standpunkt festgestellt worden, welchen die innere Medicin, die umfassendste aller medicinischen Disciplinen, den Naturwissenschaften gegenüber einzunehmen habe, und ausdrücklich wurde hervorgehoben, dass die specielle Richtschnur für das Denken und Handeln des internen Mediciners die eigene Beobachtung und Erfahrung am Krankenbette sein müsse. Dieser Grundsatz soll von uns auch für die Zukunft festgehalten werden, so wenig wir je verkennen wollen, welche grosse Vortheile wir für den „Bau unseres Hauses" im Einzelnen aus dem Studium der Naturwissenschaften und ihrer Verwerthung in der inneren Medicin gezogen haben und täglich noch ziehen. Gestatten Sie mir, nachdem dieser Gegenstand von meinen Amtsvorgängern schon so eingehend erörtert wurde, dieses Mal nicht mehr darauf zurück zu kommen, sondern heute im eigenen Hause selbst Umschau zu halten und Licht- und Schattenseiten desselben aufzusuchen. Wer wünscht, dass sein Haus Stand halte im Sturme der Zeit, der muss des Oefteren einhalten im Bau und überlegen, an welchen Stellen vor Allem Verbesserungen anzubringen sind, wo der Ausbau am leichtesten, wo am nachhaltigsten zu fördern sei.

Auf keinem Gebiete der inneren Medicin hat die Arbeit in den letzten Jahrzehnten so mächtig eingesetzt und die Forschung so bedeutende Erfolge aufzuweisen, als auf dem der Aetiologie. Verschiedene Factoren haben hier zusammengewirkt, uns in der Erkenntniss der Ursachen der Krankheiten gegen früher vorwärts zu bringen. In erster Linie verdanken wir den Fortschritt in dieser Beziehung der Ausbildung der Bacteriologie und Hygiene, die im Verlaufe von kaum 2 Decennien sich zu eigenen Disciplinen entwickelt und eine geradezu dominirende Stellung errungen haben. Beide haben sich, ihr wissenschaftliches und praktisches Ziel von Anfang an consequent verfolgend, aus der inneren Medicin herausgebildet und mit Stolz dürfen wir sagen, dass gerade von der deutschen Medicin das Beste für ihre Entwicklung geleistet wurde. Dem ungeahnten Aufschwung dieser Fächer ist es zu danken, dass der Staat der Genese und Verhütung der Krankheiten actives Interesse zuwandte, dass der einzelne Arzt nicht mehr, wie vordem, allein da-

steht im Kampfe mit verheerenden Volkskrankheiten, vielmehr das
Verständniss für das, was zur Eindämmung der Verbreitung von Krankheiten Noth thut, Gemeingut der gebildeten Kreise, ja bis zu einem
gewissen Grad der ungebildeten Massen geworden ist. Unsere Kenntnisse von der Natur der Infectionskrankheiten haben sich im
letzten Jahrzehnt in unvergleichlich hohem Grade erweitert, die
Lehre von der Tuberkulose, dem Typhus abdominalis und recurrens,
dem Milzbrand u. A. ist total umgestaltet worden, und ist von Anwendung der im Laufe der Zeit trefflich erprobten Methoden sicher
zu erwarten, dass unser Einblick in die Natur jener Krankheiten
ein immer besserer werden wird. Unbestritten gebühret der Löwen-
antheil in diesem Capitel der Forschung — der Bacteriologie; doch
hat auch die eifrige Beschäftigung mit den Ursachen des Zustande-
kommens anderer Krankheiten unser Wissensgebiet wesentlich vergrössert. Reicher Gewinn erwuchs der practischen Medicin aus den
Fortschritten, welche die physiologische Ergründung der Stoff-
wechselverhältnisse gemacht hat. So gewannen wir beispielsweise besseren Einblick in die Ursachen des abnorm gesteigerten
Fettansatzes bei regelwidriger Nahrung und unzweckmäfsigem Verhalten des Organismus, in die Ursachen der Verfettung der inneren
Organe bei der Anämie und gewissen Intoxicationen, die eine
mangelhafte Verbrennung der stickstofflosen Spaltungsprodukte des
massenhaft zerfallenden Eiweisses zur Folge haben. Besser abgegrenzt wurde ferner das Gebiet der functionellen Störungen
des Nervensystems, seit die Folgen der ungenügenden Ernährung
der Nerven genauer studirt sind. Noch helleres Licht warfen die
anatomischen Untersuchungen auf Grundlage verbesserter Methoden
und die physiologisch-experimentellen Forschungen über den Verlauf der Nervenbahnen im Gehirn und Rückenmark und
ihre functionelle Bedeutung auf einen grossen Theil bis dahin
unerklärbarer Symptome im Gebiete der Nervenkrankheiten.

Mehr und mehr ist unvermerkt das aetiologische Moment für
die Auffassung und Bezeichnung der Krankheitszustände im Allgemeinen mafsgebend geworden, ja es droht die ganze seither
auf dem Boden der pathologischen Anatomie festwur-
zelnde Begriffsbestimmung der einzelnen Krankheiten

sich einseitig zu verschieben. Indessen scheint mir der Gedanke an eine solche die Grundmauern der innern Medicin erschütternde allgemeine Umwälzung in unseren
Anschauungen zur Zeit weder geboten noch räthlich zu
sein. Noch bildet der pathologisch-anatomische Befund in weitaus
der Mehrzahl der Fälle die sicherste Grundlage für die Erforschung
und das Verständniss der Krankheit und fürchtete ich von einem allgemeinen Zurückdrängen des anatomischen Standpunktes das Schlimmste
für die Controle der Richtigkeit unserer Analyse des einzelnen Krankheitsfalles für die klinische Diagnose.

Diese, die Diagnose, bildet den Kern unseres Denkens am
Krankenbett; ohne sie ist alles Handeln, mag es selbst der edelsten
Absicht des Arztes, der reinsten Begeisterung für die humanitäre
Seite unseres Berufes entspringen, zielloses Stückwerk! Das instinct-
mäfsige Suchen nach Mitteln gegen einzelne Krankheitssymptome ist
die Signatur der Kindheit der Medicin. Erst ganz allmählich kam das
diagnostische Bedürfniss zum Durchbruch zu einer Zeit, als ein
eigener ärztlicher Stand sich bildete, als die Heilkunde aus den Händen
der Priester mehr und mehr in die von Aerzten überging, d. h. von
Männern, welche sich ausschliesslich mit Beobachtung und Behandlung von Kranken beschäftigten, nicht wie seither aus blosen
Humanitätsrücksichten, sondern in dem Bestreben, das in der Krankheit entgegentretende Naturobject von einem mehr objectiven Standpunkt aus zu betrachten und geistig zu verarbeiten. Wir befolgen
dabei am besten den für die Erforschung von Naturobjecten überhaupt seit Francis Bacon zur Geltung gebrachten Weg der Induction d. h. die Ableitung der Diagnose aus den concreten Erscheinungen der Krankheit. Die entgegengesetzte Methode, die vom
Allgemeinen zum Concreten gehende Forschung, ist für die Diagnose
nur selten empfehlenswerth, weil damit dem Subjectiven, der Speculation gefährlich viel Spielraum gelassen ist. Die Entdeckung
der einzelnen Componenten des Krankheitsbildes setzt die volle
Concentrirung der Sinne auf das Untersuchungsobject voraus und
namentlich auch eine vorurtheilsfreie richtige Anwendung der Untersuchungsmethoden. Mit der Erweiterung und Verfeinerung der

letzteren wächst unser diagnostisches Können; ihr Umfang hat gerade in unserem Jahrhundert in grossartigem Mafsstabe zugenommen und die Diagnose daraus unschätzbaren Nutzen gezogen. Im dritten bis fünften Decennium überstrahlt die unvergleichlich rasche und hohe Ausbildung der physikalischen Diagnostik alle andern Errungenschaften auf dem Gebiete der klinischen Medicin. Nachdem hier ein gewisser Abschluss erreicht war, wandte sich die Arbeit in den letzten Decennien der Verbesserung und Verfeinerung anderer diagnostischer Hülfsmittel zu — der chemischen und mikroskopischen Untersuchung der Secrete, des Blutes, des Auswurfes, des Magensaftes und neuestens speciell auch der bacteriologischen Forschung in diagnostischer Beziehung. Auf Grund der hierdurch gewonnenen Resultate sind wir heutzutage im Stande, nicht nur viel mehr, sondern auch sicherer als früher diagnosticiren zu können. Indessen „mit dem Wissen wächst der Zweifel" und „Diagnosticiren" deckt sich nicht mit genauem Untersuchen, wenn dieses auch die unerlässliche Grundlage jeder Diagnose bildet.

Zur Diagnose gehört mehr: die Kenntniss der gesammten Pathologie, die rasche Auffassung der durch die klinische und anatomische Erfahrung für die einzelnen 'Krankheiten festgestellten Symptomencomplexe, vor Allem auch physiologisches Wissen, um den Verlauf des Krankheitsprocesses zu verstehen. Freuen wir uns, dass wir in einer Zeit leben, die reich ist an Entdeckungen in der pathologischen Anatomie und Biologie! Mit der Ausbreitung ihres Wissensschatzes wächst naturgemäfs die diagnostische Kunst. Man wende nicht ein, dass dieser Standpunkt der Diagnostik nicht der des Praktikers sei! Im Gegentheil; die Diagnose des praktischen Arztes ist dank aller jener Fortschritte eine durchweg bessere — und leichtere geworden. Man denke nur an die Verbesserung der Diagnose von Nervenkrankheiten, an die Leichtigkeit aus dem Sputum das Vorhandensein einer Tuberkulose zu erkennen trotz des Fehlens aller physikalischen Veränderungen!

Vergessen wir aber darüber nicht die Mängel und Gefahren auf dem diagnostischen Felde, welche mit jener Vervollkommung der Untersuchungsmethoden und mit der Erweiterung des Gebietes der Diagnose sich ganz allmählich eingestellt haben!

Die Trennung des Wichtigen vom Unwichtigen, das Erkennen des Kerns in der Masse von Einzelheiten ist entschieden schwieriger geworden, schwieriger auch das Lehren der Diagnostik, die sichere Führung des Studirenden in der Differentialdiagnose. Klippen birgt auch die Richtung der diagnostischen Forschung in sich selbst! Nehmen wir als Beispiel eine gegenwärtig allerorts ventilirte Tagesfrage — die uns bis vor kurzem unbekannte Fülle von Thatsachen, welche die Untersuchung des Mageninhaltes in den verschiedenen Stadien der Verdauung des gesunden und kranken Magens neuerdings zu Tage gefördert hat, so tritt hier unverkennbar die Tendenz hervor, jede einzelne Aenderung in der Secretion und Verdauungsthätigkeit des Magens als eigene Krankheit des Organs zu betrachten. Wenn wir andererseits bedenken, dass man bis jetzt factisch nicht im Stande ist, die Eventualitäten sicher zu überblicken, welche im Verlaufe der einfachsten anatomischen Veränderung des Magens, des Magenkatarrhes bezüglich der Function des kranken Organes sich ergeben, so liegt auf der Hand, dass wir in diesem Capitel der Diagnose zum mindesten zu stark schematisiren und unvermerkt den festen Boden der pathologischen Anatomie verlassen, so dass schon jetzt eine gewisse Unsicherheit in der Diagnose sich geltend macht, trotz der grossen Zahl von Untersuchungsergebnissen und Untersuchungsmethoden, über die wir gegen früher gebieten. Mit der Zeit wird ja auch hier Ordnung und Zusammenfassung nicht ausbleiben; doch möchte ich im Allgemeinen davor warnen, nicht ohne zwingenden Grund die Aufstellung functioneller Störungen anzustreben, weil uns damit, wovon ich ausging, die beste Controle für die Diagnose, die Correctur derselben durch die pathologische Anatomie verloren geht.

Werfen wir endlich noch einen prüfenden Blick auf die moderne Therapie! Nach den verschiedensten Richtungen hin wird energisch, freilich zum Theil auch einseitig gearbeitet! Vor Allem imponirt uns die erfolgreiche Antheilnahme der Chirurgie an der Behandlung innerer Krankheiten: die Therapie der Krankheiten des Kehlkopfes und Oesophagus, der Nase, der Pleura ist eine wesentlich chirurgische, ein Theil von bis dahin incurabler Unterleibskrankheiten ist, dank dem energischen Vorgehen und den verbesserten Operationsmethoden der Chirurgie, der Radicalheilung zugänglich geworden.

Einen besonders segensreichen Einfluss auf die Therapie hat ferner die Hygiene geübt. Die Verhütung der Krankheiten ist heutzutage eine sicherere, die ganzen socialen Verhältnisse sind entschieden gesündere als früher. Der Nutzen der bacteriologischen Forschung dagegen ist in der speciellen Therapie nicht so evident zu Tage getreten, wie auf dem diagnostischen und aetiologischen Gebiete. Nach Auffindung der wesentlichen Attribute der Infectionskrankheiten schien die Indication zur Bekämpfung derselben sehr einfach zu liegen. Es galt nach Mitteln zu suchen, geeignet, jene den menschlichen Organismus in typischer Weise krankmachenden Microorganismen zu vernichten oder abzuschwächen. Und doch, so klar vorgezeichnet der Weg zu diesem Ziele ist, so wenig ist es uns bis jetzt gelungen, auf jenem Wege nennenswerthe therapeutische Erfolge zu erreichen. Das Beste hat uns in dieser Beziehung das Glück in die Hände gespielt, nämlich den zufälligen Fund einiger Specifica, speciell der Salicylsäure gegen den acuten Gelenkrheumatismus.

Sicher nicht Zufall, sondern die klarbewusste Absicht des Chemikers, eine Antifebrile synthetisch zu construiren, führte zur Entdeckung des so wirksamen Antipyrins. Der Vergleich der physiologischen Wirkung eines chemischen Stoffes mit der bekannten Constitution desselben und die Beachtung der Verschiedenheit seiner Wirkung bei willkürlich gewählter Aenderung seiner Structur muss uns mit der Zeit Aufklärung bringen über die Bedeutung, welche der Stellung der einzelnen Atomgruppen zu einander zukommt — eine unabsehbare, reiche Ernte für die Therapie verheissende Perspective!

Mit diesen theoretischen Anschauungen soll der Werth der Erfahrung am Krankenbette auch nicht im Mindesten geschmälert werden! Ueber die Brauchbarkeit therapeutischer Maßnahmen entscheidet vielmehr einzig und allein die Erfahrung und zwar die Erfahrung Vieler, das allgemeine ärztliche Urtheil geläutert durch eine gesunde Skepsis, die in der Therapie von jeher bestand und bestehen bleiben muss, so lange es eine wissenschaftliche Heilkunde giebt. Aber die wichtigste Correctur unserer Vorstellungen über

die Wirkungsweise eines Heilmittels oder einer Curmethode, die
Möglichkeit dieselbe im richtigen Momente der Krankheit mit Nutzen
anzuwenden gewährt einzig und allein die von den Lehren der
Physiologie ausgehende Beachtung der Art und Weise, wie die
Functionen im krankgewordenen Organismus sich vollziehen und
durch unser therapeutisches Vorgehen beeinflusst werden. Noch
weiter! nicht blos Aufklärung in therapeutischen Fragen, auch neue
Richtung im praktischen Vorgehen verdankt die moderne Therapie
der Physiologie. Welch frisches Leben ist jüngst noch in die Behandlung der Stoffwechselkrankheiten gekommen durch die bessere
physiologische Einsicht in die Folge verschieden gestalteter Er-
nährungsweisen, wie segensreiche Erfolge wurden hier erzielt durch
die wohlüberlegte Uebertragung der in der Physiologie gemachten
Erfahrungen auf die Pathologie!

Dieses Eingreifen der physiologischen Grundsätze in unsere
klinischen Anschauungen und das practische Handeln am Krankenbette
wird voraussichtlich, um mich nunmehr zu der speciellen Aufgabe dieses Congresses zu wenden, gleich das erste Thema,
welches uns heute noch beschäftigen soll, deutlich vor Augen führen:
Die chronischen Herzmuskelerkrankungen und ihre Behandlung. Das zweite grössere Thema, das auf diesem Congresse
zur Discussion gestellt werden wird: „Der Weingeist als Heilmittel" behandelt eine therapeutische Frage, in welcher ein volles
Verständniss und eine Einigung der Ansichten über die einzelnen
Indicationen für die Anwendung des Heilmittels bis jetzt nicht
erzielt ist. Endlich das dritte: „Die Verhütung und Behandlung der asiatischen Cholera" hat sicher das höchste Interesse für jeden Arzt Angesichts der grossen Gefahr, die in den
letzten Jahren das unheimliche Aufflackern der Seuche in verschiedenen
Ländern uns wieder einmal näherrückte.

Ferner ist eine ganze Reihe interessanter Vorträge über Gegenstände aus den verschiedensten Capiteln der Pathologie angemeldet.
Wir dürfen daher mit den schönsten Erwartungen an die Arbeit
gehen. Möge sie reiche Früchte tragen!

Ich erkläre den VII. Congress für eröffnet!

# VERHANDLUNGEN

## DES CONGRESSES FÜR

# INNERE MEDICIN.

HERAUSGEGEBEN

VON

**D**R. **E. LEYDEN,** UND **D**R. **EMIL PFEIFFER,**

Geh. Med.-Rath u. o. ö. Professor der    Pract. Arzte in Wiesbaden, Secretär
l. med. Klinik zu Berlin          des Congresses.

## ACHTER CONGRESS

Gehalten zu Wiesbaden, vom 15.—18. April 1889.

MIT MEHREREN ABBILDUNGEN IM TEXTE.

WIESBADEN.

VERLAG VON J. F. BERGMANN.

1889.

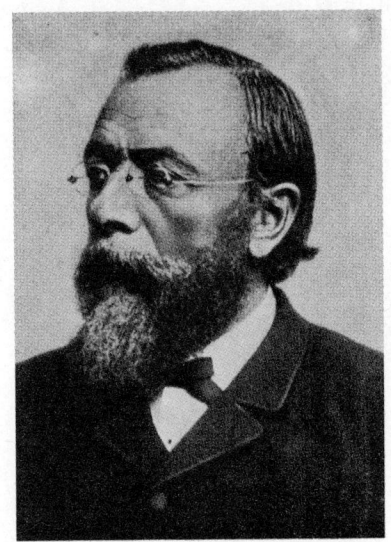

M. v. Liebermeister, Tübingen
Vorsitz 1889

# I.

# Eröffnungsrede.

Von

**Prof. Dr. C. Liebermeister**
(Tübingen).

Meine hochverehrten Herren Collegen!

Seitdem zum ersten Mal in diesen Räumen der Congress für innere Medicin sich versammelt hat, sind sieben Jahre vergangen, sieben Jahre fleissiger Arbeit und erfolgreichen Strebens im Gebiete der Wissenschaft und der Praxis. Und an dem, was erreicht wurde, hat unser Congress einen hervorragenden Antheil gehabt, indem er unser Wissen und Können gefördert und namentlich auch dazu beigetragen hat, eine Klärung der Anschauungen über zahlreiche wichtige Fragen herbeizuführen.

Schon bei der Eröffnung des ersten Congresses hat der damalige Vorsitzende Frerichs, dem Alle, welchen es Ernst ist um unsere Wissenschaft, ein dankbares Andenken bewahren werden, darauf hingewiesen, wie in den letzten Jahrzehnten, seitdem die Heilkunde in eine grosse Zahl einzelner Zweige auseinanderging, gerade der inneren Medicin die Aufgabe zugefallen ist, den Stamm zu bilden, welcher alle Zweige zusammenhält und die Einheit der medicinischen Wissenschaft repräsentirt. Er hat aber auch darauf hingedeutet, wie schwierig in mancher Beziehung die Stellung der inneren Medicin ist im Vergleich zu den Einzelfächern.

In der That, der Chirurg, der Ophthalmologe, der Gynäkologe, der Laryngologe, — sie alle haben mit einfacheren Aufgaben zu thun, sie können in der Regel ihr Heilungsgebiet mit dem Auge, mit der Hand untersuchen, die Erfolge ihrer Behandlung liegen gewöhnlich nicht nur ihnen selbst klar zu Tage, sondern sie sind auch dem Kranken augenfällig und handgreiflich und ebenso dem nichtärztlichen Publikum; dem wirklich tüchtigen Specialisten kann es niemals an der ihm gebührenden Anerkennung fehlen.

Um wie viel schwieriger ist die Stellung des Arztes, der sich der inneren Medicin gewidmet hat! Wir stehen einem Organismus gegenüber, dessen Bau und Functionen wunderbar verwickelt sind,

> wo ein Tritt tausend Fäden regt,
> die Schifflein herüber hinüber schiessen,
> die Fäden ungesehen fliessen,
> ein Schlag tausend Verbindungen schlägt.

Zur Erkenntniss der krankhaften Zustände in den inneren Organen gelangen wir meist nur auf mannichfachen Umwegen, durch Percussion und Auscultation, durch microscopische und chemische Untersuchung von Excreten und Krankheitsproducten, durch genaue Prüfung der Function der einzelnen Organe, überhaupt durch eine sorgfältige Analyse zahlreicher, aber im einzelnen oft vieldeutiger Krankheitserscheinungen. Wie sollte der Kranke oder das Publikum im Stande sein, dem Arzt auf diesem vielfach verschlungenen Wege zu folgen! Und wenn endlich ein Heilerfolg erreicht ist, wie sollte das nicht-ärztliche Publikum beurtheilen können, wie weit dabei die Thätigkeit des Arztes betheiligt gewesen ist!

Nach einem alten Satze soll Einfachheit die Bürgschaft für die Wahrheit sein: „Simplex sigillum veri". Wie oft ist dieser Satz von Aerzten und Nicht-Aerzten angeführt und als unfehlbares Kriterium angesehen worden! — Und doch ist er in Wirklichkeit grundfalsch. Die Wahrheit ist niemals einfach. Wo sie auf eine einfache Regel zurückgeführt erscheint, da zeigen uns die zahlreichen Ausnahmen, dass wir noch lange nicht die vollständige Formel besitzen. Und in der Medicin kann es nichts Einfaches geben, da ja der menschliche Organismus nicht einfach ist. Wer etwa im Ernst meinen sollte, der Geist der Medicin sei leicht zu fassen, der würde eben damit zeigen, dass er davon noch nichts erfasst hat. Nur der andauernden und ernsthaften Arbeit kann es gelingen, einen Einblick zu gewinnen in das verwickelte Getriebe des Organismus. — Vielleicht sind auch unter den Aerzten nicht wenige, welche es bequemer finden würden, wenn die Wege der Wissenschaft einfacher wären, denen es schwer wird, die ausgedehnten Kenntnisse sich zu erwerben, die mühevollen Untersuchungen zu machen und die sorgfältigen Erwägungen anzustellen, welche allein zu einer wirklichen

Erkenntniss und zu einer zweckmässigen Behandlung der Krankheiten führen können. Wenn nun Jemand auftritt, der vielleicht eine gewisse verdiente oder unverdiente Autorität besitzt, und es als neuestes Ergebniss der Forschung verkündet, alle diese umständlichen Untersuchungen und Erwägungen seien überflüssig: das sei Alles nur graue Theorie, für die Praxis habe nur das Einfache wahren Werth, und am einfachsten sei es, Alles nach einer Schablone zu behandeln und es am Ende gehn zu lassen, wie's Gott gefällt, — wie sollte er für ein solch bequemes Programm nicht auch unter den Aerzten Anhang finden! Freilich, die tüchtigen Aerzte werden nicht darunter sein, und glücklicherweise nimmt die Zahl der Aerzte, welche strebsam sind und das Bedürfniss haben, durch eigene Forschung und Erfahrung sich ein Urtheil zu bilden, immer mehr zu. Diese werden nicht durch Einfachheit sich bestechen lassen; sie wissen, wie verwickelt in Wirklichkeit die Verhältnisse sind, und dass gerade in der inneren Medicin das allzu Einfache schon desshalb verdächtig ist.

Und nun erst das nicht-ärztliche Publikum! Wie sollte es ihm möglich sein, das Verhalten des Menschen und seiner Organe in Gesundheit und Krankheit und die Bedingungen, von denen es abhängig ist, zu beurtheilen, Aufgaben spielend zu lösen, welche selbst für den gebildeten Arzt sehr schwer sind. Wenn wir sehen, wie der Aberglaube in ärztlichen Dingen weit hinauf reicht bis in die höchsten Kreise der Gesellschaft, wie so viele sonst gebildete Leute blindlings schwören auf ein Dogma, welches von irgend einem falschen Propheten ausgegeben wurde, — wie können wir uns darüber wundern! Sie sagen eben auch: Simplex sigillum veri. Und die Dogmen der Afterärzte sind ja gewöhnlich von einer bewunderungswürdigen Simplicität.

Die Erkenntniss, dass dem Publikum gegenüber die innere Medicin einen schwierigeren Stand hat als die Chirurgie und die Specialfächer, wird uns natürlich in keiner Weise entmuthigen. Aber wir werden daraus die Aufforderung entnehmen, unsererseits Alles zu thun, was nöthig ist, um auch die äusserlichen Interessen unseres Faches mit Erfolg zu vertreten. Und ich glaube nicht zu irren, wenn ich annehme, bei der Einrichtung dieses Congresses für innere Medicin sei neben der Absicht, die Wissenschaft zu pflegen und die

Anschauungen zu klären, auch der Gesichtspunkt wesentlich in Frage gekommen, dass ein solcher Congress für innere Medicin vorzugsweise geeignet sein werde, die allgemeinen Interessen des ärztlichen Standes zu vertreten.

Die innere Medicin ist nicht nur das Gebiet, welches die Gemeinsamkeit unter allen Zweigen des ärztlichen Wissens und Könnens herstellt, sie ist auch das Gebiet, dem die weit überwiegende Mehrzahl der Kranken zufällt. Selbst im Kriege sind viel mehr Menschen durch innere Krankheiten gefährdet als durch Verwundungen. Die Mehrzahl der Aerzte wird immer vorzugsweise mit inneren Krankheiten zu thun haben. Und dieses numerische Uebergewicht würde allein schon ausreichen, um für alle Zeiten der inneren Medicin ihre hervorragende Stellung unter der Reihe der Einzelfächer zu sichern. Daraus ergibt sich aber auch die Verpflichtung, dass wir überall, wo es sich um allgemeine ärztliche Interessen handelt, in der ersten Reihe stehen.

Die ärztlichen Standesinteressen haben ja schon seit langer Zeit in verschiedenen anderen Versammlungen bis hinauf zu den Häusern der Abgeordneten mannigfache und vortreffliche Vertretung gefunden. Aber es will wir scheinen, als ob die Voraussetzungen, von denen man dabei auszugehen pflegt, nicht immer ganz die richtigen seien oder wenigstens nicht immer den zweckmässigsten Ausdruck erhalten hätten.

Wenn wir einfach theoretisch nach der Bedeutung des ärztlichen Standes fragen, so ist uns ja Allen klar, dass wir nur Diener der leidenden Menschheit sind. Wenn es keine Krankheiten und keine Kranken gäbe, so wäre kein Arzt nöthig. Wenn man nun daraus schliessen wollte, der ärztliche Stand sei gewissermafsen nur als ein nothwendiges Uebel zu betrachten, so würden wir uns vielleicht damit trösten können, dass solches in diesem Sinne auch von anderen höchst ehrenwerthen und für die menschliche Gesellschaft unentbehrlichen Ständen gelte; wenn es keine Rechtsstreitigkeiten und keine Verbrechen gebe, so wären auch die Rechtsgelehrten überflüssig; und bei aller Achtung vor dem Stande der Aerzte und der Juristen wird es gewiss Niemandem übel zu nehmen sein, wenn er wünscht, möglichst wenig krank und möglichst wenig in Civil-

oder Criminalprozesse verwickelt zu werden. Aber wie bei den Juristen, so bezieht sich auch bei den Aerzten dieser Gesichtspunkt nur auf die eine Seite ihrer Thätigkeit. Höher als die Aufgabe, Krankheiten zu heilen, steht uns die Aufgabe, Krankheiten zu verhüten: wir ziehen die Prophylaxis, wo sie möglich ist, jeder anderen Therapie vor. Und darum ist jeder Vetreter der inneren Medicin von selbst auch Hygieiniker. Wie die öffentliche Gesundheitspflege über das ganze Volk, so wacht in seinem kleinen Kreise der Arzt über die Einzelnen, indem er sucht, ihr Wohlergehen zu befördern und sie vor Krankheiten zu schützen.

Wenn wir in dieser Weise die Bedeutung des ärztlichen Standes und seine Stellung zur menschlichen Gesellschaft erkannt haben, so werden wir, wo es sich um Standesinteressen handelt, immer zuerst fragen nach den Interessen des Publikums und der Kranken. Nur was diesen entspricht, das liegt im wahren Interesse des ärztlichen Standes. Es ist mit dem ganzen Stand, wie mit dem einzelnen Arzt. Wenn Jemand für angehende Aerzte einen Leitfaden der ärztlichen Politik schreiben wollte, so dürfte er ihn betiteln: „über die Pflichten des Arztes". Denn der Arzt, welcher am besten gegenüber den Kranken seine Pflicht thut, befolgt damit zugleich die beste Politik. Ich glaube in Ihrer Aller Sinne zu reden, wenn ich sage: jede Maſsregel, welche im Interesse des ärztlichen Standes vorgeschlagen wird, sollte nicht begründet werden durch den Hinweis auf den ärztlichen Stand, sondern auf die Interessen der Gesammtbevölkerung; denn diese allein sind maſsgebend.

Dass aber dabei auch die Interessen des ärztlichen Standes am besten gewahrt werden, wird sofort deutlich, wenn wir nur einige Forderungen, welche die Aerzte zu stellen pflegen, von diesem Gesichtspunkte aus betrachten.

Das Publikum bedarf vor allem eines ärztlichen Standes, der so gestellt ist, dass er unbeirrt durch niedrige Rücksichten seinem hohen und schwierigen Berufe sich widmen kann. Diese Forderung zu erfüllen, ist nur zum Theil Sache des Staates; zum grossen Theil ist es unsere eigene Aufgabe. Je höher wir uns stellen, desto höher werden wir stehen.

Es ist ferner Aufgabe der Gesetzgebung, im Interesse des Publikums dafür zu sorgen, dass nur solche Aerzte durch eine staatliche Approbation demselben empfohlen werden, welche eine vollständige Durchbildung erlangt haben. Ob gerade in Bezug auf die innere Medicin die Vorschriften für die Staatsprüfung, wie sie gegenwärtig in Deutschland gelten, der Bedeutung dieses Faches entsprechen, dürfte wohl zweifelhaft sein; doch will ich hier nicht näher auf diese Frage eingehen.

Wir müssen ferner fordern, nicht für die Aerzte, sondern für das Publikum, dass dieses von Staats wegen geschützt werde gegen Ausbeutung und Schädigung durch Quacksalberei und Reclame. Wenn die Gesetzgebung es für nöthig hält, die Staatsangehörigen zu schützen vor Verfälschung der Nahrungsmittel, hat sie dann nicht die gleiche Verpflichtung in Bezug auf schädliche Geheimmittel? Und wenn man sich verpflichtet fühlt, die Ausbeutung des Publikums durch Spielbanken und Lotterien gesetzlich zu verhindern, besteht dann nicht die gleiche Pflicht gegenüber der Ausbeutung und Schädigung durch Anpreisungen von Medicastern, welche Alles versprechen und Nichts halten können? Diesen letzteren gegenüber ist das Publikum doch noch weniger urtheilsfähig und zur Selbsthülfe geschickt.

Wir Aerzte als seine natürlichen Berather haben für alle diese Interessen des Publikums unsere Stimme zu erheben. Wenn dann die Volksvertreter und die übrigen maſsgebenden Factoren der Gesetzgebung finden sollten, dass es nicht nöthig oder nicht thunlich sei, in dieser Richtung einzuschreiten, so haben wir wenigstens unsere Pflicht gethan, und wir können uns darauf verlassen, dass die Zeit nicht fern ist, wo die Schädigung des Volkswohls deutlich genug sein wird, um auch an maſsgebender Stelle als der Abhülfe bedürftig erkannt zu werden. Wir werden auch ferner in dieser wie in jeder anderen Beziehung unsere Pflicht thun.

Meine Herren! Unser Congress, dessen Verhandlungen auch von dem nichtärztlichen Publikum mit Interesse verfolgt werden, hat durch die bisherigen sieben Tagungen wesentlich dazu beigetragen, dieses Publikum aufzuklären über die Bedeutung und die Bestrebungen der inneren Medicin. Er hat gezeigt, dass wir weit davon entfernt sind, die Verhütung und die Heilung krankhafter Zustände für eine einfache Sache zu halten oder nach einer einfachen Formel zu betreiben, dass wir vielmehr Alles benutzen, was uns die Natur an heilkräftigen Einwirkungen bietet, von den diätetischen und psychischen bis zu den physikalischen und chemischen Heilmitteln, und dass es eine lächerliche Anmaſsung ist, wenn einzelne Aerzte oder andere Heilkünstler glauben machen wollen, sie allein seien im Besitz der wahren Naturheilmethode. Wir haben genugsam gezeigt, dass wir frei sind von jeder Einseitigkeit. Wir begrüssen mit Freuden alle Fortschritte der Specialfächer; wir wissen, dass jede Errungenschaft in einem einzelnen Gebiete der allgemeinen Wissenschaft zu Gute kommt.

Unser Congress ist auch vor schwierigen und verwickelten Aufgaben nicht zurückgeschreckt, wenn die Erörterung derselben einen Nutzen versprach für die Behandlung der Kranken. Auch in diesem Jahre stehen wichtige und schwierige Fragen auf der Tagesordnung. Wir gehen mit Freudigkeit an die Besprechung derselben heran, nicht in dem Glauben, als könnten wir sie endgültig lösen, aber mit der Ueberzeugung, dass, wenn jeder sein Bestes beiträgt, daraus eine Förderung unserer Erkenntniss hervorgehen werde, welche für unsere Kranken von Nutzen sein wird.

M. H. Ich eröffne hiermit den achten Congress für innere Medicin. Ich heisse Sie Alle herzlich willkommen, die Sie, zum Theil aus weiter Ferne, hier zusammengekommen sind zu gemeinsamer Arbeit. Ich begrüsse besonders auch die Vertreter der Chirurgie und der Specialfächer, deren Anwesenheit bei unserem Congress uns wieder den erfreulichen Beweis liefert für die Einheit der Wissenschaft; ich bitte dieselben, uns mit ihrer Erfahrung und ihrem bewährten Rathe zu unterstützen, und uns fördern zu helfen, was uns allen gemeinsam am Herzen liegt, die Wissenschaft und die Sorge für die Kranken.

# VERHANDLUNGEN

## DES CONGRESSES FÜR

# INNERE MEDICIN.

---

## HERAUSGEGEBEN

VON

### DR. E. LEYDEN, UND DR. EMIL PFEIFFER,
Geh. Med.-Rath u. o. ö. Professor der     Pract. Arzte in Wiesbaden, ständigem
1. med. Klinik zu Berlin.     Secretäre des Congresses.

---

## NEUNTER CONGRESS
Gehalten zu Wien, vom 15.—18. April 1890.

---

MIT 2 TAFELN UND 45 ABBILDUNGEN IM TEXTE.

———————

WIESBADEN.
VERLAG VON J. F. BERGMANN.
1890.

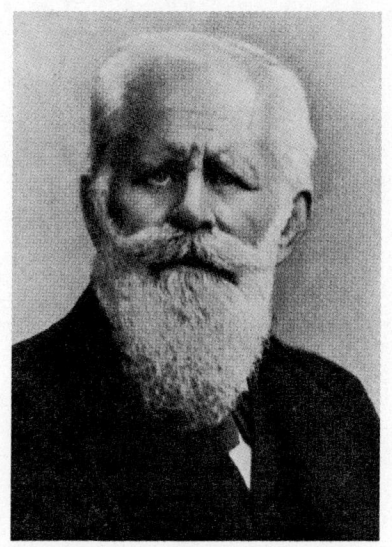

H. v. Nothnagel, Wien
Vorsitz 1890

# I.

# Eröffnungsrede.

Von

Hofrath Professor Dr. **H. Nothnagel**.

---

Hohe Versammlung!

Ehrerbietige und froh erfüllte Pflicht ist es mir zunächst, allen den hochgeehrten Herren aufrichtigsten Dank entgegenzubringen, welche heute als Gäste unsere Versammlung durch ihre Gegenwart ehren und zieren.

Meine Hochgeehrten Herren Collegen!

Herzlich heisse ich Sie alle willkommen, die treuen gewohnten Mitglieder unserer Versammlung, wie die neuen Freunde derselben. Freudigen Dank spreche ich Ihnen aus, dass Sie anstatt der anmuthigen Bäderstadt im Rheingau dieses Mal die alte Culturmetropole im Osten als Sitz für unseren Congress gewählt haben. In warmer Empfindung rufe ich Ihnen beim Beginne unserer Arbeit den alten akademischen Weihegruss zu.

M. H. Durch die Munificenz der kais. Akademie der Wissenschaften ist es dem IX. Congress für innere Medicin vergönnt, an einer Stelle zu tagen, welche gerade in uns, den Vertretern der inneren Medicin, hochgestimmte und besonders dankbare Erinnerungen

1*

erwecken muss. Die grosse Vorfahrin des erhabenen Monarchen, dessen Huld jetzt Wissenschaft und Kunst in Oesterreich-Ungarn schützt, hat dereinst dieses Gebäude der Universität als Heim errichtet. Angeregt wurde der Kaiserin Maria Theresia der Gedanke dazu durch ihren Rathgeber in wissenschaftlichen Dingen, den Mann, welchen wir mit gerechtem Stolze den Unseren nennen, den als Arzt und Charakter gleich ausgezeichneten Gerhard van Swieten. Ihm, wir wissen es, verdanken wir die Einführung der in ihren Grundzügen noch heute gültigen Methode des klinischen Lehrens an den deutschen Hochschulen. Hier in Wien wurde auf van Swieten's Anregung die erste innere Klinik in deutschen Landen gehalten. Und seit ihm hier welche Reihe stolzer Namen, welche strahlende Vertretung der inneren Medicin! Der feurige geistvolle De Haen, der gefeierte glänzende Maximilian Stoll; Peter Frank mit gründlicher Vielseitigkeit, Valentin von Hildenbrand mit treuer schlichter Beobachtung. Und dann später der energische, durchdringende Naturforscher Skoda, der ärztliche Künstler Oppolzer, der hochbegabte Pfadfinder Türck, bis zu dem, welchen wir alle noch beklagen, dem feinsinnigen klardenkenden Bamberger.

Ein guter geeigneter Boden musste es sein, auf welchem eine solche Reihe von Klinikern gedeihen konnte. Geschaffen hat denselben vor allen der kaiserliche Menschenfreund, welcher das Saluti et Solatio Aegrorum über seine humane Schöpfung setzen liess, welchen derselbe ideale Schwung, dieselbe Begeisterung für alles rein Menschliche erfüllte, wie seinen späten Nachkommen, aus dessen hochgesinntem Herzen, in der Form der heutigen Zeit aber im Geiste Josef's das Wort erklang, welches zu unserem tiefem Schmerze wir heute nur noch als ein weihevolles Vermächtniss bewahren können: „Das kostbarste Kapital der Staaten und der Gesellschaft ist der Mensch."

M. H.! Die Möglichkeit, in hundert- und tausendfach wechselnden Erscheinungen, an einem grossen wissenschaftlichen Materiale die pathologischen Vorgänge studiren, immer wieder schöpfen zu können aus dem überreich strömenden Borne der direkten Beobachtung am Krankenbette, das hat die blühende Entwickelung der praktischen klinischen Medicin hier bedingt. Das aber giebt uns auch den Fingerzeig, wo der eigentliche Nährboden für die innere Medicin zu suchen sei.

Auf diesen Boden hat der erste Präsident dieses Congresses die innere Medicin verwiesen, ihre Aufgaben hat er mit Meisterhand gezeichnet. Lichtvoll und gedankenreich haben dann meine anderen Vorgänger in diesem ehrenvollen Amte Umschau gehalten über den Besitz in unserem Gebiete. Betont ist worden, dass wir nicht nur eine Wissenschaft, sondern auch eine Kunst üben. Erinnert wurde an das hohe Ziel unseres Berufes, welches zugleich auch der Ausgangspunkt für seine Entstehung gewesen ist, sein Wesen bildet — dass wir heilen, Krankheiten verhüten und beseitigen, Schmerz und Leid lindern sollen.

M. H.! Verlockend und lohnend zugleich erscheint es, dem Entwickelungsgange nachzugehen, welchen die Medicin in einer mehr denn zweitausendjährigen Geschichte durchgemacht hat, um dieser ihrer eigentlichen Bestimmung, einer leistungsfähigen Therapie näher zu kommen. Nicht blos ein historisches Interesse kann dazu bewegen. Viel mehr noch treibt der Wunsch, zu lernen, auf welchen Bahnen unsere Wissenschaft wirkliche Fortschritte ihrem Endziele zu gethan hat; zu erkennen, welche Methode geistiger Arbeit uns wahrhaft vorwärts gebracht hat; zu prüfen, ob wir gegenwärtig in den richtigen Wegen wandeln; zu fragen, ob nicht etwa andere eingeschlagen werden müssen. Ja, über den Kreis unserer Wissenschaft hinaus liessen sich dabei vielleicht Ergebnisse von allgemeinem Interesse gewinnen, welche auch für andere Gebiete des Culturfortschrittes Bedeutung hätten. Denn an dem concreten Beispiele der Medicin würden sie zeigen, welche Methoden intellectueller Thätigkeit angewendet werden müssen, um praktisch humane Aufgaben erfolgreich zu lösen.

Gelegenheit und Zeit machen ein vertieftes Eingehen auf diese überaus interessanten Fragen unmöglich. Gestatten sie mir jedoch, in wenigen skizzenhaften Umrissen nur anzudeuten, in welcher Weise unsere innere Medicin in langer Arbeit auf dem Wege zu ihrem Ziele, Krankheitsverhütung und Heilung, fortgeschritten ist, welche Be-

ziehungen bei ihr zwischen wissenschaftlicher Erkenntniss und praktischem Können bestehen.

Eine Forderung, welche selbst der durchbohrende Geist eines
Baco noch an die Medicin stellte, die nämlich, ganz allgemein das
normale menschliche Leben zu verlängern, ist einfach unerfüllbar
und wird es immer bleiben. Denn die individuelle Lebensdauer ist
eine angeborene immanente Eigenschaft jedes einzelnen Organismus,
der Art, dass derselbe nach einer bestimmten Zeit zu functioniren
aufhören muss.

Für die Erhaltung der Gesundheit jedoch, wenn dabei von ganz
allgemeinen, von jeher bekannten hygienischen Mafsregeln abgesehen
wird, und wenn damit die Verhütung bestimmter Erkrankungen gemeint ist, hat die Medicin durch Jahrtausende so gut wie nichts
gethan. Erst die neue und neueste Zeit ist an die Lösung dieser
Aufgabe gegangen. Und zwar sind, abgesehen von Einzelheiten, wie
Jenner's unsterblicher That, welche durch schlichteste aber zugleich treueste Beobachtung geschah, die wesentlichen Fortschritte
der Prophylaxe sämmtlich erst in den letzten Decennien auf Grund
exacter Erweiterungen der Kenntnisse bezüglich der pathologischen
Vorgänge erfolgt.

Der ferneren Anforderung an unsere Kunst, physisches Leid zu
lindern, die Qual des Schmerzes zu lösen, konnte die ältere Medicin
nur unbeholfen und ungenügend nachkommen. Bedarf es einer Ausführung, wie ungleich reicher wir gegenwärtig, Dank der Chemie und
dem Experiment, seit wenigen Jahrzehnten mit Hilfsmitteln für diese
Zwecke ausgerüstet sind?

Und das, was man als die eigentlichste Aufgabe der Medicin
ansieht, die Kunst Krankheiten zu heilen, wie steht es mit der Entwickelung dieser?

Alle Krankenbehandlung ging ursprünglich von der einfachsten
klinischen Beobachtung aus, von derjenigen, welche die äusseren
Symptome für das Wesen des Zustandes nahm, und demgemäss auch
nur diese Symptome als Objekte einer Behandlung ansehen konnte,
für deren Durchführung ausserdem nur ungenügende Mittel zur
Verfügung standen. Keinerlei Einblick existirte in das Wesen der

pathologischen Vorgänge, keinerlei Vorstellung von der Wirkungsweise der Mittel und Heilverfahren.  Dies war im Wesentlichen der
Zustand der Therapie zwei Jahrtausende hindurch, von der hippokratischen Medicin bis in die Neuzeit.

Als dann nach langer wissenschaftlicher Nacht die erste Dämme-
rung anbrach, die grossen Anatomen des 16. und 17. Jahrhunderts
erstanden, Harvey den ersten Anfang einer Physiologie schuf, hätte
man vielleicht einen Fortschritt auch der Therapie erwarten sollen.
Aber nur abenteuerliche Theorieen und Systeme der Pathologie
schossen auf, die zu den wildesten therapeutischen Speculationen
führten.  Und auch als die symptomatische Krankheitsbeschreibung
durch einzelne grosse und nüchterne Beobachter, Sydenham und
Morton, Boerhaave und van Swieten, Stoll und P. Frank
und andere· Männer,  weitere nicht zu unterschätzende Fortschritte
machte, entwickelte sich die Behandlung keineswegs in entsprechender Weise.  Freilich hatten einzelne Aerzte gesundere Anschauungen
über manche Punkte.  Den diätetischen Mafsnahmen, der Bedeutung
von Luft und Licht, der Wichtigkeit der Ernährung wurde ausnahmsweise mehr Rechnung getragen.  Ja einzelne nennenswerthe
Errungenschaften und selbst bedeutende Bereicherungen der Heil-
mittellehre sind zu verzeichnen.  Aber im Grunde kam die Therapie
bis in den Anfang dieses Jahrhunderts nicht über den alten hippokratischen Standpunkt hinaus.

Und dies war auch nicht anders möglich.  Denn mit der Ausbildung der makroskopischen Anatomie, mit dem ersten Erwachen
der Physiologie durch Harvey, Borelli, Haller, mit der fortschreitenden Anhäufung des blos descriptiven klinischen Wissens
war ja noch keinerlei Einblick in das Wesen und den Zusammenhang der krankhaften Zustände gegeben. Dazu kam, dass selbst
der gute Inhalt mancher aufgestellten Heilverfahren entweder von
der Schule nicht erkannt und hochmüthig abgewiesen, oder umgekehrt, bis zum missbräuchlichsten Uebermafse benutzt wurde.  So,
um nur auf einige Beispiele hinzuweisen, wurde die für viele Zustände so hochwichtige erregende Behandlung als Ausfluss des
Brownianismus zu einer Geissel, weil sie nicht auf dem Boden in-
ductiver Erkenntniss erwuchs, sondern in blinder Consequenz eines

speculativen Systems angewendet wurde; die heute so werthvolle
und wissenschaftlich entwickelte Hydrotherapie wurde in der Hand
von Laien ohne Wahl und Mafs benutzt.

Erinnern wir uns nur, welche therapeutischen Systeme noch
in der ersten Hälfte unseres Jahrhunderts entstehen und viele Aerzte
einnehmen konnten, um zu ermessen, wie dürftig es um die wissenschaftliche Krankenbehandlung bestellt war. Lavoisier, Bichat,
selbst Laennec hatten schon gelebt, die interne Therapie im Ganzen
war aber immer dieselbe geblieben.

Ganz neue Bahnen mussten beschritten werden.

Die Medicin musste aus einer blos descriptiven, mit haltlosen
Speculationen überladenen Disciplin in eine wahre, mit den Methoden der ächten Naturforschung arbeitende Wissenschaft umgewandelt
werden, um bei der Behandlung der inneren Krankheiten die mehr-
tausendjährige Stagnation überwinden zu können. Erst als die
Physiologie und die pathologische Anatomie erblühten, als sie in
gewaltigem Schwunge die Medicin vorwärts trugen und uns Einsicht verschafften in das Wesen und Werden der krankhaften Störungen; erst als die Physik und Chemie, das Thierexperiment, die
pathologische Histologie die festen Anhaltspunkte schufen, von
denen aus die Klinik ihre Beobachtungen leiten konnte, da erst begann auch eine wissenschaftliche Behandlung.

Wie aber führte das Eingreifen dieser Erkenntnissmethoden zu
einem solchen Umschwunge in der Therapie? Nicht der Umstand
allein war hier mafsgebend, dass der Drang nach Thatsachen die ge-
schwätzige inhaltlose Phrase verdrängte. Das entscheidende Moment
war vielmehr in dem auf sämmtlichen Gebieten geistiger Thätigkeit
wahrnehmbaren Gesetz gelegen, dass wir alle Vorgänge in demselben Mafse mehr beherrschen als wir sie mehr erkennen.

Eine rege frische Entwicklung fing an, war überhaupt erst
möglich für die Therapie, als jene grossen Vorarbeiten die Bahnen
eröffnet hatten. Man begann jetzt den alten Besitz von diesen neuen
Gesichtspunkten aus auf seine Brauchbarkeit hin zu prüfen. Die
Medicamente und chemischen Stoffe wurden exact untersucht. Der
grosse Apparat der physikalischen Heilmittel, Hydrotherapie und

Elektricität und die mechanischen Methoden wurden durchforscht und einbezogen. Der Diätetik im weitesten Sinne wurde die ihr zukommende Stelle gegeben. Die Punkte und Gebiete wurden abgesteckt, auf denen die Chirurgie und die innere Medicin sich die Hand reichen. Und vor allem, den natürlichen Ablauf der pathologischen Prozesse und die durch den Organismus selbst geschehende Ausgleichung derselben lernte man verstehen, ihnen im ärztlichen Handeln sich anschmiegen. Die wissenschaftliche Therapie steht gegenwärtig inmitten dieser Bewegung, und gerade auch die beiden Themata, welche dieses Mal auf unserem Congresse zur Verhandlung kommen, werden von dem Charakter derselben Zeugniss ablegen.

Freilich sind wir noch weit, weit ab von dem schönen und herrlichen Ziele. Freilich hat es sich im Laufe der letzten Decennien, im Gegensatze zu früheren Jahrhunderten, gelegentlich sogar ereignet, dass die Klinik über einer Forschungsmethode zeitweilig einmal ihre eigentliche Aufgabe etwas aus den Augen verlor; dass ein neuer wissenschaftlicher Weg zauberhaft die Geister lockte, und die Behandlung durch die Untersuchung in den Hintergrund gedrängt wurde; dass man über dem kranken Organ den Gesammtorganismus, über der Krankheit den Menschen übersah.

Heute aber brauchen wir wohl nicht mehr zu fürchten, dass irgend eine besondere Forschungsmethode die Klinik aus ihrer festen Bahn bringen wird. Wie schnell hat sie das neueste Specialfach, die Bakteriologie, in sich aufgenommen, dankbar und voll hoher Anerkennung, aber doch mit der sofortigen Beugung für i h r e Aufgaben und Zwecke. So ist auch nicht zu besorgen, dass die moderne Entwicklung der Pharmakologie, die fast zu einer Entfremdung von der Klinik zu führen droht, dieser letzteren irgend einen Nachtheil bringt. Die Vertiefung jedes Einzelfaches ist immer zuletzt doch noch der Aufgabe der Klinik zum Nutzen gewesen.

Die Geschichte vielfacher Verirrungen ist der inneren Medicin eine harte, aber eine, wir wollen hoffen, gehörte und verstandene Lehrmeisterin geworden. Sie weiss, welches ihre idealen humanen Ziele sind; sie vergisst nicht mehr, dass für die praktische Heilkunde das Erkennen nicht Selbstzweck ist — aber sie ist auch durchdrungen davon, weil sie es aus dem Gegensatze eines traurigen

zweitausendjährigen Stillstandes einerseits und aus dem lebens-
sprudelnden Aufschwunge weniger Decennien andererseits gelernt
hat, dass nur die wissenschaftliche Erkenntniss mit Benutzung aller
theoretischen Hilfsmittel ihrem eigentlichen Ziele sie näher bringt.

Aber ist — ich spreche selbstverständlich nicht von den zu
erstrebenden Resultaten, denn hier klaffen die Lücken noch tausendfältig — ist auch die Methodik unseres wissenschaftlichen Arbeitens
gegenwärtig wirklich auf den richtigen Bahnen zum Ziele hin?
Nun, m. H., bei strengster Prüfung dürfen wir wohl sagen, dass,
entsprechend den heute überhaupt möglichen Arten der Denkprozesse.
im Grossen und Ganzen sie es sei. Jahrtausende lang suchte die
Medicin, unbekümmert um wissenschaftliche Erkenntniss, nur das
Können, allein und unmittelbar nur dieses. Ihr Vorgehen dabei
war lange Zeit hindurch, ausschliesslich auf Grund der Berücksichtigung äusserer Symptome zu handeln. Später wollte sie die
Natur in Systeme pressen, die deductiv aufgestellt waren. Beide
Wege brachten nicht vorwärts. Man wollte handeln ohne zu kennen,
die Natur beeinflussen und beherrschen, ohne in ihre Vorgänge eingedrungen zu sein. Erst seitdem die Medicin den Weg der Induction betreten, in Baco's Sinne Beobachtung und Experiment
vereint zum Zwecke der Erkenntniss angewendet hat, seitdem erst
ist sie im Stande gewesen, auch praktische glänzende Ergebnisse zu
erringen.

Ob nicht einst ein neuer grossartiger Geist der Methodik
unseres Denkens, unserer Forschung noch wieder ganz andere Bahnen
anweisen wird, wer will sich vermessen, das zu sagen? Vorderhand
indessen müssen wir uns begnügen, unter Einsetzung aller Kraft
mit den heutigen Erkenntnissmethoden zu arbeiten.

Die Geschichte lehrt: für die Medicin führt der Weg zum
Können nur durch das Kennen — beide aber sollen getragen sein
von höchster sittlicher, von ächt menschlicher Gesinnung.

# VERHANDLUNGEN

DES CONGRESSES FÜR

# INNERE MEDICIN.

———

HERAUSGEGEBEN

VON

### DR. E. LEYDEN,     UND     DR. EMIL PFEIFFER,

Geh. Med.-Rath u. o. ö. Professor der
1. med. Klinik zu Berlin.

Pract. Ärzte in Wiesbaden, ständigem
Secretäre des Congresses.

———

## ZEHNTER CONGRESS

Gehalten zu Wiesbaden, vom 6.—9. April 1891.

———

MIT 48 ABBILDUNGEN IM TEXTE.

———

WIESBADEN.

VERLAG VON J. F. BERGMANN.

1891.

E. v. Leyden, Berlin
Vorsitz 1891
Abb. s. Seite 30

# I.

# Eröffnungsrede.

---

Hochansehnliche Versammlung!
Hochgeehrte Herren Collegen!


Der Congress für innere Medicin tritt in diesem Jahre zum 10 ten Male zusammen, wiederum in dem anmuthigen, jetzt noch etwas winterlichen Wiesbaden, wo der erste Congress das Licht der Welt erblickte und die Mehrzahl der übrigen stattfand.

Das erste Decennium ist ein Abschnitt, welcher uns berechtigt, für einen Moment inne zu halten und einen Rückblick auf den Weg zu werfen, den wir zurückgelegt haben. Wir können es mit Befriedigung und einigem Stolze thun. Denn der Congress hat die Aufgaben, welche ihm zufallen, in vollem Mafse erfüllt — er ist emporgeblüht, hat allseitig Anerkennung und Autorität erworben. Er hat für die Vertreter der inneren Medicin einen Anziehungspunkt gebildet zur persönlichen Berührung, zur gemeinschaftlichen Arbeit, zum Austausch der Erfahrungen, und auf alle diese Weisen hat er die innere Medicin wesentlich gefördert.

Auf die Einladung der Herren Gerhardt, Kussmaul, Leyden, Seitz versammelte sich der erste Congress für innere Medicin hier in Wiesbaden im Jahre 1882 in Gegenwart von 187 Mitgliedern und wurde am 20. April von Th. von Frerichs mit einer denkwürdigen Rede eröffnet, welche den Meisten von Ihnen noch in lebhafter Erinnerung sein wird.

Sie wissen, dass ich selbst an der Begründung des Congresses den lebhaftesten activen Antheil genommen und zu seinem Aufblühen soviel beigetragen habe, als es in meinen Kräften stand.

1*

In Anerkennung dieser meiner Bemühungen hat das Geschäfts-
Comité die Güte gehabt, mich zum Präsidenten dieses X. Congresses vorzuschlagen und ist die Wahl von Ihnen gebilligt worden.
Ich danke Ihnen von Herzen für diese Auszeichnung, und werde
bemüht sein, auch diesen Congress würdig zu leiten; ich bitte Sie
da, wo meine Kräfte nicht ausreichen, Nachsicht üben zu wollen.

Werfen wir heute einen Blick auf die Geschichte unseres Congresses, so wird sein Aufblühen am besten gekennzeichnet durch die
Zahl der Mitglieder und die Zahl der jedesmal Anwesenden. Dieselben betrugen:

|      | Mitglieder | Anwesende |
|------|------------|-----------|
| 1882 | —          | 187       |
| 1883 | 133        | 250       |
| 1884 | 171        | 196       |
| 1885 | 189        | 238       |
| 1886 | 209        | 234       |
| 1887 | 224        | 260       |
| 1888 | 239        | 265       |
| 1889 | 258        | 282       |
| 1890 | 273        | 379       |

Die Vorsitzenden waren der Reihe nach

1. Frerichs.
2. Frerichs.
3. Frerichs.
4. Gerhardt.
5. Leyden.
6. Leyden.
7. Leube.
8. Liebermeister.
9. Nothnagel.

Die grosse Mehrzahl der Congresse hat an der Stätte seiner
Geburt, hier in Wiesbaden getagt; ich fühle mich gedrungen,
es auszusprechen, wie glücklich die Wahl dieser anmuthigen, quellen-
reichen Stadt gewesen, wie freundlich wir stets hier empfangen worden sind, wie gern wir hierher kamen, dankbar für alle Gastfreund-

schaft. Nur zweimal ist der Congress ausgewandert, im Jahre 1884 nach Berlin, um an der Jubelfeier für v. Frerichs Theil zu nehmen und im vorigen Jahre nach Wien, um unsere ausser-deutschen, aber doch mit der deutschen Wissenschaft treu verbundenen Mitglieder in ihrer schönen Residenzstadt, der alten Pflanz-stätte Deutscher Klinik zu besuchen. Wir haben dort beschlossen, den Congress abwechselnd mit Wiesbaden auch in Berlin, München, Leipzig, Wien abzuhalten und wir glauben, dass ein solcher Wechsel anregend und vortheilhaft wirken wird. Aber doch hoffe ich aus Ihrer Aller Herzen zu sprechen, wenn ich sage, dass der Congress stets Wiesbaden als seine eigentliche Heimath dankbar festhalten wird.

Wir haben in Wiesbaden noch das Glück, ausser vielen lieben und thätigen Mitgliedern einen ausgezeichneten und hingebenden General-Secretär in Herrn Collegen Emil Pfeiffer gefunden zu haben, dem wir für seine 10jährige treue Amtsführung aufrichtig dankbar sind.

Dankbar anerkennen müssen wir es auch, dass sich ausser der inneren Medicin auch die Vertreter der pathologischen Anatomie, der Pharmakologie, der Physiologie und auch mehrere der Herren chirur-gischen Collegen an unsern Sitzungen betheiligt haben; ihnen allen sind wir für die Anregung und Belehrung, sowie für die Gelegenheit zum Austausch der gegenseitigen Erfahrungen besonders verpflichtet.

M. H.! In Anschluss an diese kurze Geschichte unseres Con-gresses, welche seine erfreuliche Entwickelung verzeichnet, geziemt es uns auch derer zu gedenken, welche der Tod aus unserer Mitte gerissen hat.

Ich nenne in erster Linie unsern ersten Vorsitzenden, Theodor v. Frerichs, der am 14. März 1885 im Alter von 66 Jahren starb, und unsern lieben, getreuen und begeisterten Anhänger, Professor H. Rühle, gestorben am 11. Juli 1888.

Beiden haben wir an dieser Stätte Gedächtnissreden gewidmet: in unseren Herzen bleibt ihnen ein treues Gedenken gesichert. An sie schliessen sich noch eine Anzahl hochgeehrter und lieber Mitglieder, Professor O. Becker in Heidelberg, der berühmte

Ophthalmologe, vielseitig im Wissen, liebenswürdig im Umgange, gewandt und witzig in der Rede; er wohnte regelmässig unseren Sitzungen bei, um seinerseits den Zusammenhang der verschiedenen Disciplinen der medicinischen Wissenschaften aufrecht zu erhalten; ferner Bernhardt von Langenbeck, der grosse Chirurge, Professor Hack in Freiburg, von Dusch in Heidelberg, Geh. Rath Cohen in Hannover, Geh. Rath Klaatsch in Berlin, Paul Börner, der geniale medicinische Publicist, Brehmer in Görbersdorf, der Begründer der modernen Phthisiotherapie, endlich Geh. Rath Genth in Langenschwalbach. Ich bitte Sie, zum ehrenden Andenken unserer dahingeschiedenen Mitglieder, sich von Ihren Sitzen zu erheben. —

Die Arbeiten des Congresses bestanden in Originalvorträgen, deren wir stets eine grosse Anzahl hörten und welche uns eine Fülle neuer, zum Theil sehr bedeutsamer Untersuchungen vorlegten. Ferner haben wir Demonstrationen gehabt und eine Ausstellung von Instrumenten, Präparaten, Büchern u. s. w. angeschlossen. Von besonderer eigenartiger Bedeutung waren die Referate, d. h. referirende Vorträge, welche, von dem geschäftsführenden Comité ausgewählt, an solche Mitglieder übertragen wurden, die in diesem Gegenstande als mafsgebende Autoritäten anerkannt sind. Diese Einrichtung hat sich vorzüglich bewährt, sie entspricht dem Bedürfnisse über Fragen unserer Disciplin, welche durch zahlreiche Arbeiten in raschem Fortschritte begriffen sind, ein autoritatives zusammenfassendes Urtheil zu hören, welches den festen Ausgangspunkt auch für das ärztliche Handeln bilden kann.

Ueberblicken wir die Themata dieser Referate, deren wir im Ganzen bisher 24 gehört haben, so spiegeln sie die Strömungen wieder, welche sich inzwischen in der innern Medicin geltend gemacht haben. Wir dürfen sagen, dass der Congress diesen Strömungen Ausdruck gegeben, sie zum Theil in die richtigen Bahnen geleitet und das Gute hervorgehoben und gefördert hat.

Ein Ueberblick über die verflossenen 10 Jahre zeigt die Medicin — ich spreche hauptsächlich von der deutschen — in lebhaft fortschreitender eigenartiger Entwicklung. Theilung der Arbeit bleibt noch immer das Zeichen der Zeit, auch in der Medicin, und muss es bleiben, je mehr die Ansammlung von Thatsachen, Methoden und Fertigkeiten dem Einzelnen es unmöglich macht, Alles zu wissen und Alles zu können. Auch in die innere Medicin ist diese Specialisirung eingedrungen; in der Praxis sehen wir — und wir müssen zugestehen, nicht ohne Berechtigung —, Specialisten für die einzelnen Zweige sich absondern. Gegenüber solcher Theilung und Zersplitterung ist die innere Klinik bestrebt, die Einheit aufrecht zu erhalten und begrüsst es mit Genugthuung, dass die speciellen Vertreter der Nervenheilkunde ihren Zusammenhang mit der allgemeinen Klinik direkt ausgesprochen haben.

Denn was die Einheit der Medicin zu einer Nothwendigkeit macht, ist die einheitliche Aufgabe, zu welcher sich in letzter Instanz alle Specialitäten vereinigen, nämlich die, dem kranken Menschen hülfreich zu sein.

Die Medicin ist keine abstracte Wissenschaft von den Krankheiten, sondern eine angewandte Wissenschaft im Dienste der Menschheit, welche einen wesentlichen Theil der Cultur jedes Zeitalters ausmacht. Wer die Aufgabe der Medicin allein dahin definirt, Krankheiten zu heilen, entkleidet sie ihres schönsten humanen Schmuckes, und ich glaube kaum, dass ein Arzt, der nichts weiter will und kann, als Krankheiten heilen, in seinem Berufe viel Erfolg und Befriedigung finden wird. Am Arzte schätzt man ausser seiner Wissenschaft, dass er sorgsam, vorsichtig, umsichtig und energisch ist, alles Eigenschaften, welche nicht sowohl für die Heilung der Krankheit als für die Behandlung der Patienten von Bedeutung sind.

Unser allverehrter Meister und Lehrer, Rudolph Virchow, sagte in seiner Begrüssungsrede zum X. internationalen Congresse: „Müssen wir uns nicht Einer den Andern daran erinnern, dass der ärztliche Dienst ein Dienst der Menschheit ist", und weiter: „dass die Aerzte zu solchen Versammlungen zusammentreten, um sich zu bereichern im Wissen, sich stark zu machen im Können und noch mehr, wie bisher, unseren Mitmenschen zu dienen".

Laboratorien und Institute sind die Pflegestätten der medicinischen Wissenschaft. Wir Deutsche dürfen mit Stolz auf unsere wissenschaftlichen Institute und deren geniale Leiter blicken. Sie haben in einem Menschenalter mehr für die Medicin geleistet, als früher Jahrhunderte. Aber dennoch fürchte ich, dass die direkte Uebertragung von Entdeckungen des Laboratoriums auf die praktische Medicin nicht ohne Bedenken ist. Was der grösste Staatsmann unserer Zeit von der praktischen Politik sagte, möchte ich auch auf die praktische Medicin übertragen: „Sie lässt sich nicht machen, wie man chemische Zusammensetzungen macht, sie ist vom Menschen abhängig." Es bedarf der klinischen Schulung und Erfahrung, damit die wissenschaftlichen Entdeckungen für die Kranken erspriesslich werden. So wenig die Erfindung des rauchlosen Pulvers den Strategen entbehrlich macht, ebensowenig kann ohne die ärztliche Kunst und Erfahrung eine neue Heilmethode zum Segen gereichen.

Man hat wiederholt gesagt, die Charakteristik für die jüngste Epoche unserer Medicin liegt in der Localisation, d. h. der Localdiagnose und Localtherapie. Während die Aerzte der früheren Zeit trotz feinster Beobachtung verhältnissmässig nur oberflächliche Kenntnisse von den speciellen Vorgängen der Krankheit besassen, so war die wissenschaftliche Arbeit in unserem Jahrhundert wesentlich darauf gerichtet, die Krankheitsprozesse in ihrem anatomischen, physiologischen und chemischen Verhalten, ihrer Localisation, ihrem Verlaufe und Modificationen zu studiren. Die pathologische Anatomie und die physikalische Diagnostik waren die Leuchte auf diesem Wege. Auch die neueste wissenschaftliche Specialität, die Bakteriologie, nimmt sich die Lokalisation der Krankheit zum Vorwurfe. Es hiesse Eulen nach Athen tragen, wenn ich ausführen wollte, wie aus allen diesen Forschungen die Medicin bereichert hervorgegangen und für ihre speciellen Aufgaben mit neuen Hülfsmitteln ausgestattet ist.

Die wissenschaftliche Pathologie verlangt auch eine wissenschaftliche Therapie, welche, womöglich auf die Principien der mechanischen und chemischen Wissenschaft zurückgeführt, unabhängig von Zufälligkeit und Subjectivität sich berechnen lässt und mit unfehlbarer Sicherheit die Krankheit in dem Lokalisationsherde trifft. Die frühere Therapie, von ihrer Dogmatik entkleidet, erschien unsicher, unwissenschaftlich, unberechenbar, die neuere Zeit verlangte eine wissenschaftliche, specifische Lokaltherapie. Die Allgemeintherapie, welche den Kranken als solchen pflegt und besorgt, seine Schmerzen lindert und seinen moralischen Muth hebt — diese wurde als minderwerthig zurückgestellt. Vielleicht ist diese Richtung der Therapie auch dadurch begünstigt worden, dass die Kliniken, die Pflegestätte der wissenschaftlichen Therapie und die Bildungsstätte der Aerzte, an die grossen Krankenhäuser angeschlossen, mit der ärmsten Menschenklasse zu thun hatten und dass ihnen die Mittel im Allgemeinen nur kärglich zugemessen wurden. Unter solchen Verhältnissen blieb eine specifische Therapie — mit dem cito, tuto et jucunde das Ideal. Je weniger aber dies Ideal sogleich zu erreichen war, um so mehr verlor die Therapie ihr Selbstvertrauen, wurde unsicher und nihilistisch.

Wir hören es vielfach sagen, die höchste Aufgabe der Medicin sei, Krankheiten zu heilen, und ein berühmter Chirurg hat sich noch kürzlich dahin geäussert: die höhere Leistung der ärztlichen Kunst ist das unmittelbare Eingreifen in den Krankheitsprozess selbst.

Ich für meine Person muss bekennen, dass ich einen solchen Standpunkt nicht theile und auch, wenigstens für die innere Medicin, nicht glaube, dass er wünschenswerth ist. Man mag sagen, dass die wichtigsten und schwierigsten Probleme unserer Wissenschaft darin bestehen, die Krankheiten an ihrem Herde anzugreifen. Aber die Aufgaben der praktischen Medicin sind an sich schon sehr viel mannigfaltiger. Als höchste Leistung der ärztlichen Kunst möchte ich es betrachten, in den schwierigsten und verzweifelsten Fällen aus den Schätzen der Wissenschaft und Erfahrung die richtigen Mittel und Wege zu finden, welche zum Heile führen.

Uebrigens ist der Begriff Krankheit heilen, wie er heute häufig gebraucht wird, ein gekünstelter. Die Krankheit ist nichts für sich bestehendes, sondern ist der kranke Zustand des Menschen, und Krankheiten heilen heisst nichts anders als kranke Menschen wieder gesund machen.

Die Wege zu diesen Heilaufgaben der Medicin sind heute mannigfaltiger wie je und es wäre einseitig nur einen Weg für den
richtigen erklären zu wollen.

Werfen wir ein Blick auf die Vergangenheit, so sehen wir, dass
im ganzen Verlaufe der Wissenschaft zwei fundamentale Richtungen der Therapie nebeneinander hergehen oder abwechseln, bald
die eine, bald die andere im Uebergewicht.  Die eine Richtung
findet ihre Aufgabe in der Auffindung und Anwendung von specifischen Heilmitteln für jede Krankheit.  Die andere sieht in der
Therapie eine Kunst, welche alle Hülfsmittel der Wissenschaft, der
Menschenkenntniss und Erfahrung planmässig und umsichtig zum
Wohle der Kranken verwerthet.  Schon die alte Alexandrische
Schule zeigt uns zwei namhafte Vertreter dieser beiden Richtungen.
Herophilos, welcher den Satz aufstellte, dass es für jede Krankheit in der Natur auch ein Heilmittel geben müsse — wir sollten
nur suchen, bis wir es finden; — für jede Krankheit ist ein Kraut
gewachsen, nur für den Tod nicht — der andere, Erasistratos,
der feine Menschenkenner, welcher die Ursache für das Siechthum
des Königssohnes in dessen heimlicher Liebe erkannte.

Späterhin hat die specifisch-chemische Therapie einen ihrer be-
rühmtesten Vertreter in Paracelsus gefunden, dessen Einfluss sich
bis auf unsere Zeit erstreckt und an dessen Arcana wir lebhaft
erinnert werden.  Dann aber behielt die Hippokratische Medicin
lange die Oberhand und fand in der berühmten klinischen Schule
zu Leiden, sowie in der nicht minder berühmten älteren Klinik zu
Wien ihre höchste und vollendete Entwicklung.  Die Schwäche
dieser Schule, die mangelhaften positiven Kenntnisse der krankhaften
Lebensvorgänge, ist durch die neueste wissenschaftliche Epoche der
Medicin in überraschenden schnellen Fortschritten ausgefüllt worden.

Wenn nun auch die neue Zeit die früheren Jahrhunderte in
den Schatten gestellt hat, so wollen wir doch das Gute, was früher
geleistet und erworben wurde, nicht einfach fortwischen, sondern
aus früheren Erfahrungen Nutzen ziehen.

Die Aufgabe unserer Zeit ist es, wie ich meine, das Gute und
Wahre, was jede Zeit geleistet hat, herauszufinden und zu benutzen.
Die innere Klinik wird, nachdem die Kunst der wissenschaft-

lichen Diagnostik zu einem gewissen Abschluss gekommen, die Kunst der wissenschaftlichen Therapie in ihren Einzelheiten auszubilden und zu vollenden haben. Sie soll sich dabei von dogmatischer Einseitigkeit frei halten. In jedem Krankheitsfalle sind zweierlei Dinge zu behandeln, die Krankheit und der Kranke. Wie und mit welchen Mitteln jeder dieser Aufgaben zu genügen ist, das zu entscheiden ist eben die Aufgabe des Arztes. Die Klinik ist die letzte Pflanz- und Lehrstätte der Aerzte für ihren Beruf und es ist nur zu wünschen, dass sie für diese ihre Aufgabe mit reichlicheren Mitteln wie bisher ausgestattet werde.

Zu den wichtigsten Hülfsmitteln der Therapie haben zu allen Zeiten die Heilmittel gehört, und sie werden auch in Zukunft das wichtigste Rüstzeug des Arztes bleiben. Nur so viel möchte ich einschränkend sagen, dass sie doch nicht das einzige Hülfsmittel der Therapie sind und dass uns noch eine Reihe anderer Heilpotenzen und Heilmethoden zu Gebote stehen. Die Pharmakologie hat sich in fruchtbarster Weise entwickelt und uns auch im letzten Decennium mit einer reichen Anzahl wirksamer Heilmittel beschenkt. Ich gedenke hierbei auch der jüngsten Entdeckung meines verehrten Collegen Liebreich, von der Wirkung der cantharidinsauren Salze, welche uns noch weitere therapeutische Erfolge verspricht.

In letzter Zeit, vornehmlich im letzten Decennium, hat die der praktischen Medicin nahestehende Disciplin der Hygiene im Anschlusse an die Bakteriologie und unter kräftiger Förderung von Staat und Gemeinde eine wichtige Rolle gespielt. Die Aufgabe der Medicin ist ebenso, Krankheiten zu verhüten wie solche zu heilen. Die Gesetzgeber aller Zeiten haben sich Vorschriften, zum Schutze der Gesunden gegen Krankheitsgefahr, angelegen sein lassen. Wir können es nur mit Dank begrüssen, wenn eine so wichtige Disciplin, welche eine Zeit lang zurückgeblieben war, den ihr gebührenden Platz gefunden hat. Alle Maaßnahmen, welche ihr angehören, können des Dankes der Gesunden sicher sein.

Nur möchte ich bitten, neben der Hygiene nicht der Kranken zu vergessen. Der eigentliche humane Kern der Medicin liegt doch in der Hülfe, welche wir dem Kranken angedeihen lassen. Die

Hygiene, wenn sie gar zu dogmatisch betrieben wird, kann dazu kommen, dass sie in einen gewissen Gegensatz zu den humanen Aufgaben der Medicin tritt. Sie schützt den Gesunden auf Kosten des Kranken. Solcher Gedanken konnte ich mich stellenweise nicht erwehren, wenn ich die mannigfachen hygienischen Maſsregeln beobachtete, welche gegen die jetzt so arg verfolgten Feinde des Menschengeschlechtes, die pathogenen Mikro-Organismen gerichtet werden. Der Kampf gegen dieselben wird dadurch erschwert und unsicher, dass sie sich der Wahrnehmung meist entziehen. Schliesslich bleibt der kranke Mensch als der unzweifelhafte Träger derselben übrig. Er wird zur drohenden Gefahr für den Gesunden, und es kann dazu kommen, dass der Gesunde in dem Kranken mehr den Feind sieht, den er flieht und vor dem er sich zu schützen sucht, als den unglücklichen, hülfsbedürftigen Menschen, welchem er selbstlos zu Hülfe eilen sollte. Wäre es in der heutigen Zeit, wo der immer mehr ansteigende Kampf um das Dasein die Menschen unter sich zu entfremden droht, nicht wichtiger, den Geist der Humanität und Menschenliebe zu fördern, als den Kranken wie einen Feind der Gesellschaft zu betrachten!

Mit der Hygiene hat die Bakteriologie gerade im letzten Decennium ihre grossartige Entwickelung gewonnen. Die Namen Pasteur und R. Koch glänzen als die ersten Führer auf diesem Gebiete. Unsere Congresse haben der Bedeutung dieser Forschungen Anerkennung und Aufmerksamkeit in vollem Maſse geschenkt und in zahlreichen Vorträgen deren Beziehungen zur Klinik behandelt. Ich erinnere Sie daran, dass R. Koch selbst auf dem 1sten Congresse seine erst kurz vorher veröffentlichte Entdeckung der Tuberkelbaccillen auseinandersetzte und demonstrirte. Ich erinnere an die Vorträge von E. Klebs, dem die Bakteriologie so viel anregende Ideen verdankt, an die Vorträge von A. Fränkel, Löffler, Buchner, Jürgensen, Finkler und Anderen. Den Gipfelpunkt des Interesses hat die Bakteriologie erreicht durch die jüngste vielbesprochene Entdeckung von R. Koch.

Das vergangene Jahr 1890 wird in der Geschichte der Medicin mit grossen Lettern verzeichnet stehen. Es war eins der an Ereignissen reichsten auf ihrem Gebiete. Zunächst fällt in dasselbe der grösste Theil der denkwürdigen und wunderbaren Influenza-Epidemie, welche noch einer umfassenden Bearbeitung harrt. Für uns hat das Jahr auch dadurch Bedeutung, dass wir zum ersten Mal nach Oesterreich zogen, in die schöne Kaiserstadt an der blauen Donau, und unter dem bewährten Präsidium unseres allverehrten Hofrath Nothnagel einen der bestgelungenen Congresse feierten. Dann kam der internationale Congress, auf dessen Erfolg wir Deutsche stolz sein können, und mit ihm die erste Andeutung von R. Koch's Entdeckung, welche seither die Welt nicht mehr in Ruhe kommen liess.

Noch nie hat eine medicinische Entdeckung eine so allgemeine Aufregung hervorgerufen. Aerzte und Laien, Gesunde und Kranke geriethen in fieberhafte Unruhe, als die Kunde erklang, es sei ein Heilmittel gegen Tuberkulose erfunden. Vergeblich rieth der Entdecker zu Vorsicht und warnte vor zu hochgespannten Hoffnungen. Je mehr er zurückhielt und sich in Geheimniss hüllte, um so mehr Spielraum liess er der weitgehendsten Phantasie. Die Sage vom Allheilmittel schien eine Thatsache geworden. Der Tod schien überwunden und hinter aller Freude lauerte die Furcht schnell wachsender Uebervölkerung.

Wir können uns nicht verhehlen, dass Manches, was sich an die Entdeckung anhängte, wenig erfreulich war und dass es für unsere Wissenschaft und unseren Stand besser gewesen wäre, wenn durch Darlegung der neu entdeckten Thatsachen Klarheit und Mafs gegeben worden wäre. Nur schwer gelang es der besonnenen Prüfung sich Gehör und Berechtigung zu verschaffen. Die allgemeine Meinung war captivirt, das Urtheil der Laien abgeschlossen, ehe noch die wissenschaftliche Prüfung begonnen hatte. Indessen — ich bin ein Verehrer des alten Hippokrates und ich habe an seinem Lehrsatze festgehalten, in der Medicin soll man nichts ungeprüft verwerfen, aber auch nichts ungeprüft annehmen. Ich meine, dieser Satz besteht auch heute noch zu recht und es wäre vielleicht besser gewesen, wenn man sich frühzeitiger seiner erinnert hätte. Die ärztliche Erfahrung bedarf Zeit und Ruhe und Sachkenntniss, um sichere Schlüsse zu ziehen. Nur allmählich ist die vorsichtige und wissenschaftliche Prüfung zur Geltung gekommen, welche nun nach und nach den Kern ausschälen und das übertriebene Beiwerk bei Seite schieben wird.

Obgleich die Discussionen bereits zu einer umfangreichen Literatur angewachsen sind, so ist ein Ende noch nicht abzusehen. Die grosse Verschiedenheit der Ansichten und Erfahrungen beweist jeden Falls soviel, dass die Sache noch nicht klar liegt. Wir werden morgen über dieses Thema zu verhandeln haben vom Standpunkt des Klinikers und Arztes. Ich zweifle, ob wir schon zu einem abschliessenden Urtheile gelangen werden. Ein solches bleibt der Zukunft vorbehalten. Aber soviel glaube ich, können wir heute schon sagen, dass auch die neue Heilmethode nur dann Segen verspricht, wenn sie nicht zu einem schematischen Mechanismus herabsinkt. Sie wird sich den bisherigen ärztlichen Erfahrungen und Methoden anzuschliessen haben, statt sie beiseite zu schieben.

Die innere Klinik vermittelt zwischen der medicinischen Wissenschaft und der ärztlichen Praxis. In dieser Aufgabe hat sie ihre eigenen Methoden, Erfahrungen und Fertigkeiten im Laufe der Zeiten gesammelt und geprüft. Die Fortschritte unserer Wissenschaft werden unserem Stande dann am meisten nützen, wenn sie die Feuerprobe der klinischen Erfahrung bestanden haben. Nicht die Bekämpfung der Krankheit allein, sondern die Behandlung der Kranken ist unser Ziel und unser Stolz. Ich schliesse mit einem alten Spruche, welcher unserem verehrten Collegen Rosenstein in Leiden zu seinem 25jährigen Professor-Jubiläum überreicht wurde:

Regia, crede mihi, res est succurrere lapsis.

Ich erkläre den X. Congress für eröffnet.

# VERHANDLUNGEN

## DES CONGRESSES FÜR

# INNERE MEDICIN.

HERAUSGEGEBEN

VON

### DR. E. LEYDEN,
Geh. Med.-Rath u. o. ö. Professor der
l. med. Klinik zu Berlin

UND

### DR. EMIL PFEIFFER,
San.-Rath in Wiesbaden, ständigem
Secretäre des Congresses.

## ELFTER CONGRESS

Gehalten zu Leipzig, vom 20.—23. April 1892.

MIT 4 ABBILDUNGEN IM TEXTE UND 2 TAFELN.

WIESBADEN.

VERLAG VON J. F. BERGMANN.

1892.

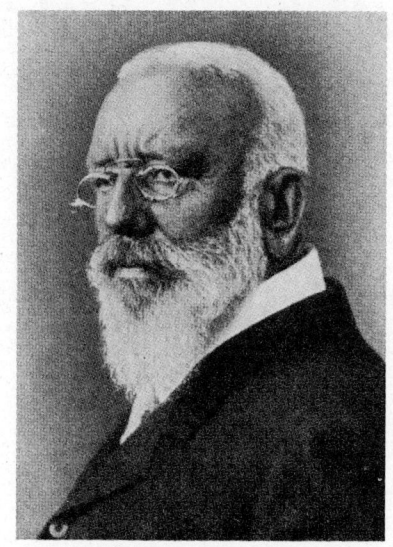

H. Curschmann, Leipzig
Vorsitz 1892

# I.

# Eröffnungsrede.

Von

Herrn Geh. Med.-Rath Professor Dr. **Curschmann**.

---

Hohe Versammlung!

Meine hochverehrten Herren Collegen!

Mit gutem Grunde, im Interesse des ferneren Gedeihens und Wachsens unseres Congresses, hat die neunte Versammlung desselben beschlossen, dass wir künftig alle zwei Jahre in seiner anmuthvollen Heimathstadt, dem uns allen so lieb gewordenen Wiesbaden, in den dazwischen liegenden Jahren abwechselnd in Berlin, München, Leipzig und Wien tagen sollen.

Nachdem der Congress im vorigen Jahre in blühender Gesundheit seinen zehnten Geburtstag in Wiesbaden gefeiert hat, liessen äussere Umstände Leipzig das Glück zufallen, den diesmaligen XI. Congress bei sich aufnehmen zu dürfen. Wäre es auch im Hinblicke auf das herrliche Wiesbaden gefährlich für uns, von Natur und Gegend zu reden, mit so manchem Grossen und Bedeutenden der drei anderen Städte in die Schranken treten zu wollen, so darf doch Leipzig sich in Einem mit ihnen messen: in der Herzlichkeit der Gesinnung, die wir dem Congresse entgegen bringen, in dem lebhaftesten Bestreben, Ihnen den Aufenthalt so fördernd und erfreulich zu gestalten, wie unsere Ver-

1*

hältnisse und Einrichtungen dies irgend gestatten. Lassen Sie Sich vor Allem ein „Herzliches Willkommen in Leipzig" zurufen.

Zu Anfang eines neuen Congresses ist es erspriesslich, und auch von meinen Vorgängern vielfach so gehalten worden, einen Rückblick auf den vergangenen zu werfen, zu prüfen, was jener uns brachte, was im Vergleiche zu ihm die bevorstehenden Verhandlungen erwarten lassen.

Welch ein gewaltiger Unterschied! Das Jahr 90 ein Revolutions-jahr, beherrscht und erfüllt von e i n e m alles andere erdrückenden Ge-danken, der Tuberkulinfrage. Schwindelnd hoch gesteckte, oft falsch beleuchtete Ziele, Drängen und Hasten nach Erfolgen, die dem Be-sonnenen von vornherein unerreichbar schienen.

Das letzt' verflossene Jahr ein besonders ruhiges, gleichmäfsiges, ein reactionäres im besten Sinne.

Zu den ersten Marksteinen desselben dürfen wir unseren X. Congress zählen, mit seinen Verhandlungen über die Tuberkulinfrage, welche in hohem Mafse beruhigend und klärend gewirkt, die eminenten Seiten der Frage hervorgehoben und für die Zukunft gesichert, Zweifelhaftes in scharfes Licht gestellt, Uebertriebenes und Unhaltbares aber schonungs-los beseitigt haben. Unser Congress hat das hohe Problem der Tuber-kulosebehandlung, welches auf Markt und Strasse sich zu verirren drohte, wieder den Sälen der Klinik und dem Laboratorium zugeführt, ruhigen Forschern die fernere nüchterne, stetige Verfolgung der eröffneten weiten Wege überlassen, deren Endziel heute noch in nebelhafter Ferne liegt.

Stille, solide Fortarbeit auf gegebenen Bahnen, das ist auch im Uebrigen die Signatur des vergangenen Jahres. Seine Ruhe im Ver-gleiche zum vorausgegangenen ist keine reactive Erschlaffung. Zahl-lose Hände regten sich auf allen Stellen des gewaltigen Gebietes der inneren Medicin und unser diesmaliges Programm zeigt als Aeusserung dieser emsigen Arbeit eine solche Fülle und Mannigfaltigkeit des Ge-botenen, wie auch nicht annähernd ein früheres.

Man scheint aus dem Banne einseitiger Richtung und Forschung, der naturgemäfsen Folge a l l e r bahnbrechenden und so auch der neuesten Ereignisse auf wissenschaftlichem Gebiete, sich mehr und mehr zu be-freien. Unbefangener wieder und frischer, i h r e r e i g n e n Veran-lagung und Vorbildung entsprechend, gehen die Forscher den zahllosen, verschiedenartigen Aufgaben nach, welche uns am Kranken-bett umdrängen. Während für den Congress von 1891 (ausser den

Tuberkulose - Referaten) nur 21 Themata gemeldet waren, der IX. in Wien mit 36 Vorträgen die bis dahin erreichte Höhe aufwies, zeigt unser erstes Tageblatt schon die scheinbar unbezwingliche Zahl von 57 Ankündigungen.

Der gespannten Aufmerksamkeit der Versammlung können unter diesen vor Allem diejenigen Vorträge und Demonstrationen sicher sein, welche dem Wesen und der Behandlung der Infectionskrankheiten gelten. Aus ihnen darf ich eine den Fragen der Immanität und Immunisirung ausschliesslich gewidmete Gruppe hervorheben, durch welche von berufenster Seite, im Lichte verschiedener Schulen Ihnen der heutige Standpunkt dieses vielversprechenden Themas dargelegt werden wird.

Von den auch diesmal wieder sehr zahlreichen uns in Aussicht gestellten Vorträgen über Lungenkrankheiten nimmt wiederum die Tuberkulose einen breiten Raum in Anspruch, sicher entsprechend der Bedeutung jener Mittheilungen, unter denen wir auf diejenigen des Herrn Klebs, des unermüdlichen Förderers der Tuberkulinfrage, besonders gespannt sein werden.

Bevorzugt von unseren Rednern werden auch die Krankheiten des Magens und der Niere, sowie diejenigen des chylopoetischen Apparates sein, während die Pathologie des Nervensystems diesmal entschieden zurücktritt, um so mehr noch als Herr Goltz durch Erkrankung leider verhindert ist, uns seine allseitig mit grösstem Interesse erwarteten Mittheilungen über das Rückenmark zu machen.

Gewichtig, wenn auch klein an Zahl, werden die Erörterungen über Diabetes mellitus, das Schmerzens- und damit das Lieblingskind der ätiologischen Forschung sein.

Viel Neues und Anregendes dürfen wir aus dem Gebiete der Pathologie des Blutes erwarten. Die betreffenden Vorträge werden unsere ersten Referate über die schweren Anämien in willkommenster Weise ergänzen, zum Theil sind sie wohl durch jene direkt veranlasst. —

Es ist stets eine wichtige und wir können wohl sagen meist glücklich gelöste Aufgabe unseres Congresses gewesen, wissenschaftlich so weit gereifte Gegenstände zur Grundlage der Referate zu machen, dass durch diese und die Discussion ein gewisser, wenigstens vorübergehender Abschluss zu erwarten ist. Dies dürfte zweifellos auch für die schweren Anämien zutreffen und in nicht minderem

Maſse für die Lehre von der chronischen Leberentzündung, über welche während der letzten Jahrzehnte reicher, kritischer Sichtung dringend bedürftiger Stoff sich angesammelt hat.

Halten wir das soeben skizzirte Programm des diesjährigen mit den Arbeiten der früheren Congresse zusammen, so dürfen wir daraus die befriedigende Gewissheit schöpfen, dass wir unentwegt im Auge gehalten haben die gleichmässige Förderung der inneren Medicin in allen ihren Zweigen, ohne einseitige Rücksicht auf Einzeldisciplinen. Wir sind dem Grundsatze treu geblieben, dem schon Frerichs auf unserem ersten Congresse lapidaren Ausdruck verlieh, dem Grundsatz der unerschütterlichen Einheit der inneren Klinik.

Dies sollte meines Erachtens für uns Aerzte, mögen wir im Grösseren oder Kleineren noch so sehr auseinandergehen, der feste Punkt bleiben bei der Beurtheilung einer Frage, die allem Anscheine nach wieder eine brennende ist und sogar nach gesetzlicher Regelung strebt, der Frage der Specialitäten in der Wissenschaft und in der Praxis.

Von den grossen, längst selbstständigen Specialfächern gar nicht zu reden, sind wir alle gewiss warme Anhänger der Pflege und des Ausbaues auch der kleineren und kleinsten, sobald sie die Berechtigung eines Sonderbestehens erwiesen haben. Wir wissen, welchen Nutzen die Einzelforschung, die specialistische Fortbildung und Verfeinerung der Diagnostik und Therapie wiederum der allgemeinen Methode bringt, und jener Arzt, welcher die medicinischen Facultäten jüngst darauf angriff, sie böten den Specialitäten zu breiten Raum, wird wohl ein vereinsamter Streiter bleiben.

Unbeugsamem Widerstand werden andererseits die begegnen, welche den Einheitskörper der Klinik angreifen und ihn in zusammenhanglose, in sich nicht lebensfähige Specialitäten auseinanderreissen wollen. Wir kennen in diesem Sinne keine Magen- und Lungenärzte, keine Herzspecialisten. Im guten Sinne sind die meisten wissenschaftlich arbeitenden Aerzte auch noch Specialisten, sofern sie, vom grossen Ganzen ausgehend und stets in innigstem Zusammenhang damit, ihre Erkenntniss und Fertigkeit nach der einen oder anderen Seite hin besonders vertiefen. Das erfreulichste Beispiel hierfür liefert uns die Nervenheilkunde. Nach vergeblichen Versuchen sie von der inneren Medicin zu trennen sieht man sie heute mehr denn je in Schutz und Besitz bedeutendster interner Kliniker.

Der Plan, das Specialistenthum staatlich zu regeln, das Recht zur Ausübung der specialistischen Thätigkeit gar von einer besonderen staatlichen Prüfung abhängig zu machen, wird schon bei den Fragen der Definition und Begrenzung nicht unerheblichen Schwierigkeiten begegnen. Wir erblicken zudem darin eine rein praktische nur von praktischen Gesichtspunkten zu lösende Frage, die nicht auf unseren wissenschaftlichen Congress gehört, sondern bei der socialen Vertretung der Aerzte in berufensten Händen liegt.

In das Leben der Hochschule aber und damit in unser gesammtes wissenschaftliches Leben greifen diejenigen Bestrebungen ein, welche für die nachwachsende medicinische Generation neben den Prüfungen in der inneren chirurgischen, gynaekologischen und Augenklinik noch das Bestehen einer Prüfung in einer ganzen Reihe von Specialfächern fordern.

Ich kann nicht anders, als mich strikte gegen jene Bestrebungen erklären. Würden sie gesetzlich realisirt und wollten unsere jungen Mediciner ihnen gerecht werden, so könnte dies nur auf Kosten der grossen Disciplinen und damit der allgemeinen Ausbildung geschehen, im günstigsten Falle zu ebenso viel Verflachung wie Verbreiterung führen.

Halten wir fest, dass wie überall so auch in der Heilkunde die einheitliche, methodische Schulung die Hauptsache, die Aufgabe des Schülers: dass es erst Sache des Gereifteren, Erfahreneren ist, nach der einen oder anderen Richtung hin sein Wissen und Können zuzuspitzen.

Bilden wir mit anderen Worten aus der heranwachsenden Generation nach wie vor zunächst humane, tüchtige praktische Aerzte! Das ist der Nährboden, auf welchem die Specialitäten von selber üppig gedeihen werden.

# VERHANDLUNGEN

## DES CONGRESSES FÜR

# INNERE MEDICIN.

HERAUSGEGEBEN

VON

**DR. E. LEYDEN,**       UND      **DR. EMIL PFEIFFER,**

Geh. Med.-Rath u. o. ö. Professor der      San.-Rath in Wiesbaden, ständigem
1. med. Klinik zu Berlin                   Secretäre des Congresses.

## ZWÖLFTER CONGRESS

Gehalten zu Wiesbaden, vom 12.—15. April 1893.

MIT 15 ABBILDUNGEN IM TEXTE UND 2 TAFELN.

WIESBADEN.
VERLAG VON J. F. BERGMANN.
1893.

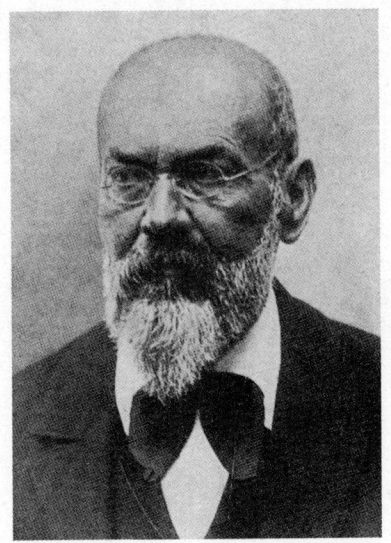

H. Immermann, Basel
Vorsitz 1893

# I.

# Eröffnungsrede.

Professor Dr. **H. Immermann** (Basel).

————

Hochansehnliche Versammlung!

Hochgeehrte Herren Collegen!

Zum 12. Male vereint, sieht der Congress für innere Medicin sich dieses Jahr wiederum hierher zurückversetzt nach Wiesbaden, — und, wie der Sohn des Hauses, von der Wanderschaft heimkehrend, die altgewohnte Strasse und das väterliche Dach mit hellem Rufe begrüsst, so entbieten auch w i r, die wiederum hier Eingekehrten, dieser uns so lieb' gewordenen Stadt, der Heimath und Wiege unseres Congresses, unseren herzlichen, treugemeinten Ankunftsgruss!

Mit der hohen Ehre, unsere diesmaligen Verhandlungen leiten zu dürfen, hat das geschäftsführende Comité unseres Congresses, unter Zustimmung des Ausschusses dieses Mal m i c h betraut. Indem ich hiermit dieses mir gewordene Mandat von Ihnen übernehme, drängt es mich zunächst, denjenigen, die mir dasselbe übertrugen, sowie nicht minder auch Ihnen Allen, für dieses Vertrauen meinen tiefgefühlten Dank abzustatten. Zugleich bitte ich Sie, dasjenige, was ich in den kommenden Tagen mit bestem Willen zwar, aber mit bescheidenen Kräften, als Präsident etwa zu leisten im Stande sein werde, Ihrerseits mit gütiger Nachsicht beurtheilen zu wollen!

1*

Meine Herren! Der vorjährige Congress, der, glänzenden Andenkens, uns in Leipzig versammelt sah und uns in so reichem
Mafse wissenschaftliche Befriedigung und Anregung bot, trug, der damaligen Zeitlage gemäss ein hervorragend akademisches Gepräge. Denn es war uns auch damals in jeder Beziehung erlaubt, der
akademischen Stimmung uns voll und ganz hin zu geben, die da
wissenschaftlich Bedeutsames zunächst um seiner selbst willen giebt
oder empfängt, gleichgültig, ob etwa heute bereits oder morgen
die eiserne Noth den Geber oder den Empfänger zu zwingen komme,
von den eigenen oder den fremden Waffen schlagfertigen Gebrauch
zu machen. — Unter wesentlich anderen Aspecten ist dagegen
dieses Mal der Congress für innere Medicin zusammengetreten,
und was vor Jahresfrist zweifellos unser gutes, und, ich darf es
wohl so nennen, unser „olympisches" Recht war, jenes „Schwe-
ben", meine ich, „über den Gewässern", und jenes „Baden in des
Aethers Thau", käme heute wohl einer völligen Verkennung der Verhältnisse gleich, wäre heute unpassend, ja unstatthaft! Dem veränderten Stande der Dinge wird vielmehr auch eine veränderte Haltung unsererseits entsprechen müssen, entspricht aber auch, sehr zu
unserem Wunsche, in seinen Hauptzügen durchaus unser diesmaliges
Programm!

Denn wir wissen es und wollen es nicht leugnen, dass wir, obwohl im Augenblicke des Wiedersehens mit einander froh, und zugleich aller Erwartung des Guten voll, doch übrigens in sehr ernster
Zeit uns dieses Mal zusammengefunden haben, und dass schwere Sorge
alle Welt bedrückt. Zwar hat es wohl zum Glücke nicht den Anschein, als ob etwa die apokalyptischen Reuter allesammt, — Krieg,
Hunger, Seuche und der Alles in sich verschlingende Tod —, sich
bereit hielten, ihren verheerenden Ritt vereint über die Gefilde Europa's
anzutreten. — Das sei ferne! Ganz nahe hingegen, und leider nur allzu
nahe, liegt uns Allen der trübe Gedanke und zugleich auch die sehr
klare Erkenntniss, dass wir sicherlich dem Einen unter jenen fürchter-
lichen Gesellen, dem Unholde der Seuche, zum Kampfe entgegen-
gestellt sind, und dieser Eine ist zugleich der, gegen dessen Ansturm
uns Aerzten und Vertretern der inneren Medicin die ganz besondere
Kampfespflicht zugewiesen ist!

Zu schwüler Sommerzeit hat, in den Augusttagen des Vorjahres, der unheimliche asiatische Gast Deutschlands erstes Emporium, das blühende Hamburg jählings überfallen, mit rasender Gier dort Tausende von Opfern in wenig Wochen für sich fordernd, wo Niemand auf eine derartige Wucht des Angriffes irgend ernsthaft gefasst war. Doch soll letzteres kein besonderer Vorwurf sein, denn: Intra muros peccatur, et extra! und fern sei und bleibe uns, vor allem Anderen, jegliches blöde Pharisäerthum! Aber auch volle Siegeszuversicht frommt uns nicht, ob dessen, was inzwischen Alles geschah, um weiteres Umsichgreifen zu hindern, und was damit, zum Theile wenigstens, wohl auch wirklich erreicht ist. Denn, dass bei alledem die Gefahr doch nichts weniger, als vorbei, das lehren wohl Jeden, der das gelehrt sein will, zur Genüge die seitherigen Erfahrungen!

Nach diesen erscheint, — wenn dieses Gleichniss erlaubt —, der damalige Brand als keineswegs definitiv gelöscht. Er glimmte vielmehr, dem gekommenen Winter zum Trotz, dort, wo er auskam, noch lange unter der Asche fort; ja, — mehr als das, er zehrte weiter und ist sogar, zu Aller Schrecken und Verwunderung, inzwischen auch, fern ab vom ursprünglichen Herde und an ganz anderer Stelle, an den Ufern der Saale, plötzlich wieder zu heller Flamme emporgelodert! Grund gewiss übergenug, dass Niemand sich in Sicherheit einwiege, und Grund gewiss doppelt für uns, dass wir ernsten und bescheidenen Sinnes mit uns darüber zu Rathe gehen, wie solchem Unheile zu wehren sei, und wie da, wo er dennoch seinen Einzug hält, die Zahl der Opfer beschränkt und die Dauer der Heimsuchung gekürzt werden kann?

Mit vollem Recht hat deswegen das geschäftsführende Comité unseres Congresses als erstes Haupttractandum für unsere diesmaligen Verhandlungen die Cholera angesetzt, und Sie Alle werden wohl diese Wahl des Themas in gegenwärtiger Zeit gewissermaßen schon im Voraus acceptirt, sowie mit aufrichtigem Danke begrüsst haben. Dieser Dank ist um so begründeter, als wir, in Sachen der Cholera, am heutigen Sitzungstage zwei gewichtige Referate zu vernehmen haben, aus dem Munde von Männern, die, weil an Ort und Stelle in den schweren Tagen des grossen Sterbens von Hamburg und zugleich vornan im Kampfe gegen den bösen Feind, wohl auch vornehmlich unter uns dazu berufen erscheinen, uns zu sagen, was uns wissenswerth ist, und zu empfehlen, was Noth thut! — Aber auch sonst

gewärtigen wir noch, im Anschlusse an beide Referate, wichtige Belehrung über allerlei Specialpunkte, die den diesmaligen Gang der
Epidemie und ihre besonderen Aeusserungen betreffen, und wir hegen
darum auch den lebhaften Wunsch, dass solche Belehrung, von com-
petenter Seite, uns hier auch reichlicher zufliesse.  Soll indessen
unsere Discussion eine wirklich Nutzen bringende sein, was wir ja Alle
inständigst hoffen, so ist es endlich unabweislich, dass auch der reiche
epidemiologische Schatz und die Frucht der Arbeit eines Jahrhunderts
über die Cholera dabei nicht unberücksichtigt bleibe.  Denn nur dem
enthüllt sich die Wahrheit über das Jetzt und über die Dinge, wie
sie sind, völliger und verständlicher, der die nämlichen Dinge zugleich auch im Spiegel der Vergangenheit zu betrachten nicht verab-
säumt.  Und nur so ist es ja überhaupt wohl möglich, dass wir über
das, was augenblicklich die Meinungen der Berufenen noch auseinander-
hält, und was sich auf den relativen Werth diverser ätiologischer Factoren bezieht, — ich meine: über die Valenz des x, des y und des z
der v. Pettenkofer'schen Gleichung, für Cholerafall, wie andererseits für Choleraepidemie, zu einer befriedigenden Verständigung
vielleicht gelangen. — Wie wünschbar aber eine solche wäre, und wie
sehr sie im allgemeinen Interesse läge, braucht hier nicht erst gesagt zu
werden.  Hängt doch von dem, was einhellig, als bedeutungsvoll in
ätiologischer Beziehung anerkannt worden ist, auch jedenfalls das
ab, was einhellig, als Minimum, prophylaktisch gefordert werden muss, — und ist doch, einer so flagranten Gefahr gegenüber, die
Vorsicht ganz gewiss am Platze, dieses Minimum nicht allzu klein
ausfallen zu lassen!  Lassen Sie uns also, meine Herren, allen
Ernstes darnach trachten, das Gute zu nehmen, wo es nur zu finden
ist, und lassen Sie uns, unbeirrt von jeder selbstischen Regung, mit
dieser redlichen Absicht in die heutige Choleradebatte eintreten!

Etwas spärlicher, als im Vorjahre, sind uns dieses Mal die Anmeldungen zu Einzelvorträgen zugegangen; immerhin erwartet uns,
auch in dieser Beziehung, des Wichtigen und des Interessanten für
die kommenden Tage genug.  Vielleicht wird ausserdem das, was auf
den ersten Blick als eine kleine Einbusse erscheint, — ich meine die
etwas geringere Zahl der Separatmittheilungen —, dadurch indirect
uns zum Gewinne, als es wohl weniger, wie das letzte Mal in Leipzig,
uns an der nöthigen Zeit gebrechen wird, dem Gehörten, wenn es

passt, auch eine eingehendere Discussion nachfolgen zu lassen. Auf alle Fälle aber fühlen wir uns schon im Voraus allen denjenigen Collegen sehr verpflichtet, welche die Güte haben wollen, nach freier Wahl des Gegenstandes Neues und Gediegenes aus diversen Gebieten der praktischen und der theoretischen Medicin uns in ihren Vorträgen zu bringen.

Das andere Haupttractandum, welches das Geschäftscomité für den diesmaligen Congress ausgesucht hat, und das uns übermorgen speciell beschäftigen soll, betrifft die traumatischen Neurosen. — Kaum ein grösserer Gegensatz wohl ist denkbar, als der zwischen hüben und drüben, diesem zweiten Thema, und jenem ersten, der Cholera! Dort, bei der Seuche, als grundlegendes Ereigniss, der Infect, — und hier, bei der Neurose, das Trauma, oder der Insult; dort, zarteste Mikroorganismen, und hier, grobe Massen; dort, ein heimlicher Einfall in den Schlauch des Endodermes, — und hier, ein unheimlicher Anprall gegen die Hülle des Ektodermes; dort endlich potentielle, chemische Energie, — und hier, $^1/_2\,m\,v^2$, — also actuelle, mechanische! — Aber mehr noch: Während dort die heimtückischen kleinen Feinde, sobald ihr mächtiger chemischer Trieb in That sich umsetzt, nach kürzester Frist bereits vom innerlichst-gelegenen Darme aus ebenso brutale, wie reale Krankheitserscheinungen auslösen, — bedarf es hier, wo rohe Kräfte draussen sinnlos walteten, zum Werden und zum innerlichen Reifen der Neurose trotzdem immer noch der Zeit. Denn nicht die momentane äusserliche Schädigung, vielmehr die Rückwirkung auf das Innere und das Nachzittern des Trauma in Leib und Seele der Betroffenen bilden ja recht eigentlich die Noxe, die langsam nur und ganz allmählich das Krankheitsbild der Neurose in allen seinen Einzelheiten erstehen lässt. Und dieses Bild selbst, dem, seiner Art nach, so monotonen Bilde der Cholera gegenüber, ein wahrer Proteus an Vielgestaltigkeit, — seine Symptome ausserdem zum Theil höchst subtiler Art, und daher so oft die ganz besondere Schwierigkeit für den Arzt darbietend, zwischen Realem und Fictivem anfänglich richtig zu unterscheiden! — Und endlich das Ende! Dort, nach erfolgtem Choleraanfalle wohl zuallermeist: entweder baldiger Tod, oder aber baldige Genesung, — und hier dagegen, bei entwickelter Neurose nach Trauma, nur zu oft, an Stelle Beider, als schliessliches Ergebniss: ein problematisches Afterdasein, ein Leben, das zwar noch Leben ist, auch Leben bleibt, aber dennoch vom Tode sich traurige Züge dauernd abgeborgt hat. Wahrlich, meine Herren, wollte man auf dem Gesammtgebiete des pathologischen Geschehens Disparateres ausfindig machen und trotzdem neben einander stellen, man wäre einigermaßen um die Wahl verlegen!

Und doch sind wir, glaube ich, Alle unserem Comité ganz besonders dafür erkenntlich, dass es, einem glücklichen Impulse folgend, für den gleichen, jetzigen Congress dem ersten Thema das zweite, von ihm so sehr verschiedene, in Eintracht zugesellt hat, und sind wir nicht minder erkenntlich dafür, dass auch für letzteres sich zwei so hervorragende Referenten für uns bereitwilligst fanden. Aber es soll dieser unser Dank keinesfalls etwa entspringen aus Gründen einer raffinirten und übersättigten A e s t h e t i k, die sich etwa d a r i n selbst gefiele, in Antithesen und Dissonanzen ausgesucht zu schwelgen, vielmehr einzig und allein aus dem U r g r u n d e jedweder ärztlichen M o r a l, jenem einfachen und ungeschminkten „Du sollst!", das uns heisst und von uns kategorisch fordert: unbekümmert um das kleine „Ich" allezeit einzustehen gegen die leibliche und die geistige Noth des Volkes mit all unserer Wehr und Waffen, herzhaft zuzugreifen, wo es Arbeit für uns giebt, und niemals müde zu werden!

Und welcher a n d e r e Gegenstand könnte wohl, in d i e s e m Sinne, uns neben der Cholera willkommener für eine gründliche Auseinandersetzung hier auf unserem diesmaligen Congresse sein, a l s eben die traumatischen Neurosen? und ferner, welcher Erfolg begrüssenswerther, als auch nur e i n e Schrittlänge näher zur Lösung ihres so schwierigen Problemes? Denn auch hier handelt es sich um eine wahre N o t h frage der Zeit, — ja, nöthiger fast noch angepackt zu werden, als jene andere, die Frage nach der Seuche, weil d i e s e Noth den Stempel des D a u e r n d e n an ihrer Stirn trägt und wohl nicht so bald vergehen wird!

Mit neurotischer Anlage vielfach schon auf die Welt gebracht, mit der Milch der Nervosität sodann auch häufig genug noch überreichlich gesäugt, durch Erziehung, Umgang und Beruf, durch Sitte und Unsitte, ist der moderne Mensch an der Neige unseres Jahrhunderts (l'homme „fin du siècle" !), im Durchschnitte betrachtet, zu

einem gar absonderlichen Lebewesen herangeartet, einem „Neurozoon"
eben durch und durch. Empfindsamer geworden für jegliche Einwirkung und Berührung, zeigt er sich auch weitaus sensibler gegenüber dem Trauma, welches zudem auch häufiger noch und gewalt-
samer, in Folge des gigantisch angeschwollenen Culturbetriebes und
Culturanspruches, an den zarter Besaiteten jetzt sich herandrängt.
Dem Schoosse dieses Verhängnisses entsprungen und ein Schmerzens-
kind unserer Zeit, verdienen aber eben deswegen die traumatischen
Neurosen, gleichmäfsig. nicht nur unsere ernsteste ärztliche Beachtung,
sondern auch unser intimes menschliches Mitgefühl! Sie fordern uns
darum auf, zunächst, zum sorgfältigsten Studium ihrer wirklichen und
möglichen Erscheinungen, und zugleich dabei natürlich auch zur
sicheren Festlegung des simplen Simulantenthumes. Sie mahnen uns
aber eben so sehr auch zur verständnissvollen und nachsichtigen Beurtheilung jener Art von Aggravation, welche durch qualvolle Sorge
um die fernere äussere Existenz, endloses Warten auf billige Entschädigung, seelische Folter bei der Untersuchung und getäuschte Hoffnung nachträglich erst und suggestiv zum Oeftern geschaffen
wird. Sie stellen uns endlich noch und vor Allem, mit bittender
Miene, die sehr eindringliche Frage nach ihrer eigenen Cur, die, wie
auch diejenige der Cholera, ja leider noch zur Stunde sehr im Argen
liegt, aber, wie jene, einer besseren Aussicht in die Zukunft hoffentlich
auch nicht entbehrt, wenn wir selbst nur nachhaltig so gesinnt
und so gestimmt sind, das Auge nicht allein offen, sondern das
Herz auch warm zu halten!

Meine Herren! Die Wichtigkeit dessen, was uns für den diesmaligen Congress obliegt, macht den Appell an das Herz, der niemals
überflüssig ist, wohl ganz besonders nöthig! Lassen Sie uns darum
auch den Geist unserer Verhandlungen mit dem Herzblute der Empfindung tränken! Seien wir eingedenk Wilhelm Griesinger's,
— der Besten Eines unter den Guten, die da schlummern, — der,
ein Heros des Wissens, bei denkwürdigem Anlasse einst aus tiefster
Ueberzeugung das unvergleichliche Wort aussprach: „Die grossen Gedanken kommen aus dem Herzen"! — Und er meinte damit nicht
den automatisch sich bewegenden Herzmuskel, der nur zu leicht er-
müdet und degenerirt, vielmehr jenes Herz, das vor ihm ein

anderer deutscher Mann, der zugleich ein deutscher Dichter war, das schöne Weib des Kopfes genannt hat, — das unermüdbare, treue Herz, ohne das eine echte und rechte Zeugung im Reiche des Geistes nun und nimmermehr gelingt!

Darum: **Sursum corda!** meine Herren Collegen!

Hiermit erkläre ich den zwölften Congress für innere Medicin als eröffnet.

# VERHANDLUNGEN

## DES CONGRESSES FÜR

# INNERE MEDICIN.

---

### HERAUSGEGEBEN

VON

**Dᴿ· E. LEYDEN,** UND **Dᴿ· EMIL PFEIFFER,**

Geh. Med.-Rath u. o. ö. Professor der     San.-Rath in Wiesbaden, ständigem
1. med. Klinik zu Berlin.     Secretäre des Congresses.

---

## DREIZEHNTER CONGRESS

Gehalten zu München, vom 2.—5. April 1895.

---

MIT 36 ABBILDUNGEN IM TEXTE UND 7 TAFELN.

WIESBADEN.

VERLAG VON J. F. BERGMANN.

1895.

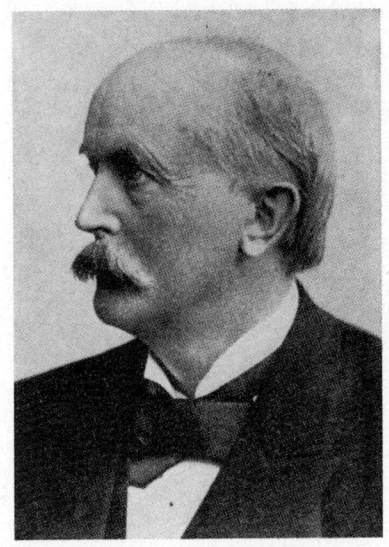

H. v. Ziemssen, München
Vorsitz 1895

# I.

## Eröffnungsrede.

Von

Herrn Geheimrath **von Ziemssen** (München).

---

Königliche Hoheit, hochansehnliche Versammlung!

Ein herzliches Willkommen zuvor allen zur festlichen Eröffnung unseres Congresses hier Erschienenen! Aufrichtigen wärmsten Dank den hochverehrten Herren, welche, unserer Einladung folgend, die heutige Versammlung mit ihrer Gegenwart beehren.

Meine Herren!

Zwei Jahre sind verflossen, seit uns zum letzten Male die liebliche Bäderstadt in den uns so vertrauten Räumen versammelte. Die Rücksichtnahme auf die ärztlichen Kreise einer befreundeten Nation, welche den internationalen Wettkampf der Geister vorbereiteten, veranlasste uns, wie Sie wissen, von dem Zusammentreten unseres Congresses im vorigen Frühjahre Umgang zu nehmen.

Wir haben keinen Grund, diesen unseren Beschluss zu bereuen, Italiens Aerzte haben die Rücksicht, welche wir dem Gedeihen des internationalen Congresses widmeten, in vollem Maße gewürdigt, und unsere Wissenschaft ist bei der grossen Zahl der wissenschaftlichen Versammlungen des Vorjahres nicht benachtheiligt worden, — im Gegentheile, die innere Medicin hat bei diesem Kampfe der Geister überall im

1*

Vordertreffen gestanden. Rom, Budapest, Magdeburg und Wien sind Marksteine in der Entwicklungsgeschichte unserer Wissenschaft geworden. Ich erinnere an die hochbedeutsamen Mittheilungen der Herren Roux und Behring über das Diphtherieheilserum, welche in Budapest und Wien das grösste Aufsehen erregten, ich erinnere an die römischen Conferenzen über die Schilddrüsen- und Organsafttherapie, ich erinnere endlich an die hoch erfreulichen Vereinbarungen, welche betreffs der Choleraätiologie und -Prophylaxe in Magdeburg zu Stande gekommen sind. Ein Compromiss hat die langjährigen Kämpfe auf dem Felde der Choleralehre beendet, eine Brücke ist geschlagen zwischen den beiden Gebieten, welche von den leitenden Geistern mit der Zähigkeit der wissenschaftlichen Ueberzeugung vertheidigt wurden, eine Brücke des Friedens, welche jeder Freund der Wissenschaft und der beiden grossen Gelehrten mit herzlicher Freude begrüsst hat.

Wenn wir diese und andere Zeichen eines lebhaften und erfolgreichen Strebens in der medicinischen Wissenschaft an unserem geistigen Auge vorübergehen lassen, so gewinnen wir den wohlthuenden und erhebenden Eindruck, dass heute eine Lebhaftigkeit in der geistigen Bewegung, eine Beharrlichkeit in der Arbeit sich geltend macht, wie sie von keiner früheren Periode übertroffen wird. Die Leistungen der wissenschaftlichen Versammlungen des Vorjahres legen davon Zeugniss ab. Auch Diejenigen, welche mit der fortschreitenden Ausdehnung des medicinischen Congresswesens sich nicht befreunden können, müssen zugeben, dass die Versammlungen des Jahres 1894, um bei diesen stehen zu bleiben, nicht nur eine grosse Summe neuer Thatsachen auf den Markt des medicinischen Lebens gebracht haben, sondern dass von ihnen auch eine Fülle von Anregung ausgesäet ist, welche nicht verfehlen wird, fruchtbringend auf die ernste Arbeit der gelehrten und ärztlichen Welt zu wirken.

Gewiss haftet diesen Versammlungen vieles Aeusserliche an, das manche ernste Gelehrtennatur abstösst. Die lärmende Oeffentlichkeit der grossen Congresse, die Vorführung so mancher oberflächlicher und unreifer Arbeitsergebnisse, die Unbequemlichkeit grosser Reisen gerade in der Zeit, welche dem Ausruhen des arbeitenden Gehirns gewidmet sein sollte, das Alles und manches Andere wirkt nicht gerade anziehend für den deutschen Gelehrten, den die stille Arbeit im Laboratorium und im Krankenzimmer mehr befriedigt, als das laute Getöse grosser Versammlungen. Aber täuschen wir uns nicht über die Bedeutung dieser modernen Strömung des Congresslebens! Es geht ein grosser Zug durch dieses Streben nach einem mündlichen und öffentlichen Verfahren auch in der Wissenschaft. Die Zeiten sind eben anders geworden. Die Art des deutschen Gelehrten, in der Stille seiner Arbeitsräume, unbekümmert um die Aussenwelt, seine Wissenschaft zu pflegen, diese Art, so sehr sie der Grundzug der deutschen Arbeit ist und bleiben soll, muss dem Fortschreiten des Zeitgeistes entsprechend sich vereinigen lassen mit der modernen Art des persönlichen Verkehrs unter den Gelehrten und Aerzten und des mündlichen Austausches der Ansichten und Erfahrungen.

Anziehender und befriedigender allerdings für den Einzelnen ist die Thätigkeit der Specialcongresse, welche, wie unser Congress für innere Medicin, sich auf einem begrenzten Gebiete der Wissenschaft bewegen und grössere Concentration und ruhigeren Ablauf der Arbeit gestatten; welche nicht nur bestimmte Fragen von actueller Bedeutung soweit als möglich zum Austrag zu bringen suchen, sondern auch durch eine lebendige Discussion, welche die Anschauungen bewährter und erfahrener Sachkenner zu Tage fördern, allen Theilnehmern ein klares Bild über den derzeitigen Stand einer wissenschaftlichen Frage geben und manches Neue zu Tage fördern, das sonst vielleicht unausgesprochen bliebe.

Diese Specialcongresse wären geradezu ideal, wenn ihnen nicht Eines fehlte. Das ist die Berührung mit den übrigen Zweigen der Wissenschaft, wie sie in der Gesellschaft deutscher Naturforscher und Aerzte und auf den internationalen Congressen zum Austrage kommt. Es wirken eben beide, die allgemeinen und die Specialcongresse, ergänzend zu einander, und wenn es möglich sein wird, was wir Alle erhoffen, dass auf den allgemeinen Congressen der Zersplitterung in zahllose Einzelfächer Einhalt gethan wird, die Zahl der Abtheilungen allmählich wieder reducirt werde, so wird auch die Grundlage dieser grossen Gelehrtenconferenzen eine gesundere und befriedigerende werden.

Unser Congress ist von Anbeginn bestrebt gewesen, den Einheitsgedanken in der klinischen Medicin aufrecht zu erhalten. Wir haben der Abtrennung der sogenannten Specialitäten consequent entgegengearbeitet. Wir waren auch bestrebt, mit den übrigen Sparten der medicinischen Wissenschaft in steter Fühlung zu bleiben und vor Allem den Zusammenhang mit den uns nächstverwandten Zweigen der Wissenschaft, der Pharmakologie und der Chirurgie zu erhalten. Wir zollen auch heute besonderen Dank den hervorragenden Vertretern der beiden genannten Wissenschaften, dass sie uns wieder mit ihrer Erfahrung zur Seite stehen.

So strebt unser Congress, die sämmtlichen Specialfächer der inneren Medicin concentrirend und in steter Fühlung mit den verwandten Wissenschaften, unentwegt nach dem gemeinsamen Ziele, unser Wissen zu erweitern und unser Können zu vermehren. Indem wir die idealen Aufgaben der Heilkunde, den Kranken zu helfen und den Gesunden vor Krankheiten zu bewahren, fest im Auge behalten, erachten wir gleichwohl keine Thatsache, welche die reine Wissenschaft ergibt, für gering, auch wenn sie einen Nutzen für die praktischen Ziele der Heilkunde nicht erkennen lässt. Erst das Wissen gibt die Kraft des Könnens. Erst wenn es gelingt, die Ursachen der Erscheinungen zu ergründen und die Gesetze zu erkennen, nach denen die Vorgänge des Lebens sich vollziehen, erst dann wird es gelingen, auch die krankhaften Processe des menschlichen Organismus richtig zu beurtheilen und die Mittel zu finden, sie in die normalen Bahnen zurückzuleiten. Die bayerische Akademie der Wissenschaften fasst ihre Aufgabe zusammen in der Devise: „Rerum cognoscere causas‘. Meine Herren! Auch unsere Bestrebungen dürfen auf dieses Wort Anspruch machen. Nicht nur des praktischen Zweckes halber pflegen wir unsere Wissenschaften, sondern wir pflegen sie auch um ihrer selbst willen und in dem erhebenden Bewusstsein, dass jedes wissenchaftliche Novum dereinst berufen sein kann, tiefgreifenden Einfluss auf die Gesundheit und das Leben des Individuums wie der Gesammtheit zu entfalten.

Das ist das Grosse und Erhebende in der Wissenschaft, dass jede neue Thatsache, jede neue Methode den Keim zu grossen culturellen Fortschritten des Menschengeschlechtes in sich birgt. Insbesondere sind es neue Methoden der Forschung, welche der Wissenschaft und dem Leben neue Bahnen eröffnen. Das lehrt uns die Geschichte der Medicin unseres Jahrhunderts auf's Eindringlichste.

Kaum hundert Jahre sind vergangen, seit Galvani in seinem Laboratorium die elektrischen Erscheinungen am zuckenden Froschschenkel entdeckte: und welche Fülle von Wissen und Können, welch' durchgreifende Veränderungen im menschlichen Dasein hat diese wissenschaftliche Thatsache im Gefolge gehabt!

Pasteur constatirte durch seine Untersuchungen den enormen Gehalt der atmosphärischen Luft an niedersten Organismen, ohne zu ahnen, dass diese Thatsache der Ausgangspunkt sein würde für eine der grössten Errungenschaften, welche die Heilkunde seit Jahrtausenden aufzuweisen hat, der antiseptischen Wundbehandlung, welche Lister in die Chirurgie einführte.

Aus Pettenkofer's Studien über die Ursachen der Verseuchung des Bodens ist eine neue Wissenschaft, die Gesundheitslehre, herausgewachsen, deren wohlthätige Folgen auf allen Gebieten des menschlichen Lebens wir täglich mit immer neuer Befriedigung verfolgen. Ein völliger Umschwung in der öffentlichen Gesundheitspflege war es, den wir seitdem erlebten; insbesondere imponirend durch die eminente Wirkung auf die Erhaltung der Volksgesundheit und auf die Sanirung der Städte. — Die Gesundung unserer Stadt München gibt von diesem Einflusse der Wissenschaft auf das praktische Leben das beredteste Zeugniss.

Robert Koch ist durch die von ihm erfundene Methode, die krankheit-erzeugenden Spaltpilze in Reinculturen zu züchten, von dem Studium der Wundinfection und der Mäuseseptikämie Schritt für Schritt aufwärts gestiegen und so zu den wichtigsten Entdeckungen über die Ursachen der Infectionskrankheiten gelangt.

Seine Methode ist nicht nur die Grundlage einer radicalen Reform unserer Anschauungen über die Natur der Infectionskrankheiten geworden, noch mehr: sie hat auch neue Bahnen eröffnet für die Forschungen nach einer wissenschaftlichen Therapie der Infectionskrankheiten.

Nur natürlich, dass auf diesen ungebahnten Wegen mancher Fehlgang, manche Ueberstürzung ertragen werden muss — aber die Lehre von der Immunität, der Immunisirung und der Entgiftung des menschlichen Körpers ist gegeben, und es ist nicht zu bezweifeln, dass die unermüdliche Arbeit der Forscher einst zu dem erwünschten Ziele führen wird.

Bereits harrt eine der wichtigsten Fragen dieses Gebietes, die Diphterieserumtherapie, der Entscheidung durch die Erfahrung am Krankenbette. Nicht bloss der ärztliche Stand — nein, die ganze gebildete Welt sieht mit Spannung der Entscheidung entgegen, welche die klinische Erfahrung über die Lösung eines der wichtigsten Probleme unserer Zeit fällen wird. Die Stimmen der bewährtesten und erfahrensten Sachkenner werden sich heute über die Bekämpfung der Diphterie durch das Heilserum vernehmen lassen, das Ergebniss einer nun bereits über 6 Monate sich erstreckenden Prüfung des Behring'schen Verfahrens am Krankenbett wird uns vorgelegt werden. Es ist nicht zu hoch gegriffen, wenn ich sage, dass unser heuriger Congress für die Weiterentwicklung dieser wichtigen Frage bis zu einem gewissen Grade maßgebend sein wird

Ist es nöthig, zu betonen, dass neben der inductiven Methode in der Forschung die empirische Methode fort und fort zu Recht besteht? — Die Beobachtung am Krankenbette bleibt die oberste Richtschnur des Arztes, und der vorsichtige Versuch am Krankenbette mit Stoffen, welche das Thierexperiment als unschädlich erwiesen hat, ist auch in den letzten Jahren unserem therapeutischen Wissen und Können förderlich gewesen. Aus der Fülle von Stoffen, welche die moderne Synthese der Kohlenstoffverbindungen aus den chemischen Laboratorien der Heilkunde gespendet hat, ist bereits ein grosser Theil als bewährte Heilmittel in unseren Arzneischatz aufgenommen, und immer noch sprudeln neue Quellen aus dem unerschöpflichen Grunde der Chemie hervor. Mag die geschäftliche Betriebsamkeit der chemischen Fabriken mit neuen Stoffen auch den Markt förmlich überschwemmen: durch die Prüfung mittelst des Thierexperimentes und am Krankenbette wird das Leichtwiegende leicht ausgeschieden, das Gute als probehaltig bald erkannt und dem Heilschatze als werthvoller Erwerb einverleibt. So stehen wir auch zu der neuesten, so überraschenden Richtung der empirischen Heilkunde, der Organsafttherapie. Nachdem die wunderbare Heilwirkung der Schilddrüsenfütterung auf das Myxoedem und die Cachexia strumipriva ausser allen Zweifel gestellt ist, hat die Thyreoidintherapie einen Aufschwung genommen, welcher alle Erwartungen übertrifft. Wenn die Organsafttherapie auch dem vagen Hin- und Herprobiren Vorschub leistet, so ist doch nicht zu verkennen, dass ein anderer Weg, in dieser Frage vorwärts zu kommen, sich zunächst nicht bietet.

Wohin wir auf dieser Bahn kommen werden, steht dahin. Aber

schon jetzt erscheint die Thatsache, dass die Lebenseigenschaften der thierischen Zelle corrigirend und regulirend auf anomale Zustände einzelner Organe, ja selbst der Gesammtökonomie des menschlichen Körpers wirken können, zweifellos von weittragender Bedeutung.

So steht die Medicin unserer Tage im Zeichen der Therapie. Und wir, die wir berufen sind, die Heilkunde zu pflegen, dürfen uns dessen freuen. Denn fünf Decennien sind vergangen, seitdem auf dem Gesammtgebiete der Medicin eine Reform an Haupt und Gliedern ihren Anfang nahm, und von all' den Errungenschaften dieses halben Jahrhunderts ist der Therapie nur wenig zu Gute gekommen. Aus der Wiedergeburt der pathologischen Anatomie und der durch dieselbe bedingten Klärung der pathologischen Anschauungen, welche um die Mitte unseres Jahrhunderts anhob, ist die ätiologische Forschung herausgewachsen. Erst das Eindringen in das Wesen der Krankheitsursachen gewährt einen Einblick in das Wesen der Krankheiten selbst. Damit eröffnet sich endlich der Ausblick auf neue Bahnen für die Heilung der Krankheiten, auf eine causale Therapie.

So steigt das Morgenroth einer neuen Zeit, der Aera der wissenschaftlichen Heilkunde vor unsern Augen auf. Wenn doch die wissenschaftliche Begründung der Hygiene so schöne Früchte für die Gesundung des Volkskörpers gezeitigt hat, so darf unser Hoffen dahin gehen, dass auch unseren Heilbestrebungen mehr und mehr eine wissenschaftliche Grundlage zu Theil werde. Unser Sinnen und Forschen muss darauf gerichtet sein, nicht blos die Ursachen der krankhaften Vorgänge am menschlichen Körper zu erkennen, sondern auch das Wie und Warum der Wirkung unserer Heilmethoden zu ergründen. Wenn wir diesem Ziele unentwegt nachstreben, so bleibt unsere Lebensarbeit der Aufgabe der reinen Wissenschaft getreu: Rerum cognoscere causas.

# VERHANDLUNGEN

## DES CONGRESSES FÜR

# INNERE MEDICIN.

---

HERAUSGEGEBEN

VON

### D<sup>R.</sup> E. v. LEYDEN,
Geh. Med.-Rath u. o. ö. Professor der
1. med. Klinik zu Berlin.

UND

### D<sup>R.</sup> EMIL PFEIFFER,
San.-Rath in Wiesbaden, ständigem
Secretäre des Congresses.

---

## VIERZEHNTER CONGRESS

Gehalten zu Wiesbaden, vom 8.—11. April 1896.

---

MIT 14 ABBILDUNGEN IM TEXTE UND 5 TAFELN.

---

WIESBADEN.

VERLAG VON J. F. BERGMANN.

1896.

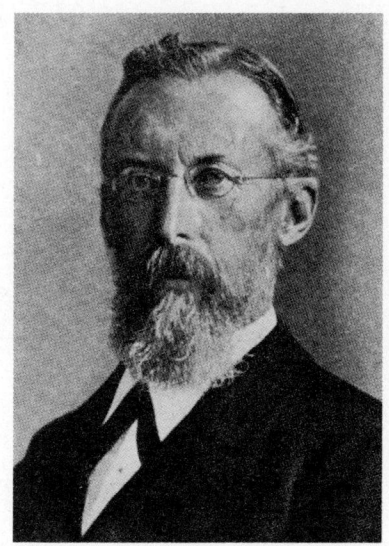

Chr. Bäumler, Freiburg
Vorsitz 1896

# I.

# Eröffnungsrede.

Von

Geh. Med.-Rath Professor Dr. **Bäumler** (Freiburg).

———

Hochgeehrte Versammlung!

Verehrte Collegen!

Gestatten Sie mir zuvörderst, Sie Alle herzlich zu begrüssen in dem heimathlichen Gefühle, welches die gastliche Stadt Wiesbaden und diese Räume in uns erwecken und mit Gedanken, wie sie diejenigen beseelen, die von einer Wanderung in die Ferne nach ihrem Stammsitze zurückkehren. Ich begrüsse Sie, die Sie an dieser Wanderung Theil genommen haben, und mache mich zu Ihrem Herolde, indem ich allen Freunden, die wir nach zweijähriger Abwesenheit hier wiederfinden, wie den von nah und fern, aus Deutschland und aus dem Auslande, neu hinzugekommenen unseren Willkommensgruss entbiete. Herzlichen Dank spreche ich dem Vertreter der königlichen Regierung aus, welcher durch sein Erscheinen in dieser Eröffnungssitzung des Congresses sein Interesse an unserer Arbeit bekundet.

Wie die aus der Fremde Heimkehrenden ihre Erlebnisse austauschen, so ist es naturgemäss, dass auch unsere Wiedervereinigung anknüpft an die Ergebnisse unserer Münchener Tagung. Mit Befriedigung können wir auf dieselbe zurückblicken. Zwei wichtige Fragen der alltäglichen Praxis haben dort eingehende Erörterung und nach mancher Seite hin Klärung erfahren. Vor Allem aber wurde der 13. Congress bedeutungsvoll dadurch, dass ein Gegenstand von eminenter praktischer Bedeutung, die Serumbehandlung der Diphtherie, auf demselben zuerst seine Begründung durch eine grosse Zahl von an verschiedenen Orten gemachten Erfahrungen am Krankenbette erhalten hat. Wohl waren bereits in Budapest und in Wien von den Forschern, welchen wir diese Heilmethode verdanken, genügende Proben für den Werth des neuen Heilmittels beigebracht worden, um die all-

1*

gemeine Aufmerksamkeit auf dasselbe zu lenken und es als eine hoch-
bedeutsame Errungenschaft zu begrüssen. Aber eine breite klinische
Grundlage hat die Methode doch hauptsächlich erst durch die in
München gemachten Mittheilungen gewonnen. Und das erfreuliche Ergebniss der damaligen Verhandlungen, welche sicher viel dazu beigetragen haben, dass die Aerzte in Stadt und Land vertrauensvoll die
neue Methode angewandt haben, ist seitdem vollauf bestätigt worden.
Aus den Verhandlungen grosser ärztlicher Zusammenkünfte, von der
englischen Aerzteversammlung in London im vorigen August, auf
welcher die Erfahrungen Europas und Amerikas in übereinstimmender
Weise mitgetheilt wurden, von den Discussionen auf der Lübecker Versammlung der Gesellschaft deutscher Naturforscher und Aerzte bis zu
den zahlreichen Berichten aus kleineren ärztlichen Kreisen, endlich aus
den amtlichen Zusammenstellungen, wie sie das Reichsgesundheitsamt
und erst vor wenigen Tagen die grossen Infectionskrankenhäuser Londons
geliefert haben, ist als höchst bedeutsames Ergebniss die Thatsache zu
verzeichnen, dass wir nunmehr in der Serumbehandlung eine
ungemein wirksame Methode zur Heilung Diphtherie-
Kranker besitzen, und dass ernstliche Nachtheile von der Anwendung dieser Methode, wenn die nöthigen Vorsichtsmafsregeln dabei
beobachtet werden, nicht zu befürchten sind. Schon jetzt dürfen wir
sagen, dass die Serumbehandlung der Diphtherie in den festen Besitz-
stand unseres Heilmittelschatzes aufgenommen ist.

Aber Ihnen gegenüber, m. H. Collegen, die Sie mitten im praktischen Leben stehen, brauche ich nicht besonders zu betonen, dass,
wenn auch Krankheitsursache und Heilmittel in verschiedenen Fällen
die gleichen sind, der individuelle Factor für die Behandlung des
Einzelfalles und für den Erfolg derselben doch häufig genug das Aus-
schlaggebende ist. Nur wenn wir diesen gebührend berücksichtigen,
werden wir auch bei der Behandlung Diphtheriekranker mit dem Heilserum den ganzen überhaupt möglichen Nutzen von demselben ziehen.
Dass seiner Wirksamkeit individuelle, d. h. in den mancherlei Eigen-
thümlichkeiten des kranken Organismus, wie nicht minder in gleichzeitig wirkenden anderweitigen krankmachenden Einflüssen (Mischinfec-
tionen u. s. w.) begründete Grenzen gesteckt sind, raubt dieser Behandlungsmethode nichts von ihrem praktischen Werthe. Ihre Wirkung

immer sicherer zu machen, ihren Wirkungskreis durch möglichst frühzeitige Anwendung zu erweitern, ist fernerhin eine Hauptaufgabe der
Praxis.

So gross aber auch die praktische Bedeutung dieser neuen Behandlungsmethode bei einer der furchtbarsten Krankheiten hauptsächlich
des Kindesalters ist, so wichtige Fortschritte hinsichtlich unserer Kenntnisse von dieser Krankheit und hinsichtlich ihrer Diagnose durch das
eingehende Studium derselben von der bakteriologischen Grundlage aus
zu verzeichnen sind, alles dieses wird doch überboten durch die Thatsache, dass damit ein neues Princip der Behandlung einer
Infectionskrankheit zum ersten Male in der Geschichte der Medicin auf rein wissenschaftlichem Wege gefunden ist, und dass
dasselbe, soweit überhaupt möglich, seine Probe in der Praxis bestanden
hat. Denn nicht ein glücklicher Zufall war es, der diese Behandlungsmethode entdecken liess. Auf dem langsamen, planmässigen Wege
des Eindringens in die Vorgänge einer bestimmten Infectionskrankheit
war zuerst festgestellt worden, dass wesentliche Erscheinungen der
Krankheit als Giftwirkungen des Krankheitserregers anzusehen sind.
Aus anderen Erfahrungen, insbesondere denen, welche bereits bei einer
analogen Infectionskrankheit, dem Tetanus, gemacht waren, hatte sich
der Weg gezeigt, auf welchem der Organismus selbst die wesentlichsten Krankheitserscheinungen wieder zum Verschwinden bringt. Es
galt nun, die Möglichkeit zu erforschen, die in Frage kommenden
Giftwirkungen durch dasjenige Gegengift unwirksam zu machen,
welches der kranke Organismus während seines Krankseins selbst erzeugt, und durch dessen Wirkung er wieder gesundet.

Es war also bei diesen Krankheiten der natürliche
Vorgang der Ueberwindung einer Infectionskrankheit
durch den erkrankten Organismus selbst ergründet worden.
Auf Grund der darauf sich stützenden Untersuchungen und Erfahrungen
dürfen wir jetzt sagen: Wenn wir bei einem Diphtheriekranken das
Heilserum anwenden, kommen wir dem kranken Organismus zu Hülfe,
indem wir das von aussen in den Körper hinein bringen. was derselbe
im günstigen Falle selbst bereitet, im ungünstigen aber nicht in genügender Menge hervorzubringen im Stande ist. Wir sparen demselben
also Zeit und Kräfte, und unterstützen den kranken Körper, der von

sich aus nicht im Stande wäre, die Intoxication zu überwinden, in diesem Bestreben.

Die principielle Bedeutung dieses nunmehr auch am kranken Menschen erwiesenen Heilungsvorganges bei einer bestimmten Infectionskrankheit liegt aber weiterhin besonders auch darin, dass rein chemische, und als solche wägbare Einflüsse als Grundlage von Wirkung und Gegenwirkung, bezw. Aufhören der ersteren, erkannt sind.

Haben wir damit einen Einblick gewonnen in die Art und Weise, wie einzelne Infectionskrankheiten zur Heilung gelangen, wie es möglich wird, dass einem infectiösen kleinsten Lebewesen gegenüber, das sich in unglaublicher Weise in kürzester Zeit vermehrt und durch Gift- und andere Wirkungen den Organismus zu vernichten droht, der letztere nicht jedesmal und unfehlbar erliegen muss, so knüpft sich an diese Erkenntniss alsbald die Frage, ob bei jeder Infectionskrankheit die Heilung oder das Aufhören wesentlicher Krankheitserscheinungen auf dem gleichen Wege zu Stande kommt. Nicht minder aber wird die Frage nahe gelegt, ob durch den gleichen Vorgang, durch den wir hier die Wirkung einer Infection fast momentan aufgehoben und Giftfestigkeit erzeugt werden sehen, auch die dauernde Unempfänglichkeit für eine Infectionskrankheit, die bei manchen derselben zurückbleibt, hervorgerufen wird. Beruht, so müssen wir fragen, auch der lange dauernde, ja unter Umständen durch ein ganzes Leben fortbestehende Schutz, „die Immunität", welche das Ueberstehen mancher Infectionskrankheiten hinterlässt, gleichfalls darauf, dass nunmehr in dem durchseuchten Organismus derartige chemische Schutzkörper dauernd in genügender Menge angehäuft bleiben, bezw. durch die Zellen des Organismus, welche während der Krankheit einen Anstoss in bestimmter Richtung erhalten haben, nunmehr fortdauernd erzeugt werden? Denn auf die Thätigkeit der den Organismus zusammensetzenden Zellen, oder bestimmter Arten derselben, und nicht auf die Säfte muss doch wohl die Bildung derartiger chemischer Substanzen zurückgeführt werden. Nicht eine neue „Humoralpathologie" ist durch diese Entdeckungen angebahnt, sondern im Gegentheile eine besondere Thätigkeit der Zellen, und damit ein neues Gebiet der „Cellularpathologie", unserem Verständniss erschlossen worden. Nicht nur auf diesem einen Wege, dem der Bildung von Substanzen, welche die Bedeutung von Abwehr- und

Schutzkörpern beanspruchen können, durch die Zellen, nicht nur auf chemischem Wege brauchen die Vorgänge bei der Immunisirung und bei dem dauernden Schutz sich abzuspielen. Selbst das Analogon der Immunität der Giftschlangen gegen ihr eigenes Gift, welche, wie Fraser's schöne Untersuchungen gezeigt haben, gleichfalls auf der Bildung eines Antitoxins im Blute dieser Thiere beruht, kann nicht zu einer rein „humoralen" Erklärung herangezogen werden. Denn hier darf angenommen werden, dass diese Thiere fortwährend minimale Mengen des in der Giftdrüse sich abscheidenden Giftes resorbiren oder verschlucken, so dass ein ständiger oder häufig sich wiederholender Reiz auf die Antitoxin bildenden Zellen ausgeübt würde. Nach einer überstandenen Infectionskrankheit sind aber derartige fortdauernde Reize, wie sie während des Ablaufes der Krankheit die Bakterien und deren Toxine lieferten, nicht mehr vorhanden. Manche andere Möglichkeiten, insbesondere auch biologische, mit der Vererbung der Eigenschaften einer Zelle auf ibre Abkömmlinge in Beziehung stehende Vorgänge können hier in Betracht kommen  Ja, es können, worauf in neuester Zeit die Aufmerksamkeit gelenkt wurde, den allgemein im Körper verbreiteten Vorgängen gegenüber auch rein örtliche Veränderungen, welche eine überstandene Infectionskrankheit zurücklässt, die Disposition zu neuem Erkranken in negativem wie in positivem Sinne beeinflussen, mit anderen Worten Immunität oder gesteigerte Disposition hinterlassen.

Wie immer in der Naturforschung, so hat auch auf diesem Gebiete jede neu gewonnene Thatsache, jeder neue Gedanke viele Fragen, welche z. Th. längst Probleme des Forschens gewesen sind, wieder in Fluss gebracht und zahllose neue überhaupt erst angeregt.

An keine dieser Fragen werden wir gerade heute so sehr erinnert, als an die soeben berührte nach dem Wesen des dauernden Schutzes, den das Ueberstehen mancher Infectionskrankheiten, wie u. A. des Ileotyphus, der Masern, der Pocken zurücklässt. Auch über diese Frage, über welche gegenwärtig zahlreiche Forscher auf das emsigste arbeiten, über das Wesen dieser Art von „Immunität", ob dieselbe in chemischen oder in biologischen Vorgängen begründet ist, werden wir mit der Zeit Aufschluss erhalten. Aber auch ohne diese Kenntniss und nur im Besitz der Thatsache ziemt es sich heute, dankbar des Mannes zu gedenken, der vor 100 Jahren die Menschheit mit einem Verfahren beschenkt hat, durch welches diese Immunität einer der bösartigsten Volksseuchen gegenüber ohne Ueberstehen der wirklichen Krankheit erworben werden kann. Die Erinnerung an diese Grossthat des englischen Landarztes wird im Auftrag Ihres Geschäftscomité's heute durch eine besondere Gedächtnissrede gefeiert werden.

Die Verhütung der Pockenkrankheit durch die Vaccination zeigt uns einen besonderen Weg, auf welchem der Organismus Schutz gegen eine Infectionskrankheit erwerben kann, nämlich durch Ueberstehen derselben in abgeschwächter Form. In den Versuchen, Thiere durch Einbringen erst abgeschwächten, dann immer stärkeren Giftes gegen eine bestimmte Infectionskrankheit immun zu machen, Versuche, die bei der Entdeckung des Heilserums der Diphtherie eine wesentliche Rolle spielten, berühren sich die Methoden der Herbeiführung der Heilung einerseits und eines dauernden Schutzes andererseits. Bei der Diphtherie war es die experimentell erwiesene Möglichkeit, die Vergiftung aufzuheben und damit eine momentane Immunisirung zu erzeugen, die zur Heilmethode führte. Bei der Pockenkrankheit war es die schon in grauer Vorzeit gemachte Beobachtung, dass einmaliges Bestehen der Krankheit gewöhnlich für das übrige Leben Schutz gewährt, was zuerst zur künstlichen Einimpfung der Krankheit selbst ermuthigte; dann war es vor einem Jahrhundert die weitere Beobachtung, dass dieser Schutz auch durch das Ueberstehen einer scheinbar rein örtlichen, und darum schon leichteren, den Pocken ähnlichen Thierkrankheit gewonnen werden kann, die zur Ausbildung eines Schutzimpfungsverfahrens, also zu einer Form der Prophylaxis geführt hat.

So verschieden die Wege waren, auf welchen diese beiden segensreichen Ergebnisse gewonnen wurden, das Eine haben beide mit einander gemein, dass von sicher beobachteten Thatsachen aus auf dem Wege der Induction Schlüsse gezogen, und diese durch das Experiment auf ihre Richtigkeit geprüft wurden.

Von den Verhandlungsgegenständen, welche diesen Congress hauptsächlich beschäftigen werden, und deren Erörterung durch Referate eingeleitet werden wird, hat der eine Bezug auf eine Krankheitserscheinung, deren Studium so alt ist als medicinisches Beobachten und Denken, und doch noch unerschöpft und immer wieder neu, sobald neugewonnene physiologische oder pathologische Thatsachen ihr Licht auf sie werfen, oder sobald neue Aussichten sich eröffnen, gefährliche oder lästige Wirkungen des Fiebers durch therapeutisches Eingreifen vermindern zu können.

Das andere Thema, die therapeutische Verwendung der Schilddrüsenpräparate berührt ein Gebiet, welches wir als das neueste Feld therapeutischer Bestrebungen bezeichnen können. Dasselbe steht in nahen Beziehungen zu einem anderen, dem Gebiet der Stoffwechselanomalieen, welches schon seit längerer Zeit im Mittelpunkte der wissenschaftlichen ärztlichen Arbeit und wichtiger praktischer Ergebnisse steht, wofür gleichfalls auch unser diesjähriges Programm wiederum Zeugniss ablegt.

Auch bei dieser sogenannten Organsafttherapie handelt es sich nur scheinbar um ein Wiederaufleben der alten Humoralpathologie. Weist doch gerade die Besonderheit der Substanzen, welche bei der sogenannten „inneren Secretion“ in Betracht kommen, und welche bei der Behandlung mit Organsäften therapeutische Wirkungen entfalten, auf die Zellen als auf deren Bildungsstätten hin. Handelt es sich doch um Substanzen, welche von irgend einem bestimmten Organe, also von einem Zellaggregate von bestimmter Specialisirung, an die Säftemasse abgegeben werden. Zur Zeit befinden wir uns noch ganz im Anfange unserer Kenntniss dieser Stoffwechselvorgänge. Etwas genauer bekannt sind bis jetzt nur die Wirkungen gewisser von der Schilddrüse und von den Nebennieren, gerade denjenigen Organen also, deren Function bis vor Kurzem noch in völliges Dunkel gehüllt war, gebildeter Substanzen. Als ein wichtiger Fortschritt unserer Kenntnisse darf wohl die erst im letztverflossenen Jahre gemachte Entdeckung eines entgegengesetzten Einflusses dieser beiden Drüsensäfte auf den Blutdruck bezeichnet werden. Auch auf dem Gebiete der sogen. „inneren Secretion“ und der „Organsafttherapie“, deren erste Anfänge nicht mit Unrecht einiges Kopfschütteln erwecken mussten, beginnen wir uns also bereits auf dem Boden sichergestellter Thatsachen zu bewegen.

Den Beziehungen der einzelnen Organe untereinander, nicht nur durch Vermittlung des Nervensystemes, sondern als Angrenzer an den alle bespülenden Blutstrom, aus welchem jedes Organ das ihm Nöthige entnimmt, und an den jedes derselben wieder etwas abgiebt, ist durch diese Studien eine neue Seite abgewonnen worden. Ein ganz neues Gebiet der Physiologie und dámit auch der Pathologie fängt an hier erschlossen zu werden; auch für die Therapie verspricht dasselbe ungemein fruchtbringend zu werden. Hat uns doch die allerjüngste Zeit auf diesem Gebiete eine Entdeckung von allergrösster Wichtigkeit gebracht, eine Entdeckung, die eine längst festgestellte ärztlich-therapeutische Erfahrung in Zusammenhang bringt mit manchen der Beobachtungen, welche das Studium der Organsafttherapie mit Schilddrüsenprodukten zu Tage gefördert hat.

Gerade bei dieser Frage und bei Allem, was mit derselben zusammenhängt, ist es aber wieder recht klar hervorgetreten, wie die verschiedenen Zweige der Medicin, in welche das Bedürfniss nach Arbeitstheilung den ursprünglichen Stamm hat auseinanderwachsen lassen, doch oft an einem Punkte wieder zusammenkommen. Viele dieser Abzweigungen sind durch Beschränkung auf das Einzelne im Stande gewesen, Grosses zu leisten, Entdeckungen zu machen, die dem Ganzen zu Gute kamen, und insbesondere auch Behandlungsmethoden auszubilden, welche eine wesentliche Bereicherung der ärztlichen Rüstkammer geworden sind.

Auch das Programm dieses Congresses und namentlich die eine auf ihm zur Verhandlung kommende Frage thut wieder auf's Deutlichste kund, wie Fragen, die eine Zeit lang von einem ganz speciellen praktischen Standpunkt aus behandelt worden sind, auf einmal eine viel allgemeinere Bedeutung erlangen, wie der Neurologe, der Physiologe, der Pharmakologe und der Chemiker in die Arbeit hineingezogen werden, welche geraume Zeit der Chirurg fast ausschliesslich beherrschte.

Mit besonderer Freude und ganz besonderem Danke begrüssen wir es daher auch, dass Vertreter der verschiedenen Zweige der Medicin, dass nicht bloss pathologische Anatomen, Bakteriologen und Pharmakologen, sondern auch eine Anzahl chirurgischer Collegen an der Arbeit unseres Congresses thätigen Antheil nehmen.

Und dass gerade auf dem Arbeitsfeld, für welches dieser Congress in's Leben gerufen wurde, auf dem der inneren Medicin, der Punkte viele sind, an denen die Arbeit sich mit der anderer Gebiete berührt, hat seinen guten Grund. Wir, m. H., vertreten das ausgedehnteste Gebiet der praktischen Medicin. Denn nicht ein einzelnes Organ, nicht eine einzige Art der Behandlungsweise des kranken Menschen sind Gegenstand und Werkzeug unserer Thätigkeit. Mehr als irgend ein anderer Zweig umfasst die innere Medicin den ganzen Menschen, nicht bloss den Leib, sondern Leib und Seele. Haben wir doch erst auf dem letzten hier in Wiesbaden abgehaltenen Congresse ein Thema behandelt, das den grossen Einfluss rein seelischer Vorgänge auf körperliche Zustände und auf das ganze Befinden des Menschen klarstellte.

Aber selbst auf jedem Specialgebiete der praktischen Medicin giebt es für den Arzt eine Grenze, jenseits welcher, wenn wirkliche Hilfe gebracht werden soll, vor dem Einzelorgan der ganze Mensch, vor der Krankheit der Kranke zu seinem Rechte kommen muss.

Möge auch dieser Congress dieses Bewusstsein der Zusammengehörigkeit aller Zweige der Medicin stärken und durch die Früchte, die er zeitigen wird, seinen Vorgängern sich würdig an die Seite stellen. Mit diesem Wunsche eröffne ich diesen, den 14. Congress für innere Medicin.

# VERHANDLUNGEN

## DES CONGRESSES FÜR

# INNERE MEDICIN.

———

HERAUSGEGEBEN

VON

**D<sup>R.</sup> E. von LEYDEN,**     UND     **D<sup>R.</sup> EMIL PFEIFFER,**
Geh. Med.-Rath u. o. ö. Professor der     San.-Rath in Wiesbaden, ständigem
1. med. Klinik zu Berlin.     Secretäre des Congresses.

———

## FÜNFZEHNTER CONGRESS

Gehalten zu Berlin, vom 9.—12. Juni 1897.

———

MIT 3 ABBILDUNGEN IM TEXTE UND 6 TAFELN.

———

WIESBADEN.

VERLAG VON J. F. BERGMANN.

1897.

E. v. Leyden, Berlin
Vorsitz 1897
Abb. s. Seite 30

# I.

# Eröffnungsrede.

### (Ueber therapeutische Strömungen der internen Medicin.)

Von

Herrn Geh. Med.-Rath Prof. Dr. **E. v. Leyden** (Berlin).*)

---

Hochansehnliche Versammlung! Ew. Excellenzen!
Werthe Herren Collegen!

Ein herzliches Willkommen allen denen, welche heute hier er-
schienen sind zur Theilnahme und Mitarbeit an unserem Congresse!
Aufrichtigen und ehrerbietigsten Dank den Vertretern der hohen
Ministerien, der Stadt und der Wissenschaft, welche uns die Aus-
zeichnung erweisen, als Ehrenvorsitzende und Ehrenmitglieder diese
Versammlung mit ihrer Gegenwart zu beehren.

Der Congress für innere Medicin tritt heute zum 15. Male zusammen. Seit seiner Gründung im Jahre 1882 betrachtet er mit aufrichtiger Erkenntlichkeit für Gastfreundschaft und förderndes Interesse
die freundliche Bäderstadt Wiesbaden als seine eigentliche Heimath.
Doch finden daselbst seit dem neunten Congresse zu Wien im Jahre
1890 die Sitzungen nur alle zwei Jahre statt, während wir in den
Zwischenjahren in einer der grossen Universitäten deutscher Zunge zusammenkommen. In diesem Jahre ist Berlin an der Reihe; und mir
wurde die Ehre zu Theil, zum Vorsitzenden für diesen Congress gewählt zu werden. Unterstützt von dem Geschäftscomité und den
Herrn Collegen, welche zu einem Berliner Localcomité zusammengetreten sind, bin ich bestrebt gewesen, den Congress nach innen und

---

*) In Abwesenheit des Herrn v. Leyden verlesen von Herrn San.-Rath Prof.
Dr. Moritz Schmidt (Frankfurt a. M.).

1*

aussen zu einem inhaltreichen und befriedigenden zu gestalten. Wir
haben den Zeitpunkt der Tagung in die Pfingstwoche verlegt, in der
Hoffnung, dass Jahreszeit und Witterung den lieben und verehrten
Gästen einen möglichst heiteres Antlitz darbieten möchten. Wir
haben sodann in diesem Hause hier, im Architektenhause, eine Ausstellung arrangirt, über welche Ihnen unser Tageblatt das Nähere an-
giebt, und für deren Gelingen wir in erster Linie Herrn Generalarzt
Schaper zu besonderem Danke verpflichtet sind. Wir bieten endlich
dem Congresse als Festgabe eine kleine Schrift des Privatdocenten
Herrn Dr. Pagel „Ueber die Entwickelung der Medicin in Berlin"
dar, welche, wie wir hoffen, in ihrer vortrefflichen Ausstattung, mit
authentischen Porträts historisch bekannter medicinischer Persönlichkeiten geschmückt, Ihr Interesse erregen dürfte.

Der innere Congress hat schon einmal, im Jahre 1884, in der
Hauptstadt des deutschen Reiches getagt. Es war der dritte Congress,
welcher auf Wunsch unseres damaligen Vorsitzenden und Mitbegründers,
Herrn Th. v. Frerichs, hierher einberufen wurde. Mit Freuden war
v. Frerichs an die Spitze der Vereinigung getreten und hatte den
ersten Congress im Jahre 1882 mit einer zündenden Rede eröffnet.
Leider sollten wir ihn nicht mehr lange unter uns haben; bereits im
Jahre 1885 wurde er uns und der Wissenschaft durch den Tod entrissen.

Ueberblicken wir die Zeit von damals bis heute, so hat sich auch auf
unserem Felde, der inneren Medicin, gar manches geändert. Die Medicin
von heute ist nicht mehr die von damals. Dazwischen liegen Mühen
und Kämpfe, welche zum grossen Theile in den Arbeiten des Congresses
wiedergespiegelt sind. In diesen Jahren hat die innere Medicin um
ihre Stellung in der Wissenschaft und im Leben kämpfen und sich den
Anforderungen der fortschreitenden Zeit anpassen müssen. In unermüdlicher Arbeit ist nicht allein der alte Besitz geklärt und ausgebaut, sondern eine Anzahl neuer Felder mit neuen Saaten bestellt
und mit neuen Früchten geschmückt worden. Die Zeit, in der wir
leben, ist die Zeit der Entdeckungen und der Reformen; das
Alte verliert allmählich an Werthschätzung; Neues wird verlangt und
wird fast täglich in Fülle geboten — und auch das Neue wird schnell
von dem Neuesten verdrängt. So hat sich, für uns fast unmerklich,
eine Umgestaltung vollzogen, welche man als eine Reform bezeichnen
könnte, und welche noch in regem Fortschreiten begriffen ist.

Die innere Klinik steht heute unter dem Zeichen der Therapie.

Die interne Medicin hatte mit dem Ausbau der exacten klinischen Untersuchungsmethoden unter der präcisen pathologisch - anatomischen Diagnostik ihr festes wissenschaftliches Fundament gewonnen, welches wir auch heute gegen alle Anstürme von aussen uns nicht wollen verkümmern lassen. Freilich die Früchte, welche wir für unser Können am Krankenbette erwarteten und verlangten, flossen uns sehr langsam zu, langsamer als man gehofft hatte. Es wurde klar und ist unstreitbar, dass „der Versuch, die Klinik aus schliesslich auf naturwissenschaftlichen Errungenschaften zu basiren", sich als unausführbar gezeigt hat. „Die ärztliche Behandlung ist und bleibt eine Kunst". Die Aufgabe der Klinik ist es, der Medicin eine solche Gestalt zu geben, dass sie sowohl den wissenschaftlichen wie den künstlerischen Ansprüchen ihrer Zeit Genüge leistet. Die interne Klinik kann sich nicht darauf beschränken, die Erkenntniss und Beobachtung der Krankheit zu fördern, sie darf ihr höchstes und letztes Ziel nicht aus dem Auge verlieren, sie soll den Kranken helfen; sie darf dieses Ziel nicht ausschliesslich auf solchen Wegen suchen, welche es erst langsam in ferner Zeit erreichen lassen. Wir können unsere Kranken nicht auf die ferne Zukunft vertrösten. Die Medicin ist eine Kunst, welche für ihre Zeit schaffen soll, sie hat den Bedürfnissen des alltäglichen Lebens zu dienen, sie muss im Augenblick helfen, so gut sie es eben kann. Wir nehmen heute das Gute her, wo wir es finden. Wenn wir das Bessere noch nicht haben, so sollen wir eben mit dem Gutem zufrieden sein. Wie häufig ist ein anscheinend kleines Mittel, zur richtigen Zeit angewandt, von entscheidender Bedeutung da, wo wir dem Problem der Wissenschaft noch zögernd gegenüberstehen.

Nach und nach haben wir gelernt, nicht das Unmögliche zu erwarten, aber das Mögliche mit Umsicht und Scharfsinn zu erreichen. Wir haben vieles Neue aufgenommen, und vieles Alte abgeschüttelt. Wir haben auch in der Therapie den Dogmatismus abgelegt und haben mit freiem Blick unsere Aufgaben erfasst.

Die Zeiten des Nihilismus in der Klinik und des Pessimismus in der Praxis sind überwunden, sie liegen hinter uns. Die exspectative Therapie, welche — freilich nur in ihrer dogmatischen Form — die ärztliche Wirksamkeit auf ein recht bescheidenes Maſs

herabsetzte, hat einer zielbewussten Thätigkeit Platz gemacht. Nicht
mehr sind wir der Meinung, dass die Medicin nur in denjenigen
Krankheitsfällen etwas leistet, wo sie über specifische Mittel
gebietet, und dass ausser ihnen jede andere Verordnung gleichgültig
sei. Wir sind uns heute am Krankenbette bewusst, dass wir nicht
bloss die Krankheit, sondern an erster Stelle den Kranken zu behandeln haben und dass nichts, auch nicht das Kleinste für ihn gleichgültig
ist: nichts am Krankenbette macht sich von selbst in richtiger Weise,
für alles hat der Arzt zu sorgen, und nicht selten sind es die sogenannten kleinen Mittel, die „menus soins", welche den schwachen
Lebensfaden zu halten und wieder zu befestigen vermögen. Die
heutige Medicin fusst nicht mehr auf einem bestimmten
System und schöpft nicht mehr aus bloss einer Quelle. Ihre Mittel
und Wege haben sich in erstaunlicher Weise vermehrt und erweitert.
Was früher nebensächlich erschien, hat sich zu grösserer Leistung empor-
gearbeitet. Zahlreiche therapeuthische Methoden streben empor und
verlangen zur Geltung zu kommen. Mit Lebhaftigkeit und Energie,
leider nicht immer mit dem besten Mitteln, sehen wir den Wettkampf
der verschiedenen Richtungen um den Vorrang und um das Vertrauen
der Patienten.

Unsere Therapie beruht nicht mehr ausschliesslich auf Medicamenten und Recepten. Das ist richtig. Wir wissen, dass die Aufgabe
des Arztes nicht damit erledigt ist, dass er sein Recept „lege artis" ver-
schrieben hat; er hat sich in weit eingehenderer Weise um seine
Patienten zu bekümmern. Wir sind uns auch darüber klar, dass
viele Kranke ohne Medicin genesen, und dass manche Krankheiten
auch durch andere Mittel geheilt werden; ja wir sind selbst darauf
gefasst, dass heute auch die subjectiven Ansichten der Patienten Berücksichtigung verlangen, und dass jeder „nach seiner Façon" behandelt werden will. Trotzdem ist die Behauptung, dass der Glaube
an Medicamente gesunken ist, nur in sehr beschränktem Sinne begründet. Zu allen Zeiten hat es Aerzte und Patienten gegeben, welche
Medicamente verschmähten. Wer gegenwärtig einen Blick auf die
immense Entwickelung der chemischen Pharmakologie wirft,
wer auch nur oberflächlich die Unzahl von neuen Arzneiformeln und
neuen Präparaten überblickt, wie sie in zahllosen Anzeigen angepriesen
werden — der wird zweifellos nicht wohl der Meinung sein können,

dass der Glaube an Medicamente allzusehr im Sinken ist. Heute wie zu Galen's Zeiten, gilt noch der Satz: Vulgus medicamenta cupit; und es ist nicht zweifelhaft, dass die heutigen neuen Medicamente im allgemeinen wirksamer sind und in angenehmerer Form dem Patienten dargeboten werden als die alten.

Das Alte verliert eben auch auf diesem Gebiete an Werth, es wird missliebig. Arzt und Patient verlangen nach neuen Medicamenten, das Neueste gewinnt das meiste Vertrauen und belebt am meisten die Hoffnung. Es wird eifrig begehrt, ehe eine wissenschaftliche Prüfung geschehen, ehe die ruhige Erfahrung sprechen kann. Das Vertrauen in die alten Medicamente ist gesunken, den neuen jauchzt man zu. So ist gekommen, dass von den Medicamenten, welche die Pharmakopoe sorglich aufzählt, nur noch der kleinste Theil in der ärztlichen Praxis eine nennenswerthe Rolle spielt, und dass die grosse Mehrzahl der heute geltenden und begehrten Arzneimittel dem Publikum ohne eine wünschenswerthe Garantie verabfolgt werden. Wir müssen in den umfangreichen Catalogen der chemischen Fabriken unsere Belehrung suchen.

Trotz aller Angriffe der Radicalen bleibt die Pharmakologie also auch heute ein wichtiger Factor der Therapie. Sie hat überdies in den letzten Jahren zwei neue wichtige Provinzen gewonnen, welche, der wissenschaftlichen Forschung zugehörig, schon Bedeutendes hervorgebracht haben und noch mehr versprechen. Ich meine die Serumtherapie und die Organsafttherapie. In der ersteren hat das Behring'sche Diphtherieheilserum auch im Laufe des letzten Jahres seinen Triumphzng fortgesetzt und alle mehr oder minder schüchternen Angriffe siegreich abgeschüttelt. Bis jetzt ist ihm noch kein anderes Heilmittel aus dem Bereiche der Serumtherapie gleichzustellen, auch nicht das ihm zunächst stehende Tetanusheilsernm. Die anderen derartigen Präparate, welche der Wissenschaft und den Aerzten dargeboten sind, haben bisher keinen entschiedenen Erfolg errungen, weder das Erysipelserum von Emmerich, noch das Marmorek'sche Streptokokkenserum; auch von dem Tuberkuloseheilserum Maragliano's ist nichts Sicheres zu vermelden. Ebensowenig sind die therapeutischen Versuche mit anderen Bacterienproducten, sei es als Heilpotenz, sei es als Präventivimpfungen im vergangenen Jahre zum Abschluss gekommen. Aber auf allen diesen Gebieten wird rüstig gearbeitet, wir

schreiten, wenn auch nicht mit Riesenschritten, so doch rüstig vorwärts und dürfen in nicht ferner Zukunft neue Früchte erwarten.

Auch die Organsafttherapie hatte in dem vergangenen Jahre keine
grossen Fortschritte zu verzeichnen. Die Thyreoidintherapie, gefördert
durch die Entdeckung des Jodothyrins, steht an der Spitze. Die
andern Organsäfte haben noch keine sicheren Erfolge aufzuweisen, aber
sie erfreuen sich einer sehr verbreiteten Sympathie im ärztlichen und
Laienpublikum, zumal diese Präparate — meist in Tablettenform —
bei gewissenhafter Fabrikation als ganz ungefährlich gelten. Dieser
Strömung hat sich die Industrie bemächtigt: es werden aus allen
möglichen Organen Tabletten hergestellt und den Aerzten zur Anwendung bei Krankheiten des entsprechenden Organs angeboten — an
wissenschaftlicher Kritik fehlt dabei viel. Die arzneiliche Signatur durch
den Namen — giebt die Legitimation für die Praxis. Die Sache ist ver-
führerisch durch ihre Einfachheit und Bequemlichkeit. Hat der Arzt
erst das Organ festgestellt, in welchem die Krankheit cantonirt ist, so
hat er nur nachzusehen, welche Tabletten diesem Organ entsprechen,
um gleich den Heilerfolg zu erwarten.

Hier muss ich eine wenig erfreuliche Seite der heutigen Medicin
kurz berühren. Die Fülle von neuen Arzneimitteln und Präparaten,
welche die rastlos arbeitenden chemischen Fabriken und Apotheken uns
darbieten, überschwemmen den Markt in so ausserordenlichem Maſse,
dass es nicht mehr möglich ist, ein auf Wissenschaft und Erfahrung
sicher gegründetes Urtheil zu gewinnen. Das Interesse der Industrie
erfordert eine gewisse Reclame. Es ist nicht zu hindern, dass Speculation und Reclame sich der im Publikum herrschenden Strömungen
bemächtigen. Der Kranke, welcher Hülfe erhofft, ist leicht zu bethören,
er klammert sich an das Neue und will nicht warten, bis die Wissenschaft ihr Urtheil gegeben hat; aber die Anpreisung neuer Nähr- und
Arzneimittel oder solcher Dinge, die es sein sollen, überschreitet leider
nach Form und Inhalt gar oft die Grenze dessen, was die Würde
der Heilwissenschaft erlauben sollte, und scheut sich nicht, selbst bis
auf die Giebel der Häuser zu steigen, um von hier aus Heilkräfte zu
verkündigen, die oft nur in der Phantasie des Urhebers bestehen.

Ausser der Chemiatrie (Pharmakologie), besitzt die innere Medicin
heute noch eine Anzahl anderer Heilmethoden, welche sich zu grösserer

Bedeutung entwickelt haben. Der Chemiatrie gegenüber steht die p h y - sikalische Heilmethode, die Iatrophysik und Iatromechanik, welche eine Anzahl verschiedener Specialitäten in sich fasst. Namentlich hat neuerdings die D i ä t e t i k, die Ernährungstherapie und Ernährungscur, nachdem sie auf der Physiologie der Ernährung aufgebaut ist, eine grosse allgemein anerkannte Bedeutung für die Praxis gewonnen. Die K r a n k e n - p f l e g e, in ihrer Bedeutung nunmehr allgemein anerkannt, erhebt sich ebenfalls besonders durch die Entwickelung der letzten Jahre, mehr und mehr zu einem unentbehrlichen, selbstständigen, zu einem Specialfache der wissenschaftlichen Medicin. Die B a l n e o t h e r a p i e, die C l i m a - t o l o g i e behaupten ihre lange gefestigte Position in der Therapie.

Endlich ist auch die P s y c h o t h e r a p i e, als eine besondere Heil- methode anerkannt und dem gesammten therapeutischen Inventarium einverleibt. Sie gehört zu den unentbehrlichsten Elementen einer wohl- geordneten Behandlung, sie umfasst das Traitement morale, die Sug- gestion, den Hypnotismus, die Macht des Glaubens und des Aber- glaubens. Gerade diese Heilmittel sind bis jetzt am schwersten den Principien einer wissenschaftlichen Therapie anzufügen, sie sind auch heute noch mehr subjectiver als objectiver Natur; sie sind daher auch nicht selten der Tummelplatz der Laienärzte und Charlatane.

Allen diesen Heilmethoden wollen wir gern ihre Berechtigung zu- erkennen, sofern sie wirklich Nutzen bringen und der wissenschaftlichen Kritik einigermafsen Stand halten. Uebrigens bringen alle diese neueren therapeutischen Specialitäten nicht etwas absolut Neues; sie waren schon in der Medicin der Egypter und Griechen bekannt und ebenso hatte der Gebrauch der B ä d e r eine grosse Verbreitung, mit denen R e i b u n g e n und M a s s a g e verbunden waren. Kühle und warme Bäder, Sand- und Sonnenbäder, Thermen und kalte Bäder, Hydrotherapie, kannte die Medicin des Römischen Kaiserreiches. Auch die Gymnastik spielte eine grosse Rolle, und die Diätetik bildet einen Glanzpunkt der hippo- kratischen Medicin.

Einer besonderen Anziehungskraft erfreut sich heute die p h y s i - k a l i s c h - m e c h a n i s c h e Behandlungsmethode, besonders die Hydro- therapie, die Massage, die Heilgymnastik. Die E l e k t r o t h e r a p i e hat sich nicht ganz auf der Höhe gehalten, die man erwarten konnte, und die p n e u m a t i s c h e Therapie ebensowenig. Die physikalischen Heilmethoden haben sich in einen gewissen Gegensatz zur Pharmakologie gestellt, sie erstreben vielmehr die Kräftigung und Abhärtung des Gesammtorganismus im Kampf gegen die Krankheit. Das ist gleichzeitig ein Kampf gegen die Verweichlichung unserer Zeit. Besonders zahlreiche Verehrer hat die Hydrotherapie. Die sämmtlichen physikalischen Heilmittel bilden ein gewisses Ganze, welches sich der pharmakologischen Therapie gegenüber stellt. Dass diese Heilverfahren zusammengehören, ergiebt sich auch daraus, dass sie vielfach in besonderen Heilinstituten zusammengefasst werden. Die früheren Kaltwasserheilanstalten haben sich zu Instituten für physikalische Heilmethoden erweitert, und besondere Anstalten für diese Heilmethoden sind in einer Anzahl vielbesuchter Bäder errichtet, so in Wiesbaden das Augusta-Victoriabad, in Baden-Baden das schöne Friedrichsbad, in Carlsbad, Marienbad, Oeynhausen sind ähnliche Institute, welche die Zug- und Heilkraft ihrer wunderthätigen Quellen in zweckmäfsiger Weise vervollständigen. Berlin ist an grösseren und eleganten Badeeinrichtungen verhältnifsmässig arm und besitzt zwar viele Masseure und Masseusen, aber nur ein privates medico-mechanisches Institut, welches, vor einigen Jahren von einer Anzahl Aerzte begründet, jetzt sich eines ausgezeichneten Rufes erfreut. —

Die natürliche Folge einer so schnellen Entwickelung therapeutischer Methoden ist die, dass sich allmählich mehr und mehr therapeutische Specialitäten bilden, von denen jede das Feld ihrer Thätigkeit selbst zu bestimmen verlangt, wie z. B. die Hydrotherapie, die Gymnastik, die Massage und andere mehr. In analoger Weise ist dies übrigens auch für die pharmakologische und diätetische Therapie der Fall. Ich glaube, dass diese Specialisirung ihren Höhepunkt noch nicht erreicht hat: wir werden dahin kommen, dass die Behandlung einzelner Krankheiten zu einer Specialität wird, wozu schon heute in der Therapie der Lungentuberkulose, der Gicht, des Diabetes, der Herzkrankheiten der Anfang gemacht ist. Dass eine solche Specialisirung, wie sie ja nach vielen Richtungen hin im Sinne unserer Zeit liegt, auch ihr Gutes habe, kann man ohne Zögern anerkennen, obwohl wir nicht ohne Besorgniss unter der fortschreitenden Zersplitterung die Gesammttherapie in den Hintergrund treten sehen. Wir werden schliesslich viele Specialisten, aber wenig „Aerzte im alten Sinne“ mehr haben.

Die wissenschaftliche Medicin hat in dieser Zeit des

hastigen Schaffens einen recht schweren Stand. Denn die Ungeduld unserer Zeit verlangt eine schnelle Verwerthung des Geschaffenen. Weder der Erfinder noch der Patient wollen warten. Der Kranke, welcher sich von dem „Neuesten" mehr Hülfe verspricht als von dem Aelteren, und zwar um so mehr, je glänzender ihm das Neueste angepriesen wurde, will nicht warten, bis die Wissenschaft gesprochen hat. Die Wissenschaft braucht zur kritischen Prüfung und Erfahrung Zeit. Iudicium difficile. Der Laie ist schnell fertig mit dem Wort und mit dem Urtheil; der Sachverständige weiss, wie schwer in Sachen der Medicin und gerade der Therapie ein sicheres Urtheil gewonnen wird. Daher ist nichts natürlicher, als dass die wissenschaftliche Kritik langsamer und bedächtiger vorgeht, als es den Heisspornen gefällt. Ohne eine solche bedächtigere Prüfung würde auch heute noch die Krankenbehandlung zu einem Jahrmarkt werden, wo derjenige gewinnt, der am lautesten rufen kann. Erst die Zeit und die besonnene Prüfung lässt das Weizenkorn von der Spreu, das Gold von dem Flitter unterscheiden.

Zu allen Zeiten haben daher Culturstaaten die Nothwendigkeit anerkannt, für eine gründliche Ausbildung und Prüfung der Aerzte Sorge zu tragen. Diese Ausbildung musste auf der Erlernung der thatsächlichen Grundlage der Medicin, wie sie die Wissenschaft und die geläuterte Erfahrung giebt, basirt sein. Die Ausbildung des angehenden Arztes ist heute vielleicht die allerschwierigste Aufgabe. Man kann es fast Niemandem darin mehr recht machen. Man spricht von „Schulmedicin" und will damit einen gewissen Gegensatz zu den Anforderungen ausdrücken, welche das praktische Leben an den Arzt stellt. Nun, „Schulmedicin" müssen wir betreiben, wenn wir eben eine medicinische Schule sein sollen. Es ist selbstverständlich, dass der Unterricht nach gewissen Principien geleitet werden muss, welche dem Lernenden in erster Linie den wissenschaftlichen Inhalt und das wissenschaftliche Denken beizubringen trachten. Dass der gesammte Inhalt der Medicin, heutzutage weniger als je in der kurzen Zeit von vier bis fünf Jahren gelehrt werden könnte, ist einleuchtend. Dass auch der klinische Unterricht einigermaßen Beschränkung sich auferlegen muss, ergiebt sich schon aus dem vielgestaltigen Inhalt desselben. Wir sind aber auch von unseren Lehrmitteln, von der Ausstattung und den Mitteln unserer klinischen Institute abhängig. Der Umfang und der

Inhalt auch der klinischen Fächer wächst von Tag zu Tage. Alles lässt sich in der Studienzeit nicht lehren und auch nicht lernen. Schon jetzt sind die Ansprüche an den angehenden Arzt so hoch gespannt, dass eine weitere Steigerung derselben nicht ohne Bedenken ist, und dass man fürchten muss, mit der erstrebten Vielseitigkeit die Gründlichkeit des Wissens und Könnens zu beeinträchtigen. Multa non multum würde das Resultat sein. Der Anspruch, dass alles, was in der Praxis eine gewisse Bedeutung gewonnen hat, auch sogleich zum Lehrgegenstand erhoben werden soll, scheint daher nicht nach allen Richtungen hin überlegt zu sein. Die Grundlage, auf welcher der klinische Unterricht fusst, müsste, wie ich glaube, in der genauen Kranken-Beobachtung und in das wissenschaftliche Denken, auch in therapeutischen Dingen, verlegt werden, woran sich die Schulung zu gewissenhafter Pflichterfüllung und zur Erkenntniss der späteren eigenen Verantwortlichkeit anschliesst. Kein Arzt kann als Meister die Universität verlassen; wer nicht tüchtig weiterarbeitet, wird kein tüchtiger Arzt. Wie jeder andere Künstler, erreicht auch der Arzt die Höhe seiner Leistung erst nach jahrelanger, selbständig schaffender Thätigkeit.

Wenn wir hier einige Schwierigkeiten berührt haben, welche der „Sturm und Drangperiode" angehören, in der sich die interne Therapie heute zu befinden scheint, so wollen wir uns doch damit nicht die Freude an den wirklichen Fortschritten verkümmern lassen. Die Zeit und die ernste Arbeit an den Stätten der Wissenschaft und der objectiven praktischen Erfahrung werden das jetzt noch etwas trübe Fahrwasser unserer Kunst klären. Dem Wohlwollen und der hohen Einsicht unseres vorgesetzten Herrn Ministers und seiner Räthe verdanken wir die frohe Aussicht, dass wir auch in Berlin in nicht zu ferner Zeit neue, freigebig ausgestattete und erweiterte Kliniken erhalten werden, welche uns in den Stand setzen, den Anforderungen der Zeit nach allen Richtungen hin gerecht zu werden.

Unser Congress für innere Medicin hat seit seiner Begründung vor 15 Jahren die Aufgabe im Auge behalten, die dauernde und innige Verbindung der medicinischen Wissenschaft und der ärztlichen Kunst zu fördern. Wir haben in unsern Tagungen an den Kämpfen wie an den Fortschritten mitgearbeitet. Wir hoffen und glauben, dass wir

auf diesem Wege am Besten zu der Förderung der ärztlichen Wissenschaft und Kunst sowie zu dem immer wachsenden Ansehen des ärztlichen
Standes beitragen können. Wir sind nicht entmuthigt, wenn wir
Kämpfe haben bestehen müssen, wenn wir solche vielleicht noch vor
uns haben. Der Kampf stählt die Kraft, der Kampf ist der Hebel zu
allen wirklichen Fortschritten in Wissenschaft und Kunst. Wir sehen
der Zukunft der Medicin vertrauensvoll entgegen, und hoffen, dass für
unsere Kinder und Schüler die Zeit kommen wird, wo sie ausrufen:
„Es ist eine Lust ein Arzt zu sein." —

Ich erkläre nun den XV. Congress für eröffnet und ertheile zunächst das Wort dem Vertreter Sr. Excellenz des Staatssecretärs des
Innern Herrn v. Bötticher, dem Herrn Unterstaatssecretär, Wirklichen Geheimen Ober-Regierungsrathe Rothe.

# VERHANDLUNGEN

## DES CONGRESSES FÜR

# INNERE MEDICIN.

---

### HERAUSGEGEBEN

VON

**DR. E. von LEYDEN,** UND **DR. EMIL PFEIFFER,**

Geh. Med.-Rath u. o. ö. Professor der     San.-Rath in Wiesbaden, ständigem
1. med. Klinik zu Berlin.     Secretäre des Congresses.

---

## SECHZEHNTER CONGRESS

Gehalten zu Wiesbaden, vom 13.—16. April 1898.

---

MIT 12 ABBILDUNGEN IM TEXTE UND 12 TAFELN.

---

WIESBADEN.

VERLAG VON J. F. BERGMANN.

1898.

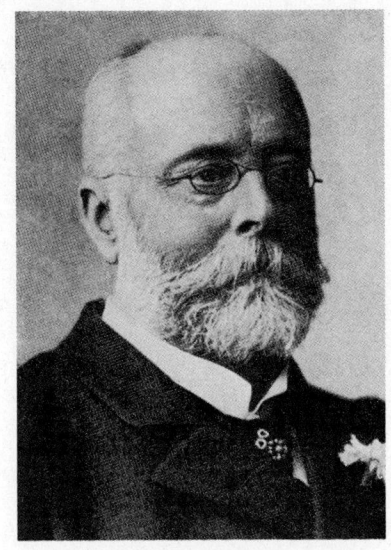

M. Schmidt, Frankfurt (Main)
Vorsitz 1898

# I.

# Eröffnungsrede.

Von

Geh. San.-Rath Prof. Dr. **Moritz Schmidt** (Frankfurt a. M.).

---

Meine hochgeehrten Herren! Im Namen des Geschäftskomités erlaube ich mir Ihnen Allen einen herzlichen Willkommengruss darzubringen. Ich danke für sein Erscheinen insbesondere dem Vertreter Sr. Excellenz des Herrn Kultusministers, Herrn Geheimrath Kirchner.

Zum 11ten Male tagen wir in diesen uns so vertraut gewordenen Räumen, in welchen wir so manche Belehrung empfangen haben, in welchen uns so manche wichtige Entdeckung kund gethan worden ist und in denen wir so manche Freundschaft geschlossen haben, die uns werthvoll für das Leben und fruchtbringend für die Förderung der Wissenschaft geworden ist. Es wird vielleicht das letzte Mal sein, dass wir uns in diesem Saale versammeln. Das alte Mattiacum ist in gewaltigem Aufblühen begriffen, getragen von der Gunst unseres erhabenen Herrschers, begünstigt durch alle die Vorzüge, die ein gütiger Gott über die Perle unseres Vaterlandes ausgegossen hat. Die alten Räume werden der Stadt zu enge, überall regt sich eine neuschaffende Hand. Neue Bauten, öffentliche für das Wohl der Bewohner und die Annehmlichkeit der Fremden, sowie private, schiessen überall aus der Erde. Auch ein neues Kurhaus ist im Entstehen begriffen. Dasselbe wird sicherlich schöner, viel schöner als das alte werden, wir aber hoffen, dass die dem Congress für innere Medicin bisher immer so wohlgesinnte Stadt uns auch in dem neuen Hause eine gastliche Unterkunft gewähren wird. Wir Alle, das dürfen die Vertreter und Bewohner der Stadt Wiesbaden überzeugt sein, werden gewiss gerne immer

1*

— 153 —

wieder hierher zurückkehren und uns in den neuen Räumen bald ebenso gemüthlich finden, wie in den alten.

Meine Herren! Der letzte Congress in des Reiches Hauptstadt hat, abgesehen davon, dass er sein leitendes Haupt schmerzlich vermissen musste, das auch heute durch einen tückischen Zufall verhindert worden ist, an der Eröffnungssitzung Theil zu nehmen, einen glänzenden Verlauf genommen, nicht nur durch die Theilnahme so zahlreicher Vertreter der Königl. Regierung, der Stadt, der Collegen vom Militär und Civil, sowie durch die hervorragende, wenn auch bekannte Gastfreundschaft der Berliner Aerzte, sondern auch durch den ausserordentlich reichen und besonders interessanten Inhalt der uns dort gebotenen Mittheilungen. Brauche ich Sie erst an die ausgezeichneten Referate über den chronischen Gelenkrheumatismus durch zwei der treuesten und anhänglichsten unserer Mitglieder zu erinnern, an das über Epilepsie und über den Morbus Basedowii durch die dafür berufendsten Vertreter, an den so interessanten Vortrag von Richard Ewald mit Demonstration des enthirnten Hundes, an die therapeutischen Mittheilungen von Behring und Liebreich, an die Ergebnisse der Untersuchungen mittelst Röntgenstrahlen durch Benedikt und Levy-Dorn, an die Berichte über weitere Erfahrungen mit der Lumbalpunktion von Lenhartz, Fürbringer und unseren verehrten heutigen ersten Geschäftsführer? In Aller Erinnerung haften gewiss noch die überaus interessanten Demonstrationen über die Einwirkung des Tetanustoxins und Antitoxins auf die Ganglienzellen des Nervensystems durch Goldscheider, die jetzt durch die Untersuchungen von ihm und Flatau, von Ehrlich, Wassermann und Takaki eine so vielversprechende Erweiterung und Fortsetzung gefunden haben! Meine Herren! Es mangelt mir die Zeit, die übrigen Vorträge auch nur zu erwähnen, es hätte schon einen Reiz gehabt, hier auf die gewaltigen Fortschritte hinzuweisen, die unsere Wissenschaft in diesem einen Jahre gemacht hat.

Auf unserem diesmaligen Congresse sehen wir ebenfalls einer ganzen Anzahl hoch interessanter Mittheilungen aus den verschiedensten Abschnitten der inneren Medicin und aus den Grenzgebieten entgegen. Zum ersten Male wird die Frage des medicinischen Unterrichts von zwei der angesehendsten Vertretern der akademischen Lehrthätigkeit erörtert werden. Die Festsetzung dieses Themas beruht sicherlich auf dem Gefühle, dass es für unsere zukünftigen Collegen immer schwieriger wird, sich all dasjenige anzueignen, was heutzutage für die Ausübung der ärztlichen Thätigkeit nöthig ist. Die Endergebnisse, mit denen die beiden Herren ihre Berichte schliessen werden, zeigen jedenfalls, dass jener Ausspruch Goethe's heute nicht mehr gilt, den er vor hundert Jahren gethan hat: „Der Geist der Medicin ist leicht zu fassen".

Werfen wir einen Blick auf die Programme unserer Congresse, werfen wir einen Blick in die medicinischen Journale, werfen wir einen Blick in die stillen Clausen arbeitsvollen Strebens an den Pflanzstätten unserer Wissenschaft, an den Hochschulen und anderwärts, so gewahren wir, wie dort, namentlich auch die jüngeren Collegen, in der emsigsten Thätigkeit begriffen sind, jeder an seinem Theile die Wissenschaft zu fördern. Fast täglich tauchen neue Untersuchungs- und Forschungsmethoden auf, als deren Endergebnisse wir dann die überraschendsten Fortschritte zu verzeichnen haben. Die Freude darüber wird ein klein wenig getrübt durch die ausserordentliche Mannigfaltigkeit der Arbeiten, durch die Menge, um nicht zu sagen, Massenproduktion, die sich anscheinend in centrifugaler Richtung vollzieht, sodass es begreiflich erscheint, wenn selbst unsere grössten Geister Bedenken empfinden über die so weit gehende, über die anscheinend zu weit gehende Zersplitterung nicht nur in der inneren Medicin, sondern auf allen Bahnen der Gesammtwissenschaft. Selbst ein Mann wie unser Virchow hat in dem Januarheft seines Archivs eine fast resignirt klingende Ansprache erlassen, aus der die Klage über die Zunahme des Specialismus hervorbricht, sowie darüber, dass sich nun auch in seiner besonderen Domäne specialistische Bestrebungen geltend machen wollen, denen er sich aber gleichwohl nicht ganz zu entziehen die Absicht hat, da sie durch künstliche Mittel nicht zu beschränken seien. Gar manchmal hört man die bange Aeusserung: Wo soll das noch hinführen? Vor einiger Zeit noch konnte man sich mit dem Gedanken trösten, dass einmal, vermuthlich in dem nächsten Jahrhundert wieder ein Mann auftreten würde, der ein Universalgenie wie Schönlein und Virchow die Gesammtmedicin wieder zusammenfassen und klären würde. Nach der Entwicklung aber, welche unsere Wissenschaft vor Allem in den letzten zwei Jahrzehnten gewonnen hat, glaube ich, dass diese Aufgabe selbst die Kräfte eines Uebermenschen übersteigen dürfte, dass es keinem Sterblichen je wieder beschieden sein wird, die dazu nöthigen

Kenntnisse in der Gesammtmedicin in genügender Weise zu vereinigen. Ein solcher Erneuerer der Medicin könnte sein Amt doch nur dann ausüben, wenn er sich vorher eine gründliche Kenntniss aller in das Gebiet einschlagenden Einzelfächer verschafft hätte, da er doch nicht ungeprüft Alles für wahr annehmen könnte, was in einem gegebenen Augenblicke veröffentlicht wird oder bisher veröffentlicht worden ist. Er würde dann bald in die bedenklichsten Zickzackkurse gerathen und wollte er den ehrlichen Versuch machen, seine Kenntnisse in dem einen Specialfach zu vervollständigen und auch in der praktischen Ausübung zu prüfen, so würde er nachher die unliebsame Entdeckung machen, dass unterdessen alle anderen Zweige unentwegt rasch weiter voran geschritten wären, sodass er mit deren Erforschung wieder beginnen müsste und, nachem er so den grössten Theil seines Lebens zugebracht hätte, würde er am Ende desselben in diesem Circulus vitiosus doch nie dahin kommen, dass er zu dem Augenblicke sagen könnte: Verweile doch, Du bist so schön!

Die Hoffnung auf den grossen Mann der Zukunft also müssen wir aufgeben! Sollen wir deswegen an der Zukunft der Medicin verzweifeln? dazu in einem Zeitpunkte, in dem wir täglich die schönsten Entdeckungen kennen lernen, in dem wir unsere Wissenschaft mit Riesenschritten vorwärts schreiten sehen? Nein! und abermals Nein! Im Gegentheile! Wer wird nicht diese Antwort geben, der Zeuge gewesen ist der grossartigen Entwickelung unserer humanen Medicin in den letzten zwanzig Jahren? Nicht wie früher zu den Zeiten der naturphilosophischen Schule haben die Arbeiten und Studien aus unseren Studierstuben und Laboratorien der Entwickelung der Therapie geschadet, nein, wir verdanken gerade ihnen, um nur einen unter den vielen Punkten zu erwähnen, die so segensreiche Serumtherapie, deren Wirksamkeit nur noch in einigen wenigen inselförmigen Bezirken unseres Vaterlandes bezweifelt wird, die aber nach der Ansicht der Meisten schon vielen Tausenden von Kindern das Leben, schon vielen Tausenden von Familien das Glück erhalten hat.

Wenn in der letzten Zeit wieder an diesen Studien gemäkelt wird, weil sie zur Thierquälerei führten und nur durch sie zu betreiben wären, so verkennen diese Nörgler unsere ehrlichen Forscher im Dienste der Menschheit, die die Thiere doch gewiss nur so weit in Mitleidenschaft ziehen, als es unumgänglich nöthig ist. Dass es recht gut möglich ist, die wissenschaftliche Arbeit mit der Liebe zu den Thieren zu vereinigen, beweist der vor nicht langer Zeit verstorbene berühmte Physiologe und Vivisektor Geheimrath C. Ludwig in Leipzig, der zugleich Vorsitzender des Leipziger Thierschutzvereines war.

Wenn alle die Frauen und Jungfrauen, die ihre Hunden und Katzen lieb haben, zum Kampfe gegen die Thierversuche und Vivisectionen aufgerufen werden, so wollen wir unsere Verbündeten wählen unter all den Frauen und Müttern, deren liebliche und liebe Kinder durch das Diphtherieserum aus schwerer Krankheit errettet worden sind, wir wollen sie wählen unter den Millionen von Arbeitern und Kranken, die der antiseptischen und aseptischen Behandlungsweise ihre Wiederherstellung und raschere Heilung verdanken. Beide Forschritte wie viele andere in der Medicin waren nur zu erreichen durch die freundliche, wenn auch nicht ganz freiwillige Mitarbeit der Thiere, die Gott schon in dem ersten Kapitel des Moses dem Menschen übergeben hat, dass er über sie herrsche. Ein Herrscher hat auch das Recht über Leben und Tod. Wir Alle lassen uns nicht zu nahe treten durch Zweifel an unserer Liebe auch zu den Thieren, aber ohne Thierversuche kein Fortschritt in der Medicin, ohne Thierversuche keine Besserung der Erkenntniss und der Behandlung der Krankheiten der Menschen, unserer Brüder! Die Zeiten, in denen man zum Tode verurtheilte Verbrecher zu solchen Versuchen benutzte, sind vorüber. Auch für die Thiere ist mannigfacher Nutzen aus diesem Studium gewonnen worden. Navigare necesse est, vivere non est necesse!

Meine Herren! Das Zusammenfassen der Medicin erwarte ich nicht von dem grossen Mann der Zukunft, auch kaum von der freiwilligen Beschränkung des ungebührlich angewachsenen Umfangs der einzelnen Veröffentlichung auf ein bescheideneres, aber zugleich inhaltsreicheres Maass, wie es Virchow gewünscht hat, ich glaube aber, dass diese Politik der Sammlung eine der Hauptaufgaben unserer Congresse sein wird, besonders wenn auf allen Seiten auch die Grenzgebiete Berücksichtigung finden, wie es auch auf dem diesmaligen Congresse der Fall sein wird. Auf die Congresse mögen die Forscher kommen und hier die reifen, und auch die noch nicht ganz reifen Früchte ihrer Studien und Versuche bringen und sie da zum allgemeinen Besten auf dem Altar der Wissenschaft niederlegen. Wir aber wollen

uns aus ihnen die für unsere allgemeinen und speciellen medicinischen
Bedürfnisse wichtigen herauslesen.  Wir wissen aus der Obstkunde,
dass ein Theil der Früchte unreif abgepflückt werden muss und erst
mit der Zeit im Liegen reif wird.  In gewissem Sinne sind ja alle
unsere Untersuchungen und alle die Früchte unserer Studien unreif,
weil sie einer weiteren Entwickelung fähig sind und viele die Bedingungen des weiteren Reifens in sich tragen.

Ob es vielleicht, wie manche wünschen, nöthig werden wird, die
Früchte vor deren Opferung auf ihre Reife und ihre Geniessbarkeit
durch eine Voruntersuchung zu prüfen und darauf, auf welchem Special-
altar sie niedergelegt werden sollen, das mag die Zukunft lehren, für
jetzt scheint mir ein dringendes Bedürfniss dafür nicht vorhanden.
Das hindert ja nicht, dass wenn wir wissen, dass ein bestimmter
Forscher ganz besonders reife und gute Früchte einer gewissen Gattung
gezeitigt hat, dass wir diesen vor anderen auffordern, uns dieselben
hier mitzutheilen, allein oder in Gemeinschaft mit einem Collegen,
der sich die Erzeugung derselben Fruchtgattung zur Aufgabe gemacht hat.

Kommen Sie also Alle heran, meine Herren, die Sie dem Congresse Mittheilungen zugesichert haben.  Wir sehen den Früchten
Ihrer Studien und Beobachtungen mit grösstem Interesse entgegen.

Meine Herren!  Ich erkläre die 16. Tagung des Congresses für
innere Medicin für eröffnet!

# VERHANDLUNGEN

## DES CONGRESSES FÜR

# INNERE MEDICIN.

HERAUSGEGEBEN

VON

D<sup>R</sup>. E. von LEYDEN, UND D<sup>R</sup>. EMIL PFEIFFER,

Geh. Med.-Rath u. o. ö. Professor der     San.-Rath in Wiesbaden, ständigem
1. med. Klinik zu Berlin.     Secretäre des Congresses.

## SIEBZEHNTER CONGRESS

Gehalten zu Karlsbad, vom 11.—14. April 1899.

MIT 56 ABBILDUNGEN IM TEXTE UND 12 TAFELN.

WIESBADEN.

VERLAG VON J. F. BERGMANN.

1899.

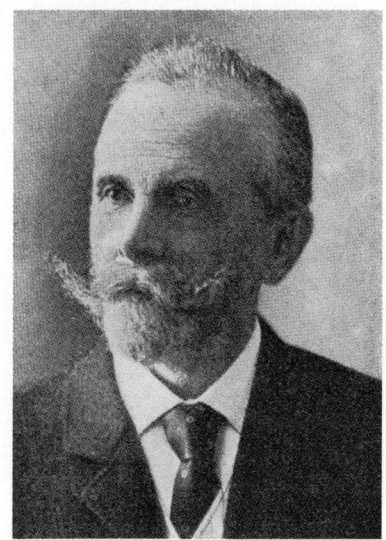

H. Quincke, Kiel
Vorsitz 1899

# I.

# Eröffnungsrede.

Von

Geh. Med.-Rath Prof. Dr. **Quincke** (Kiel).

———————

Euere Excellenzen!

Meine hochverehrten Herren Collegen! Im Namen des Geschäfts-Comités begrüsse ich Sie Alle, die sie sich in dieser Metropole der Curorte zum 17. Congress für innere Medicin eingefunden haben.

Wenn dieser Congress, der in den ersten Jahren seines Bestehens zu den völlig sesshaften gehörte, später einen gewissen Wechsel in dem Ort seiner Tagungen eintreten liess, so geschah dies doch nur in beschränktem Mafse und in der Absicht die Hülfsmittel der grossen Universitäten für seine Aufgaben mitverwerthen zu können. In die Kategorie der Wandercongresse mit alljährlichem Wechsel des Ortes einzutreten, dafür ist bisher in dieser Versammlung keine Stimmung gewesen. Der vorjährige Beschluss 1899 in Karlsbad zu tagen ist ausdrücklich als Ausnahme bezeichnet worden.

Nachdem der Congress schon einmal 1890 in Wien abgehalten war, wollte er durch seine diesjährige Tagung auf österreichischem Boden nur jene alten traditionellen Beziehungen erneuern, welche zwischen der deutschen und der österreichischen Medicin seit mehr als einem Jahrhundert bestehen, seit jenen Zeiten, wo die Schwaben Anton Störck und Maximilian Stoll, dann der Pfälzer Peter Frank das von van Swieten und de Haën in Wien begonnene Werk fortsetzten, — traditionelle Beziehungen, welche bis in unser Zeitalter, bis in die Gegenwart hinein ihren Ausdruck darin fanden, dass Männer wie Oppolzer, Bamberger u. a. mehr deutschen Hochschulen ange-

1*

hörten, während die B r ü c k e , L u d w i g , B i l l r o t h und viele andere
auf österreichischem Boden wirkten.

Der Congress für innere Medicin hat seit seiner Gründung stets
Vertreter der Nachbarstaaten germanischen Stammes, speciell Oesterreichs,
zu seinen thätigsten Mitgliedern gezählt; seine Tagung in Karlsbad ist
ein Ausdruck dafür, wie viel Werth wir deutschen Aerzte legen auf
die persönlichen Beziehungen und den persönlichen Gedankenaustausch
mit den Collegen gleicher Sprache, gleichen Stammes und gleicher
Denkweise, mögen sie ihre Arbeit innerhalb oder ausserhalb des deutschen
Reiches vollziehen, in dieser oder jener Staatsgemeinschaft, im Osten
oder Westen, im Norden oder Süden.

Dies ist, wie ich glaube, der Sinn des vorjährigen Beschlusses den
Congress in diesem Jahre in Karlsbad abzuhalten, dies der Gedanke,
aus welchem seine Mitglieder sich heute so zahlreich hier versammelt
haben. —

Giebt die Vorbereitung des Congresses schon regelmässig ein erheb-
liches Maſs von Mühe und Arbeit, so ist dies in erhöhtem Grade der
Fall bei der Wahl eines neues Ortes; wir sind dem ersten Herrn Ge-
schäftsführer und dem Herrn Secretär, sowie allen hier einheimischen
Herren, welche an den Vorbereitungen betheiligt waren, zu lebhaftem
Danke verpflichtet.

M. H.! Die Aufgabe unseres Congresses ist mitzuarbeiten an
der Erreichung des allgemeinen Zieles der medicinischen Wissenschaft,
die Krankheiten zu erkennen und zu heilen. Die Punkte, welche wir
dabei ins Auge fassen, die concreten Aufgaben wechseln je nach dem
Standpunkte, welchen wir auf dem Pfade der Erkenntniss erreicht haben,
je nachdem von aussen, durch Seuchen, uns unerwartete Aufgaben gestellt werden. Glücklicherweise ist letzteres jetzt nicht der Fall gewesen,
sondern wir haben die freie Wahl unserer Themata gehabt; es steht
uns eine Fülle manichfaltiger und interessanter Mittheilungen in Aussicht.

Die Natur unserer Wissenschaft bringt es mit sich, dass die hier
gehaltenen Vorträge und Referate viel häufiger pathologische und
theoretische Themata, Methoden und Experimente betreffen als eigentlich therapeutische Fragen. Nur dem Laien kann dies befremdlich
erscheinen, denn überall in der Naturwissenschaft muss eine Masse
stiller unscheinbarer Arbeit geleistet werden, bevor praktische Resultate
ich ergeben. Andererseits führen nicht selten weit abliegende, dem

Laien überflüssig erscheinende Untersuchungen zu den überraschendsten therapeutischen Folgerungen: Von der höchst abstracten Frage der Generatio aequivoca kam Pasteur zu seinen Untersuchungen über die Gährungserreger und auf diese gründete Lister die Principien der antiseptischen Wundbehandlung, — lange vor der Entdeckung des Tuberkel- und Kommabacillus leitete Koch aus seinen allgemeinen Untersuchungen über Bacterienculturen die Grundsätze der Dampfsterilisation ab und schuf damit die Hauptgrundlage unserer heutigen Desinfectionspraxis, — phantastisch erscheinende Structurformeln wurden die Basis für die moderne synthetische Chemie, welcher die Medicin wie die Technik eine Reihe der praktisch wichtigsten Körper verdankt.

Historisch betrachtet ist das Bedürfniss nach Heilmitteln und damit die praktische Therapie älter als die Pathologie, die sich erst aus diesem Bedürfniss heraus entwickelte. Aber beide krankten bei den Alten in einem Punkte: bei ihnen beruhte die Kenntniss der Natur wesentlich auf der einfachen Beobachtung der gegebenen Form, der spontan ablaufenden Vorgänge. Im Laufe der Zeit entstand das Experiment, die willkürliche Herstellung variabler Bedingungen und Beobachtung der daraus sich ergebenden Variationen der Vorgänge; zuerst angewendet auf Physik und Chemie gewann das Experiment erst in unserem Jahrhundert ausgedehnte Geltung auch im Bereiche der organischen Natur. Nur auf einem Gebiete machten auch die Alten Erperimente — sie versuchten zu heilen, aber der Versuch war von vornherein einseitig, weil man einen bestimmten Erfolg im Auge hatte; dies beeinträchtigte die Objectivität der Beobachtung. Auch begann man zu experimentiren nicht unter den einfachsten Verhältnissen, sondern am complicirtesten Object, dem Menschen selbst. Daher waren die Schlüsse häufig fehlerhaft, zum mindesten unsicher. Manche jener Trugschlüsse haben sich bis auf unsere Tage fortgepflanzt. Freilich konnte die lange Zeit und die Masse der Beobachtungen diese Mängel zum Theil ausgleichen; so entstammen diesem empirischen Boden auch viele unserer besten therapeutischen Kenntnisse: die von der Wirkung der meisten pflanzlichen Droguen, ich nenne nur Opium, Digitalis, Chinin, die Kenntniss der Massage, der Wasserwirkung; auch die Kuhpockenimpfung ist auf dem Boden der Empirie erwachsen. Und selbst in unseren Tagen ist derselbe noch fruchtbar genug; wir verdanken ihr beispielsweise das Cocaïn, der Physostigmin und Pilokarpin, auch die Kenntniss von der Heil-

wirkung der Schilddrüsensubstanz und im Anschlusse daran die Organsafttherapie sind im Wesentlichen empirisch begründet.

Aber der praktischen Erfahrung folgt auf dem Fusse die
theoretische Erwägung, die Frage nach der Ursache liegt in der
menschlichen Natur; bald ist die Theorie mystisch, bald religiös, bald
wissenschaftlich begründet. Die wahre Theorie trägt den Stempel der
Richtigkeit darin, dass sie neue Thatsachen erschliesst. Wenn sie
nicht immer zum Fortschritte führt, so ist dies nicht eine Besonderheit
der Medicin. Ganz abgesehen von den Geisteswissenschaften begegnen
wir auch in der Naturwissenschaft theoretischen Irrthümern, welche
den Fortschritt gehemmt haben; wir nähern uns der Wahrheit eben
nicht auf dem geraden Wege, sondern in gewundenen oder Zickzack-
linien; ja es scheint fast, als ob in den Zeiten des schnellsten Fortschritts auch die Krümmungen dieser Curven am grössten sind. Für
die Kritik der Anschauungen, welche uns im Augenblick beherrschen,
ist es lehrreich, auf die letzten Windungen des Weges zurück-
zuschauen.

Als in den Dreissiger Jahren die naturwissenschaftliche Aera der
Medicin anbrach, glaubte man mit der physikalisch-chemischen Auffassung das Räthsel der Lebensvorgänge in Kürze lösen und, wie Henle
und Pfeufer im Programm ihrer Zeitschrift ausdrückten, eine
rationelle Medicin begründen zu können. An diese Aera schloss
sich unmittelbar die Blüthe und damit die Herrschaft der pathologischen Anatomie. In dem anatomischen Substrat spiegelte
sich die Mannigfaltigkeit der Krankheitsvorgänge; was die Obduction
nicht zeigte, war der Beachtung kaum werth.

Aber der Glanz der pathologischen Anatomie erblich vor einem
neuen Gestirn, den Ergebnissen der Bacterienforschung. Noch
heute stehen wir unter dem Eindrucke der hier aufgehenden Sterne.

Wie bei dem einzelnen Forscher emsige Arbeit an einem Objecte
zuweilen auch auf geistigem Gebiet Accommodationskrampf, spastische
Myopie erzeugt, welche das Gesichtsfeld einengt und den weiteren Blick
trübt, so wird auch die Gesammtheit erfahrungsgemäfs von neu er-
strahlendem Licht oft so geblendet, dass das übrige Gesichtsfeld für
einige Zeit in Dunkelheit versinkt; erst allmählig stellt sich richtiges
Perceptionsvermögen und Urtheil wieder her.

Die eben besprochene Entwicklung der Anschauungen beeinflusste natürlich auch die therapeutischen Grundsätze im Laufe des letzten halben Jahrhunderts.

Zunächst zeitigte die Periode der rationellen Medicin und der pathologischen Anatomie den therapeutischen Nihilismus. Weil man die Wirkung der meisten Heilmittel nicht physikalisch-chemisch erklären konnte, wurde ihre Wirkung bezweifelt, — weil man nicht begriff, wie so grosse anatomische Veränderungen durch Heilmittel beeinflusst werden könnten, verzichtete man nicht nur auf ihre Anwendung überhaupt, man glaubte sogar ihre Unwirksamkeit beweisen zu können und belächelte den Glauben an Therapie als mystische Schwärmerei. Man könnte jene Periode des Nihilismus fast mit einer Schrecklähmung vergleichen, hervorgerufen durch den Blick auf die unübersehbare Reihe ungeahnter Funde.

Als man sich von dem Schrecken erholte, begann die Aera der experimentellen Pharmacologie; sie prüfte die Heilmittel nach naturwissenschaftlicher Methode, sie lehrte sie physiologisch analysiren und gab uns Aufschluss über den anatomischen Angriffspunkt vieler Medicamente. Aber die Hoffnung, vom Laboratorium aus allein die Pharmacotheraphie zu leiten, konnte nicht aufrecht erhalten werden.

Grosse therapeutische Aussichten eröffnete dann die bacteriologische Aera; sobald man die Krankheitserreger einmal kannte, schien Manchem ihre Vernichtung die gegebene und einfache Aufgabe der Therapie. Lange herrschte diese Anschauung freilich nicht, denn man erkannte doch bald, dass die Krankheit ein etwas complicirterer Vorgang sei, als eine Masseninvasion von Bacterien.

Dagegen entwickelte sich aus dem theoretischen Studium der Bacterieneinwirkung ein anderes Heilverfahren, die Serumtherapie. Von weitblickender Intuition geleitet, hat der Tiefbohrer der Hypothese auf Erzgänge geführt, aus denen schon jetzt das Gold therapeutischer Erfolge zu münzen war und die uns noch weitere Ausbeute versprechen.

Freilich zeigt sich auch hier, dass jede aus theoretischer Speculation gewonnene Erweiterung unseres Wissens und Könnens mit den neuen Thatsachen auch neue Aufgaben schafft, nämlich die, auch nach anderer Richtung die Bedeutungen ihres Geschehens zu erforschen und sie ausreichend zu erklären. Für das Heilserum gilt dies in vollem

Mafse; das Räthsel der Spontanheilung der Infectionskrankheiten ist damit nicht gelöst, sondern nur ein Weg zur Lösung betreten. Die Antitoxine sind hypothetische Körper, welche wir nur aus ihren Wirkungen erschliessen; ihnen gegenüber befinden wir uns in ähnlicher Lage wie gegenüber dem Aether, der Wärme, der Elektricität.

Gewiss dürfen wir stolz sein auf die Fortschritte, welche durch die theoretische Forschung in den letzten Jahrzehnten in der Therapie angebahnt sind und es ist nur natürlich, dass hier, wie sonst, das Neue den menschlichen Geist am meisten fesselt; allein über diesem dürfen wir doch das Alte und Gesicherte nicht vergessen; — gerade die Stätte, auf welcher wir stehen, mahnt uns daran und giebt uns zugleich ein Beispiel dafür, wie innig Empirie und Theorie in der Krankheitsbehandlung im Laufe der Jahrhunderte in einandergegriffen haben.

Seit dem Jahre 1358, wo Kaiser Karl IV. die Karlsbader Thermen angeblich entdeckt, wahrscheinlicher wohl der Benützung zugänglicher gemacht hat, wurden diese in den ersten Jahrhunderten ausschliesslich zu Bädern benützt. Mit dem Anfange des 16. Jahrhunderts wurden auch die Trinkkuren üblich und der erste ärztliche Schriftsteller Karlsbads, Dr. Payer, giebt schon Trinkvorschriften, welche den heutigen in vielen Punkten gleichen. Die von Payer aufgestellten Indicationen sind zahlreicher als die heutigen, doch finden sich unter ihnen schon: schwache, kalte Magen, Gallensteine, Nierensteine, Gelbsucht, Verstopfung mit Kurzathmigkeit, Fettsucht der Frauen. Sumner, Ende des 16. Jahrhunderts, nennt zuerst die Anschoppungen der Leber als Heilobjecte für Karlsbad.

Von ärztlichen Schriftstellern erwähne ich ausser den schon genannten Stroblberger, Springsfeld, David Becker, Kreysig, Hlaweczek. An ihnen können wir verfolgen, wie die Karlsbader Kur im Laufe der Jahrhunderte auf Grund ärztlicher Erfahrung ein tausendfältig angewendetes Mittel für eine Reihe von Krankheiten geworden ist, ein Mittel oder vielmehr eine Behandlungsmethode, welche aus einer Reihe von Einzelmomenten besteht, die durch ihr Neben- und Ineinandergreifen sich gegenseitig beeinflussen, von denen das einzelne, einmal angewendet, kaum zu wirken scheint, die aber in ihrer Combination und durch ihre Wiederholung, wie der fallende Tropfen, unleugbare Wirkung entfalten.

Die Karlsbader Kur gilt mit Recht als der Typus, als das Paradigma der Brunnen- und Badekuren überhaupt; der mächtige Einfluss der Diät auf chronische Krankheitszustände ist gerade hier empirisch erprobt und als wesentliches Hilfsmittel für den Heilerfolg erkannt worden. Eine so sicher begründete Empirie hält Stand auch vor der kritischen Prüfung durch moderne naturwissenschaftliche Methoden. Wenn man von der Tradition in einzelnen Punkten abwich, von den Grundzügen ist wenig geändert worden. Der Fortschritt liegt darin, dass man die Wirkung der einzelnen Factoren besser zu unterscheiden gelernt hat, dass mit der verfeinerten Diagnose die Indicationen sicher zu stellen sind und dass wir die erreichte Wirkung, die Veränderungen der Organe und Secrete heutzutage nach exacten Methoden erkennen und in ihrem Verlaufe verfolgen können.

Gar manche der grundlegenden Untersuchungen auf dem Gebiet der Stoffwechselkrankheiten sind durch die Karlsbader Heilerfolge angeregt, viele auch von Karlsbader Aerzten selbst ausgeführt worden. Die Wirkung der Salze, der Bäder, des Wassers verschiedener Temperatur ist, gerade mit Rücksicht auf die hier gemachten Erfahrungen nach physiologischen Methoden, genauer erforscht.

So haben einerseits die praktischen Erfahrungen an den Kranken Probleme gestellt, andererseits lehrt uns die wissenschaftliche Lösung dieser Probleme den Heilvorgang verstehen und nützt damit auch dem Kranken. Nirgends vielleicht, wie gerade an dem Beispiel von Karlsbad, können wir so gut erkennen, wie der Fortschritt — der wissenschaftlichen Medicin sowohl wie der Therapie — gerade in der Wechselwirkung von Empirie und Theorie beruht.

M. H.! Ich bin der festen Zuversicht, dass auch die Verhandlungen des gegenwärtigen Congresses dafür Zeugniss ablegen werden.

# VERHANDLUNGEN

## DES CONGRESSES FÜR

# INNERE MEDICIN.

HERAUSGEGEBEN

VON

### Dᴿ· E. von LEYDEN, UND Dᴿ· EMIL PFEIFFER,

Geh. Med.-Rath u. o. ö. Professor der     Geh. San.-Rath in Wiesbaden, ständigem
1. med. Klinik zu Berlin.            Secretäre des Congresses.

## ACHTZEHNTER CONGRESS

Gehalten zu Wiesbaden, vom 18.—21. April 1900.

MIT ZAHLREICHEN TEXTABBILDUNGEN UND 3 TAFELN.

WIESBADEN.

VERLAG VON J. F. BERGMANN.

1900.

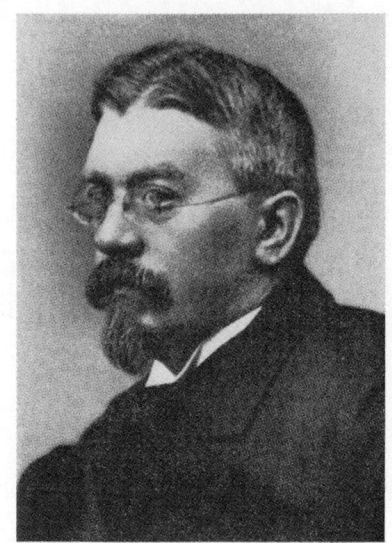

R. Ritter v. Jaksch, Prag
Vorsitz 1900

# I.

## Eröffnungsrede.

### Die innere Medicin im 19. Jahrhundert und ihre voraussichtliche Entwickelung im 20. Jahrhundert.

Von

Professor Dr. **Rudolf von Jaksch.**

---

Hochansehnliche Versammlung!
Sehr geehrte Herren Collegen!

Freudig und gern ist der Congress für innere Medicin nach einem kurzen Ausflug in das österreichische Kaiserthum, in die berühmte Thermenstadt Karlsbad, in die nicht minder berühmte Bäderstadt Wiesbaden zurückgekehrt.

Auf dem heimathlichen Boden des Congresses, in seiner Vaterstadt seien Sie, Alle, Alle namens des Geschäftscomités auf das Herzlichste begrüsst!

Insbesondere begrüsse ich Herrn Oberst v. Wachter, Herrn Reg.-Rath und Geh. Medicinalrath Pfeiffer, als Vertreter des Herrn Regierungspräsidenten, Herrn Professor und Stadtrath Kalle, ferner als Delegirte: Herrn Hofrath Nothnagel vom Oesterreichischen Kultusministerum, Herrn Ober-Stabsarzt und Regiments-Arzt Müller vom Preussischen Kriegsministerium, Herrn Ober-Stabsarzt Fichtner und Herrn Stabsarzt Wagner vom sächsischen Kriegsministerium.

In einem bedeutsamen Zeitpunkte tagt diesmal unser Congress! An der Wende des Jahrhunderts!

Da lohnt es sich, den Blick nach rückwärts zu richten und zu sehen, welchen Weg unsere Wissenschaft wandelte. Es sei mir auch vergönnt mit einigen Worten der Zukunft unserer Wissenschaft zu gedenken.

1*

Traumverloren, uneinig in sich, fand das 19. Jahrhundert das deutsche Volk. Von schweren Sorgen wurde es heimgesucht. Die Blattern forderten zahllose Opfer. Nur, wo Jenner's Methode der Schutzimpfung schon Fuss gefasst hatte, hatte die Pein ein Ende.

Die Kriegsfurie, von Napoleon I. angefacht, verwüstete deutsche Lande und brachte einen schlimmen Gast, den Flecktyphus, im Volksmunde Petetschen genannt, wohl herstammend von Petechien. Aber ein noch schlimmerer Feind pochte seit 1829 an die Thore Europas, bis er 1831 Europa betrat und in zahlreichen Epidemien Europa und auch das deutsche Reich bis an die Wende des 19. Jahrhunderts heimsuchte: Die Cholera.

Und wie stellte sich, wie stand die wissenschaftliche Medicin dieser Tage zu diesen, drängenden Fragen?

Sie war bar jeder exakten Forschung, gebannt in Theorien und Hypothesen; wohl standen die erleuchteten Aerzte jener Tage unter dem Einfluss von Kant's Kriticismus, wohl fand Fichte's Idealismus unter den deutschen Aerzten jener Zeit Anklang und Boden, wohl hat Schelling's Naturphilosophie anregend gewirkt; trotz alle dem konnte der von England herübergekommene Brownismus, von Röschlaub als Erregungstherapie in Deutschland verbreitet allenthalben Glauben finden, obwohl bedeutende, hervorragende Aerzte als Hufeland, Autenrieth, Stieglitz — um nur einige zu nennen — energisch gegen diesen Unfug auftraten.

Aber gleichsam als das Morgenroth einer neuen Zeit brechen sich die physikalischen Untersuchungsmethoden, von Oesterreichs grösstem Arzte Leopold von Auenbrugger im 18. Jahrhundert entdeckt, von Corsivart im 19. Jahrhundert dem ärztlichen Publikum wieder geschenkt, Bahn und werden durch Laennek, Piorry, Skoda, Wintrich, Traube weiter ausgearbeitet. Sie bilden den ersten und wichtigsten Grundpfeiler der Medicin des 19. Jahrhunderts. Mit ihnen wurde für alle Zeiten der Boden nichtssagender, unfruchtbarer Theorien verlassen und die innere Medicin allmählich auf der Basis exakter Naturbeobachtung aufgebaut. Allerdings hätten diese Methoden allein nicht genügt, um die innere Medicin für immer aus dem Banne des Spiritismus und Mysticismus zu befreien. Ja Rückfälle in das alte Uebel früherer Jahrhunderte gab es auch im 19. Jahrhundert noch genug.

Ich erinnere an das Psoragift Hahnemann's, an Rademacher's Erfahrungslehre, alles durch wissenschaftliche Forschung nicht erhärtete, nicht auf anatomischem, nicht auf pathologischem Boden stehende Theorien, welche in einer Zeit noch Ansehen und Verbreitung finden konnten, als Schleiden die Bedeutung der Zelle als Formelement der Pflanze, Schwann dieselbe als Formelement des Thierkörpers erkannt hatte, in einer Zeit noch, als Pasteur die Irrlehre von der Urzeugung bestimmt widerlegt, Virchow den unsterblichen Satz „Omnis cellula e cellula" bereits ausgesprochen hatte und angeregt durch Bichat die pathologische Anatomie bereits begründet war.

Wir kommen damit zu dem zweiten Grundpfleiler der inneren Medicin: Der pathologischen Anatomie, welche von deutschen Pathologen als Virchow, Rokitansky, Kolletschka, Arnold, Stilling weiter ausgearbeitet wurde.

Aber noch ein drittes Fundament brachte das scheidende Jahrhundert der klinischen Medicin: Die Physiologie. Magendie war es, der zuerst alle unfruchtbaren Speculationen aus der physiologischen Forschung verbannte; gleichzeitig und im gleichen Sinne wirkte der grosse Johannes Müller.

Aus den Werken dieser beiden hehren Geister des scheidenden Jahrhunderts weht der belebende Hauch, alle Erscheinungen des Lebens zurückzuleiten aus auf chemischen und physikalischen Gesetzen beruhenden Vorgängen, ein Weg der seither nicht mehr verlassen wurde, ein Weg der von den grossen Schüler des Meisters Johannes Müller: Vierordt, Brücke, Helmholtz — um nur die bedeutendsten zu nennen — weiter verfolgt wurde und die grosse Reihe fundamentaler Thatsachen schuf, auf welcher die physiologische Basis der inneren Medicin unserer Tage ruht und im grassesten Gegensatze stand zu der sogenannten — jetzt längst überwundenen — physiologischen Medicin von Broussais und Bouillard, in welcher die Gastroenterite das Auf und Um der Pathologie bildete und der Aderlass als Zerrbild jedes physiologischen Vorgehens seine Orgien feierte.

Corvisart hat dieser vielköpfigen Hydra das Haupt zertreten und etwas früher als in Deutschland wurde in Frankreich die pathologische Anatomie und Physiologie das Fundament der inneren Medicin. Laennec, Louis, Andral, Gavarret sind als die Hauptvertreter zu nennen, ihnen schliessen sich in England Forbes, Scudamore, Clark, in Irland Cheyne, Stokes, Graves, Coregan würdig an.

In Deutschland sind als erste und wichtigste Vertreter dieser Richtung zu nennen: Autenrieth in Tübingen, Stark in Jena, Nasse in Bonn, Krukenberg in Halle und vor Allen Schönlein, dessen Wirken in Würzburg, Zürich, Berlin noch heute unvergessen ist, der heute noch modern ist in seiner Auffassung des Fiebers als Reaction des egoistischen Principes, des Einzelnen, des Individuums gegen die Schädlichkeit. Würdig schliessen sich an Schönlein seine grossen Gegner: Griesinger, der Begründer der modernen Psychiatrie und Wunderlich, letzterer im Vereine mit Baerensprung und Thierfelder hochverdient um die Wiedereinführung der Thermometrie in unsere Wissenschaft; auch Roser und Pfeufer müssen hier genannt werden.

In Oesterreich wurden diese neuen Bahnen von Skoda, Oppolzer und Bamberger betreten. Auch v. Frerich's als Mitbegründer dieses Congresses haben wir hier zu nennen. Aber noch eines bereits dahingeschiedenen Klinikers des 19. Jahrhunderts haben wir zu gedenken: Traube, dem das grosse Verdienst gebührt, die experimentell-pathologische Forschungsrichtung begründet zu haben.

Polypenartig hat die interne Medicin im 19. Jahrhundert um sich gegriffen und überall aus den exakten Wissenschaften ihre Hilfsmittel zu finden gesucht. Ausser der Physik, der Physiologie, der pathologischen Anatomie wurde noch ein Zweig einer Wissenschaft im scheidenden Jahrhundert der inneren Medicin aufgepropft. Es ist dies die physiologische Chemie, als deren vornehmste Vertreter ich Prout, Lehmann, Scherer, Strecker und Hoppe-Seyler aufführe.

Und noch eine Forschungsrichtung ist hier zu erwähnen, welche im letzten Decennium des scheidenden Jahrhunderts eine tonangebende Rolle spielt: ich meine die Bakteriologie.

Nachdem im Jahre 1837 Bassi zuerst einen Pilz als Ursache der Muscardinenkrankheit der Seidenraupe gefunden, Schönlein den Favuspilz entdeckt, Semmelweiss im Mai 1847 den Satz ausgesprochen hatte: „Das Wochenbettfieber ist infectiös, das Wochenbettfieber wird übertragen durch die beschmutzte Hand des Arztes", Henle die alte Lehre vom Contagium vivum in eine präcisere Form gefasst hatte, wurde dann von einem deutschen

Forscher Pollender im Jahre 1855 — vor Davaine — gezeigt, dass das Blut bei Milzbrand organisirte Lebenswesen beherbergt, welche von Pollender sofort als die Erreger dieser Krankheit erkannt wurden. Ebenbürtig dieser Entdeckung ist dann Obermayer's Nachweis der Spirillen im Blute von an Febris recurrens Erkrankten im Jahre 1873. Aber alles das waren nur Bruchstücke, einzelne Steine, die dazu beitrugen die Aetiologie der Infectionskrankheiten auf eine neue Basis zu stellen.

Begründet wurde diese neue für die innere Medicin so fruchtbringende Lehre durch Robert Koch.

Hier in unserem Kreise auf dem I. Congresse für innere Medicin (1882) hat Koch zuerst die Aetiologie der Tuberkulose durch Nachweis des specifischen Krankheitserregers für immer dauernd aufgeklärt. Wenn auch in neuerer Zeit Miene gemacht wird, dieses Dogma zu stürzen, ich bin überzeugt, dass Robert Koch Recht behalten wird. Wir sind aufgeklärt über die Aetiologie der Tuberkulose. Sie wird in allen ihren proteusartigen Formen bedingt durch das Eindringen des Tuberkelbacillus in den menschlichen Organismus.

Und nun reiht sich eine grosse Entdeckung an die andere. Die Cholerabacillen, Diphtheriebacillen, Rotzbacillen, Leprabacillen und so fort. Aber gerade diese neuen Entdeckungen, die an sie sich knüpfenden weitgehenden therapeutischen Versuche, die nicht immer als glücklich zu bezeichnen waren, die mächtigen Fortschritte der bereits erwähnten Wissenschaften, der Physiologie, physiologischen Chemie, weiter der Neurologie, angeregt durch Flourens, Broca, Hitzig, Fritsch, Charcot, Meynert, Leyden, Nothnagel, Erb, Strümpell und zahlreichen anderen auch noch heute thätigen Collegen brachten das feste Gebäude der inneren Medicin in beträchtliches Schwanken. Centrifugale Bestrebungen machten sich geltend. Die innere Medicin schien in Lehre und Forschung sich in Specialdisciplinen auflösen zu wollen.

Es war dringend nothwendig, dass mit sicherer, dazu befugter Hand eingegriffen werde, damit diese stärkste Wurzel der praktischen Medicin nicht dem Untergange anheimfalle.

Meine Herren! Diese erlösende That hat unser Altmeister Herr v. Leyden mit glücklichem Griffe im Jahre 1882 durch Gründung dieses Congresses vollführt. Ich glaube, wir können heute sagen, dass

die Erwartungen, die an die Gründung des Congresses sich knüpften,
in Erfüllung gegangen sind. Denn der Congress ist in der kurzen Zeit
seines Bestandes, kaum zwei Decennien alt, der Brennpunkt des wissenschaftlichen Lebens in der inneren Medicin geworden.

Alle Fragen, welche das Herz des Internisten bewegen und bewegten, wurden hier besprochen. Dass dem so ist, davon geben die
Berichte Zeugniss. Es ist demnach als eines Denksteines der inneren
Medicin des 19. Jahrhunderts die Gründung dieses Congresses hier hervorzuheben.

Wir wollen hoffen, dass auch im 20. Jahrhundert der Congress
seine durch nun mehr 18 Jahre erworbene Attractionskraft behält, dann
ist die im 8. Decennium des 19. Jahrhunderts bestandene Gefahr der
Zersplitterung unserer Wissenschaft dauernd gebannt.

Meine Herren! Bevor ich schliesse, sei es mir noch vergönnt,
mit einigen Worten der Zukunft unserer Wissenschaft zu gedenken.
Ich knüpfe an den Anfang an. Einig, machtgebietend in der ganzen
Welt findet das 20. Jahrhundert das deutsche Volk; im fernsten Osten
des Festlandes, das wir bewohnen, weht Germanias Flagge, einig ist
das deutsche Volk von Königsberg bis Strassburg. Auch von Epi-
demieen ist wenig zu hören, wenn ich absehe von der leidigen Influenza.
Doch ein böser Feind pocht, wie im vorigen Jahrhundert die Cholera,
an den Thoren Europas und klopft an die Thüren, und schleicht näher
und näher, das ist die Pest! Bis jetzt ist es noch gelungen, die
einzelnen Funken, die auf die deutsche Erde fielen, durch strenge Wach-
samkeit zu löschen. Wir wollen hoffen, dass es eben dieser Wachsam-
keit auch gelingen wird diese mörderische Krankheit, falls sie auf
europäischem Boden sich festsetzt, zu tilgen, also auch den entstehenden
Brand zu löschen. Die Waffen dazu hat ja das 19. Jahrhundert bereits geschmiedet. Sie lauten: entsprechende Prophylaxe,
Präventivimpfung, Serumtherapie! Sie sind geschmiedet für
alle infectiösen Erkrankungen und so wird es eine der wichtigsten Aufgaben des 20. Jahrhunderts sein, den infectiösen Erkrankungen auf den
eben bezeichneten Wegen vorzubauen.

Auf diesem Wege werden wir hoffentlich auch mit unserem Haupt-
feinde, mit der Tuberkulose, fertig werden.

Auch unterliegt es keinem Zweifel, dass das 20. Jahrhundert
Verbesserungen unserer Untersuchungsmethoden bringen wird. Ins-

besondere von einer köstlichen Frucht des letzten Decenniums des scheidenden Jahrhunderts dürfen wir das Beste erwarten: Ich meine die Röntgenuntersuchung. Die weitere Entwickelung dieser Methode verspricht auch die stolzesten Hoffnungen noch zu übertreffen.

So wichtig alles dies ist, so werden alle diese Thatsachen vor einer Erkenntniss zurücktreten, einer Erkenntniss, deren Anfang das 19. Jahrhundert brachte, deren Vollendung das 20. Jahrhundert bringen wird. Es ist die Synthese des Eiweisses. Erst dann, wenn es gelungen sein wird, das hochatomische Eiweissmolekül aus seinen Componenten aufzubauen, erst dann werden wir uns eine richtige Vorstellung machen können, wie unter normalen Verhältnissen das Nahrungs- unter krankhaften das Organeiweiss abgebaut wird. Nachdem die Synthese des Zuckers schon im 19. Jahrhundert Emil Fischer gelang, nachdem die dritte dem menschlichen Organismus unentbehrliche Nährsubstanz, das Fett sich synthetisch darstellen lässt, so steht zu hoffen, dass wir an der Hand dieser Erkenntniss in die Lage kommen werden, den Krankheitsprocess sagen wir kurz den Mechanismus des Processes zu erkennen. Das Wie? Bis jetzt kennen wir nur das Was: die anatomische Veränderung! Ich möchte an ein Beispiel erinnern. Wir kennen z. B. die Veränderungen, welche Phosphor im Organismus hervorruft, aber keiner weiss, wie und warum diese zu Stande kommen. Das Wie, den Hergang des Processes zu erklären ist uns bis jetzt nicht möglich und das Gleiche gilt für alle krankhaften Processe.

Dem kommenden Jahrhundert wird es beschieden sein, die einzelnen Phasen des pathologischen Vorganges aufzuklären, indem es uns lehrt, wie, durch welche physikalischen durch welche chemischen Vorgänge dieses oder jenes pathologische Produkt, z. B. die Carcinomzelle, gebildet wird. Ja ich glaube nicht zu weit zu gehen, wenn ich sage, dass jeder pathologische Process durch eine Gleichung sich ausdrücken lassen wird.

Das Krankheitsagens x (Prozoon, Pilz, Gift) ist in den Organismus eingedrungen, in Folge dessen wird das Organeiweiss dieser oder jener Zellgruppe in dieser oder jener krankhaften Weise beeinflusst, daher diese oder jene normalen Schlacken des Körpers in grösserer oder geringerer Menge oder gar nicht gebildet oder es treten gar neue Stoffe auf. Es wird sich je nach der Art, je nach der Menge dieser Stoffe der Verlauf des Processes bestimmen lassen, also die Prognose eine ungeahnte Schärfe bekommen; auf demselben Wege aber werden wir auch zu ganz exakten Diagnosen kommen und auf dieses Fundament hin wird eine rationelle, für jede Krankheitsform sicher stehende Therapie geschaffen werden.

Zum Schluss noch eine Bemerkung. Man hört so oft das Schlagwort: die Wissenschaft ist international. Ich bin kein Freund von Schlagworten also auch nicht dieses Schlagwortes. Denn was giebt es Schöneres als den Wettstreit der Völker auf geistigem Gebiete? Wir haben aber eine deutsche interne Medicin und diese wird auch im 20. Jahrhundert bleiben. International muss die Bekämpfung der Krankheiten sein und ich erkenne mit Freuden an, dass das deutsche Reich auf diesem Gebiete vorangegangen ist, besonders auf dem Gebiete, welches auf dem in Neapel bald tagenden Congresse den Gegenstand der Verhandlungen bildet: die internationale Bekämpfung der Tuberkulose!

Im 19. Jahrhundert hat die deutsche Medicin an der Spitze unserer Wissenschaft gestanden und ich will hoffen, dass sie im 20. Jahrhundert diese hohe Stufe behält. Und mit dem Wunsche, dass das 20. Jahrhundert für unsere Wissenschaft ebenso erfolgreich sein möge, wie das 19. und mit dem Wunsche, dass auch dieser Congress einige Bausteine zu dem grossen Werke beitrage, erkläre ich den XVIII. Congress für innere Medicin für eröffnet.

# VERHANDLUNGEN

## DES CONGRESSES FÜR

# INNERE MEDICIN.

HERAUSGEGEBEN

VON

## D<sup>R.</sup> E. von LEYDEN, UND D<sup>R.</sup> EMIL PFEIFFER,

Geh. Med.-Rath u. o. ö. Professor der
1. med. Klinik zu Berlin.

Geh. San.-Rath in Wiesbaden, ständigem
Secretäre des Congresses.

## NEUNZEHNTER CONGRESS

Gehalten zu Berlin, vom 16.—19. April 1901.

MIT ZAHLREICHEN TEXTABBILDUNGEN UND 9 TAFELN.

WIESBADEN.
VERLAG VON J. F. BERGMANN.
1901.

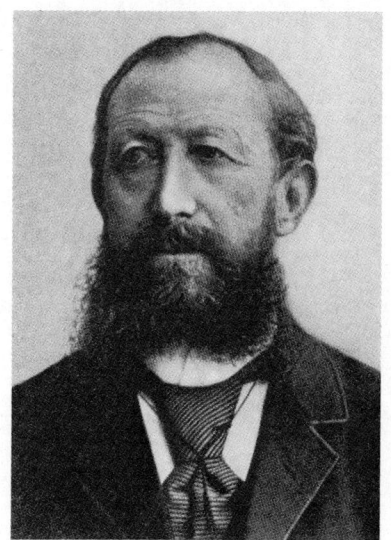

H. Senator, Berlin
Vorsitz 1901

# I.

# Eröffnungsrede.

---

## Ueber die Bedeutung der Diagnose für die Therapie.

Von

Professor Dr. **H. Senator**

====

Verhandl. d. neunzehnten Congresses f. innere Medicin. XIX.        1

– 181 –

# Ueber die Bedeutung der Diagnose für die Therapie.

Rede zur
Eröffnung des XIX. Congresses für Innere Medicin
in Berlin am 16. April 1901.

Von

Prof. Dr. **H. Senator** (Berlin).

Bei der Jahrhundertwende im vergangenen Jahre haben wir zurückblickend uns den Entwickelungsgang vor Augen geführt, welchen die medicinische Kunst und Wissenschaft während der letzten hundert Jahre genommen hat und haben uns der ungeheuren Forschritte freuen dürfen, welchen sie in ihrer ganzen grossen Ausdehnung, in ihren alten Hauptgebieten wie in den zahlreichen neu erstandenen Sonderfächern gemacht hat, nicht am wenigsten auf dem eigensten Gebiete unseres Congresses, dem der inneren Medicin. Und hier wieder ist es die Lehre von der Erkennung der Krankheiten, die Diagnostik, welche die gewaltigsten Fortschritte aufzuweisen hat, Fortschritte so ausserordentlich gross, dass sie Alles das weit hinter sich lassen, was vorangegangene Jahrtausende von den Uranfängen der Heilkunde an bis zum Anfang des 19. Jahrhunderts zusammen geleistet haben.

Man braucht sich nur den Arzt eben aus dem Anfange des vorigen Jahrhunderts zu vergegenwärtigen, um sofort zu begreifen, wie bescheiden damals die diagnostischen Kenntnisse, wie arm die Medicin an Hülfsmitteln zur Erkennung namentlich auch innerer Krankheiten gewesen ist. In der That konnte damals der Arzt, soweit es sich um die Diagnostik der inneren Krankheiten handelte, mit dem alten Philosophen Bias sagen: „Omnia mea mecum porto" oder noch richtiger:

1*

„Nihil mecum porto", denn er war lediglich auf seine fünf Sinne, un-
bewaffneten Sinne, angewiesen und auch diese verstand er noch nicht
so auszunützen, wie wir es später gelernt haben.

Und heute? Ein Hercules wäre nicht im Stande, alle Hülfsmittel, auch nur die sogenannten „transportablen" bei sich zu
tragen, die uns für die Diagnose zu Gebote stehen, geschweige denn
alle anderen, nicht transportablen, die nur in Instituten und Laboratorien
unterzubringen und zu benutzen sind. Dass dies keine Uebertreibung
ist, davon kann Sie, hochgeehrte Versammlung, ein Blick in die mit
unserem diesmaligen Congresse verbundene Ausstellung überzeugen,
welche einen so stattlichen Raum einnimmt, obgleich sie fast ausschliesslich den neueren und neuesten Fortschritten auf diagnostischem
Gebiete gewidmet ist und die älteren und längst eingebürgerten, der
Diagnose dienenden Hülfsmittel gar nicht enthält.

Schon die blosse Aufzählung der im vorigen Jahrhundert, hauptsächlich in seiner zweiten Hälfte eingeführten diagnostischen Methoden,
der Percussion und Auscultation, der mikroskopischen und
chemischen Untersuchungen des Blutes, der Säfte und aller
Ab- und Aussonderungen des Körpers, der Thermometrie, der
Sphygmographie und Tonometrie, der Augenspiegelung,
der Besichtigung des Kehlkopfes, wie überhaupt der Endo-
und Diaphanoskopie der verschiedensten Canäle und Hohlräume
des Körpers, der Phaneroskopie, der Probepunktionen, der
Elektrodiagnostik, der Bakterioskopie nebst der Serodiagnostik, der Kryoskopie, der Röntgendurchleuchtung
und der psychophysischen Methoden — schon diese blosse Aufzählung genügt, um eine Vorstellung davon zu geben, bis zu welcher
Ausdehnung und Vervollkommnung die Diagnostik der inneren Krankheiten gediehen ist.

Angesichts Alles dessen drängt sich wohl die Frage auf: was
nützt dieses ganze gewaltige Rüstzeug dem Endziele der
Medicin, der Verhütung und Behandlung von Krankheiten, kommen wir diesem Ziele näher, weil wir besser
diagnosticiren können? Welche Bedeutung hat überhaupt die Diagnose für die Therapie?

Es kann doch nicht bestritten werden, dass auch schon vor diesem
Aufschwunge der Diagnostik, ja dass zu allen Zeiten, vom grauesten

Alterthum bis herab auf unsere Tage, auch ohne Diagnose Kranke in der allerverschiedensten Weise behandelt worden sind und oft genug mit Erfolg. Dies gilt ebensowohl von den Beschwörungsformeln der alten Priestermedicin wie von den Besprechungskuren in unserer Zeit, vom Tempelschlaf der Hellenen, wie von den Zaubertränken der Wunderdoctoren oder Medicinmänner und den Schablonen unserer sogenannten Naturheilkünstler, von der Panacee, die einst A s c l e p i o s an einem Flussufer gepflückt haben soll, wie von den vielen anderen Allheilmitteln, die jederzeit gläubigen Zulauf gefunden haben und noch heutzutage finden, wo freilich nur Quacksalber und Kurpfuscher sich ihres Besitzes rühmen.

Auch in den Kreisen der berufsmässigen gelehrten Medicin hat es zu verschiedenen Zeiten Strömungen und Schulen gegeben, in denen Therapie geübt wurde, wenn nicht ganz ohne Diagnose, so doch auf Grund einer rein äusserlichen, grob symptomatischen Krankheitsbetrachtung, ohne nach den krankhaften Veränderungen der Organe zu suchen und ohne sich von den Ursachen und dem Zusammenhange der Symptome Rechenschaft zu zu geben, ja sogar mit ausdrücklicher Zurückweisung oder selbst Verachtung der pathologischen Anatomie und der ätiologischen Forschung wie noch in den letzten dieser „Schulen", der H a h n e m a n n 'schen Homöopathie und R a d e m a c h e r 's „verstandesrechten Erfahrungs-Heillehre".

Es ist wahr, der Aufschwung welchen die pathologische Anatomie in der ersten Hälfte des vorigen Jahrhunderts unter Führung von B i c h a t und C r u v e i l h i e r in Paris, R o k i t a n s k y in Wien und vor Allem von V i r c h o w 's grosser Schule in Würzburg und Berlin nahm und die Bereicherung, welche um dieselbe Zeit die Diagnostik durch die Einführung der Percussion und Auscultation, der mikroskopischen und chemischen Untersuchungsmethoden erfuhr, waren zunächst der Therapie nicht gerade förderlich. Im Gegentheile, je mehr die Kenntnisse von den Veränderungen der Organe in Krankheiten sich erweiterten und vertieften, je deutlicher, je greifbarer Dank den mikroskopischen Forschungen die Schädigungen vor Augen traten, welche mehr oder weniger alle Gewebe des Körpers auch in scheinbar örtlich begrenzten Krankheiten erlitten, um so weniger glaubte man, durch therapeutische Maßnahmen, namentlich durch Arzneimittel die Krankheiten beeinflussen zu können und man verzweifelte fast an der Mög-

lichkeit, innere Krankheiten mit Erfolg zu behandeln.   Es war zugleich
die Reaction gegen die vorher eingerissene Vielgeschäftigkeit der Aerzte,
gegen den Missbrauch, der mit den eingreifendsten Arzeneimitteln
und Methoden, mit Aderlässen und örtlichen Blutentziehungen, mit
Brech- und Abführmitteln u. s. w. getrieben wurde, ein Missbrauch,
den bekämpft zu haben allerdings das Verdienst der Homöopathie ist,
ihr einziges, das ihr nicht geschmälert werden soll.

Kurz, es kam jene nicht gar so lange hinter uns liegende Zeit
des Nihilismus in der Therapie, jene Zeit, in der mancher
Kliniker seine Aufgabe nur darin sah, diagnostische Triumphe zu feiern,
die Therapie aber als nebensächlich vernachlässigte.

Aber es dauerte nicht lange, bis der Umschwung eintrat und man
sich wieder darauf besann, dass die Diagnose im Dienste der Therapie zu
stehen habe.   Ein glückliches Zusammentreffen fügte es, dass etwa
gleichzeitig mit den Fortschritten der Diagnostik oder wenig später
die Chemie anfing, zahlreiche sehr wirksame Mittel dem Arzneischatze
zuzuführen, dass die physikalisch - diätetischen Heilmethoden eine
grössere Werthschätzung und wissenschaftlichere Ausgestaltung erfuhren
und dass endlich der Chirurgie durch die Einführung der Antiseptik
und Aseptik neue Bahnen eröffnet und innere Organe, an die sie sich
vorher nicht hatte hinanwagen dürfen, zugänglich gemacht wurden.

So trat denn noch im letzten Viertel des vergangenen Jahrhunderts
auch für die Therapie eine Periode mächtig fortschreitender Entwickelung ein, die zugleich in glänzender Weise Zeugniss dafür ablegte,
dass Alles, was die Diagnostik fördert, schliesslich auch der Therapie
zu Gute kommt.

Denn erstens wurde eine Anzahl neuer Krankheiten entdeckt,
oder wurde vielmehr das Wesen unklarer Krankheitszustände erkannt,
die bis dahin nach rein äusserlichen Merkmalen unter allerhand
Sammelnamen, wie „Wassersucht, Gelbsucht, Rheumatismus, Krämpfe,
essentielle Fieber" u. s. w. zusammengeworfen waren, und die, richtig
erkannt, ein dankbares Feld für die Prophylaxe, wie für die eigentliche Therapie bildeten.   Hierher gehören, um nur einige heraus zu
greifen, die Trichinenkrankheit, die parasitären Anämieen, insbesondere
die Ankylostomenkrankheit, die Actinomycose, das Myxödem, die verschiedenen Formen der Nierenentzündung u. a. m.

Z w e i t e n s wurden Krankheiten der Diagnose zugänglich gemacht, die bis dahin nur aus Leichenöffnungen bekannt gewesen waren und nur ein anatomisches Interesse dargeboten hatten, nunmehr aber von klinischer Bedeutung wurden und der Behandlung ebenfalls dankbare Aufgaben stellten, ja sogar ihr zu den glänzendsten Erfolgen verhalfen. Es sind dies namentlich diejenigen Organerkrankungen, welche die innere Medicin durch ihre fortgeschrittene Diagnostik der chirurgischen Behandlung erschlossen hat, von der Brustwassersucht angefangen bis zu den mannigfachen Affectionen in den Tiefen der Bauchhöhle und im Innern der Schädelkapsel oder des Wirbelkanales — ein weites Gebiet, das Jahrtausende hindurch für unnahbar gegolten hat und jetzt mit Hülfe der Diagnostik von der Therapie immer weiter erobert wird.

D r i t t e n s lernte man Krankheiten, die früher nur bei vollständiger Ausbildung in vorgeschritteneren und dann unheilbaren Stadien bekannt waren, in ihren frühesten Anfängen erkennen zu einer Zeit, wo sie noch keine schweren Schädigungen im Körper hervorgerufen haben und deshalb günstigere Aussichten auf gänzliche Wiederherstellung oder wenigstens auf Stillstand und Besserung bieten. Nur einige Beispiele dafür seien angeführt. Den D i a b e t e s  m e l l i t u s kannte man noch vor 80—100 Jahren nur in seiner schwersten und vorgeschrittensten Form und man hielt ihn für eine der seltensten und schlimmsten Krankheiten, bei der das Leben durch die von R o l l o eingeführte Diät allenfalls einige Jahre gefristet werden könnte. Seidem hat man gelernt, die Krankheit in ihrem ersten Entstehen zu entdecken, ihre milderen Formen zu erkennen, sodass die Behandlung in der Mehrzahl der Fälle viel aussichtsreicher geworden ist.

Ueber T a b e s k r a n k e hat bekanntlich noch vor etwa 50 Jahren R o m b e r g den Stab gebrochen. Die Humanität, meinte er, verpflichte hier von vorne herein zu der Eröffnung, dass durch therapeutische Eingriffe n u r  g e s c h a d e t, nicht genützt werden könne! Jetzt stehen wir, Dank den diagnostischen Fortschritten auf dem gerade entgegengesetzten Standpunkte. Wir erkennen die Krankheit zu einer Zeit, wo es inhuman, ja unverantwortlich wäre, therapeutische Eingriffe zu unterlassen, durch welche die Kranken gebessert, noch viele Jahre hinaus in einen befriedigenden Zustand gebracht und ihrem Berufe erhalten werden können.

Die Tuberkulose war früher, wie Jedermann weiss, so gefürchtet, dass die Aerzte sich scheuten, die Diagnose dem Kranken zu
offenbaren und heute, wo sie durch die physikalischen und bacteriologischen Untersuchungen in ihren frühesten Anfängen erkannt werden
kann, drängen sich die Kranken in die Lungenheilstätten im Vertrauen
darauf, dass bei rechtzeitiger Behandlung Heilung der früher für unheilbar gehaltenen Krankheit zu erzielen ist.

Endlich viertens die neueste Errungenschaft der Therapie, die
Heilserum-Behandlung, ist ganz und gar eine Frucht der Diagnostik auf dem bakteriologischen Gebiete. Von dieser ist ihre Entwickelung ausgegangen und an deren Fortschritt ist die Weiterent-
wickelung der Serumbehandlung gebunden.

Vollends die Prophylaxe der Krankheiten hat aus eben
dieser bakteriologischen Diagnostik unberechenbaren Nutzen gezogen.
Wohl hatte M. v. Pettenkofer durch seine überaus fruchtbaren
Arbeiten den Anstoss zur Verbesserung der hygienischen Verhältnisse
auf verschiedenen Gebieten und dadurch zur Verhütung von Krankheiten gegeben, aber erst die Einführung der Bakteriologie in die
Diagnostik durch Rob. Koch's grundlegende Untersuchungen und der
durch sie erst möglich gewordene Nachweis specifischer Krankheitserreger namentlich bei Volks- und Seuchenkrankheiten hat die Prophylaxe auf eine vorher ungeahnte Höhe gehoben und hat ihr eine
weit über das Schicksal der Einzelperson hinausgehende Bedeutung
für Leben und Gesundheit der Völker, für den Verkehr und die Wohlfahrt der Staaten gegeben. Was in unserer Zeit an Abwehrmaßregeln
gegen Cholera und Pest, gegen Tollwuth, Lepra und Malaria, von den
verheerenden Thierseuchen ganz zu schweigen, geschehen ist und noch
geschieht, ist ohne bakteriologische Diagnostik undenkbar.

Wenn die Therapie aufgehört hat, das Stiefkind der Medicin zu
sein, das sie noch vor etwa einem Menschenalter gewesen ist, so verdankt
sie dies nicht ausschliesslich, aber zum überwiegend grossen Theile den
Fortschritten der Diagnostik, durch welche es möglich geworden ist,
in einer immer wachsenden Zahl von Fällen auf klinischem Wege,
d. h. am Lebenden das zu erreichen, was einst Morgagni in seinen
berühmten 7 Büchern „de sedibus et causis morborum" durch die
Anatomie zu erforschen sich als Ziel gesetzt hatte.

Den Sitz und die Ursachen der Krankheiten aufzufinden, wird auch fernerhin die erste Aufgabe der Diagnostik sein müssen und mit jedem weiteren Vordringen in der anatomischen und ätiologischen Erkenntniss der Krankheiten wird auch für die Therapie ein weiterer Fortschritt angebahnt werden.

Aber damit ist die Aufgabe der Diagnose für die Therapie nicht erschöpft. Die ärztliche Diagnose, d. i. diejenige, welche der Krankenbehandlung als Richtschnur dienen soll, hat noch mehr ins Auge zu fassen, als den Sitz und die Ursache der Krankheit festzustellen. Denn nicht minder wichtig als dies ist es, zu erkennen, in welcher Weise der Organismus auf die Erkrankung reagirt, ob und in welchem Maafse die ihm zu Gebote stehenden Einrichtungen zur Abwehr und Bekämpfung der eingedrungenen Schädlichkeiten und zum Ausgleich von Störungen in Thätigkeit treten, wie das Allgemeinbefinden sich gestaltet und wie die lebenswichtigen Organe sich verhalten. Jeder nur einigermaafsen erfahrene Arzt weiss, dass eine und dieselbe Krankheit ein verschiedenes Behandlungsverfahren nothwendig machen kann, welches eben von der Gestaltung der genannten Verhältnisse abhängt. „Man kann," hat der erfahrene Hufeland[1]) vor 100 Jahren gesagt, „die Krankheit sehr gut und den Kranken sehr schlecht behandeln (ein Fall, der wirklich bei manchen Aerzten eintritt und die Hauptursache ihres praktischen Unglücks ist). Ein und dieselbe Krankheit kann nämlich in zwei verschiedenen Subjekten eine sehr verschiedene Behandlung verlangen, ein und dasselbe Heilverfahren durch die Verschiedenheit zweier Subjekte sehr verschieden modificirt werden."

Immer gilt für die Therapie in erster Linie zu erkennen, ob das Leben des Kranken bedroht ist und von welcher Seite die Gefahr droht. Die Diagnose der Gefahr ist oft für das ärztliche Handeln ausschlaggebend, mehr als die Diagnose des Sitzes und der Ursache der Krankheit.

Sodann verdienen auch die übrigen, nicht gefahrdrohenden Krankheitserscheinungen Berücksichtigung. Die rein symptomatische Behandlung soll nicht vernachlässigt werden. Sie tritt in ihre Rechte, sobald irgend ein Symptom das Maafs des Erträglichen über-

---

[1]) System der prakt. Heilkunde 1800, I, S. 108. Vergl. auch H.'s Enchiridium medicum in dem Kapitel: Diagnostik.

schreitet, ein Maaſs, das selbstverständlich individuell sehr verschieden ist. Heftige Schmerzen, andauernde Schlaflosigkeit, lange anhaltende hohe Temperatursteigerung und viele andere Symptome, welche an und für sich nicht lebensgefährlich sind, können doch den Gang der Krankheit ungünstig beeinflussen. Solche Symptome beseitigen oder mässigen, schafft nicht nur dem Kranken subjektive Erleichterung, hebt seinen Muth und bessert seine Stimmung, sondern schafft ihm auch objektiven Nutzen, indem es seine Widerstandsfähigkeit erhält und erhöht.

Aber nicht jedes erste beste Symptom, das sich in den Vordergrund drängt, soll ohne Weiteres bekämpft werden in der Art, wie Charlatane und Afterärzte es zu thun lieben, um durch einen vorübergehenden Erfolg zu blenden, häufig genug zum Schaden des Kranken. Für den wissenschaftlichen und gewissenhaften Arzt gilt es, auch in dieser Beziehung, die Symptome richtig zu würdigen, zu erwägen, welches von ihnen ein Eingreifen erfordert, wann die Zeit dazu gekommen ist und wie es ohne Störung des sonstigen Heilplanes zu geschehen hat. Diese Aufgabe der ärztlichen Diagnose erfordert nicht selten mehr Scharfblick und Erfahrung als die Diagnose des Sitzes und der Ursache der Krankheit oder die Diagnose der Gefahr.

Nach den hier entwickelten Grundsätzen haben, bewusst oder unbewusst, die besten Aerzte aller Zeiten mit den ihnen jeweilig zu Gebote stehenden Mitteln gehandelt und werden wissenschaftliche Aerzte immer zu handeln haben. Denn ohne sie ist die Thätigkeit des Arztes, wäre er selbst im Besitz der wirksamsten und heilkräftigsten Mittel, ziel- und planlos, ohne sie gleicht er dem Schiffer, der auf dem vorzüglichsten Fahrzeug in See geht, aber ohne Compass. Die Diagnose, welche auf die Bedürfnisse des Kranken gerichtet ist, muss der Leitstern für die Therapie bleiben und in diesem Sinne wird der alte Spruch immer zu Recht bestehen:

„Qui bene dignoscit, bene curat."

# VERHANDLUNGEN

## DES CONGRESSES FÜR

# INNERE MEDICIN.

---

HERAUSGEGEBEN

VON

### DR. E. von LEYDEN, UND DR. EMIL PFEIFFER,

Geh. Med.-Rath u. o. ö. Professor der      Geh. San.-Rath in Wiesbaden, ständigem
1. med. Klinik zu Berlin.        Secretäre des Congresses.

---

## ZWANZIGSTER CONGRESS

Gehalten zu Wiesbaden, vom 15.—18. April 1902.

---

MIT ZAHLREICHEN TEXTABBILDUNGEN UND 7 TAFELN.

---

WIESBADEN.
VERLAG VON J. F. BERGMANN.
1902.

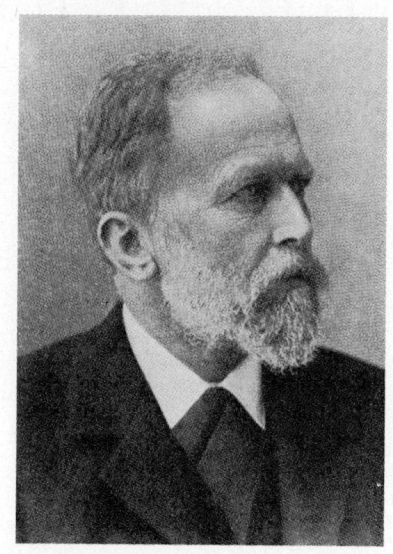

B. Naunyn, Straßburg
Vorsitz 1902

# I.

# Eröffnungsrede.

Von

Herrn Geh. Med.-Rath Prof. Dr. **Naunyn** (Strassburg).

---

Das vergangene Jahr sah unsern Congress in Berlin. Wir haben uns dort der Gastfreundschaft unserer hauptstädtischen Collegen in jeder Richtung erfreut; vor Allem aber danken wir ihnen nochmals für den reichen Schatz von Belehrung, den wir einheimsen durften, und wie ihn uns nur eine Metropole der Wissenschaft bieten konnte.

Weil wir nun 1901 auswärts getagt, so sind wir für 1902 an Wiesbaden gebunden. So gebieten die Statuten. Hier sind wir stets gern und doch — wenn nicht die Vorschrift der Statuten wäre — so hätten uns gerade diesesmal unsere Herzen nach Berlin gezogen, um dort an Ort und Stelle den 20. April mit zu feiern, an dem Leyden sein 70. Lebensjahr vollendet. Das ging nun aber nicht an, und so müssen wir es Herrn v. Leyden wirklich ganz besonders danken, dass er uns die Gunst erwiesen hat hierherzukommen, um mit uns die Vorfeier seines Jubeltages zu begehen. Dazu, meine Herren, ist der morgende Tag ausersehen, die Vormittagssitzung morgen ist der Leydenfeier gewidmet.

Heute liegt mir zunächst die traurige Pflicht ob, der Verluste zu gedenken, welche uns das abgelaufene Geschäftsjahr brachte. Leider sind sie sehr schwer. Märklin, Widerhoffer, und zwei von unseren Ersten und Besten, Liebermeister und Ziemssen, sind dahingegangen. —

Zunächst habe ich des Herrn Collegen Märklin, früher in Wiesbaden, später in Cronberg zu gedenken, er hat in der ersten Zeit unseres Congresses hier eine bedeutende Rolle gespielt, es kommt dies darin

1*

zum Ausdruck, dass Herr Märklin damals Mitglied des Geschäfts-
comités war.

Das zweite unserer Mitglieder, welches wir zu beklagen haben,
ist v. Widerhoffer in Wien. Seine wissenschaftlichen Verdienste
liegen auf dem Gebiete der Kinderheilkunde, er ist einer der Begründer der modernen Paediatrie. In Wien nahm er eine Stellung ein, die
weit über die Grenzen seiner Disciplin hinausreichte. Der Grund
lag nicht nur in seiner intimen Stellung zum österreichischen Kaiser-
hause, sondern ebenso in seiner grossen Ehrlichkeit, Sachlichkeit und
Liebenswürdigkeit. Unserem Congresse gehörte er seit lange an.

Hugo v. Ziemssen, 1829 in Greifswald geboren, kam schon 1863
als Kliniker nach Erlangen und von da 1874 nach München. Hier
hat er eine die ärztliche Welt Bayerns beherrschende Stellung bis zu
seinem Tode inne gehabt. Dass ihm mancher Zwist und manche Fehde
aus dieser Stellung erwuchs, konnte bei seinem lebhaften Temperamente
und seinem Eifer für das Gemeinwohl und alle gemeinnützigen Unternehmungen nicht ausbleiben, aber weit mehr wurde ihm Anerkennung
und Auszeichnung von allen, auch den höchsten Stellen, zu Theil.

Ziemssen gehörte zu den Gründern unseres Congresses; schon
an den Verhandlungen über die Statuten nahm er lebhaften Antheil,
selten hat er gefehlt, und immer hat er sich mit Vorträgen an den
Verhandlungen und Discussionen lebhaft betheiligt. Auf dem besonders glänzenden 13. Congresse in München (1891) führte er das
Präsidium.

In den wissenschaftlichen Arbeiten Ziemssen's fällt die grosse
Vielseitigkeit auf, vermöge derer er in zahlreichen Zweigen unserer
Disciplin sehr wirksam mitgearbeitet hat. Da wo er an die Oeffentlichkeit tritt, als Vortragender in unserem und anderen Vereinen sind
es oft Fragen allgemeinen, öffentlichen Interesses, mit denen er sich
beschäftigt. Sehr frühzeitig, schon 1868 in Erlangen und von Zeit zu
Zeit immer wieder ist er für die Reform des medizinischen Unterrichtes eingetreten; noch sein letztes grosses Referat auf diesem Congresse vor 5 Jahren war diesem Gegenstande gewidmet. Auch bei der
Einrichtung seines klinischen Institutes in München, auf das er sich
mit Recht nicht wenig zu Gute that, hat ihn ganz offenbar der Gedanke geleitet, dass er etwas schaffen wollte, was vorbildlich für die
anderen Universitäten sein sollte. Ziemssen war eben ein Mann,

der es nicht beim Reden bewenden liess, sondern er ging praktisch vor, wo ihm immer Gelegenheit gegeben war; er empfahl nicht nur die Einrichtungen, welche nach seiner Ansicht für den gedeihlichen klinischen Unterricht nöthig waren, sondern er schuf sie wirklich selbst; ich nenne nur das Institut der Coassistenten seiner Klinik, die Einrichtung der zahlreichen Curse in Verbindung mit seiner Klinik, alles Dinge, von denen er mit besonderer Genugthuung sprach.

Neben diesem seinem Lieblingsthema haben Ziemssen in den letzten Jahren vielfach die Einrichtungen für Volkswohlfahrt beschäftigt; er gehört zu denen, die am nachdrücklichsten die Sache der Lungenheilstätten und der Reconvalescentenhäuser gefördert haben. —

In der Sammlung von klinischen Vorträgen, die er Ende der 80er bis Anfang der 90er Jahre erscheinen liess, hat uns Ziemssen ein Werk hinterlassen, aus dem seine ganze Persönlichkeit lebhaft zu uns spricht: seine Vielseitigkeit, seine Neigung für die humanen Seiten der Medizin, vor Allem sein praktischer Sinn, sein Trieb sich praktisch zu bethätigen, treten schon in der Wahl der Themata hervor. In der Art, wie er dann die einzelnen Themata behandelt, macht sich neben diesem seinem praktischen Sinne ein sehr erfrischender Hauch von Subjectivität bemerklich. Den Zuhörern, an die er diese Vorträge richtet, tritt er in gleicher Weise lebhaft entgegen, wie er auch hier oft auftrat — das lebhafte persönliche Interesse am Gegenstande machte ihn warm, die Wärme und Lebhaftigkeit, mit der er sich der Discussion hingab, sorgte dafür, dass über der Sache auch der Autor nicht zu kurz kam und so ward Ziemssen oft derjenige, der den Stimmungen und Gefühlen unserer Versammlung Ausdruck gab, am liebsten und wärmsten denen der Anerkennung gegen die Männer, deren Entdeckungen wir hier verhandelten.

Karl v. Liebermeister ist am 2. Februar 1833 in Ronsdorf im Rheinland geboren. Er habilitirte sich in Greifswald, ging dann als Privatdozent nach Tübingen und bekleidete hier als ausserordentlicher Professor die Stelle des pathologischen Anatomen. 1865 kam er als Kliniker nach Basel und von hier 1871 nach Tübingen; aus der ersten Tübinger Zeit stammt sein bekanntes anregendes Buch „Beiträge zur pathologischen Anatomie und Klinik der Leberkrankheiten." Aber erst mit seiner Berufung auf die klinische Lehrkanzel kam er in das rechte Fahrwasser, und es ist das erste Decennium seiner klinischen

Thätigkeit in Basel und in Tübingen (1865—1875), dem wir die Werke verdanken, welche seine bleibende Bedeutung für unsere Wissenschaft begründen: ich meine seine Studien über das Fieber, die er 1871 in seinem grossen Werke: „Handbuch der Pathologie und Therapie des Fiebers" zusammengefasst hat. Aus derselben Zeit stammen die von ihm inspirirten Studien seiner Schüler über zahlreiche Typhusepidemien in der Schweiz. Die Bedeutung dieser letztgenannten Arbeiten beruht nicht nur darin, dass sie bewiesen, wie diese Epidemien von Typhus abdominalis durch einen mit den Dejectionen der Kranken verschleppten specifischen Typhuskeim hervorgerufen wurden, sondern ebenso in ihrer methodologischen Vorbildlichkeit für derartige epidemiologische Unter-suchungen. In der späteren Zeit ist Liebermeister dann noch mit originellen Arbeiten auf dem Gebiete der Hysterie hervorgetreten und mit seinen Vorlesungen über specielle Pathologie und Therapie, einem grossangelegten Werke, in welchem das umfassende und gründliche Wissen in gleichem Mafse wie die grosse Erfahrung und die Reife der vertretenen Anschauungen imponirt.

Unserem Congresse hat Liebermeister von Anfang an angehört. Gleich auf dem ersten Congresse erstattete er sein berühmt gewordenes Referat über antipyretische Behandlungs-Methoden, und auf dem 4. Con-gresse trat er noch einmal mit einem Referate über die Antipyrese auf. Dem 8. Congresse (1889) hat er präsidirt.

Liebermeister war ein Mann, der sich bei seinen Freunden und Schülern ganz seltener Beliebtheit und Verehrung erfreute. Ich habe die allgemeine Beliebtheit, die Liebermeister bei seinen Collegen und Schülern genoss, selbst kennen gelernt, da ich während meiner Berner Zeit und später häufig in Basel verkehrte; ich weiss auch, dass sie ebenso dem unermüdlichen Forscher und Arzte, wie dem Menschen galt.

Liebermeister war als Mann der Geselligkeit ruhig und wenn auch schlagfertig doch nicht hervortretend. Am richtigen Selbstgefühl fehlte es ihm keineswegs. Irgendwo — ich weiss nicht mehr wo — sagt er einmal selbst von sich: „es ist mir wiederholt zu Theil ge-worden, dass ich den Anschauungen der medizinischen Mitwelt um ein Decennium voraus war." Ich glaube, dass er, als er dies sagte, vor allem an sein frühzeitiges Eintreten für das Contagium vivum der Infectionskrankheiten gedacht hat, das er sich in der That als eines seiner grössten Verdienste angerechnet hat.

Der Anspruch, den Liebermeister da erhebt, ist berechtigt, er ist kaum mehr wie der Ausdruck des Selbstgefühls, zu dem jeder originelle Kopf berechtigt ist — ist nicht jeder originelle Denker und Forscher im einen und im anderen Falle seiner Zeit voraus? und die Lehre vom Contagium vivum ist sie nicht die segensreiche Fluth geworden, die unsere ganze Pathologie neu befruchtet hat und mehr als das!

Die Arbeiten aber, auf denen Liebermeister's Bedeutung beruht, sind, wie ich schon sagte, die zur Fieberlehre.

Die besondere Richtung, in der sich Liebermeister's Bearbeitung der Fieberlehre bewegt, ist nicht zuerst von ihm eingeschlagen worden; vielmehr sind Bartels und Jürgensen als diejenigen zu nennen, welche den Gedanken fassten, dass die Erhöhung der Körpertemperatur die Cardinalerscheinung, die Noxe des Fiebers darstelle. Liebermeister's Verdienst ist wesentlich dies, dass er diese Lehre experimentell und klinisch weiter entwickelte und ausbaute, und vor Allem, dass er ihr die physiologische Grundlage gab; seine Arbeiten über den Einfluss der warmen und der kalten Bäder auf den Wärmehaushalt und den Stoffwechsel sind auch für die Methodologie epochemachend geworden; sie sind unbestritten von bleibendem Werthe.

Die Lehre, die Liebermeister vertrat, dass die krankhafte Temperaturerhöhung die eigentliche Noxe des Fiebers darstelle, sie gilt heute nicht mehr, kaum dass sich noch die auf sie begründete antipyretische Behandlungsweise, wenigstens für den Typhus, gegen die modernsten Strömungen behauptet; und doch ist es gerade diese, die therapeutische Seite seiner Arbeiten, was mich an Liebermeister's Werk am Meisten interessirt; nicht deshalb, weil ich, wie es allerdings der Fall ist, an den Segen der antipyretischen Behandlung des Fiebers, wenigstens der Behandlung des Typhus mit kalten Bädern unentwegt glaube, und noch weniger, weil ich etwa wissenschaftliche Arbeiten danach schätze, ob sie eine unmittelbare praktische oder gar therapeutische Consequenz haben — ich gehöre nicht zu denen, die auf offenem Markte beten: „Wir Aerzte sind zum Heilen und nur zum Heilen da!" — Dass wir zum Heilen da sind, ist unter Aerzten selbstverständlich und von selbstverständlichen Dingen soll man nicht zu viel reden, — was ich meine, ist ein Anderes. Bis zu den fünfziger Jahren des vergangenen Jahrhundert war man damit beschäftigt, die Grundlagen unserer modernen Diagnostik und Pathologie auszu-

bauen; als man hiermit einigermaſsen im Reinen zu sein glaubte, das
war in den fünfziger und anfangs der sechsziger Jahren, regte sich
das Streben, der Diagnostik und Pathologie nun auch die Begründung
einer wissenschaftlichen Therapie folgen zu lassen.

Die Aufgabe der Wissenschaft ist: allgemeine Regeln und Gesetze
zu finden, aus denen sich das Geschehen und das Handeln im Einzelfalle ableiten lässt. In der That hat man damals an eine Wissenschaft der Therapie in diesem Sinne geglaubt, man hat sich bemüht,
wenigstens für einige Krankheiten, mit wissenschaftlicher Kritik und unter
Benutzung aller gegebenen wissenschaftlichen Methoden, selbst bis zur
Mathematik hat man sich verstiegen, Regeln für das ärztliche Verfahren festzustellen, die Behandlung dieser Krankheiten nach bestimmten
Regeln festzulegen. Am gründlichsten geschah das für die Pneumonie
und für den Typhus, und an beiden Stellen hat diese streng wissenschaftliche Behandlungsweise der Therapie einen vollständigen Triumph
gefeiert.

Für die Pneumonie war das Ergebniss allerdings ein negatives.
Hier haben die Arbeiten von Dietl, Magnus-Huss, Bennet,
Thomas mit der bis dahin herrschenden Polypragmasie aufgeräumt
— und wie noch die Discussionen, welche sich vor 2 Jahren im Anschluss an Koranyi's und Pel's Referate in diesen selben Räumen
hier abspielten, gezeigt haben, definitiv aufgeräumt.

Die Arbeiten von Bartels, Jürgensen, Ziemssen und
Immermann, von Küchenmeister, Liebermeister und
manchen Andern über die Typhustherapie sie hatten ein höchst bedeutsames positives Ergebniss. Diese Männer sind es, denen wir
die Einführung der Kaltwasserbehandlung des Typhus danken.

Von ihnen ist Liebermeister derjenige, welcher — nicht nur
heute! — an erster Stelle genannt werden muss. Wie schliesslich die
Theorie, welche ihrer Zeit diesen Fortschritt trug, auf seinen Namen
getauft wurde, so haben sich auch die Kritiken, die dieser Theorie
nicht erspart werden konnten, an seine Adresse richten müssen. Die
Liebermeister'sche Theorie nach der die krankhafte Steigerung
der Körpertemperatur die hauptsächlichste Noxe des Fiebers, — wenn
auch nicht bei allen fieberhaften Krankheiten, so doch jedenfalls beim
Typhus darstellen sollte, sie ist gefallen, aber der Kern seines Wollens,
der ist meiner Einsicht und ehrlichen Meinung nach unerschüttert über

all diesen Streit hinüber gerettet: die Behandlung des Typhus mittels kühler Bäder, wir halten sie noch heute hoch als eines der kostbaren Vermächtnisse jener Zeit!

Jener Zeit! — wenn ich damit einen gewissen Gegensatz zwischen jener Zeit und der heutigen heraufbeschwöre, so geschieht das jedenfalls in frommer Absicht! Ich glaube es dem Andenken unseres Liebermeister schuldig zu sein, ich glaube seine Stellung nicht besser in das rechte Licht setzen zu können, als wenn ich ihn als einen der Bedeutendsten, vielleicht als den Bedeutendsten unter den Männern bezeichne, welche die moderne Wissenschaft der Therapie begründet haben.

Was mir diese Männer, und also auch Liebermeister, dem meine Worte gelten, so in besonderer Weise verehrungswürdig macht, das sind nicht ihre Erfolge, sondern das ist dies, dass sie an eine Wissenschaft der Therapie geglaubt haben!

Ob wir auch heute noch daran glauben? — ich sage nicht nein! noch die grösste therapeutische Entdeckung aus neuester Zeit, ich meine das Behring'sche Heilserum, zeigt ja wohl, wie geneigt die ärztliche Welt einem Mittel entgegen kommt, das gut wissenschaftlich begründet ist — aber! — gewinnt nicht doch das künstlerische Moment bei uns wieder mehr Raum. Die ärztliche Kunst, die dann wie alle Kunst kaum denkbar ist — ohne dass sie „auch gefällig sei"! Unsere Anschauungen sind in der That andere geworden! Das ist an und für sich nichts weniger wie ein Vorwurf, und thut wahrlich unserer Wissenschaftlichkeit noch keinen Abbruch: denn die Wissenschaft ist nichts weniger als conservativ — ihr Leben ist die Kritik und diese bedingt Wandel und Wechsel an allen Stellen — aber ganz etwas anderes wie Kritik und in der That die Negation der Wissenschaftlichkeit wäre es, wenn man alte therapeutische Wahrheiten missachten und nicht mehr giltig sein lassen wollte, nur deshalb, weil sie alt sind, und das Neue vorziehen wollte, nur deshalb, weil es neu ist! Das wäre das eitle Treiben der Mode — welche allerdings sich in der Kunst mehr als auf irgend einem anderen Gebiete menschlicher Geistesthätigkeit breit macht — für die aber in der Wissenschaft schlechterdings kein Platz ist.

# VERHANDLUNGEN

## DES KONGRESSES FÜR

# INNERE MEDIZIN.

---

HERAUSGEGEBEN

VON

**DR· E. von LEYDEN,** UND **DR· EMIL PFEIFFER,**

Geh. Med.-Rat u. o. ö. Professor der
1. med. Klinik zu Berlin.

Geh. San.-Rat in Wiesbaden, ständigem
Sekretäre des Kongresses.

---

## EINUNDZWANZIGSTER KONGRESS

Gehalten zu Leipzig, vom 18.—21. April 1904.

MIT 11 TAFELN UND 15 TEXTABBILDUNGEN.

---

WIESBADEN.

VERLAG VON J. F. BERGMANN.

1904.

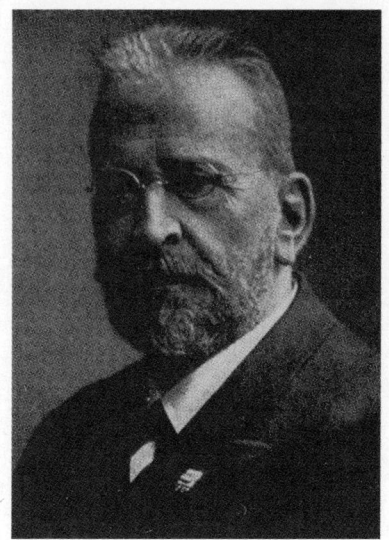

A. v. Merkel, Nürnberg
Vorsitz 1904

# Eröffnungsrede.

Von

Ober-Med.-Rat Dr. **Merkel** (Nürnberg).

---

Auftragsgemäfs begrüsse ich die zum XXI. Kongress für innere Medizin Erschienenen in Leipzig. Seit unserer letzten Zusammenkunft sind gegen unsere Gewohnheit zwei Jahre verflossen. Die Mitglieder hatten nachträglich beschlossen, mit Rücksicht auf den internationalen medizinischen Kongress in Madrid unsere Versammlung im Jahre 1903 ausfallen zu lassen. Diejenigen Herren, welche den Kongress in Madrid besucht haben, werden in Erinnerung an all das Interessante, das sie dort gehört, an das Schöne, das sie dort gesehen haben, es verschmerzt haben, dass wir uns im Vorjahre nicht gesehen haben, Alle aber werden noch gerne der schönen Feier gedenken, die unserer letzten Zusammenkunft in Wiesbaden einen besonderen Glanz verliehen hat, der aufgefrischt und erhöht wurde, als unser hochverehrter Gründer, unser Ehrenmitglied, Geheimrat von Leyden im Vorjahre sein 50 jähriges Doktorjubiläum feierte. Es sei mir gestattet, ihm zu der Glückwunschdepesche, die wir ihm in seine Ferienruhe gesandt haben, nochmals die besten Wünsche des Kongresses auszusprechen. Wir alle bezeugen mit allen wissenschaftlich gebildeten Ärzten, dass der Wunsch, der alten Promotionsformel „quod felix faustumque sit" bei ihm nicht nur für den Herrn Jubilar, sondern auch für die Wissenschaft, den gesamten ärztlichen Stand und die leidende Menschheit reichlich in Erfüllung gegangen ist.

Es sind aber nicht nur freudige Erinnerungen, welche die zwei Jahre umschliessen! Grosse schwere Lücken hat der Tod in unsere Reihen gerissen. Schmuck und Zierde der Gesellschaft, unser Ehrenmitglied Rudolph Virchow, hat uns verlassen, der Besten Einer, Carl Gerhardt stieg zu den Schatten hinab, Kast-Breslau, Dett-

1*

weiler-Cronberg, Römpler-Görbersdorf, Sotier-Kissingen, Berna-Wiesbaden und Genth-Langen-Schwalbach folgten ihm nach.

Zahllose Nachrufe sind auf Rudolph Virchow erschienen, nachdem er am 3. September 1902 sein langes reiches Leben beschlossen hatte. An den verschiedensten Plätzen, in gelehrten Gesellschaften und ärztlichen Vereinen wurde er gefeiert und wo man gehört hat oder liest, da wird er von den einzelnen reklamiert als ihr Mann, ihr Gesellschafter, ihr Mitarbeiter. Der Kongress für innere Medizin hat ihn gelegentlich seines 70. Geburtstages zu seinem Ehrenmitglied erwählt, hat ihn wohl auch einmal in seiner Mitte gesehen, aber als aktiven Mitarbeiter nicht besessen. Und doch geht es bei uns ebenso wie in anderen Kreisen. Auch wir beanspruchen ihn als den Unsrigen, dessen Geist sich in unseren Aufgaben und Verhandlungen wiederspiegelt. Herr Orth hat in seiner glänzenden in der Berliner med. Gesellschaft am 29. Oktober 1902 gehaltenen Gedächtnisrede daran erinnert, dass Johannes von Müller vor Jahren „das entschiedene Talent herbeigewünscht hat, den Genius, der auf einer ernsteren Grundlage philosophischer Vorbildung, der Naturwissenschaften, der Geschichte der Medizin, der Anatomie und Physiologie fussend, selbst Untersucher in der chemischen, pathologisch anatomischen und mikroskopischen Analyse der pathologischen Formen ist und eine auf die Physiologie und pathologische Anatomie gegründete, dem Zustand der medizinischen und der Naturwissenschaften würdige allgemeine Pathologie vor uns hinstellen wird." Das war prophetisch Virchow!

In allen Arbeiten seit nahezu 50 Jahren spiegeln sich diese Grundlagen wieder. Die ganze ärztliche praktische und wissenschaftliche Welt haben sie sich erobert. Virchow hat sie glänzend in seiner Zellularpathologie verkörpert, von der kein jüngerer Zweig unserer Wissenschaft sich ganz frei machen konnte.

Orth nennt sie die Blüte von Virchow's Schaffen und mir und sicherlich Vielen, die gleich mir in der Wiener pathologisch-anatomischen Schule aufgewachsen sind, wird das Herz warm und schlägt rascher, wenn wir des Eindruckes gedenken, den dies Werk auf uns gemacht hat. Denken und Streben hat sich damals gewendet und das neue Licht hat uns geführt unser Leben lang und viele Hunderte nach uns haben sich in demselben Banne befunden, bewusst und unbewusst darin weiter bewegt und fort gearbeitet und es ist wohl gerechtfertigt, wenn ich an dieser Stelle es ausspreche, dass Rudolph Virchow's Geist und Genius auch in Zukunft Licht und Wegweiser bleiben wird für neue Forschungen, auf alten und neuen Bahnen.

Unsere Vereinigung ist aber nicht nur eine Gesellschaft von wissenschaftlichen Forschern, sondern auch von praktischen Ärzten, deren Aufgaben zu durchgeistigen, zu veredlen und wirksam zu gestalten doch das Endziel aller medizinischen Forschungen darstellt! Was hat Virchow nicht Alles dazu geleistet!

Wenn man die 6 Bände seines Handbuches der speziellen Pathologie und Therapie gegen die umfangreichen gleichen Werke der neueren Zeit betrachtet, so erscheinen sie winzig klein, aber ihr Inhalt bot zum ersten Male die Früchte neuen Strebens und Beobachtens unter naturwissenschaftlichen Gesichtspunkten, die jetzt wohl in Manchem veraltet überall den Hauch des neuen Geistes tragen und für die Neueren Grundlagen geworden sind. Wer kennt und nennt nicht heute noch Griesinger's klassische Infektionskrankheiten, die Arbeiten von Julius Vogel, Wintrich, Friedreich, Bamberger? Und Virchow bekennt in dem Vorwort: „Ich besitze zwei Fehler, deren ich mir mit Freuden bewusst bin, nämlich den, auch die alten Ärzte für wackere Beobachter zu halten, und den vielleicht noch grösseren, an Therapie zu glauben.‟ Wie ging uns jungen Nihilisten dies in's Blut!

Wie wirkte auf uns sein Beispiel in seinen Berichten über die Not im Spessart und seine Studien in Schlesien!

Den alten auch da wo sie ihre Rechte wahren noch unverbesserlichen Idealisten, „den Ärzten‟, klingen stets seine Worte in den Ohren: „Die Ärzte sind die natürlichen Anwälte der Armen. Die soziale Frage fällt zu einem erheblichen Teil in ihre Jurisdiktion.‟ Wo um diesen Wahlspruch die Ärzte sich scharen, da wird es keinem Mächtigen gelingen, ihren Stand zu knechten.

Gewiss Rudolph Virchow war nicht nur Forscher, sondern auch Arzt. Der Kongress für innere Medizin nennt ihn mit Stolz den Seinigen!

Zu der Zeit, da Rudolf Virchow als Lehrer der Würzburger Hochschule seinen wissenschaftlichen Siegeslauf eröffnete, begann Carl Gerhardt dort seine Studien.

Gerhardt war nach einer harten Jugend ein kräftiger, stiller, in sich gekehrter Mann geworden, bestimmt in seinem Wesen, bestimmt in seinem Ausdruck; oft kalt und abweisend, aber auch freundlich und warmherzig. In guten Stunden konnte man wohl wahrnehmen, dass ein feiner wärmender Strahl seiner sonnigen Heimat ihm ins Herz gefallen war und dort eine bleibende dem Uneingeweihten nicht immer sichtbare Stätte gefunden hatte.

Dem Wesen Gerhardts entsprach es, dass er, was er anfasste, voll und grundhaltig erschöpfte und auch nur so aus der Hand gab. Wollte man eine besonders grosse wertvolle wissenschaftliche Tat von ihm suchen, man käme in Verlegenheit. Es sind die verschiedensten Sparten der Wissenschaft und Praxis, denen seine Arbeiten angehören, und seine Publikationen sind ungemein zahlreich. Die Zusammenstellung, welche Herr Fr. Müller seinem Nachrufe anfügt, führt 167 Nummern auf, welche in den verschiedenen Wochenschriften und Journalen zerstreut sind. Eine seiner grössten Unternehmungen, sein Handbuch der Kinderkrankheiten, war das erste verdienstvolle deutsche Sammelwerk in diesem Zweige der Medizin. Mit Vorliebe bewegten sich seine Arbeiten auf dem Gebiete der physikalischen Untersuchungsmethoden, deren Hauptverdienst in seinem Handbuche der Auskultation und Perkussion gipfelte, das als bis jetzt unübertroffen bezeichnet werden muss. Die Laryngoskopie ward sein Arbeitsgebiet, das er in Angriff nahm als einer der ersten Ärzte sofort nach dem Bekanntwerden der Versuche von Garcia, Czermak und Türk.

Als Laryngologe hat Karl Gerhardt die Ehre der deutschen ärztlichen Wissenschaft in trüber, kritischer Zeit dem Einbruch des Fremdlings gegenüber gewahrt und hoch gehalten! Die Komplementärräume der Brusthöhle, der Gerhardt'sche Schallwechsel, die Demonstration der sichtbaren Diaphragmaränder am Brustkorbe, die Lagebestimmungen der Lungen-Kavernen, die Diagnosen der Stimmbandlähmungen werden im klinischen Unterrichte auf alle Zeiten hinaus den Namen „Karl Gerhardt" schon den Anfängern im Studium nennen! Und doch nicht einseitig nur solchen Studien galten Gerhardt's Publikationen. Auch dem Stoffwechsel wandten sie sich zu. Die Schule Scheerer's trug gute Früchte bei ihm.

Das Studium der Eiweiss-Körper im Urine führt auch an seinem Namen vorbei, die Eisenchloridreaktion im diabetischen Urine konserviert seinen Namen in der täglichen Praxis. Und Müller, Martius und

von Noorden haben wohl als seine Assistenten die Anregung zu
ihren Untersuchungen erhalten.

Der auf's eminent Praktische gerichteten wissenschaftlichen Tätigkeit Gerhardt's entspricht es auch, dass er der Heilstättenfrage
für Schwindsüchtige sich rasch zuwendete und eine besonders segensreiche Wirksamkeit in ihrem Interesse entfaltete.

Aus allem dem Gesagten tritt heraus Gerhardt als „Arzt und
als akademischer Lehrer" und als besonders zutreffend hebe ich
die Bezeichnung eines seiner besten Schüler hervor, der ihn nennt
„einen der letzten jener Grossen, welche der inneren Medizin ihr
wichtigstes diagnostisches Werkzeug geschmiedet haben, die physikalischen Untersuchungsmethoden." Fügen wir noch hinzu, dass er
als Süddeutscher im Herzen Deutschlands, im Süden und
schliesslich in der nordischen Zentrale des Vaterlandes gewirkt hat, so tritt seine Bedeutung für den Unterricht noch schärfer
hervor!

Für unseren Kongress hat Gerhardt in hervorragender Weise
gewirkt. Die Einladung zum ersten Kongresse war von ihm mit unterschrieben, er wurde beim ersten Kongresse auf Frerich's Vorschlag zum
stellvertretenden Vorsitzenden gewählt. Dem IV. Kongresse präsidierte
er, wobei er die Gedächtnisrede auf Frerich's hielt. Beim II. Kongresse teilte er sich mit Klebs in das Referat über Diphtherie. In
Vorträgen und in der Diskussion hat er öfter seine Stimme erhoben —
Karl Gerhardt bleibt unvergessen!

War Virchow eine Lebensdauer und Arbeitszeit, wie nur wenigen
Menschen beschieden, war es Gerhardt vergönnt, weit über ein volles
Menschenalter hinaus geistig und körperlich frisch zu lehren und zu wirken,
so war Alfred Kast nur eine kurze Spanne Zeit gegeben. Mit 27
Jahren begann er, geschult durch Erb, seine Lehrtätigkeit als Privatdozent und Assistent Bäumler's in Freiburg. Eine Reihe von Arbeiten
auf neurologischem Gebiete und auf dem der physiologischen Chemie
und die mit Baumann bewirkte Einführung von Sulfonal und Trional
in die ärztliche Praxis machte ihn bald bekannt. Der Ernennung zum
ausserordentlichen Professor im Jahre 1886 folgte im Spätjahr 1888
die grosse und vielbeneidete Aufgabe Curschmann in Hamburg
zu ersetzen und die nach dessen Programm und Angaben erbaute Eppendorfer Anstalt in den Betrieb einzuführen. Kast war damals eine in

Gesundheit, Kraft und Liebenswürdigkeit strotzende Erscheinung, griff
die grosse Aufgabe rasch und fest an, löste sie auch, aber zum guten
Teil auf Kosten seiner Gesundheit. Zeugnis von seiner damals noch
ungeschwächten Kraft gab die von ihm angeregte Herausgabe der
Arbeiten aus den Hamburger Staatsanstalten und der gemeinschaftlich
mit Rumpel herausgegebene künstlerisch ausgestattete Atlas pathologisch - anatomischer Präparate, der seinesgleichen sucht. Wiederum
lächelte ihm das Glück! 1892 war er als Biermer's Nachfolger
nach Breslau berufen, wo er lehrend und anregend, selbst nicht mehr
wissenschaftlich produktiv wirkte. Mehr und mehr machte sich dort
das schleichende Siechtum geltend, dem er am 7. Januar 1903 erlag.
     Kast war ein fleissiger Besucher unseres Kongresses. Beim
XIV. Kongress im Jahre 1896 erstattete er das Referat „Über den
Wert der arzneilichen Antipyretika", in welchem er diese Bezeichnung
nur dem Chinin gewahrt und die Wärmeentziehung durch Ab-
kühlung nur der symptomatischen Therapie, die neueren Antipyretika
nur als Nervina anerkannt wissen wollte! Auch sonst hat Kast
wiederholt an den Diskussionen sich beteiligt.
     Einen Spezialisten im besten Sinne des Wortes hat der Kongress
durch den am 12. Januar dieses Jahres erfolgten Tod des Herrn Peter
Dettweiler verloren. Sein eigener leidender Zustand hat ihn nach
Görbersdorf zu Brehmer gebracht, und ihn als Assistenten dort
festgehalten. Die dort gelegte Saat hat Früchte getragen, die nicht
nur ihm die Gesundheit brachten, sondern auch der Wissenschaft und
ungezählten lungenkranken Mitmenschen zugute kamen. Die Durchführung der Freiluftliegekur ist sein Verdienst, der Nachweis, dass die
Kur auch dann von Erfolg ist, wenn sie an nicht immunen Plätzen
durchgeführt wird, hat die Kranken emanzipiert von den mannigfal-
tigsten Beschränkungen und die Errichtung der Volkssanatorien für
Unbemittelte erst ermöglicht. Auch dazu stammt das Signal von
Dettweiler, denn seinem Einflusse war es zu danken, dass die erste
Volksheilstätte Deutschlands in Ruppertshain entstanden ist. Die Bundes-
genossenschaft Penzoldt's bei der Verhandlung auf dem VI. Kongress, wo sich die beiden Herren in das Referat teilten, hat wissenschaftlich reiche Früchte getragen, und die Unterstützung eines Leyden
und Gerhardt hat den Bestrebungen Dettweiler's die praktischen Wege gewiesen.

Wenn bei allen chronischen Krankheiten die Persönlichkeit des Arztes dem Kranken gegenüber in den Vordergrund rückt, so war Dettweiler's faszinierende Persönlichkeit, seine Umgangsform, und seine Art zu reden und die Menschen zu nehmen dazu angetan, ihn zum Spezialisten für diese Krankheit zu prädestinieren. Dass er dabei auch der Wissenschaft erhebliche Dienste geleistet, bleibt unbestritten und ihm unvergessen.

Wo von der Einführung der neueren Phthiseotherapie die Rede ist, da wird auch der Name Theodor Römpler genannt werden dürfen, dessen Verdienste um den Ausbau der Lungenheilstätten in Görbersdorf wohl bekannt sind. Auch ihn entriss uns der Tod am 26. April 1902 im Alter von nur 57 Jahren. Sein Kampf gegen die rein kontagionistische Auffassung der Tuberkulose ist wohl noch Vielen in Erinnerung. Er hat sich literarisch betätigt wie die Kollegen Berna-Wiesbaden und Genth-Langenschwalbach, die als angesehene Ärzte wie auch Sotier-Kissingen langjährige Mitglieder des Kongresses waren.

Darf ich die Totenliste schliessen ohne des grossen Arztes, des genialen Forschers, des unvergleichlichen Lehrers „Adolf Kussmaul" zu gedenken? Ärztegenerationen hat er an sich vorüberziehen sehen, durch verschiedene Schulen ist er gegangen, sein Name war populär bei Studenten, bei Kollegen, fast in aller Welt! Durch Wort und Schrift hat er gewirkt bis in das höchste Alter als Arzt, als Mensch!

Er hat mit Leyden, Gerhardt und Seitz die Einladung zur Gründung des Kongresses unterschrieben!

Meine Herren! Sie haben vielleicht aus meinen Worten zuviel den praktischen Arzt, zu wenig den wissenschaftlichen Forscher sprechen hören. Sie haben es wohl sich selbst zuzuschreiben, dass manches anders klingt als Sie zu hören gewöhnt sind. Sie haben mich an diese hervorragende Stelle berufen und Niemand kann mehr als ich selbst die hohe Ehre, die sie mir und dem Stande der praktischen Ärzte erwiesen haben, dankend anerkennen. Auf wahrhaft klassischem Boden für die Bildung unseres Volkes, die Befreiung des Vaterlandes und die Blüte unserer Wissenschaft, in der Heimstätte einer der ältesten deutschen Hochschulen, die in wenigen Jahren auf ein halbes Jahrtausend ihres Bestehens zurückblicken wird, in den Räumen der Universität werden die Verhandlungen des Kongresses sich abspielen mit einem Programme, das sich würdig denen der Vorjahre anschliesst, eingeleitet durch Referate aus einem Gebiete, dessen Hauptvertreter in der neueren Leipziger Schule wurzeln. Wir hoffen über dies vielbearbeitete und durchforschte, aber noch nicht erledigte und immer noch vielumstrittene Gebiet der Arteriosklerose, sichtende und klärende Mitteilungen zu erhalten. Den Stoffwechsel-untersuchungen, der Serodiagnostik und der Serumtherapie, welche den letzten Jahren ihr Zeichen aufgedrückt haben, werden Sie auch hier begegnen und die modernsten therapeutischen Forschungen über die „Wirkungen fluorescierender Stoffe" werden uns durch die lange ge-wünschte, heuer sich erfüllende Vereinigung mit den Herrn P h a r-m a k o l o g e n, denen wir hierfür zu grösstem Danke verpflichtet sind, vorgeführt werden. Darf ich noch ein Wort verlieren über die neueste grosse Kontroverse in Bezug auf die Entstehung und Verhütung der Tuberkulose? Auch sie meldet sich bei uns an, beherrscht uns aber noch nicht. Es ist vielleicht gut! Ich denke wir müssen erst über-legen, was eigene Erfahrung und Beobachtung dazu sagt. An Anregung zur Selbstprüfung fehlt es in unserer Zeit wahrlich nicht, denn der Autoritätsglaube ist uns abhanden gekommen.

Ich erkläre den XXI. Kongress für innere Medizin für eröffnet!

# VERHANDLUNGEN

## DES KONGRESSES FÜR

# INNERE MEDIZIN.

HERAUSGEGEBEN

VON

### DR. E. von LEYDEN, UND DR. EMIL PFEIFFER,

Geh. Med.-Rat u. o. ö. Professor der
l. med. Klinik zu Berlin.

Geh. San.-Rat in Wiesbaden, ständigem
Sekretäre des Kongresses.

## ZWEIUNDZWANZIGSTER KONGRESS

Gehalten zu Wiesbaden, vom 12.—15. April 1905.

MIT 9 TAFELN UND 22 TEXTABBILDUNGEN.

WIESBADEN.

VERLAG VON J. F. BERGMANN.

1905.

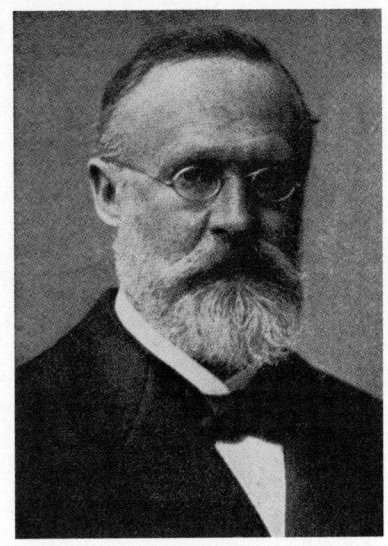

W. Erb, Heidelberg
Vorsitz 1905

# Eröffnungsrede.

Von

Geheimerat Prof. Dr. **Erb** (Heidelberg).

---

Hochansehnliche Versammlung!
Verehrteste Herren Kollegen!

Wiederum führt uns, wie schon so oft, der regelmäfsige Wechsel in dem Tagungsorte unserer Versammlung in dies anmutige frühlingsprangende Tal, zu den altberühmten Aquae Mattiacae, in die ewig junge, reizvoll-prächtige Bäderstadt Wiesbaden, die Krone der Taunuskurorte. Und mir ist die ehrenvolle Aufgabe zugefallen, den Vorsitz bei diesem XXII. Kongresse für innere Medizin zu führen.

Es ist meine erste, freudig erfüllte Pflicht, Sie alle, die Sie hier erschienen sind, im Namen des Geschäftskomités herzlich willkommen zu heissen; ganz besonders begrüsse ich freundlich und dankbar die Herren Vertreter des Staates und der Stadt, die Herren Delegierten des kgl. preussischen und des kgl. sächsischen Kriegsministeriums, welche unsere Versammlung mit ihrer Anwesenheit beehren und erfreuen.

Der Kongress wird sich hoffentlich seinen Vorgängern an Bedeutung und Grösse der wissenschaftlichen Leistungen würdig anschliessen. Hochinteressant ist der Gegenstand der beiden Referate die von hervorragend sachkundiger Seite erstattet werden sollen, und die lange Reihe der Vorträge wird vieles Wertvolle und aktuell Bedeutsame bringen.

Zuvor aber habe ich die schmerzliche Pflicht, derer zu gedenken, die der Tod im verflossenen Jahre aus der Reihe unserer Mitglieder und Teilnehmer gestrichen hat, soweit sie mir zur Kenntnis gekommen sind.

Zuerst beklagen wir den Tod eines hervorragenden Berliner Kollegen, des Geh. Sanitätsrates Dr. A b r a h a m , der hochbejahrt aus dem Leben

1\*

abberufen wurde; dann das allzufrühe Hinscheiden eines der ersten Ärzte Stuttgarts, des Dr. Rosenfeld, der — aus Friedreich's Schule hervorgegangen — sich durch seine hervorragenden Eigenschaften als Arzt, ebenso wie durch treffliche wissenschaftliche Arbeiten aus dem Gebiete der Lungen-, Nasen- und Herzkrankheiten Anerkennung erworben hat.

Schwer trifft uns der Vielen unerwartete, frühe Heimgang von Franz Riegel, der gerade 25 Jahre die innere Klinik in Giessen innegehabt und zu hoher Blüte gebracht hat. Am 26. August 1904 ist er, erst 61 Jahre alt, einer bösartigen Neubildung in der Brusthöhle erlegen. Er war der Sohn eines Brückenauer Badearztes und hat seine Studien in Würzburg gemacht, in Wien vollendet und ist lange Bamberger's und Gerhardt's Assistent gewesen. Im Jahre 1871 in Würzburg habilitiert, folgte er 1874 einer Berufung nach Köln als Direktor des dortigen grossen Bürgerhospitals, um dann 1879 die innere Klinik in Giessen zu übernehmen, der er bis zu seinem Tode treu blieb. Riegel's ganzes Leben ist nur der Arbeit, unermüdlicher und vielseitiger Arbeit gewidmet worden. In der ersten Zeit betrieb er schwierige physiologische und experimental-pathologische Untersuchungen über die Atmungsorgane und den Kreislauf, wovon eine Fülle von Arbeiten Zeugnis gibt; auch später erregten die pathologischen Vorgänge am Herzen und den Gefässen sein grösstes Interesse; wichtig sind seine Untersuchungen über den Einfluss der akuten Nephritis auf dieselben, seine sphygmographischen Arbeiten, geradezu klassisch seine grundlegenden und abschliessenden Arbeiten über den Venenpuls; von dauerndem Werte sind seine Arbeiten über Myocarditis und über die Verwertung des Koffeïn in der Therapie der Herzkrankheiten u. a. m.

Ein anderes Forschungsgebiet, auf dem Riegel mit Vorliebe gearbeitet und Grosses geleistet hat, ist das der Magenkrankheiten, in dem er sich eine führende Stelle errang; ausserordentlich zahlreich und inhaltsvoll sind seine und seiner Schüler Arbeiten gerade auf diesem Gebiete, deren Resultate in seinem Hauptwerke, dem „Handbuch der Magenkrankheiten" in Nothnagel'sche Sammelwerke niedergelegt sind; schon dies allein sichert ihm einen dauernden Platz in der Geschichte der Medizin des 19. Jahrhunderts.

Er war ein hervorragender vielgesuchter Arzt und Konsiliarius, ein ausgezeichneter Organisator — das hat er im Kölner Bürgerspital und in der Neuschöpfung der medizinischen Klinik in Giessen bewiesen, die ihre mustergültige Gestaltung ganz seiner Initiative und Energie verdankt — und nicht zuletzt ein vortrefflicher, gewissenhafter und eindringlicher Lehrer, der zahlreiche Schüler und Mitarbeiter um sich zu versammeln und für wissenschaftliche Arbeit zu begeistern wusste. — Ehre seinem Andenken!

Unvergesslich wird auch in unserem Kreise die liebenswürdige und geistig hervorragende Persönlichkeit von Carl Weigert sein, dessen Arbeiten zwar wesentlich dem Gebiete der pathologischen Anatomie und allgemeinen Pathologie angehören, aber auch für die innere Medizin von hervorragender Bedeutung geworden sind.

Wer von uns hat nicht unzählige Male das Wort „Weigertfärbung" gehört und gebraucht? Ja, er war der Schöpfer und Meister der Färbetechnik, mit der er zuerst die Bakterien frei und in den Geweben kenntlich zu machen lehrte, dann den Axenzylinder und die Markscheide der Nervenfasern, das Fibrin und die elastischen Fasern und zuletzt auch — nach endlosen Mühen und Studien — die Neuroglia in typischer Weise zu färben verstand. Jeder, der die Entwickelung der Bakteriologie und vieler Zweige der pathologischen Anatomie, besonders des Nervensystemes kennt, wird die unermessliche Bedeutung dieser Färbemethoden Weigert's verstehen. Sein Hauptwerk, die letzte reife Frucht dieser Seite seiner Studien, ist das über die menschliche Neuroglia.

Aber auch nach anderen Seiten sind seine Arbeiten für die innere Medizin von grosser Bedeutung gewesen: ich brauche nur an seine Forschungen über den akuten und chronischen Morbus Brightii, über Diphtherie und Pockenpustel, über die Koagulationsnekrose und vor allem seine wichtige Entdeckung der Venentuberkulose und ihrer eminenten Bedeutung für die Pathogenese der Miliartuberkulose zu erinnern. Seine geistvollen Abhandlungen über Entzündung und Nekrobiose, seine Theorie der „Zellschädigung" und ihrer Bedeutung für Entzündung und Bindegewebswucherung sind von bleibendem Werte.

Weigert stammt aus Schlesien und wuchs in der Breslauer Schule auf; er verdankte seinem grossen Meister und Freunde Jul. Cohnheim, dem er 1877 nach Leipzig folgte, Förderung und eine Fülle fruchtbarer Anregung. In Frankfurt, wohin er nach Cohnheim's frühem Tode berufen wurde, hat er als Prosektor, als Leiter

seines pathologischen Institutes, und als vielgesuchter Lehrer der
Frankfurter und zahlreicher ausländischer Ärzte eine reiche und viel-
seitig-fruchtbare Tätigkeit entfaltet.

Er war ein gemütstiefer, prächtiger Mensch von edelstem Charakter,
ein treuer Sohn, Bruder und Freund, ein trefflicher Gesellschafter voll
heiteren Frohsinns und Humors, eine „Persönlichkeit von nie versiegender
Zauberwirkung" (L a q u e r).

Sanft und leise hat ihn die Hand des Todes berührt; man fand
ihn am Morgen des 5. August 1904 friedlich und ohne Kampf ent-
schlummert in seinem Bette. Viel zu früh — erst 59 Jahre alt —
ging er dahin; mit ihm die Hoffnung auf noch manche köstliche
Frucht seiner Arbeit. Aber sein Name wird unvergänglich sein!

Und noch eines bahnbrechenden Mannes muss ich gedenken, der
erst vor wenigen Monaten, auf der Höhe seines Lebens, von schwerer
Krankheit viel zu früh dahingerafft wurde: es ist N i e l s R. F i n s e n,
der am 24. September 1904, noch nicht 43 Jahre alt, einem alten Herzleiden erlag. Er ist der wissenschaftliche Begründer der L i c h t -
t h e r a p i e. Die günstige Wirkung der Sonnenstrahlen auf sein eigenes
Befinden führt ihn zu der Untersuchung der Wirkung der Sonnenstrahlen
auf die Haut und zu der Entdeckung. dass das Sonnenerythem nicht
von den roten, sondern nur von den blauen und violetten Lichtstrahlen
herrühre; daraus folgerte er seine, jetzt vielerprobte Methode der
Pockenbehandlung mit rotem Licht; durch dieselbe wird das suppurative
Stadium der Pocken und die hässliche Narbenbildung vermieden. Die
Grosstat seines Lebens aber war die Behandlung des Lupus mit kon-
zentrierten chemischen Lichtstrahlen. Die experimentelle Begründung
und technische Ausbildung der jetzt überall anerkannten und ausge-
führten Methode stammen ganz von ihm; ihre Resultate sind in Bezug
auf Schmerzlosigkeit, Heilerfolg und kosmetischen Effekt geradezu
glänzend. Er wurde dafür mit dem Nobelpreis ausgezeichnet.

Trotz schwerer Krankheit hat er in unermüdlichem Schaffensdrang
sein Leben ganz den grossen Zielen geweiht, die ihm vorschwebten.
Was er erreicht hat, sichert ihm ein dankbares Andenken für alle Zeit.

M. H.! Wir leben in einem Zeitalter gewaltigster Kulturfort-
schritte und ungeahnter Entwickelungen. Wer mit uns Älteren auf
einen Zeitraum von 50—60 Jahre zurückzublicken vermag, hat das

alles miterlebt, in atemloser Spannung, mit Stolz und Staunen. In der Mitte des vorigen Jahrhunderts glaubte man schon mit gehobener Empfindung sagen zu dürfen, dass man „im Zeitalter des Dampfs und des Telegraphen lebe!" Wie unendlich weit sind wir seither darin vorgeschritten und darüber hinausgewachsen: wir leben jetzt im Zeitalter des Telephons und der drahtlosen Telegraphie, der elektrischen Licht- und Kraftproduktion, der Motorfahrzeuge, der Röntgenstrahlen und des Radiumlichtes, in einer ungeheuren Entwicklung der Technik, der Industrie, des Weltverkehres — von der frühere Jahrhunderte und Jahrtausende kaum eine Ahnung haben konnten.

Ich will nicht eingehen auf die gewaltigen politischen und staatlichen Umwälzungen, die sich in den letzten 50 Jahren vollzogen haben, aber ich darf wenigstens hinweisen, auf die grossen sozialen Fortschritte, das Heraufdrängen des vierten Standes, die soziale Gesetzgebung, die veränderten Beziehungen der verschiedenen Gesellschaftsschichten zu einander, weil diese Dinge auch uns Ärzte nahe berühren.

Die unermesslichen Fortschritte der Naturwissenschaften, die uns die Naturkräfte in steigendem Maſse dienstbar machten, sind Vorläufer und Vorbedingung auch für die staunenswerte Entwicklung der Medizin und der medizinischen Wissenschaften geworden.

Unter Ärzten brauche ich hier nicht auf Alles das eingehender hinzuweisen, was sich unter unseren Augen entwickelt hat: auf die tiefergehende Erkenntnis des Wesens und der Ursache der Krankheiten, auf die Bakteriologie mit ihrem unermesslichen Einflusse auf die Erkenntnis, Verhütung und Behandlung der Infektionskrankheiten und der grossen Seuchen, auf die Entstehung der aseptischen Chirurgie und Gynäkologie, auf die Fülle der arzneilichen Hülfsmittel, die Ausbildung der Serumtherapie, die Fortschritte der Hygiene, der staatlichen Krankenfürsorge, die Heranreifung zahlreicher und hochentwickelter Spezialitäten, auf die Verwertung der Röntgenstrahlen, des elektrischen Lichtes, der Radiumstrahlen zu diagnostischen und therapeutischen Zwecken und vieles Andere.

Schier atemlos geht es in steigendem Tempo vorwärts — „man weiss nicht, was noch werden mag!" Aber es ziemt sich vielleicht, gerade für uns, die Vertreter der sogenannten inneren Medizin im weitesten Sinne, und gerade jetzt, im Anfang des 20. Jahrhunderts einmal einen Augenblick halt zu machen, und Atem zu schöpfen, einen

Blick auf das in der Gegenwart Erreichte und auf das von der Zukunft zu Erwartende zu werfen. Und so gestatten Sie mir vielleicht,
einige Gedanken, freilich noch recht aphoristischer Art auszusprechen
über die heutige Stellung der inneren Medizin in der
ärztlichen Praxis, der Wissenschaft und im Unterrichte.
Wenn ich dabei nicht besonders die wissenschaftliche Seite betone,
sondern vorwiegend naheliegende praktische Dinge in's Auge fasse, er-
bitte ich Ihre gütige Nachsicht. Die reine Wissenschaft kommt ja
noch sehr ausgiebig zu Wort.

Noch immer ist „die innere Medizin" die weitaus umfassendste
von allen medizinischen Disziplinen; der praktische Arzt hat im allgemeinen fast nur mit inneren Krankheiten zu tun; man spricht von
70—80 und selbst mehr Prozent unter der Gesamtzahl seiner Kranken;
die wenigen geburtshülflichen, einzelne dringende chirurgische Fälle,
ein paar akut ausbrechende Geisteskrankheiten u. a. m. treten dagegen
zurück. Wir werden also auch von unserem Standpunkte aus nicht
viel fehlgehen, wenn wir hier die praktischen Ärzte im allgemeinen in
Betracht ziehen.

Die berufliche und soziale Stellung der Ärzte ist in unseren Tagen
zweifellos erheblich erschwert: durch die enorme Zunahme der Anforderungen an ihr Wissen und technisches Können, die wachsende
Konkurrenz durch die starke Überfüllung des ärztlichen Standes, (auch
mit Elementen, die nur aus Not und nicht aus innerem Drange den
ärztlichen Beruf erwählt haben), durch das Heranwachsen immer zahl-
reicherer Spezialisten, das Aussterben der eigentlichen Hausarztstellen,
durch die mafslose Zunahme der Kurpfuscherei, die schamlose Reklame
der sogenannten Naturärzte und der „arzneilosen Heilkunde" — und
nicht zuletzt durch die soziale Gesetzgebung, welche die Ärzte zu Gewerbetreibenden herabgedrückt, welche die Krankenversicherung und
die Krankenkassen geschaffen hat! So ist der ärztliche Stand in seiner
beruflichen, sozialen und ethischen Stellung wesentlich beeinträchtigt
worden. Die Klagen mehren sich über die Lockerung der alten
ethischen Beziehungen zwischen Arzt und Klienten, über den Verlust
des segensreichen Wirkens des tüchtigen Familienarztes, über den
Niedergang der früher so hoch gewerteten sozialen Stellung, über die
Herabdrückung des vornehmen und freien wissenschaftlich-künstlerischen
Berufes zu einem blossen Geschäfte.

Damit sind die Ärzte mit ihren althergebrachten unmodernen Anschauungen von der idealen Bedeutung ihres Berufes vielfach sehr schlecht gefahren. Und allmählich erst besinnen sie sich darauf, dass sie doch einen Lohn beanspruchen können und müssen für ihre rastlose Arbeit, für die Mühen und Gefahren ihres Berufes, die Verkürzung ihrer Lebensdauer und den Mangel einer sicheren Altersversorgung.

Und so haben sich auch hier, wie in anderen sozialen Bevölkerungsgruppen, unter den Ärzten Vorgänge entwickelt, welche zu einer Besserstellung und Sicherung ihrer sozialen Lage führen sollen; sie haben sich endlich allerorts zusammengeschlossen, um der vielfach geradezu unwürdigen Bezahlung ihrer Leistungen, die da und dort nicht weit von einer förmlichen Ausbeutung stand, entgegenzutreten. Es haben sich daraus wirkliche Lohnkämpfe, Ärztestreiks entwickelt; unsere Versammlung ist im vorigen Jahre unmittelbar Zeuge eines solchen gewaltigen Lohnkampfes in Leipzig gewesen; derselbe hat — wie auch an anderen Orten — zunächst zum Siege geführt; wie weit zum Segen der Ärzte, lässt sich heute noch nicht übersehen, das wird erst in den nächsten Jahren deutlich werden.

Mit diesem Vorgehen wird wohl der dringendsten Not abgeholfen werden; aber damit allein ist es nicht getan; der grosse Konkurrenzkampf unter den Ärzten — der wohl freilich auch durch eine Abnahme des übermäfsigen Zudranges zum ärztlichen Berufe gemildert werden könnte — muss noch mit anderen Waffen geführt werden. Wie in allen solchen Kämpfen werden Wissen, Tüchtigkeit und Charakter den Sieg erringen. Jeder, der offene Augen hat und sehen will, kann sich dem Eindrucke nicht verschliessen, dass hier nicht immer Alles so ist, wie es sein sollte und dadurch wird gewiss auch das Aufblühen des Kurpfuscherwesens, dem ja auch, vielleicht aus Not, manche Ärzte verfallen, Vorschub geleistet. Eine bessere und gründlichere Ansbildung der Ärzte ist das einzige Heilmittel dafür. An Bestrebungen in diesem Sinne fehlt es ja in unseren Tagen nicht: die Hilfsmittel zum Unterrichte werden von Jahr zu Jahr vermehrt und vervielfältigt, die Prüfungsordnung wird alle paar Jahr geändert, die strengere Handhabung derselben wird eingeschärft, das praktische Jahr eingeführt, überall werden Fortbildungskurse für Ärzte gehalten, es werden Akademien gegründet, — ob das Alles bislang von erheblichem Nutzen gewesen ist, will ich dahingestellt sein lassen. Allzugrosses

Vertrauen habe ich noch nicht dazu; alle diese Dinge werden wohl vorwiegend dem kleineren, strebsamen Teile der nachwachsenden Ärzte-generation zugute kommen.

Ich für meine Person habe den Eindruck, dass wir vor einer gänzlichen Umwälzung unseres medizinischen, speziell des klinischen Unterrichtes und der Ausbildungsmethoden für die jungen Ärzte stehen; wann dieselbe kommen wird, weiss ich nicht — hoffentlich recht bald. Dann erst wird sich auch mit der besseren Ausrüstung für den Kampf ums Dasein die materielle Lage und die soziale Stellung der Ärzte im ganzen wieder heben.

Aber es ist vielleicht gut, die Sache auch noch von einer anderen Seite zu betrachten! Auch diese hängt mit den heute entwickelten volkswirtschaftlichen Zuständen zusammen. Die Signatur unserer Zeit ist, wie mir scheint, das rastlose, in immer weitere Kreise dringende, rücksichtslose Streben nach Gelderwerb; Handel und Industrie, der enorm gesteigerte Verkehr, die hochentwickelte Technik, die zahllosen Er-findungen und ihre Ausbeutung führen dazu; überall in Europa, und vielleicht in gesteigertem Mafse noch in Amerika. Enorme Reichtümer werden gewonnen, grosse Kapitalien sammeln sich an und suchen weitere Verwendung; sie bemächtigen sich jedes möglicherweise gewinnbringen-den Gegenstandes, der Erfindungen, der Patente; Aktiengesellschaften werden gegründet zur Ausbeutung der verschiedensten Unternehmungen, die grössten Kapitalmächte schliessen sich zusammen zu Syndikaten und Trusts — gewiss nicht immer zum Nutzen des Publikums, sondern wesentlich zur Ausbeutung desselben, und zur Steigerung des Kapitalismus.

Was Wunder, wenn auch der Stand der Ärzte und Alles, was mit der Heilung der Krankheiten, mit der Linderung menschlichen Elendes in Zusammenhang steht und gewinnbringend erschien, in diese Zeit-strömung hineingerissen wurde? Gewiss mit Recht haben die Ärzte, als „Gewerbtreibende" sich endlich auch auf den geschäftlichen Stand-punkt stellen müssen; die Zeiten sind vorbei, wo man keine Rechnung stellte, dafür aber von den Armen und Unbemittelten gar nichts oder sehr wenig, von der freiwilligen Generosität der Bemittelten aber auch häufig ein nur allzukarges „Honorar" — einen „Ehrensold" — erhielt. Damit ist freilich auch ein Stück von der Ethik und der vornehmen Stellung des ärztlichen Berufes dahingegangen; immerhin gibt es unter den älteren Kollegen wohl noch gar manchen, dem das Ausstellen der Jahresrechnungen schwere Stunden bereitet und ein deprimierendes Gefühl zurücklässt.

Aber man kann auch in der andern Richtung zu viel tun: das Übermaſs des Reichtums in unsern Tagen der Grossindustrie, des Grosshandels und Kapitalismus hat da und dort auch zu einem Übermaſs der ärztlichen Forderungen geführt, das sich leider nicht immer auf die Kreise der Millionäre und Multimillionäre beschränkt. Wer Ohren hat zu hören, kann darüber allerlei Klagen besonders aus dem gebildeten Mittelstande vernehmen.

Das ist ja immer so gewesen; „dat Galenus opes", das wussten schon die alten Römer und berichten schon von gelegentlichen enormen ärztlichen Honoraren; damals gab's auch schon Grosskapitalisten! Aber ich meine, dass die gelegentlich an die Öffentlichkeit dringenden Vorkommnisse von ganz unverhältnismäſsigen, exorbitanten Honoraransprüchen, wie sie z. B. im letzten Herbst von einem böhmischen Kurorte und bald darauf aus Paris die Zeitungen beschäftigten, stets ein Gefühl der Entrüstung und Beschämung hervorrufen müssen und den ärztlichen Stand in ein unerfreuliches Licht stellen.

Ich bin gewiss der Meinung, dass der Arzt für seine Tätigkeit ausreichend und hoch honoriert werden soll, auch dass dabei sein Ruf und seine besondere Tüchtigkeit und Ausbildung in gewissen Wissenszweigen und in schwierigen technischen, sozusagen „künstlerischen" Leistungen die weitestgehende Berücksichtigung finden; ich bin der Meinung, dass die schwer reichen Leute das Honorar des Arztes, der sie aufopfernd gepflegt und ihnen vielleicht das Leben gerettet oder sie durch eine schwierige Operation von schweren Leiden befreit hat, nicht hoch genug bemessen können, und dass jeder Arzt ein freiwillig gebotenes fürstliches Honorar gern a n n e h m e n darf; aber mir scheint, er hat nicht das Recht, es zu v e r l a n g e n, und nicht das Recht sich seine Arbeit, Mühe und Verantwortung 10, 20, 50 mal so hoch bezahlen zu lassen, als er sie sonst bewertet, blos weil die Klienten sehr reich sind. Die oft gebrauchte Motivierung dafür: „der Reiche muss für den Armen mitbezahlen" ist wohl nicht ganz ernst zu nehmen. Denn der Arzt, der die grossen Honorare einstreicht und der, der die Armen und Unbemittelten für kärgliches Entgelt behandelt, sind doch wohl nicht immer ein und dieselbe Person!

Diese Dinge regen zu Nachdenken an; denn sie machen leider Schule; die jüngere Generation der Ärzte lernt häufig schon zu einer Zeit grosse Honorare fordern, wo sie weder durch ihre wissenschaftlichen und praktischen Leistungen noch durch ihren Ruf und ihre reiche praktische Erfahrung ein begründetes Anrecht darauf erworben hat.

Vielleicht noch bedenklicher ist es, dass der — wenn ich so sagen darf — „Industrialismus" unserer Tage sich auch der ärztlichen Tätigkeit und der Veranstaltungen zum Wohle der Leidenden zu bemächtigen beginnt. Dass sich in neuerer Zeit, wo die Erkenntnis von dem Nutzen derselben zu einer stets wachsenden Neugründung von Heilanstalten und Sanatorien führt, das Kapital auch dieser Erwerbsquelle bemächtigt hat, ist selbstverständlich und bis zu einem gewissen Grade sogar nützlich; und dass dies Kapital oder die es liefernden Einzelpersonen oder Aktiengesellschaften dabei in erster Linie nur den Gelderwerb im Auge haben, kann man ihnen nicht verdenken, besonders so lange die Sache sich in mäfsigen Grenzen hält. Etwas schwieriger ist es schon, wenn die Ärzte selbst als Gründer und Besitzer solcher Heilanstalten die Eigenschaften des hotelführenden Geschäftsmannes und des behandelnden Arztes in sich vereinigen, (ohne diese „zwei Seelen in ihrer Brust" scharf genug voneinander zu trennen), wenn sie ihre Anstalten mehr und mehr ausdehnen und zu grossen Etablissements werden lassen, die der Einzelne kaum mehr übersehen kann; und wenn gar, wie man sich erzählt, in einzelnen solcher Anstalten die Preise zu einer schwindelnden Höhe ansteigen, die ausser jedem Verhältnis zu den dargebotenen ärztlichen und wirtschaftlichen Leistungen stehen.

Zum Glücke sind das bis jetzt nur Ausnahmen, es gibt eine grosse Reihe von guten Privatheilanstalten, die vortrefflich geleitet sind, deren Besitzer durch ihre ärztliche Tätigkeit und ihre wissenschaftlichen Leistungen alle Anerkennung verdienen; aber die Gefahr der stärkeren Betonung der geschäftlichen Seite liegt doch sehr nahe; also principiis obsta! Wir sind schon beinahe so weit, dass es für den in bescheidenen Verhältnissen lebenden Mittelstand schwer ist, solche Anstalten aufzusuchen; und es wäre dringend wünschenswert, gerade für diese grosse Bevölkerungsschicht genügend gute und nicht zu teure Sanatorien zu besitzen. Es wird eine schöne Aufgabe der neuen Zeit sein, gerade in dieser Richtung dem Wohle der Leidenden und der Hebung des

ärztlichen Standes in gleichem Maße nützliche Fortschritte herbeizuführen.

Wenn ich noch einen Blick auf die heutige Stellung der inneren
Medizin in der wissenschaftlichen Forschung und im Unterrichte werfen darf, so zeigt sich ohne weiteres, dass dieselbe nicht
mehr ganz die alte ist. Ihre gleichsam zentrale Stellung, ihre am
meisten umfassende Bedeutung für die Erkenntnis des kranken Menschen
als Ganzes, welche die ganze Ausbildung der Ärzte sozusagen beherrschte
— diese Stellung ist heutzutage erschüttert und nicht mehr nach allen
Richtungen aufrecht zu erhalten.

Der Grund liegt in der in's Unendliche wachsenden Fülle des
Arbeits- und Lehrstoffes nach allen Richtungen, dem Hinzutreten ganzer
neuer Forschungsgebiete, ungezählter Forschungs- und Untersuchungs-
Methoden, zahlreicher Gebiete des therapeutischen Handelns; kein
Einzelner, wäre er auch noch so bedeutend, kann heute dies gewaltige
Gebiet auf allen seinen Feldern in Forschung und Lehre mehr voll-
ständig beherrschen. Und doch sollte es geschehen und geschieht auch
heute noch, so gut es geht, fast überall.

Aber schon lange haben sich einzelne Teile von der inneren
Medizin loszulösen begonnen und sind allmählich selbständig geworden,
so z. B. die Laryngologie, dann die Kinderheilkunde, weiterhin das
Gebiet der Haut- und Geschlechtskrankheiten, die freilich eine Art
von Grenzgebiet zwischen innerer Medizin und Chirurgie darstellen,
aber aus sehr triftigen Gründen am besten in einer Hand vereinigt
werden.

Damit hat sich die innere Klinik fast überall abgefunden, aber
die Gefahr einer weiteren „Aufteilung" der inneren Medizin, die Ab-
spaltung weiterer und wichtigerer Spezialzweige rückt immer näher.
Die „Spezialisierung" in Wissenschaft und Praxis ist ja, weil in der
Natur der Sache und der zunehmenden Ausdehnung der medizinischen
Wissenschaft begründet, unabweisbar; sie hat ihre ausreichende innere
Berechtigung und wird nicht aufzuhalten sein.

Die Frage aber ist, ob diese Aufteilung für den Betrieb der
akademischen Krankenanstalten, für den medizinischen Unterricht und
für die Prüfungsordnung zu vermeiden und ob die gegenwärtige Situation
noch weiter aufrecht zu erhalten ist.

Hat also unser so vielfach fruchtbringender Kongress für innere Medizin auch noch fernerhin seine Existenzberechtigung als Sammelpunkt für das ganze Gebiet der inneren Medizin mit all seinen Spezialitäten, oder wird er sich besser in eine Reihe von Spezialkongressen auflösen?

Diese Frage auf's Ernsteste zu prüfen, ist gewiss geboten; sie heute schon der Entscheidung entgegenzuführen, ist freilich unmöglich! Aber einige Bemerkungen darüber sind vielleicht am Platze.

Werfen wir einen Blick auf die einzelnen, in der inneren Medizin zusammengefassten Fächer, welche sich zu Spezialfächern entwickeln könnten, zum Teil schon auf dem besten Wege dazu sind!

Da ist zunächst die Lungentuberkulose, die schon längst eine gesonderte Behandlung und Bearbeitung in eigenen Sanatorien und Kurorten findet; die soeben getroffene Anordnung, dass die Phthisiker überall in gesonderten Abteilungen oder doch in bestimmten Räumen der Kliniken und Krankenhäuser untergebracht werden sollen, — eine Anordnung, über deren Notwendigkeit sich noch ebenso streiten lässt wie über ihre Durchführbarkeit — was ist sie anderes als der erste Schritt zu speziellen Phthisikerspitälern und Phthisikerkliniken? Für die Herzkranken hat man ebenfalls schon eigene Abteilungen und Heilstätten verlangt, um ihre spezielle Behandlung durchzuführen.

Für die Magen-Darmkrankheiten ist die Sache schon in einem weiteren Stadium; sie bilden bereits eine Spezialität, mit Spezialforschern, Zeitschriften, Sanatorien; ein klinischer Lehrstuhl für dieselben kann jeden Augenblick irgendwo entstehen; der Anfang — mit einem Lehrauftrage — ist bereits gemacht!

Auch die Urologie, die Pathologie des Harnapparates fängt an, sich in dieser Richtung zu entwickeln und die Stoffwechselkrankheiten haben bereits eine Reihe von Spezialforschern, literarischen Organen und Sanatorien aufzuweisen; bald wird auch die Reihe an die Infektionskrankheiten kommen, die dem mächtigen Aufschwung der Bakteriologie in Berlin ein eigenes Institut verdanken, dem wohl bald weitere folgen werden; endlich die Neuropathologie, wohl die grösste und wichtigste, in ihrer Ausbildung am weitesten vorgeschrittene von diesen Spezialitäten, sie hat bereits spezielle Nervenkliniken, wenn auch noch nicht ganz selbständige, an fast allen Universitäten spezielle Vertreter und gerade um ihre weitere Ausgestaltung und um ihren Besitz leben wir jetzt im Streit.

Wenn das alles nach den Wünschen und Ideen der betreffenden Spezialforscher gehen sollte, würde schon längst alles aufgeteilt sein und mit der inneren Klinik als einer grossen, einheitlichen Disziplin wäre es aus.

Aber man braucht nur einmal daraus die Konsequenzen zu ziehen: für alle diese Fächer würden eigene klinische Abteilungen, eigene klinische Lehrer, eigene Abschnitte im Examen gefordert werden; zahlreiche Kranke würden zugleich von mehreren Spezialisten zu behandeln sein und — dabei wohl nicht zum besten fahren! — Das würde zu einer vorläufig ganz unmöglichen Entwickelung in Bezug auf den Unterricht, die Ausbildung der Ärzte und die Behandlung des kranken Menschen führen.

Es wird also zunächst wohl noch nicht so schlimm werden. Ernst und drohend ist diese Gefahr in jüngster Zeit nur für die Nervenpathologie als Teilgebiet der inneren Medizin geworden.

Die Psychiater suchen sich derselben zu bemächtigen und sie mit ihrem Arbeitsgebiete zu vereinigen; sie haben auch bereits an verschiedenen Universitäten Lehraufträge für Nervenpathologie, kleinere und grössere Abteilungen für Nervenkranke erlangt, natürlich auf Kosten der inneren Kliniken.

Die in Zeitschriften und auf Kongressen in den letzten Jahren geführten Diskussionen[1]) entheben mich der Notwendigkeit, genauer auf die Einzelheiten der Frage einzugehen. Das sehr geschickte Plaidoyer Fürstner's mit seinen theoretisch recht weitgehenden, aber praktisch scheinbar sehr mafsvollen Forderungen ist von Friedrich Schultze in seinen wesentlichen Punkten glücklich widerlegt worden; aber unsere Diskussion auf der letztjährigen Neurologen-Versammlung in Baden-Baden, in der auch ich mich eingehend geäussert habe, zeigte doch, dass manche Psychiater weiter gehen wollen, dass wir auf unserer Hut zu sein haben.

---

[1]) Vgl. C. Fürstner, Neuropathologie und Psychiatrie. Arch. f. Psychiatrie Bd. 38, Heft 3. — Friedr. Schultze, Neuropathologie und innere Medizin. Münch. med. Woch. 1904, Nr. 29. — Versamml. südwest-deutsch Neurologen und Irrenärzte. Arch. f. Psych. Bd. 39, S. 390—396.

Nach meinem Entwickelungsgang glaube ich ein gewisses Recht zu haben, in dieser wichtigen Frage ein Wort zu sagen; von der inneren Medizin ausgegangen, bin ich eine längere Reihe von Jahren fast ausschliesslich Neurologe gewesen, um dann vor 25 Jahren zur gesamten inneren Medizin zurückzukehren; aber als innerer Kliniker habe ich mir zur Aufgabe gemacht, einem von mir i. J. 1880 in meiner Antrittsrede in Leipzig entwickelten Programm entsprechend, die Nervenpathologie mit besonderer Betonung, quasi im Nebenamt, in Forschung und Unterricht weiter zu pflegen. Ich hoffe, dass mir dies bis zu einem gewissen Grade gelungen ist und ich habe mich gefreut, jetzt wieder zu konstatieren, dass ich auch heute noch auf wesentlich dem gleichen Standpunkte stehe, wie i. J. 1880.

Nun, m. H., es hiesse alle Arbeit und alle Bestrebungen meiner langen wissenschaftlichen und akademischen Laufbahn desavouiren, wenn ich nicht zugeben wollte, dass die Neuropathologie ein volles Anrecht hat, eine selbständige Spezialität zu bilden, eigene Abteilungen und Ambulatorien und eigene akademische Vertretung zu besitzen. Ich spreche dies aus, obgleich ich hier als innerer Kliniker stehe und für die Rechte der inneren Klinik plaidiere.

Umfang und Bedeutung der Nervenpathologie, die Schwierigkeit und enorme Vielseitigkeit des Gegenstandes, die engen Beziehungen zu den verschiedensten Hülfswissenschaften und zu andern klinischen Disziplinen rechtfertigen, wie mir scheint, diesen Ausspruch vollauf. Die Nervenpathologie nimmt einen ganzen Mann vollauf in Anspruch, wenn er sie wissenschaftlich fördern, im Unterricht und der Praxis in befriedigender Weise betätigen will.

Und diese naturgemäſse Entwicklung wird und muss kommen, sie ist mancherorts bereits da, wenn auch noch nicht in der richtigen Weise; sie wird jedenfalls an den grossen Hochschulen mit grossem Krankenmateriale unvermeidlich und auf's dringendste zu wünschen sein; und an solchen Orten wird auch der inneren Klinik das Material an Nervenkranken, dessen sie für ihre Zwecke bedarf, in ausreichendem Maſse zur Verfügung stehen.

Anders aber an kleineren wissenschaftlichen Centren; hier wird es sich darum handeln zu entscheiden, wem die Nervenpathologie zufallen soll in Forschung und Unterricht: ob, wie bisher unbestritten war, der inneren Klinik, oder wie es neuerdings verlangt wird, der Psychiatrie?

Und hier muss ich unbedingt für die innere Klinik eintreten, zu deren wichtigstem und interessantestem Besitzstande die Nervenpathologie zweifellos gehört und von jeher gehört hat.

M. H.! Es ist sehr schwierig, den recht verwickelten und vielseitigen Gegenstand in Kürze darzulegen; ich darf Ihre Geduld nicht allzulange mehr in Anspruch nehmen.

Der von Griesinger s. Zt. entwickelte und durchgeführte Gedanke der Gesamtbearbeitung der Pathologie des Nervensystemes, einschliesslich der Geisteskrankheiten an einer Stelle und von einer Hand ist gewiss sehr einleuchtend. Seine Berechtigung scheint ja auch bis zu einem gewissen Grade festgestellt, wird aber von neueren Psychiatern bestritten. Ich bezweifle, ob Griesinger den Gedanken heute, nach 40 Jahren, noch in seiner vollen Schärfe aufrecht erhalten würde; ob der hervorragende innere Kliniker, der Griesinger war, heute vor die schwebende Frage gestellt, nicht anders sprechen würde, steht freilich dahin; aber ich vermute es.

Ich habe schon vor 25 Jahren ausgesprochen, dass eine solche Vereinigung der beiden grossen Disziplinen — der Psychopathologie und der Neuropathologie — in einer Hand kaum mehr erreichbar sein dürfte, weil beide bereits zu umfassend sind und nach verschiedenen Richtungen auseinandergehen. Und das sollte heute noch möglich sein, wo Umfang und Aufgaben jeder der beiden Disziplinen erheblich gewachsen sind?

Der Psychiater von heute hat vollauf genug an seinen eigentlichen Aufgaben: der weiteren Ausbildung der klinischen Psychiatrie, der Feststellung und Abgrenzung der Krankheitsbilder, der Ausbildung der psychologischen Untersuchungsmethoden, der Schaffung einer exakten pathologischen Anatomie der Psychosen, an seinen weitreichenden forensischen Aufgaben, an dem klinischen Unterrichte, an der Anstaltsleitung und der Ausbildung der Therapie der Psychosen! Das nimmt selbst eine hervorragende Arbeitskraft völlig in Anspruch. Dabei ist die Beschäftigung mit den Grenzgebieten jedenfalls noch hinzuzufügen; und es ist zuzugeben, dass eine genaue Ausbildung in der Neuropathologie dem Psychiater durchaus notwendig ist. — Aber eine selbständige und tiefer gehende Bearbeitung derselben würde ihn von seinen eigentlichen Zielen nur ablenken.

Die von den Psychiatern für diese Beschäftigung angeführten Gründe lassen sich hören: aber sie bezeugen doch zum Teile nur die Neigung mancher Psychiater, sich mit diesen interessanten und leichter zu deutlichen Resultaten führenden Dingen abzugeben; sie begründen jedoch durchaus nicht die Forderung, dass nun die Nervenpathologie zur Domäne des Psychiaters gehören solle.

Mit ähnlichen Gründen wäre auch zu deduzieren, dass dem internen Kliniker wohl auch die psychischen Erkrankungen sehr nahe liegen und sein Interesse in Anspruch nehmen und von ihm bearbeitet werden können; soll daraus etwa die Berechtigung einer kleinen psychiatrischen Abteilung als Appendix der inneren Klinik oder gar ein „Lehrauftrag" abgeleitet werden?

Es wäre ähnlich, wie wenn etwa ein Chirurg, der sich mit Vorliebe den Operationen am Verdauungsapparate (Magen, Gallensteine, Appendicitis etc.) zuwendet, eine eigene Abteilung für Unterleibskrankheiten und vielleicht sogar einen Lehrauftrag dafür erstrebte.

Gewiss bestehen ähnliche Schwierigkeiten und Bedenken für die Vereinigung der Medizin und der Nervenpathologie in e i n e r Hand; Niemand weiss das vielleicht besser als ich selbst; und ich hätte die darin liegende Aufgabe in Heidelberg nicht in einigermaſsen befriedigender und fruchtbringender Weise lösen können, wenn mir nicht durch einen ganz ausgezeichneten Mitarbeiter dieselbe in Bezug auf die Nervenpathologie so sehr erleichtert worden wäre. Aber bei dem kolossalen Umfange unserer Disziplin sind wir inneren Kliniker eben vielfach auf solche Mitarbeiter angewiesen, welche in den einzelnen Teilgebieten der inneren Medizin die vorbereitende Arbeit leisten und das Material wissenschaftlich verwerten.

Aber die Nervenpathologie ist doch ein ganz integrierender Teil der inneren Medizin und wird es immer bleiben, so gut wie die Herz- oder Nierenkrankheiten u. A. Das gilt aber keineswegs für die Psychiatrie, deren Objekt doch wesentlich die S e e l e n s t ö r u n g e n sind; und was haben diese zu tun mit den peripheren Nervenkrankheiten, der Ischias oder den Lähmungen, oder mit der Myelitis transversa, der Kompression des Rückenmarkes, mit der spastischen Spinalparalyse, den Amyotrophien, der Bulbärparalyse u. s. w. u. s. w.?

Bei reiflicher Erwägung dieser und noch zahlreicher anderer Verhältnisse scheint mir die Sachlage einfach folgende zu sein: die inneren und die psychiatrischen Kliniken dienen in erster Linie dem medizinischen Unterrichte; daneben selbstverständlich auch der wissenschaftlichen Forschung; aber sie sind zweifellos vom Staate wesentlich zu Unterrichtszwecken und zur Ausbildung der Ärzte errichtet. Nun — für den Unterricht in der Psychiatrie — das wird Niemand bestreiten, es wird durch eine Reihe von vortrefflichen psychiatrischen Kliniken bewiesen, sind die somatischen Nervenkrankheiten (abgesehen von gewissen Grenzfällen) durchaus überflüssig, für den Unterricht in der inneren Medizin aber sind sie absolut notwendig; derselbe würde durchaus unvollständig und lückenhaft sein, wenn er nicht die Nervenkrankheiten umfasste; für den Unterricht in den Geisteskrankheiten gilt das nicht.

Selbst da, wo eigene Nervenkliniken existieren oder entstehen werden, hat die innere Klinik ihr volles Recht auf die Nervenkrankheiten zu wahren; der eingehende, spezialistische Unterricht in denselben der ja für sehr viele Ärzte wünschenswert ist, mag der Nervenklinik mit Recht vorbehalten bleiben.

Der innere Kliniker hat eo ipso allemal einen „Lehrauftrag" auch für Nervenkrankheiten, ebensogut wie für Herz-, Lungen-, Nierenkrankheiten, und er kann in der Erteilung eines solchen Lehrauftrages an den Vertreter einer anderen Disziplin nur eine Ungerechtigkeit gegen die innere Klinik erblicken. Jedenfalls wird er sich dann das Recht vorbehalten müssen, eigene Nervenabteilungen und Ambulatorien an der inneren Klinik zu errichten, die er selbst oder durch geeignete Hilfskräfte leitet.

Meine Ansicht ist also, „die Nervenpathologie den inneren Klinikern!" — und das bis zu einem gewissen Grade auch dann noch, wenn eigene Nervenkliniken errichtet werden, wie ich sie für wünschenswert halte.[1]) Wenn aber auch nur die Angliederung von Nerven-

---

1) Ich plaidiere nicht, wie mir Fürstner missverständlicherweise unterstellt, für die Vereinigung der Nervenpathologie mit der inneren Medizin; diese besteht bereits und hat immer bestanden; ich plaidiere nur gegen die Ablösung derselben von der inneren Medizin und gegen ihre Vereinigung mit der Psychiatrie. Das ist ein erheblicher Unterschied!

Jedenfalls widerspricht es durchaus dem Geiste und der Richtung der heutigen Entwickelung in der Medizin, bereits getrennte und selbständig gewordene Fächer von grossem Umfange wieder in einer Hand zu vereinigen; Alles drängt vielmehr auf weitere Trennung und Loslösung hin.

2*

abteilungen an eine bereits bestehende klinische Anstalt möglich sein
sollte, so hat meines Erachtens die innere Klinik darauf sowohl ein
volles historisches, wie ein wohl erworbenes sachliches Recht.

Und so schliesse ich mich auch dem Ausspruche meines verehrten
Freundes Friedr. Schultze an: „die Psychiatrie den Psychiatern
und nur diese!"; aber ich bin durchaus bereit, den Psychiatern so weit
wie möglich entgegenzukommen; ich erkenne an, dass sie ein volles
Anrecht haben auf zahlreiche Grenzfälle und leichtere Formen psychischer
Störung, die zur Zeit meist nicht in die Irrenanstalten kommen; auf
die Fälle von Nervenkrankheiten, die mit mehr oder weniger ausgesprochenen psychischen Symptomen einhergehen und deren Kenntnis
für die psychiatrische Forschung und Lehre von hervorragender Bedeutung ist; auch ich halte es für durchaus zweckmäfsig, dass mit den
psychiatrischen Kliniken sog. „offene Abteilungen" verbunden werden,
welche solche Grenzfälle aufnehmen können: die Hystero-psychosen,
die Psychoneurasthenien, die traumatischen Neuropsychosen, einen Teil
der Hysterien, Zwangsvorstellungen und Grübelsucht, leichte Depressions-
zustände und Cyclothymien, Hypochondrie, Epilepsien, Hirntumoren,
multiple Sklerosen mit prominenten psychischen Symptomen, die
Korsakoff'sche Psychose, Taboparalyse und manches andere; auch
Ambulatorien für solche Kranken, „Psychisch-Nervöse" wären zuzu-
gestehen. So weit ich sehe, ist das genau dasselbe und vielleicht noch
mehr wie das, was Fürstner in Anspruch nimmt. Es würde das
jedenfalls dem Psychiater einen reichen Zuwachs an wertvollem Material
für seine Zwecke bedeuten und dem Internen keine erhebliche Einbusse
an dem für seine Aufgaben wichtigen Unterrichtsstoffe bringen.

Selbstverständlich müsste auch der inneren Klinik ein Recht auf
einen grossen Teil dieser Grenzfälle eingeräumt werden; ich zweifle
nicht daran, dass bei einigem gutem Willen sich zwischen den beiden
Klinikern ein Modus vivendi und eine beide Teile befriedigende Ver-
teilungsweise finden lassen wird. Es würde auch nichts schaden, wenn
sich ein und derselbe Fall nacheinander auf beiden Abteilungen fände.

Es scheint mir, dass die Angelegenheit — bis einmal allenthalben
Nervenkliniken entstehen — sich in dieser Weise am besten wird
regeln lassen. Jedenfalls ist klar, dass wir inneren Kliniker allen
Grund haben, die Integrität unseres Besitzstandes gerade in dieser
Hinsicht zu schützen. Caveant consules! Dieser Warnungsruf ergeht

besonders dringend an meine nächsten Kollegen, die Inhaber der medizinisch-klinischen Lehrstühle.

Soll ich nun noch ein Wort sagen über die auch uns nahe be-
rührende neueste Schöpfung des preussischen Kultusministeriums, die
medizinischen Akademien? Mit Staunen und Misstrauen hat
man in akademischen und ärztlichen Kreisen diese Gebilde sich vorbereiten und entstehen sehen. Was ihr Zweck und ihre Endziele sind,
ist nirgends klar ausgesprochen. In den Fakultäten betrachtet man
sie als eine drohende Gefahr und Schädigung, die Ärzte selbst, in
deren Interesse besonders sie gegründet sein sollen, erhoben sich einmütig dagegen, wie die von den Kölner, Frankfurter und Düsseldorfer
Ärzten jüngst erlassenen Erklärungen ergeben. Es scheint, dass die
„Akademien" wesentlich zur Ausbildung der Medizinalpraktikanten (im
sogen. praktischen Jahre) und zur Fortbildung der bereits im Berufe
stehenden Ärzte, vor allem in den neueren Fortschritten der Diagnostik
Therapie und ärztlichen Technik, ausserdem auch zur Ausbildung von
Spezialisten bestimmt sein sollen; darin liegt gewiss eine Fülle von
schönen und nützlichen Aufgaben! Ob es dafür allein des grossen
Apparates — gleich drei grosse Akademien nur allein im Rheintal
waren geplant! — bedurft hätte und ob man damit nicht doch noch
weitere Hintergedanken verfolgt?

Wir wissen es nicht; es ist also überflüssig, näher darauf ein-
zugehen. Wir müssen den weiteren Verlauf und den Beweis für die
Zweckmäßigkeit dieser Anstalten abwarten; mögen dieselben dem
Ärztestande zum Segen gereichen!

# VERHANDLUNGEN

## DES KONGRESSES FÜR

# INNERE MEDIZIN.

---

### HERAUSGEGEBEN

VON

**DR. E. von LEYDEN,** UND **DR. EMIL PFEIFFER,**

Geh. Med.-Rat u. o. ö. Professor der
1. med. Klinik zu Berlin.

Geh. San.-Rat in Wiesbaden, ständigem
Sekretäre des Kongresses.

---

## DREIUNDZWANZIGSTER KONGRESS

Gehalten zu München, vom 23.—26. April 1906.

---

MIT 13 TAFELN UND 46 TEXTABBILDUNGEN.

---

WIESBADEN.

VERLAG VON J. F. BERGMANN.

1906.

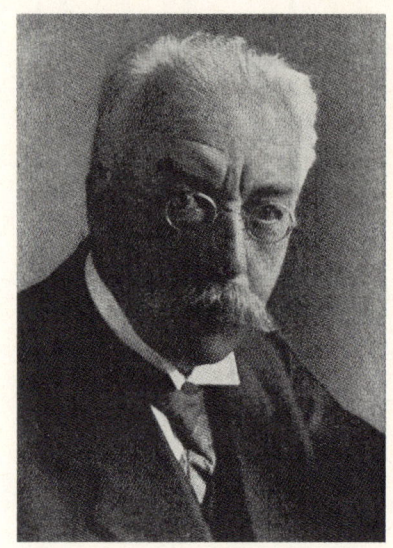

A. v. Strümpell, Breslau
Vorsitz 1906

# Eröffnungsrede.

Von

Geh. Med.-Rat Professor Dr. **v. Strümpell** (Breslau).

---

Königliche Hoheit!
Hochansehnliche Versammlung!

Zum zweiten Male seit der Gründung unseres Kongresses versammeln wir uns hier in München, der schönen altberühmten Isarstadt, bei deren Nennung schon durchs Herz eines jeden Deutschen ein Frohgefühl zieht, ein Hauch von frischer Alpenluft und ein weihevolles Gedenken an all das Grosse in Kunst und Wissenschaft, was hier geschaffen ist unter dem Schutze und unter der Führung eines ruhmreichen Herrschergeschlechtes. Mir ist die ehrenvolle Aufgabe zugefallen, Sie alle, die Sie unserer Einladung gefolgt sind, hiermit zu begrüssen und herzlich willkommen zu heissen. Wir können mit guter Zuversicht an unsere Arbeit gehen, denn eine grosse Anzahl vortrefflicher Forscher hat sich wiederum bereit gefunden, uns mit den Ergebnissen ihrer wissenschaftlichen Untersuchungen bekannt zu machen.

Aber ehe wir in unsere gewohnte Arbeit eintreten, lassen Sie uns zuvor noch in pietätvoller Weise jener Männer gedenken, die sonst oft in unserer Mitte weilten, aber während des letzten Jahres selbst von dem Allbezwinger Tod, gegen den wir alle ankämpfen, dahingerafft sind. Da erscheint uns in der Erinnerung zuerst ein kluges und ausdrucksvolles Gesicht, umrahmt von weissem Haupt- und Barthaare, mit einem Blicke voll Liebenswürdigkeit und Wohlwollen. Noch vor einem Jahre in Wiesbaden freuten wir uns der Frische und Unermüdlichkeit Hermann Nothnagels, eines der treuesten und regelmäfsigsten Besucher unseres Kongresses, der die vielfachen engen Beziehungen der wissenschaftlich-medizinischen Arbeit in Deutschland und in Österreich gleichsam verkörperte. Erst 63 Jahre alt musste er uns

1*

für immer verlassen. Aus kleinen Verhältnissen heraus hat er sich durch sein Talent und seinen Fleiss eine der führenden Stellungen in der inneren Medizin geschaffen und als Arzt sich einen Wirkungskreis und eine allgemeine Verehrung erworben, wie es nur Wenigen vergönnt ist. In der medizinischen Wissenschaft wird sein Name stets in Ehren genannt werden als eines der besten Vertreter sowohl der experimentellen, als der rein klinischen Forschungsrichtung. An dem Aufschwunge der Nerven- und insbesondere der Gehirnpathologie ist er in hervorragendem Maße beteiligt. Aber auch auf zahlreichen anderen Gebieten, so namentlich in der Lehre von den Erkrankungen des Darmes, hat er Grosses und Dauerndes geleistet.

Noch eines anderen Gelehrten müssen wir gedenken, der ebenfalls, aus Deutschland stammend, in nicht deutscher Erde sein Grab gefunden hat, des Leydener Klinikers S. Rosenstein. Ein Schüler Traubes und Virchows hat er 40 Jahre lang in Holland, zuerst in Groningen, dann bis zu seinem Tode in Leyden gewirkt, sich dort das grösste Ansehen und allgemeine Hochachtung erworben. Die Sehnsucht nach dem deutschen Heimatlande hat er freilich, wie ich aus seinem eigenen Munde weiss, nie überwunden! Unsere Wissenschaft verdankt ihm vortreffliche Leistungen, insbesondere auf dem Gebiete der Nieren- und Herzkrankheiten.

Ferner beklagen wir den Verlust eines Mannes, der zwar nicht dem engeren Kreise der inneren Medizin angehörte, aber doch Mitglied unseres Kongresses war und auch damit bekundete, dass er stets für den allgemeinen Zusammenhang alles medizinischen Denkens und Forschens eintrat — des Freiburger pathologischen Anatomen Ernst Ziegler. Ein geborener Schweizer, von fester kerniger Art, unermüdlich fleissig und arbeitsam, war ihm Deutschland zur zweiten Heimat geworden. Durch sein ausgezeichnetes Lehrbuch hat er viel beigetragen zur Verbreitung und Vertiefung pathologisch-anatomischer Kenntnisse unter den Ärzten. Aber auch zahlreiche selbständige Forschungen sichern ihm einen der ersten Plätze unter den zeitgenössischen pathologischen Anatomen.

Damit ist die Reihe unserer Verluste noch nicht erschöpft. Auch unter den unserem Vereine angehörigen hervorragenden Vertretern der Praxis hat der Tod mehrere Lücken gerissen. In Aachen starb der Geh. Sanitätsrat Meyer, in Halle Professor Kohlschütter, in

Wiesbaden der chirurgische Oberarzt Dr. Roser, in Baden-Baden der Hofrat Gilbert, vielen unter uns bekannt als der stets liebenswürdige und unermüdliche Führer der ärztlichen Studienreisen. Allen diesen von uns geschiedenen Kollegen sei hiermit noch ein Wort der Anerkennung und dankbaren Gedenkens gewidmet. —

Die Alten gehen dahin, und ein neues junges Geschlecht tritt in vermehrter Zahl und mit frischer Arbeitskraft in die Lücken. Als selbstverständlichen wissenschaftlichen Besitz nimmt der junge Nachwuchs das fertig entgegen, was wir Älteren allmählich und nicht ohne Mühe und Kampf haben entstehen sehen. Wer kann es wissen, ob ihnen, den Jungen, wenn sie die Alten geworden sind, der Unterschied ebenso gewaltig erscheint, wie uns, wenn wir das jetzt Erreichte vergleichen mit dem, was uns noch vor wenigen Jahrzehnten von unseren Lehrern als das Beste und Neueste gelehrt wurde. Gestatten Sie mir. verehrte Anwesende, hier noch einigen Gedanken Ausdruck zu geben, die sich mir bei einem solchen Vergleiche schon oft aufgedrängt haben. In der Entwickelung der Wissenschaft hat jede Zeit ihre besondere Signatur, die fast immer abhängig ist von der Denkart und der Forschungsrichtung einiger hervorragender führender Geister. Wo die Könige der wissenschaftlichen Arbeit bauen, sammeln sich die Kärrner. Durch intensive Arbeit erfährt unser Wissen und Können auf einzelnen Gebieten einen gewaltigen Fortschritt. Aber oft genug ist hiermit eine gewisse Einseitigkeit verbunden und wir sollen deshalb darüber wachen, dass der Glanz des Fortschrittes auf einzelnen Gebieten nicht andere ebenfalls berechtigte Denk- und Forschungsweisen zu sehr in den Schatten stellt.

Betrachten wir unter diesem Gesichtspunkte zunächst die wichtigsten Unterschiede in der heutigen medizinischen Diagnostik mit der Diagnostik, wie sie noch vor 20—25 Jahren geübt wurde. so möchte ich zunächst die nicht hoch genug anzuschlagende Erweiterung unserer physikalischen Untersuchungsmethoden durch die Verwendung der Röntgen-Durchstrahlung des Körpers erwähnen. Ich zweifle nicht daran, dass mit der weiteren Vervollkommnung der Untersuchungstechnik und ebenso mit der zunehmenden Übung unserer Augen in der Auffassung feinerer Helligkeits-Unterschiede die diagnostische Bedeutung der Röntgen-Untersuchung auch für uns innere Mediziner noch immer mehr zunehmen wird. Aber schon jetzt ist hier die Warnung am

Platze, über dieser geradezu wunderbaren Untersuchungsweise die alt-
bewährten Methoden der physikalischen Diagnostik nicht zu sehr in
den Hintergrund treten zu lassen. Kann die Röntgen-Untersuchung
schon ihres zur Zeit noch sehr umfangreichen äusseren Apparates
wegen nicht Allgemeingut der Ärzte werden, so hat sie auch vermöge
ihrer Eigenart ihren streng umgrenzten Wirkungskreis. Sie ersetzt und
übertrifft sogar an Feinheit und Genauigkeit zweifellos die Perkussion
in mancher Hinsicht, aber doch keineswegs im ganzen, und dass unsere
Auskultation für viele pathologische Verhältnisse eine unersetzliche
Bedeutung hat, brauche ich kaum hervorzuheben.

Eine zweite noch viel einschneidendere Erweiterung unseres diagnostischen Könnens beruht auf der Einführung der b a k t e r i o l o g i s c h e n
U n t e r s u c h u n g s m e t h o d e n zur unmittelbaren ätiologischen Diagnose
der Infektionskrankheiten. Hier macht sich der Unterschied in der
Raschheit und absoluten Sicherheit der Diagnostik zwischen der Gegenwart und der Zeit noch vor wenigen Jahrzehnten, ja zum Teile noch
vor wenigen Jahren in der schärfsten Weise geltend. Wir Älteren
erinnern uns alle noch der Zeit, wo z. B. die Diagnose eines a b -
d o m i n a l e n T y p h u s nur nach einer sehr eingehenden Untersuchung
aller Organe des Kranken oft erst nach einer längeren Beobachtungs-
zeit auf Grund der Zusammenfassung einer ganzen Reihe von anamnestischen Erhebungen und objektiven Symptomen möglich war. Und
heute? In der Mehrzahl der Fälle kann die Diagnose Abdominaltyphus
aus der bakteriologischen Blutuntersuchung mit absoluter Sicherheit
in relativ kurzer Zeit im Laboratorium von einem Untersucher gestellt
werden, der den betreffenden Kranken selbst garnicht weiter zu beobachten, ja ihn überhaupt garnicht zu sehen braucht. Ähnliches gilt
noch für eine Reihe anderer Infektionskrankheiten und mit vollem
Rechte soll unser Bestreben dahin gehen, diese absolute Sicherheit der
ätiologischen Diagnose schliesslich für alle Infektionskrankheiten zu
erreichen. Aber gerade in der Grösse dieses Fortschrittes liegt wiederum
die Gefahr einer einseitigen Beurteilung desselben. Die feine Beobachtungskunst der älteren Ärzte, das peinliche Achten auf die kleinsten
Veränderungen, die sorgfältige Aufnahme aller anamnestischen Angaben
— dies alles mag dem modernen Arzte manchmal kleinlich und überflüssig erscheinen. Aber sehr mit Unrecht. Denn wir dürfen nie vergessen, dass wir mit der rein ätiologischen Diagnose des Typhus oder

jeder anderen Krankheit noch garnichts über den Krankheitsprozess selbst wissen, über seine Schwere, seine Ausbreitung, seine besondere Form u. s. w. Die bakteriologische Diagnostik, deren enormen Wert natürlich Niemand verkennen wird, hat somit der gesamten sonstigen klinischen Untersuchung und Beobachtung auch bei den Infektionskrankheiten nicht das geringste von ihrem Werte genommen. Ich möchte dies insbesondere auch im Hinblick auf die Ausbildung unserer jungen Ärzte hervorheben. Schon mancher Staatsexaminand ist mir begegnet, der in der Bakteriologie recht gut beschlagen war, während er in der klinischen Untersuchung und Beurteilung des Kranken noch eine ziemlich hilflose Ungeübtheit an den Tag legte. Also ich meine, n e b e n all den neueren Untersuchungsmethoden sollen wir auch die rein klinische Beobachtungskunst, das unersetzliche Rüstzeug des behandeln-den Arztes, nicht verkümmern lassen.

Wenn ich schliesslich als drittes Charakteristikum unserer heutigen Diagnostik noch die Ausbildung der f u n k t i o n e l l e n Diagnose er-wähne, d. h. der festen Maſsbestimmung für die veränderten Leistungen eines erkrankten Organes, so haben wir es hierbei freilich zur Zeit noch mehr mit einer zielstrebigen Richtung, als mit abgeschlossenen Ergebnissen zu tun. Denn die in dieser Hinsicht gestellten Aufgaben sind grösstenteils so ungemein kompliziert und schwierig, dass wir trotz des Aufgebotes aller modernen chemischen und physikalisch-chemischen Methoden und trotz mancher schon erreichten wichtigen Ergebnisse doch noch recht weit vom Ziele entfernt sind. Aber selbst wenn wir dem erstrebenswerten Ziele auch noch weit näher kämen, sollen wir doch nie vergessen, dass jeder dauernden Funktionsstörung eine wenn auch bis jetzt nicht immer nachweisbare pathologisch-anatomische Störung zu Grunde liegt und dass daher neben der ätio-logischen und funktionellen Diagnose die p a t h o l o g i s c h - a n a -t o m i s c h e  D i a g n o s e stets der eigentliche Schlussstein unserer Diagnostik sein und bleiben muss. Gegenüber dem mächtigen Vor-drängen der ätiologischen und experimentell-pathologischen Studien wird, wie mir scheint, die pathologisch-anatomische Richtung in der klinischen Medizin jetzt zu sehr vernachlässigt. Dies ist meines Er-achtens zu bedauern. Denn noch sind die pathologisch-anatomischen Grundlagen der Krankheitsprozesse keineswegs ausreichend erforscht und Jeder, der einmal ein spezielles klinisches Gebiet bearbeitet hat,

wird gewiss den Mangel einer genügend umfangreichen und genauen
klinisch-anatomischen Kasuistik empfunden haben. Die Neuropathologie,
deren pathologische Anatomie fast ausschliesslich von den klinischen
Neurologen geschaffen ist, kann da in mancher Hinsicht den anderen
Disziplinen zum Vorbild dienen. Klinik und pathologische Anatomie
sollten sich meines Erachtens sogar noch viel enger an einander anschliessen, als es jetzt meist der Fall ist, wo schon die Verteilung der
Arbeit an zwei verschieden dirigierte Institute dem gemeinschaftlichen
Arbeiten nach gleichen Gesichtspunkten oft hinderlich ist.

Das Zurücktreten pathologisch-anatomischer Vorstellungen im ärztlichen Denken macht sich, wie mir scheint, auch bemerklich, wenn
man, worauf ich jetzt nur noch mit einigen Worten eingehen möchte,
die Eigenart unserer gegenwärtigen therapeutischen Bestrebungen
kennzeichnen will. Überblickt man die in den letzten Jahrzehnten
zahlreich entstandenen speziell-therapeutischen Zeitschriften, denkt man
an die schier unübersehbare Menge der fast alltäglich neu auftauchen-
den und empfohlenen Arzneimittel, an die allenthalben neu gegründeten
Sanatorien und Heilanstalten mit ihren umfangreichen und kostspieligen
Einrichtungen zur Anwendung der verschiedenartigsten besonderen Heilmethoden, so kann man wohl zu der Annahme kommen, dass wir in
einer Zeit des besonderen therapeutischen Aufschwunges auch in der
inneren Medizin leben. Fragt man sich aber ernstlich nach dem Werte
des wirklich Geleisteten, so kann man trotz aller Anerkennung vieler
unzweifelhafter wichtiger Fortschritte doch das Missverhältnis zwischen
dem äusseren Aufputz und der blendenden Dekoration einerseits und
der wahren wissenschaftlichen Bedeutung zahlreicher sog. moderner
therapeutischer Methoden andererseits nicht übersehen. Im Gegensatze
zu jeder anderen wissenschaftlichen Arbeit, die nur sich selbst und die
Erkenntnis der Wahrheit zum Ziele hat, leidet die therapeutische
Forschung immer an der nur allzu menschlichen Verquickung des rein
wissenschaftlichen Standpunktes mit dem Streben nach äusserem Erfolge,
nach Anerkennung, nach wirtschaftlicher Verwertung des Erreichten.
Sich da den Blick und das Urteil ganz ungetrübt und unbeirrt zu erhalten, ist wohl keinem von uns vollkommen möglich. Aber wir
müssen doch darüber wachen, dass das wissenschaftliche Gewissen auch
in der Therapie stets lebendig bleibt, dass wir über dem Schein nicht
das Sein vergessen. Jede Zeit hat ihre ärztliche Reklame und ihren

therapeutischen Sanguinismus gehabt. Für die therapeutische Reklame der Gegenwart charakteristisch ist aber der gefährliche Umstand, dass sie so oft mit dem anscheinend vollen Ernste und dem ganzen Apparate wissenschaftlicher Forschung auftritt, dass sie sich in ein Mäntelchen von chemischen Analysen, Kurven, Tabellen u. dgl. zu hüllen liebt und auf den weniger Eingeweihten hierdurch leicht den Eindruck strenger Wissenschaftlichkeit hervorruft, wo es sich im Grunde doch oft nur um Pseudowissenschaft handelt.

Wir wollen das Gute, was die therapeutischen Bestrebungen der Gegenwart erreicht haben, nicht verkennen. Ausser zahlreichen symptomatischen Heilwirkungen, die wir neu kennen gelernt haben, gewähren den aussichtsreichsten Blick in die Zukunft die Entdeckungen auf dem Gebiete der Infektionskrankheiten, die Erkenntnis von den therapeutisch verwertbaren wunderbaren Mitteln der Selbsthilfe und der Abwehrbestrebungen des erkrankten Organismus gegenüber den feindlichen Eindringlingen. Hier liegt der therapeutischen Forschung noch ein weites freies Feld exakter Arbeit vor und, wenn die bisher erreichten sicheren Erfolge auch noch nicht allzu gross sind, so können wir mit geistigem Auge doch schon jetzt eine Zeit schauen, wo wenigstens die Infektionskrankheiten einen grossen Teil ihrer Schrecken werden verloren haben. Aber die akuten und chronischen Infektionen bilden doch immerhin nur einen Teil der Krankheiten. Für andere grosse Gebiete pathologischen Geschehens fehlen uns bisher sogar alle Voraussetzungen für eine auch nur theoretisch anzunehmende Möglichkeit eines wirklich wirksamen therapeutischen Eingreifens. Gerade auf solchen Gebieten hat nun die Therapie der Gegenwart oft ohne genügende Rücksicht auf die pathologisch-anatomischen Verhältnisse auf einer rein funktionellen Diagnostik auch eine rein funktionelle Therapie aufzubauen versucht. Ich will auch diesen Bestrebungen durchaus nicht allen Wert absprechen. Wo nicht mehr zu erreichen ist, müssen wir uns mit dem Erreichbaren begnügen. Aber dass gerade in dieser Hinsicht die Zurückdrängung pathologisch-anatomischer Anschauungen eine grosse Überschätzung mancher Heilmethoden herbeigeführt hat — ich denke hier besonders an gewisse Übertreibungen der heutigen Hydrotherapie, Balneotherapie, Übungstherapie, diätetischen Therapie u. a. — scheint mir unzweifelhaft. Die pathologische Anatomie braucht durchaus nicht, wie sie es früher einmal getan hat, zu therapeutischem Nihilismus zu führen. Aber sie soll uns, wie in der Diagnose, so auch in der Therapie der sichere Wegweiser sein in der kritischen Wertschätzung und in der Grenzbestimmung unseres therapeutischen Könnens.

Trotz aller Skepsis brauchen wir in therapeutischer Hinsicht nicht zu verzagen. Die neueren organotherapeutischen Versuche und ebenso die meines Erachtens fundamentale Entdeckung von der merkwürdigen Einwirkung der Röntgenstrahlen und anderer verwandter Strahlen auf pathologische Gewebsprodukte eröffnen uns neue Blicke in die Zukunft, wo wir vielleicht ganz anders wirksame Einflüsse therapeutisch werden verwerten können, als die heutzutage mit oft so wenig Kritik gepriesenen „physikalischen Heilfaktoren" des Wassers und der Luft. Und so mögen auch der Therapie noch manche andere unerwartete Entdeckungen beschieden sein.

Meine Herren! Die Eröffnungsrede eines wissenschaftlichen Kongresses kann keine erschöpfende Behandlung wichtiger allgemeiner Fragen geben. Sie soll nur Einiges zur Charakterisierung des jeweiligen wissenschaftlichen Lebens beitragen und zwar nicht nur loben, wie herrlich weit wir es gebracht haben, sondern auch zu bedenken geben, ob nicht vielleicht gewisse Richtungen sich zu sehr geltend machen und andere ebenfalls berechtigte Richtungen zurückgedrängt werden. Vor allem sollen wir aber beim Beginne eines Kongresses daran erinnert werden, dass unsere Arbeit nur einem Zwecke dienen darf, der Erforschung der Wahrheit um ihrer selbst willen ohne jede Nebenrücksicht. Und mit diesem so selbstverständlichen, aber doch manchmal vergessenen Gedanken lassen Sie uns in unsere Verhandlungen eintreten.

# VERHANDLUNGEN

## DES KONGRESSES FÜR

# INNERE MEDIZIN.

HERAUSGEGEBEN

VON

## Dᴿ. E. von LEYDEN, ᴜɴᴅ Dᴿ. EMIL PFEIFFER,

Wirkl. Geh.-Rat, Excellenz, o. ö. Professor
der I. Med. Klinik in Berlin.

Geh. San.-Rat in Wiesbaden, ständigem
Sekretäre des Kongresses.

## VIERUNDZWANZIGSTER KONGRESS

Gehalten zu Wiesbaden, vom 15.—18. April 1907.

MIT 16 TAFELN UND 28 TEXTABBILDUNGEN.

WIESBADEN.

VERLAG VON J. F. BERGMANN.

1907.

E. v. Leyden, Berlin
Vorsitz 1907
Abb. s. Seite 30

# Zur Feier des 25jährigen Bestehens des Kongresses für Innere Medizin.

## Eröffnungsrede,

gehalten von

Wirkl. Geheimerat Prof. Dr. **E. v. Leyden**, Excellenz (Berlin).

Hochansehnliche Versammlung!
Meine hochverehrten, lieben Herren Kollegen!

Der Kongress für Innere Medizin blickt heute auf einen Zeitraum von 25 Jahren seines Bestehens zurück, und der Vorstand hat gewünscht, den heutigen Tag zu einer besonderen Feier zu gestalten. Sie haben mir als demjenigen, der die Gründung dieses Kongresses angeregt hat, die Auszeichnung erwiesen, mich diesmal zum Vorsitzenden zu erwählen, und als solcher spreche ich Ihnen meinen wärmsten Dank aus und heisse Sie alle, die hier so zahlreich erschienen sind, herzlich willkommen — in der uns lieben, historisch berühmten Bäderstadt Wiesbaden, welche wir als Geburtstätte und als die Heimat unseres Kongresses betrachten dürfen. Wenn wir auf die vergangenen 25 Jahre zurückblicken, so erkennen wir mit Genugtuung, dass der Kongress seine Aufgaben erfüllt hat; er hat die Selbständigkeit der inneren Medizin gewahrt und ist im gewissen Grade ein Zentrum in wissenschaftlicher und praktischer Beziehung gewesen.

Wenn ich meine Gedanken zurückschweifen lasse, so sehe ich vor mir die Gestalt unseres ersten Vorsitzenden, des uns teuren und hochberühmten Klinikers von Berlin, Theodor v. Frerichs. Viele von Ihnen werden noch gern seiner schönen Eröffnungsrede gedenken, in der er uns kurz die bisherige Entwickelung der allgemeinen inneren Klinik schilderte und einen Ausblick für ihre künftige Gestaltung gab. In markanten Zügen betonte er als vornehmste Aufgabe der Klinik, die Einheit der Medizin, entsprechend dem einheitlichen menschlichen Organismus, festzuhalten und gleichsam „der segenspendende Strom zu sein, von welchem die Spezialfächer als Bäche sich abzweigen und gespeist werden". Die Zeiten, führte er aus, sind längst vorüber, wo ein Boerhave, Fr. Hoffmann und Peter Frank die ganze Medizin verkörperten; heute ist durch die Fülle des Stoffes eine gewisse Teilung geboten. Zahlreiche Fächer haben sich von der inneren Medizin in Theorie und Praxis abgesondert

Schon damals vor 25 Jahren befand sich die Medizin in einem gewissen Umschwunge, indem sie mehr als die vorgehende exakte Klinik auf die Förderung der Therapie einging. Ich erinnere als Beispiel an die Therapie der kalten Bäder zur Bekämpfung der fieberhaften Erkrankungen, ferner an die ruhmvolle Entdeckung der Antipyretica (durch Knorr), der Schlafmittel (speziell des Chlorals durch Liebreich), sowie namentlich an die von L. Traube wissenschaftlich durchgeführte noch heute maſsgebende Digitalistherapie bei Herzkrankheiten.

Wenn wir auf die weitere Entwickelung der inneren Medizin seit unserem ersten Kongresse zurückblicken, so werden wir nicht ohne Bewunderung erkennen, dass sie seither so grosse Fortschritte gemacht hat, wie kaum je zu einer andern ebenso kurzen Zeit. Eine nicht gewöhnliche, lebhafte und fruchtbare Arbeit ist von zahlreichen ausgezeichneten Forschern geleistet worden. Vielleicht in keinem Lande war eine gleiche Schaffensfreudigkeit zu erkennen gewesen wie in Deutschland. Die Zahl der Institute für diese wissenschaftlichen Aufgaben an und neben den Universitäten wuchs von Jahr zu Jahr und gab jüngeren und älteren Forschern Gelegenheit zu fruchtbarer Arbeit. Die fortschreitende Entwickelung der Naturwissenschaften hat neue Probleme gezeitigt und neue Arbeitsfelder erschlossen. Bis heute können wir diesen Wetteifer der Arbeit noch ständig wachsen sehen. Die heutige Medizin ist dadurch wesentlich bereichert, gleichzeitig aber auch mehr und mehr kompliziert, sodass die Teilung der Fächer in theoretischer und praktischer Beziehung den Ueberblick allerdings nicht unwesentlich erschwert. —

Die zweite Sitzung brachte uns den epochemachenden Vortrag von Robert Koch über die Aetiologie der Tuberkulose. 25 Jahre sind verflossen, seit Koch seine Entdeckung des Tuberkelbazillus bekannt machte. Schon am 24. März dieses Jahres hat Herr Professor Loeffler (Greifswald), einer der ältesten und hochgeachtetsten Mitarbeiter von Koch, durch einen Artikel in der Deutschen medizinischen Wochenschrift das Gedächtnis dieser Entdeckung gefeiert. Robert Koch selbst hat seine erste Mitteilung am 24. März 1882 in der Physiologischen Gesellschaft Berlins vorgetragen; nur wenige Wochen darauf folgte der Vortrag auf unserem Kongresse Dieser Vortrag war ein historisches Ereignis, welches die ganze medizinische Welt bewegte und auch Veranlassung zu weiteren Vorträgen und Diskussionen in unserem Kongresse gab, auf welche wir hier wohl nicht näher einzugehen brauchen (Rühle, Fräntzel, Klebs, Dettweiler u. A.). Die Entdeckung Kochs wurde wenige Jahre darauf durch die Darstellung des Tuberkulines vervollständigt, das zu therapeutischen Zwecken bei Tuberkulösen angewendet wurde: der erste, noch nicht übertroffene Anfang der Serumtherapie gegen Tuberkulose. Die Tuberkulosefrage hat sich weiterhin zu einem grossartigen Problem entwickelt, welches neue Anschauungen über das Wesen, die Uebertragung und Bekämpfung der Tuberkulose zeitigte. Sie wurde als Volkskrankheit erkannt, und dies führte zu der sozialen Aufgabe, sie zu bekämpfen und namentlich die weniger Begüterten vor ihr zu schützen. Welche Bedeutung die Arbeiten zur Bekämpfung der Tuberkulose als Volkskrankheit, insbesondere die Begründung des Zentralkomitees zur Bekämpfung der Tuberkulose in Berlin (unter dem Vorsitze Seiner Excellenz des Herrn Grafen Posadowsky) für die Prophylaxe und Therapie dieser Volkskrankheit gewonnen haben, das ist nicht nur uns allen, das ist in den weitesten Kreisen bekannt. Diese Bestrebungen haben ja zu einem bedeutsamen internationalen Werke der Vereinigung zur Bekämpfung der Tuberkulose geführt. Es ist hier nicht der Ort, noch weiter darauf einzugehen. Doch darf ich wohl daran erinnern, dass an diese wichtige Entdeckung sich der Aufschwung der Bakteriologie in Deutschland anschloss, wodurch fast alle Infektionskrankheiten auf die Entwickelung von parasitären Mikroorganismen zurückgeführt wurden. Als die hochberühmten Gründer der bakteriologischen Anschauung und

Forschung bezeichnet die Geschichte Louis Pasteur in Paris und Robert Koch in Deutschland. Die Entwickelung der bakteriologischen Forschung beschränkte sich keineswegs allein auf die wissenschaftliche Erkenntnis der Bakteriologie, sondern förderte wesentlich auch die Therapie und die Prophylaxe.

Auf breiter Grundlage konnte nun eine staatliche Bekämpfung der Infektionskrankheiten in die Wege geleitet werden. Gleichzeitig hat die Serumtherapie auf diesem Wege eine neue fruchtbare Richtung in der internen Therapie überhaupt begründet, wodurch sie die ätiologische Behandlung der Krankheiten einleitete. Den Anfang dieser Aera machte Pasteurs Schutzimpfung gegen Lyssa. Weiter gehört zu den wichtigsten Errungenschaften der Serumtherapie die Entdeckung des Diphtherieheilserums durch Exc. v. Behring; daran schloss sich die Serumtherapie des Tetanus. Andere Heilsera gegen septische und ähnliche Erkrankungen, gegen Pneumonie, Pest, Cholera, Typhus, manche Tierkrankheiten wurden nun auch, allerdings mit ungleichem Erfolge, in Anwendung gezogen. Ich möchte hier noch die Organtherapie anschliessen: sie hatte die analogen Tendenzen, ihr wissenschaftlicher Ausbau geht zurück auf Brown-Séquard (Spermin, Poehl). Wenn auch freilich hier wie dort nicht stets ein ausgesprochener Erfolg erzielt ist, so ist doch die damit erreichte Förderung der modernen Therapie in keiner Weise zu unterschätzen.

Wir wollen nicht vergessen, hervorzuheben, dass diese neuen fördernden Untersuchungen und Entdeckungen auch für die Diagnostik, d. h. die Erkennung des Sitzes und die Benennung der Krankheit eine fruchtbare Bereicherung darstellen. Die Diagnose war jedoch nicht mehr das absolute Ziel der Wissenschaft, sie blieb nicht mehr eine dogmatische Aufgabe, sondern ein Teil derjenigen Probleme, welche der medizinischen Klinik zukommen, nämlich der Vorbereitung für die erfolgreiche Prognose und Therapie. Die Fortschritte der Diagnostik richten sich nicht mehr allein darauf, den Namen und die Lokalisation einer Krankheit festzustellen, sondern sie ist bestrebt, die funktionellen und vitalen Wege der Krankheit zu ergründen, ihre Entwickelung und die voraussichtliche Heilungstendenz zu ermitteln.

Zu diesem Zwecke bedient sich die Diagnostik nunmehr einer Fülle neuer Apparate und Untersuchungsmethoden, die nicht nur für einzelne Organe bezw. Organsysteme, sondern für den gesamten Organismus berechnet sind. Ich beschränke mich auf die Erwähnung der Sphygmographie, Spirometrie, der funktionellen und chemischen Untersuchungsmethoden der Sekrete, der Chemie der Nieren und Darmsekretionen, Elektrodiagnostik u. v. a. Insbesondere ist hier noch zu nennen die Entdeckung der Röntgenstrahlen, welche den alten Traum der Aerzte verwirklichte, in das Innere des lebenden Menschen sehen, und einen Einblick in die gesunden und kranken Vorgänge des Organismus gewinnen zu können.

Die Diagnostik wurde weiter vervollkommnet, indem sie den ganzen Patienten als solchen, seine Individualität, Gewohnheiten, Vergangenheit, Disposition, kurz, die gesamten physischen und psychischen Verhältnisse betrachtet, um auch daraus Gesichtspunkte und Direktiven zur Beurteilung der Krankheit und ihrer Behandlung zu gewinnen. Ueberdies gibt ihr die Prüfung der letztgenannten Momente die Möglichkeit die Prognose weiter, als es bisher anging, auszugestalten: es handelt sich heute nicht mehr allein um die Frage, nach der Wiederherstellung des Patienten, quoad vitam bezw. sanationem completam, es genügt nicht eine Prognosis bona, dubia, mala zu stellen, sondern es kommt darauf an, vorauszusagen, auf welchem Wege und in welchem Umfange der ganze Verlauf der Krankheit vorauszusehen und der Einfluss auf spätere Arbeits- und Erwerbsfähigkeit zu berechnen oder ob Nachkrankheiten zu befürchten sind, d. h. auch die Interessen der sozialen Medizin sind wesentlich zu berücksichtigen.

Zu gleicher Zeit hat die Therapie fast täglich Fortschritte gemacht. Nicht ohne einen gewissen freudigen Stolz sehen wir in dieser Zeit die wissenschaftliche Erforschung derselben an Umfang und Erfolg wesentlich zunehmen; neue Ziele wurden aufgestellt, neue Wege beschritten. Neue Forschungsstätten entstanden, und nicht nur die Universitäten, sondern auch andere Institute und Laboratorien wirkten mit an der Förderung der gesamten Therapie. Die historische Entwickelung derselben wollen wir in Kürze an uns vorüberziehen lassen, um uns den Gang und die Fortschritte klar zu machen und die Wege zu erkennen, welche die Heilkunde auch in Zukunft zu wandeln hat.

Die Aufgabe der Medizin ist, wie seiner Zeit der vielgenannte Professor Friedrich v. Hoffmann in Halle sagte, ausser der wissenschaftlichen auch eine praktische: sie soll nützlich sein, sie soll hilf-

reich sein.    Die Medizin verdankt ihren Ursprung nicht einer wissenschaftlichen Spekulation, sondern einem praktischen Bedürfnisse, und
jeder, welcher den Beruf des Arztes übernimmt, soll sich mit Gewissenhaftigkeit der Pflicht bewusst sein, den Leidenden mit allen Kenntnissen und Mitteln Hilfe zu leisten.

Diese grosse Aufgabe setzt voraus in erster Linie eine sorgfältige
Sammlung von Beobachtungen und Erfahrungen, welche schon in der
Medizin des Griechischen Altertums die Aufgaben und Grundlagen
für die ärztliche Tätigkeit abgaben.    Ars medica tota est in obser-
vationibus.    Allein die vornehmste Lebensquelle der Medizin bleibt
doch die Naturwissenschaft.    Schon der grosse Philosoph Immanuel
Kant sagte, der Arzt ist ein Künstler, dessen Kunst, weil sie unmittelbar von der Natur entlehnt ist, um dessentwillen von einer
Wissenschaft der Natur abgeleitet werden muss.    Die Erfahrung und
Beobachtung, so vollständig und eingehend sie sein mag, behält doch
meist einen subjektiven Charakter und entbehrt häufig der allgemeinen
Anerkennung, sowie auch der vollen Sicherheit ihrer Anwendung.    Die
wissenschaftliche Forschung, zuerst angeregt von Baco von Verulam,
basiert auf der experimentellen Forschung und Kritik.    Der freien
Forschung wurden die Wege geebnet, die Alleinherrschaft und Autorität
trat in den Hintergrund.    In ungeahntem Glanze erhoben sich die
Naturwissenschaften; die Astronomie, Mathematik, Physik und Chemie
entwickelten sich zu einer schnell wachsenden, grossartigen Wissenschaft; ihre Fortschritte warfen ein strahlendes Licht auf die biologischen Probleme.    Neben der Anatomie (Vesal) trat die
pathologische Anatomie, die Histologie und die mikroskopische Anatomie, die Physiologie in den Vordergrund.    So erwuchsen ruhmreiche
Schulen in Frankreich und ebenso in Deutschland, welche sich bei uns
an die unvergesslichen Namen Johannes Müller, Helmholtz,
Ludwig, Brücke, Dubois, Virchow anschliessen.    Freilich die
deutsche Schule hat noch verhältnismäfsig lange im Banne der damals
herrschenden Philosophie (der Naturphilosophie von Schelling) gestanden.    Man versuchte dann die Medizin in Systeme zu fassen, welche
anderen Naturwissenschaften, besonders der Botanik, entlehnt waren,
und noch bis auf Schönlein bemühte man sich, solche Klassifikationen aufrecht zu erhalten.    Für die Therapie hatten jene künstlichen Systeme den Nachteil, dass phantastische Theorien, wie die

Erregungstherapie John Browns u. a. geschaffen wurden und zur Verbreitung kamen, nicht immer zum Vorteile der Kranken. In Wien hatte sich die Klinik im Anschlusse an die holländische Klinik ihres grossen Meisters Boerhave zu hohem Ansehen erhoben. Die Entdeckung der Perkussion und Auskultation durch Auenbrugger, Skoda, Laenneck brachte in Verbindung mit der gleichzeitigen Entwickelung der pathologischen Anatomie eine exakte wissenschaftliche Begründung der Diagnostik zustande. Die Wiener Klinik erhob sich zu allgemeinem Ruhme und Anerkennung. Allein für die Aufgaben des Arztes blieb sie zunächst ohne Erfolg. Wenn Skoda, der berühmteste Vertreter dieser Schule, sagen durfte: „wir können eine Krankheit beschreiben und begreifen, aber wir wollen nicht wähnen, sie durch irgend welche Mittel heilen zu können", — dieser negative Standpunkt hat der inneren Medizin viel geschadet und hat namentlich die damalige Therapie in Misskredit gebracht, sodass die exspektative fast medikamentfreie Therapie längere Zeit als die mafsgebende Methode galt. Noch Schönlein verwandte vielfach die solutio gummosa zur Behandlung selbst schwerer Krankheiten. Ein Mangel war auch die Bevorzugung der sog. Lokaltherapie, d. h. die Beschränkung auf den lokalisierten Krankheitsherd, im Prinzip ohne die gleiche Berücksichtigung des gesamten kranken Individuums. Gegenüber der mehr expektativen Therapie hatten sich perverse Richtungen geltend gemacht. Sie gaben dem Arzte wenigstens eine bestimmte, wenn auch schlecht fundierte positive Handhabe des therapeutischen Handelns. Den meisten Erfolg hatte die Homöopathie Hahnemanns, sowie die Erfahrungstherapie Rademachers. Daran schloss sich auch der Mystizismus und Aberglaube, wozu auch der tierische Magnetismus von Mesmer gezählt werden darf. Fruchtbar war unstreitig die Einführung der Hydrotherapie durch Priessnitz, übrigens eine Therapie, welche bereits zur römischen Kaiserzeit zur Geltung gekommen war. Hieran schloss sich auch die Suggestion und deren therapeutische Anwendung. So wenig dieselbe auf streng wissenschaftlicher Basis beruht, so dürfen wir auch heute nicht die Macht der Suggestion in der Therapie unterschätzen.

Der Glaube an eine wirksame Therapie musste erst wieder errungen werden durch die objektive Förderung einer wissenschaftlichen Therapie, welche im wesentlichen von der Pharmakologie ausging, an welche sich auch die physikalische und diätetische Therapie anschloss. Die innere Klinik war um diese Zeit, da wir diesen Kongress begründeten, bereits in einem gewissen Umschwunge begriffen, insofern sie sich wieder mit mehr Energie der Therapie zuwandte und sie durch Erfahrung wie durch wissenschaftliche Arbeiten zu fördern suchte.

Die Therapie der Gegenwart hat ihre Ziele und Aufgaben nicht allein auf der Bekämpfung der Krankheiten, sondern des kranken Menschen aufgebaut. Dies erinnert wieder an die alte Hippokratische Lehre, welche wir gereift durch jahrhundertelange Arbeit immer noch in gewissem Grade als grundlegend anerkennen. Auf dem VIII. Kongresse hat Herr Prof. Petersen (Kopenhagen) in schönen Worten den Wert des Hippokratismus für unsere Zeit dargelegt. Der kranke Mensch ist heute wieder Gegenstand unseres ärztlichen Handelns; nicht als etwas von ihm Getrenntes dürfen wir die Krankheit für sich betrachten. Die Folge davon ist, dass wir, was solange hemmend für eine gedeihliche Entwickelung der Therapie war, nicht allein mit Medikamenten und Apparaten behandelnd vorgehen, sondern dass wir alles das, was dem Kranken in irgend einer Weise nützen kann, mit heranziehen sollen.

Wir haben erkannt und uns zur Richtschnur in unserem therapeutischen Handeln gemacht, dass eine dogmatische Beschränkung in der Therapie nicht mehr Platz greifen sollte. Alles, was wissenschaftlicher Kritik standhält, ziehen wir in den Bereich der sicheren Heilfaktoren. Neben Medikamenten kommt die physikalische Therapie, Hydrotherapie, Gymnastik, Elektrotherapie, Bäderbehandlung, Licht- und Lufttherapie, schliesslich die Ernährung, der Komfort und die Fürsorge im weitesten Sinne für den Kranken in Betracht. Und indem wir auch manche sonst abseits stehenden Methoden berücksichtigen, verhindern wir, dass die Kurpfuscher sich ihrer bemächtigen und sie als ihre Domäne in Anspruch nehmen. Wir wollen auch den grossen und wichtigen Einfluss welchen die Suggestion auf den Kranken ausübt, nicht unterschätzen.

Wir haben als mafsgebend anerkannt, dass nicht die Wissenschaft allein uns die Handhaben für eine erfolgreiche Therapie gibt, sondern dass Beobachtung und Erfahrung am Krankenbette nicht weniger wichtig sind. Wissenschaft und Erfahrung reichen sich die Hand am Krankenbette. Die Wissenschaft gibt auch dem Denken, der Erfahrung die grössere Sicherheit und die Erfahrung leitet die Anwendung der wissenschaftlichen Entdeckungen.

Die wichtigsten Errungenschaften für die Bedürfnisse der Medizin haben in dem letzten Vierteljahrhundert ohne Zweifel die wissenschaftlichen Leistungen der exakten Naturwissenschaften, insbesondere die experimentelle Forschung, sowie die Chemie und Physik, zu Tage gefördert. Die Pharmologie der Gegenwart ist zum grossen Teile auf der Chemie basiert, sie soll deren Erfolge für die praktische Verwendung vorbereiten.

Beide, Physik und Chemie, sind heutzutage nicht bloss verwandt, sondern untrennbar, und beide beherrschen die wissenschaftliche Basis der Pathologie und Therapie. Die Chemie hatte von Anfang an, schon in den ältesten Zeiten der Medizin, eine nicht unwichtige Rolle gespielt. Im Altertum war freilich ihr Inhalt sehr gering; dann wurde sie von den Arabern weitergeführt, aber die Chemie wurde damals mehr zu unfruchtbaren Forschungen gebraucht, welche der Umwandlung der Metalle und namentlich der Kunst des Goldmachens dienen sollten. Diese Probleme beherrschten die Chemie ziemlich lange Zeit und machten sie deshalb für die Medizin so gut wie unfruchtbar. Derjenige Mann, welcher zuerst mit aller Entschiedenheit die Bedeutung der Chemie für die Medizin erkannte, war der viel umstrittene, bald als grosses Genie der Medizin gepriesene, bald als ein verirrter Arzt abgewiesene Theophrastus Bombastus Paracelsus. Er sah mit genialem Blicke in dem gesunden menschlichen Körper eine Vereinigung gewisser chemischer Stoffe; erfahren diese irgendwelche Aenderungen, so entstehen Krankheiten, welche nur durch chemische Heilmittel, sofern sie jene Aenderungen ausgleichen, gehoben werden können. Der wahre Zweck der Chemie, so hat Paracelsus gelehrt, ist nicht Gold zu machen, sondern Krankheiten zu heilen.

Die moderne medizinische Chemie stützt sich auf die grossen Fortschritte, welche die organische Chemie des letzten halben Jahrhunderts gezeitigt hat. Unter den deutschen Forschern letzterer Disziplin ragen vor allem die Namen Adolf v. Baeyers und seines Schülers Emil Fischer hervor. Adolf v. Baeyer ist der Nestor der deutschen und nach Berthelots Tode der Chemiker von kulturhistorischer Bedeutung überhaupt. Er selbst hat gelegentlich seines

2*

75. Geburtstages bei der Zusammenstellung der Resultate seiner Arbeiten auf deren inneren Zusammenhang hingewiesen und betont, dass ihn neben den rein chemischen Fragen der Bindungsverhältnisse des Kohlenstoffes auch vor allem physiologisch-chemische Fragen interessiert und beschäftigt haben. Seine Arbeiten über die Harnsäure schliessen sich an an Liebigs und Wöhlers klassische Untersuchungen, welche für die Physiologie von höchster Wichtigkeit geblieben sind.

Die Bedeutung Emil Fischers, des genialen Schülers Adolf v. Baeyers, ist gerade in den letzten Jahren der medizinischen Welt so evident hervorgetreten, dass es keiner eingehenderen Erinnerung bedarf. Die grosse Trias seiner Hauptgebiete, der Zuckerarten, der Harnsäurereihe und vor allem der Eiweisschemie, zeigt durchweg biologische Ziele und Resultate.

Dass das Bestreben der medizinischen Wissenschaft dahin geht, sich die Ergebnisse der organischen Chemie zunutze zu machen, hat erst jüngst ein so bedeutender Forscher wie Ehrlich in einem geistvollen Vortrage ausgesprochen. Nach ihm sind die Zeiten der rein empirischen Therapie vorüber. Es ist das dringendste Bestreben, einen näheren Einblick zu gewinnen in das Wie und Warum der Heilwirkung. Nach seiner Vorstellung stellt die Verteilung chemischer Körper im Organismus das Bindeglied zwischen chemischer Konstitution und therapeutischer Wirkung dar, und: „was wir wollen, ist eine spezifische Chemotherapie."

So berühren sich die Bestrebungen der medizinischen Chemie bereits mit den Aufklärungsversuchen der organischen Chemiker. Bieten doch ihre letzten Forschungen bereits Aussicht dafür, dass auch die Gebiete der Fermente und Toxine einmal chemisches Kulturland werden.

Gegenwärtig dürfen wir neben der experimentellen Forschung die Physik und Chemie als die sichersten Bausteine für die medizinischen Wissenschaften ansprechen, die uns unerlässlich sind zum weiteren fördernden Ausbau unserer ärztlichen Wissenschaft und Kunst. Mit ihrer Hilfe wächst nicht nur unsre Kenntnis von krankhaften Vorgängen, sondern sie geben uns auch die Mittel zu ihrer Bekämpfung an die Hand. Wenn wir ihre Fortschritte uns zunutze machen, so werden wir mit der ärztlichen Kunst einer aussichtsvollen Zukunft entgegensehen. Allein auch das wollen wir nicht vergessen, dass die praktische Medizin eine Kunst ist und bleibt, welche auf den Entdeckungen der Naturwissenschaften begründet ist. Lassen Sie mich mit Frerichs Worten schliessen: Die Beobachtung am Krankenbette bildet die Quelle unserer Erkenntnis; sie wird geläutert und erweitert durch chemische und physikalische Handhaben. Jedoch wird die Therapie niemals im Laboratorium selbst, sondern nur am Krankenbette gelernt werden.

Ich schliesse mit dem Wunsche, dass unser Kongress wie bisher so auch weiterhin seinen grossen und schönen Aufgaben in wissenschaftlicher wie praktischer Hinsicht stets gerecht werden möge! Er wird sein Ziel noch sicherer erreichen, wenn es ihm gelingt, eine feste Heimat für sich zu gewinnen.

# VERHANDLUNGEN

## DES KONGRESSES FÜR

# INNERE MEDIZIN.

HERAUSGEGEBEN

VON

D<sup>R.</sup> E. von LEYDEN, UND D<sup>R.</sup> EMIL PFEIFFER,

Wirkl. Geh.-Rat, Excellenz, o.ö. Professor
in Berlin.

Geh. San.-Rat in Wiesbaden, ständigem
Sekretäre des Kongresses.

## FÜNFUNDZWANZIGSTER KONGRESS

Gehalten zu Wien, vom 6.—9. April 1908.

MIT 5 TAFELN UND 18 TEXTABBILDUNGEN.

WIESBADEN.

VERLAG VON J. F. BERGMANN.

1908.

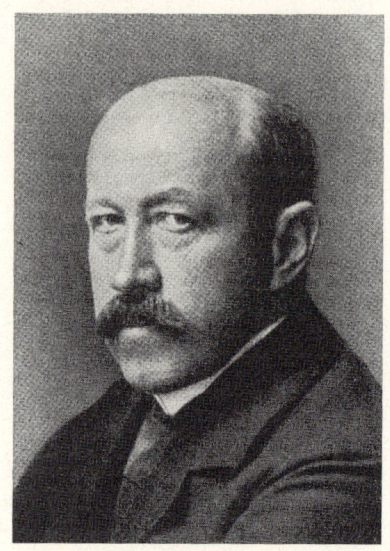

F. v. Müller, München
Vorsitz 1908

# Eröffnungsrede

gehalten von

Professor **Friedrich Müller** (München).

———

Meine Herren! Auf dem letzten Kongress für innere Medizin in Wiesbaden wurde mit grosser Majorität der Beschluss gefasst, die diesjährige Tagung in Wien abzuhalten. Unsere Kongressmitglieder, welche ganz überwiegend dem Deutschen Reiche angehören, haben durch diesen Beschluss ihrem Wunsche Ausdruck verliehen, den österreichischen Kollegen näher zu treten und ihnen ein Zeichen ihrer Freundschaft und ihrer Hochachtung zu geben.

Meine Herren! Wir reichsdeutschen Aerzte sind mit grosser Freude der Einladung nach Wien gefolgt. Wir hoffen, vieles Neue hier zu sehen und manche wertvollen Anregungen nach Hause zu nehmen aus dieser Stadt, die seit den Zeiten Maria Theresias niemals aufgehört hat, eine Lehrstätte der Medizin für die ganze Welt zu sein.

Der Kongress tritt mit dieser Tagung in das sechste Lustrum seines Bestehens, in voller Rüstigkeit. Er hat, wie Sie sehen, nicht an Anziehungskraft eingebüsst. Die jungen Kräfte drängen sich heran, uns die Ergebnisse ihrer Forschungen mitzuteilen, und wir können sagen, wer die Jugend hat, dem gehört die Zukunft.

Trotzdem werden wir die Frage aufwerfen dürfen, ob dem Kongresse für innere Medizin in seiner jetzigen Gestalt noch eine lange Reihe von Jahren beschieden sein wird, oder ob er in eine Anzahl von Einzelkongressen oder wenigstens von Unterabteilungen aufgeteilt werden muss. Die Forderung einer Aufteilung der inneren Medizin wird neuerdings ernstlich erhoben und muss ebenso ernstlich diskutiert werden, eine Forderung, die übrigens auch für die Chirurgie erst in jüngster Zeit von Wien aus aufgestellt worden ist.

Es lässt sich nicht leugnen: das Gebiet der inneren Medizin ist
so gross geworden, dass Keiner von uns mehr imstande ist, es in allen
Teilen gleichmäfsig und gründlich zu beherrschen, und jeder, der unser
Fach durch eigene Forschung zu fördern bestrebt ist, wird sein Arbeitsgebiet auf einen Teil oder einige wenige Teile beschränken müssen.
Dadurch, dass manche von uns das Gebiet der Magenkrankheiten, der
Herzkrankheiten, der Lungentuberkulose, der Nervenkrankheiten, ja
selbst der Gelenkkrankheiten zum Gegenstande ihrer besonderen Studien
gemacht haben, ist sehr viel nützliches erreicht worden, und es wäre
verkehrt, sich gegen die Entstehung derartiger Spezialitäten auf dem
Gebiete der inneren Medizin zu sträuben.  Sie sind nützlich und selbst
notwendig, ganz besonders dort, wo in der Therapie eine besondere
Kunstfertigkeit erworben werden muss, und das Publikum wird mit
Recht die Hilfe bei demjenigen Arzte suchen, der in dem einschlägigen
Gebiete die grösste Uebung hat.  Wir begrüssen die Ausbildung dieser
Spezialfächer und rechnen ihre Vertreter als zu uns, zur grossen inneren
Medizin gehörig.  Wir bekämpfen es aber, wenn die Spezialärzte den
Zusammenhang mit der inneren Medizin verlieren, wenn sie nicht des-
wegen Spezialärzte geworden sind, weil sie auf einem Gebiete besonders
viel, also mehr als auf anderen, leisten, sondern weil sie nur auf
einem Gebiete etwas leisten und von der übrigen Medizin zu wenig
verstehen.  Dieses Spezialistentum ist eine Gefahr für den Kranken.
Wir bekämpfen es ferner, wenn aus dem Vorhandensein weitgehender
Spezialisierung geschlossen wird, die innere Medizin als Lehrgegenstand,
also die innere Klinik, müsse in eine Reihe von Spezialfächern zerlegt
werden.  Wir brauchen eine starke zentrale innere Klinik, heute noch
so sehr wie früher, eine Klinik, in welcher die Uebersicht über die
Erkrankungen des ganzen Körpers und die Wechselwirkungen der einzelnen Organkrankheiten gelehrt wird, eine Klinik, in welcher der praktische
Arzt, in der der Hausarzt gebildet wird; denn die Teilung der inneren
Medizin in Spezialgebiete ist nur in den ganz grossen Städten und da
nur für besondere Fälle durchführbar; für die kleineren Städte, für
das Land, für den Hausarzt bleibt die innere Medizin das, was sie
immer war, nämlich der Mittelpunkt der ärztlichen Tätigkeit.  Auch
ist leichter, einen guten Spezialarzt zu finden und auszubilden, als
einen guten Hausarzt.  Der Hausarzt aber ist und bleibt der wichtigste
Repräsentant unseres Standes, und ich bin überzeugt, dass der gute

und gründlich ausgebildete Hausarzt als Berater der Familien künftig wieder mehr geschätzt und gesucht sein wird als jetzt, wo das Publikum in den grossen Städten sich angewöhnt hat, sofort den Spezialarzt aufzusuchen.

Uebrigens hat die weitgehende Spezialisierung, die wir in den letzten 30 Jahren erlebt haben, zu der Ueberzeugung geführt, dass manche von diesen neugebildeten Spezialgebieten auf die Dauer nicht bestehen bleiben konnten, weil ihre Grenzen zu eng gesteckt worden waren. Sie mussten Anschluss an andere Gebiete suchen. So hat sich die Laryngologie mit der Rhino-Pharyngologie vereinigt und sich entweder den Brustkrankheiten oder den Ohrenkrankheiten angegliedert. Die Neurologie hat Anschluss suchen müssen an die Psychiatrie oder an die innere Medizin. Auch ist es klar, dass ein tüchtiger Spezialarzt sich nicht ausschliesslich auf das von ihm erwählte Gebiet beschränken darf, sondern dass er auch dessen Nachbarwissenschaften beherrschen muss. Indem der Spezialarzt das Zentrum seiner Tätigkeit auf ein Spezialgebiet oder ein Grenzgebiet verlegt hat, hat er zugleich die Aufgabe übernommen, die nötige Uebersicht über alle verwandten Wissenszweige zu gewinnen. So können wir z. B. von dem Orthopäden verlangen, dass er nicht nur ein gründlich durchgebildeter Chirurg ist, sondern dass er auch in der Neurologie gut Bescheid weiss. Alle Bestrebungen, ein Spezialgebiet von den übrigen Zweigen der Medizin zu isolieren, sind verwerflich.

Jedesmal, wenn sich ein neues Spezialgebiet entwickelt hatte, ist, wie in den alten Zünften, die Frage aufgeworfen worden, auf welche Fälle sich seine Wirksamkeit erstrecken dürfe, und ob es dem einen oder dem anderen der alten Hauptgebiete zuzurechnen sei. Auf diese Fragen, welches Spezialfach berechtigt sei, eine besondere Krankheit zu behandeln, oder eine Operation auszuführen, ob diese etwa der Chirurgie oder der inneren Medizin zugehöre, gibt es nur eine Antwort: derjenige soll es machen, welcher es am besten versteht.

Es ist auf unserem Kongress in den letzten Jahren wiederholt die Frage der Zugehörigkeit der Neurologie zur inneren Medizin diskutiert worden. Erb, Strümpell, Schultze haben mit Recht die Neurologie für die innere Medizin reklamiert, und ich möchte darauf hinweisen, dass die Fortschritte der Neurologie in den letzten Jahrzehnten doch nicht derartig waren, dass nicht auch die inneren Mediziner sie bei einigem Fleisse leidlich hätten verfolgen können. Wenn wir aber sehen, dass auf den Programmen unserer Kongresse neurologische Themata von Jahr zu Jahr weniger vertreten sind, und dass auch diesmal die Neurologie kaum zum Worte kommt, so werden wir uns besorgt fragen müssen, ob das Interesse der inneren Mediziner für die Neurologie im Abnehmen begriffen ist, und ob es dann möglich sein wird, die Neurologie bei der inneren Medizin festzuhalten. Der Fortfall der Neurologie aus der innern Klinik würde für diese eine grosse Einbusse bedeuten.

Wenn wir aber andererseits die Forderung haben erheben hören, dass die Nierenkrankheiten und selbst gewisse Stoffwechselkrankheiten neuerdings in den Bereich der Urologie gehören sollen, so werden wir mit Recht sagen, um diese Gebiete haben wir inneren Mediziner uns so viel gekümmert, dass wir sie unmöglich fahren lassen können.

Sehr viel dringender und ernsthafter ist die Frage über die Zugehörigkeit der Infektionskrankheiten einschliesslich der Tuberkulose. Es ist nicht zu leugnen, die wichtigsten Entdeckungen auf diesem Gebiete sind nicht von inneren Medizinern gemacht worden, sondern sie stammen aus wissenschaftlichen Laboratorien, die mit den inneren Kliniken nicht im Zusammenhang stehen. Kann aus dieser Tatsache nicht mit Recht gefolgert werden, dass die Infektionskrankheiten als ein besonderes Spezialgebiet jenen Männern zugewiesen werden sollen, die sich durch ihre Studien so grosse Verdienste um ihre Pathologie, Therapie und Prophylaxe erworben haben? Ich möchte den dringenden Wunsch aussprechen, dass wir alles tun, um die Infektionskrankheiten bei uns zu behalten, und das wird nur dann gelingen, wenn wir uns ihrer annehmen und sie studieren als unser eigenstes Fach. Würden wir die Infektionskrankheiten aufgeben, so würden wir die innere Medizin aufgeben. Der Arzt muss sich auch immer mehr dessen bewusst werden, dass der Kampf gegen die Infektionskrankheiten viel weniger durch die Therapie als durch die Prophylaxe auszufechten ist: er muss in jedem Einzelfalle danach trachten, die Quelle der Infektion ausfindig zu machen, und ihre Weiterverbreitung zu verhüten. Der Arzt darf die Prophylaxe und die damit im Zusammenhang stehende epidemiologische Forschung nicht dem Hygieniker und dem Medizinalbeamten allein überlassen, er hat vielmehr die Pflicht, mit diesen zusammen zu arbeiten.

Ebenso wie die Beziehungen der inneren Medizin zu den einzelnen Spezialgebieten der praktischen Medizin, so bietet auch das Verhältnis unseres Faches zu anderen Wissenschaften zu manchen Gedanken Veranlassung.

Die Geschichte der Medizin und namentlich diejenige der grossen Wiener Vergangenheit zeigt uns, dass die innere Medizin erst zu der Zeit angefangen hat, eine Wissenschaft zu werden, als sie anfing, in enge Beziehungen zur pathologischen Anatomie zu treten. Dieses grosse Werk, das schon Auenbrugger, Stoll und P. Frank begonnen hatten, ist von Skoda unter des grossen Rokitanski Führung vollendet worden. Bis zu jener Zeit war die innere Medizin ein Tummelplatz theoretischer Spekulationen; von nun an wurden die wilden Theorien ersetzt durch Tatsachen und die Spekulationen wurden überflüssig gemacht durch die nüchterne Beobachtung.

Später trat ein Nachlass in diesen engen Beziehungen zwischen der inneren Medizin und der pathologischen Anatomie ein, man besann sich darauf, dass es nicht das ausschliessliche Endziel der inneren Medizin sei, intra vitam die Organveränderungen vorauszusagen, welche sich auf dem Obduktionstisch finden würden, und erkannte, dass viele wichtige Probleme der inneren Medizin auch von der pathologischen Anatomie nicht gelöst werden konnten. Als dann die pathologische Anatomie unter Virchow und seinen Nachfolgern sich mehr und mehr von dem Interessenkreis der inneren Medizin abwandte und vorwiegend morphologische Detailfragen verfolgte, stellte sich allmählich sogar eine gewisse Entfremdung zwischen der inneren Medizin und der pathologischen Anatomie ein, und die Geschichte unseres Kongresses liefert manche Beweise für diese Tatsache.

Diese Entfremdung ist tief zu bedauern, denn eine innere Medizin, die sich der eingehenden Kritik durch die pathologische Anatomie entzieht, ist heutzutage ebenso wie früher in Gefahr, sich in Spekulationen zu verlieren. Aber die pathologische Anatomie ist nicht die einzige Grundlage der inneren Medizin und wir können das Verhältnis dieser beiden Wissenschaften nicht in der Weise auffassen, dass die pathologische Anatomie stets der gebende, die innere Medizin der empfangende Teil sei, beide sind vielmehr Schwesterwissenschaften, die gegenseitig zu enger Zusammenarbeit aufeinander angewiesen sind. Gewiss sind wir inneren Mediziner verpflichtet, die Fortschritte der pathologischen

Anatomie zu verfolgen, aber wir können die Forderung aufstellen, dass
auch die pathologische Anatomie die Errungenschaften der inneren
Medizin beachtet, und besser verfolgt als bisher, denn heutzutage wird
auch an den Kliniken ein gut Stück Arbeit in allgemeiner Pathologie
und pathologischer Histologie geleistet. Auch kann eine pathologische
Anatomie, welche die intra vitam beobachteten Erscheinungen ignoriert,
ihre Aufgaben nur unvollständig lösen.

Zu jener Zeit, als sich die Tätigkeit Rokitanskis und Skodas
ihrem Ende zuneigte, trat Johannes Müller auf. Er schuf eine
deutsche Physiologie, um ihn scharte sich eine grosse Zahl begeisterter
und bedeutender junger Forscher, und das Schwergewicht der inneren
Medizin wanderte von Wien nach Berlin. Es begann die Wirksamkeit
der physiologischen Schule in der inneren Medizin, einer Schule, die
auch heute noch ihre Wirkungen entfaltet.

Wie wollen wir die jetzige Periode der inneren Medizin bezeichnen,
nachdem die pathologische und die physiologische Aera vorausgegangen
sind? Man möchte versucht sein, sie das ätiologische Zeitalter
der inneren Medizin zu nennen, weil unser Streben hauptsächlich darauf
hinausgeht, die Ursachen der Krankheiten zu erforschen, z. B. durch
die Bakteriologie und durch das damit verwandte Studium der Krank-
heitsgifte. Eine genauere Ueberlegung ergibt aber, dass diese Bezeichnung einen Irrtum in sich schliesst. Die Ursachen der Krankheiten suchten auch jene Forscher zu erkennen, welche die pathologische
Anatomie als Grundlage ansahen, sie erblickten die Causa der intra
vitam beobachteten Krankheitserscheinungen in den post mortem gefundenen Organveränderungen, während wir heute diese letzteren auch
als Folgeerscheinungen der eigentlichen Krankheitsursachen auffassen. Die physiologische Schule suchte die Krankheitsursachen in der
Veränderung der physiologischen Funktionen, und wenn jetzt das Schlagwort der funktionellen Betrachtungsweise in der inneren Medizin
geprägt worden ist, so ist dies nur ein anderer Ausdruck für diese
alte Anschauung, die sich in den Gegensatz zur pathologischen, also
morphologischen Auffassung setzte. Der Begriff der Krankheitsursachen
hat sich verschoben. Die Aerzte aller Zeiten suchten die Ursache der
Krankheiten zu erforschen, indem sie jedoch die Wahrheit zu fassen
glaubten, floh die Wahrheit vor ihnen her. Aber bei diesen vergeb-

lichen Versuchen, den wahren Grund der Krankheiten zu erkennen, hat sich doch unsere Erkenntnis vertieft.

Unter den Naturwissenschaften sind die Physik und Chemie von der grössten Bedeutung für die innere Medizin, und zwar hat namentlich die Chemie von Alters her grossen Einfluss auf unser Fach ausgeübt. Die Zeiten sind vorbei, in welchen ein oberflächlicher Dilettantismus die chemischen Arbeiten und Hypothesen der Medizin beherrschte. In den Laboratorien der medizinischen Kliniken wird jetzt gute und brauchbare chemische Arbeit geleistet, die nicht nur von den physiologischen Chemikern, sondern auch von den Chemikern vom Fach anerkannt wird. Wir haben für die Lehre von der Pathologie der Ernährung und des Stoffwechsels eine solide Unterlage geschaffen. Aber wir dürfen uns nicht der Ueberzeugung verschliessen, dass wir erst im Anfange stehen, und wer es unternimmt, auf Grund unserer chemischen Kenntnisse eine Diätetik für den kranken Menschen zu entwickeln, wird so häufig die Unzulänglichkeit der Grundlagen empfinden, dass er sein Unterfangen wieder aufgeben und zur reinen ärztlichen Empirie zurückkehren wird. Auch ist nicht zu verkennen, dass die Fortschritte der physiologischen und pathologischen Chemie zunächst hauptsächlich für das Verständnis des krankhaften Geschehens von Bedeutung geworden ist, dass sie aber für die praktische Medizin und für die Therapie nur in relativ beschränktem Umfange Anwendung gefunden haben. Für die praktische Medizin ist die Bakteriologie mit den ihr verwandten Gebieten ungleich viel wichtiger als die Chemie.

Die Physik hat in den letzten Jahrzehnten einen gewaltigen Aufschwung erfahren, zuerst still in den eigenen Mauern, für die Aussenstehenden kaum bemerkbar; auf einmal werden ihre Fortschritte auch dem Laien klar. Die Physik schickt sich an, in die Chemie einzudringen, und wo wir früher in der Chemie nur mit Erfahrungstatsachen zu rechnen hatten, bringt uns nunmehr die Physik Gesetze. Diese physikalische Chemie schafft neue Gebiete, so die Colloidalchemie, ein wichtiges Gebiet, von dem wir gewiss viel zu erwarten haben, vorausgesetzt, dass wenigstens ihre Begriffe kristallinisch und klar bleiben und nicht auch colloidal werden. Wir bedürfen der Physik an allen Stellen der inneren Medizin. Die Funktionen des Herzens und des Kreislaufes können nur von denjenigen mit Erfolg studiert werden, welche eine genügende Kenntnis von der Hydrostatik und Hydrodyna-

2*

mik besitzen. Selbst bei der Analyse einer Pulskurve brauchen wir physikalische und mathematische Begriffe. Die Physik ist für uns heutzutage notwendiger geworden als je zuvor. Wer aber als innerer Mediziner versucht sich mit physikalischen Problemen zu beschäftigen, den beschleicht gar leicht das Gefühl: Hier sind wir und bleiben wir zunächst Dilettanten. Warum? Wegen der ungenügenden Vorbildung. Und weshalb ist die physikalische Vorbildung der Mediziner ungenügend? Weil der physikalische Unterricht auf den Universitäten keine ausreichende mathematische Vorbildung voraussetzen kann und deshalb vielfach auf der Stufe des Unterrichtes in den höheren Töchterschulen einsetzt. Wir Mediziner brauchen aber eine gründliche Vorbildung in der Physik und physikalische Kenntnisse, mit denen wir weiter arbeiten können; wir brauchen eine männliche Physik und zwar eine solche, welche auf der Mathematik beruht.

Wie soll das gemacht werden? Es muss die Forderung aufgestellt werden, dass in den Mittelschulen diejenigen Fächer gelehrt werden, welche eine unerlässliche Voraussetzung des naturwissenschaftlichen Hochschulunterrichtes darstellen. Die Grundbegriffe der höheren Mathematik, speziell auch die Funktionenlehre, sollten denjenigen Studierenden, welche sich den Naturwissenschaften und der Medizin widmen, vom Gymnasium her vertraut sein, und zwar in solcher Weise, dass sie auch später damit umgehen können.

Es ist in dem letzten Jahrzehnt viel davon die Rede gewesen, welche Gegenstände des gegenwärtigen Gymnasialunterrichtes für die Vorbildung der Medizinstudierenden überflüssig seien. Griechisch sei überflüssig und Latein entbehrlich. Ich glaube, es ist an der Zeit, auch daran zu denken, welche Vorbildung für ein erfolgreiches Studium der Medizin notwendig und unentbehrlich ist, und gerade jetzt, wo die Frage des Mittelschulunterrichtes in lebhaften Fluss geraten ist, sollten auch wir Mediziner die Forderungen diskutieren und zur Geltung bringen, welche wir im Interesse des naturwissenschaftlichen und medizinischen Hochschulunterrichtes an die Mittelschulen zu stellen haben.

Bei dieser Gelegenheit sei auch kurz darauf hingewiesen, wie wünschenswert es für den Arzt ist, praktisch brauchbare Kenntnisse in einigen modernen Sprachen zu besitzen. In Deutschland sind es hauptsächlich die Frauen der gebildeten Stände, ferner die Kaufleute und

die Kellner, welche die fremden Weltsprachen geläufig sprechen und
verstehen. Die Gelehrten dagegen beherrschen diese Sprachen zu einem
grossen Teil höchst unvollkommen, und doch ist gerade für diese bei
dem heutigen regen internationalen Austausche der Gedanken eine gründliche Kenntnis anderer Sprachen höchst wünschenswert.

In den öffentlichen Diskussionen über den Mittelschulunterricht
nehmen die Klagen über die Ueberbürdung der Schüler einen breiten
Raum ein, gewiss vielfach zu Unrecht. Sollte es nicht zweckmäfsiger
sein, diejenigen Elemente, welche einer angestrengten geistigen Arbeit
unfähig sind, schon auf den Mittelschulen zu eliminieren, anstatt sie
auf die Universitäten durchzuschleppen, wo sie entweder das Niveau
des Hochschulunterrichtes herabdrücken oder ihm nicht zu folgen vermögen? Die neue Zeit stellt an den einzelnen nicht nur andersartige,
sondern auch erhöhte Forderungen, und das gilt ganz besonders auch
für die Medizin.

Es soll an dieser Stelle ausdrücklich hervorgehoben werden, dass
der Mittelschulunterricht in Oesterreich von den Zeiten des Grafen
Leo Thun an bis auf die Gegenwart in vorbildlicher Weise und in
modernem Geiste reorganisiert worden ist, und dass besonders auch die
Vorbildung für die naturwissenschaftlichen Studien eine genügende
Berücksichtigung erfahren hat.

Wir haben davon gesprochen, dass das Gebiet der inneren Medizin
kaum mehr übersehbar ist. Das gilt auch für die Literatur. Die
Journalliteratur der inneren Medizin und der damit im Zusammenhang
stehenden Fächer lässt sich auch bei Aufwand von viel Zeit und Fleiss
kaum mehr bewältigen. Die Zahl der Zeitschriften und speziell der
Neuschöpfungen ist so gross geworden, dass selbst wohldotierte Bibliotheken nicht mehr imstande sind alle Zeitschriften anzuschaffen, die in
den Interessenkreis der inneren Medizin gehören. Das ist ein grosser
Missstand, und wir müssen ernstlich darauf bedacht sein, hier Abhilfe
zu schaffen. Es ist natürlich nicht möglich, auf einen Schlag, etwa
durch das Dekret eines Kongresses, die Journalliteratur in der Weise
zu zentralisieren, wie dies in vorbildlicher Weise in der Chemie geschehen ist. Aber eine Besserung der jetzigen unhaltbaren Verhältnisse
ist durchführbar, wenn alle Faktoren zusammenwirken: die Autoren,
indem sie sich auf das beschränken, was dem Leser wichtig ist; vor

allem die Redakteure, indem sie scharf die Grenze aufrecht erhalten
zwischen dem, was gedruckt werden m u s s und was gedruckt werden
d a r f, indem sie auf Kürzung dringen und alles ausschalten, was zu
drucken überflüssig ist; schliesslich auch der Stand der Verleger.
Wir haben in Deutschland das Glück, einen hochgebildeten Verlegerstand zu besitzen, mit dem wir in der grössten Einmütigkeit zusammen
arbeiten, und welcher volles Verständnis für unsere Ziele hat.   Darum
dürfen wir auch an den Verlegerstand mit der Aufforderung herantreten, inne zu halten mit Neugründungen von Zeitschriften, die nicht
unbedingt notwendig sind und denen nicht ein ganz besonderes und
neues Programm, ein wirkliches Bedürfnis, zu Grunde liegt.   Denn
dadurch, dass für denselben Zweck meistens nicht nur eine, sondern
zwei oder mehrere Zeitschriften vorhanden sind, verfügen viele dieser
Journale nicht über eine genügende Auswahl an Material, und diese
n o t l e i d e n d e n  Z e i t s c h r i f t e n  sind dann, um ihre Bände zu füllen, gezwungen Arbeiten aufzunehmen, von denen es nicht notwendig ist, dass
sie gedruckt werden. Ich weiss sehr wohl, dass wir mit dem Verlangen,
die Zahl der Zeitschriften auf das notwendige Mafs einzuschränken, in
Konflikt geraten mit materiellen, mit pekuniären Interessen, und solche
Interessen haben, wie sich nicht leugnen lässt, die Macht einer Natur-
kraft; aber es gibt Gewalten von viel grösserer Durchschlagskraft als
die materiellen Interessen. Die wirklich bedeutenden Bewegungen sind
immer nur durch ideale Gesichtspunkte erzielt worden, und die Geschichte geht achtungslos an einer Zeit und an einem Stande vorüber,
welche die eigenen oder gar die materiellen Vorteile vor die Interessen
der Allgemeinheit zu stellen suchte.   Dies gilt in ganz besonders
hohem Grade auch vom ärztlichen Stande.   Wir haben wertvollere
Güter zu wahren als die materiellen Interessen, nämlich unsern guten
Ruf als selbstlose Helfer des kranken Menschen.

M. H.! Es ist eine Sitte unseres Kongresses, dass wir der Lücken
gedenken, welche der Tod in unsere Reihen gerissen hat, und die
Verluste dieses Jahres sind nicht nur zahlreich, sondern auch schwer.
Von unseren Mitgliedern sind gestorben: Dr. K a m p f in Wiesbaden,
Dr. R a d e m a k e r in Aachen und Dr. K r i e g e r in Marburg, ein
junger, vielversprechender Gelehrter. Ferner Prof. L i t t e n in Berlin,
ein Schüler von C o h n h e i m und F r e r i c h s. L i t t e n s literarische

Tätigkeit hat sich auf die verschiedensten Gebiete der Pathologie und der inneren Medizin erstreckt. Er hat wertvolle Arbeiten über den Infarkt und über die amyloide Degeneration geliefert, hat die Veränderungen des Augenhintergrundes bei Sepsis beschrieben, das Zwerchfellphänomen beobachtet, er hat die Zentrifuge in Deutschland eingeführt. Litten hat häufig auf unseren Kongressen vorgetragen. Aeussere Erfolge und Anerkennungen sind seinem Leben nur wenig beschieden gewesen. Er war ein verschlossener Mann; wir wollen es ihm hoch anrechnen, dass er trotzdem unermüdlich weiter geforscht und gearbeitet hat.

Mit Hitzig ist einer jener grossen Männer von uns geschieden, die aus der Berliner physiologischen Schule hervorgegangen sind. Hitzig ist ein Begründer der modernen Hirnphysiologie und Hirnpathologie und er hat die Medizin mit vielen neuen Ideen befruchtet. Er stand unter denjenigen, welche die Neurologie für die Psychiatrie reklamiert haben, und er hat enge Beziehungen zwischen diesen beiden Fächern geschaffen. Hitzig hat auf unserem Kongresse wiederholt das Wort ergriffen. Er war ein scharfer Denker und ein gefürchteter Streiter in der Diskussion.

v. Mering-Halle ist einer der fruchtbarsten und bedeutendsten inneren Kliniker Deutschlands gewesen. Dieser grosse blonde Rheinländer mit den lachenden Augen war wirklich ein genialer Mann, er war auch ein Chemiker von ungewöhnlichem Wissen. Ihm war der Blick des Entdeckers eigen, und zwar haben seine Entdeckungen nicht nur solche Tatsachen ermittelt, welche auf der geraden Bahn logischen Denkens und gewissenhafter Arbeit zu erreichen waren, er war vielmehr sprunghaft im Finden, und von manchen seiner Entdeckungen kann man behaupten, sie wären ohne ihn niemals gemacht worden. Ich erinnere hier an seinen Fund, dass in der Wurzelrinde des Apfelbaumes ein Stoff, das Phloridzin, vorhanden ist, der, bei Tieren und Menschen injiziert, die stärkste Glykosurie erzeugt. einen Fund, der für die Lehre vom Diabetes von kaum geringerer Bedeutung geworden ist, als wie die gleichfalls von Mering im Vereine mit Minkowski entdeckte Tatsache von der Entstehung des Diabetes nach Pankreasexstirpation. Aber nicht bloss die experimentelle Pathologie, sondern auch die arzneiliche Therapie hat Mering eine Reihe bedeutender Entdeckungen zu verdanken.

Theodor von Jürgensen war einer der treuesten Freunde des Kongresses namentlich aus seiner Jugendzeit. Seine joviale Art, sein treffender Witz und sein immer guter Humor haben ihn zu einer der beliebtesten Erscheinungen des Kongresses gemacht. Jürgensens Arbeiten betrafen zunächst die Temperaturverhältnisse des gesunden und kranken Menschen. Er hat mit Begeisterung die abkühlende Behandlung bei fieberhaften Krankheiten durchgeführt und populär gemacht. Dann hat er seine Studien der Pneumonie zugewandt, und es soll ihm nie vergessen werden. dass er der erste war, welcher die Pneumonie als eine Infektionskrankheit auffasste und die damals unerhörte Idee aussprach, die Lungenentzündung sei nicht als Erkältungskrankheit zu deuten. Bedeutungsvoll sind ferner seine Studien über die Septicopyämie, in denen er auf die Häufigkeit dieser Erkrankung hinwies und ihre Symptome entwickelte. Aus den letzten Jahren stammen besonders seine Schriften über die Erkrankungen des Herzens. Jürgensen war einer der ersten, welche darauf hinwiesen, dass den durch die Herzklappenfehler bedingten mechanischen Störungen nicht jene, früher übliche, übertriebene Bedeutung beigelegt werden dürfe, dass man vielmehr den Zustand des ganzen Herzens und vor allem die Leistungsfähigkeit des Muskels in erster Linie ins Auge fassen muss. Jürgensen war ein höchst anregender und begeisterter Lehrer, und alle seine Schüler, die seine poliklinischen Gänge durch das Armenviertel Tübingens und auf die benachbarten Dörfer mitmachen durften, werden die Erinnerung daran ihr Leben lang dankbar bewahren.

Jürgensen ist in jungen Jahren auf den poliklinischen Lehrstuhl in Tübingen berufen worden, den er 34 Jahre lang inne gehabt hat. In diesem Hinweis ist die ganze Tragik seines Lebens enthalten. Als er diese Poliklinik übernahm, erschien er würdig, bald eine der ersten Kliniken zu erhalten. Aber es war damals die Zeit, wo fast alle Kliniken von jungen Kräften besetzt waren, und jahrzehntelang tat sich keine Vakanz für ihn auf. Als dann später in rascher Folge eine Reihe von Kliniken frei wurde, da war er zu alt geworden. Ein bitteres Wort! Und dieses Schicksal Jürgensens beleuchtet blitzartig die Gefahren der akademischen Karriere mit ihren schweren Enttäuschungen, die oft auch den Besten nicht erspart bleiben.

In Moritz Schmidt haben wir einen unserer früheren Präsidenten und ein Ehrenmitglied verloren. Dieser vornehme Mann mit seiner zurückhaltenden Art war in seinem Herzen ein enthusiastischer Arzt. Ihm war jener gesunde Optimismus zu eigen, welcher sich durch Hindernisse und Misserfolge nicht abschrecken lässt und der besonders zu Fortschritten auf dem Gebiet der Therapie unerlässlich ist. Ihm ist die Erkenntnis zu verdanken, dass die Kehlkopftuberkulose als ein heilbares Leiden aufgefasst werden muss und er hat zu ihrer Behandlung eine Reihe der wichtigsten Beiträge geliefert. Doch hat er sich nicht auf die Therapie der Tuberkulose des Kehlkopfes allein beschränkt, vielmehr ist es seiner Initiative zu verdanken, dass die Heilstättenbehandlung der Tuberkulose im allgemeinen immer weitere Kreise gezogen hat. Moritz Schmidt war ein Spezialist im besten Sinne des Wortes. Er hat immer den Zusammenhang seines Spezialfaches, der Laryngo-Rhinologie, mit der inneren Medizin und der Chirurgie hoch gehalten, und der rege Anteil, welchen er den Verhandlungen unseres Kongresses gewidmet hat, ist ein Beweis dafür. Sein Lehrbuch der Krankheiten der oberen Luftwege ist ein bleibendes Denkmal seiner Tätigkeit. Um die Entwicklung der wissenschaftlichen Medizin in Frankfurt und ihrer Institute hat er sich die grössten Verdienste erworben und es ist vor allem seiner Fürsorge zu verdanken, dass seine Vaterstadt zu einem der bedeutendsten Zentren der wissenschaftlichen Medizin geworden ist.

Indem wir diesen Männern, welche zu unserem Schmerz nun der Vergangenheit angehören, den Zoll unseres Dankes darbieten, wenden wir uns nunmehr zu den Aufgaben der Gegenwart und beginnen mit dem Hauptthema unseres diesjährigen Kongresses, nämlich mit den Referaten über die Beziehungen der weiblichen Geschlechtsorgane zu den inneren Krankheiten.

# VERHANDLUNGEN

## DES KONGRESSES FÜR

# INNERE MEDIZIN.

HERAUSGEGEBEN

VON

## DR. E. von LEYDEN, UND DR. EMIL PFEIFFER,

Wirkl. Geh.-Rat, Excellenz, o. ö. Professor     Geh. San.-Rat in Wiesbaden, ständigem
in Berlin.                               Sekretäre des Kongresses.

## SECHSUNDZWANZIGSTER KONGRESS

Gehalten zu Wiesbaden, vom 19.—22. April 1909.

MIT 32 TAFELN UND 50 TEXTABBILDUNGEN.

WIESBADEN.
VERLAG VON J. F. BERGMANN.
1909.

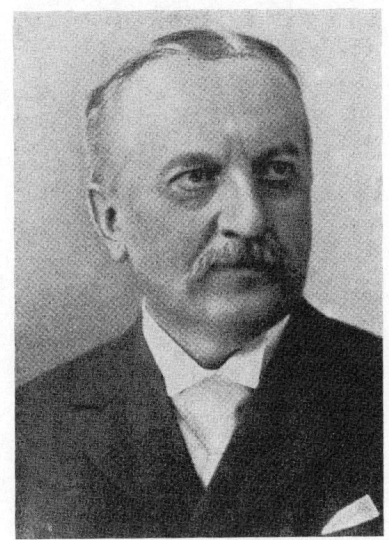

F. Schultze, Bonn
Vorsitz 1909

# Eröffnungsrede.

Von

Geh. Med.-Rat Prof. Dr. **Schultze** (Bonn).

Meine Herren!

Nachdem unser Kongress im vorigen Jahre in Wien getagt hat, wo seine Mitglieder auf das freundlichste und liebenswürdigste aufgenommen wurden, sind wir in diesem Jahre wieder in die alte Heimat zurückgekehrt und haben zu entscheiden, ob der Kongress wie in den ersten 7 Jahren seines Bestehens seinen ständigen Sitz in der uns Allen so lieb gewordenen ruhigen Bäderstadt Wiesbaden haben oder daneben auch in lärmenden und ablenkenden Grossstädten tagen soll.

M. H.! Seit dem „Wiener Kongress" haben wir zu unserer Trauer eine grössere Anzahl von Mitgliedern und Freunden unserer Vereinigung verloren. Schon 13 Tage nach der Beendigung der Wiener Tagung starb während des von ihm geleiteten ersten internationalen Laryngo-Rhinologenkongresses in Wien unerwartet rasch unser langjähriges Mitglied Prof. Leopold Schroetter, Ritter v. Kristelli.

In vollster Frische und Rüstigkeit hatte der 71jährige Mann noch in unserem Kreise geweilt und sich in liebenswürdigster und aufopferndster Weise für unser Wohl als Vorsitzender des Wiener Ortskomitees bemüht, so dass wir noch heute über sein Grab hinaus dafür ihm unsern wärmsten Dank aussprechen müssen, zumal seine damalige für uns geleistete Arbeit sicher nicht seiner Gesundheit förderlich war.

Ein Schüler und Freund Skodas hat er sich besonders der Laryngologie und den Erkrankungen der Brustorgane gewidmet und sich schon früh zu einem der ersten Kehlkopfärzte der Welt aufgeschwungen, wozu ihn auch seine auf der Schuhschen Klinik erlangte grosse manuelle Geschicklichkeit befähigte.

1*

Er besass ein grosses organisatorisches Talent, und unvergessen soll ihm bleiben, dass er bald nach dem vor kurzem dahingeschiedenen Dr. Driver als einer der ersten schon im Jahre 1883 für die Errichtung eigener Heilstätten für die Tuberkulösen eintrat, und dass er später selbst eine grosse Anstalt dieser Art ins Leben rief und neben seiner ausgedehnten wissenschaftlichen Tätigkeit immer von neuem mit Wort und Tat gegen diese schlimmste aller Volksseuchen ankämpfte.

Ebenso plötzlich wie er verschied am Ende des Jahres 1908 Hofrat Dr. Adolf Schmid, ein treues Mitglied unserer Kongresse und seit 1906 Mitglied unseres Ausschusses. Wie Schroetter an Skoda, so hatte sich Schmid in seinen Studien- und Assistentenjahren an Ziemssen angeschlossen und später im Bade Reichenhall eine grosse praktisch-ärztliche und organisatorische Wirksamkeit entfaltet, so dass ihn die dankbare Stadt im Jahre 1899 zu ihrem Ehrenbürger ernannte. Auch wissenschaftlich war er vielfach tätig. Vor allem aber wirkte seine vornehme, vertrauenerweckende Persönlichkeit.

Einen schweren Verlust für unsern Kongress bedeutet ferner der Tod des Wiesbadener Neurologen Emil Coester, uns Allen lieb und wert durch die Gaben seiner heiteren Muse, die so oft unser Herz erfreut und unsere Feste geschmückt hat. Aber auch als tüchtiger, wissenschaftlich tätiger Arzt und als unabhängiger, freier Geist hat er sich unserer Aller Hochachtung und Verehrung erworben.

Von solchen Kollegen, die vom ersten Kongresse an unsere Mitglieder waren, verloren wir Prof. Ewald Hecker in Wiesbaden und Sanitätsrat Haupt in Soden, von ganz jungen Mitgliedern Herrn Schlüter (Magdeburg). Von ihnen hat sich der erstere einen überall bekannten Namen erworben durch eine aus seinen jungen Jahren stammende mustergültige Beschreibung der Kahlbaum'schen Hebephrenie. Später hat er sich besonders mit der Anwendung des Hypnotismus befasst.

Unerwartet früh ist dann vor kurzem ein weiteres Mitglied unsres Kongresses dahingeschieden, der Leiter des städtischen Krankenhauses in Moabit, Prof. Rudolf v. Renvers in Berlin.

Er war ein hervorragender Arzt, mit allen Eigenschaften eines solchen reich ausgestattet, vielseitig ausgebildet und aller Welt besonders bekannt geworden als erfolgreicher ärztlicher Berater unseres Reichskanzlers. In aufopfernder Weise hat er sich neben seiner umfangreichen Praxis stets seines grossen Krankenhauses angenommen und sich um die Organisation des ärztlichen Fortbildungswesens grosse Verdienste erworben.

Endlich möchte ich nicht unterlassen, zweier Männer zn gedenken, die zwar niemals unserm Kongresse angehörten, aber sich durch Vorträge vor Jahren an unseren Arbeiten beteiligten und auf anderen Gebieten als denjenigen der inneren Medizin eine hervorragende Stelle einnahmen. Der Eine ist der berühmte Entdecker der schlafmachenden Wirkung des Chlorals, Oskar Liebreich, der uns im Jahre 1897 einen Vortrag hielt „über die Ziele der modernen medikamentösen Therapie". Der Andere der bekannte pathologische Anatom Eduard Rindfleisch, der im Jahre 1887 über Tabes dorsalis sprach.

Ich bitte Sie, m. H., sich zu Ehren der Dahingeschiedenen von Ihren Plätzen zu erheben.

M. H.! Wenn man die Reden durchgeht, welche die früheren Vorsitzenden dieses Kongresses gehalten haben, so sind es vor allen Dingen die Gedanken der Autonomie und der Einheitlichkeit der inneren Medizin, die seit der unvergesslichen ersten Rede von Frerichs immer wieder von neuem betont wurden.

Würde das nötig gewesen sein, so fragt man sich unwillkürlich, wenn nicht das Reich der inneren Medizin eine verhängnisvolle Ähnlichkeit mit dem alten römischen Reiche deutscher Nation gezeigt hätte oder gar noch zeigt, mit jenem Reiche, das so oft von aussen her regiert wurde und von dem sich immer mehr einzelne Teile ablösten, bis es endlich völlig zerfiel?

Wie steht es heute mit dieser unserer Autonomie und mit unsrer Einheitlichkeit?

Die erstere scheint mir zur Zeit unbestritten, während zur Zeit der Frerichs'schen Rede Vielen besonders die pathologische Anatomie eine viel zu grosse Rolle zu spielen schien. Ich sage „schien". Denn in Wahrheit war die Gefahr nicht gross. Auch damals galt den Ärzten und den meisten innern Kliniken die Förderung der Therapie des kranken Menschen als das höchste Ziel, und nicht in erster Linie die pathologisch-anatomische Diagnose. Ich brauche nur an Brand in Stettin, an Liebermeister, Ziemssen, Jürgensen, Kussmaul und an Friedreich zu erinnern. Obgleich der Letztgenannte direkter Nachfolger Virchow's in Würzburg war und gewiss die pathologische Anatomie sehr hoch schätzte und pflegte, war er doch vor allem ein Arzt und ein Helfer im besten Sinne des Wortes.

Zur Zeit wird die pathologische Anatomie von Manchen eher zu gering eingeschätzt, trotzdem sie doch allein vor Fehldiagnosen schützen kann und trotzdem ohne sie so manche Ärzte, die kaum mehr eine Sektion sehen, in ein Labyrinth phantasievoller falscher und unvollständiger Diagnosen gelangen und sich infolge dessen allmählich mehr und mehr der rein äusserlichen symptomatischen Krankheitsauffassung und der rein schematischen Krankheitsbehandlung der Naturheilkünstler in verhängnisvoller Weise annähern.

Glücklicherweise hat gegen früher die pathologische Anatomie am Lebenden gegenüber derjenigen an der Leiche einen ausgedehnteren Boden gewonnen, vor allem durch die Röntgenologie und sodann durch die Autoskopien der Chirurgen, durch welche z. B. erst die gewaltige Bedeutung der Erkrankungen des Wurmfortsatzes erkannt wurde, die der Leichenanatomie entgangen war. — Eher könnte man heutzutage von einem erneuten Ansturm der Physiologie sprechen, der an sich berechtigter ist, wie der seinerzeit von Roser und Wunderlich unternommene, als sie ihr Archiv für physiologische Heilkunde gründeten.

Denn es ist in neuerer Zeit eine grosse Fülle neuer physikalischer und chemischer Untersuchungsmethoden zu den alten hinzugetreten und hat die Diagnostik besonders auch in Bezug auf die Funktionsstörungen der Organe erheblich gefördert und der Therapie gute Dienste geleistet.

Da aber auch die Physiologie des gesunden und kranken Menschen geradeso wie die pathologische Anatomie in den Dienst der Beobachtung und Behandlung der Kranken gestellt wird, und da wohl kaum jemand ernstlich daran denkt, die Krankensäle zur Appendix von Laboratorien zu machen, so kann auch aus der so erfreulichen Fortentwickelung der Physiologie des Menschen der innern Medizin ein Schaden nicht erwachsen und eine Unterordnung der inneren Medizin nicht entstehen. —

Viel bedenklicher steht es mit der Aufrechterhaltung der Einheitlichkeit der inneren Medizin.

Die Worte, welche Friedrich Müller über diese so wichtige Sache auf dem vorigen Kongresse gesprochen hat, fanden wohl bei uns allen den grössten Anklang, und es kann ihnen heute kaum etwas Neues hinzugefügt werden.

Niemand wird verhindern wollen oder gar verhindern können, dass sich ein klinischer Forscher spezialisiert, zeitweilig oder dauernd — er sammle still und unerschlafft im kleinsten Punkt die grösste Kraft — und es haben auch die bedeutendsten Kliniker schon vor Jahrzehnten nicht gleich grosses auf allen Gebieten der inneren Medizin geleistet, nicht gleich grosses z. B. auf dem Hauptgebiete der Chemie oder Physik oder auf dem Gebiete der Pathologie und Therapie aller grossen einzelnen Krankheitsgruppen.

Niemand kann und wird auch dagegen sein, dass spezialistische Praktiker echter Art nur bestimmte Teile der inneren Medizin pflegen und ausüben, im Gegenteil!

Aber es muss nun einmal allgemeine Ärzte geben, Hausärzte und besonders auch Ärzte auf dem Lande, an denen es leider in manchen Gegenden mangelt, wie denn, nebenbei gesagt, die vielbeklagte Überfüllung des ärztlichen Berufes keine gleichmässige ist, und sowohl unserm Heere als unseren Kolonien nicht hinreichend viele Ärzte zur Verfügung stehen.

Es muss, nach einem Ausdruck von Naunyn, gegenüber den Spezialisten Nothelfer geben, wiewohl doch auch die Spezialisten oft genug Nothelfer sind, und somit kein durchgreifender Unterschied zwischen beiden Arten von Ärzten besteht. Naunyn braucht den Ausdruck Nothelfer für diejenigen Ärzte, die dann eintreten, wenn es sich um unentwickelte, beginnende Krankheiten handelt, oder um solche Krankheiten, für die wir ein eigentliches Heilmittel noch nicht haben, während der Spezialist sich auf dasjenige beschränken und zurückziehen könne, was wir heute wissen und können.

Um mindestens solche Naunyn'sche Nothelfer auszubilden und um vor allem allgemeine Ärzte zu erziehen, muss der angehende Mediziner die allgemeine Pathologie, die allgemeine Diagnostik und Therapie und ihre Grundsätze kennen lernen und zu ihrer Anwendung befähigt werden.

Es muss somit bei dem Unterrichte in der Medizin auf der Universität Männer geben, die besonders innerhalb derjenigen Fächer, welche mit allen Organen des Körpers zu tun haben, wie die innere Medizin, die Chirurgie oder wenigstens mit einem solchen, das

den ganzen Organismus beherrscht, wie das Gehirn, Allgemein-
ärzte erziehen und auch auf die künftigen Spezialärzte so einwirken,
dass diese wenigstens einmal in ihrem Leben gründlich mit den allgemeinen Grundlagen der Pathologie, der Diagnose und Therapie auf
dem Gesamtgebiete der Medizin vertraut gemacht wurden.

Nun ist es ja selbstverständlich, dass der innere Kliniker, um hier
nur von ihm zu reden, schon lange nicht mehr jeden einzelnen Aufsatz auf seinem Gesamtgebiet, oder auch nur jedes Referat von A bis Z
lesen kann — das wäre eine Qual der Hölle — und ebenso kann er
nicht jede neue Untersuchungs- und Behandlungsmethode und ihre
Modifikationen sich bis in's Einzelne zu eigen machen — auch das geht
über menschliche Kräfte —, aber er muss sich mit geeigneten Hilfskräften umgeben, die mit ihm zusammen gewissermassen mit verteilten
Rollen auf dem grossen Gesamtgebiete arbeiten und auf diese Weise
— abgesehen von seinem eigenen Schaffen — in allem Wesentlichen
theoretisch und praktisch orientiert bleiben.

Kommt ein solcher Zentralkliniker in Wegfall, wohin so
Manche streben, gibt es nur noch besondere Einzelkliniken etwa für
die Infektionskrankheiten, Stoffwechselkrankheiten, Herzkrankheiten,
Nervenkrankheiten, so wird weder ein eigentlicher Kliniker noch ein
Arzt mehr erzogen. Jeder Lehrende zöge seinen Stoff in's Breite, es
gäbe übermässige Wiederholungen und es bliebe auf dem Gebiete der
innern Medizin höchstens noch der Pädiater ein Allgemeinkliniker,
so lange es ihm noch gestattet sein würde, alle innern Krankheiten
vorzustellen und über sie vorzutragen. Was ihm aber recht ist, sollte
auch dem innern Kliniker für die Erwachsenen billig sein.

Nun droht ja eine so weitgehende Zersplitterung der innern
Klinik zur Zeit noch nicht — bis auf die Lostrennung der Nervenkrankheiten, die, wenn einmal geschehen, allmählich zu einem höchst
beklagenswerten Ausschlusse sämtlicher Nervenkranken aus der innern
Klinik führen würde, also von Kranken, die ihrerseits ganz besonders
einer gründlichen Untersuchung aller innern Organe bedürfen und
nicht blos derjenigen des Nervenapparats.

Aber es droht eine Einschränkung des Unterrichtes in den
umfangreichen Fächern und besonders in der innern Medizin dadurch, dass
ein ausgedehnter theoretischer und praktischer Unterricht in der sogenannten „sozialen Medizin" gefordert wird.

Sie droht zu einer Zeit, in der zugleich alle Einzelfächer der innern Medizin, die Pädiatrie mit eingeschlossen, in ihrer Diagnostik und Heilmetodik eine immer grössere Ausbildung und Vertiefung erlangt haben. Ich erinnere nur an die überaus wichtige Säuglingsernährung, an die Behandlung der Säuglingskrankheiten, an die feinere Ausbildung der Untersuchungsmethoden der Funktionen des Herzens und der Gefässe, an die Röntgenologie, an die Bakteriologie, an die physikalischen Heilmethoden und an die Immunodiagnostik, auf chirurgischem Gebiete an die Orthopädie, Urologie u. s. w.

Dass besonders die neue Unfall- und Invaliditätsgesetzgebung Anforderungen stellte, die nicht sogleich in vollem Masse erfüllt werden konnten, war von vornherein klar und zeigte sich bald. Es musste erst eine Unfallspathologie und Prognostik zum guten Teile geschaffen werden. Es mussten die Ärzte zu den verlangten genaueren Diagnosen auch von Krankheiten erst erzogen werden, die zu diagnostizieren früher als eine überflüssige Finesse galt.

Weiterhin erscheint es aber den Aerzten[1]) nötig, dass ausser in der sozialen Versicherungsmedizin auch noch ein besonderer Universitätsunterricht über gewerblichen Arbeiterschutz, kommunalärztliche Tätigkeit, Fürsorgewesen und endlich über Aufbau und Wesen des Aerztestandes und die sozialen Angelegenheiten des Aerztestandes stattfinde.

Der bisherige Unterricht in diesen Dingen in der Hygiene, in der Staatsarzneikunde, in den einzelnen, schon längst an vielen Universitäten gehaltenen Kursen über Versicherungsmedizin mit Krankenbegutachtungen genüge nicht, sondern es müssten neue sozialmedizinische Professuren im Hauptamte, womöglich Ordinariate geschaffen werden, „mit allen theoretischen und praktischen Forschungs- und Unterrichtsmitteln" ausgestattet, also doch mit Instituten. Am geeignetsten seien zu solchen Lehrern ärztliche Praktiker; besondere stationäre klinische Abteilungen seien nicht nötig, die Leiter der klinischen Universitätsinstitute seien aber „anzuweisen", den betreffenden Lehrern stationäre Fälle zu Unterrichtszwecken zur Verfügung zu stellen. Die Studenten

---

[1]) Die soziale Medizin als Gegenstand des Unterrichtes von Dr. Alfred Peyser-Berlin. Denkschrift, verfasst im Auftrage des Geschäftsausschusses des deutschen Aerztevereinsbundes.

seien zum Besuche der Vorlesungen „anzuhalten". So lauten die Hauptforderungen.

Es wird also hier das Umgekehrte gewünscht, wie früher in der Forderung der Vervollkommnung der ärztlichen Ausbildung in der ärztlichen Technik. Diese sollte mehr ausserhalb des Rahmens der Universität stattfinden, die sozialmedizinische dagegen hauptsächlich innerhalb desselben.

So sehr nun dieses Vertrauen die Universitäten ehrt, wenn auch die Ergänzung ihrer Lehrkräfte für den Unterricht in der sozialen Medizin durch aussenstehende Praktiker für notwendig erachtet wird, so fragt es sich, ob es zweckmäfsig ist, in die Zahl der sonstigen Vorlesungen noch ein neues fünfstündiges Kolleg einzuschieben, wie das verlangt wird.

Jeder Universitätslehrer, der weiss, wie zur Zeit eine ganze Reihe wichtiger, für die Ausübung der ärztlichen Praxis absolut nötiger Kurse kaum untergebracht werden kann, Jeder, der weiss, dass schon jetzt die wichtigen Vorlesungen über spezielle Pathologie wegfallen, obwohl in ihnen manches auf die soziale Medizin Bezügliche beigebracht werden kann, Jeder, der weiss, dass schon jetzt bei der Abneigung der Studierenden, theoretische Kollegs zu hören, über die Abnahme des Interesses für so wichtige Fächer wie allgemeine Pathologie und pathologische Anatomie geklagt wird, wird sich sagen müssen, dass ein so ausgedehntes Kolleg wie das erwähnte, wenn überhaupt, so nur mit Hülfe von nicht recht geeigneten Mittags- oder Abendstunden untergebracht werden kann.

Man müsste denn die Ferien bedeutend kürzen, was für die Studenten vielleicht durchführbar wäre, wenn auch nicht gut für die Mediziner allein, aber nicht für die meisten klinischen Lehrer, deren Ferienzeit jetzt durch Examina und durch Fortbildungskurse in ganz anderer Weise als früher in Anspruch genommen wird, sodass die Zeit für die eigene Forschungs- und Schaffenstätigkeit, sowie für eine Erholung immer kürzer geworden ist.

Oder man muss auf das praktische Jahr rekurrieren, dem diese Aufgabe von vornherein mit vollem Rechte zugedacht war. Denn in ihm hat der angehende Arzt praktisch mit dem Krankenkassenwesen, mit den Standesinteressen, mit der Organisation der Ärzte zu tun. Und erst dadurch wird der junge Mediziner naturgemäfs das wahre Interesse

an den Aufgaben der sozialen Medizin gewinnen, dass er mit ihnen
praktisch in Berührung kommt, gerade so wie er nicht durch
theoretische Vorlesungen über spezielle Pathologie, mit oder ohne Licht-
bilder, sondern erst durch die Kurse und durch die Klinik zu einem
innern Anteil an der Pathologie und Therapie gebracht wird.

Und ebenso wäre hier ein Feld für die Betätigung der allerdings
an Zahl geringen Akademien für praktische Medizin gegeben, die ja
mit zu diesem Zwecke gegründet sind, zu denen aber freilich zur Zeit
die Medizinalpraktikanten noch viel weniger hinströmen, als selbst zu
den Universitätsinstituten, zum guten Teile aus dem Grunde, weil
Städte und Staat bisher davor zurückschreckten, den Praktikanten solche
Vorteile zu bieten, wie viele kleinere Krankenhäuser, denen oft kein so
grosses Lehrmaterial zur Verfügung steht als jenen.

Presst man aber trotz alledem die gesamte soziale Medizin mit
Gewalt in den jetzigen Unterricht hinein, dessen Zeit um ein weiteres
Semester zu verlängern, doch auch wieder manche Nachteile hätte, so
gereicht das wohl nach der Meinung der meisten Universitätslehrer, die
doch in Bezug auf die Leistungen bei den Prüfungen die gegebenen
Beurteiler sind, vielleicht der Quantität, aber nicht der Qualität des
medizinischen Unterrichtes zum Vorteil.

Denn auch jetzt darf man im Examen die Anforderungen nicht
hoch stellen, wenn auch nach Wegfall der Prüfung in der Physiologie und der deskriptiven Anatomie mir eine entschiedene Besserung
eingetreten zu sein scheint. Der Lücken sind oft noch allzuviele.

Endlich spricht gegen die allzuweite Ausdehnung des Unterrichts in der sozialen Medizin der Umstand, dass es dem betreffenden
neuen Lehrer dieses Faches doch niemals möglich sein wird, in allen
Teilen der Medizin zugleich ein hinreichend kompetenter Obergutachter
und damit Lehrer zu sein, etwa zugleich nur in der Chirurgie und
in der inneren Medizin, geschweige denn in der Psychiatrie, Augenheilkunde u. s. w. Es muss also trotz der Existenz eines besonderen
sozialmedizinischen Professors im Hauptamt dennoch ein besonderer
Kurs wenigstens in den beiden Hauptfächern für die Unfalls- und
Invaliditätsmedizin abgehalten werden, wie vielfach bisher, wodurch
von neuem Zeit beansprucht wird, und in den kleineren Fächern von
dem jeweiligen Lehrer besonders auf diese Dinge Gewicht gelegt und
darüber Vortrag gehalten werden.

Unbedingt muss aber daran festgehalten werden, dass diejenigen am besten für die spätere Gutachtertätigkeit vorbereitet sein werden, die am besten mit der Diagnostik und mit der gesamten allgemeinen und speziellen Pathologie und Therapie und zwar besonders der Ätiologie und Prognostik vertraut sind, also mit denjenigen Fächern, die durch ausgedehnte neue Collegs eine Einbusse erfahren.

Der Universitätsunterricht kann überall nur die Grundlagen für das ärztliche Wissen und Können legen, vor allem die Methodik lehren, und die Ehrfurcht vor der wissenschaftlichen Forschung. Er soll auch vor allem seine Adepten mit dem Geiste wissenschaftlicher Kritik durchdringen.

Denn eine solche Kritik ist heute nötiger als je. Sie ist mehr als früher erforderlich für die Tätigkeit des künftigen Gutachters, die so ungemein erziehlich wirkt.

Sie ist mehr als je erforderlich in der Therapie, die mit einer Flut von Heilmitteln und Heilmethoden den Arzt überschwemmt und nur zu leicht den Wert und die Bedeutung der seelischen Einwirkung, der Suggestion übersehen und unterschätzen lässt.

Der Universitätsunterricht ist endlich in Deutschland aufgebaut auf dem Grundsatze der akademischen Freiheit und widerstrebt mit Recht den Forderungen allzu vieler Reglementierungen und Zwangsmafsregeln, die doch nichts nützen.

Gerade so wie wir Alle wünschen, dass der ärztliche Beruf ein möglichst freier bleiben möge, so wünschen auch die vielgescholtenen Fakultäten ein möglichstes Festhalten an der akademischen Lehr- und Lernfreiheit, unter deren Wirkung sich die deutschen Aerzte ihre angesehene Stellung in der Welt errungen haben.

# VERHANDLUNGEN

DES

# DEUTSCHEN KONGRESSES FÜR INNERE MEDIZIN.

HERAUSGEGEBEN

VON

DEM SEKRETÄRE DES KONGRESSES

## DR. EMIL PFEIFFER,

Geheimer Sanitätsrat in Wiesbaden.

SIEBENUNDZWANZIGSTER KONGRESS

Gehalten zu Wiesbaden, vom 18.—21. April 1910.

MIT 9 TAFELN UND 30 TEXTABBILDUNGEN.

WIESBADEN.

VERLAG VON J. F. BERGMANN.

1910.

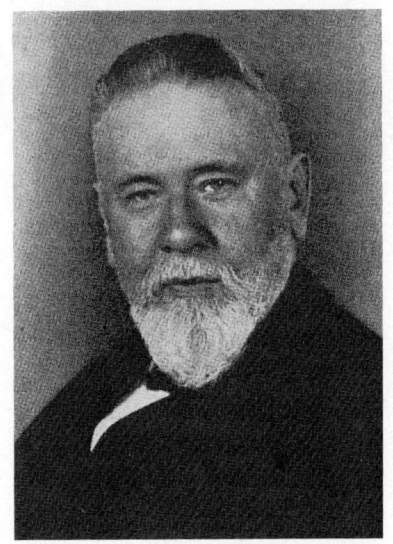

F. Kraus, Berlin
Vorsitz 1910

# Eröffnungsrede.

Herr **F. Kraus** (Berlin).

Verehrte Kollegen!

Gemäß Ihrem im Vorjahr gefassten Beschluss ist die Geburtsstätte unseres Kongresses, die gesundheitspendende Bäderstadt Wiesbaden, nunmehr auch dessen ständiger Sitz. Für unsere Verhandlungen und alle sonstigen Veranstaltungen hat die Stadt ihr neues Kurhaus zur Verfügung gestellt. Wir sind ihr hierfür zu lebhaftem Danke verpflichtet und wollen nur hoffen, dass auch für uns in den herrlichen Formen des v. Thierschschen Prachtbaues eine gute Weissagung liege, wie in Bau und Linien einer schönen Hand!

Vor den programmgemäßen Verhandlungsgegenständen pflegt unser Kongress der Pflicht zu genügen, die Toten des letzten Jahres zu ehren. Wir haben auch diesmal eine Reihe von Verlusten zu beklagen. Es starben die Herren Streng-Frankfurt a. M. (1909) und Windscheid-Leipzig, sowie unser Ehrenmitglied Eduard Friedrich Wilhelm Pflüger (1910).

Es kann natürlich nicht meine Aufgabe sein, das ganze gewaltige Lebenswerk Pflügers zusammenzufassen. Pflüger ist in einer fast unabsehbar langen Arbeitszeit ein Führer auf dem Gebiet der Biologie gewesen, bis ihn an der äussersten Grenze des menschlichen Lebens der Tod mitten im Kampf um die Ergebnisse seiner Arbeit hinwegnahm. Nur jener grundlegenden Forschungen sei gedacht, welche speziell unsere klinische Medizin bahnbrechend förderten.

Wohl unter dem Einfluss von du Bois-Reymond beschäftigte sich Pflüger anfangs im Wesentlichen mit Muskel- und Nervenphysiologie, und zwar zunächst weniger mit theoretischen und allgemeinen, als mit speziellen Fragen. Schon als Student schrieb er eine

1*

Abhandlung über die sensorischen Funktionen des Rückenmarks, welche den Grund legte für seine bedeutungsvollen einschlägigen Untersuchungen, die ihn später dazu führten, eine „Rückenmarksseele" anzunehmen, Untersuchungen, welche auch für die Klinik deswegen so wichtig geworden sind, weil sie (mit Rücksicht auf die mannigfachen psychischen Regressionen, die uns zunehmend beschäftigen) vielleicht zum erstenmal klar erkennen liessen, dass sensorische Funktionen ohne Bewusstsein vorhanden sein können, dass somit auch „zweckmäßige Handlungen" erlernt sein können ohne Bewusstsein. Die von Pflüger, z. T. auf Grund einer mühevollen Zusammenstellung der damals klinisch bekannten „Reflexneurosen", aufgestellten Gesetze der Reflexausbreitung sind ja allerdings seit Sherringtons Durchforschung der spinalen Reflexbahnen in ihrer Allgemeingültigkeit revisionsbedürftig geworden, und vor allem werden wir Kliniker die von Pflüger herangezogenen Krankheitsfälle heute vielfach anders deuten. Dadurch wird aber der grosse historische Wert dieser Arbeiten Pflügers nur wenig beeinträchtigt.

Pflüger promovierte bekanntlich mit einer Arbeit über die Nn. splanchnici, welcher bald darauf seine Untersuchungen über das Hemmungsnervensystem der Gedärme folgten. Abgesehen von der Entdeckung, dass die vasomotorischen Fasern ihren Ursprung durch die vordern Wurzeln der Spinalnerven nehmen und der Feststellung, dass die Nn. splanchnici die Bewegungen des Darms hemmen — heute eine der wenigen sicheren Ergebnisse in der Lehre von der Darminnervation — betonte Pflüger schon in diesen Arbeiten den grossen praktischen Wert, welchen das Nervensystem für alle Verrichtungen der Organe besitzt. Später, 1879, machte er dann seine vielfach angezweifelten Angaben über die Innervation der Leber und wies bei dieser Gelegenheit wiederum nachdrücklich darauf hin, dass auch diese Vorgänge unter dauernder Kontrolle des Nervensystems ständen. Er ging von der jetzt in teilweise veränderter Gestalt sich allmählich Bahn brechenden Vorstellung aus, dass im Grunde alle Gewebe, einzig ausgenommen das Bindegewebe, „direkte Produkte" des Nervensystems seien; er sprach von einem animalischen Zellennetz als Schauplatz des Lebens, das er dem Gerüstwerk des Körpers gegenüberstellt. Überhaupt blieb er fest davon überzeugt, dass alle Lebenstätigkeit vom Nervensystem ausgehe; ich verweise in dieser Beziehung auf die Arbeiten über das

Sinken des Stoffwechsels im Schlaf, über die Abhängigkeit desselben von der Belichtung u. a. Diese Bestrebungen Pflügers, den Einfluss des Nervensystems auf das Gesamtleben des Organismus hervorzuheben, mussten und müssen in einer Zeit myogener Herztheorien auch in der nächsten Zukunft gerade in der praktischen Medizin immer weitergehende Berücksichtigung finden. Noch 1906 sagt Pflüger: „Das gesamte Nervensystem mit den unter seiner unmittelbaren Herrschaft stehenden Organen stellt ein unteilbares System dar, ein Individuum ...".

Ebenfalls schon in den Fünfziger Jahren beschäftigte sich Pflüger mit dem Einfluss des konstanten Stromes Er zeigte in seiner „Physiologie des Elektrotonus" die gesteigerte Erregbarkeit im Bereiche der Kathode, die verminderte im Bereiche der Anode, die Aufhebung der Leitungsfähigkeit bei starker Durchströmung. Er sprach auf Grund streng methodischer Untersuchung das von Ritter geahnte polare Erregungsgesetz aus und deutete es in dem Sinne, dass Erregung eintrete durch Entstehen des Katelektrotonus und Verschwinden des Anelektrotonus und brachte es in Einklang mit dem von ihm richtig aufgestellten „Pflügerschen Erregungsgesetz für den Nerven und Muskel". Unter Zuhilfenahme des Pflügerschen Zuckungsgesetzes für den lebenden Menschen nach genauem Studium der besonderen Verteilung von Ein- und Austrittstellen des Stromes vermochten wir Kliniker erst das abnorme Verhalten auch degenerierter Nerven und Muskeln zu charakterisieren, und darauf beruht die heutige Anwendung der Elektrizität zu praktisch diagnostischen Zwecken. Unter pathologischen Bedingungen bleibt das polare Erregungsgesetz ebenfalls erhalten trotz vermeintlicher Umkehr des Zuckungsgesetzes, genau so wie die durchgreifende Giltigkeit des negativen Aktionspotentials, welches übrigens im inneren Zusammenhang steht mit der Erregung am negativen Pol bei Stromschliessung, die Voraussetzung bildet für die neueste klinisch-diagnostische Verwertung der Aktionsströme. Auch insofern hatten die erwähnten Untersuchungen Pflügers eine praktische Folge in der Medizin, als sie unser Interesse, welches sich lange Zeit vorwiegend dem faradischen Strom zugewendet hatte, wieder auf den galvanischen Strom lenkten: Ich habe wohl kaum nötig, auf die fast gleichzeitig erschienenen Arbeiten von R. Remak über Galvanotherapie zu verweisen.

Weitere grosse Verdienste hat Pflüger sich um die Lehre von den Blut-Gasen erworben, deren Erforschung er besonders durch Verbesserung der Quecksilberpumpe ermöglichte. Folgte er auch auf diesem Gebiete den Spuren Claude Bernards, so trugen seine Arbeiten doch sehr wesentlich dazu bei, die Rolle des Sauerstoffs für den biologischen Haushalt klarzustellen. Es half dazu, die alte Ansicht, die nicht sterben zu können scheint, zu stürzen, dass der Sauerstoff grossen Teils schon in den Lungen selbst verbrannt wird. Er zeigte, dass das Blut nur Transportmittel des Sauerstoffs von der Lunge zu den Geweben und der Kohlensäure von den Geweben nach der Lunge sei, und dass die Verbrennung in den Geweben stattfindet. Im Zusammenhange mit diesen Untersuchungen stehen, auch uns Ärzte interessierende, allgemeine Vorstellungen, welche er sich von der Reizbarkeit gebildet hat. Aus seinen zahlreichen und mannigfaltigen Experimenten, die er vor allem in seiner Abhandlung über die physiologische Verbrennung in den lebendigen Organismen niedergelegt hat, zog er den Schluss, dass die Reizbarkeit auf der intramolekularen Bindung des Sauerstoffes in einem höchst labilen Moleküle beruhe, aus welcher er beim Zerfall desselben in die viel stabilere Bindung an Kohlenstoff und Wasserstoff übergeht. Aus dieser Vorstellung folgte, dass durch erneute intramolekulare Bindung von frisch zugeführtem Sauerstoff die Reizbarkeit wieder herstellbar ist. Pflüger drückte dies so aus, dass durch Sauerstoff das lebendige Eiweiss-Molekül regenerierbar sei. Ja er geht noch weiter. Er sieht den ganzen Lebensprozess überhaupt in der Verbrennung und sagt: „Der Lebensprozess ist die intramolekulare Wärme höchst zersetzbarer und durch Dissoziation — wesentlich unter Bildung von Kohlensäure, Wasser und amidartigen Körpern — sich zersetzender in Zellsubstanz gebildeter Eiweissmoleküle, welche sich fortwährend regenerieren und auch durch Polymerisation wachsen." Diese Bestrebungen von Pflüger sind dann mannigfaltig weiter ausgebaut worden. Sie haben in wissenschaftlicher Beziehung vor allen Dingen ihre Fortsetzung in den Arbeiten der Göttinger Schule erhalten und haben indirekt wesentlich dazu beigetragen, die Wertschätzung des Sauerstoffes — man kann vielleicht sagen die Überschätzung desselben — für den Lebensprozess auch in ärztlichen Kreisen zu begründen, wie sich dies auch in den Bestrebungen der allerneuesten Sauerstoff-Therapie äussert. Ebenfalls im Wesentlichen auf der Methode der Gaswechselbestimmung beruhend, knüpfen sich an die soeben angeführten Untersuchungen wichtige spätere Arbeiten über die Wärmebildung im Organismus an. Die bekannten, das Ausbleiben einer Erhöhung des Gaswechsels bei curarisierten Tieren trotz niederer Umgebungstemperatur demonstrierenden Versuche bringen uns auch heute noch die Schwierigkeiten der Lehre von der chemischen Wärmeregulierung nahe, an denen die Pathologie ebenfalls aufs lebhafteste interessiert ist.

Endlich wären hier noch Pflügers Versuche zu erwähnen, welche dahin zielen, die Frage zu entscheiden, ob der Vorgang der Atmung völlig passiv durch Diffusion nach rein physikalischen Gesetzen erfolge, oder ob es sich um Lebensprozesse handle. Er war wohl der erste, der eine Zeit lang letztere Ansicht verfocht, und wurde dadurch zum Begründer einer später von Bohr vielseitig ausgebauten Lehre. Gleichzeitig war er der Erste, der Lungen-Katheter verwandte. Dies hat dann später zu Untersuchungen von Löwy an Menschen geführt, und in der Hand meiner Mitarbeiter fängt ein entsprechend angepasstes Verfahren, allerdings aus geänderten Gesichtspunkten, an, eine erfolgreiche klinische Methode zu werden.

In der zweiten Hälfte seines Lebens widmete Pflüger, wie auch den Jüngeren unter uns ganz geläufig ist, seine Hauptarbeit der Erforschung des Stoffwechsels. Auch hier kann ich hinweisen auf den ungeheuren Wert des übergrossen Tatsachenmaterials, welches gerade wir Aerzte Pflüger auf diesem Gebiete zu danken haben. Auf den Kampf gegen die Lehre von der Eiweisseinsparung, auf die Theorie des Eiweisses als einziger Quelle der Muskelkraft, auf die Thesen der Fettresorption möchte ich hier nicht hinweisen, wohl aber auf die auch für die Pathologie höchst bedeutsamen Glykogenuntersuchungen, trotzdem gewisse prinzipielle Verschiedenheiten der Auffassung zwischen uns bestehen. Unbedingt muss auch zugestanden werden, dass uns noch seine allerletzten Untersuchungen über das Wesen des Diabetes wenigstens positive und höchst wertvolle Anregungen gegeben haben.

Von autoritativer klinischer Seite ist die Befürchtung ausgesprochen worden, dass solche Beeinflussungen aus der Pathologie eine Magd der Physiologie machen könnten. Ich meine aber, das hängt nur von der Selbstbestimmungsfähigkeit der Kliniker selbst ab. Wir können nur dankbar sein, wenn die Biologie uns überall etwas schenkt. Aber

an uns ist es, alle Ergebnisse der Beobachtung am Versuchstiere ver-
wertend und alle uns gebotenen Forschungsmethoden und vorhandenen
Wissensgebiete benützend unsere Ziele im Auge zu behalten.

Zum Schluss möchte ich die Hoffnung aussprechen, dass auch
unser Nachwuchs auf seinem Entwickelungswege solche Führer finden
möge, wie für uns Ältere, die Pflügers wichtigere Schriften aus-
wendig wissen, eben Pflüger Einer gewesen ist.

Und noch dem Wunsche möchte ich Ausdruck geben, dass
Pflügers Archiv, das uns bisher eine unerschöpfliche Quelle von Belehrung war, die umfassendste physiologische Zeitschrift bleiben möge,
die es heute ist.

Zu Ehren aller Dahingeschiedenen darf ich Sie, meine Herren,
wohl bitten, sich von den Plätzen zu erheben.

Die früheren Vorsitzenden unseres Kongresses haben in ihren
Eröffnungsreden viel schöne und nützliche Gedanken vorgetragen, wie
sie die augenblickliche Situation eingab. Im Hinblick auf die übermäßig belastete Tagesordnung möchte ich selbst, anknüpfend an die
Abschiedsworte des Herrn Schultze bei Schliessung des vorigen
Kongresses, nur wenige nüchterne, vielleicht banale, aber nicht ganz
unzeitgemäße Sätze sprechen über unsere allgemeinen und über
unsere speziellen diesjährigen Aufgaben.

Unverbrüchlich fest steht wohl für uns Alle auch heute das von
F. Theodor Frerichs dem Kongress mitgegebene Programm, wie er
es schon 1851 im Wesentlichen angedeutet und später bei verschiedenen
Gelegenheiten, vor allem auch hier, ausgeführt hat.

Wenn wir offenen Auges die Bewegungen verfolgen, welche in den
letzten Dezennien auf dem Gebiete der theoretischen und praktischen
Medizin aufgetaucht und verlaufen sind, müssen wir uns mit Rücksicht
auf das, was uns für die Zukunft not tut, doch auch immer wieder
fragen: haben wir die ganze Zeit seither Frerichs- Grundsätze durchgeführt, haben wir sein Ideal noch zu steigern vermocht?

Jedes Jahr brachte und bringt uns der Kongress Tage gemeinsamer, intensivster, fröhlicher Arbeit und nur erhoben können wir uns
fühlen durch Zahl und Bedeutung der Bausteine, welche aus allen
Werkstätten klinischer Forschung und medizinisch-biologischer Arbeit
überhaupt hier zusammen- und von hier hinausgetragen worden sind in

die Welt. Stärker kann der Zusammenschluss der Mitarbeiter auf
unserem Gebiete kaum werden. Auch alle Hilfs- und Spezialfächer
sind stets, oft hervorragend, vertreten gewesen. In wissenschaftlicher
und in persönlicher Beziehung ist der Kongress uns ein Zentrum geworden. Noch in diesem Jahre ist die Zahl der Vorträge wieder stark
angewachsen, jeder vierte oder fünfte Teilnehmer ist ein Vortragender.
Nur Eines macht sich immer mehr fühlbar: unser Kongress stellt sich
doch sehr vorwiegend als akademischer heraus; er übt, wie ich
wenigstens glaube, eine etwas geringe Werbekraft auf die praktischen internen Kollegen, welche rein wissenschaftlichen Erörterungen
vielleicht ein wenig ferner stehen. In Berlin (und ähnlich wird es
wohl in anderen Städten sein) kommen auf 137 Spezialärzte für Chirurgie
— abgesehen von 108 Kinderärzten — 209 innere Mediziner. Nach
meinem Gefühl sollte es auch für Letztere ein Ehrenpunkt sein, Mitglieder und Teilnehmer unseres Kongresses zu werden. Auf den
Chirurgenkongress, der etwa viermal soviel Mitglieder und dreimal soviel
Teilnehmer wie der unserige zählt, wollen wir nicht hinweisen: So
starke Frequenzen dürften auch gewisse Schwierigkeiten mit sich bringen.
Aber liesse sich das, was ich meine, im guten Sinn teilweise nicht durch
gewisse Zugeständnisse erreichen, ohne dass wir deshalb im geringsten
der Kritik und unseren positiven Leistungen etwas vergeben müssten?
Könnte nicht z. B. eine etwas stärkere Betonung des demonstrativen
Momentes — ähnlich (aber natürlich unseren Verhältnissen angepasst)
wie bei den Physiologenversammlungen — als Lockmittel dienen? Wäre
es nicht nach dieser Richtung vielleicht besonders erspriesslich, wenn
die leitenden Kliniker noch mehr, als es jetzt der Fall ist, sich in den
Vorträgen und Debatten exponierten?

Den jungen Kräften, welchen unsere Zukunft gehört, und die wir
hier kennen lernen wollen, brauchte dadurch der Weg keineswegs verlegt zu sein. Wollten wir, wie dieses auch bereits erwogen wurde, gar
den Kongress aus rein gelehrten Rücksichten, welche die Strömungen
des Augenblicks aufdrängen, in Unterabteilungen auflösen, würde er
gerade wegen unserer geringen Mitgliederzahl praktisch ziemlich be-
deutungslos werden.

Frerichs fordert vor Allem die Wahrung der Selbstherrschaft der inneren Medizin, d. h. eigene, selbstbestimmte
Arbeit auf dem ererbten Gebiet.

Könnte nun nicht selbst die enge Verbindung des Laboratoriums mit der Klinik, eine Verbindung, welche an sich gewiss die Hauptursache der gewaltigen Fortschritte der Krankheitslehre und der praktischen Medizin im verflossenen Jahrhundert gewesen ist, bei Ausserachtlassung unserer Endziele uns am Ende doch zu sehr in Abhängigkeit von gewissen Forschungsmethoden bringen? Nicht ungestraft dürften wir auf unbegrenzte Dauer willkürlich unsere Aufgaben abgrenzen und den Tatsachenkreis, innerhalb dessen die Forschung sich bewegt, bloss nach den jeweils uns geläufigsten Forschungsmitteln umschreiben. Wir können nicht für alle Zukunft ausschliesslich oder ganz vorwiegend das untersuchen, was sich gerade bequem oder auch selbst besonders sicher erforschen lässt, und Manches vernachlässigen, was wir am meisten zu wissen brauchen. Erstlich würden wir dadurch vorwiegend Empfangende, denn die exaktesten und objektivsten Forschungsmittel sind uns geschenkt zugefallen. Zweitens können wir uns wohl nicht damit begnügen, blos traditionell-künstlerisch, gewissermaßen jenseits von unserer Wissenschaft, allerhand äussere und in der Organisation vorhandene Kräfte für eine professionelle Krankenbehandlung fortzubrauchen; vielmehr sollten sie alle in vollem Umfang und in gleicher Liebe höher entwickelt werden. Wenigstens unser Endziel ist doch ein ganz fest gegebenes: alle Gesetze der durch Beobachtung ermittelten Tatsachen sollen uns schliesslich bloss in den Stand setzen, die Erfolge unserer Eingriffe vorauszuwissen, aber entscheidend ist am Ende nur der tatsächliche ärztliche Erfolg. Erwarten wir nicht von aussen die rettende Tat und werden wir nicht arm bei allem Reichtum an pathologischen Einzeltatsachen. Morphologische, physiologisch-funktionelle, ätiologische und exaktwissenschaftliche Prinzipien, diese Schibboleths unserer letzten historischen Perioden, sind nur ebensoviel auch neben einander berechtigte Mittel, unsere eigentlichen letzten Zwecke selbstbestimmt tätig zu verfolgen. Wenn ich in diesem Sinne auch unsere entfernten wissenschaftlichen Bestrebungen als etwas Vermittelndes ansehe zwischen Theorie und Praktischem, braucht natürlich der Sprung vom Theoretischem zur Praxis nicht immer und nicht immer sofort zu erfolgen, — er müsste dann ja oft zu kurz ausfallen. Aber geben wir doch im Allgemeinen dem Pragmatismus, der heute auf allen, selbst auf den theoretischsten Gebieten, durchdringt, weiteren

Spielraum. Ohne Rücksicht auf die von uns betonte Einheitlichkeit des Organismus ist man bereits am Werke, uns grosse pathologische Teilstücke zu entreissen, unter Hinweis darauf, dass wir gegenwärtig theoretisch und praktisch zu wenig dafür leisten. Vielleicht interessiert es Sie, m. H., in diesem Zusammenhange zu hören, dass die letzten Jahresbände unserer beiden vornehmsten deutschen klinischen Zeitschriften auf 90 Arbeiten 8, und auf 117 gar nur 2 umfassendere Untersuchungen therapeutischen Inhaltes aufführen. Sollten Sie, m. H., das wirklich bloss für Zufall halten?

Es sind jetzt durchaus nicht mehr bloss die Kliniken, sondern z. B. auch glänzend dotierte und geleitete Spezialinstitute an der Förderung der Therapie beteiligt. Gewiss wird dadurch der Weg von der therapeutischen Kunst zur therapeutischen Wissenschaft unendlich zugänglicher gemacht. Aber begeben wir uns doch gerade auch auf diesen Gebieten ja nicht im Geringsten unseres Selbstbestimmungsrechtes! Doch wohl nicht ganz ohne unser Verschulden müssen wir schon jetzt erleben, dass zum Beispiel in serologischen Fragen die maßgebenden Faktoren um unsere Mitwirkung sich kaum mehr bemühen. Und doch scheint mir eine solche Entwickelung am Ende nicht gleichgiltig zu sein: sie könnte wenigstens dazu führen, dass nach Vorbildern, die an niederen Wirbeltieren gewonnen sind, allzu sehr Krankheiten und nicht kranke Menschen behandelt werden. Die Laienwelt, die uns kaum den physiologischen Tod verzeiht, drängt den Kampf gegen die grossen morbiden Prozesse auf der ganzen Linie energischst, wenn nicht mit wissenschaftlichen, so doch wenigstens mit empirischen Mitteln zu führen. Da uns selbst die bestellten Ideen nicht gleich fertig aus dem Haupte springen, melden sich mächtige Gönner, welche, künftigen Realerfolgen vorgreifend, zunächst mit mehr äusserlichen, bisweilen recht kostspieligen Maßnahmen operieren. Dass wir einem so unruhigen Vorgehen nicht immer zustimmen können, liegt auf der Hand. Aber auch da liegen für eine induktive Forschung doch Aufgaben!

Theodor Frerichs forderte ferner die Wahrung unserer centralen und umfassenden Stellung unter den abstrebenden Spezialfächern. Noch immer sind wir der „segenspendende Strom, von welchem die Spezialfächer als Bäche sich abzweigen und gespeist werden". Angesichts der drohenden Auflösung unserer Disziplin

möchte auch ich es wiederum vor einer breiten Öffentlichkeit aussprechen,
dass wir, ohne im geringsten die ja durchaus nicht zu leugnenden
praktischen Vorteile des maßvollen Spezialisierens zu verkennen, doch
auch ebenso hoch einschätzen müssen das persönliche Vertrauensverhältnis des Pflegebefohlenen zu seinem Arzte, wie es
sich nur entwickeln kann auf Grund einer genauen Beobachtung
und Kenntnis der familiären und Erblichkeitsverhält-
nisse, des individuellen Entwickelungsganges und des
Einblickes in den Zustand des Gesamtorganismus.

Die Notwendigkeit dieser Voraussetzung einer erfolgreichen ärztlichen Tätigkeit hat uns auch veranlasst, auf die Initiative unseres
warmherzigen Geschäftsführers in Verbindung mit andern grossen
ärztlichen Vereinigungen an maßgebender Stelle dafür einzutreten, dass
durch Begünstigung der freien Ärztewahl jenseits von Streit und Kampf,
auch dem ansehnlichen versicherten Teile unseres Volkes ein solches
persönliches Vertrauensverhältnis vergönnt werde. Unser Einsetzen hat
wenigstens den Erfolg gehabt, dass der vorhin Herrn von Krehl nach-
gesprochene Satz der Begründung der neu entworfenen R. V. O. einverleibt
wurde. Möge er auch nie wieder verschwinden aus unsern allgemeinen
ärztlichen Motivationen!

Es wird schon jetzt zu viel spezialisiert. Weder die augenblickliche wissenschaftliche Situation, noch besondere therapeutische
Künste rechtfertigen z. B. eine Abtrennung der nervösen Störungen
innerer Organe von den geweblichen Läsionen derselben; dass bei
einseitigem Vorgehen hier in der Praxis Fehler geschehen können, ist
Jedem von uns aus der Erfahrung geläufig.

Natürlich ist ferner im Allgemeinen nichts einzuwenden gegen
spezialistische Kongresse. Könnte aber wenigstens nicht der
Zerplitterung vorgebeugt und Einheitsbestrebungen gefördert werden
z. B. durch abwechselnde zeitliche Nachbarschaft verwandter
Kongresse? Für uns möchte ich in dieser Beziehung besonders die
Pädiater, Neurologen, Röntgenologen ins Auge fassen; mit
den Chirurgen sind wir ja bereits gewohnt in persönlichen
Austausch zu treten.

Ich kann mir unsern Kongress als keines Lebendigen, nicht einmal
seines Gründers, eigen denken. Selbst ist er eine lebendige Einrichtung, und alles was wir hier erwägen und tun, hat auch zu ge-

schehen im Interesse ihrer Kontinuität, Dauerhaftigkeit und Unentbehr-
lichkeit für die ärztliche Welt!

Nun aber endlich zu unserem diesjährigen Programm, das
uns wichtige Zeitfragen, praktische Probleme, wie die Tuberkulinbe-
handlung und nosologische und pathologisch-physiologische Aufgaben,
welche die „sekundären" Anämien uns gegenwärtig nahe legen,
aufrollen wird; dazwischen überaus zahlreiche frei gewählte Einzelvorträge theoretischen und praktischen Inhalts. Auch eine Satzungs-
änderung werden wir vorzunehmen haben. Die Herren von Krehl,
Stintzing und eine verschiedene Parteirichtungen, wenn ich so sagen
darf, vertretende Kommission haben unter Zuziehung eines juristischen Fachmannes die neuen Statutenvorschläge sorgfältigst vor-
beraten. Im Interesse unserer wissenschaftlichen Arbeiten möchte ich
schon jetzt die dringende Bitte an Sie richten, dem vielversprechenden
Entwurfe ohne allzulange Debatte die Zustimmung zu geben.

Verehrte Kollegen! Lassen Sie mich nun das schönste Vorrecht
meines Amtes brauchen und Sie mit bestem Dank für Ihr Kommen
und für Ihre hoffentlich recht intensive Beteiligung an allen unseren
Veranstaltungen herzlich begrüssen. Damit sei unser 27. Kongress
eröffnet.

# VERHANDLUNGEN

DES

# DEUTSCHEN KONGRESSES FÜR INNERE MEDIZIN.

HERAUSGEGEBEN

VON

DEM SEKRETÄRE DES KONGRESSES

## D<sup>R.</sup> EMIL PFEIFFER,

Geheimer Sanitätsrat in Wiesbaden.

## ACHTUNDZWANZIGSTER KONGRESS

Gehalten zu Wiesbaden, vom 19.—22. April 1911.

MIT 19 TAFELN UND 41 TEXTABBILDUNGEN.

WIESBADEN.

VERLAG VON J. F. BERGMANN.

1911.

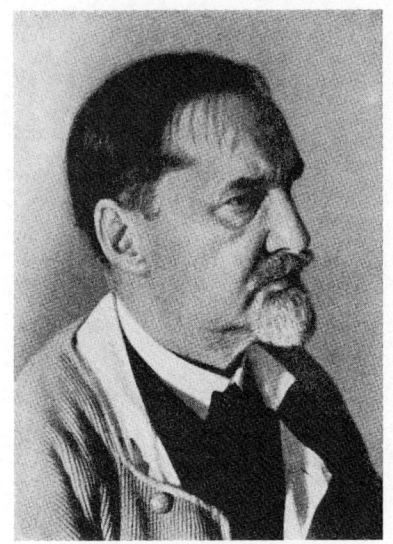

L. v. Krehl, Heidelberg
Vorsitz 1911

# Eröffnungsrede.

Von

Geh. Rat Prof. **L. Krehl** (Heidelberg).

Meine Herren!

Unsere Absicht, auf dieser Versammlung über die Diathesen zu sprechen, vereinigt in einer wunderbaren Weise Vergangenheit, Gegenwart und Zukunft. Aus der Vergangenheit stammt der Begriff. In den ältesten Zeiten ärztlichen Denkens hat er sich entwickelt und in irgendwelcher, stets wechselnder Form erhalten bis in die zweite Hälfte des vergangenen Jahrhunderts. Da schien er zerstört durch den von allen begabten Köpfen unternommenen Versuch, die am Kranken ablaufenden Vorgänge streng physiologisch mit exakten Methoden und Begriffen zu analysieren.

Als Ludwig die Harnabscheidung mechanisch verstehen wollte und Virchow erklärte, dass es keine Allgemein-, sondern nur Lokalerkrankungen gäbe, schien die Möglichkeit der alten Diathesen verschwunden: in dem Geiste dieser strengen und klaren Forscher blieb kein Raum für solche unbestimmte und gleichsam phantastische Begriffe.

So sind die meisten von uns erzogen; in dieser Auffassung der krankhaften Vorgänge wurde unser Kongress geboren. Zwar betonte die wuchtige Eröffnungsrede unseres grossen ersten Vorsitzenden die Unabhängigkeit der klinischen Medizin. Aber das war auf der einen Seite die Betonung der souveränen Freiheit von den Einzelfächern, die sich aus ihr entwickelten. Auf der andern Seite das feste Bekenntnis, dass die pathologische Forschung die Herrin im eigenen Hause sein müsse. Indessen der Grund, auf dem dieses Haus erbaut ist, schien unverrückbar gegeben: es war der gleiche, auf dem

1*

Physik, Chemie und Biologie im vergangenen Jahrhundert erwachsen waren, von dem aus sie ihren Sigeszug angetreten hatten.

Das Objekt der Forschung war der kranke Mensch. Wenn das Recht der am Krankenbett gewonnenen Erfahrung scharf gewahrt wurde, so geschah das durchaus im Rahmen dieser streng biologischen Auffassung, wenigstens war die Absicht keine andere. Die Verteidigung der Rechte der Krankenbeobachtung wendet sich nur gegen eine, ich möchte sagen, zeitgenössische Aspiration der neu erstehenden Physiologie: in der Pathologie auch den einzelnen Gedanken zu bevormunden, sie gewissermafsen zu beherrschen. Von einer Rückkehr zu den alten Begriffen der Pathologie, die nicht ihr Analogon hatten in physiologischen Auffassungen, von einem Verkehre mit der alten Lehre der Diathesen war keine Rede. Ihr wesentliches schien abgetan, sowie die Lebenskraft und das, was unter dem Namen der Naturphilosophie den Naturforscher beunruhigte.

Wenn wir heute scheinbar die Wege unserer Väter verlassen, so denken wir ihrer doch gerade bei diesem Schritte in besonderer Dankbarkeit, denn sie gaben uns die Kraft, zu dem zurückzukehren, was das Denken der alten Pathologen ausfüllte und was unsere Väter bekämpften. Sie gaben uns Kraft, zu ihm zurückzukehren, ohne dem besten untreu zu werden, das sie erwarben.

Derer, die uns lehrten, zu gedenken, ist heute ein besonderer Anlass. Ich möchte sagen: an keinem Kongresse, so wie an diesem, müssen wir uns die Vergangenheit vor Augen führen, denn noch nie hatten wir so schwere Verluste aus unseren Mitgliedern zu beklagen.

Es ist mir Pflicht und Bedürfnis, zuerst Ernst von Leydens zu gedenken. Mit ihm verknüpfen unseren Kongress besondere Bande. Sie gehören zu den engsten, die es gibt, zu vergleichen denen, wie sie das Kind an den Vater binden. Was Leyden als Gelehrter und als Arzt war, braucht hier nicht nochmals dargelegt zu werden. Es ist von allen Seiten erschöpfend behandelt.

In der Geschichte unseres Kongresses steht geschrieben, dass, der ihn in Wirklichkeit schuf, Ernst von Leyden war. Oft wurde der Kongress als sein Lieblingskind bezeichnet. Wie geschickt hat er ihn in die Welt geführt! Er gab ihm den grössten Lehrmeister der Zeit: Friedrich Theodor von Frerichs. Er hat ihn dauernd gehegt und gepflegt. Am 25. Geburtstage unseres Kongresses gab Bernhard

Naunyn dem beredten Ausdruck. Und auch wir Jüngeren, die wir gewissermafsen von dem schon fertigen Kongresse aufgenommen wurden, auch wir haben seine dauernde Fürsorge um seine Entwickelung empfunden. So wie die Liebe echter Eltern eine freie selbständige Fortbildung ihrer Kinder wünscht, so würde auch unser Gründer die weitere Entwickelung unseres Kongresses und seine Umgewandung im letzten Jahre mit warmer Teilnahme verfolgt haben. Gebe Gott, dass sie auch ohne ihn eine gute sei, so wie sie es mit ihm war!

Der Kongress hat noch weitere schwerste Verluste zu beklagen, sowohl unter denen, die nach des Geschickes Bestimmung auf bevorzugten Punkten wirkten, als unter denen, die still ihre Strasse zogen: Robert Koch, Friedrich von Recklinghausen, Heinrich Curschmann, unserere Ehrenmitglieder, Hermann Lenhartz aus unserem Vorstande, Edlefsen (Kiel-Hamburg), Oser (Wien), Mosler (Greifswald), Stern (Breslau), Ortweiler (Wiesbaden), Bechler (Elster), Lossen (Darmstadt) von unseren Mitgliedern, haben uns verlassen. Sie standen teils in näherer, teils in fernerer Beziehung zu unserem Kongresse.

Robert Koch und Friedrich von Recklinghausen hatten wir, obwohl sie unserer Vereinigung nicht angehört, zu Ehrenmitgliedern erkoren, weil das, was sie der Wissenschaft geleistet, auch für die innere Medizin grundlegend war. In der Geschichte der Wissenschaft, in den Annalen der Biologie, ja für Koch darf man sagen: in der Literatur der gebildeten Menschheit, sind Leben und Arbeit unserer Verstorbenen geschildert, sind ihre Verdienste gewürdigt.

Ihre besondere Bedeutung für uns sehen wir darin, wie sie auf uns wirken in den Fragen, die die klinische Medizin zur Zeit bewegen.

Wie ich glaube, dürfen wir wohl feststellen, dass die klinische Medizin augenblicklich nicht mit grundsätzlichen Meinungsverschiedenheiten zu rechnen hat. Speziell kann man kaum mehr von Richtungen sprechen. Bis vor kurzem spukten die „Laboratoriumsmedizin" und die „Medizin am Krankenbette" als Gegensätze. Diese werden mitunter noch hervorgehoben. Aber im wesentlichen doch nur gleichsam als Kampfmittel, um einen Gegner anzugreifen und herabzusetzen. Das ist für mich das beste Zeichen dafür, dass ihre Zeit vergangen.

Dass das Objekt unserer Beobachtung unter allen Umständen und immer in erster Linie der kranke Mensch ist, dass von ihm unser

Denken und Fragen ausgeht, erscheint für den, der einmal Arzt ist, selbstverständlich — man braucht wirklich nicht mehr darüber zu reden. Der Tierversuch wird immer nur ein Ersatz der Beobachtung am Krankenbette sein. Aber wir brauchen ihn, weil nur er bestimmte Formen des Experimentes gestattet, die Beobachtung unter willkürlich beeinflussten und deswegen übersehbaren Bedingungen. Gibt es aber unter uns noch Jemand, der das entbehren könnte, sei es als Methode für die Erforschung der Naturvorgänge, sei es als Verfahren zur Schulung der Beobachtung und des biologischen Denkens?

Ein chemisches Problem, das der erkrankte Organismus stellt, wird jeder Vorurteilslose mit chemischen Mitteln in Angriff nehmen, ein physikalisches physikalisch. Auch das dürfte unbestreitbar sein. Es wäre schwer, den Diabetes ohne Chemie zu verstehen und den Kreislauf ohne Physik. Und das, was man biologisch nennt, wobei man mehr oder weniger versteckt an besondere geheime Kräfte des Lebens denkt, das beschäftigt die allgemeine Biologie nicht minder und nicht mehr als die klinische Medizin als Wissenschaft.

Denkt man aber an die direkte Hilfe für den Kranken, so handeln wir auf Grund dessen, was wir für den vorliegenden Zweck wirklich wissen, was wir erprobt haben.

Das sind Banalitäten, die ich nicht erwähnen würde, wenn sich nicht merkwürdiger Weise in der allgemeinen Auffassung das, was wir am Krankenbett sehen und lernen, als erfahrungsmäßig erworben spiegelte, gegenüber den sogenannten theoretischen Kenntnissen.

Da nun aber empirisch (in diesem Sinne gebraucht) sich häufig mit sicher, theoretisch mit unsicher assoziert, so droht diese eigentümliche, und doch so verbreitete Verwechselung für die Auffassung unseres ganzen Wirkens erhebliche Gefahren zu bringen. Das ist doch das unveräusserliche Erbe unserer Väter, dass alle unsere Kenntnisse über die umgebende Natur rein empirisch sind. Aber sie haben auch nur dann realen Wert, wenn sie es wirklich sind. Leider dürfen wir uns nun der Tatsache nicht verschliessen, dass ein grosser, grosser Teil dessen, was wir in der Klinik als erfahrungsmäßig erworben ansehen und worauf wir als auf unser sicherstes, gerade der bösen Theorie gegenüber so stolz sind, dass vieles davon nicht im wahren Sinne auf Erfahrung beruht, sondern auf Vorstellungen. Indem wir, wie unser grosser Meister Schmiedeberg sagt, den Begriff der Erfahrung verwechseln mit einer Reihe dunkler Eindrücke.

Es ist nicht zu sagen, ja kaum auszudenken, welche Veränderung das Bild der praktischen Medizin erfahren würde, wenn das, was wir als empirisch erworbene Kenntnisse ansehen, einmal allseitig auf seine erfahrungsmäßige Sicherheit geprüft und wenn das nicht zugehörige ausgelassen würde.

Tatsächlich bewegen wir uns am Krankenbette dauernd in einem Gemisch zwischen Erfahrenem und Gedachtem. Beides ist nicht fest gegeneinander abgegrenzt, sondern die Grenzen verschieben sich unaufhörlich. Nur so ist es zu erklären, dass es über den gleichen Gegenstand verschiedene Erfahrungen gibt. Nur so, dass tatsächlich so oft eine neue — und nun wirkliche — Erfahrung scheinbar Gesichertes umstossen kann. Statt dass wir uns bemühen, Beobachtetes und Gedachtes, Sicheres und Unsicheres von einander zu trennen, zerlegen wir die eine Erfahrung, die es gibt, gewohnheitsmäßig in zwei.

Auf der einen Seite sammeln wir Beobachtungen und verwenden sie für den praktischen Gebrauch, ohne uns zunächst um das Verständnis der Erscheinungen zu kümmern. Das nennen wir „empirisch". Auf der anderen Seite beobachten wir und suchen das vereinigende Band zu gewinnen. Das heisst „theoretisch" und wird in Gegensatz zu empirisch gesetzt.

Nur einen Weg haben wir, der in der Medizin, wie in jeder Naturwissenschaft zur Erkenntnis führt, den der Beobachtung, also der Empirie. Aber dieser eine Weg leitet uns je nach den speziellen Zwecken in verschiedenen Richtungen zum Ziele hin. Denn die Art der Beobachtung wechselt je nach dem vorgestellten Zweck. Das Beobachten am Krankenbett und im Laboratorium sind nur notwendig verschiedene Formen des einen Vorganges. Rangstreitigkeiten zwischen beiden sind wirklich sinnlos. Immer vorausgesetzt, dass wir heilig davon durchdrungen sind, was Erfahrung ist und wie sie gewonnen wird, dass wir sie wirklich erwerben wollen.

Über dem Vorwort des ersten Bandes von Frerichs Klinik der Leberkrankheiten steht das grosse Wort von Herschel geschrieben: Not the experience of one man only or of one generation, but the accumulated experience of all mankind in all ages. Das ist Erfahrung.

Gewinnen wir das für jede Form klinischer Tätigkeit, dann sind wir geborgen, dann hört das Streiten über die Richtungen auf.

Warum ich aber heute davon spreche? Wegen unserer Verstorbenen und wegen unserer Zukunft. Robert Koch ist ein Genius, der im Verein mit Pasteur für die Biologie eine neue Welt schuf. Und da die innere Medizin sich zum grossen Teile eben auf dem ganzen Gebiete der Infektionskrankheiten in dieser Welt bewegt, so ist auch gerade für uns durch Robert Koch ein völliger Umschwung unseres Denkens und Handelns eingetreten. Jeder von uns ist davon durchdrungen. Es wird kein Mitglied unseres Kongresses geben, das nicht in sich den Zauber der Auffassungen dieses grossen Reformators auch der inneren Medizin gespürt hätte. Zur Macht des Genius kommt aber bei Robert Koch noch etwas weiteres, wie ich meine, gerade in der Gegenwart für uns besonders bedeutungsvolles. Das ist die Methode seiner vorsichtigen Induktion. Der Geist ist von Gott gegeben, er lässt sich nicht lernen. Aber die unvergleichliche Art der Methodik ist jedem von uns zugänglich und gerade in unserer, jetzt wieder zur phantastischen Spekulation neigenden Zeit von so ausserordentlichem Werte.

Über Friedrich von Recklinghausen darf ich vielleicht ein persönliches Wort sagen. Seine unvergleichliche Bedeutung für uns liegt in der klaren Sicherheit und Unerbittlichkeit, mit der er Beobachtetes und Vorgestelltes, d. i. für uns Gewisses und Ungewisses unterschied. Diese zuverlässige Sicherheit ging auf den Mitarbeiter über: alle seine Schüler, die seine Persönlichkeit auffassten, haben diesen unbestechlichen Wirklichkeitssinn gegenüber der Spekulation, jenen Sinn für Wahrheit, der in der sittlichen Persönlichkeit wurzelt. Darin liegt auch sein Einfluss auf die innere Medizin für den, der sich ihm hingeben will.

Wie konnte es nun kommen, dass in der praktischen und speziell in der inneren Medizin eine Methodik sich ausbildete, die als empirisch in Anspruch genommen, in Wirklichkeit zum grossen Teil nicht erfahrungsmäfsig, sondern spekulativ ist? Soviel ich sehe rührt das in erster Linie her von der ausserordentlichen inneren Verschiedenheit der Anforderungen, die täglich an ans gestellt werden. Auf der einen Seite die Forderung der frischlebigen Praxis nach einem sicheren Urteil, nach tatkräftigem Handeln, auf der anderen der Zweifel der

vorsichtigen Wissenschaft. Jeder fasse an seine Brust: Wer von uns
hat nicht schon oft mangelnde wirkliche Beobachtung durch Gedanken
oder Vorstellen oder Zusammenfassen — wie man auch sagen mag:
also durch Spekulation ersetzt im Interesse einer runden, einer vielleicht notwendigen Sicherheit der Entscheidung? Und wer glaubte
nicht schliesslich doch aus eigener Erfahrung zu handeln? So fälschen
wir unbewusst diesen Begriff unter dem Druck des Lebens. Es ist eben
fast unerfüllbar schwer, unter dem wuchtigen Einflusse des tätigen
Lebens der strengen Beobachtung, der unerbittlichen Erfahrung stets
ihr Recht zu geben. Das sind dann die wahren Empiriker, die das
tun können. So handelten die grossen Ärzte durch die Jahrhunderte
zurück. Richtig beobachten ist ein Talent. Diese Begabung völlig
ausnutzen ist eine Kunst. Vor Irrtümern der Beobachtung schützt
sich der Mensch nur, wenn er sie registriert. So macht es die exakte
Naturwissenschaft. Für die unruhige und wechselnde Tätigkeit des
Arztes ist das kaum durchführbar. Wir merken uns das Ergebnis der
Beobachtungen. Dabei täuscht uns die Erinnerung, deswegen verfallen
wir in Spekulation, deswegen phantasieren wir so viel. Die gott-
begnadeten Ärzte vermögen ungeschriebene Beobachtungen als Tatsachen innerlich zu sammeln; sie erhalten durch das blosse An-
schauen der Vorgänge ein richtiges Bild der Wirklichkeit. Das ist
das Zeichen echter ärztlicher Grösse. Es sind ihrer wenige, die sie
haben, Heinrich Curschmann und Hermann Lenhartz gehörten zu ihnen.

In vielen von uns wird, auch wenn wir orthodox in diesen Lehren
aufwuchsen, der Gedanke lebendig geworden sein, dass in der streng
physiologischen Auffassung der Krankheitszustände auf der einen, der
anatomisch-lokalistischen und der ätiologischen auf der anderen Seite
nicht die Summe alles dessen einzubegreifen ist, was wir am Krankenbette sehen. Dem Arzte haben sich die Begriffe der Disposition und
Konstitution, der Roborierung und allgemeinen Kräftigung nie verloren.
Martius hat wiederholt daran erinnert. Aber sie standen abseits
von der sogenannten wissenschaftlichen Medizin, wenn wir darunter
verstehen: die Pathologie, die an allen Punkten in Fühlung steht mit
dem derzeitigen Stande der Biologie. Zunächst wurde versucht, jene
unerklärlichen Begriffe zu ignorieren. Aber sie zeigten sich lebens-
kräftiger als ihre Verächter, und überall kehren wir jetzt mit fliegenden

Fahnen zu ihnen zurück. Das ist notwendig, wollen wir nicht zurück-
bleiben in dem, was uns zu tun obliegt und hinter dem, was andere
Völker leisten. Aber gerade hier muss der Geist unserer Väter uns
schützen vor einem kritiklosen Zuviel.

Jene Begriffe, die man so gern ansah als ein Ergebnis der Empirie,
der Beobachtung, jene Begriffe tragen alle zwar einen richtigen Kern
in sich, eben den Kern, den wir suchen. Aber das meiste in ihnen
ist so von Phantasie und Spekulation umwoben, dass wir bei ihrer
Erforschung alle Energie aufwenden müssen, um auf festem Boden zu
bleiben. Man lese einen Teil der neueren Literatur: welche tönenden
Worte wieder, welche inhaltsarmen Phrasen! Und das ist doch erst
der Anfang!

Skepsis ist immer eine undankbare Sache. Noch dazu beim Arzte.
Denn wer als Arzt nicht frisch und voll Hoffnung, ja voll Vertrauen
ist, wird nie Einfluss auf den Kranken gewinnen. Vielleicht auch für
den Lehrer. Wird doch uns Klinikern immer und immer wieder vorgeworfen, dass wir unsere Studierenden zu viel Wissenschaft lehrten
und zu wenig den ärztlich-therapeutischen Verkehr mit dem Kranken.
So verlockend es wäre — ich kann auf diese grosse Frage natürlich
hier nicht eingehen. Nur ein Wort möchte ich da sagen, gerade wieder
in Erinnerung an unsere grossen Toten. Auch für den Lehrer scheint
mir ein gut Teil Skepsis notwendig zu sein. Dass wir im besten
Sinne therapeutisch wirkende Ärzte direkt durch das Lehren schaffen,
ist überhaupt unmöglich. Das, was wir dem Schüler geben können,
sind feste Richtlinien. Als Schüler kann man einen Arzt vor
sich sehen und kann, wenn man die notwendige wissenschaftliche
Grundlage hat, durch rastlose Arbeit an sich selbst lernen, einer zu
werden. Im eigentlichen Sinne als wirklich Existierendes gibt es weder
Krankheiten noch kranke Menschen als solche. Nur die einzelne bestimmte Persönlichkeit ist krank und nur der kann ihr wirklich helfen,
der sich als Arzt ganz auf diese kranke Persönlichkeit einstellt. In
die beiden üblichen Formeln: somatische Behandlung auf der einen
Seite, psychische (suggestive) auf der andern ist längst nicht alles
eingeschlossen, was wir an ärztlicher Beeinflussung zu leisten vermögen.
Eine Welt von Problemen liegt dazwischen, die ganze Summe der
Fundamentalfragen nach den Beziehungen zwischen somatischen und
psychischen Vorgängen und die Verwendung dieser Fragen für die

eigentliche Behandlung des kranken Menschen. In Wahrheit behandeln wir wohl immer körperlich und seelisch zu gleicher Zeit, beides verschlingt sich viel wunderbarer als wir zu glauben pflegen. Der wahre Arzt hilft hier oft in einer Weise, die ihm selbst nicht bewusst und klar ist. Für die wissenschaftliche Forschung liegt hier noch eine Fülle von Fragen.

Das aber vermag der Lehrer nicht direkt zu lehren und der Lernende nicht von a n d e r e n, sondern nur aus sich selbst zu lernen. Aber auch das soll nur als Krönung gleichsam eines festen und grossen Unterbaues geschehen. Beruht dieser nicht auf strengster wissenschaftlicher Grundlage, auf Kritik und Selbsterkenntnis, so kann die Krönung scheinbar gut sein. Aber sie ist hohl oder, wie man wohl sagen darf, ein Schwindel. Ich musste mein Herz erleichtern, weil ich fest davon durchdrungen bin, dass wir gerade in der modernsten Entwickelung der inneren Medizin nur dann gute, von der Tagesschwankung unabhängige Ärzte bleiben können, wenn wir die wissenschaftlichen Grundlagen unseres Berufes noch verstärken.

Ich bitte, dass wir jetzt in die Verhandlungen über die Diathesen eintreten.

# VERHANDLUNGEN

## DES

# DEUTSCHEN KONGRESSES FÜR INNERE MEDIZIN.

---

HERAUSGEGEBEN

VON

DEM SEKRETÄRE DES KONGRESSES

DR. EMIL PFEIFFER,

Geheimer Sanitätsrat in Wiesbaden.

---

## NEUNUNDZWANZIGSTER KONGRESS

Gehalten zu Wiesbaden, vom 16.—19. April 1912.

---

MIT 72 TEXTABBILDUNGEN UND 16 TAFELN.

---

WIESBADEN.

VERLAG VON J. F. BERGMANN.

1912.

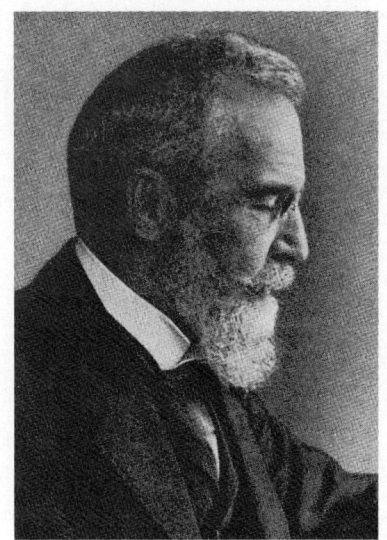

R. Stintzing, Jena
Vorsitz 1912

# Eröffnungsrede.

## Die innere Medizin und der Kongress seit seiner Gründung.

### Von

### Geh. Med.-Rat Prof. Dr. **R. Stintzing** (Jena).

Mit seiner diesjährigen Tagung blickt der D. K. f. i. M. auf
drei Lebensjahrzehnte zurück. Der Abschluss einer Zeitspanne, die
man als ein Menschenalter bezeichnet, fordert auf zu einem Rückblick,
zu einem Vergleich des Damals mit dem Heute. Spiegeln sich doch
in den Verhandlungen unseres Kongresses wichtige Ereignisse der von
ihm gepflegten Wissenschaft in farbenreichen Einzelbildern wieder. Und
diese Einzelbilder fügen sich vor dem Auge des sachkundigen Be-
schauers zusammen zu einem Gesamtbilde von der Entwicklung der
inneren Heilkunde in den letzten 30 Jahren.

Von Grund aus verschieden ist die damalige Physiognomie des
Kongresses nach innen und aussen von der heutigen. Wohl hatte man
sich schon vor drei Jahrzehnten von der übertriebenen Neigung zur
lokalistischen Auffassung der Krankheiten, wie sie die grossen Fortschritte der pathologischen Anatomie gezeitigt hatten, frei gemacht,
man hielt den anatomischen Prozess nicht mehr für das Wesen der
Krankheit, sondern nur für ihr morphologisches Substrat. Schon damals war man bestrebt, die krankhaft veränderten Funktionen des
Organismus durch chemische oder physikalische Störungen der normalen
Lebensvorgänge zu deuten. Das naturwissenschaftliche Fundament der
Medizin war dasselbe wie heute, das allgemeine System nicht wesentlich
von dem heutigen verschieden. Die Symptomatologie und die Diagnose
stützte sich im wesentlichen auf den fast vollendeten Ausbau der
physikalischen und auf die noch heute geltenden chemischen und
mikroskopischen Untersuchungsmethoden. Die Pathologie und Diagnostik

1 *

der Nervenkrankheiten war schon auf hoher Entwicklungsstufe angelangt. Der therapeutische Nihilismus vergangener Zeit war einer gesunden, positiven Richtung gewichen. Und doch, welchen Umschwung haben seitdem unsere Anschauungen erfahren in der Erforschung des Wesens und der Ursache der Erkrankungen, vor allem der Infektions- und Stoffwechsel-Krankheiten, aber auch in ihrer Erkennung und Behandlung. Drei Worte genügen, um den grossen Abstand der heutigen von der damaligen Forschung zu kennzeichnen. Was vor 3 Jahrzehnten noch gar nicht oder nur im Keime bestand, ist heute gesicherter Besitz: die Bakteriologie, die Serologie und die Radiologie.

Welche Umstände waren es, die innerhalb eines Menschenalters solche Wandlungen herbeiführten?

Man darf sagen, dass die innere Medizin ihre Selbständigkeit und die von Theodor v. Frerichs in seiner Eröffnungsrede betonte Einheitlichkeit aus eigner Kraft gewahrt hat. Aber sie hat als fortschreitende Wissenschaft sich auch mächtigen Einflüssen von aussen her nicht verschlossen.

Um nur einige Beispiele aus den letzten Jahrzehnten herauszugreifen, so haben wir uns auf Grund physiologischer Untersuchungen, die von klinischer Seite aufgenommen und vervollkommnet wurden, aus der rein neurogenen in die myogene Theorie der Herztätigkeit umdenken müssen. Und diesem Anstoss, wie der Einführung neuer Methoden, in neuester Zeit der Elektrokardiographie, verdanken wir eine Fülle theoretischer Kenntnisse, die Jahr für Jahr auch unseren Kongress beschäftigt haben.

Immer mehr ist uns die Chemie einflussreiche Lehrmeisterin geworden. Hatte auch die physiologische Chemie schon vor 30 Jahren ihr Bürgerrecht in der klinischen Medizin erlangt, so sind doch seitdem, dank der immer weitergehenden Verwertung ihrer Lehren für die Pathologie und ihrer experimentellen Ausnützung, Fortschritte zu verzeichnen, wie kaum je zuvor. Aus zahllosen mühsam zusammengetragenen Einzelbeobachtungen ist von führenden Forschern ein neues System zusammengefügt worden: Die Lehre von der Pathologie des Stoffwechsels. Dieses System, in seinen hypothetischen Teilen noch lose gefügt, wird noch vielen Schwankungen unterworfen sein. Aber schon heute erblicken wir in ihm feste Ruhepunkte und Richtlinien, von denen aus Schritt für Schritt weiteres Neuland gewonnen werden kann. Ja, auf manchen Gebieten der Stoffwechselstörungen sind wir, wie beim Diabetes, zu einem gewissen vorläufigen Abschlusse und zu praktisch verwertbaren Folgerungen gelangt.

Nur wenige Tagungen unseres Kongresses hat es gegeben, die nicht Mitteilungen über die Zuckerkrankheit brachten. In demselben Jahre (1886), in dem wir die Pathologie und Therapie des Diabetes von Stokvis in formvollendeter, inhaltsreicher Rede erörtern hörten, berichtete v. Mering über die von ihm gefundene interessante Erscheinung der Glykosurie nach Einverleibung von Phloridzin. Nur wenige Jahre später folgte die bedeutsame Entdeckung desselben Forschers und Minkowskis vom Diabetes nach Totalexstirpation des Pankreas.

Auch bei der Erforschung anderer Stoffwechselstörungen hat die Chemie unsere theoretischen Kenntnisse wesentlich gefördert. Wiederholt ist die Gicht auf unserem Kongress Gegenstand ausführlicher Erörterungen gewesen. Die Theorien der Gicht haben gewechselt, ihr Wesen ist noch heute nicht aufgeklärt. Aber dank der bahnbrechenden Arbeiten hervorragender Chemiker und der klinischen Forschungen über den Purinstoffwechsel glauben wir heute wenigstens die Herkunft der endogenen und exogenen Harnsäure zu kennen; wir wissen, dass die Gicht mit einer Verlangsamung des Purinstoffwechsels, mit Harnsäurestauung einhergeht.

Mit Befriedigung dürfen wir zurückblicken auf die Fortschritte in der Krankenernährung. Der Chemie und der physiologischen Chemie verdanken wir die Kenntnis von der Zusammensetzung der Nahrungsmittel und von ihrem Verbrennungswert, fortschreitenden Einblick in die Verdauung, Umsetzung und Assimilation, der klinischen Forschung die Verwertung dieser Kenntnisse für den kranken Menschen. Immer mehr wurde auch an diesem Orte der hohe Wert der wissenschaftlich begründeten Krankendiätetik als eines wesentlichen Bestandteiles der Behandlung innerer Krankheiten anerkannt.

In Anknüpfung an chemisch-biologische Forschungen hat sich uns ein ganz neues Gebiet erschlossen: die Erforschung der Fermente und der sogen. inneren Sekretion. Auch sie hat den Kongress in den letzten Jahren viel beschäftigt und lässt uns noch manchen Aufschluss erhoffen.

Nicht minder bedeutsam war der Einfluss der Physik und physikalischen Chemie. Mit zahlreichen Instrumenten und Apparaten hat uns die Technik der Neuzeit bereichert. Der riesenhafte Aufschwung, den die Elektrizitätslehre und die Elektrotechnik seit Anfang der 80er Jahre genommen, hat auch die innere Heilkunde reich befruchtet. Zwar erschien uns die Elektrodiagnostik und Elektrotherapie schon vor der Gründung unseres Kongresses als ein fast abgeschlossenes Lehrgebiet, und die ehemals mit Begeisterung aufgenommene Elektrotherapie übt lange nicht mehr die alte Zugkraft aus. Aber schon wieder wird dieser Disziplin heute aus den Forschungen der physikalischen Chemie unter Nernsts Führung neue Anregung zuteil, die weitere Perspektiven zu eröffnen scheint. Inzwischen haben sich andere physikalische Heilmethoden, zum Teile, wie wir nicht leugnen können, unter dem Drucke der Naturheilbestrebungen, vor allem die Hydrotherapie, bei uns Ärzten Geltung verschafft. Hinzu kam die Lichttherapie, vor allem die Behandlung mit chemisch wirksamen Strahlen und neuestens die Radium- und Thorium-Behandlung, mit der wir noch im allererst en Versuchsstadium stehen.

Die bedeutendste Errungenschaft aber, die wir der Physik verdanken, ist die Verwendung der Röntgenstrahlen.

Wer hätte bei der Gründung unseres Kongresses geahnt, dass es einst möglich sein werde, in die Tiefen des unverletzten Körpers einen solchen Einblick zu gewinnen, wie ihn uns heute die täglich fortschreitende Röntgen-Technik und die wachsende Erfahrung in der Deutung der Schirm- und Plattenbilder gewährt. Mit gutem Rechte hat sich unsere diesjährige Tagung die Radiographie des Magen- und Darmkanals zur vornehmsten Aufgabe gestellt. Der heutige Tag wird erneut beredtes Zeugnis ablegen, wie die Medizin sich nur Hand in Hand mit den Naturwissenschaften weiterentwickeln kann, und wie die glückliche Hand eines genialen Entdeckers mit einem Schlage neue Wege und Ziele eröffnet und eine neue Zweigwissenschaft ins Leben ruft.

Von grösster Tragweite ist die Umwandlung, welche die innere Medizin der neueren Zeit erfahren hat durch die Bakteriologie. Man kann wohl sagen, dass die Heilkunde zur Zeit der Eröffnung unseres Kongresses an einem ihrer bedeutsamsten Wendepunkte stand. Schon mancher Forscher hatte zwar die parasitäre Natur der Infektionskrankheiten vorausblickend erkannt, ja mancher schon Mikroben als

grosse Aufgaben gestellt hat. Unser Arbeitsgebiet ist dadurch unendlich vergrössert worden, und die Arbeitskräfte haben sich mehr als verdoppelt. Wenn auch die Qualität der ärztlichen Tätigkeit unter der Quantität vielfach zu leiden gehabt hat, so ist doch unser Wissen in manchen Richtungen bereichert worden. Wir waren genötigt, uns in die Erforschung der unmittelbaren und mittelbaren Unfallsfolgen mehr zu vertiefen und lernten bei diesem Studium die früher kaum gewürdigten Unfalls-Neurosen und -Psychosen kennen, die auch bei einer der Kongresstagungen auf der Tagesordnung standen. Wir haben Blick und Urteil zu schärfen gelernt in der Bewertung subjektiver Krankheitserscheinungen, in der Unterscheidung des Wirklichen vom Simulierten, sowie in der Schätzung des Grades der Erwerbsfähigkeit. Und anerkannt muss werden, dass die Arbeiterversicherung uns auch die Möglichkeit gegeben hat, Heilfaktoren in weit grösserem Umfange als früher auszunutzen und in grösserem Maßstabe Erfahrungen zu sammeln. Ich erinnere nur an die moderne Phthiseotherapie.

Noch vieles Bemerkenswerte liesse sich aus der Geschichte des Kongresses und der neuzeitigen inneren Medizin anführen. Aber schon das wenige, worauf ich mich beschränken musste, lässt erkennen, dass in 30 Jahren eine grosse Summe erfolgreicher Arbeit geleistet worden ist. Nur auf wenigen Gebieten Stillstand, auf vielen Fortschritt, auf einzelnen fundamentale Umwälzungen. Mit Stolz darf unsere Wissenschaft auf diese Epoche zurückblicken, erfüllt von der Hoffnung, dass auch bleibende Werte geschaffen wurden. Werden aber, so fragen wir, unsere Nachkommen dem Chronisten von heute Recht geben? Fast könnte man daran zweifeln, wenn man bedenkt, wie rasch und achtungslos vielfach die Gegenwart über die Vergangenheit hinwegschreitet, wie wandelbar die menschliche Erkenntnis ist, und wie ein Menschenalter nur ein Atom im grossen Welten- und Zeiten-All ist.

Werfen wir nun noch einen kurzen Blick auf die äussere Entwicklung unseres Kongresses, so ist zunächst die Tatsache zu verzeichnen, dass die Zahl seiner Mitglieder sich seit Beginn mehr als vervierfacht hat. Ein Blick auf die Tabelle, die ich Ihnen heute vorlege, zeigt, dass dieses Wachstum langsam, aber stetig erfolgt ist. Erwägt man, dass der Anstieg der Mitglieder die Vermehrung der deutschen Ärzte in demselben Zeitraum nicht unerheblich überflügelt hat, so darf daraus wohl auf eine Zunahme des Interesses für unseren Kongress geschlossen werden.

Und doch ist diese Schlussfolgerung nicht uneingeschränkt richtig. Ein Vergleich mit der Entwicklung anderer medizinischer Kongresse lehrt, dass diese zum Teil uns an Mitgliederzahl überholt haben, zum Teil eine raschere Vermehrung erkennen lassen. Der Hauptgrund für diese Tatsache liegt in einem Grundzuge unserer Zeit, in der immer weiter gehenden Arbeitsteilung. Auch die medizinische Wissenschaft hat sich mehr und mehr in Spezialfächer zergliedern müssen. Und in erster Linie hat die innere Heilkunde die Abtrennung einzelner Glieder am eigenen Leibe erfahren. Es ist verständlich, dass die Spezialisten in ihren engeren Kreisen Belehrung und Austausch suchen für die ihnen naheliegenden vorwiegend praktischen Fragen. Die Berechtigung und Beschränkung der Spezialisierung in der Medizin ist an dieser Stelle wiederholt von beredtem Munde erörtert worden. Wir können und wollen sie nicht hindern, nur ihre Auswüchse sollen wir bekämpfen. Neidlos soll die innere Medizin Teile ihres alten Bestandes an diejenigen Disziplinen abgeben, die ihr durch spezialistisch geschultes Können in bezug auf das Endziel der Medizin, die Heilung, überlegen sind. Nicht aber darf sich die innere Klinik des Rechtes und der Pflicht begeben, Methoden zu erlernen und auszuüben, die zur Erkennung innerer Krankheiten dienen. Eine der höchsten Aufgaben der inneren Medizin und unseres Kongresses aber ist es, die Fühlung zu den Spezialfächern zu unterhalten. Dieser Mission ist sich unser Kongress wiederholt bewusst gewesen, wenn er Vertreter der Chirurgie, der Gynäkologie, Dermatologie und Pädiatrie zu seinen Verhandlungen als Gäste und Mitarbeiter einlud oder, wie heute, einer jungen Hilfswissenschaft, die unserem Fache unentbehrlich ist, an erster Stelle das Wort gibt. Trotz mancher Abbröckelung wird die innere Heilkunde auch in Zukunft der Mittel- und Sammelpunkt der gesamten Medizin bleiben müssen. Sie allein kann aber die Einheitlichkeit der Medizin nicht bewahren, wenn nicht auch von den Spezialfächern immer wieder der Anschluss an sie gesucht wird.

Aufgabe des Kongresses muss es bleiben, auf seiner jährlichen Heerschau aktuelle und möglichst spruchreife Fragen auf die Tagesordnung zu stellen, dadurch die Forschung anzuregen und in seinen Verhandlungen das Gesicherte von dem Wahrscheinlichen und

Unsicheren durch strenge Kritik zu scheiden. Man hat unserm Kongresse oft vorgehalten, er sei zu akademisch. Es kann in der Tat nicht geleugnet werden, dass man in der Wahl der Hauptthemata den praktischen Bedürfnissen des Arztes nicht immer genügend Rechnung getragen hat. Aber dem ist gegenüber zu halten, dass Fragen von allgemeinem Interesse, die einer breiteren Erörterung wert wären, nicht zu jeder Zeit auf der Strasse liegen. Aufgabe der inneren Medizin ist es, nicht nur das erkrankte Organ, sondern den Körper in seiner Gesamtheit zu studieren und zu behandeln. In dieser Kompliziertheit ihrer Forschung ist es begründet, dass nur auf langen, mühevollen Pfaden, oft erst durch ein Labyrinth von Irrwegen, grössere praktische Ziele erreicht werden. Soll auch unser Kongress nicht an letzter Stelle praktische Ziele im Auge behalten, so gebietet ihm doch auf der anderen Seite die gesunde Entwicklung der Heilkunde, auch rein wissenschaftlichen Problemen breiten Raum zu gewähren. Denn sie sind die Quelle und das Fundament auch der praktischen Erkenntnis.

Nicht ganz mit Unrecht hat man unserer Vereinigung ferner den Vorwurf einer zu einseitigen Leitung gemacht. Heute dürfen wir hoffen, dass die im vorigen Jahre durch Änderung der Satzungen herbeigeführte Umwandlung der früheren mehr oligarchischen Verfassung in die republikanische eine breitere Vertretung aller Interessen im Gefolge haben und damit dem vorhin gerügten Mangel begegnen werde.

Noch einer grossen Schwierigkeit möchte ich gedenken, die von Jahr zu Jahr wächst und heute den Höhepunkt erreicht hat, das ist die Überfülle von Vorträgen. Die Produktivität und die Redelust übersteigen längst das Maß der Aufnahmefähigkeit und sie bergen die grosse Gefahr einer Verflachung unserer Verhandlungen in sich. Diese Frage hat unsern Ausschuss immer wieder beschäftigt, ein Allheilmittel ist aber heute noch nicht gefunden worden. Es würde der alten Tendenz unseres Kongresses widersprechen, wollten wir uns in Sektionen teilen. Auch eine zeitliche Ausdehnung unserer Tagungen ist ausgeschlossen. Ob die Anordnung eines Numerus clausus, der allerdings in den Händen des Vorstandes dehnbar sein müsste, ein gangbarer Weg wäre, wage ich nicht zu entscheiden.

Mit Neid blickt man zurück auf die behagliche Ruhe und Gründlichkeit der Verhandlungen vor 20—30 Jahren. Sie unterscheiden sich von den heutigen auch noch dadurch, dass der erfahrene Kliniker aktiveren Anteil nahm als heute, sicherlich nicht zum Schaden des Kongresses.

Die Reihe der Gründer und einstigen Führer unserer Vereinigung hat sich stark gelichtet. Auch das verflossene Jahr brachte uns Verluste.

Aus unserer Mitte schieden Sanitätsrat Hugo Weber in St. Johann, Eugen Joël, der angesehene Leiter einer vielbesuchten Heilanstalt in Görbersdorf, Medizinalrat A. Frey, der Mitinhaber eines altberühmten Sanatoriums in Baden-Baden.

Auf der Höhe des Lebens, mitten in seiner erspriesslichen Arbeit als Arzt und Forscher verstarb plötzlich im vorigen Sommer Professor Ernst Grawitz, leitender Arzt am Krankenhause Charlottenburg, bekannt durch manche wissenschaftliche Arbeit, vor allem durch seine „Klinische Pathologie des Blutes".

Seit ihrer Gründung gehörte unserer Vereinigung an der um Weihnachten im reifen Alter verstorbene Professor Max Jaffe, ein beliebter Arzt und Lehrer (der Pharmakologie) in Königsberg. Bescheiden, wie er sonst im Leben war, so ist er auch auf unserem Kongresse mit seiner Person nicht hervorgetreten. Wir verlieren mit ihm einen hervorragenden Vertreter der physiologischen und pathologischen Chemie. An seinen Namen knüpft sich u. a. die Entdeckung des Urobilin.

Zu den eifrigsten Mitgliedern des Kongresses in seiner ersten Periode gehörte Professor Ditmar Finkler. Ursprünglich Physiologe, ein Schüler E. Pflügers, wurde er Rühles Assistent in der Bonner Klinik, später Leiter der dortigen Poliklinik und vielgesuchter Konsiliarius. Aus dieser Zeit stammen wertvolle Arbeiten über die Verbrennungsprozesse im Organismus, über Wärmeregulation, Fieber, Lungenentzündungen, Diabetes und eine Reihe von Vorträgen auf unserem Kongress. Seit 1893 vertrat er an der Bonner Hochschule das Lehrfach der Hygiene. Noch nicht 60 Jahre alt, erlag er zu Anfang dieses Jahres einem schweren unheilbaren Leiden. Wer, wie ich, dem Verstorbenen in seinen jüngeren Jahren näher trat, dem wird seine lebhafte, gewinnende Persönlichkeit unvergesslich sein.

Mit Professor Hermann Senator schied als einer der letzten ein deutscher Kliniker der alten Art, sattelfest auf fast allen Gebieten unseres Faches, ein Mann von unermüdlicher Arbeitskraft, seltener Literaturkenntnis und ruhig wägender Kritik. Gleich hervorragend als Forscher und Arzt, wusste er sich unter Überwindung grosser Schwierigkeiten auch als Lehrer durchzusetzen und einen grossen Kreis von dankbaren Schülern an sich zu fesseln. Dem Kongresse hat er von Anbeginn angehört. Bis in die letzten Jahre war er einer seiner treuesten Besucher, der häufig mit der ihm eigenen Sachlichkeit in die Diskussion eingriff. Der Kongress verdankt ihm ein wertvolles Referat über den chronischen Morbus Brightii; im Jahre 1901 leitete er ihn als Präsident mit einer Eröffnungsrede „Über die Bedeutung der Diagnose für die Therapie" ein. In der Geschichte des Kongresses wird sein Name fortleben.

Unser Kongress sollte gerade eingeleitet werden, da durcheilte auf dem gestrigen Empfangsabend unsere Reihen die Trauerkunde von dem Tode Alfred Pribrams in Prag. Er war ein Kliniker von reichem Wissen, ein Arzt von grosser praktischer Erfahrung, ein Therapeut im besten Sinne. Sein letztes grösseres Werk behandelte den akuten und chronischen Gelenkrheumatismus. Auch er war durch lange Jahre der Unsrige.

Nun aber, meine Herren, nachdem wir solange in der Vergangenheit geweilt und mit Dank derer gedacht haben, die nicht mehr unter uns sind, wollen wir uns den Aufgaben der Gegenwart zuwenden. Möchte sich der diesjährige Kongress würdig seinen Vorgängern anreihen!

# VERHANDLUNGEN

DES

# DEUTSCHEN KONGRESSES FÜR INNERE MEDIZIN.

HERAUSGEGEBEN

VON

DEM SEKRETÄRE DES KONGRESSES

## DR. EMIL PFEIFFER,

Geheimer Sanitätsrat in Wiesbaden.

## DREISSIGSTER KONGRESS

Gehalten zu Wiesbaden, vom 15.—18. April 1913.

MIT 47 TEXTABBILDUNGEN UND 13 TAFELN.

WIESBADEN.
VERLAG VON J. F. BERGMANN.
1913.

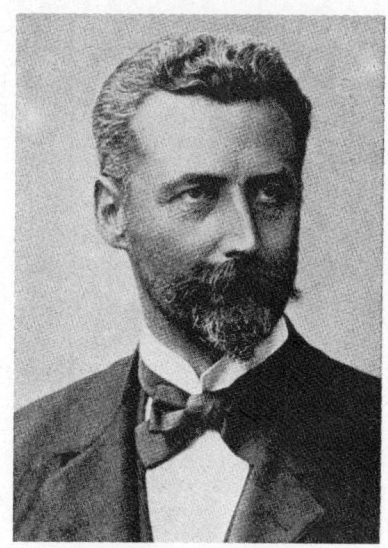

F. Penzoldt, Erlangen
Vorsitz 1913

# Rede zur Eröffnung der 30. Tagung des Deutschen Kongresses für innere Medizin.

Von

Geh. Hofrat Prof. Dr. **F. Penzoldt** (Erlangen).

Mit dieser, seiner dreissigsten Tagung hat der Kongress für innere Medizin das vierte Jahrzehnt seines Lebens begonnen. Was der Kongress für die innere Medizin und sie zusammen mit ihm in den 30 Jahren seines Bestehens geleistet haben, wurde Ihnen vor einem Jahre von Herrn Stintzing in eindrucksvoller Weise geschildert. Unsere Vereinigung hat sich nicht nur nützlich und lebensfähig, sondern auch den hohen Aufgaben, die ihr von ihren Begründern gestellt wurden, gewachsen gezeigt. Wir wollen deshalb heute nicht so weit nach rückwärts schauen. Nur auf die jüngste Vergangenheit lassen sie uns den Blick werfen.

Da steht zunächst die letzte Tagung vor uns, sich an innerem Gehalt den vorhergehenden würdig anreihend, an äusserem Erfolg alle früheren übertreffend. Die höchste Zahl der Teilnehmer, die höchste Zahl der Mitglieder, die höchste Zahl der Vorträge! Gewiss mussten diese äusseren Zeichen des Wachstums alle Freunde des Kongresses mit hoher Genugtuung erfüllen, wenn auch unsere Freude über die aussergewöhnliche Reichhaltigkeit des Programms keine ganz ungemischte war.

Wenden wir weiter unser Auge auf die letzte Vergangenheit, so wird sie getrübt durch die zahlreichen und schweren Verluste, die der Tod unserer Gemeinschaft gebracht hat. Es war bisher eine schöne Sitte, unserer Trauer um die Verstorbenen durch eingehende Würdigung ihrer Verdienste um die Wissenschaft Ausdruck zu verleihen. Jetzt ist die Zahl der zu beklagenden Todesfälle zu gross geworden, es sind nicht weniger als 13. Ich bitte sie daher in der Kürze meiner

1*

Worte nicht Mangel an Verehrung für die Dahingeschiedenen und·an Trauer über den Verlust zu sehen.

Es sind von uns geschieden:

Josef von Bauer, der angesehene Münchener Kliniker, berühmt in erster Linie durch die Übertragung der Lehren Karl von Voit's vom normalen auf den krankhaften Stoffwechsel, wie sie besonders in den Arbeiten über die Wirkung der Blutentziehungen und des Fiebers auf den Stoffumsatz und in seiner Krankenernährung zum Ausdruck kam, dann aber auch bekannt durch Forschungen auf dem Gebiete der Herz- krankheiten, ein erfolgreicher Diagnostiker und liebenswürdiger Arzt.

Carl Binz, der Bonner Pharmakologe, der die Beziehungen seiner Wissenschaft zur praktischen Medizin stets unterhielt, in letzter Zeit zwar nicht mehr Mitglied, aber Mitbegründer des Kongresses, Mitglied seines Geschäftskomitees und 1896 Referent über die arznei- lichen Antipyretika, der allbekannte Verfasser bahnbrechender Arbeiten über Chinin, Arsen und Alkohol, sowie des beliebten „kleinen Binz".

Wilhelm Ebstein der vielseitige, allgemein anerkannte Göttinger Kliniker, besonders ausgezeichnet durch seine zahlreichen Arbeiten auf dem Gebiete der Stoffwechselkrankheiten, sowie seine historischen Schriften, ein einflussreicher Lehrer im Wort nicht minder als in seinen Monographien und Lehrbüchern, ein eifriger Mitarbeiter unseres Kon- gresses, dem er ausgezeichnete Referate über Fettleibigkeit und Gicht neben vielen Vorträgen geschenkt hat.

Oswald Kohts, früher Leiter der Strassburger Kinderklinik und Poliklinik, Verfasser zahlreicher klinischer und experimenteller das Nervensystem vorwiegend betreffender Arbeiten, hervorragender Arzt und Lehrer.

Kothe, Arzt und langjähriger Leiter eines Sanatoriums in Friedrichsroda und Matjekowski, Badearzt in Teplitz.

Edmund von Neusser, der Wiener Kliniker, bis zuletzt Mitglied des Ausschusses unseres Kongresses, kein fruchtbarer, aber ein gediegener Schriftsteller, ein ausgezeichneter Lehrer und ein Diagnostiker allerersten Ranges.

Rodari, Privatdozent in Zürich, ein besonders auf dem Feld der Verdauungskrankheiten tätiger Arzt und Schriftsteller.

Otto Soltmann in Leipzig, einer der älteren Führer der Pä- diatrie, der seinen literarischen Ruf durch experimentelle Arbeiten über das Nervensystem der Neugeborenen erworben hatte, der Begründer des ersten Säuglingsheims in Deutschland und Schöpfer der Leipziger Kinderklinik.

Steinert, Privatdozent in Leipzig (bereits 1911 verstorben), Nervenarzt und bekannter Forscher auf dem Gebiete der Nervenkrankheiten.

Heinrich Unverricht, der Direktor der Krankenanstalt Magdeburg-Sudenburg, früher Kliniker in Dorpat, bekannt durch seine Arbeiten über Fieber, Pneumothorax und Epilepsie, welches letztere Thema er auch in einem Referat auf unserem Kongresse behandelte, in letzter Zeit besonders als Krankenhausarzt und auf sozialem Gebiete tätig.

Leonard Weber, Professor an der medizinischen Schule von New-York und Weber in Kreuznach.

Wir ehren uns selbst, wenn wir in Dankbarkeit den verstorbenen Mitarbeitern ein ehrendes Andenken bewahren.

(Die Anwesenden erheben sich von den Sitzen.)

Seine Hauptaufgabe, durch persönlichen Verkehr die wissenschaftlichen und praktischen Interessen der inneren Medizin zu fördern, hat der Kongress in den letzten Jahren durch neue Bestrebungen erweitert. Zuerst erhob er auf Anregung von Herrn von Krehl gemeinsam mit Vertretern des Chirurgen- und Gynäkologen-Kongresses während der Vorberatungen des Reichsversicherungsgesetzes die Stimme zu Gunsten der in ihren Interessen schwer bedrohten Ärzteschaft. Dann hat er sich mit der Bildung der Arzneimittelkommission und der Gründung des Kongresszentralblattes weitere neue Aufgaben gestellt.

Da das Vorgehen der Arzneimittelkommission, milde ausgedrückt, nicht allgemeinen Anklang gefunden hat, darf ich wohl diesen Gegenstand kurz berühren. Über die Notwendigkeit einer Bekämpfung der Auswüchse des Arzneimittelwesens besteht unter den wissenschaftlichen Ärzten sicher keine Meinungsverschiedenheit. Aber es hat nicht an Stimmen gefehlt, die diese Bekämpfung nicht zu den Aufgaben des Kongresses rechneten. Diesen kann ich nicht besser erwidern, als mit den eindringlichen Worten, die Liebermeister im Jahre 1889 an dieser Stelle ausgesprochen hat: „Wir müssen fordern, nicht für die Ärzte, sondern für das Publikum, dass dieses von Staatswegen geschützt werde gegen Ausbeutung und Schädigung

durch Quacksalberei und Reklame. Wir Ärzte, als seine natürlichen
Berater haben für die Interessen des Publikums, unsere Stimme zu
erheben." Wie viel mehr, als vor einem Vierteljahrhundert sollte
dieses Mahnwort heute beherzigt werden. Eine unabsehbare Masse von
neuen Arzneimitteln (chemischen und pharmazeutischen Präparaten,
Nährmitteln, Geheimmitteln u. a.), strömt unter den verlockendsten
Anpreisungen unaufhörlich zu. Selbst die Fachmänner, Pharmakologen und Pharmazeuten, können häufig nicht mehr Wahres und
Falsches, Gutes und Schlechtes unterscheiden. Über vieles Nützliche, was diese überreichliche Produktion unleugbar gebracht hat,
überwiegt der Schaden für Gut und Gesundheit der Kranken. Von
dieser Überzeugung tief durchdrungen, hat die vom Kongress bestellte Kommission gearbeitet. Nach Maßsgabe ihrer bescheidenen
Kräfte hat sie nur einen Teil ihrer Aufgabe in Angriff genommen:
die Anzeigen in den wichtigsten medizinischen Zeitschriften. Sie
wurden nach bestimmten vom Kongressausschuss gebilligten Grundsätzen geprüft, ob sie nach dem Standpunkt der Wissenschaft und den
in der ärztlichen Praxis gültigen Anschauungen berechtigt erscheinen.
Die erste Veröffentlichung der Ergebnisse, die Arzneimittellisten,
erregten zunächst vielfachen lebhaften Widerspruch. Natürlich! Denn
sie mussten ja, wenn sie der Gesamtheit der Ärzte nützen sollten, in
die Interessen der pharmazeutischen Industrie, der medizinischen Verleger und auch einzelner ärztlicher Kreise eingreifen. Aber auch sonst
erschien dieser erste Vorstoss nicht Wenigen zu plötzlich, zu selbstständig, zu schroff. Zur Entschuldigung, wenn Fehler gemacht worden
sind, muss es der Kommission dienen, dass sie ohne eigentliches Vorbild gearbeitet hat. Denn wenn auch die American Medical Association
ähnliche Zwecke verfolgt, so liegen die Verhältnisse in den Vereinigten
Staaten doch wesentlich anders als bei uns. Jedenfalls war die
Kommission vom besten Willen und lebhaftem Eifer beseelt und der
Stein kam ins Rollen. Im weiteren Verlauf wurden Härten in den
Grundsätzen gemildert, hervorragende Berater aus den Kreisen der
wissenschaftlichen und praktischen Chemiker, Apotheker und Ärzte
gewonnen und Verständigungen mit der Vereinigung der deutschen
medizinischen Fachpresse und der chemisch-pharmazeutischen Industrie
angebahnt und erreicht. So besteht Aussicht die Schäden des
Arzneimittelwesens mit Allen, die das allgemeine Wohl vor ihre Sonder-

interessen stellen, gemeinsam zu bekämpfen. Die vorläufig bescheidenen, aber tatsächlichen Erfolge sind darin zu erblicken, dass auf Grund zahlreicher Verhandlungen viele Firmen ihre Anzeigen unseren Grundsätzen angepasst haben und deshalb auch der Inseratenteil mancher Zeitschriften, auch unseres Tagblatts, ein etwas würdigeres Aussehen bekommen hat. Eine Vorarbeit und Grundlage für alle weiteren Bestrebungen in gleicher Richtung ist geschaffen worden. Diese Ergebnisse sind durch grossen Aufwand an Zeit und Mühe seitens der Kommissionsmitglieder und mit Hülfe eines kleinen, durch die vom Ausschuss bewilligten Mittel unterhaltenen Bureaus erreicht worden. Das Endziel, die Errichtung einer staatlichen Zentralprüfungsanstalt für Arzneimittel (deren Zusammensetzung, pharmakologischen und therapeutischen Wert) oder wenigstens die staatliche Unterstützung der Kommissionsarbeiten und Angliederung der Kommission an ein bestehendes chemisches Institut, womöglich unter Zuziehung des Apothekerstandes, ist freilich noch lange nicht erreicht. Doch sind die betreffenden Eingaben an die Staatsbehörden gemacht. Es ist sehr zu hoffen, dass wie Nahrungsmittelanstalten zum Schutze der Gesunden, Serumprüfungsstellen zum Schutze der Diphtheriekranken, so auch Arzneimittelprüfungsanstalten, nicht nur zum Nutzen des Ärzte- und Apothekerstandes, sondern zum Schutze der ganzen hülfesuchenden Menschheit gegründet werden.

Grössere Erfolge, als bisher der Arzneimittelkommission sind der Zentralblattkommission beschieden gewesen. Dank dem eifrigen Bemühen dieser Kommission und mit tatkräftiger Unterstützung des Verlegers, Schriftleiters und zahlloser Mitarbeiter steht das Kongress-Zentralblatt seit über Jahresfrist fertig da, ein wichtiges Hülfsmittel zu wissenschaftlicher Arbeit auf dem Felde der inneren Medizin und aller ihr nahestehenden Gebiete. Es hat in der kurzen Zeit seine Lebensfähigkeit und Bedeutung unter anderem auch dadurch bewiesen, dass es den jetzt erscheinenden Organen der beiden anderen grossen Kongresse zum Vorbild gedient hat. Gegenüber den zahlreichen kleinen „Zentralblättern", die eigentlich „Spezialblätter" heissen sollten, ist es ein Zentralblatt im eigentlichsten Sinne des Wortes. Wir dürfen in demselben ein starkes Bollwerk zum Schutze der Erhaltung der Einheit der inneren Medizin erblicken, die wir bei der Gründung des Kongresses auf unsere Fahne geschrieben haben.

Aber von der Warte dieses Bollwerkes aus sehen wir erst recht die Gefahren, die der Einheit der inneren Medizin drohen. Nach einer Mitteilung der Verlagsbuchhandlung beträgt die Zahl der für das Zentralblatt abonnierten medizinischen Zeitschriften über 700!, die der täglich von dem Schriftleiter durchzusehenden über 30!

In seiner berühmten Eröffnungsrede vor 31 Jahren fragte Theodor von Frerichs „ob nur Einer von uns imstande sei, auch nur die Hälfte der Weltliteratur zu lesen und in sich zu verarbeiten?". Wollte heute Jemand die Frage so formulieren, er könnte mit dem Worte „nur die Hälfte der Weltliteratur" in den Verdacht der Prahlerei kommen. Denn nur einen viel geringeren Bruchteil möchte nach meiner Meinung in unserer Zeit ein mittleres Merk- und Fassungsvermögen zu verarbeiten imstande sein. Gewiss bietet die Emsigkeit und Unermüdlichkeit der Arbeit an sich einen erfreulichen Anblick für den Forscher und Menschenfreund. Denn zu reichliche Arbeit ist immer besser als zu spärliche. Aber die zusammenfassende und zusammenhaltende Kraft der inneren Medizin muss schliesslich an der zu grossen Ausdehnung des Gebietes erlahmen. Nun gut, könnte man sagen; sobald der Lehrer die innere Medizin nicht mehr völlig überblicken kann, dann sollen Spezialprofessuren gegründet werden; wenn der Vorstand der inneren Abteilung nicht mehr in allen Zweigen gleich gut orientiert sein kann, so soll man Spezialabteilungen schaffen; wenn der Kongress nicht mehr die Masse der Vorträge bewältigen kann, soll er sich in Spezialkongresse auflösen. In der Tat hat ja ein solcher „Abbau" der inneren Medizin bereits begonnen — auch von dem Kongress lösen sich allmählich immer mehr Sondervereinigungen ab. Aber, frage ich, ist das gut für die Erreichung des Endzieles jeder medizinischen Forschung, des Wohles der Kranken? Es kann und soll gewiss nicht geleugnet werden, dass die Spezialfächer, Spezialforscher und Spezialärzte viel Nutzen sowohl der Wissenschaft als insbesondere auch der Praxis gebracht haben. Aber ebenso wie die „Abbauprodukte" unserer Nahrungsstoffe den Nährwert der ganzen Nahrung nur bis zu einem gewissen Grade, aber nie vollkommen ersetzen können, so wird auch die Gesamtheit der inneren Medizin in Forschung, Unterricht und Ausübung bis auf weiteres immer noch das beste Nährmittel für den praktischen Arzt darstellen.

Und doch scheint es fast eine Unmöglichkeit, die fortschreitende

Zersplitterung aufzuhalten. Aber man soll es wenigstens versuchen. Natürlich kann es sich nicht darum handeln, den Schaffenseifer, selbst wenn er sich vorwiegend in Kleinarbeit äussert, zu hemmen. Das wäre ein ebenso unsinniges wie aussichtsloses Beginnen. Aber was ohne Schaden verringert werden könnte, das ist die Zahl der Veröffentlichungen.

Um dazu den richtigen Weg zu finden, müssen wir zunächst den Ursachen nachgehen, warum überhaupt publiziert wird und warum so viel publiziert wird.

Es lässt sich kaum viel Neues sagen. Aber das ist doch wohl sicher: der beste Modus wäre der, dass ein Forscher in langer Arbeit zunächst zu seiner eigenen Aufklärung nach Wahrheit strebt und erst dann, wenn die entdeckten Tatsachen so sicher und so wertvoll sind, dass sie auch Anderen zu Gute kommen müssen, sich zu einer Veröffentlichung entschliesst. Dieser ideale Zustand ist heutzutage mindestens nicht die Regel. Jeder gute Arzt muss auch ein fleissiger Forscher sein, denn jeder Krankheitsfall bringt ihm neue Probleme. Aber nicht jedes Ergebnis dieser stillen Forscherarbeit braucht publiziert zu werden. Was sehr viele Forscher zur Publikation drängt, ist natürlich berechtigter Ehrgeiz und gesunder Wettbewerb. Demgegenüber ist glücklicherweise die Publikation um rein materiellen Vorteils willen, wie die Lohnschreiberei für Fabriken und ähnliches, in der Minderheit. Diese gefährliche Minderheit muss in erster Linie mit allen erlaubten Mitteln bekämpft werden.

Bei der aus durchaus zulässigen Motiven entspringenden Mehrheit der Veröffentlichungen müsste aber auch eine Beschränkung erstrebt werden. Es brauchen nicht soviel einzelne Krankheitsfälle und einzelne Versuchsreihen in besonderen Artikeln veröffentlicht zu werden. Man sollte lieber warten, bis man mehr Material gesammelt hat, was zu sicheren und weiteren Schlüssen berechtigt. „Aber“, wird man einwenden: »dann nimmt einem ja ein Anderer die Resultate weg“, oder: „man muss eben schreiben, wenn man Karriere machen will“. Ja, das ist vielleicht richtig, aber es ist nicht richtig, dass es so ist. Nicht auf die Zahl, Schnelligkeit und Vielgestaltigkeit der Publikationen sollte es ankommen, sondern auf die umfassende Ausgestaltung und gründliche Ausreifung der Arbeiten. Wollte man die Zahl der zu erwartenden Früchte nach dem Blütenmeer beurteilen, das Sie in diesen fruchtbaren

Gefilden jetzt bewundern, man würde sich schwer täuschen. Nach einem unabänderlichen Naturgesetze gelangen nur wenige der Frühlingsblüten zur Herbstreife. Will man die Ernte bemessen, so muss man wenigstens bis zum Sommer warten. Würde die so überaus und bei der Massenproduktion doppelt schwierige Beurteilung des wissenschaftlichen Wertes der Veröffentlichungen nach solchen Grundsätzen allgemein geschehen, das ungesunde Hasten in der Publikationstätigkeit würde vielleicht nachlassen.

Aber nicht nur die Konkurrenz unter den Forschern ist ein Grund für die Zunahme der Publikationen, auch der Wettbewerb unter den Publikationsorganen ist von nicht zu unterschätzender Bedeutung. Jedes Jahr bringt neue medizinische Zeitschriften. Von einer Wochenschrift weiss ich, dass sie ein Drittel aller eingehenden Arbeiten zurückweist. Wenn aber auch ein solches Journal durch sorgsame Auslese die Literatur von unnützem Ballast zu befreien trachtet, was nützt es, das Überflüssige wird einfach von anderen aufgenommen. Verlangt ein Archiv eine bestimmte Kürzung der Artikel, so druckt ein anderes ganze Bücher ab. Wir sollten auch unsere Namen als Mitherausgeber nicht unter so viele Zeitschriften setzen, vor allen Dingen nicht unter mehrere von der gleichen Richtung. Wir sollten vor allen Dingen nicht kleine Veröffentlichungen veranlassen, nur um der von uns mit herausgegebenen Zeitung Material zuzuwenden. Ich möchte die Bitte an die führenden Männer unserer Wissenschaft richten, ihre Schüler zu veranlassen, mit den kleinen Einzelpublikationen zurückzuhalten und sie zu zusammenfassenden Artikeln zu verdichten.

Auch möchte ich daran erinnern, was schon von kompetenter Seite mehrfach gefordert worden ist, dass die auf gereifte Erfahrungen und Forschungen gegründeten Ausführungen in Lehr- und Handbüchern mehr in der Literatur berücksichtigt werden sollten. Wenn das mehr der Fall wäre, dann würden zahlreiche kleine Journalaufsätze erspart bleiben.

Mit diesen Ausführungen die sich leicht vermehren liessen, wollte ich selbstverständlich gegen Niemand einen Vorwurf richten. Das käme mir am wenigsten zu. Und sollte Jemand doch einen Vorwurf heraushören, so erkläre ich, dass jeder Vorwurf zu meinem bescheidenen Teile auch mich selbst treffen würde. Auch will ich mir nicht anmafsen, einen Weg gefunden zu haben, um die aus der Massenpublikation unleugbar entstehenden Nachteile zu beseitigen. Aber ich hielt es doch für angezeigt diesen, eine Lebensfrage unseres Kongresses betreffenden Punkt einmal zur Sprache zu bringen. Sollten was ich kaum zu hoffen wage, diese Anregungen auf fruchtbaren Boden fallen, dann würde der Überblick über die Fortschritte der inneren Medizin wieder leichter werden, dann würde auch der Praktiker sie besser verfolgen können, dann würde auch in unseren Tagungen wieder mehr als 10 Minuten für den Vortrag zur Verfügung stehen. Vor allem aber würde der Kitt, der die einzelnen Teile der inneren Medizin zusammenhält, der sich an manchen Stellen zu lockern beginnt, wieder aufs Neue befestigt werden.

Das vielzitierte Gleichnis des Altmeisters Frerichs von dem segenspendenden Strom, von dem die Spezialfächer wie Bäche gespeist werden, trifft nach meiner Meinung nicht mehr so ganz zu. Denn ebensoviel wie sie gibt, ebensoviel empfängt auch heutzutage die innere Medizin Anregung und Förderung von den Spezialgebieten und Nachbarfächern.

Die gesamte Medizin ist einem Staatenbund vergleichbar. In diesem kommt der inneren Medizin eine führende Rolle zu. Aber nur durch die Wechselwirkung der gegenseitigen Ansporrnung zum Schaffen und durch das Zusammenwirken nach gemeinsamen grossen Gesichtspunkten können die kleinen mit den grösseren Bundesstaaten das hohe Ziel erreichen, die Stärkung des Reiches der gesamten Heilkunde.

Unser heutiges Hauptthema und eine grössere Zahl der Vorträge berechtigen zu der Hoffnung, dass auch unsere diesjährigen Verhandlungen der ganzen Medizin Nutzen bringen werden.

Mit dem herzlichen Wunsche, dass sein Verlauf ein gedeihlicher sein möge, eröffne ich den 30. Deutschen Kongress für innere Medizin.

# VERHANDLUNGEN

## DES

# DEUTSCHEN KONGRESSES FÜR INNERE MEDIZIN.

---

HERAUSGEGEBEN

VON

DEM SEKRETÄRE DES KONGRESSES

PROFESSOR D^R W. WEINTRAUD,
Wiesbaden.

---

## EINUNDDREISSIGSTER KONGRESS

Gehalten zu Wiesbaden, vom 20.—23. April 1914.

---

MIT 70 TEXTABBILDUNGEN UND 11 TAFELN.

---

WIESBADEN.
VERLAG VON J. F. BERGMANN.
1914.

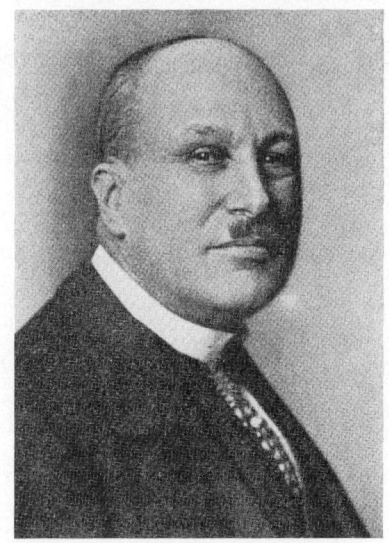

E. v. Romberg, München
Vorsitz 1914

# Rede zur Eröffnung der 31. Tagung des Deutschen Kongresses für innere Medizin.

Von

Professor Dr. **Ernst von Romberg** (München).

M. H.! Wir versammeln uns heute am Geburtstage unseres Kongresses. Am 20. April 1882 trat er zum ersten Male zusammen. So werden auch dieses Mal unsere Gedanken auf jene erste Sitzung und auf die programmatische Eröffnungsrede von Frerichs gelenkt. Wieder möchte ich mit demselben Nachdruck, wie viele meiner Vorgänger, den Satz aussprechen, dessen Beachtung trotz seiner Selbstverständlichkeit immer wieder bezweifelt wird: die Aufgabe der inneren Medizin ist und bleibt die Beobachtung und Behandlung des kranken Menschen und die wissenschaftliche Erforschung der uns entgegentretenden Erscheinungen. Das eine ist von dem anderen untrennbar, solange es eine wissenschaftliche Medizin gibt. Unablässig sind wir bemüht, unsere persönliche Erfahrung am Krankenbette zu vergrössern, mit allen sich bietenden Hilfsmitteln unsere Beobachtungsmöglichkeit zu erweitern. Aber diese reichen Schätze der Erfahrung werden ein totes Kapital, die Beobachtung bewegt sich in dogmatisch festgelegten Gleisen, die Behandlung entartet zu blosser Routine, wenn nicht wissenschaftlicher Sinn unermüdlich den Zusammenhang der Dinge zu ermitteln strebt. Je nach der Art der Fragestellung bedienen wir uns dazu der verschiedensten Hilfsmittel, der Krankenbeobachtung unter willkürlich von uns geänderten Bedingungen, der chemischeu oder physikalischen, der physiologischen wie der anatomischen Methoden. Nur müssen wir eingedenk bleiben, dass nicht das Wissen von Tatsachen, sondern die Erforschung der Zusammenhänge, die dadurch erzielte Vertiefung und Erweiterung unserer Kenntnisse, das Wesen der Wissenschaft ausmachen.

1*

Dann kann die Richtung unserer Arbeit nicht zweifelhaft sein. Sie dient dem Verständnis der krankhaften Vorgänge und ihrer Behandlung. Aber wir wollen diese Forderung nicht überspannen. Vergessen wir nicht, dass die innere Medizin sich das Fundament ihrer wissenschaftlichen Arbeit oft erst schaffen muss. Die Schwester-Disziplinen haben vielfach die Gebiete nicht bebaut, auf denen unsere Fragestellungen erwachsen. Nichts wäre auch für den inneren Mediziner bedenklicher, als eine Beschränkung in der Freiheit wissenschaftlicher Forschung durch die Frage nach der unmittelbaren praktischen Verwertbarkeit seiner Ergebnisse. Wenn nur die Fragestellung von Problemen der inneren Medizin ausgeht, dann wollen wir auch scheinbar weite Umwege nicht scheuen, welche in den Zusammenhang der Dinge von neuen Seiten hineinführen.

In diesen Gesichtspunkten dürfte die Mehrzahl von uns übereinstimmen, mag auch persönliche Veranlagung und Neigung die Bewertung im einzelnen abweichend betonen. Dass unser Kongress für den Ausbau der deutschen inneren Medizin in solchem Sinne nützlich, zum Teil ausgezeichnet gewirkt hat, kann nicht bezweifelt werden.

Der Kongress soll aber, wie ich meine, die innere Medizin nicht nur nach innen ausbauen, er soll auch nach aussen ihre berechtigten Interessen vertreten. Auch das hob schon unser erster Vorsitzender hervor. Manches ist hier geschehen. Ich erinnere an die Verhandlung über den medizinischen Unterricht, an das Eingreifen des Kongresses bei dem Entwurf der neuen Reichsversicherungsordnung. Wir werden in Zukunft zusammen mit den Schwestergesellschaften bei der Vorbereitung der Versammlungen Deutscher Naturforscher und Aerzte und ebenso bei der des nächsten Internationalen medizinischen Kongresses in München mitwirken. Ich denke weiter an das Kongress-Zentralblatt, an die Arzneimittel- und die Pressekommission. Es ist mir eine liebe Pflicht, den Herren, welche ihre Arbeitskraft und ihre Zeit in selbstloser Weise diesen Arbeiten des Kongresses zur Verfügung stellten, auf das wärmste zu danken. Angespannte Tätigkeit zur Ausgestaltung und Verbesserung aller dieser Unternehmungen ist ja die sicherste Gewähr für ihr Gedeihen.

Ich möchte aber die Wirksamkeit des Kongresses nach aussen weiter fassen. Er soll helfen, das Interesse an der medizinischen Wissenschaft, wie sie eben präzisiert wurde, in immer weitere Kreise der deutschen Aerzte zu tragen, und uns den Ruf eines wissenschaftlich hochstehenden Aerztestandes zu erhalten. Wohl wird die Besprechung der wissenschaftlichen Einzelarbeit stets die Hauptaufgabe des Kongresses bilden. Ist doch zu ihrer raschen Förderung auf zuverlässigem Boden die persönliche Diskussion das sicherste Mittel. Aber daneben müssen wir Zeit finden, aktuelle Fragen der ärztlichen Tätigkeit und wichtige zu einem gewissen Abschluss gelangte Gebiete von allgemeinem Interesse zu besprechen. Unser Kongress soll in etwas weiterem Umfange als bisher die Lösung dieser Aufgabe versuchen. Wenn sie gelingt, und die diesmalige Einrichtung in der jetzigen oder in entsprechend veränderter Form sich einbürgert, so werden unsere Verhandlungen ein bedeutsames Mittel werden können, den wissenschaftlichen Sinn der für innere Medizin interessierten Aerzte lebendig zu erhalten.

Sicher ist zurzeit in Deutschland für weite ärztliche Kreise die Sorge um die materielle Existenz vordringlicher. Sicher wünschen wir alle eine möglichst befriedigende Gestaltung dieser äusseren Verhältnisse. Aber auch in unserem Beruf hängen die Leistungsfähigkeit und das Ansehen nicht nur von der Arbeitsmöglichkeit und vom Können, sondern auch von der Begeisterung ab, mit der wir arbeiten. Auch hier sind es neben und vielleicht vor realen Eigenschaften ideale Güter, die wir uns erhalten müssen. Mit wirklicher innerer Freude kann wohl nur der ärztlich tätig sein, der auch im drängenden Getriebe des Tages nicht routinemäfsig handelt, sondern immer wieder dem so unendlich vielgestaltigen Zusammenhange der Erscheinungen seine Aufmerksamkeit zuwendet, der wissenschaftlich denkt, der bestrebt ist, mit dem Fortschritt unserer Kenntnisse mitzugehen. Dann wird er das grosse Glück der immer neuen Anschauungsweise, der fortgesetzten Vertiefung seiner Beobachtungen voll empfinden. Jeder Tag wird ihm zur Quelle des Lernens und so des intensiveren Schaffens.

So möchte ich die Türen zu unserem Kongress für alle mit innerer Medizin beschäftigten Aerzte weit öffnen und bitten: Helfen Sie uns bei dem Ausbau unseres Faches im einzelnen, helfen Sie uns aber auch bei der Vertretung der inneren Medizin nach aussen in dem soeben besprochenen Sinne. Helfen Sie uns durch tätige Mitarbeit. Nehmen Sie durch Erwerbung der Mitgliedschaft des Kongresses Einfluss auf seine Gestaltung. Namentlich für die akademischen Lehrer sollte es eine Ehrenpflicht sein, sich als Mitglieder an den Arbeiten des Kongresses zu beteiligen.

Wünschen wir so unsere Wirksamkeit auszudehnen, wie jeder gesunde lebensfähige Organismus, so beklagen wir besonders lebhaft die grossen Lücken, welche der Tod wieder in unsere Reihen gerissen hat.

Wir verloren eine Reihe angesehener Kollegen, die Herren R e h m - Blankenburg, S i e g f r i e d - Nauheim, B a l l y - Ragaz, O e b e c k e - Eudenich, M a a s - Nürnberg, S e l i g m a n n - Karlsbad. Wir verloren den Generalstabsarzt der Bayerischen Armee, Herrn v o n B e s t e l m e y e r in München, der sich um die wissenschaftliche Ausbildung des bayerischen Sanitäts-Offizierkorps grosse Verdienste erworben hat. Wir betrauern Herrn K u t n e r - Berlin, den unermüdlichen Organisator des ärztlichen Fortbildungswesens, des Kaiserin-Friedrich-Hauses. Lebhaft beklagen wir den vorzeitigen Tod mehrerer hoffnungsvoller junger Mitglieder unseres Kongresses, der Herren B e n n e c k e - Jena, S i g e l - Reichenhall, S a m u e l y - Freiburg, v o n W y s s - Zürich. Mit Verehrung erinnern wir uns des greisen Fr. von K o r a n y i. Neben seinen wichtigen wissenschaftlichen Arbeiten hat er vor allem in der Organisation des ärztlichen Unterrichts, zahlreicher sozialer Einrichtungen seines Heimatlandes Grosses geleistet. Viele von uns werden sich vom Budapester internationalen Kongress her des ausgezeichneten, gewinnend liebenswürdigen Mannes erinnern, der mit schlichter Vornehmheit den Vorsitz führte.

Ich bitte, sich im Gedenken an unsere Verstorbenen von den Plätzen zu erheben.

Und jetzt lassen Sie uns an unsere Arbeit gehen. Ich erkläre den 31. Deutschen Kongress für innere Medizin für eröffnet.

# Verhandlungen
# der ausserordentlichen Tagung
des
## Deutschen Kongresses für Innere Medizin
# in Warschau
am 1. und 2. Mai 1916.

Herausgegeben von

**W. His**                     und                     **W. Weintraud**

Vorsitzendem des Kongresses.                     Geschäftsführer des Kongresses.

---

# Kriegsseuchen und Kriegskrankheiten.

---

**Hoffmann,** Schutz des Heeres gegen Cholera.

**Wenckebach,** Über Herzerkrankungen bei Kriegsteilnehmern.

**Brauer,** Über das Fleckfieber.

**Jürgens,** Epidemiologie des Fleckfiebers.

**Hase,** Die Biologie der Kleiderlaus.

**Krehl,** Der Abdominaltyphus im Kriege.

**Hünermann,** Über Typhusschutzimpfung.

**Stintzing,** Paratyphus.

**Matthes und Kruse,** Über die Ruhr.

**Hirsch,** Nierenentzündungen im Felde.

Berichte und Aussprache.

Wiesbaden   ◦   Verlag von J. F. Bergmann   ◦   1916.

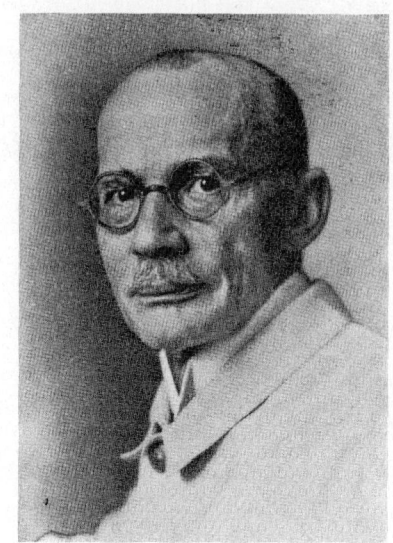

W. His, Berlin
Vorsitz 1916

# Eröffnungsrede
## des Vorsitzenden Geh. Med.-Rat Generaloberarzt His.

————

Exzellenzen, Hochverehrte Anwesende!

In ernstbewegter Zeit sind wir versammelt, um in gemeinsamer Beratung die Ergebnisse bisheriger Arbeit im Gebiete der Kriegskrankheiten festzustellèn und daraus die Anregung und Anleitung zu weiterem Tun zu gewinnen.

Als im vorigen Jahre die Zeit herannahte, zu der sonst die Stadt Wiesbaden, im Frühlingsschmucke prangend, unsere Tagung gastlich aufzunehmen pflegte, lag wohl die Frage nahe, ob eine Zusammenkunft von Nutzen sein könne. Wir haben davon Abstand genommen; wohl herrschten mannigfache Krankheiten und Seuchen, aber die Erfahrungen waren noch ungesichtet, über wichtige Maßnahmen das Urteil noch ungeklärt, die meistgefürchteten Kriegsgeisseln erst in schüchternen Ausläufern an uns gelangt.

Nun liegen zwei Kriegssommer und zwei Kriegswinter hinter uns; in ihrem siegreichen Vormarsch haben unsere Truppen schwer durchseuchtes Feindesgebiet durchschritten; sie sind Typhus und Ruhr, Pocken und Fleckfieber, ja selbst der Cholera ausgesetzt gewesen. Wenn es eine Probe gab auf unser Wissen und Können: hier musste sie bestanden werden. Mit stolzer Befriedigung dürfen wir sagen: sie ist bestanden worden. Wohl konnte der Schutz gegen Ansteckung unter den fremdartigen Bedingungen des Feldes, namentlich des Bewegungskrieges, nicht vollkommen durchgeführt werden; wohl haben Tausende an Gesundheit und Leben Schaden gelitten; aber was bedeutet das gegen die Seuchenverheerungen früherer Kriege. Nie und nirgends haben die Krankheiten solchen Umfang annehmen können, dass die Schlagfertigkeit eines Truppenteils ernstlich gefährdet gewesen wäre;

wo Zeit zur Durchführung der Maßnahmen gegeben war, sind selbst schwer verseuchte Gegenden gründlich saniert worden; die Heimat zu schützen, ist völlig gelungen. Die Kriegsseuchen rechnen in der Zahl unserer Feinde nicht mehr mit; sie haben sich als besiegt erklärt und als erster unserer Feinde ihren Separatfrieden mit uns geschlossen.

Das danken wir der Lebensarbeit unserer grossen Meister der Krankheits- und Gesundheitslehre; der Geist Pettenkofers und Robert Kochs, Ehrlichs und v. Behrings leitet unser Tun und Trachten; dankbar verehren wir das Andenken der Hingeschiedenen und freuen uns der Arbeit der Lebenden.

Nicht geringerer Dank gebührt auch den Männern die an der Spitze des Heeressanitätswesens standen und stehen, die jeder neuen Erkenntnis die Pforten weit geöffnet und sie durch unvergleichliche Organisation zum sicheren Verteidigungswerkzeug umgeschaffen haben. Das Werk lobt seine Meister.

Dank sei aber auch der Heeresleitung ausgesprochen und all den Truppenführern, die den ärztlichen Wünschen und Vorschlägen Verständnis und Unterstützung dargeboten haben. Mehr als alle Belehrung im Frieden hat die Erfahrung des Krieges dazu beigetragen, dass die Grundsätze der Hygiene zum Gemeingut geworden sind.

Hinter unseren Truppen mit ihrem unzerstörbaren Offensivgeist steht eine Defensivarmee von Ärzten, Krankenpflegern und Schwestern, nicht minder unermüdlich und tapfer im Kampf gegen unsichtbare und hartnäckige Feinde. Auch sie haben Opfer an Leib und Leben bringen müssen. Vom hochberühmten Gelehrten bis zum blühenden Jüngling, der soeben erst den Tempel der Wissenschaft betreten, hat der Tod seine gierige Hand ausgestreckt. Wir beklagen den Tod des Vorkämpfers der Tuberkuloseforschung Cornet; des Führers der Protozoenlehre von Prowazek; des in voller Arbeitskraft hingerafften Kieler Klinikers Lüthje; des genauen Kenners der Infektionskrankheiten Jochmann; des erfolgreichen Hygienikers Paul Römer; des trefflichen Pathologen Tilp; wir gedenken des k. und k. Chefs der Sanitätsoffiziere Exz. Peck und anderer mehr, die alle dem tückischen Fleckfieber erlagen. Wir trauern um den unermüdlichen Göttinger Pharmakologen Loeb, den vielverheissenden Königsberger Internisten Meyer-Betz, den eifrigen Marburger Assistenten Prof. Kirchheim, sie sind im Felde der Ehre gefallen. Manche waren Mitglieder unseres

Kongresses; mögen ihre Manen verzeihen, wenn wir die Würdigung ihrer Verdienste auf ruhigere Stunden verschieben: Ihr Andenken erlischt nicht mit ihrem Tode.

Ich bitte die Versammlung, zur Erinnerung an die Gefallenen und Hingeschiedenen sich erheben zu wollen.

Nach Herkommen pflegt der Vorsitzende die Einleitung zur Tagung, der vorzustehen er die Ehre hat, zu benützen, um allerlei Gedanken und Wünsche auszusprechen, gewissermafsen sein wissenschaftliches Glaubensbekenntnis abzulegen. Wenn ich heute bitte, davon absehen zu dürfen, so ist es gewiss nicht der Mangel an Gedanken, der mich zur Enthaltsamkeit zwingt. Ein gesundheitlicher Massenversuch, wie ihn der Krieg nun einmal von alters her darstellt, kann sich nicht vor unseren Augen abspielen ohne eine Unzahl von Fragen aufzuwerfen, die neu oder alt, aber in neuer Gestalt mit grösster Eindringlichkeit sich aufdrängen.

Ganz neue Krankheiten sind vor uns aufgetaucht, so das Fünftagefieber und die von D e y k e, K o r t s c h und B o g d a n beschriebenen Fieber, vielleicht auch die in Massen auftretende Nierenentzündung, über deren Ursache und Wesen wir hoffen, auf dieser Tagung Gewisseres zu erfahren. Bekannte Seuchen sind zum erstenmale in ausgedehnten Epidemien den Deutschen Ärzten vor Augen getreten, wie Fleckfieber und Cholera; andere, die man abschliessend zu kennen glaubte, wie Typhus und Ruhr, erschienen z. T. unter dem Einfluss der Schutzimpfung in neuer, kaum kenntlicher Form; für wieder andere, wie die W e i l sche Krankheit, konnte der Erreger aufgefunden werden; gleiches wird für das Fleckfieber unablässig erstrebt. Kenntnis des Erregers ist immer das wirksamste Mittel für die Bekämpfung, sie klärt Stellung und Stärke des Feindes gleichsam erst auf.

Über alles dies erhebt sich aber mächtiger als je die Frage nach der Empfänglichkeit des Einzelmenschen gegenüber den krankmachenden Ursachen. Angesichts der grundverschiedenen Verlaufsformen bei gemeinsamer Ansteckung oder Schädlichkeit erhebt sich gebieterisch die Notwendigkeit, unsere Anschauungen von den Krankheiten, die bisher doch vom Standpunkte des Erregers betrachtet wurden, vom Standpunkt des Empfängers erneut zu bearbeiten und unser Wissen von den Schutzkräften des Körpers, angeborenen und erworbenen, dauernden und vorübergehenden, zu erweitern, zu vertiefen und praktischen Zwecken dienstbar zu machen.

Vom flaumbärtigen Knaben bis zum silberhaarigen Greis hat der Ruf des Kaisers alle waffenfähigen Männer zur Front gerufen, sie aus dem gewohnten Beruf, den gewohnten Lebensbedingungen in völlig fremdartige Umgebung versetzt, der Hitze und Kälte, Wind, Regen und Schnee, ungewohnter, oft ungenügender Nahrung, mangelnder Ruhe, unerhörter körperlicher und seelischer Anstrengung ausgesetzt. Wie haben sie es ausgehalten, sie, die seit Jugend die Segnungen einer dank wachsender Einsicht, staatlicher Fürsorge und besserer Lebenshaltung zunehmenden Gesundheitspflege genossen hatten? Nun, die Befürchtungen, unser Volk sei bereits der Entartung, der Erschlaffung anheimgefallen, sind durch sein Verhalten aufs Glücklichste widerlegt. Wohl ist ein Teil Unentwickelter oder Minderwertiger frühzeitig zusammengebrochen; ein anderer ist den Anstrengungen vorübergehend erlegen; der Grossteil aber hat allen Anfechtungen zum Trotz durchgehalten. Wie mancher, den ich im Frieden anfällig und um seine Gesundheit ängstlich besorgt kannte, hat mir strahlenden Auges seine Kraft und Ausdauer im Felde gerühmt. Der Krieg ist Heilmittel gegen Kulturschäden, das haben so grundverschiedene Denker wie Jakob Burckhardt und Hellmuth v. Moltke übereinstimmend ausgesprochen, übereinstimmend aber auch seine Macht als eine Geistige anerkannt. Nicht die harte Lebensweise des Feldes, nicht die einfache Nahrung und tägliche Körperübung allein befähigt zu den übermenschlichen Anstrengungen, wie sie in den Schlachten des Ostens und Westens verlangt und geleistet wurden, zu dem beharrlichen täglichen Dienst des Schützengrabens. Es ist eine höhere immaterielle Kraft wirksam, die den Willen zu dauernder, ungeahnter Anstrengung befähigt, der Ermattung entgegenwirkt, das Pflichtgefühl in Spannung hält; die Kraft, die aus der oft unbewussten, als blosse Kameradschaft empfundenen, bei Allen aber wirksamen Überzeugung hervorgeht, einer grösseren, das Einzelschicksal überragenden Sache zu dienen. Der Geist, der aus Immanuel Kants kategorischem Imperativ, aus seinem Werke: Von der Macht des Gemüts, durch blossen Vorsatz seiner krankhaften Gefühle Herr zu werden, zu uns spricht, ist nicht erloschen: die Not des Krieges hat ihn aus drohender Erschlaffung in langer üppiger Friedenszeit zu neuem, kräftigem Leben erweckt. Ihn zu erhalten, das Kapital von

Abhärtung des Körpers und der Seele bei Alt und Jung zu pflegen und zu mehren, den Grundsatz der Schonung zurückzustellen, gegen den der Übung, die körperliche und geistige Erziehung danach umzuformen, wird eine grosse und segensreiche Aufgabe der kommenden Friedenszeiten sein, an der die Ärzte als die Gesundheitsberater des Leibes und der Seele ihren Anteil beanspruchen.

Sie werden dazu mehr als je bereit sein. Jeder Arzt, der das Glück gehabt hat, im Heeresdienste zu stehen, kommt als ein anderer zurück. Leid und Freud hat er mit den Truppen geteilt, die unvergleichliche Kraft des Volkes im Handeln wie im Dulden erlebt, Dankbarkeit und Vertrauen sich erworben, die ihn um so tiefer ergreifen müssen, je mehr in Friedenszeiten sein Leben durch lästigen Kampf um Dasein und Würde des Standes getrübt war. Seinen Gesichtskreis hat er mächtig erweitert. So mancher, der in enger Spezialität sein Genüge gefunden, lernte den Umfang ärztlichen Wissens und Könnens und seine segensreichen Wirkungen gleichsam von neuem kennen; entblösst von all den Hilfs- und Heilmitteln, mit denen Erfindergeist und Industrie uns überreichlich beschenkt hatten, erkannte er, wie Grosses mit einfachen Mitteln geleistet werden kann. So manche geistreiche Hypothese fiel dahin vor der Macht der Tatsachen; der Blick für das Wesentliche wurde geschärft, der Mafsstab auf höhere Grössenordnung eingestellt.

In Gefahr und Anstrengung haben die Ärzte ihren Mann gestellt; das ist von allerhöchster Stelle mehr als einmal anerkannt und durch die Auszeichnung mit Kombattantenorden bestätigt worden. So mancher Offizier, so mancher Mann hat herzlich bewundernd von der Aufopferung seines Helfers zu mir gesprochen; es ist dem ärztlichen Stande vergönnt gewesen, die in Zeiten übertriebenen Spezialistentums halbvergessene Wahrheit von neuem zu erweisen, dass nicht die Hand allein, sondern das Herz den tüchtigen Arzt macht. Gehoben an innerem Wert, wie das ganze Volk, wird unser Stand aus dem Kriege hervorgehen. Möchte die Anerkennung seines Wirkens in die Zeiten des Friedens hinüberdauern.

Dies alles sind Gedanken, die hier nur gestreift werden können; reiche Arbeit wartet unser. Bevor wir in die Verhandlungen eintreten, obliegt uns eine angenehme Pflicht, die Pflicht des Dankes gegen alle, die uns die Tagung ermöglicht und erleichtert haben.

Die Wahl der Hauptstadt des neu besetzteu Gebietes wurde geleitet von der Erwägung, dass es für viele Ärzte der Westfront und des Heimatgebietes von Wert sein müsse, die Verhältnisse des Ostens, die hier herrschenden Seuchen und die zu ihrer Bekämpfung im Frieden wie im Kriege getroffenen Einrichtungen kennen zu lernen.

Se. Exzellenz der Herr Generalgouverneur von Warschau, General der Infanterie von Beseler hatte die Güte, uns in seiner Stadt mit beredten Worten zu begrüssen. Das Genie des Feldherrn mit dem Wissen und Geist des Gelehrten verbindend, ein tätiger Freund der Wissenschaften, lieh er unseren Bestrebungen jede Unterstützung. Wenn die Schwierigkeiten, die sich zuweilen fast unübersteigbar zu türmen drohten, überwunden wurden, danken wir dies seinem wohlwollenden Eingreifen. Möchte er unseres aufrichtigen Dankes versichert sein.

Der Herr Feldsanitätschef hatte sein Einverständnis erklärt und den Vorstand des Kongresses mit der wissenschaftlichen Vorbereitung beauftragt; er unterstützte diese in jeder Weise. Wenn die Teilnahme vieler Militärärzte, die Übernahme wichtiger Referate durch Sanitätsoffiziere, die Verwertung amtlichen Materials in weitestem Umfange dieser Tagung Gepräge und Wert verleiht, so danken wir dies dem Generalstabsarzt der Armee, Sr. Exzellenz dem Feldsanitätschef Professor von Schjerning, und es ist der Ausdruck wahrster Empfindungen, wenn der Kongress ihn gebeten hat, die Stelle eines Ehrenvorsitzenden bei seiner Tagung übernehmen zu wollen.

Nicht minder danken wir dem Gouverneur von Warschau, Sr. Exzellenz General der Infanterie v. Etzdorff, dem Kommandanten von Warschau Herrn Generalmajor v. Kinzelbach und allen den Herren ihrer Stäbe, Herrn Obersten Kersten und den Herren der Generaldirektion der Eisenbahnen und der Militär-Eisenbahndirektion 4, die mit unermüdlicher Geduld uns Rat und Hilfe boten.

Nur wer die Arbeit der Vorbereitung kennt, weiss, wieviel wir dem Armeearzt beim Generalgouvernement, Generalarzt Paalzow und seinen Mitarbeitern, dem Gouvernementsarzt Oberstabsarzt Hochheimer, den Garnisonsärzten Prof. Friedländer und Prof. Frey, Feldarzt Dr. Weeke, den Kriegslazarettdirectoren Generaloberärzten Hermann und Ferber, den Herren der Krankentransportabteilung Oberstabsarzt Prof. Westenhoefer, Stabsarzt Dr. Boesebeck und all ihren Mitarbeitern verdanken. Möge der Erfolg ihre Mühe lohnen.

Wir haben die Freude, in grosser Anzahl Sanitätsoffiziere und Ärzte aus Oesterreich und Ungarn unter uns zu sehen, an ihrer Spitze den Chef des Landwehrärztlichen Offizierskorps Generaloberstabsarzt Thurmwaldt, den Chef des k. und k. militärärztlichen Offizierskorps, Exzellenz Ritter von Töply, den Sanitätschef der k. und k. Armee aus Wien; als Vertreter des k. Ungarischen Landesverteidigungsministeriums, Herrn Oberstabsarzt Harosthy.

Wir sehen mit besonderer Freude die ärztliche Mission unserer tapferen türkischen Verbündeten in unserer Mitte unter Führung des Chefs des Kaiserlich Türkischen Sanitätswesens, Exzellenz Suleiman Numan Pascha.

Nicht minder herzlich seien uns gegrüsst die aus dem verbündeten Bulgarien erschienenen Herren, voran der Chef des königl. Bulgarischen Sanitätswesens, Oberst Batzaroff. Schulter an Schulter kämpfen unsere Truppen, arbeiten unsere Ärzte, in Wetteifer und gegenseitiger Unterstützung dem Bundesverhältnis auch ihrerseits Ausdruck gebend. Möge Allen die gemeinsame Arbeit eine liebe Erinnerung für alle Zeiten bleiben.

Schwer leidet das von den weichenden russischen Truppen barbarisch verwüstete Land unter dem Kriege. Wollen Sie daher, meine Herren Teilnehmer, vorlieb nehmen mit dem, was die Stadt in diesen Zeiten zu bieten hat. Nicht zum Geniessen, zum Arbeiten sind wir zusammengekommen. An wissenschaftlicher Ausbeute, dafür bürgen die Namen der Herren Berichterstatter und Ausspracheredner, wird es nicht fehlen.

Wollen Sie den Kriegszustand auch darin berücksichtigen, dass Sie die Verhandlungen der Tagung als vertraulich betrachten. Nur durch das Pressebüro des Kongresses geht der Weg in die Öffentlichkeit.

Exzellenzen, hochverehrte Anwesende!

Die Wünsche, die der Herr Generalgouverneur für das Gelingen unserer Tagung ausgesprochen hat, nehmen wir dankbar entgegen. Möge unsere Arbeit beitragen, unserem Volke und unseren tapferen Verbündeten das Ausharren im Völkerkampfe zu erleichtern bis zur Erlangung eines glorreichen Friedens.

Ich erkläre die ausserordentliche Tagung des Deutschen Kongresses für Innere Medizin für eröffnet.

# VERHANDLUNGEN

DES

# DEUTSCHEN KONGRESSES FÜR INNERE MEDIZIN.

---

ZWEIUNDDREISSIGSTER KONGRESS.

GEHALTEN ZU DRESDEN VOM 20.—23. APRIL 1920.

---

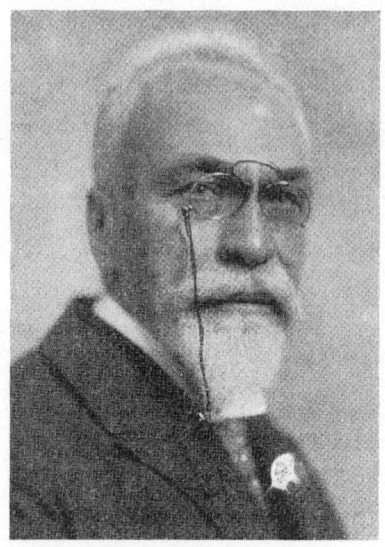

O. Minkowski, Breslau
Vorsitz 1920

# Rede zur Eröffnung der 32. Tagung des Deutschen Kongresses für innere Medizin.

Von

Geh. Med.-Rat Professor Dr. **Oscar Minkowski** (Breslau).

M. D. u. H.! Nach dem glanzvollen Verlaufe der ausserordentlichen Tagung unseres Kongresses in Warschau glaubten wir, hoffen zu dürfen, uns im Frühjahre 1917 an gewohnter Stätte vereinigen zu können, um mit frischem Mute und froher Zuversicht die ersehnte und lang entbehrte Friedensarbeit wieder aufzunehmen. Wohl war die Zeit noch ernst und schwer lastete noch auf uns die Not des Krieges, als wir an die Vorbereitungen der Tagung herantraten. Aber nach den gewaltigen Leistungen des deutschen Volkes, die es befähigt hatten, gegen eine Welt von Feinden sich siegreich zu behaupten, herrschte damals kein Zweifel an einen baldigen günstigen Endausgang des Kampfes. Und wir Ärzte hatten im Bewusstsein der grossen Erfolge, die wir im Kriege erzielt hatten, allen Grund, mit besonderem Hochgefühle in die Zukunft zu blicken und von der Auswertung unserer Kriegserfahrungen wesentliche Förderung für unsere Friedensarbeit zu erwarten.

Der Gang der kriegerischen Ereignisse nötigte uns zunächst, die bereits bis in alle Einzelheiten vorbereitete Versammlung in letzter Stunde zu vertagen. Es sollte kein Verzicht sein, nur ein Aufschub! Die Hoffnung schien berechtigt, dass wir alsbald zu gelegenerer Zeit und unter günstigeren Verhältnissen zusammenkommen könnten. Diese Hoffnung hat uns leider getäuscht. Immer grösser wurden die Schwierigkeiten. Zu Ostern und zu Pfingsten, im Herbste 1917, im Jahre 1918 und 1919 beschäftigte uns die Frage, ob nun endlich die Zeit erfüllet ward, und wir es wagen dürften, unseren Kongress zu berufen. Die in Aussicht stehenden Entscheidungskämpfe im Frühling 1918, die inneren Wirren des Jahres 1919 liessen jedoch eine Zusammenkunft nicht zeitgemäss erscheinen. Als aber dann zu Beginn dieses Jahres nach langem Harren der uns immer wieder vorenthaltene Friedensschluss, zwar hart und grausam, aber doch endlich zustande kam, da glaubten wir die

1*

Tagung nicht länger aufschieben zu dürfen. Wie allen, denen es ernst ist um das Wohl des Vaterlandes, die an die Zukunft Deutschlands glauben, schien uns die wichtigste Vorbedingung seines Aufstieges in der Wiederaufnahme der Arbeit auf allen Gebieten zu sein, auf denen vor dem Kriege Erspriessliches geleistet wurde, und zu diesen glaubten wir auch die Arbeiten unseres Kongresses rechnen zu dürfen. Allerdings waren wir auf die neuen Hindernisse nicht gefasst, die sich nun aufzutürmen schienen. Es hat noch in letzter Stunde nicht an warnenden Stimmen gefehlt, die in den erneuten Demütigungsversuchen unserer Feinde, in den wachsenden Schwierigkeiten des Reiseverkehrs, der Unterkunft und Verpflegung, in der feindlichen Besetzung unseres Stammsitzes, Wiesbaden, in den verworrenen politischen und wirtschaftlichen Verhältnissen, dem drohenden Bürgerkrieg, in der Not des Ärztestandes, der Unterschätzung und Zurücksetzung jeder geistigen Arbeit unüberwindliche Schwierigkeiten für die diesjährige Tagung erblicken zu müssen glaubten. Wir haben es dennoch gewagt! Und der Besuch des Kongresses, die reichhaltige und vielseitige Tagesordnung zeigt, dass das Wagnis nicht zu kühn war.

Schmerzlich war es für uns, dass wir uns genötigt sahen, unserem bewährten und begehrten Tagungsorte Wiesbaden für dieses Mal untreu zu werden. Nicht leichten Herzens haben wir uns dazu entschlossen! Solange es nur irgend möglich schien, hielten Vorstand und Ausschuss des Kongresses an der Absicht fest, die diesjährige Tagung wieder nach Wiesbaden zu berufen, nicht nur aus alter Anhänglichkeit an den Ort, in dem nach den Satzungen der Sitz des Kongresses sich befindet, nicht nur aus Dankbarkeit gegen die Stadt und die Kollegen, die uns so oft die herzlichste Gastfreundschaft gewährten und die wir jetzt in ihrer Not nicht im Stiche lassen wollten, sondern vor allem, weil es uns als vaterländische Pflicht erschien, durch unsere Anwesenheit in Wiesbaden zu bekunden, dass wir diese Stadt und die Lande am Rhein nach wie vor als zu uns gehörig betrachten, dass sie uns nach wie vor eine Pflanzstätte für deutschen Geist und deutsches Wissen sein sollen, weil wir im Angesichte unserer Feinde zeigen wollten, dass wir zwar Wehr und Waffen niedergelegt haben, nicht aber unser geistiges Rüstzeug, mit dem wir in friedlichem Wettkampfe der Völker auch in Zukunft uns behaupten wollen! Indessen, es fehlte nicht an Gegengründen gegen eine Tagung in Wiesbaden, in der bedrückenden Nähe eines Feindes, der uns zu jeder Stunde seine Übermacht fühlen lassen konnte, und wie die Dinge sich leider in der letzten Zeit entwickelt haben, bedarf es keiner weiteren Worte, um zu begründen, dass es richtiger war, in diesem Augenblick auf eine Versammlung in Wiesbaden zu verzichten.

Es war nicht leicht, einen Ort zu finden, der unter den gegenwärtigen Verhältnissen für unsere Zwecke geeignet war. Schliesslich aber glaubten wir hier in Dresden die wichtigsten Vorbedingungen für eine erfolgreiche Tagung erfüllt zu sehen, und hier fand sich auch ein Ortsausschuss, der bereit war, uns die Wege zu ebnen. Der aufopferungsvollen Tätigkeit dieses Ortsausschusses, an dessen Spitze die Herren Kollegen Pässler, Rostoski und Arnsperger stehen, werden wir es in erster Linie zu danken haben, wenn dieser Kongress, wie ich hoffe, einen für die gegenwärtigen Zeitverhältnisse über Erwarten günstigen Verlauf nehmen wird.

Über den Ort der nächsten Tagung wird der Kongress übermorgen, in seiner Geschäftssitzung, Beschluss zu fassen haben. Wo wir tagen ist aber schliesslich nicht so wesentlich, wie dass wir überhaupt wieder tagen, dass wir unsere Arbeit da wieder aufnehmen, wo sie durch den Krieg unterbrochen wurde, dass unser Kongress wieder in die Lage kommt, seinen Zweck zu erfüllen — wie es in unseren Satzungen heisst — „durch persönlichen Verkehr die wissenschaftlichen und praktischen Interessen der inneren Medizin zu fördern".

Mehr als je ist in diesem Augenblicke die Wiederaufnahme eines persönlichen Verkehrs zwischen denen nötig, die die gleichen Aufgaben zu erfüllen haben, ein Zusammenschluss aller, die zu gleichem Ziele streben! Das bedarf Ihnen gegenüber keiner besonderen Begründung, die Sie durch Ihre Anwesenheit beweisen, dass Sie von der gleichen Empfindung beseelt sind.

In dieser Zeit der gewaltigen Umwälzungen und der Umwertung aller Werte müssen aber auch wir uns die Frage vorlegen: Sollen wir auch in Zukunft die Wege weiter wandeln, die wir bis jetzt verfolgt haben, oder müssen wir sie verlassen, um neue Bahnen zu suchen, die uns zu anderen, erstrebenswerteren Zielen führen könnten?

Wohl mancher, dem der Geist der neuen Zeit gleichbedeutend ist mit Missachtung alles dessen, was in der Vergangenheit gegolten hat, mag heute der Ansicht sein, dass unser Kongress, wie vielleicht alle wissenschaftlichen Versammlungen, sich überlebt habe, dass er nicht mehr zeitgemäfs sei, oder dass wenigstens seine Arbeitsmethode von Grund auf umgestaltet werden müsste. Uns aber, die wir gewohnt sind, den Vorgängen in der Natur zu lauschen, um ihre Erkenntnis für das Wohl der leidenden Menschen zu verwerten, uns kann es nicht verborgen bleiben, dass alles Werden nur Entwicklung ist, und dass auch jedes plötzliche Ereignis nur die Folge früheren Geschehens und nur eine andere Form der Entwicklung ist. Wir können die Zukunft der inneren Medizin nicht von ihrer Vergangenheit loslösen. Und seiner Vergangenheit braucht sich der Kongress für innere Medizin wahrlich nicht zu schämen! Nicht in eitler Selbstgefälligkeit, sondern mit berechtigtem Stolz haben mehrfach meine Vorgänger bei Gedenktagen des Kongresses, so bei Gelegenheit der 25. und 30. Tagung, auf den bedeutsamen Anteil hinweisen dürfen, den unser Kongress an dem Aufbau der inneren Medizin genommen hat, wie er beigetragen hat zu den gewaltigen Fortschritten, den unser Wissenszweig im Laufe der letzten 4 Jahrzehnte verzeichnen konnte. Ich selbst, der ich dem Kongresse seit seiner Gründung angehöre, würde Gesagtes nur wiederholen, wollte ich den überwältigenden Eindruck wiedergeben, den die Aufzählung aller wichtigen Fragen hervorrufen muss, die auf unserem Kongresse behandelt wurden, die Fülle der Anregungen, die von ihm ausgegangen sind!

Wir dürfen anknüpfen an bewährte und glorreiche Traditionen der Vergangenheit, wenn wir unsere Tätigkeit hier wieder aufnehmen. Damit soll aber nicht gesagt sein, dass der Kongress nun stille stehen soll in seiner Entwicklung, dass er sich nicht anpassen soll an die neue Zeit und ihre neuen Aufgaben. Er wird manches ändern müssen an seinen Arbeiten und seinen Zielen. Aber diese Änderung, sie braucht und darf nicht gewaltsam herbeigeführt werden auf Grund von vorgefassten Meinungen. Wir würden dabei allzu Kostbares aufs Spiel setzen: das hohe Ansehen und den idealen Wert unserer Wissenschaft! Wir könnten in dem Widerstreit der Meinungen über die Gangbarkeit der verschiedenen Wege am ehesten den richtigen Weg verfehlen! Die Änderung, die unausbleiblich ist, sie wird sich ergeben aus dem Zwange, den Forderungen des Tages zu genügen. Sicher wird nicht alles sogleich einen Fortschritt bedeuten, was aus diesem Zwange heraus geschehen wird. Sicher werden wir uns nur auf Umwegen unseren

Zielen nähern können. Aber wer nicht verzweifeln will an der Zukunft der Menschheit, wer die Lust und Begeisterung sich bewahren will, mitzuarbeiten an den Fortschritten der Erkenntnis, der muss von dem Glauben beseelt sein, dass alle Wege zu guter Letzt aufwärts führen, und dass nur Untätigkeit Stillstand und Rückschritt bedeutet.

Diese Forderungen des Tages, soweit sie die Tätigkeit unseres Kongresses betreffen, sie sind, wie fast alles, was die neue Zeit geboren hat, nicht neu entstanden unter den besonderen Verhältnissen der Gegenwart, sie treten jetzt nur mit verstärkter Kraft an uns heran, sie machen sich jetzt nur gebieterischer geltend.

Manches, was wir jetzt werden ändern müssen, betrifft die Organisation und die äusseren Arbeitsbedingungen unseres Kongresses. Wichtige Fragen, mit denen sich schon frühere Tagungen beschäftigt haben, harren noch der endgültigen Entscheidung, so besonders: unsere Stellungnahme gegenüber dem Arzneimittelunwesen, die Neuordnung unserer Veröffentlichungen, die Regelung unserer Beziehungen zu anderen wissenschaftlichen Versammlungen. Wir werden diese Frage unter Rücksichtnahme auf die neuen Verhältnisse zu lösen haben.

Aber auch Richtung und Inhalt unserer wissenschaftlichen Arbeiten werden durch die Forderungen der neuen Zeit nicht unbeeinflusst bleiben. Auch hier werden wir vielem Rechnung tragen müssen, was schon in früheren Zeiten Gegenstand der Kritik gewesen ist.

Das, was man am häufigsten unseren Verhandlungen zum Vorwurf gemacht hat, das war die übermäfsige Bewertung der Theorie gegenüber der Praxis, der Laboratoriumsarbeit gegenüber der Beobachtung am Menschen, der Erforschung der Krankheiten gegenüber der Behandlung von Kranken. Von der hohen Warte der Wissenschaft aus durfte solcher Vorwurf zurückgewiesen werden, und mit Recht konnte in so mancher Eröffnungsrede des Kongresses hervorgehoben werden, dass wir auch unseren praktischen Zielen uns nur durch das Fortschreiten unserer wissenschaftlichen Erkenntnis nähern könnten. Ich möchte dem hinzufügen: es gibt ja überhaupt gar keinen Gegensatz zwischen Theorie und Praxis, nur die falschen Theorien bewähren sich nicht in der Praxis! Jeder wahre Fortschritt der Erkenntnis kommt mittelbar auch der Praxis zugute.

Aber wir dürfen uns nicht verhehlen, dass wir in Zukunft vielleicht notgedrungen uns immer strenger werden richten müssen nach den unmittelbaren Bedürfnissen der ärztlichen Praxis. Die steigende Not unseres verarmten Vaterlandes wird uns vielleicht den Luxus einer wissenschaftlichen Forschung nur um ihrer selbst willen nicht mehr in dem Maße gestatten, wie früher. Bei den wachsenden Schwierigkeiten unserer Versorgung mit Instrumenten, Chemikalien und Versuchstieren werden wir gezwungen sein, unsere Laboratoriumsarbeit einzuschränken und uns in erhöhtem Maße der einfachen Beobachtung am Kranken- bette zuzuwenden. Die mit sinkendem Wohlstand unausbleiblich ver- bundene Verschlechterung der Gesundheitsverhältnisse wird sicher auch an unsere therapeutischen Leistungen erhöhte Anforderungen stellen. Wir wollen hoffen, dass das alles nur etwas Vorübergehendes sein wird, und dass wieder Zeiten kommen werden, in denen wir uns vor- zugsweise von idealen Bestrebungen werden leiten lassen können. Zunächst aber werden wir notgedrungen dem Geist der Zeit Rechnung tragen und uns richten müssen nach dem materialistischen Grund- satze: „Stulta est gloria, nisi utile est quod faciamus!“

Die sich vorbereitende Wendung der Dinge macht sich schon jetzt deutlich bemerkbar. Betrachten Sie die Tagesordnung dieses Kongresses, wie sie sich unbeabsichtigt aus den verschiedenen Anmel- dungen zusammengesetzt hat, so erkennen Sie schon ein stärkeres Überwiegen der Vorträge therapeutischen Inhalts und der rein klini- schen Mitteilungen im Vergleich mit früheren Tagungen

Es ist keine Verleugnung unserer Vergangenheit und keine Abwen- dung von den Grundsätzen, zu denen wir uns bis jetzt bekannt haben, wenn ich der Überzeugung Ausdruck gebe. dass auch diese Änderung ihr Gutes haben wird. Stets sind es die Bedürfnisse der Praxis in erster Linie gewesen, die erfolgreicher wissenschaftlicher Forschung die Wege gewiesen haben, und auf unserem Gebiete war es immer wieder die Klinik, die der experimentellen Pathologie und Physiologie neue Fragestellungen gegeben und auf sie befruchtend eingewirkt hat. Auch dieses zeigt sich mit grösster Deutlichkeit in den Hauptfragen, die unsere diesjährige Tagesordnung ausfüllen, neben der Immuno- und Chemotherapie der Infektionskrankheiten, in den Beziehungen zwischen autonomem Nervensystem, den endokrinen Drüsen und dem Stoffwechsel, wie in der Lehre vom Blutkreislauf und auch sonst auf den meisten Arbeitsgebieten der inneren Medizin. Und so dürfen wir hoffen, dass eine intensivere Beschäftigung mit rein praktischen Fragen für die

Zukunft auch erneute Anregung für wissenschaftliche Forschungen geben wird.

Aber eine solche stärkere Betonung der praktischen Ziele, sie kann nur dann segensreich wirken, wenn sie nicht zu einem Verlassen der wissenschaftlichen Grundsätze führt, wenn auch in der Praxis auf wissenschaftliche Methodik und wissenschaftliche Kritik nicht verzichtet wird. Je mehr wir uns genötigt sehen, uns auf die Beobachtung am Menschen zu beschränken, um so mehr müssen wir uns hüten vor Oberflächlichkeit und Voreiligkeit des Urteils. Der Mensch ist kein geeignetes Objekt des Experimentes. Wir können an ihm nicht die Versuchsbedingungen nach Belieben wählen, wie es für eine voraussetzungslose wissenschaftliche Forschung erforderlich ist. Die Notwendigkeit, stets und unablässig auf das Wohl des Kranken Rücksicht zu nehmen, hemmt uns in der Wahl der Mittel, der Wunsch, Erfolge zu erzielen, trübt das Urteil über das Erreichte. Um so vorsichtiger seien wir in der Verwertung unserer Beobachtungen! Schützen wir uns vor Verflachung und Routine! Suchen wir uns den Geist, der auf den Höhen wissenschaftlicher Forschung herrscht, zu bewahren, je mehr wir hinabsteigen müssen in die Niederungen des Alltagslebens! Suchen wir vor allem diesen Geist zu erhalten für die kommende Generation! Unsere Hoffnung, sie ruht ja jetzt einzig und allein auf unserer Jugend!

Die älteren unter uns, die mit dem machtvollen Aufstieg unseres Vaterlandes auch die glänzende Entwicklung der Medizin mit erlebt haben, sie sehen mit Schmerz und Betrübnis vieles zusammenstürzen, was sie für unerschütterlich hielten. Viele von ihnen stehen ratlos am Grabe ihrer Hoffnungen. „Ich habe keinen Sinn für Kongresse, nur Ruhe, Trauer und Asche aufs Haupt ziemt jetzt dem Deutschen", so schrieb mir vor kurzem einer unserer angesehensten Kollegen, den wir heute leider hier vermissen. So denken und fühlen zum Glück aber nicht alle! So denkt und fühlt vor allem nicht unsere Jugend! Sie ist beseelt von Arbeitslust und Tatendrang und blickt hoffnungsfreudig in die Zukunft. Und so dürfen wir es als ein besonders verheissungsvolles Zeichen begrüssen, dass gerade sehr viele jüngere Kollegen sich hier eingefunden haben, die bereit sind, sich an den Arbeiten unseres Kongresses zu beteiligen. Sie sind uns doppelt willkommen, weil sie berufen sind, unsere Reihen aufzufüllen, die in den unglücksvollen Kriegsjahren so sehr gelichtet sind. Grösser als sonst sind die Lücken, die der Tod in diese Reihen gerissen hat! Wenn es sonst Sitte war, bei der Eröffnung des Kongresses der Mitglieder zu gedenken, die wir seit der letzten Tagung verloren haben, dieses Mal ist es nicht möglich, sie einzeln zu nennen und ihre Verdienste nach Gebühr zu würdigen. Fast unübersehbar ist ihre Zahl. Nicht weniger als drei von unseren Ehrenmitgliedern sind uns durch den Tod entrissen! Ihre Namen nennen, heisst ihre Taten preisen: Paul Ehrlich, Emil von Behring, Emil Fischer. Was diese uns gegeben, das braucht in diesem Kreise nicht gesagt zu werden. Wir ehren sie in ihren Werken, die uns bleiben werden für alle Zeiten. Wir ehren sie, indem wir weiter bauen auf dem Grunde, den sie geschaffen. Auch sonst sind es Namen von bestem Klange, die wir als Verluste zu verzeichnen haben: Ewald, Edinger und Albert Fraenkel, Adolf Schmidt und Lüthje, Albert Neisser, Kobert, Hochhaus, Leo Mohr und Jochmann, Adolf Baginsky, Cornet, Ludwig Bruns, Türk (Wien), Stäubli (Basel), Jul. Schmid (Breslau), Matterstock, Leubuscher, Weizsäcker, Bresgen, von Ehrenwall, Abend, Kohnstamm, Grube, Rob. Schütz, Nolda, Schliep und viele andere, von Ausländern: Runeberg (Helsingfors), Pel (Amsterdam), Osler (Oxford). Neben Männern, deren Tod den Abschluss eines langen, arbeitsreichen Lebens bildete, beklagen wir den Verlust von solchen, die auf der Höhe ihres Schaffens, in der Vollkraft ihrer Jahre, zum Teil als Opfer ihres Berufes dahingerafft wurden, und von solchen, deren junges, hoffnungsvolles Leben in der ersten Blüte dem Vaterlande zum Opfer dargebracht wurde, wie Kirchheim (Marburg), Meyer-Betz in Königsberg, Erich Bruck in Breslau, Th. Groedel in Nauheim u. a. Wir wollen das Andenken dieser Männer in Ehren halten! Ich bitte Sie, dem Ausdruck zu verleihen, indem Sie sich von Ihren Sitzen erheben.

Und nun erkläre ich den 32. Kongress für innere Medizin für eröffnet.

# VERHANDLUNGEN

DER

# DEUTSCHEN GESELLSCHAFT FÜR INNERE MEDIZIN.

HERAUSGEGEBEN

VON

dem Vorsitzenden        dem ständigen Schriftführer

**DR. GEORG KLEMPERER** UND **DR. ANTON GÉRONNE**

Professor in Berlin        Oberarzt in Wiesbaden.

## DREIUNDDREISSIGSTER KONGRESS.

Gehalten zu Wiesbaden, vom 18.—21. April 1921.

MIT 14 TEXTABBILDUNGEN UND 1 TAFEL.

MÜNCHEN UND WIESBADEN.

VERLAG VON J. F. BERGMANN.

1921.

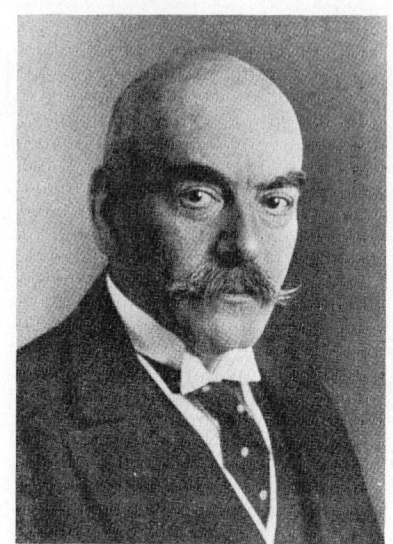

G. Klemperer, Berlin
Vorsitz 1921

# Rede zur Eröffnung des 33. Kongresses der Deutschen Gesellschaft für innere Medizin.

Von

Geh. Rat Prof. Dr. **G. Klemperer** (Berlin).

Nie ist unsere Gesellschaft in tieferer Bewegung zu ihrer Tagung zusammengetreten als heute, da wir zum ersten Male nach dem Schicksalsjahre 1914 uns in unserer Geburts- und Heimatstadt zusammenfinden. So mag dem Sohne zumute sein, welcher nach langer Frist ins Elternhaus heimkehrt, das vom verheerenden Blitzstrahl getroffen worden ist. — Die Trauer der Brüder ist s e i n e Trauer.

Tiefe Erschütterung läutert und befreit den Menschen; er kehrt zurück zum Urstand der Natur und fühlt, wie innig und untrennbar er dem Boden der Heimat verwachsen ist.

Wir sind versammelt als Ärzte zur Aussprache über unsere beruflichen Ziele, zur Förderung unserer Kunst und Wissenschaft. Aber wir sind d e u t s c h e Ärzte. Nie haben wir inniger die Heimat geliebt, als da wir sie im Unglück wissen, und übermächtig ist in uns der Wunsch, mitzuhelfen am Wiederaufbau des gestürzten Vaterlandes. Mit freudigem Stolz empfinden wir, dass kein Stand mehr dazu berufen ist als der ärztliche. Wenn jede Hand und jedes Hirn in Deutschland sich rühren muss, um die Heimat aufzurichten, welche Bedeutung kommt dann dem Stande zu, der für die Gesundheit der Schaffenden zu sorgen hat? Was wir für das gemeine Wohl im Krieg und Frieden geleistet haben, liegt offen vor aller Augen. Hätte unser unbesiegtes Heer wohl vier lange Jahre die Heimat vor dem übermächtigen Feinde

1*

schützen können, wenn nicht ratend, helfend und heilend ihm die Ärzte zur Seite gestanden hätten, von denen so viele ihre Treue mit dem Tode besiegelt haben!

Und die Heimat selbst, gewiss, es steht schlimm um sie; aber wie würde es wohl in Deutschland aussehen, wenn nicht ärztliche Kunst die Seuchen ferngehalten hätte, die unsere Grenzen tagtäglich bedrohten? Gar mancher, der heute im rosigen Lichte atmet, ahnt wohl nicht, dass er das Leben nur der unermüdlichen Arbeit der Ärzte verdankt.

Wenn wir heute in dieser feierlichen Stunde das Gelübde ablegen würden, dem Vaterlande zu dienen wie bisher, wahrlich, wir dürften uns damit begnügen. Aber begreiflich ist es in der Hochspannung unserer vaterländischen Begeisterung, dass wir uns fragen, ob wir irgendwie die bessernde Hand anlegen können, um das Maß unserer Leistungen zu vermehren.

Könnte vielleicht eine noch stärkere Einwirkung der Ärzte auf die Gesundheit der Volksgenossen stattfinden, wenn eine andere Ordnung des Verhältnisses von Arzt zu Patienten in Frage käme? Wenn der Arzt aufhörte, der freigewählte Berater des Einzelnen zu sein, um der vom Staat eingesetzte Versorger einer Gemeinschaft zu werden? Die Erörterung dieser Standesfrage fällt nicht ganz aus dem Rahmen der Probleme, mit denen wir uns satzungsgemäß zu befassen haben; da wir für den Fortschritt der Krankenbehandlung sorgen, ist es der Stand der Kranken, dessen Wohlfahrt wir dienen. In deren Interesse darf gesagt werden, dass kein menschliches Verhältnis so wie das von Arzt zu Patient ganz individualistisch, nur auf Persönlichkeit basiert ist und jeder planwirtschaftlichen Ordnung widerstrebt. Es darf als eine der Natur dieses Verhältnisses entsprechende Entwicklung bezeichnet werden, dass selbst in den Organisationen, welche nach ihrem Wesen und ihrem Aufbau zur beamtlichen Ordnung des ärztlichen Berufes hinstreben, sich mit zwingender Gewalt die unbegrenzte freie Arztwahl durchzusetzen beginnt.

Viel näher indes liegt uns die Frage, ob die Leistungen der Ärzte gesteigert werden können dadurch, dass wir ihre Ausbildung verbessern. Sicherlich ist diese Frage nicht dringend, denn die Leistungen der deutschen Ärzte werden willig oder widerwillig von der Welt anerkannt, und wo sie bezweifelt worden sind, hat sich die Falschheit der Beschuldigungen stets erweisen lassen.

Aber es entspricht dem deutschen Wesen, namentlich in der jetzigen Zeit, wo der Ruf nach Reform an Haupt und Gliedern durchs deutsche Volk tönt, dass wir unseren Blick prüfend auf unser Unterrichtswesen richten. Einig sind alle in der Grundfrage, dass am System unserer Ausbildung, an der innigen Verschwisterung von Wissenschaft und Praxis, nicht gerüttelt werden darf. Stets hat es den Inhalt der Eröffnungsreden unseres Kongresses gebildet, in welchem Maſse Theorie und Praxis sich im ärztlichen Leben zu ergänzen haben. Es besteht volle Einigkeit darüber, dass die Fortschritte der Praxis von der Vertiefung der wissenschaftlichen Durchbildung abhängen. Was die ärztlichen Reformbestrebungen in letzter Zeit kennzeichnet, sind organisatorische Fragen, die sich zum Teil zu gewissen Forderungen verdichtet haben, welche jetzt mit dem Anspruch auf gesetzliche ormulierung hervortreten.

Von diesen Forderungen scheint mir e i n e allgemeiner Zustimmung wert zu sein. Dass nämlich der angehende Mediziner in der Krankenpflege praktisch unterrichtet werde. Ich habe diese Forderung seit Jahren mehrfach mit Erfolg praktisch durchgeführt und glaube, dass es nützlich und förderlich für den jungen Studenten der Medizin ist, wenn er im Beginn des ersten und zweiten Studienjahres je sechs Wochen als Wärter im Krankenhause dient. Diese Einrichtung scheint mir nicht nur wichtig für die Grundlagen der Berufsbildung, d. h. für die Erlernung der Krankenpflege, die die unentbehrliche Grundlage der Krankenbehandlung ist. Ich denke mir den Pflegedienst vor allem als ein Mittel der Auswahl und der Siebung. Unser Beruf ist überfüllt, er bietet nur noch wenigen Platz; immer dringender wird die Pflicht, Auswahl zu halten unter denen, die sich dem Dienst der Heilkunst widmen. Eine behördliche Auswahl oder ein Numerus clausus scheint mir nicht möglich. Um so wichtiger ist die Pflicht der Selbstprüfung des Nachwuchses, ob er die innere Eignung für den ärztlichen Beruf besitzt. Dazu bedarf es nicht nur der Gaben des Wissens und des Denkens, sondern vor allem der Fähigkeit der Hingabe, die notwendig ist, um die niedrigsten Dienste auch dem geringsten Mitmenschen zu leisten. Die ärztliche Helmzier heisst: „Ich dien'!"

Die ärztliche Kunst ist auf Menschenliebe basiert, und nur wer so innige Liebe zum Menschen besitzt, dass ihn das Bewusstsein, gedient und geholfen zu haben, über Mühsal und Enttäuschungen hinweghebt, der ist geeignet, Arzt zu werden.

Neben der seelischen Eignung aber diene der Krankenpflegedienst der Auswahl im Sinne der körperlichen Auslese; indem jede Anforderung im Tages- und Nachtdienst gestellt wird, zeige es sich, ob die Körperkraft des Anfängers den ausserordentlichen Anforderungen des ärztlichen Berufes gewachsen ist. Hierbei denke ich namentlich an unsere weiblichen Kolleginnen, für welche die körperlichen Anforderungen neben den geistigen und seelischen vielfach zu hoch sind. Ich selbst bin von jeher für die Freiheit des Frauenstudiums, auch des ärztlichen, eingetreten, aber die Erfahrung berechtigt mich zu der Mahnung an alle Eltern und Erzieher, sie sollen aufs reiflichste überlegen und insbesondere die Körpereignung prüfen, ehe sie ihre Töchter dem schwersten aller Berufe zuwenden.

So sehr ich einem praktischen Krankendienst zustimme, so wenig kann ich mich mit einer zweiten Forderung befreunden, welche das ärztliche Studium auf sieben Jahre verlängern will. Gewiss sind die theoretischen Anforderungen an die Ärzte von Jahr zu Jahr gewachsen, hat der wissenschaftliche Stoff erheblich zugenommen. Aber dennoch muss sich durch Abstossung von Überflüssigem die Möglichkeit ergeben, das Studium zusammenzudrängen. Es auf sieben Jahre verlängern heisst, unseren Beruf zu einem plutokratischen zu machen, heisst, die wirtschaftliche Selbständigkeit der jungen Ärzte, speziell ihre Heiratsmöglichkeit in schmerzlicher Weise hinausschieben. Ich glaube, dass der leitende Gedanke bleiben muss, dass der junge Arzt die Grundlagen der Berufsübung zu lernen hat; dass er ein vollkommener Arzt werde, das kann ihn nur das Leben, nur die verantwortliche Ausübung ärztlicher Tätigkeit lehren. Es muss gelingen, die theoretische Vorbildung in zwei Jahre zusammenzudrängen. Bei fleissiger Ausnutzung der Ferien für das Selbststudium müssen vier Semester für Anatomie, Physiologie, Chemie und Physik ausreichen; insbesondere wenn die Präparierübungen auf ein Semester beschränkt und dafür wahlweise physikalische oder chemische Laboratoriumsarbeit eingesetzt wird, kann der Unterricht den jungen Mediziner genügend naturwissenschaftlich denken lehren und so weit vorbilden, dass auf der gegebenen Grundlage das ärztliche Lehrgebäude mit Vorteil aufgerichtet werden kann. Weitere sechs Semester müssen für die ärztliche Ausbildung ausreichen; für die innere, chirurgische und Frauenklinik halte ich je vier Semester für unbedingt notwendig. In dieser Zeit lernt der Mediziner zur Genüge ärztlich denken und handeln. Wenn der klinische Lehrer stets auf der physiologischen Grundlage aufbaut und dem Schüler Gelegenheit gibt, durch eigene Beobachtung und Untersuchung das Verständnis der Ursachen und des inneren Zusammenhanges der Krankheitszeichen zu erlangen, dann reichen sicherlich vier Semester, um Erkennung, Beurteilung und Behandlung der Krankheiten zu lernen; dann gewinnt der Schüler die innere Kritik und die innere Freiheit, sich auf jedem Gebiete ärztlicher Kunst selbständig zurechtzufinden. In sechs klinischen Semestern bleibt neben dem eigentlichen klinischen Unterricht Zeit genug, um die notwendigen Kurse der physikalischen und chemischen Diagnostik, der praktischen Chirurgie und Geburtshilfe durchzumachen, um pathologische Anatomie und Physiologie zu lernen und von den wichtigsten Nebenfächern wahlweise so viel Kenntnisse zu erringen, als für den Beginn der ärztlichen Praxis notwendig sind.

Ich stehe auf dem Standpunkt derer, welche den gründlichen Unterricht in Spezialfächern nicht der eigentlichen ärztlichen Studienzeit zuweisen; die spezialistische Ausbildung kann nur durch Assistenz in Spezialkliniken und bei Spezialärzten gewonnen werden.

Bei meinem Plane ist freilich notwendig, dass die Studierenden die Ferien genügend ausnützen. Aber ich glaube, den Luxus von fünf Monaten Ferien dürfen sich unsere Studenten nicht mehr leisten. Sie sollten sechs Wochen in den Osterferien und zehn Wochen in den Herbstferien in den Hospitälern verbringen. Und damit komme ich zu einer der Hauptfragen, die jetzt zur Diskussion stehen: Soll das praktische Jahr auch in Zukunft von den Ärzten abgeleistet werden? Ich unterschätze nicht die Bedeutung der Gründe, welche dafür sprechen, und dennoch ist es meine feste Überzeugung, dass die Nachteile der Verlängerung eines erwerbslosen Zustandes allzu schwerwiegend sind, während die Vorteile der Hospitalausbildung auch innerhalb der fünfjährigen Studienzeit erreicht werden könnten. Ich wäre dafür, dass die jungen Mediziner in den drei Jahren ihrer klinischen Studienzeit in jedem Jahr sechs Oster- und zehn Herbstwochen als Famuli im Krankenhaus tätig sein müssen. Diese 48 Wochen praktischen Krankenhausdienstes sollen das praktische Jahr ersetzen. Man hat gesagt, dass es nicht Anstalten genug in Deutschland gäbe, die Zahl der Studierenden in dieser Zeit unterzubringen. Aber die Zahl wird bestimmt ausreichen, wenn man auf zwanzig Krankenbetten einen Famulus einstellt. In der eingehenden Beschäftigung mit je zwanzig Kranken wird der Famulus Fühlung mit den Kranken gewinnen und die medizinische Technik sich aneignen, die er notwendig braucht. Es ist ausserordentlich erfreulich, dass unsere grossen Kommunen die Krankenhäuser der ärztlichen Ausbildung zur Verfügung stellen. Unsere Stadtväter haben erkannt, dass der Nutzen für die Kranken um so grösser ist, je eingehender die ärztliche Untersuchung und Versorgung stattfindet, und dass sie sich selbst einen Dienst leisten, wenn sie für die Heranbildung eines leistungsfähigen Ärztestandes sorgen.

Wenn also das Studium in fünf Jahren abgeschlossen ist, müsste freilich die Ableistung des Examens in möglichst kurzer Zeit ermöglicht werden. Es sollte nur in den Hauptfächern stattfinden und sich auf die unbedingt notwendigen Erfordernisse der wissenschaftlichen Grundlagen und der ärztlichen Praxis beschränken unter bewusstem Verzicht auf Gedächtniswerk und Ornamentik.

Wenn ich diese Wünsche für die Organisation des Unterrichts der Schüler ausspreche, so möchte ich einen weiteren für den Nachwuchs der Lehrer äussern. Die Träger des medizinischen Unterrichts in Deutschland stehen heute auf einer anerkannten Höhe. Wir dürfen mit Befriedigung sagen, dass es da keiner Erneuerung bedarf. Die Hochschulreform wird sicherlich nützlich sein, indem sie den Kreis der bevorrechteten Lehrer vergrössert und ihre Auswahl erleichtert, aber auch hier handelt es sich um organisatorische, nicht um prinzipielle Änderung. Indes war es in der Vergangenheit leichter möglich, die wissenschaftliche Qualität des akademischen Nachwuchses sicherzustellen, als es in Zukunft sein wird. Die meisten Kliniker verlangten von ihren Assistenten, dass sie eine abgeschlossene methodische Ausbildung in irgendeinem Gebiete der Wissenschaft durchmachten, ehe sie zur Klinik übertraten. So grosser Zeitaufwand wird in Zukunft kaum mehr möglich sein und es wird auch nicht den Prinzipien unserer

Zeit entsprechen, sie nur den Söhnen der Reichen zuteil werden zu lassen.

Deswegen möchte ich den Wunsch aussprechen, dass an jeder Klinik von Staats wegen eine überzählige Assistentenstelle eingerichtet werde, deren jeweiliger Inhaber ein volles Jahr zu rein wissenschaftlicher Ausbildung einem theoretischen Institut überwiesen würde. Die Früchte solcher Arbeit werden dem klinischen Dienst, dem Unterricht und vor allen Dingen der Selbstentwicklung der künftigen Kliniker zugute kommen.

So sehr ich gesucht und geprüft habe, ich habe im Gebiet der ärztlichen Ausbildung keine anderen Stellen finden können, an denen wir verbessern könnten, um unseren Stand zu befähigen, dem deutschen Volke intensiver und wirkungsvoller zu dienen als bisher.

Es geht in der Medizin wie auf anderen Gebieten deutschen Geisteslebens; wir brauchen uns unserer Leistungen nicht zu schämen. Die deutsche Politik hat die Niederlage erlitten, an deren Folgen wir so entsetzlich schwer zu tragen haben; die deutsche Kultur steht fest. Die deutsche Eiche ist entlaubt und vom Sturm umtobt, aber tief greifen ihre Wurzeln ins Erdreich, und drinnen im Stamme, da lebt die schaffende Gewalt. Möge auch dieser Kongress zeigen, dass in uns die guten Geister lebendig sind, die Deutschlands Zukunft verbürgen, der Geist der Einigkeit, der Hoffnung und der Arbeit. In diesem Geist erkläre ich den Kongress für eröffnet.

---

Ehe wir zu unserer Arbeit übergehen, erfüllen wir eine Ehrenpflicht, indem wir unserer Toten gedenken. Wir beklagen in diesem Jahre einen besonders schweren Verlust; das Mitglied des Vorstandes, unser Schriftführer Wilhelm Weintraud ist uns jäh entrissen worden. Sie haben ihn 1915 während der Tagung in Warschau und im vergangenen Jahre in Dresden bei der Arbeit gesehen und Sie fühlen, wie gross die Lücke, die sein Scheiden gelassen. In der Vorrede zu den letztjährigen Verhandlungen hat Hr. Minkowski schöne treffende Worte zu Ehren des Verewigten geschrieben, denen wir uns voll anschliessen. Wir gedenken auch heut in tiefer Trauer der liebenswerten Persönlichkeit Weintrauds, welcher als Arzt, als Lehrer und Forscher in der vordersten Reihe der Fachgenossen stand, und welchem die Pathologie des Stoffwechsels, insbesondere die diätetische Therapie des Diabetes grundlegende Feststellungen verdankt. Um unsere Gesellschaft hat sich Weintraud in seiner kurzen Amtsführung grosse Verdienste erworben und sein Andenken wird unter uns nicht erlöschen. Wir verloren ferner ein langjähriges Mitglied in Wilhelm Landgraf, einem frühern Gerhardtschen Assistenten, der als Laryngologe in weiten Kreisen geschätzt war und zu den Ärzten des Kaiser Friedrich gehörte. Es schieden zwei hervorragende Nauheimer Ärzte aus unserem Kreis, Grödel und Schott, beide hervorragende Kenner der Herzkrankheiten und beide wohlverdient um den Aufstieg des Herzheilbades Nauheim. Ich bitte Sie, das Andenken der Verewigten zu ehren, indem Sie sich von den Sitzen erheben. (Geschieht.)

# VERHANDLUNGEN

DER

# DEUTSCHEN GESELLSCHAFT FÜR INNERE MEDIZIN.

HERAUSGEGEBEN

VON

dem Vorsitzenden        dem ständigen Schriftführer

**DR. LUDOLF BRAUER** UND **DR. ANTON GÉRONNE**

Professor in Hamburg        Oberarzt in Wiesbaden.

## VIERUNDDREISSIGSTER KONGRESS.

Gehalten zu Wiesbaden, vom 24.—27. April 1922.

MIT 44 TEXTABBILDUNGEN.

MÜNCHEN.

VERLAG VON J. F. BERGMANN.

1922.

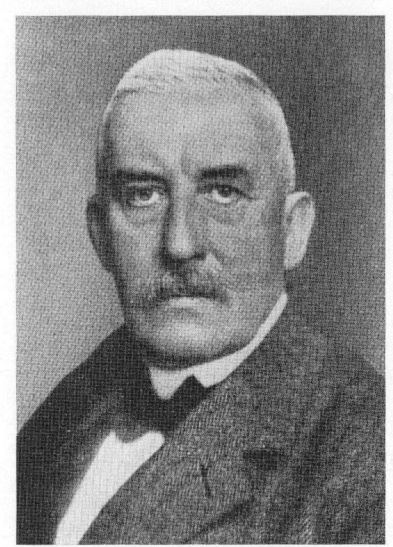

L. Brauer, Hamburg
Vorsitz 1922

# Eröffnungsrede zum 34. Kongress der Deutschen Gesellschaft für innere Medizin, Wiesbaden, 24. April 1922.

Von

Prof. Dr. **L. Brauer** (Hamburg).

Hochansehnliche Versammlung!

Vor einem Jahre hofften wir heute an dieser Stelle Dietrich Gerhardt zu sehen. Das Schicksal hat es anders bestimmt. Ein plötzlicher Tod hat ein ungewöhnlich arbeitsames und erfolgreiches Leben abgeschnitten, hat unseren Reihen den kritischen, kenntnisreichen Kliniker entrissen, den stillen, anspruchslosen, von tiefer Wahrhaftigkeit durchdrungenen Gelehrten, der vielen unter uns ein lieber und treuer Freund war. Von berufenster Seite ist das Wirken und die Wesensart Gerhardts geschildert. Ich handle sicher im Namen aller Anwesenden, wenn ich den Hinterbliebenen zum Ausdruck bringe, wie sehr wir alle gerade in diesen Tagen des Kongresses wieder den Verlust empfinden, den das frühe Hinscheiden Gerhardts uns brachte. Nicht besser können Männer einem verewigten Kameraden Treue halten als dadurch, dass sie den Seinen Freundschaft erweisen.

Besonders schmerzlich empfindet der Kongress auch den Verlust des Ehrenmitgliedes, seines ersten Sekretärs Emil Pfeiffer. Pfeiffer wurde 1883 in Wiesbaden zum Sekretär gewählt, gab durch viele Jahre im Verein mit dem Vorsitzenden unsere Verhandlungen heraus und legte sein Amt erst im April 1914 als 68 jähriger Mann nieder. Im letzten Sommer erlag er einem Schlaganfalle. Pfeiffer gehörte als einer der ersten zu jener rasch anwachsenden

1*

Schar glänzend ausgebildeter, wissenschaftlich hochstehender, charakterlich einwandfreier Ärzte, denen unsere deutschen Badeorte in erster Linie ihr hohes Ansehen in der Welt verdanken. Die geistigen Quellen, nicht nur die sprudelnden Wasser, schufen und erhalten den Ruf unserer deutschen Kurorte.

Mit Wilhelm Erb, meinem geliebten Lehrer und väterlichen Freunde, schied von uns eine der markantesten Erscheinungen unseres klinisch-akademischen Kreises. Vor 17 Jahren stand er an dieser Stelle. Erb war ein Typus der alten klinischen Schule, ausgestattet mit seltenem diagnostischem Blicke; ein glänzender Arzt. Sein wissenschaftliches wie sein praktisches Wirken haben ihn weit über die Grenzpfähle des geliebten alten deutschen Vaterlandes berühmt gemacht. Über dem streng rechtlichen Charakter des deutschen Mannes schwebte der Hauch einer Persönlichkeit, die uns ein Muster bleibt.

Hermann Eichhorst verstarb nach mehr denn 37 jähriger Tätigkeit als Leiter der med. Klinik zu Zürich. Sein wertvolles Lehrbuch, eine Fülle von Einzelarbeiten und sein glänzendes Lehrtalent werden ihm ein dauerndes Andenken sichern. Er gehörte zu denen, die in freundnachbarlichem Austausche die vielen engen Bande knüpfte, die uns mit dem schlichten, männlichen, frei denkenden, uns so lieben Schweizer Volke verbinden. Eine grosse Schule angesehener Ärzte zeugt noch heute von seinem segensreichen Wirken.

Gottlieb v. Merkel verstarb in seiner Heimatstadt Nürnberg. Er gehörte dem Kongresse seit der Gründung an und führte im Jahre 1904 den Vorsitz. Die grossen Verdienste um das deutsche Krankenhauswesen, die Hygiene und das wissenschaftliche Leben Nürnbergs und seine hervorragenden menschlichen Eigenschaften werden ihm in unserem Kreise stets ein ehrendes Andenken sichern.

In Budapest verschied Jendrássik, der ob seiner neurologischen Arbeiten weit über die Grenzen seines engeren Vaterlandes bekannt wurde und auch uns wiederholt durch wertvolle Mitteilungen bereicherte. Wir werden den Sohn des ritterlichen, uns so sympathischen ungarischen Volkes, das in schwerem Völkerringen uns bis auf den heutigen Tag die Treue bewahrte, stets mit Stolz zu den unseren rechnen.

Doch damit ist die grosse Zahl der im letzten Jahre uns entrissenen Mitglieder noch nicht erschöpft.

Wir gedenken in Treue an Schott zu Nauheim, an Ott zu Prag, Plönies zu Hannover, Kugler zu Karlsbad und Schilling zu Nürnberg. Sie alle werden in den Annalen unserer Gesellschaft fortleben.

Ich bitte Sie, das Andenken unserer verewigten Kollegen zu ehren, indem Sie sich von den Sitzen erheben. (Geschieht.)

Da die Herren Wenckebach durch literarische Arbeiten und Matthes durch die derzeitige Führung der Rektoratsgeschäfte verhindert waren, den diesjährigen Vorsitz zu übernehmen, wurde ich als jüngstes Vorstandsmitglied im vergangenen Oktober damit betraut. Ich begrüsse die anwesenden Mitglieder und Teilnehmer, begrüsse die Referenten und Vortragenden, die unserem diesjährigen Kongress den geistigen Inhalt geben sollen. Ich bitte Sie alle dringendst und aufs freundlichste um Ihre Unterstützung bei der strengen Durchführung der Kongressordnung, zu der ich verpflichtet bin.

Ich begrüsse auch auf das herzlichste die in so ungewöhnlich grosser Zahl erschienenen Freunde und Kollegen aus anderen Ländern, Länder, mit deren Gelehrten wir wissenschaftliche Beziehungen unterhalten. In regem Geistesaustausch erstreben wir alle gleichmäfsig die Förderung der ewig freien Wissenschaft, die jeder Fessel spottet.

Nach guter alter Sitte hat der Kongress für Innere Medizin jeweilig Stellung genommen zu Fragen, die Wohl und Wehe des ärztlichen Standes, Wesen und Ausgestaltung unserer akademischen Arbeitsstätten betrafen. Der Deutschen Gesellschaft für Innere Medizin wurde dieser Brauch ausdrücklich zur ernsthaften Pflicht.

Schon Erb hat in seiner Eröffnungsrede 1905 auf die für Patient und Arzt gleichmäfsig schweren Schäden hingewiesen, die der an sich so ungemein segensreichen Krankenversicherungsgesetzgebung von jeher anhafteten. Diese Schwierigkeiten sind seitdem durch die immer weiter greifende Auslegung des Gesetzes, durch die Wegsozialisierung von zwei Dritteln der freien Praxis und vieles andere mehr ganz ausserordentlich gewachsen.

Die deutsche soziale Versicherung in ihrem weitesten Umfange stellt eine der grössten humanen Taten aller Zeiten dar. Es ist die

Aufgabe aller ärztlichen Organisationen, ganz besonders auch unserer unparteiischen wissenschaftlichen Vereinigung, an ihrer Ausgestaltung und sachgemäſsen Durchführung mitzuarbeiten. Selbstverständlich birgt ein so gewaltiges soziales Werk auch ernste Mängel in sich. Um das Ganze zum Wohle unseres Deutschen Volkes zu entwickeln, muss man aber nicht nur diese Mängel nennen und ihre Ursachen dartun, sondern man muss auch positive Wege zeigen, um sie zu beseitigen.

Wir alle wissen, dass die kassenärztliche Tätigkeit wirtschaftlich nur dann noch rentiert, wenn möglichst viel Einzelleistungen in möglichst kurzer Zeit produziert werden. Die Abfertigung von 100 Patienten und mehr in einer Sprechstunde ist keine Seltenheit. Bei sorgfältiger Arbeit, die Zeit erfordert, kann der Arzt vielfach wirtschaftlich nicht bestehen. Massenware, im Grossen produziert, drückt den inneren Wert ärztlicher Arbeit herab, sowohl im Bewusstsein des Arztes wie in der Wertschätzung seitens des Patienten. Hierunter leiden in gleichem Maſse die ernsthaft Erkrankten, die Ärzte und nicht in letzter Linie auch die Kassen.

Eine wahrhaft freie Ärztewahl gibt es überall dort, wo Karenzzeiten eingeführt sind, nicht. Und würde man selbst eine wirklich freie Ärztewahl schaffen können, so würden unter dem heutigen System doch nie und nimmer uns wieder die alten, freien Ärzte gegeben sein. Die Ärzte bleiben unter dem Drucke der Kassenvorstände oder unter dem Drucke von Begehrlichkeiten der Patienten, die nichts mit Krankheitsheilung oder -Verhütung zu tun haben.

Der vornehmste Grundgedanke des ursprünglichen Krankenversicherungsgesetzes war es, den wahrhaft bedürftigen Kranken zu helfen und an diesem Punkte darf nie und nimmer gerüttelt werden.

Die Ursachen dafür, dass die vielfältigen hier angedeuteten Schäden aufkommen konnten, liegen in zwei grossen Momenten, die beide zu beseitigen sind, die beide zum Wohle aller Beteiligten unbedingt beseitigt werden müssen, falls nicht auf die Dauer die schwersten Nachteile für unser Volk und für den ärztlichen Stand zur Ausbildung kommen sollen.

Der erste Fehler ist darin gegeben, dass unsere jetzige soziale Versicherung dem Versicherten jegliches Verantwortungsgefühl für seine und seiner Familie Zukunft nimmt und ihn nicht in den Grenzen, die ihm erträglich sind, mitwirken lässt an den Lasten, die die aufkommenden Krankheiten mit sich bringen. Mit der Untergrabung des Verantwortungsgefühls des Einzelnen entwickelt sich die Psychologie des Rentenempfängers, der für alles und jedes den Staat anruft. Die Erziehung des einzelnen zur Selbstverantwortung ist aber eines der höchsten Ziele ganz besonders unserer jetzigen Staatsform.

Von den vielfachen gröblichen Ausnutzungen der Krankenkassen, die auf das wirtschaftliche oder auf das politische Gebiet hinüberspielen, von der weitgehenden Ausschaltung der Ärzte bei der Verwaltung der sich gewaltig ansammelnden Mittel der Krankenkassen will ich hier ganz absehen.

Der Umschwung der Verhältnisse, das ausserordentliche Herauf- rücken der Versicherungsgrenze und die immer freiere Auslegung des Krankenversicherungsgesetzes hat die Verhältnisse so wesentlich ver- ändert, dass das Gesetz dringend und von Grund auf der reformatorischen Neubearbeitung bedarf. Hierüber sind in allen politischen Lagern alle Einsichtigen sich klar. Nicht dem Krankenkassenwesen an sich haften die schweren Schäden an, sondern gewissen Einzelbestimmungen, die der Beseitigung zugänglich sind. So muss denn in erster Linie verlangt werden, dass der Grundsatz wieder zur Auswirkung kommt, dass der Versicherte nach Möglichkeit selbst etwas mitwirkt bei Überwindung sich ergebender Schwierigkeiten.

Der zweite und einschneidendste Fehler liegt darin, dass das Krankenversicherungsgesetz von Beginn an als eine Mussvorschrift für die Kassen den völlständig unentgeltlichen Kassenarzt zusicherte, zu diesem Zwecke dem Patienten die wirtschaftliche Auseinandersetzung mit dem Arzte abnahm und auf die Kasse übertrug. Damit wurden die alten ethischen, auf persönlichem Vertrauen aufgebauten Beziehungen zwischen Arzt und Patient gestört und ausschliesslich bureaukratisch geregelt. Das rein individualistische Verhältnis von Patient zu Arzt widerstrebt jeder bureaukratischen Ordnung. Und weil dem so ist, deswegen muss jegliche Form der beamtlichen Ordnung des ärztlichen Berufes, auch jene in der Form des vertraglich abgefundenen, unent- geltlichen Kassenarztes gestrichen werden. Die Kassen müssen als reine Versicherungsgesellschaften für materielle Werte ausgebildet werden. Rein beamtlich und durch besonders angestellte Ärzte ist nur die ärzt- liche Bescheinigung der Arbeitsunfähigkeit zu leisten; sie ist scharf zu trennen von jeder beratenden oder behandelnden ärztlichen Tätigkeit.

Damit entfällt auch die viel umstrittene Stellung des kassenseits bestellten Vertrauensarztes, der die ärztlichen Maßnahmen zu kontrollieren hat.

In die Beziehungen von Patient zu Arzt hat sich keine Organisation einzumischen; sie ist rein privatrechtlich zu regeln. Mit Beseitigung der Institution des Kassenarztes in heutiger Form wären die wichtigsten Konfliktstoffe beseitigt. Es bliebe dabei der Kasse unbenommen, dem Patienten die von ihm bezahlten ärztlichen Honorarforderungen ganz oder geteilt zu ersetzen.

Dieses Vorgehen hat sich praktisch bei gewissen Kassen längst bewährt. Es bringt dem Patienten in den erforderlichen Grenzen die Rückzahlung des erstatteten ärztlichen Honorars, greift aber nicht störend ein in die Beziehungen von Patient zu Arzt.

In den Vereinigten Staaten hat sich die Ärzteschaft nach genauestem Studium der Auswirkung der deutschen Krankenkassengesetzgebung geschlossen zu diesem Standpunkte durchgerungen. Sie bekämpft jede Form der Sozialisierung der ärztlichen Tätigkeit, wünscht ihre Beziehungen zu dem Patienten selbst zu regeln und duldet Krankenkassen nur als Versicherungsgesellschaften.

Auch unsere gesetzgebenden Körperschaften und alle beteiligten Parteien dürfen nicht vergessen, dass wir in einer neuen Zeit mit vielfältig neuen wirtschaftlichen Verhältnissen leben, und dass wir unsere von uns allen gleichmäßig geliebte soziale Gesetzgebung den neuen Verhältnissen entsprechend umzuformen haben.

In Deutschland drängen die heutigen Verhältnisse in dem ungesunden Kampfe zwischen den organisierten Kassenbetrieben und den organisierten Ärzten zwei gleichgrossen Gefahren entgegen.

Auf der einen Seite droht der Ärztestreik zur Erzwingung besserer wirtschaftlicher Verhältnisse und zur Befreiung des ärztlichen Standes und der praktisch-ärztlichen Wissenschaft von einem Drucke, der auf die Dauer nicht erträglich ist.

Auf der anderen Seite steht gefahrdrohend die Entwicklung nicht nur diagnostischer, sondern auch therapeutischer kassenärztlicher Zentralinstitute, die endgültig jede Möglichkeit einer erfolgreichen Vertretung berechtigter Ärzteinteressen und die Vertretung ärztlicher Standesfreiheit unterdrücken würden, und die dabei gleichzeitig die Patienten einer

Bureaukratisierung aller Behandlungsformen zuführen würden, die ihnen schwersten Schaden brächten.

Der Kern aller Dissonanz und aller der schier unüberbrückbar erscheinenden Schwierigkeiten liegt also in der Tatsache, dass man die ärztliche Leistung, eine Leistung, die von reinstem Idealismus getragen werden soll, bureaukratisch materiell versicherte.

Es ist ein ehrender Beweis für das tief ethische Verantwortungsgefühl der deutschen Ärzte, dass sie sich moralisch auf der alten, guten Höhe hielten. Dass die deutsche Ärzteschaft trotz des Druckes des Kassenarzttums treu waltet, ist ein Ruhmesblatt in der Geschichte dieses uneigennützigen Standes. Auch das verständige soziale Vorgehen vieler weitschauender Kassenverwaltungen muss anerkannt werden, die es zu ihrem Teil zu verhindern wussten, dass es nicht schon längst zu den schwersten Konflikten gekommen ist.

Für das Schicksal der deutschen Medizin und das Ansehen des deutschen Arztes ist das Krankenversicherungswesen von so ausserordentlicher Bedeutung, dass es eine unbedingte Aufgabe unserer wirtschaftlich wie politisch unabhängigen wissenschaftlichen Gesellschaft ist, an der Ausmerzung offenkundiger Schäden zu wirken, damit das Gute unserer sozialen Versicherung um so wirkungsvoller zutage tritt.

Die Deutsche Gesellschaft für Innere Medizin erhofft von den verantwortlichen Leitern unseres öffentlichen Lebens, von hochstehenden Persönlichkeiten aller politischen Gruppen und auch den direkt interessierten Parteien die Beseitigung der unzweifelhaft bestehenden Mängel. Es muss das Ziel sein, die Selbstverantwortung des Einzelnen wieder zu stärken und die seitens der Kassen zu gewährleistende ärztliche Behandlung in einer Form sicherzustellen, die absieht von der Institution des Kassenarztes in heutiger Form.

---

In vergangenen Jahrzehnten mehrten unsere wissenschaftlichen Erfolge unseres Vaterlandes Grösse und Ansehen. In der Zukunft darf es nicht anders sein.

Auf den Schultern der Universität ruht die Aufgabe, die Träger der Wissenschaften heranzubilden. Dort ist durch den eng mit der Forschung verknüpften Unterricht die akademische Jugend auf ein Höchstmafs geistiger Leistung zu bringen. Dort gilt es auch zielbewusst eine neue Generation in Charakter und Wissen, in Forschung und Unterricht bester akademischer Lehrer heranzubilden.  Wir brauchen auf den Universitäten nicht nur Gelehrte, sondern auch Persönlichkeiten; wir sollten für letztere den Blick uns schärfen und sie bewusst fördern. Diese vielfach betonten Ziele werden wir nicht erreichen durch die Einführung neuer Unterrichtspläne oder durch aller Art andere kleine Reformen; erst recht nicht durch die Einbeziehung aller möglichen Nebenfächer oder gar Gruppen- und Wirtschaftsvertreter in die zu unhandlichen Gebilden sich auswachsenden Fakultäten.

Auch hier hat man, sehr zum Schaden der Sache, wirtschaftliche Momente in eine Gruppe hineingetragen, die nicht ideell genug ausgestaltet werden kann.  Jetzt lässt sich an dem Geschehenen nichts mehr ändern.  Mit der Zeit wird sich aber aus den heutigen viel zu gross gewordenen, kaum noch arbeitsfähigen Fakultäten wieder eine engere Gruppe herausheben müssen.  Vielleicht wird dies in Anlehnung an bestehende Akademien geschehen können.

Je mehr aber in unser akademisches Leben wirtschaftliche Rücksichten hereingetragen werden, je mehr die anwachsenden Aufgaben des Unterrichts und die damit zusammenhängenden Schwierigkeiten hervortreten, desto mehr wird es nötig sein, rein wissenschaftlich forschende Arbeitsstätten möglichst frei auszugestalten. Auch dieses ist zwar nach alter guter Sitte eine wichtige Aufgabe unserer Universitäten, die wir, dieses betone ich ausdrücklich, ehe ich das folgende sage und verlange, nicht hoch genug stellen können — aber es ist nicht mehr eine Aufgabe der Universitäten allein.

Forschungsinstitute, die von einem Lehrzwange befreit und nur mit dem Rechte zur Lehre begabt sind, verlangen gebieterisch Ausgestaltung und vollste Gleichberechtigung mit den universitätsmäfsigen Einrichtungen.  Von der richtigen Lösung dieses Problemes wird es zu einem guten Teile abhängen, ob wir Deutschen uns in dem grossen geistigen Wettbewerbe, der von Jahr zu Jahr bedeutendere Schwierigkeiten bringt, erfolgreich durchsetzen können.

Mit dem Streben nach weitgehend zugänglichen, von Unterrichtsaufgaben freien und auch sonst völlig unabhängigen wissenschaftlichen Arbeitsstätten befinden wir uns erst in den Anfängen einer starken, nicht aufzuhaltenden Entwicklung, die unserer Wissenschaft, unseren zur Forschung strebenden Kollegen und nicht zum wenigsten auch unserem Deutschen Vaterlande von Nutzen sein wird.  Es muss unseren

Verwaltungsstellen klar werden, dass wissenschaftliche Forschung kein Luxus ist, sondern ganz besonders für uns in den heutigen Zeiten eine Lebensnotwendigkeit und Pflicht. Nur luxuriöse Formen sind weder nötig noch nützlich. Aus einfachsten Arbeitsstätten sind die wichtigsten Entdeckungen hervorgegangen.

Zwar verlangt die Mehrzahl unserer Akademiker auf das lebhafteste, Forschung und regelmäfsige Lehrtätigkeit verknüpft zu sehen. Und das ist gut so! Aber die Menschen sind nicht gleich. Es gibt recht zahlreiche, alte und junge Wissenschaftler, die anders denken, die mit Schrecken empfinden, dass Lehrzwang und Examenlast manch einen geistig erdrückt. Manche Akademiker nehmen den Lehrzwang nur unwillig auf sich, aber sie müssen es tun, weil sie sonst nicht zu gleicher Forschungsstätte, zu gleichem Ansehen und zu gleicher wirtschaftlicher Unabhängigkeit gelangen. Aber wie oft macht die Nebenaufgabe dann das eigentlich Erstrebte unmöglich.

Wo sind hier die positiven Wege?

Die Universitäten und die grossen Stiftungen müssen sich in ganz anderer Weise, als es bislang geschah, der Förderung unabhängiger Forschungsinstitute annehmen, sonst tun es eines Tages eigene Organisationen. Man muss die von dem Lehrzwange befreite ordentliche Professur, für die es zu allen Zeiten Beispiele gegeben hat, ausbilden und vollberechtigt neben die üblichen Professuren stellen. Vielleicht sind hierfür die Akademien oder die neuen Universitätsstiftungen besonders berufen.

Neue Universitäten sollte man in deutschen Landen nicht mehr gründen, vielmehr die mannigfachen Ansätze geistigen Lebens in Richtung von Forschungsinstituten ausbauen. Ganz besonders auch die Krankenhäuser unserer grossen Städte bedürfen der planmäfsigen Ergänzung durch wissenschaftliche theoretische Forschungsstätten.

Hamburg und Frankfurt haben es leider verpasst, in neuer und schöpferischer Form, wie es möglich war[1]), einen grossen Zusammenschluss freier Forschungsstätten zu bewirken. Sie danken aber ihre akademische Bedeutung und ihr grosses wissenschaftliches Ansehen, danken selbst die Mehrzahl der Träger ihres akademischen Lebens

---

[1]) Siehe: Hamburgische wissenschaftliche Anstalt, — Ein Organisationsplan von Brauer und Schaedel. (Verlag Fischers Med. Buchhandlung K. Kornfeld, Berlin, Keithstr. 5.)

keineswegs ihren jungen Universitäten, sondern ihren alteingesessenen und weitberühmten Forschungsstätten.

Freie Forschungsinstitute in dem geschilderten Sinne existieren bereits in recht grosser Zahl unter den allerverschiedensten Formen, nicht nur im Auslande, sondern auch in unserer deutschen Heimat.

Die Erfahrung hat gelehrt, dass sich diese Stätten bei verständiger Ausnutzung vorhandener Möglichkeiten auch ohne allzu grosse Unkosten schaffen und erhalten lassen. Darauf sind weitschauende Förderer der Wissenschaft, die grossen Stiftungen und Notgemeinschaften hinzuweisen. Die Ausgestaltung des Unterrichtes ist eine zwangsläufige Aufgabe des Staates, der er sich auch in den heutigen Zeiten der Not nicht entziehen kann. Die freie Forschung bedarf jetzt leider noch mehr denn früher der Förderung durch Private. Nur zu wenig bekannt ist den breiteren Kreisen, wie viel tatsächlich bereits vorhanden ist; nicht einmal die Institute kennen und beachten einander.

Wie verschiedenartig die bestehenden Forschungsinstitute untereinander sind, zeigt ein Vergleich der grossen, in heutigen Zeiten kaum noch neu zu schaffenden Kaiser-Wilhelm-Institute zu Dahlem, der wundervollen Frankfurter und Münchener Einrichtungen, der kleinen, in sich abgeschlossenen Forschungsinstitute am Eppendorfer Krankenhause, des tropenhygienischen Institutes zu Hamburg, der kleinen, manchen Ortes aufkommenden Klimaforschungsstätten und vieles andere mehr. Alle diese Institute bedürfen dringend des Zusammenschlusses zu gegenseitiger Information über Aufbau und Arbeitsweise, wirtschaftliche Grundlage und Ziel, sowie Beziehung zu anderen akademischen Einrichtungen.

Ich möchte zu gelegentlichem Zusammenschluss hiermit anregen, jedenfalls aber zur Sammlung des vorhandenen Materials. Alle, die ein besonderes Interesse an der Entwicklung von Forschungsinstituten bekunden, sollten sich zusammenfinden um die Fahne unsers Altmeisters Harnack, unter dessen geistiger Anregung und Förderung so viele der wundervollen Kaiser-Wilhelm-Institute entstanden sind.

Allen Ortes in deutschen Landen finden wir ein stark treibendes, wiederaufblühendes oder neu entstehendes geistiges Leben. Möge auch dieser Kongress, den ich hiermit eröffne, uns tatkräftige Persönlichkeiten, erfolgreiche Forscher und wertvolle Arbeitsergebnisse bringen.

# VERHANDLUNGEN

## DER

# DEUTSCHEN GESELLSCHAFT FÜR INNERE MEDIZIN

HERAUSGEGEBEN

VON

DEM STÄNDIGEN SCHRIFTFÜHRER

### OBERARZT DR. A. GÉRONNE

DIREKTOR DER INNEREN ABTEILUNG
AM STÄDT. KRANKENHAUS WIESBADEN.

## FÜNFUNDDREISSIGSTER KONGRESS.

### GEHALTEN ZU WIEN, VOM 9.—12. APRIL 1923.

Enthält die Referate:
v. Economo-Nonne, Encephalitis lethargica
Durig-Volhard, Der arterielle Hochdruck.

MÜNCHEN.
VERLAG VON J. F. BERGMANN.
1923.

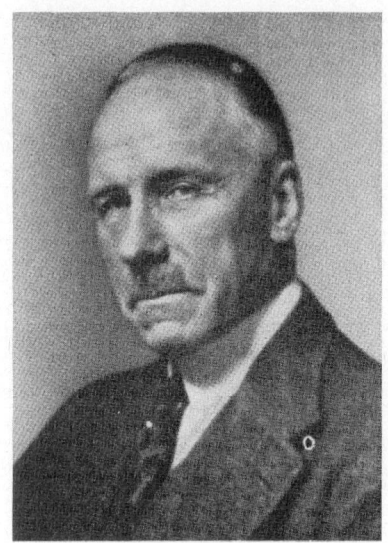

K. F. Wenckebach, Wien
Vorsitz 1923

# Kunst und Medizin.

## Zur Eröffnung des 35. Kongresses der Deutschen Gesellschaft für Innere Medizin in Wien am 9. April 1923.

### Von **K. F. Wenckebach.**

Herr Bundespräsident, Herr Bundeskanzler, Herr Minister!
Meine Damen und Herren!

Der wissenschaftliche Charakter des deutschen Kongresses für innere Medizin verlangt, daß unsere Arbeitszeit nicht durch längere Ansprachen und Begrüßungen verkürzt wird. Was wir unseren Gästen und was sie uns Freundliches zu sagen haben, pflegen wir aufzusparen für die gemeinschaftliche Mahlzeit, welche uns nach getaner Arbeit zusammenführt. Auch heute soll das so sein, jedoch der Tag ist ein ganz besonderer: Unter schwersten Verhältnissen, zu einer Stunde tiefster Bedrücktheit und endloser Erschwerung der Lebensführung sind unsere deutschen Kollegen auf unseren Ruf nach Wien zusammengeströmt! Zum erstenmal nach vielen Jahren werden die alten Beziehungen zwischen den Internisten hüben und drüben wieder angeknüpft: Zum erstenmal treffen sich die Jüngeren aus beiden Ländern, um einander kennenzulernen und in kameradschaftlicher Aussprache ihre Kräfte zu messen, den festen Boden für gedeihliche Zusammenarbeit für die Zukunft vorzubereiten. Und groß ist die Freude in allen Kreisen der Wiener Bevölkerung, in welcher eine tiefgewurzelte Liebe zu unserem Fache, eine aufrichtige Hochachtung für unseren Beruf trotz allem noch lebt und blüht. Von allen Seiten wurde der Kongreßleitung die so unentbehrliche Hilfe geboten. Und das gibt es nicht in Wien, daß ein so willkommener, so sehnlichst herbeigewünschter Kongreß in stiller Zurückgezogenheit tagen könnte: Man will dabei sein, und bei unserer ersten Handlung haben wir die Ehre, die voranstehenden Männer dieses Landes und dieser Stadt anwesend zu sehen. Warme Dankbarkeit macht es mir zur angenehmen Pflicht, diese willkommenen Gäste Ihnen vorzustellen und sie aufs herzlichste zu begrüßen.

Herr Bundespräsident! Ihr warmes Herz für jede Form geistiger Bestrebungen ist uns allen so wohlbekannt und vertraut, daß es uns beinahe selbstverständlich erscheint, Sie hier zu sehen. Ich bitte Sie, unseren herzlichsten Dank entgegennehmen zu wollen, zugleich mit der Versicherung unsererseits, daß wir geistige Arbeiter Ihre Person an der Spitze unseres Gemeinwesens als eine Bürgschaft betrachten für das zukünftige Gedeihen von Kunst und Wissenschaft in diesem von jeher kunstfrohen Lande.

Verhandl. d. 35. Deutschen Kongresses f. innere Medizin. XXXV.        1

– 387 –

gilt, mit Hilfe der eigenen Phantasie Vorhandenes, dem Einzelfalle entsprechend, nachzubilden. Die große Entdeckung William Harveys, wir müssen sie täglich am Krankenbette wiederholen, um das Problem der Kreislaufstörung richtig zu lösen.

Endlich die höchste, die schaffende, schöpfende Kunst, welche findet, was noch nicht gefunden, erdichtet, was noch nie zum Ausdruck gekommen war, das tote Material zum Leben weckt und zu des Menschen tiefstem Innern sprechen läßt. Wer von uns das Glück hatte, den Künstler in seinem Werdegang und bei der Arbeit zu beobachten, erkennt ohne Mühe die Wesensgleichheit des künstlerischen und des wissenschaftlichen Schöpfens. Beiden gemeinsam ist die Phantasie, aber mit der Phantasie allein ist es nicht getan! Es gehört auch die Beobachtungsgabe dazu, welche aufgreifen läßt, woran alle anderen vorübergingen. Erst an Beobachtetem und Bestehendem anknüpfend, spinnt die Phantasie ihren Faden weiter. Noch ein Zweites scheint unentbehrlich zur schöpferischen Tat: das Sichvertiefen in das durch die Beobachtung geweckte Problem, welches bewußt oder im Unterbewußtsein unablässig vor dem geistigen Auge steht und das Denken erfüllt, bis die innere Spannung so hoch geführt wird, daß die Lösung erfolgt. So wie der Blitz erst aus der höchsten atmosphärischen Spannung geboren wird und, niederfahrend, die Nacht erhellt, so stellt sich plötzlich die künstlerische Form, die „wissenschaftliche Erkenntnis" ein, sie ist plötzlich da und bringt die Entspannung und das neue Licht! Je nach dem Überwiegen der scharfen Beobachtungsgabe und der intensiven Denktätigkeit oder der divinatorischen Begabung gestaltet sich die Persönlichkeit des Künstlers und des Forschers, wird, um mit Wilh. Ostwald zu sprechen, der Klassiker oder der Romantiker geboren, ein Skoda, der in emsigem, bewußtem Suchen eine neue Lehre schuf, oder ein Neusser, der, beinahe ohne selbst seine bestimmenden Gründe zu kennen, seine bis ans Fabelhafte grenzenden Diagnosen stellte.

Es ist klar, daß bei dieser Wesensgleichheit der künstlerischen und der wissenschaftlichen Begabung diejenigen Probleme, welche sich auf die Entwicklung und die volle Entfaltung dieser höchsten Güter beziehen, für beide eigentlich identisch sein müssen. Für den Künstler, namentlich für den bildenden Künstler, fand das Rätsel seines Werdeganges lebhaftes Interesse, nicht nur beim tüftelnden Kunstgelehrten, sondern auch beim Pädagogen, beim Physiologen und Psychologen, ja sogar beim Psychiater. Bedeutendes Material ist gesammelt worden, wichtige pädagogische Richtlinien konnten festgestellt und fruchtbar verwendet werden. Studien, welche Ähnliches für das keimende wissenschaftliche Talent bezwecken, liegen wohl vor, haben aber nicht zu so eindeutigen Ergebnissen geführt und noch wenig Nutzen gebracht. Um so mehr scheint es angebracht, in dieser Beziehung am Künstler zu lernen, wie man Ärzte erzieht. Es sei mir daher gestattet, einige für uns wichtige Punkte aus der Entwicklung der künstlerischen Begabung herauszugreifen.*)

---

*) Ich entnehme viele Details einer interessanten Doktordissertation über „Physioplastik bei Kindern" von Dr. H. Koenen, Leiden, 1921.

Als man daranging, sich um die Entwicklung des Kunstsinnes beim Kinde zu kümmern, wollte man einerseits die Kinder mit den allerbesten, wenn auch einfachen Kunstwerken in Berührung bringen, anderseits die Kinder zur selbständigen Äußerung ihrer Eindrücke veranlassen. Bei dieser Gelegenheit sah man mit Staunen, daß das Kind eigentlich der Kunst mehr zu bieten hatte als die Kunst dem Kinde! Die ganz unbefangenen Kleinen zeigen beim Zeichnen im allgemeinen ein erstaunlich genaues Erfassen der dem Gegenstand typierenden Eigenschaften und Formen. Es steckt häufig in ihrer Arbeit so sehr der primitive Kern jedes wirklich künstlerischen Schaffens, daß es als erste Aufgabe betrachtet werden mußte, diese künstlerische Begabung nicht durch anderes zu ersetzen, sondern sie zu schonen und zur vollen Blüte zu bringen. Goethe, dem keine Erscheinung des menschlichen Geistes verlorenging, äußert sich über diese merkwürdige Begabung des Durchschnittskindes in seiner „Dichtung und Wahrheit" in folgenden Worten:

„Das Kind, an und für sich betrachtet, mit Seinesgleichen und in Beziehungen, die seinen Kräften angemessen sind, scheint so verständig, so vernünftig, daß nichts darübergeht, und zugleich so bequem, heiter und gewandt, daß man keine weitere Bildung für dasselbe wünschen möchte. Wüchsen die Kinder in der Art fort, wie sie sich andeuten, so hätten wir lauter Genies."

Bekanntlich sieht man in der körperlichen Entwicklung des Individuums, in der „Ontologie", eine kurze Wiederholung der Entwicklung des Stammes, der „Phylogenie". Auch in der geistigen und künstlerischen Begabung des Menschen zeigt sich ein solcher Parallelismus. Bei vielen, von uns als unkultiviert betrachteten Völkern findet man als Gemeingut des Stammes ein künstlerisches Können, wie es bei hochentwickelten, sogenannten Kulturvölkern nicht entfernt angetroffen wird. Auf Bali haut der Bauer seine eigenen Hausgeister aus dem Stein, mit unglaublicher, individueller Phantasie, Ausdruck und technischer Vollkommenheit. Ein Staunen ergriff den Archäologen, als er in den dunklen Höhlen, wo der paläolithische Mensch die Spuren seiner primitiven Handfertigkeit hinterließ, streng naturgetreue und ausdrucksvolle Abbildungen des ihm zeitgenössischen Bären, von Mammut, Pferd und Renntier fand. So schön und einfach sind diese Zeichnungen, daß man lange nicht glauben konnte, daß diese Graphik wirklich von Menschen stammt, welche kulturell weit hinter den alten mykänischen Völkern zurückstanden.

So finden wir, an der Wiege des menschlichen Intellekts stehend, beim Kinde und beim primitiven Menschen Eigenschaften, welche wir zu den künstlerischen rechnen und welche offenbar zum Urwesen dieses Intellekts gehören. Verworn nennt diese Eigenschaft „Physioplastik", weil sie das rein Äußere mit allem, was zur Beobachtung kommt, naturgetreu darzustellen und zu reproduzieren weiß.

Es ist nun sehr auffallend, daß dieses Vermögen, Gesehenes naturgetreu wiederzugeben, sowohl beim Kinde wie bei der weiteren Entwicklung des primitiven Menschen zum Kulturvolke verlorengeht. Auch hier trifft Goethe das Richtige:

„Das Wachstum ist nicht nur Entwicklung; die verschiedenen organischen Systeme, die den einen Menschen ausmachen, verwandeln sich
ineinander, verdrängen einander, ja zehren einander auf, so daß von
manchen Fähigkeiten, von manchen Kraftäußerungen nach einer gewissen
Zeit kaum eine Spur zu finden ist."

Dieser Kampf der menschlichen Eigenschaften um die Vorherrschaft
macht sich in der Entwicklung des Stammes und des Kindes schon bald
bemerkbar. Mit der Zunahme eines bewußten Wissens wird die reine
Vorstellung des Gesehenen getrübt und endlich verdrängt durch dasjenige, was man von dem beobachteten Gegenstand kennengelernt hat,
d u r c h   d a s ,   w a s   m a n   v o n   i h m   w e i ß . Es entwickelt sich im
Gegensatz zur Physioplastik eine I d e o p l a s t i k , welche nicht mehr das
Objekt, sondern die geistige Vorstellung desselben plastisch darzustellen
versucht. D a s   W i s s e n   v e r d r ä n g t   d a s   S e h e n ! Der menschlichen
Figur wird alles angehängt, was der Mensch an Äußerlichkeiten besitzt;
die Hand wird nicht so gezeichnet, wie sie gesehen wurde, sondern vor
allem mit den fünf Fingern dargestellt. In der Profilzeichnung wird das
zweite Auge, das zweite Ohr irgendwo angebracht; es ist vorhanden,
also soll es auch auf der Bildfläche erscheinen. Wollen Sie einen klassischen Zeugen, so zitiere ich diesmal nicht G o e t h e , sondern einen
anderen Klassiker, W i l h e l m   B u s c h . Von den ersten Anfängen seines
unsterblichen „Maler Klecksel" sagt er:

> Er zeigt bereits als kleiner Knabe
> Des Zeichnens ausgeprägte Gabe.
> Zunächst mit einem Schieferstiele
> Macht er Gesichter und Profile.
> Zwei Augen aber fehlen nie,
> Denn die, **das weiß er,** haben sie.

Der alte Ägypter zeichnete diese Attribute eventuell vollzählig neben
oder über der menschlichen Figur ab! Versuche an großen Gruppen
von Kindern haben nachgewiesen, daß es Übergangsstadien gibt, in welchen das Kind besonders die ihm am besten bekannten Gegenstände stark
i d e o plastisch zeichnet, während es ihm wenig vertraute Sachen, von
denen es noch nichts weiß, mehr nach dem Gesehenen, mehr p h y s i o -
plastisch darstellt.

Zu diesem vernichtenden Einfluß des Wissens auf das Darstellungs-
vermögen des primitiven Intellektes gesellen sich andere Faktoren, welche
in der nämlichen Richtung wirken, vor allem die Erwerbung neuer Ausdrucksmittel. Der mächtigste dieser Faktoren ist die menschliche Sprache.
Durch seine unendlich reiche Verschiedenheit wird das Wort das all-
mächtige Symbol des inneren Erlebens; alles andere, alles, was kaum
bewußt in der Seele sich regt und sich nicht in Worten ausdrücken läßt,
wird verdrängt und überschattet. Der Dichter K l a u s   G r o t h , selbst
Wortkünstler, hat es im berühmten Brahmsliede zum Ausdruck gebracht:

Wie Melodien zieht es mir leise durch den Sinn —
Doch kommt das Wort und faßt es
Und führt es vor das Aug',
Wie Nebelgrau erblaßt es
Und schwindet, — wie ein Hauch —.

Überall begegnen wir diesem Kampfe zwischen natürlicher Gabe und Erziehung: Das Kind singt wie der Vogel, unbefangen, mit klarer Stimme und seinem Empfinden entsprechenden Ausdruck, doch nur bis zur ersten Gesangsstunde, dann verschwindet der natürliche Zauber und geht unter in dem aufgebürdeten Lehrstoff, und nur wenige Auserwählte gehen siegreich aus diesem Kampfe hervor. Spielend lernt das junge Kind die eigene und die fremde Sprache, mit einer so vollkommen richtigen Diktion, wie der Erwachsene das kaum mehr fertigbringt. Doch kommt das Wort, der Lehrer mit der Grammatik und den phonetischen Regeln — wie Nebelgrau erblaßt mit der Unbefangenheit auch die natürliche Fähigkeit. Wer sich im Vortrag häufig fremder Sprachen zu bedienen hat, wird erfahren haben, daß er erst dann die fremde Sprache tadellos spricht, nicht, wenn er in ihr denkt, sondern wenn er nicht mehr an sie denkt. Fortgerissen von seinem Thema, vergißt er, daß er nicht in seiner Muttersprache spricht, sucht und wählt nicht mehr seine Worte, sondern läßt sie nur so kommen. So kann das Denken der Feind des Könnens sein!

Eine kleine Minderheit der Menschenkinder rettet die angeborene Gabe aus diesem Kampfe mit dem Wissen und dem bewußten Können. Hier trennen sich nun von Anfang an zwei Gruppen ganz verschieden veranlagter Individuen: einerseits der Künstler, anderseits — ich bitte um Verzeihung — der Idiot. Beim geborenen Künstler ist die starke Beobachtungsgabe und das Vermögen, Beobachtetes unverdorben wiederzugeben, in seiner ganzen Natürlichkeit, also nach Wahrheit zu reproduzieren, so stark vorhanden, daß sich diese Eigenschaften nicht von der Mehrung seines Wissens und vom übermächtigen Worte verdrängen lassen, sondern sich siegreich behaupten. Nicht unbemerkt aber geht auch hier der Kampf vor sich: der göttlich Begabte hat innerlich Besseres zu tun, als auf den Lehrer und seine Weisheit zu horchen. Das Endergebnis ist ein Manko an gelerntem Wissen, was in der Schule meistens, und zwar mit Unrecht, als Faulheit oder Dummheit angemerkt wird. War je ein großer Meister in seiner Jugend Vorzugsschüler? Ist nicht der gelehrte Künstler schon eo ipso verdächtig in den Augen seiner Kollegen? Ist nicht der Kunsthistoriker und der Kunstforscher fast immer höchstens ein guter Dilettant, und ist es nicht so, daß der schaffende Künstler nur wenig über seine Kunst und über die intimen Prozesse seines Schaffens zu sagen weiß? Also auch hier Kampf zwischen Begabung und Lernen, Sieg durch die Übermacht der Begabung!

Ganz anders liegen die Verhältnisse bei der zweiten Gruppe. Hier ist es das primäre Fehlen der Merk- und Lernfähigkeit, welches von vornherein anderen, primitiven, natürlichen Eigenschaften freies Spiel läßt, nicht imstande ist, diese zu verdrängen. Hier wird nicht gekämpft! Ungemein bedeutungsvolle psychologische und psychiatrische Untersuchungen haben gezeigt, daß unter Imbezillen und Geistesgestörten, merkwürdigerweise auch unter denen, w e l c h e n n u r d a s W o r t f e h-l t, d e n T a u b-s t u m m e n, viel mehr Physioplastiker gefunden werden als bei der gleichaltrigen, normaldenkenden Menschheit. So erleben wir Intellektuellen die — Blamage, daß geistig Arme und minderwertige Gehirne künstlerische Leistungen vollbringen, wie wir sie mit dem schärfsten Verstande und der fleißigsten Übung nicht erreichen können!

Nun, meine Damen und Herren, was können wir Ärzte, und besonders wir von der Schulmeistergilde, aus diesen merkwürdigen Tatsachen lernen? Wenn es wirklich so ist, daß künstlerische und wissenschaftliche Begabungen nur in der Form, nicht in ihrem Wesen verschieden sind, dann sollen wir Erzieher dafür sorgen müssen, nicht nur möglichst viel in den jungen Menschen hineinzupressen, sondern auch natürliche Gaben zu schonen, sie nicht durch bloßes Wissen zu verdrängen, im Gegenteil sie zur vollen Entfaltung zu bringen. Am Krankenbette sind die naive Beobachtung und die native, spontan sich ergebende Vorstellung von prinzipiellstem Werte. In der wissenschaftlichen Forschung ist das Freibleiben von jeder Voreingenommenheit und das selbständige Weiterdenken erste Bedingung. Ist unsere akademische Erziehung wirklich dazu angetan, dieses Höchste im Menschen zu schonen und sein Wachstum zu fördern? Meine Herren von der Fakultät, legen wir die Hand auf die eigene Brust, streuen wir uns Asche aufs Haar, umhüllen wir uns das Haupt und sprechen wir ein pater, peccavi, denn schwer sind unsere Sünden! Wohin man nur blickt auf den akademischen Gefilden, überall gilt es, in möglichst kurzer Zeit die größtmögliche Menge der von anderen und von uns selbst gebildeten Auffassungen und Vorstellungen in die gutwilligen Köpfe unserer Hörer hineinzupferchen. Zeit zur eigenen Überlegung, Ruhe zur selbständigen Beobachtung lassen wir ihnen nicht, sie sollen nur möglichst viel bemeistern, um es in den kritischen Stunden der Prüfung, häufig verständnislos, vorbringen zu können.

Sind wir dann wenigstens vorsichtig in der Wahl unserer Worte, so daß klare Bezeichnungen für klare Begriffe stehen? Im Gegenteil, unsere Sprache ist scheußlich, aus allen Sprachen der Welt zusammengesetzt, ein mixtum compositum aus alten und neuen, vielfach unzutreffenden Namen. Einfache, aus der eigenen Sprache altvertraute Bezeichnungen gelten als unwissenschaftlich, und aufdringliche Worte werden in gewundenen Sätzen vorgebracht, auch wo es sich um die Beschreibung von Zuständen handelt, welche vor allem der einfachen, ungetrübten Beobachtung bedürfen.

Noch bevor der zukünftige Arzt seinen ersten Patienten selbständig untersucht, haben wir jedes kleinste Symptom schon derart mit Namen, Beziehungen, Vorstellungen und Erklärungen belegt, daß der Arme vor lauter verwirrenden und verworrenen Kenntnissen das Symptom selbst nicht mehr auf sich wirken lassen kann. Das bewirkt, daß der Schüler den Unterschied zwischen Symptom und Diagnose nicht kennt, daß er schon die Erklärung gibt, bevor er noch das Hör-, Tast- und Sichtbare gut in sich aufgenommen hat; er nennt den b l a s s e n Patienten nicht blaß, sondern anämisch, den gelben ikterisch, eine flache Brust einen paralytischen Thorax. Bei der Auskultation versucht er nicht, Charakter und Rhythmus der Herztöne w i r k l i c h zu hören und in sich aufzunehmen, sondern schaut hilflos auf den Lehrer, d e n k t s c h w e r, bis er, schwankend zwischen systolisch und diastolisch, auf gut Glück das rettende Mittelding „präsystolisch" hervorstößt! F r a g t m a n, was e r h ö r t, so sagt e r, v e r w i r r t, was e r d e n k t. Er glaubt viel, ja alles Notwendige zu wissen und versagt beim Rigorosum, weil ihm die Kenntnis einfacher Erscheinungen und das e i n f a c h e Denken fehlt; und er wundert sich, wieso er so schlecht „abgeschnitten" hat.

Ich kann nicht fortfahren und Ihnen die Nachteile schildern, welche eine Erziehung zur Unselbständigkeit für den Praktiker mit sich bringt. Am Krankenbette ist der Arzt gezwungen, auf eigene Verantwortung selbständig zu handeln! Es scheint mir eine unabweisbare Forderung des gesunden Verstandes zu sein, jetzt, wo man sich überall mit einer Reform des medizinischen Unterrichtes befaßt, einen Teil der alten akademischen Lernfreiheit wieder herzustellen und die aus den Bedürfnissen geborene Schulmeisterei entsprechend einzudämmen. L ä n g e r a l s f ü n f J a h r e s o l l der Student an der Universität verbleiben, dafür aber ruhiger arbeiten und sich mehr den Hauptsachen als den tausend spezialistischen Nebensachen widmen. Die sorgfältige Beobachtung des Menschen soll die Basis des Unterrichtes werden; vor zwanzig Jahren nahm mein Freund A r t h u r K e i t h, damals Anatomielehrer im „London Hospital", seine Studenten schon mit in das Röntgenzimmer, in der Meinung, daß die Anatomie der Lebenden wichtiger wäre als die der Toten. Und u n s e r D u r i g hat zweifellos recht, wenn er die Physiologie nicht ausschließlich an Fröschen und Hunden zeigt, sondern an tausend wichtigen Erscheinungen am Menschen selbst. Dazu braucht man keine k r a n k e n Menschen, der Student selbst ist sich und seinen Kameraden das beste Versuchsobjekt. Der Wahn, daß man nur vom Professor lernen kann, sollte endlich verlassen werden; nur am Menschen und handelnd lernt man das ärztliche Fach. Soll der Hund schwimmen lernen, so wirft man ihn ins Wasser. So arg sollen wir es allerdings im allgemeinen nicht machen. Jedoch nach einer Vorbereitungszeit, auch im praktischen Handeln, sollen wir den jungen Mann endlich und in Gottes Namen gehen lassen, damit er sich nach seiner eigenen, natürlichen Veranlagung zum selbständig denkenden Arzt entwickelt. In dieser Beziehung sollen wir von des Künstlers Werdegang lernen, der auch ohne, ja häufig besser ohne akademischen Zwang seine eigenen Wege sucht. Ist er etwas wert, so findet er den Weg, wenn nicht, so wird ihn auch die Akademie nicht zum Meister ausbilden.

Die hier kurz vorgebrachten Betrachtungen zeigen zur Genüge, daß die Affinität zwischen K u n s t und M e d i z i n tatsächlich, wie wir vermuteten, tief begründet ist. Es scheint, als ob wir für die Erziehung zu unserem Berufe und für die Qualität unserer Arbeit großen Vorteil aus der Kunst und aus dem Umgang mit dem Künstler ziehen könnten. Es wird also unsere Sache sein, das freundschaftliche Verhältnis fleißig zu pflegen;

keine Stadt bietet dafür so günstigen Boden, wie Wien. Ich spreche daher
die Hoffnung aus, daß unsere heutige Tagung auch ein wenig unter dem
Zeichen dieser Seelenverwandtschaft stehen möge, wobei Sie, liebe Kollegen
aus dem Reiche uns Ihre feste deutsche Tüchtigkeit bringen, dafür ein
Fünkchen von dem künstlerischen leichten Sinn Wiens nach Hause tragen
könnten. Mit diesem Wunsche eröffne ich die 35. Tagung der Deutschen
Gesellschaft für Innere Medizin.

# VERHANDLUNGEN

## DER

# DEUTSCHEN GESELLSCHAFT
# FÜR INNERE MEDIZIN

HERAUSGEGEBEN

VON

DEM STÄNDIGEN SCHRIFTFÜHRER

### Oberarzt Dr. A. GÉRONNE

DIREKTOR DER INNEREN ABTEILUNG
AM STÄDT. KRANKENHAUS WIESBADEN.

## SECHSUNDDREISSIGSTER KONGRESS.

### GEHALTEN ZU KISSINGEN, VOM 21.—24. APRIL 1924.

Enthält die Referate:

Wiechowski, Straub, Freudenberg, Mineralstoffwechsel und Ionentherapie.

Minkowski, Über die bisherigen Erfahrungen mit der Insulinbehandlung
des Diabetes.

Magnus, Experimentelle Grundlagen für die Beurteilung der nervösen
Magenstörungen.

v. Bergmann, Die nervösen Erkrankungen des Magens.

MÜNCHEN.

VERLAG VON J. F. BERGMANN.

1924.

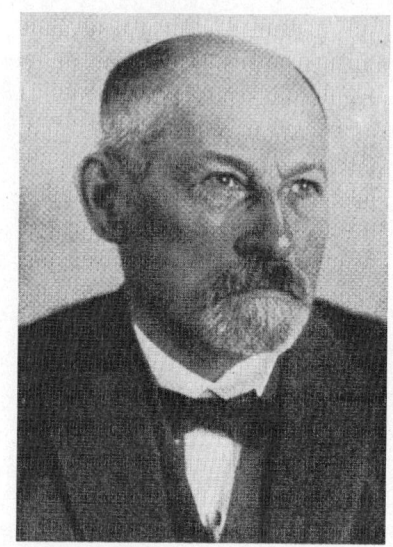

M. Matthes, Königsberg
Vorsitz 1924

# Rede zur Eröffnung der 36. Tagung der Deutschen Gesellschaft für innere Medizin.

## Von M. Matthes.

Es ist immer üblich gewesen, daß der jeweilige Vorsitzende für seine die Tagung eröffnenden Worte ein Thema wählte, das allgemeines wissenschaftliches, ärztliches oder berufliches Interesse hat. Diesem Brauche zu folgen, scheint mir heute um so notwendiger, als kein aufmerksamer Beobachter übersehen kann, daß wir uns in einer Zeit des Umschwungs des ärztlichen Denkens befinden, der parallel geht mit den Veränderungen der wissenschaftlichen Betrachtungsweise, ja, in letzter Linie der Weltanschauungen überhaupt. Da ist es wohl an der Zeit, sowohl einen Rückblick in die Vergangenheit, als einen Ausblick in die Zukunft zu tun, um einen festen Standpunkt für die Gegenwart zu gewinnen.

Bei der Jahrhundertfeier der Naturforschergesellschaft ist hervorgehoben worden, daß die Gründer dieser Gesellschaft noch ganz auf dem Boden der Naturphilosophie standen. Erinnern wir uns, daß diese merkwürdige, uns jetzt wieder begreifliche Denkrichtung auf die Iatrochemiker und Iatrophysiker gefolgt war, die sich heiß bemüht hatten, die Lebensvorgänge exakt naturwissenschaftlich zu erfassen, die aber daran scheitern mußten, daß die Naturwissenschaft selbst damals noch nicht reif für die Inangriffnahme biologischer Probleme war. Die Naturphilosophie hat, so wurde uns in unserer Jugend von den Lehrkanzeln verkündet, die Entwicklung der Medizin aufgehalten und zu einem Tiefstand der ärztlichen Forschung in Deutschland im Anfang des vorigen Jahrhunderts geführt. Ihre Überwindung leitete, so sagte man, die moderne wissenschaftliche Medizin ein. Naturphilosophische Spekulationen waren es, gegen die sich Liebig auf chemischem Gebiete, Rokitanski und Virchow auf dem Gebiet der pathologischen Anatomie, Wunderlich auf dem der Klinik wandten. Das Bewußtsein, auf dem festen Boden der Naturwissenschaft zu stehen, wurde der Stolz der wissenschaftlichen Medizin. Während im Anfang dieser Zeit bekanntlich die Anatomie und Physiologie noch nicht getrennt, sondern noch in einem Lehrstuhl vereinigt waren — Helmholtz las z. B. als Privatdozent in Bonn noch anatomische Vorlesungen und Virchow widmete sein Archiv auch der pathologischen Physiologie und der klinischen Medizin —, so wurde doch durch die raschen Fortschritte der pathologischen Anatomie ihre Denkrichtung, die morphologische, zur herrschenden in der Medizin, und erst unsere Generation verhalf der pathologisch-physiologischen Betrachtungs-

Verhandl. d. 36. Deutschen Kongresses f. innere Medizin. XXXVI.          1

— 397 —

weise wieder zu ihrem Recht, ja, diese drückte in den letzten 20 Jahren der wissenschaftlichen Medizin ihren Stempel auf. Die Physiologie ist aber aus der Anatomie hervorgegangen, der Gegensatz ihrer Betrachtungsweisen ist kein ursprünglich gegebener, wie Herr Kollege S i e b e c k neulich in der Festschrift für v o n K r i e s ansprechend ausgeführt hat, sondern ein erst durch die Spezialisierung der Forschung entstandener. Beiden gemeinsam ist die rein naturwissenschaftliche Denkrichtung. Wie beherrschend sie auch in der Medizin war, lehren am besten unsere Kongreßverhandlungen und besonders die oft beklagte Tatsache, daß darin Berichte über experimentelle Arbeiten weit die klinischen Beobachtungen überwogen.

Stehen wir heute noch auf diesem klaren naturwissenschaftlichen Standpunkt?, einem Standpunkt, der sich in den Worten eines Institutsleiters ausdrückt, die ich jüngst hörte und die lauteten: In meinem Institut glaubt man nur der Beobachtung und dem Experiment, oder klopft eine neue Zeit an die Pforten unserer Arbeitsstätten? Sehen wir noch unser Arbeitsgebiet mit den Augen eines Newton oder wieder mehr mit denen eines Goethe? Ja, drängt sich nicht vielleicht sogar auch in der inneren Medizin als Reaktion auf die allzu einseitige naturwissenschaftliche Betrachtungsweise eine andere ein, die sich Mephistos Wort zu eigen macht: Am Tag erkennen, das sind Possen, im Finstern sind Mysterien zu Haus.

Wer wollte leugnen, daß eine rein naturwissenschaftliche Einstellung das Wesen der ärztlichen Tätigkeit nicht erschöpfen kann. Der Zwiespalt unserer Tätigkeit im Laboratorium und am Krankenbett, wenn er auch je nach der persönlichen Veranlagung von dem einen lebhafter, von dem anderen weniger stark empfunden wird, ist doch ein Ausdruck dessen. Warum genügt die rein naturwissenschaftliche Denkrichtung für den Arzt nicht? ist also zu fragen. R i c k e r t hat in seinem schönen Buche über die Grenzen der naturwissenschaftlichen Begriffsbildung entwickelt, daß es die Aufgabe der Naturwissenschaft sei, aus Einzelbeobachtungen allgemein gültige Naturgesetze abzuleiten, wenn sie sich wenigstens über die reine Naturbeschreibung erheben wolle, und daß es ferner kennzeichnend sei, daß die Urteile der Naturwissenschaft nicht wertbetont sein dürften, während im Gegensatz dazu den Historiker nur das einmalige, sich nicht wiederholende Ereignis, und zwar nur insoweit interessiere, als es von Wert in irgendeiner Richtung sei. In unserer ärztlichen Tätigkeit haben wir es doch nun ohne Frage mit einem einmaligen, sich nicht wiederholenden Ereignis, dem einzelnen Krankheitsfalle, zu tun, und ebenso kann es nicht zweifelhaft sein, daß nicht nur unser ärztliches Handeln ein wertbetontes ist, sondern daß schon der Begriff Krankheit eine Wertung enthält. Wir würden also, so paradox dies auch klingen mag, in unserer ärztlichen Tätigkeit mehr dem Historiker als dem Naturforscher ähnlich sein.

Ähnliche Gedankengänge findet man jetzt vielfach in der biologischen Literatur, und namentlich auch der medizinischen, ich erinnere nur an das Buch von K r a u s. Wir sehen ja am Krankenbett auch immer wieder, daß die krankhafte Veränderung eines Organs Wirkungen auf den ganzen

Körper hat, und wir sehen ferner, daß der einzelne Mensch in besonderer, von der anderer Menschen verschiedener Weise sich in einer Krankheit verhält. Die sich daraus ergebenden beiden Gesichtspunkte sind für die moderne Forschungsrichtung die maßgeblichen geworden, die Frage nach den Korrelationen einerseits, die Frage nach dem Individuellen anderseits, das Problem der Ganzheit und das Problem der Einmaligkeit.

Aber nicht nur die klinische Beobachtung, sondern auch zwei an sich rein naturwissenschaftliche neuere Arbeitsrichtungen mußten auf das Problem der Ganzheit führen, die physikalisch-chemischen Methoden und die Erforschung der Wirkung der Inkrete. Säurenbasengleichgewicht, Isoionie und ähnliche Begriffe sind nur denkbar als Korrelationen des gesamten Körpers. Manche Annahmen, zu denen die physikalische Chemie geführt hat, wie z. B. die, daß die Zellhüllen nur physikalische Phasengrenzen, aber keine wirklichen Zellhäute seien, oder die, daß nicht nur die Zelle, sondern daß auch das Zwischengewebe lebt, rütteln sicherlich an den Grundfesten unserer bisherigen Anschauungen, aber wir stehen selbstverständlich in der physikalisch-chemischen Betrachtung auf rein naturwissenschaftlicher Basis. Wir sollten es auch in der Inkretforschung bleiben. Es scheint mir jedoch, daß gerade auf diesem Gebiet die Spekulation vielfach über die durch Beobachtung festgestellten Tatsachen weit hinausgegangen ist, und ich begrüße es deswegen besonders, daß die Insulinforschung uns auf diesen sicheren Boden zurückführt. Das gleiche gilt von den bedeutsamen Forschungen, die sich mit der Wirkung der Inkrete auf das Wachstum und die Geschlechtsdifferenzierung beschäftigen, als deren exakten Vertreter ich unseren Königsberger Zoologen H a r m s besonders nennen möchte. Hier sind in der Tat Erfolge auf rein naturwissenschaftlichem Wege erreicht worden und weitere zu erwarten.

Die Lehre von den Inkreten steht im engsten Zusammenhang mit der modernen Konstitutionsforschung. Wir haben die Frage der Konstitution vor einigen Jahren hier auf unserem Kongreß behandelt. Die deutsche medizinische Wissenschaft hat lange eine instinktive Abneigung gehabt, sich mit Konstitutionsfragen zu beschäftigen, während in Frankreich von je die Lehre von den Konstitutionen mit besonderer Vorliebe gepflegt wurde. Das lag zweifellos an der rein naturwissenschaftlichen Art des Denkens in Deutschland. Das Besondere der Konstitution trat zwar dem Arzt immer wieder auf Schritt und Tritt entgegen, wenn man es aber in das Einzelne zerlegen wollte, so zerrann es unter den Fingern, und wegen dieser Unbestimmtheit war der Konstitutionsbegriff einem nicht auf Ganzheit und Einmaligkeit eingestellten Denken so schwierig und unhandlich. Wir wollen gern anerkennen, daß die Konstitutionsforschung der letzten Jahre Bedeutendes geleistet hat, Bedeutendes auch rein naturwissenschaftlich, z. B. in der Vererbungsforschung. Aber sie hat auch Begriffe geschaffen, wie den Begriff der Minderwertigkeit, und das zeigt schon, daß auf ihrem Gebiet ein rein naturwissenschaftliches, wertfreies Denken nicht mehr möglich ist oder nicht mehr genügt. Gerade deswegen und weil die Konstitutionsforschung auch nicht am Psychischen, und damit am Metaphysischen, vorbeigehen darf, möchte ich vor zu raschem Vorgehen

1*

und wenn auch sehr geistreichen Verallgemeinerungen auf diesem Gebiete warnen. Für die Konstitutionsforschung gilt ganz besonders das Goethewort: Wer Wein verlangt, der keltere reife Trauben.

Die Beschäftigung mit dem Psychischen und die Analyse psychogener Krankheitsbilder ist heute in der Medizin fast zur Modesache geworden. Man hat beinahe vergessen, daß das Eindringen in die Psyche des Kranken, die Fähigkeit, ihn menschlich zu verstehen und mit ihm fühlen zu können, stets das Kennzeichen des wirklichen Arztes war, das ihm das Vertrauen seiner Kranken erwarb. Es ist aber an sich durchaus zu begrüßen, wenn auf diese schönste Seite unserer ärztlichen Tätigkeit mehr systematische Arbeit wie früher verwendet wird. Wer wollte leugnen, daß die Arbeiten auf diesem Gebiete interessant und anregend für jeden Arzt sein müssen. Man denke nur an die genetische Psychologie des Kindes und die der primitiven Völker und endlich die Analyse des krankhaften Seelenlebens. v. S t r ü m p e l l sagte von ihr in Danzig auf dem Neurologentage, daß erst der zerbrochene Apparat die einzelnen Teile erkennen lasse. Das ist gewiß richtig, aber Goethe, um ihn noch einmal zu zitieren, sagt: Dann habt ihr die Teile in der Hand, fehlt leider nur das geistige Band. Die Gefahren der Einseitigkeit der Auffassung sind meines Erachtens auf diesem Gebiet besonders groß. Wir müssen uns auch vor Augen halten, daß wir damit etwas anderes treiben als Naturwissenschaft und daß namentlich die Wechselwirkung zwischen der Person des Arztes und des Kranken das für den ärztlichen Erfolg Wichtigste ist. Wir müssen auch verlangen, daß ein wissenschaftlicher Arzt sich Rechenschaft darüber gibt, wann und wodurch er suggestiv auf seine Kranken wirkt. Sonst ist die Gefahr, auf Irrwege zu geraten, groß.

Aber nicht nur die Neigung, sich stärker mit der psychischen Seite der ärztlichen Kunst zu beschäftigen, ist für unsere Zeit kennzeichnend, man kann doch auch sehr deutlich ein Eindringen rein philosophischer transzendentaler Spekulationen in die Medizin bemerken. Es ist nun zwar sicher nützlich, wenn das logische Denken auch des Mediziners besser geschult wird, aber ein Streit wie der um Ursache, Kondition oder Koeffizient ist mir wenigstens immer als ein ziemlich müßiger erschienen und erinnerte mich immer an den bekannten Vers, der lautet: „Den Philosophen mag ein jeder gerne leiden, sagt er doch stets voll Mut die Selbstverständlichkeiten." Wohl aber sollte man sich darüber klar werden, daß Fiktionen, wie sie nicht nur in der Serologie und Immunbiologie üblich sind, doch nicht ohne weiteres für erwiesene Tatsachen angesehen werden dürfen. Ich sehe nicht in der stärkeren Betonung des logischen Denkens und der Erkenntniskritik auf dem Gebiet der Medizin etwas Unerwünschtes, aber warnen möchte ich vor einer Rückkehr zu einer spekulativen Naturphilosophie. Wie die Iatrochemiker und -physiker einst von den Naturphilosophen abgelöst wurden, so liegt heute die Gefahr vor, daß der auf die Ganzheit und Einmaligkeit gerichtete Blick den festen Boden der Naturwissenschaft verläßt und in Weiten schweift, in denen es sich nicht mehr um Wissen, sondern um Glauben handelt, oder doch um eine Gewißheit, die nur auf dem Wege der Intuition erworben werden kann. Ich möchte nicht mißverstanden werden, ich halte es durchaus für erwünscht, wenn wir Ärzte auch Philosophie treiben und uns mit Metaphysik beschäftigen, wir brauchen das nicht nur um unserer selbst willen, sondern auch, um unsere Kranken zu verstehen, aber wir wollen eine reinliche Scheidung unseres naturwissenschaftlichen und metaphysischen Strebens treffen als zweier verschiedener Dinge mit verschiedenen Zielen.

Das hier klar auszusprechen, halte ich gerade wegen der auf die Ganzheit und Einmaligkeit gerichteten modernen Einstellung des Denkens nicht für überflüssig.

Ich glaube auch nicht, daß der Umschwung des medizinischen Denkens dazu führen wird, daß wir die morphologisch und physiologisch-pathologische Arbeitsrichtung aufgeben. Die Fragestellungen, die sie ergibt, sind so zahlreiche und bedeutende, daß wir sie gar nicht entbehren können.

Unser erstes Thema, der Mineralstoffwechsel und die Ionentherapie, ist durchaus ihrer Art. Das zweite Thema, die nervösen Erkrankungen des Magens, muß dagegen auch von der psychischen Seite betrachtet werden und soll Gelegenheit bieten, auch die neueren Anschauungsweisen, die ich skizzierte, zu Wort kommen zu lassen. Hoffen wir, daß beides einen Fortschritt für uns auch als Ärzte bedeutet.

Meine Herren! Ehe wir in unsere Verhandlung eintreten, gedenken wir derer in treuer Erinnerung, die der Tod unserer Gesellschaft seit der vorigen Tagung entrissen hat. Es starben der frühere Rostocker Kliniker Prof. Martius, der Begründer der klinischen Konstitutionspathologie. Er hat es noch erleben dürfen, daß seine Lebensarbeit voll gewürdigt wurde. Ferner Prof. Emil Reis in Frankfurt, der Begründer der klinischen Refraktometrie, Prof. Dr. Forschbach in Breslau, ein ausgezeichneter Forscher, dessen Symbioseversuche die Tatsache der inneren Sekretion des Pankreas sicherstellten, Prof. Ellinger in Frankfurt, der hervorragende Pharmakologe, dem auch die Klinik viel zu verdanken hat, Prof. Rumpel in Hamburg, der bekannte Krankenhausdirektor, Prof. Dr. May in München, der auf dem Gebiete der Tuberkulosebekämpfung große Verdienste hatte, Prof. Dr. Heinz, der Erlanger Pharmakologe, Prof. Dr. Viktor Scheel in Kopenhagen, Prof. Dr. Scheube in Greitz, ein bekannter Forscher der Erkrankungen warmer Länder, ferner Prof. Breitung in Koburg, San.-Rat Dr. Liebe in Waldhof-Elgershausen und Dr. Sigmund Hirsch-Karlsbad.

Meine Herren! Sie haben sich zu Ehren der Verstorbenen von den Sitzen erhoben, ich danke Ihnen.

Sie wissen alle, wie sehr unter der Ungunst der Zeiten die wissenschaftliche Arbeit und namentlich die Laboratoriumsarbeit leidet. Ich halte es für unsere Pflicht, hier öffentlich anzuerkennen, wie wertvoll für unseren wissenschaftlichen Nachwuchs die Hilfe gewesen ist und noch ist, die uns die Rockefeller Foundation hat zuteil werden lassen. Eine Reihe von Arbeiten, über die auf diesem Kongreß berichtet werden wird, ist durch ihre Unterstützung ermöglicht.

Meine Herren! Es sind über 100 Vorträge angemeldet, das beweist, daß das wissenschaftliche Streben in Deutschland nicht unter der Ungunst der Zeiten gelitten hat, so erfreulich dies ist, so schwierig wird es sein, für alle Vortragenden Zeit zu finden. Ich bin gebeten worden, die erlaubte Redezeit nicht zu verkürzen, aber ich bitte sowohl die Herren Vortragenden, als die Herren, die zur Aussprache reden wollen, dringend, sich so kurz wie möglich zu fassen, damit möglichst alle zu Wort kommen, die Vorträge angemeldet haben.

Damit erkläre ich die 36. Tagung der Deutschen Gesellschaft für innere Medizin für eröffnet.

# VERHANDLUNGEN

DER

# DEUTSCHEN GESELLSCHAFT FÜR INNERE MEDIZIN.

HERAUSGEGEBEN

VON

DEM STÄNDIGEN SCHRIFTFÜHRER

**Oberarzt Dr. A. GÉRONNE**

DIREKTOR DER INNEREN ABTEILUNG AM
STÄDTISCHEN KRANKENHAUS WIESBADEN

SIEBENUNDDREISSIGSTER KONGRESS.

GEHALTEN ZU WIESBADEN VOM 20.—23. APRIL 1925.

Enthält die Referate:

Frey, Physiologische Sensibilitätsprüfungen.
Weizsäcker, Die Störungen der Oberflächen- und Tiefensensibilität.
Müller, Die Sensibilität der inneren Organe, insbesondere des Gehirns.
Brauer, Über die Pathologie und Therapie der Bronchiektasien.
Schottmüller, Die Staphylokokken- und Streptokokkenerkrankungen
    in der inneren Medizin.
Dietrich, Die Reaktionsfähigkeit des Körpers bei septischen Er-
    krankungen in ihren pathologisch-anatomischen Äusserungen.

Mit 49 Abbildungen im Text und 4 Tafeln.

MÜNCHEN.

VERLAG VON J. F. BERGMANN.

1925.

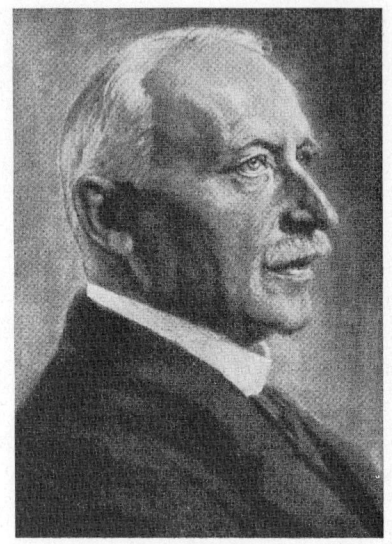

F. Moritz, Köln
Vorsitz 1925

# Eröffnungsrede.

## Zur Psychographie der Mediziner und Geisteswissenschaftler.

Von

Professor Dr. **Friedrich Moritz** (Köln).

Mit 2 Abbildungen.

Meine Damen und Herren!

In diesem Jahre tagen wir wieder an dem Geburtsort des Kongresses, in dem schönen Wiesbaden, das den Frühling früher als viele andere Städte anzulocken versteht, und wir dürfen uns darüber freuen, ohne den Dank zu schmälern, den wir Dresden und Wien und Kissingen für die überaus gastliche Aufnahme in den letzten Jahren schulden. Denn alte Anhänglichkeit bindet uns an Wiesbaden, dem wir nur „der Not gehorchend, nicht dem eigenen Triebe" untreu zu werden schienen, und es ist uns eine besondere Genugtuung, unseren Kollegen hier, die mit den Aerzten der übrigen rheinischen Kurorte Zeiten schwersten wirtschaftlichen Druckes durchlebt haben, wieder die Hand reichen und dazu beitragen zu können, dass die Fäden der Verbindung mit dem glücklicheren freien Deutschland wieder aufgenommen und fest geknüpft werden.

Wer die ehrenvolle Aufgabe übernommen hat, Ihren Vorsitz zu führen, pflegt wohl die Verhandlungen der früheren Tagungen aufmerksam durchzusehen, den Spuren der Personen zu folgen, die ihre Träger waren und den Richtungen nachzugehen, die die Verhandlungen selbst nahmen. Wieviele vertraute Namen von vollem Klang treten einem da entgegen, Namen, die heute nur noch in ihren Werken leben! Gross sind aber auch die Lücken, die das letzte Jahr in unsere Reihen gerissen hat, Lücken unter denen, die sich vorab der Lehre und der Forschung widmen, wie unter denen, die in praktisch ärztlicher Tätigkeit mühevollen und ehrenvollen Menschheitsdienst leisten.

Es starben San.-Rat Dr. Blum in M.-Gladbach, Dr. Charmatz in Karlsbad, San.-Rat Dr. Oskar Collatz in Darmstadt, Hofrat Dr. Dietz in Kissingen, Prof. Dunzelt in Glauchau, Dr. Wilhelm Kölle in Blankenburg (Harz), Geh. San.-Rat Dr. Lampé in Frankfurt a. M., Dr. Adam Lohr in Eger, Dr. Fritz Kleeblatt in Bad

1*

Homburg, Dr. Kohlhardt in Halle a. S., Dr. Quenstedt in Siegen, Dr. Roggenbau in Göttingen und erst ganz kürzlich unser verdientes Ausschussmitglied San.-Rat Dr. Laquer in Wiesbaden, der in den letzten Jahren unseren Pressedienst für die Tagespresse leitete. Dort, wo alle diese Kollegen wirkten, wird man es in weiten Kreisen dankbar mitempfinden, wenn wir ihrer ehrend hier gedenken.

Es sind unter unseren Toten des Jahres auch Männer, die an weithin sichtbarer Stelle stehend, sich besonders hervorragende Verdienste um die Wissenschaft und damit auch um die besonderen Aufgaben unseres Kongresses erworben haben.

Am 31. Oktober 1924 starb, kurz nach Vollendung seines 60. Lebensjahres, der Heidelberger Pharmakologe Rudolf Gottlieb und am 3. Februar 1925 der Pharmakologe des Berliner Lehrstuhls Arthur Heffter. Es kann meine Aufgabe nicht sein, das wissenschaftliche Lebenswerk dieser beiden hervorragenden Vertreter der Arzneiwissenschaft auch nur in den Umrissen zu zeichnen. Es muss dies ihren engeren Fachgenossen vorbehalten bleiben. Es zeugt von dem Bestreben unserer Gesellschaft, mit dem nach seinen Zielen der inneren Medizin besonders nahestehenden Fach engste Fühlung zu halten, dass beide Männer uns angehörten, beide in unserem Ausschuss und in unserer Arzneimittelkommission tätig waren.

Gottlieb war ursprünglich aus der inneren Medizin hervorgegangen — er war Assistent Nothnagels in Wien gewesen —, als Pharmakologe war er ein Schüler des berühmten Schmiedeberg in Strassburg und von vielseitigsten Interessen. Eine Reihe jedem Praktiker bekannter wichtiger Arzneikörper, so das wertbeständige Digipurat, das Tannalbin, das wasserlösliche Kampherpräparat Hexeton und das dem Kokain verwandte, aber wirksamere und weniger toxische Psikain verdanken ihm ihre pharmakologische Approbation. Sein wissenschaftliches Hauptwerk ist das gemeinsam mit seinem Freunde Hans Horst Meyer verfasste, jetzt in 5. Auflage vorliegende ausgezeichnete „Lehrbuch der experimentellen Pharmakologie als Grundlage der Arzneibehandlung." 1901 hat uns Gottlieb auf dem 19. Kongress in Berlin ein vortreffliches Referat über Herz- und Vasomotorenmittel erstattet.

Heffter war ursprünglich Chemiker und wandte sich erst mit 27 Jahren dem Studium der Medizin zu. Als Pharmakologe gehörte er zu dem Schülerkreis des ausgezeichneten Leipziger Pharmakologen Böhm. In seinem 39. Lebensjahr erfolgte seine Berufung an das Reichsgesundheitsamt und bald darauf seine Berufung auf den pharmakologischen Lehrstuhl in Bern und dann in Marburg. Seit 1903 wirkte er als Nachfolger Liebreichs in Berlin. Neben seinen speziell pharmakologischen, durch höchste Exaktheit ausgezeichneten Arbeiten hat er stets auch den Fragen der ärztlichen Praxis, insbesondere der Arzneiverordnungslehre, lebhaftes Interesse entgegengebracht. 1911 gab er mit Ewald ein Handbuch dieser Disziplin heraus. Die literarische Hauptarbeit seines Lebens galt dem grossen „Handbuch der experimentellen Pharmakologie", das bis auf den im Erscheinen begriffenen letzten Band vollendet ist.

Am 13. November, am Tage der Vollendung seines 81. Lebensjahres, schied in Leipzig Friedrich Albin Hoffmann aus dem Leben. Er war ein Schüler des pathologischen Anatomen von Recklinghausen und des grossen Klinikers Frerichs. Vielseitig begabt und vielseitig interessiert, hat er auf zahlreichen Gebieten der allgemeinen und speziellen Pathologie erfolgreich gearbeitet.

Unter dem Einfluss von Recklinghausens entstanden Arbeiten über Fragen der Entzündungslehre, dann unter der Einwirkung der Frerichsschen Schule solche vornehmlich auf dem Gebiet des Kohlehydratstoffwechsels und des·Diabetes. Doch auch die Pathologie des Magens, des Herzens, der Luftwege, der Lunge, des Mediastinums verdankt ihm wertvolle, zum Teil monographische Bearbeitungen.

Ganz besonders sind es zwei grössere zusammenfassende Darstellungen, die ihn bekannt und berühmt gemacht haben. Sein Lehrbuch der allgemeinen Therapie, in welchem er als Erster die Betrachtungsweise unter dem Gesichtspunkt einerseits der Schonung und andererseits der Uebung der Organe durchführte, und dann sein durch scharfe Kritik ausgezeichnetes Lehrbuch der Konstitutionskrankheiten, in welchem er aus der in der Literatur niedergelegten übergrossen Menge von Meinungen die gesicherten Tatsachen herauszuschälen suchte.

In den Jahren 1874 bis 1886 hat Hoffmann als Nachfolger von Schultzen in Dorpat die innere Klinik geleitet. Russland hat sein verdienstvolles Wirken mit hohen Auszeichnungen, mit dem Titel des Staatsrates und der Exzellenz anerkannt.

1886 erfolgte seine Berufung als Ordinarius an die Poliklinik in Leipzig, der er durch mehr als ein Menschenalter hindurch, 35 Jahre lang, vorstand. Mitglied unseres Ausschusses war er in den Jahren 1889 bis 1894. Nach aussen stark hervorzutreten, war seinem Wesen nicht gemäfs. Er lebte ein stilles, aber fruchtbares und viele dankbare Schüler reich befruchtendes Gelehrtendasein.

Noch ein anderer schwerster Verlust der jüngsten Zeit knüpft sich für uns an den Namen Leipzigs an. Unser Ehrenmitglied Adolf v. Strümpell ist am 10. Januar d. J. von uns gegangen, nachdem er uns erst kurz vorher durch seine autobiographischen Schilderungen „Aus dem Leben eines deutschen Klinikers" seine bedeutende, vornehme und liebenswürdige Persönlichkeit so recht nahegebracht hatte. Dass man vor einer deutschen Aerzteschaft nur wenig über ihn zu sagen braucht, um seine Verdienste zu ehren, bedeutet wohl sein höchstes Lob. Wer kennte nicht den „Strümpell", jenes beispiellos erfolgreiche, ganz auf eigener Erfahrung fussende Lehrbuch der speziellen Pathologie und Therapie, das in 42 Jahren 25 Auflagen erlebt hat und in vielen Uebersetzungen in der ganzen Welt verbreitet ist. Bei aller, gerade durch die stetige Arbeit an seinem Lehr- und Lebensbuch vermittelten Beherrschung der ganzen inneren Medizin gehörte die tiefste Liebe Strümpells dem Teilgebiet der Neurologie. Er erzählt uns, dass er schon als Primaner in einem wissenschaftlich interessierten Kreise von Mitschülern einen Vortrag über den Tastsinn hielt. Aus jener so früh erwachten Neigung erwuchsen in der Folge eine reiche Fülle bedeutender, zu nicht kleinem Teile Richtung gebender neurologischer Arbeiten des mit einem ungewöhnlichen intuitiven Spürsinn begabten Klinikers. Sie bewegen sich auf dem Gebiete der Psychoneurosen ebenso wie dem der Krankheiten des peripheren Nervensystems, des Rückenmarks und des Gehirns. Nur auf einige weise ich hin, wenn ich an seine Mitteilungen über Systemerkrankungen des Rückenmarks, an die Aufstellung des Begriffes der Metalues des Nervensystems, an seine Beschreibung der akuten Encephalitis der Kinder, an die Pseudosklerose und den Aufbau des Begriffes der Amyostasie erinnere, ein Erscheinungskomplex. dem wir ja als schlimmstem Folgezustand der epidemischen Encephalitis jetzt so häufig begegnen. 1891 hat S t r ü m p e l l mit E r b , L i c h t h e i m und S c h u l t z e die führende „Deutsche Zeitschrift für Nervenheilkunde" gegründet. 1893 hat er auf unserem Kongress das Hauptreferat „Ueber die traumatischen Neurosen" erstattet und 1903 in München ihn geleitet.

Aus der Schule W u n d e r l i c h s hervorgegangen, sehen wir ihn als akademischen Lehrer von 1883 bis 1886 an der Poliklinik in Leipzig, dann als Kliniker 19 Jahre in Erlangen und 6 Jahre in Breslau. Nach einem kurzen „Intermezzo" in Wien, trat er mit der Rückkehr nach Leipzig, dem Ausgangspunkte seiner wissenschaftlichen Laufbahn, in „Finale" seines Lebens ein. So die Ausdrücke, die er selbst in seiner Biographie gebraucht hat. Auch in Leipzig fand er Höhepunkte des Wirkens. 1916 war er Rektor der Universität und 1923 erster Geschäftsführer und Mitleiter bei der 100-Jahrfeier der Gesellschaft deutscher Naturforscher und Aerzte. Nun hat der Tod mit einem raschen Griff in die Saiten seine Lebenssymphonie beendet. Musik hat ihn sein ganzes Leben hindurch begleitet.

Erst in den letzten Tagen endlich traf mich die Kunde von dem plötzlichen Tode meines Schülers Prof. D e m e t e r v. T a b o r a in Frankfurt a M. v. T a b o r a war ursprünglich Assistent von R i e g e l in Giessen, der seine wissenschaftlichen und ärztlichen Fähigkeiten so hoch schätzte, dass er ihm die Neubearbeitung der 2. Auflage seines Lehrbuches der Magenkrankheiten das im Rahmen des N o t h n a g e l schen Handbuches erschienen war, übertrug. Mir war er ein treu ergebener, tüchtiger und gewissenhafter Assistent und Oberarzt 3 Jahre in Giessen und 4 Jahre in Strassburg. Er war ein Mann von hoher wissenschaftlicher Begabung und ein Arzt von grosser Erfahrung, dabei von hingebender Sorge für seine Kranken und von faszinierendem Einfluss auf dieselben. Die Studierenden in Strassburg haben ihn als trefflichen Lehrer hochgeschätzt.

Meine Damen und Herren, zum Ausdruck ehrenden Angedenkens an die Verstorbenen bitte ich Sie, sich von Ihren Sitzen zu erheben. Es ist geschehen, ich danke Ihnen.

In den Verhandlungen unseres Kongresses spiegeln sich fast alle grossen Fragen wieder, die die innere Medizin seit seiner Gründung bewegt haben. Auch treten in ihm alle wechselnden Strömungen wissenschaftlicher Arbeitsweisen, wie sie entstehen, anschwellen und wieder abebben, zutage.

Aus Mathematik, Physik und Chemie, diese letzteren oft in einer besonderen, an die Aufgaben der Biologie angepassten Form, sowie aus jeder sonstigen biologischen Methodik entnimmt die innere Medizin die Hilfsmittel zu eigener Bearbeitung ihrer wissenschaftlichen Probleme. Daher ist es zweckmäfsig und mehr und mehr üblich geworden, dass sich unter den Aerzten an den Kliniken auch solche befinden, die eine speziell chemische oder physikalische oder auch eine rein biologische, beispielsweise physiologische oder bakteriologisch-serologische Lehrzeit hinter sich haben. Wir sehen natürlich darauf, dass eine solche Lehre eine gründliche gewesen sei. Denn Scheinwissenschaft ist schlimmer als keine Wissenschaft. Unrichtige Resultate stiften nur Verwirrung und erfordern zu ihrer Ausräumung aufs neue viel kostbare Zeit und Mühe. Auch ist es unser Trachten, nur solche Fragen an der Klinik in Angriff nehmen zu lassen, die zur Pathologie in naher Beziehung stehen. Denn wir wollen zwar wissenschaftliche Aerzte, aber doch vor allem Aerzte heranbilden, deren höchstes Ziel immer der Endzweck aller Medizin, die Heilung der Krankheiten ist und die fest auf dem Fundament jeder Therapie, dem Kennen und Erkennen der Krankheiten stehen.

Die jeweilige Richtung, in der das Interesse der klinischen Arbeitsstätte ging, hat, worauf ich schon hinwies, die Verhandlungen unseres Kongresses nach Themenwahl und Arbeitsweise mafsgebend beeinflusst. Auf manche interessante Einzelheit hier einzugehen, muss ich, um nicht zu breit zu werden, mir versagen. Ich will nur darauf hinweisen, dass unter rund 2100 Vorträgen, die uns der Kongress einschliesslich der Referate bisher gebracht hat, nahezu $2/3$ sich unmittelbar auf den kranken Menschen bezogen haben. Sie können insofern speziell als klinische Vorträge bezeichnet werden. Zu etwa gleichen Teilen erfolgten sie vorwiegend einmal unter therapeutischen, dann unter diagnostisch-symptomatologischen und endlich unter patho-physiologischen Gesichtspunkten. Nur verhältnismäfsig wenige hatten ätiologischen und pathogenetischen Inhalt. Die nicht klinischen Vorträge, also etwa $1/3$ der Gesamtzahl, bezogen sich auf Tierexperimente oder sonstige reine Laboratoriumsversuche. Zu allermeist betrafen sie normal- oder pathologisch-physiologische Fragen. Die übrigen verteilten sich auf normale und pathologische Anatomie und auf Pharmakologie, auch war ein nicht ganz kleiner Teil rein methodologischer Natur.

Unter den Arbeitsmethoden standen der Häufigkeit nach die chemischen voran, es folgten dann die physikalischen, wesentlich bei kreislaufphysiologischen Arbeiten, dann die histologischen, die bakterio-serologischen und, in letzter Zeit stark anschwellend, die physiko-chemischen.

Die genannten Zahlen beziehen sich aber, wie gesagt, nur auf den Durchschnitt aller Kongresse. Im einzelnen unterlag das Verhältnis grossen Schwankungen. Die meisten klinischen Vorträge wies bisher der zweite Kongress im Jahre 1883 mit 88 vom Hundert, die wenigsten der des Vorjahres und der diesjährige, jeder mit rund 45 vom Hundert auf.

Die Aufgabe des Klinikers, gute Aerzte heranzubilden, ist aufs höchste verantwortungsvoll. Wohl und Wehe eines Kranken, ja sein

Leben, kann von der Zulänglichkeit eines einzelnen Arztes abhängen. Somit ist es eine unabweisbare Folgerung, dass unter den mancherlei Pflichten dem Kliniker sein Lehramt obenan stehen muss. Es ist ein schwieriges Amt und wird noch erschwert, wenn sich — wie leider nicht selten — unter den Schülern auch ungeeignetes Material befindet.

Liesse sich in dieser Hinsicht vielleicht eine Besserung anbahnen? Könnte etwa eine unter richtigen Gesichtspunkten einsetzende Berufsberatung zwischen geeigneten und ungeeigneten Elementen sichten helfen? Eine solche Beratung müsste natürlich schon vor dem Eintritt in das Studium Platz greifen und nicht erst, wenn schon erfolgter erheblicher Aufwand an Zeit und Geld die Umkehr erschwert oder unmöglich macht. Wie soll man es aber anstellen, um vor den Toren der Hochschule die Personen zu erkennen, denen das Horoskop eines guten Arztes gestellt werden kann? Lässt sich hier überhaupt eine feste Formel aufstellen? Ich glaube „nein", und wenn sie aufstellbar wäre, so ist es doch sehr fraglich, ob sie mit Erfolg auf die Schar der Adepten angewendet werden könnte. Man braucht nur ein ausführliches psychographisches Schema durchzugehen, wie es beispielsweise M a r t h a  U l r i c h in ihrer verdienstlichen Arbeit „Ueber die psychologische Analyse der höheren Berufe" für den Arzt aufgestellt hat [1]), um zu diesem Schluss zu kommen.

Aussichtsvoller aber wird das Problem vielleicht, wenn man es vereinfacht, wenn man zunächst von allen Voraussetzungen des Gemütes und der Ethik, des Willens und der Entschlusskraft, der psychischen und der physischen Widerstandskraft, die für den guten Arzt wünschenswert erscheinen, absieht und die Frage nur dahin stellt, welche individuellen Leistungen, welche Art von Begabung und Neigung der Schüler es etwa sind, die wenigstens ein gedeihliches ärztliches S t u d i u m mit Wahrscheinlichkeit in Aussicht stellen. Wenn es hier gelänge, bestimmte Anhaltspunkte zu gewinnen, so wäre schon manches erreicht. G a r r é hat in einer warm und fesselnd geschriebenen Einführung zu seinem, gemeinsam mit B o r c h a r d, verfassten Lehrbuch der Chirurgie, sehr bemerkenswerte Ausführungen über das Lehren und Lernen in der Chirurgie gemacht und namentlich den „visuellen" Menschentypus, der offenen Auges für die Welt der Erscheinungen ist, als den mehr für die Medizin prädestinierten dem „auditiven" gegenübergestellt, der sich seine Vorstellungswelt wesentlich nach dem gehörten oder geschriebenen Wort gestaltet. Lassen sich vielleicht Aufschlüsse über die Häufigkeit einer solchen vorwiegend auditiven oder aber visuellen Veranlagung gewinnen?

Wie verhält sich bei den Schülern etwaige N e i g u n g zu Naturwissenschaften zur B e g a b u n g für dieselben, wie sie sich in guten Leistungen aussprechen müsste? Lassen sich vielleicht irgendwelche s p o n t a n e, von den Anforderungen der Schule unabhängige Aeusserungen der Schülerpsyche auffinden, die im Sinne einer Begabung auch für die Medizin mitverwertet werden können, insofern etwa Korrelationen

---

[1]) Zeitschr. f. angew. Psychologie Bd. 13, S. 1.

zwischen ihnen und der Einstellung des Schülers zu den Naturwissenschaften bestehen?   Solche und noch einige nebenher laufende Fragen
haben mich zu einer Rundfrage durch Fragebogen [1]) veranlasst, die auch
an eine grössere Zahl von Ihnen, verehrte Kollegen, gelangt ist.   Ich
möchte Ihnen über das Ergebnis derselben einiges sagen.

Mit rund 2500 Sendungen habe ich mich einerseits an nahezu alle
deutschen Hochschullehrer der Medizin und andererseits an die an
deutschen Hochschulen tätigen Vertreter sog. Geisteswissenschaften an
Philologen, Historiker, Philosophen und Psychologen, Literar- und
Kunsthistoriker, Archäologen, Mathematiker, Musikwissenschaftler u. a.
gewandt.   Wenn überhaupt unterschiedliche Veranlagungstypen für die
Wahl unter geistigen Berufen förderlich mitbestimmend sind, so war
zu erwarten, dass solche Beziehungen gerade bei einer geistigen Elite
hervortreten würden und besonders dann, wenn, wie es hier geschah,
die Anfrage an zwei Lager von so polar verschiedener Geistesbetätigung
erging.   Diese Erwartung wurde denn auch nicht getäuscht.

Weit mehr wie 1000 Antworten von Medizinern und an 800 von
Geisteswissenschaftlern liegen mir vor.   Ueberaus zahlreich sind ergänzende Zusätze, zahlreich auch die Briefe, die mir zugegangen sind,
kurz, das Echo war über Erwarten gross.   Es hat hier viel Idealismus
und viel kollegiales Entgegenkommen die Feder geführt und es drängt
mich, dafür meinen herzlichen Dank auszusprechen.

Gefragt hatte ich nach der Art der Schule, ob humanistisch oder
real, und nach der Vertretung von Experimentalchemie in der Schule.
Ich bat um Auskunft, ob nach Maßsgabe des Abgangszeugnisses die
Leistungen in Mathematik, Physik und Chemie höher als auf der Stufe
„genügend" lagen, ob unabhängig von den Anforderungen der Schule
und den Schulleistungen ein besonderes I n t e r e s s e für Mathematik,
Physik, Chemie und biologische Fächer bestand, ob N e i g u n g zum
Beobachten, Sammeln oder Experimentieren auf dem Gebiet der Naturwissenschaften vorhanden war, ob — als Maßsstab für eine gute „auditive"
Veranlagung — das Auswendiglernen leicht fiel und ob — als Ausdruck
guter visueller Begabung — ein gutes Vorstellungsvermögen und Gedächtnis für räumliche Verhältnisse, für Farben, Formen und Bewegungen
sich zeigte.   Ich wollte wissen, ob die Gesamtleistung in der Schule,
an dem Abgangszeugnis gemessen, mehr als genügend war, ob sich in
der Schulzeit Neigung zu handwerklicher oder technischer Beschäftigung
geltend machte, ob bildnerische Veranlagung und dementsprechende
Betätigung vorhanden war im Zeichnen, Malen und Modellieren, ob
Neigung bestand zu gestaltender Tätigkeit auch auf belletristischem
oder poetischem Gebiete und endlich, ob ausgesprochene Musikliebe
vorlag und an der Ausübung von Musik auch über die Kinderjahre
hinaus festgehalten wurde.

Aus den Antworten auf diese Fragen, die mit „ja" oder „nein"
erbeten wurden, liess sich zunächst nur eine prozentuale Verteilungs-

---

[1]) Herrn Kollegen G a r r é bin ich für manchen Rat bei Aufstellung des
Fragebogens sehr zu Dank verpflichtet.

statistik aufstellen, die Aufschluss darüber gab, wieviele Personen unter hundert nach bestimmter Richtung hin gute Leistungen aufwiesen, bestimmte Neigungen hatten usw. Diese Statistik konnte der Grösse der Quellenzahlen gemäfs von vornherein auf Zuverlässigkeit Anspruch machen. Eine eingehende Durcharbeitung des Materials stützte durchaus diese Annahme, indem auch beliebig herausgegriffene Teile und, mehr noch, unter bestimmten Gesichtspunkten herausgegriffene Gruppen immer wieder nach der gleichen Richtung hin wie das Gesamtmaterial wiesen. Von einem Philologen wurde mir der warnende Gruss zuteil: „Die Statistik ist eine Dirne! χαῖρον!" Es hätte dessen nicht bedurft, um mich skeptisch und vorsichtig zu machen.

Natürlich passt ein solches prozentuales Verteilungsbild keineswegs auf den einzelnen Antwortgeber. Für diesen können vielmehr gemäfs der Antwort „ja" oder „nein" in den Einzelrubriken immer nur 100% oder 0% in Betracht kommen. Trotzdem aber stellt das Verteilungs-bild den durchschnittlichen Veranlagungstypus der betreffenden Personen-gruppe dar, ganz ebenso, wie man z. B. auch einen Volkstypus aufstellt, ohne damit zu meinen, dafs er sich mit dem Typus einer Einzel-individualität völlig decke. Was in dem prozentualen Verteilungsbild der Gesamtheit aber die Häufigkeit ist, mit der die einzelnen Züge sich zeigen, das wird für den Typus d. h. für das ideale Durch-schnittsindividuum, zum graduellen Mafs bestimmter Leistungen, Veranlagungen und Neigungen. Ein selbstverständlicher und wichtiger Schluss von diesem Gruppentypus auf den einzelnen liegt dann in folgendem: Sofern das Vorherrschen gewisser Züge in dem Gesamtbild einer bestimmten Berufsgruppe die förderliche Natur eben dieser Züge für den betreffenden Beruf annehmen lässt, ist das Vorhandensein des gleichen Zuges bei einem Einzelindividuum berufsprognostisch sicherlich günstig für dieses zu werten. Was aber nun die Frage eines etwaigen korrelativen Zusammenhanges verschiedener Einzelzüge angeht, so wird man einen solchen dann annehmen dürfen, wenn bei der Summe von Antwortgebern, die alle einen bestimmten Zug bejahen, ein relatives Ansteigen auch eines anderen oder mehrerer anderer Züge feststellbar ist und umgekehrt.

Von diesen methodisch notwendigen Vorbemerkungen nun zu den Ergebnissen! Sie lassen sich in ihren Umrissen kurz darstellen, wenn auch ihre gewissenhafte Gewinnung eine recht langwierige und mühevolle Zahlenarbeit bedeutete.

Nur etwa 10% der medizinischen Hochschullehrer und 8% der geisteswissenschaftlichen rekrutiert sich aus Realschulen. Doch war an rund 40% der Gesamtheit der Mittelschulen Experimentalchemie ver-treten. Die Vertretung und Betonung dieses Unterrichtsfaches auch auf den Gymnasien muss für den späteren Mediziner als sehr wichtig gelten. Bedeutet doch die Chemie eine für alle Biologie integrierende Form physischer Weltanschauung, die sich anders, als es für viele elementare physikalische Phänomene der Fall ist, in keinem Punkte etwa der naiven Naturbeobachtung offenbart, sondern nur durch Unterricht zu gewinnen ist. Da nun ein ursprüngliches Interesse für Chemie, wie die Rundfrage dargetan hat, verhältnismäßig selten ist, so erscheint es erwünscht, das die Schüler wenigstens mit den chemischen Grundtatsachen schon unter dem vorakademischen Schulzwange bekannt werden. Die akademische Freiheit pflegt vielen unter den Studierenden diese Grundtatsachen nicht zu erschliessen. Davon können wir uns oft genug in der Klinik überzeugen.

Die nun folgenden Ausführungen habe ich durch beistehende Tabelle (Abb. 1) auch in quantitativer Hinsicht anschaulicher zu machen gesucht. Die Vertikalrubriken derselben sind in ihrer Beziehung zu Fragen des

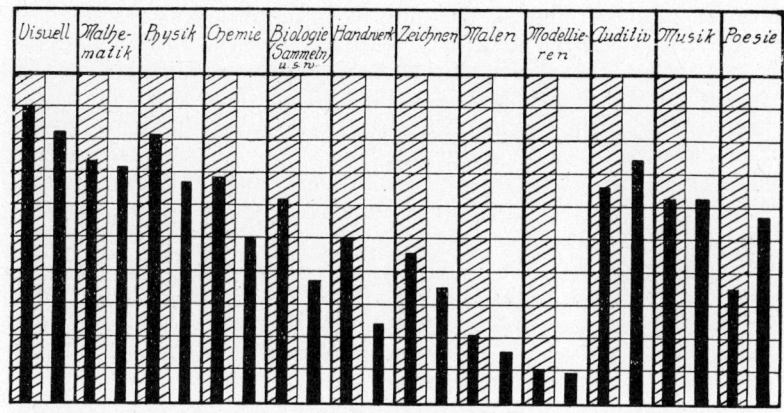

Abb. 1.

Rundschreibens durch Ueberschriften gekennzeichnet. Sie bedeuten der Reihe nach visuelle Veranlagung, Leistung in Mathematik, Physik, Chemie, Betätigung in biologischen Dingen, in Handwerk, in Zeichnen, Malen, Modellieren, dann auditive Veranlagung, Musikalität und Neigung zu poetischer Betätigung.

Jede dieser Vertikalrubriken zerfällt in eine schraffierte und eine weisse Hälfte, die schraffierte für die Mediziner, die weisse für die Geisteswissenschaftler. In beide Felder, die schraffierten der Mediziner, wie die weissen der Geisteswissenschaftler, sind schwarze Stäbe eingezeichnet, deren Höhe — die Höhe des ganzen Feldes = 100 gesetzt — die prozentuale Quote bezeichnet, mit der die Mediziner bzw. die Geisteswissenschaftler an der betr. Rubrik, also an guter visueller oder auditiver Veranlagung, an guten Leistungen in Mathematik, Physik, Chemie, an Beschäftigung mit Biologie, mit Handwerk usw. beteiligt sind.

Es ergab sich, dass die späteren Mediziner visuell besser eingestellt waren als die Geisteswissenschaftler, es spielte für sie die Welt des Auges eine grössere Rolle. Doch war der Unterschied kein sehr grosser. Gaben doch auch 10 % der Mediziner an, avisuell veranlagt zu sein. Bei den Geisteswissenschaftlern aber waren es 18 %. Die überwiegende

Zahl der Antwortgeber aus beiden Lagern hat sich sowohl auditiv wie visuell als gut veranlagt bezeichnet.

In den Leistungen in Mathematik, Physik und Chemie waren die Mediziner den Geisteswissenschaftlern überlegen. In der reinen Mathematik war der Unterschied zwar nur sehr gering, nicht unerheblich dagegen in Physik und Chemie. Noch viel erheblicher aber erwies sich die Differenz zwischen Medizinern und Geisteswissenschaftlern hinsichtlich der Neigung für Mathematik, Physik, Chemie und Biologie. Speziell diese Verhältnisse der Neigung sind auf der Tafel nicht dargestellt. Am meisten näherte sich auch hier der Geisteswissenschaftler dem Mediziner bei der reinen Mathematik. Bei Physik, Chemie und Biologie stand sein Interesse dagegen um rund 50% hinter jenem des Mediziners zurück. Die späteren Mediziner zeigten ferner in ihren Schuljahren ganz wesentlich mehr Neigung zum Beobachten, Sammeln und Experimentieren auf dem Gebiete der Naturwissenschaften als die späteren Geisteswissenschaftler. Und sehr bemerkenswerter Weise zeigte sich bei den Medizinern ganz ausgeprägt auch ein Mehr an Neigung für handwerkliche und technische Beschäftigung und weiterhin auch ein Mehr an Interesse für bildnerische Betätigung in Form von Zeichnen, Malen und Modellieren.

Umgekehrt überwog bei den Geisteswissenschaftlern den Medizinern gegenüber der auditive Typus, es prägte das gelesene oder gehörte Wort sich ihnen besser ein und sie machten wohl aus diesem Grunde auch die besseren Examina. Denn nur 9% von ihnen blieben, wie sich ergeben hat in ihrer Gesamtzensur unter der Note gut. Bei den Medizinern dagegen waren es 19%, die nicht über genügend kamen.

Keinerlei Unterschied ergab sich zwischen den Medizinern und den Geisteswissenschaftlern in bezug auf Musikalität. Genau 63% der Antwortgeber sowohl unter den Medizinern wie unter den Nichtmedizinern haben sich als ausgesprochen musikliebend bezeichnet und musikausübend über die Kinderjahre hinaus blieben von den Geisteswissenschaftlern 40% und von den Medizinern 38%. Ein deutliches Plus zugunsten der Geisteswissenschaftler aber ergab sich bei der Neigung zu poetischer Gestaltung. Sie gaben eine solche zu 57% an, die Mediziner nur zu 35%. Ob die viel intimere Beschäftigung mit Wort und Wortkunst bei den Geisteswissenschaftlern hier eine Rolle spielt?

Von besonderem Interesse erschien nun die Frage ob, wie es nach dem Gesagten doch den Anschein hat, tatsächlich eine psychische Korrelation zwischen einer ernsthaften Neigung für die Naturwissenschaften einerseits und andererseits der spontan zum Vorschein kommenden Neigung vieler Knaben zum Beobachten, Sammeln und Experimentieren in Physik, Chemie, Botanik, Zoologie und Mineralogie, sowie vor allem auch zu handwerklicher Tätigkeit, zu all den vielen Formen des Bosselns und Bastelns besteht. Diese Frage muss, wie ich glaube, unbedingt bejaht werden. Wenn man nämlich, ganz gleich, ob bei Medizinern oder bei Nichtmedizinern und ganz gleich wie die Leistungen in den betreffenden Fächern sind, auf der einen Seite die Fragebögen zusammenstellt, in denen die Frage nach Neigung zu Mathematik, Physik, Chemie und Biologie durchweg bejaht ist und auf der anderen die, in denen sie durchweg verneint wird, so zeigt sich bei den ersteren ein ganz erhebliches Ansteigen auch der Neigung nicht nur zum Sammeln von Naturgegenständen und sonstiger naturwissenschaftlicher Betätigung, sondern ebenso auch ein ganz erhebliches Ansteigen der Neigung zu Handwerk und Technik, sowie zu bildnerischer Betätigung durch Zeichnen, Malen und Modellieren. Umgekehrt sinken aber alle diese Neigungen stark ab da, wo kein Interesse für Mathematik, Physik, Chemie und Biologie angegeben wird.

Ich habe zur Veranschaulichung auch dieser Beziehungen wieder eine Tabelle (Abb. 2) beigefügt. Sie entspricht in ihrer Anordnung ganz der ersten, nur dass hier die schraffierten und weissen Felder sich

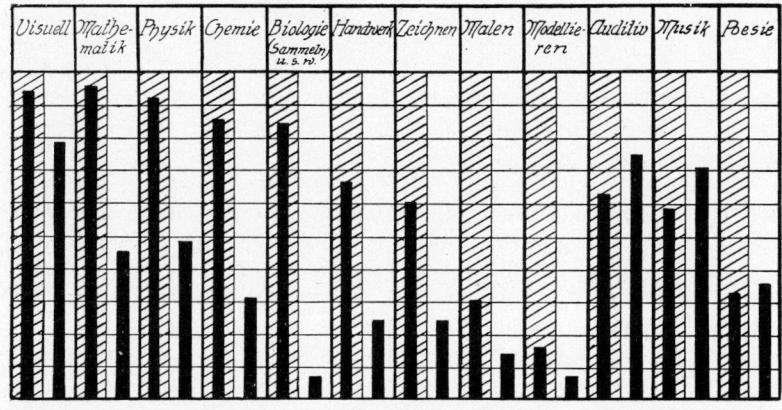

Abb. 2.

nicht auf Mediziner und Geisteswissenschaftler, sondern beide auf Mediziner beziehen, die schraffierten aber auf solche, welche die Fragen nach Interesse für Mathematik, Physik, Chemie und Biologie durchweg bejahten, die weissen auf solche, die diese Fragen verneinten. Ohne weiteres springt die viel geringere Quote an Leistung und Betätigung in den vorher genannten Fächern auf den weissen Feldern der nicht interèssierten Mediziner hervor.

Man sieht also, unter den Medizinern sind auch Personen, die dem Typus der Geisteswissenschaftler gleichen, ja denselben in mancher Hinsicht sogar noch übertreiben. Es sind das, wie gesagt, die für Mathematik und besonders die Naturwissenschaften primär nicht interessierten Individuen. Umgekehrt lässt sich auch zeigen, dass unter den Geisteswissenschaftlern eine Anzahl von Personen ist, die ganz den Medizinertypus aufweisen, und das sind hier die in ihren Schuljahren primär für Mathematik und Naturwissenschaften interessiert gewesenen Menschen.

Aber diese mit dem Gesamttypus ihrer Gruppe kontrastierenden Individuen sind jeweils stark in der Minderzahl. Sie betragen bei den Medizinern nur 8 %, bei den Geisteswissenschaftlern 9 % der Gesamtzahl. Sie nehmen sich, wenn man das Gesamtbild betrachtet, fast wie versehentlich in die Gruppe geraten aus.

Aus den gewonnenen Verteilungsbildern lässt sich, wie ich meine, folgende psychische Idealkonstruktion ableiten. Der „geborene" Naturwissenschaftler und damit auch, soweit nur gewisse oben genannte emotionelle Seiten seiner Psyche (Neigungsrichtungen) in Betracht gezogen werden, der zum Mediziner „prädestinierte" junge Mensch hat bei besonders guter visueller Veranlagung, aber doch wohl nicht allein nur durch diese bedingt, sondern rein gefühlsmäfsig, und nicht aus intellektuellen Gründen ein lebhaftes Interesse für die Welt der sichtbaren Erscheinungen, für das Ganze der Natur und in Korrelation damit, auch einen starken Betätigungstrieb, der sich auf Beobachtung, Ergründung und Meisterung der Natur richtet. Den Individuen ohne solches auf Neigung begründetes Interesse geht mehr oder weniger auch dieser Betätigungstrieb ab. „Wenn Ihr's nicht fühlt, Ihr werdet's nicht erjagen." Zu einer Meisterung der Natur gehört seinem Ursprung nach aber gewiss auch das Handwerk und bei den mannigfachen Fäden, die sich hinüber und herüber von Handwerk zu Kunst spinnen, bis zu einem gewissen Grade auch die bildende Kunst. Ob es nur Zufall bedeutet, dass ein grosser bildender Künstler wie Lionardo da Vinci auch ein grosser Ingenieur und Techniker war? Bei dem Knaben kommen solche Zusammenhänge zunächst rein spielerisch zum Vorschein. Doch „hoher Sinn liegt oft im kind'schen Spiel".

Dass für den Arzt und gerade für den Praktiker die hier skizzierte, auf die Betätigung an Materie und Natur hindrängende Geistesstruktur vorteilhaft sein muss. liegt auf der Hand. In übertragenem Sinn gilt auch hier das Faustsche Wort: „Im Anfang war die Tat."

Ganz anders der Geisteswissenschaftler. Er lebt vornehmlich in einer Welt der Begriffe und Abstraktionen. Was das gesprochene oder geschriebene Wort, dieses im innersten Wesen abstrakte Gebilde ihm vermitteln kann, das prägt sich ihm, dem auditiv besonders gut Veranlagten auch leicht und fest ein. Die konkrete Welt, das Einzelne der Erscheinungen tritt für ihn mehr zurück, zurück tritt damit auch die Neigung, an diesem Konkreten und Einzelnen sich zu betätigen und es nachzubilden. Nur in dem Gedankengerüst, das wir an die Natur anlegen, in der Mathematik, die ja auch wesentlich mit Abstraktionen arbeitet, hier „wo Zahl und Formel herrscht, statt des Lebend'gen" nimmt er es mit dem Mediziner auf, und er überflügelt ihn in poetischer Betätigung, der auch nur wieder das abstrakte Ausdrucksmittel des Wortes zu Gebote steht.

Abseits aber von auditiver oder visueller, von mehr abstrakter oder konkreter, mehr kontemplativer oder praktischer Veranlagung steht, wie es scheint, die Neigung und Veranlagung zur Musik, die Veranlagung zu Musik wenigstens in ihrer häufigsten, bloss rezeptiven

und reproduktiven Form.   Ueber die Menschen, die zu höchsten und
vor allem auch zu produktiven musikalischen Leistungen befähigt sind,
die eigentlichen Musiker, für die ja auch besondere Gesetze der Vererbung
wichtig sind, sagt unsere Statistik nichts aus.

Meine Damen und Herren!   Mit dem, was ich Ihnen darzulegen
versuchte, ist die Quelle, die durch meine Rundfrage angeschlagen
wurde, keineswegs erschöpft.   Doch muss ich mich an dieser Stelle
auf das Gesagte beschränken.   Es genügte aber, wie ich hoffe, um zu
zeigen, dass man die Psychographie des Mediziners, oder besser, des
für das Medizin s t u d i u m geeigneten jungen Menschen, wenigstens nach
bestimmten Richtungen hin auf die uns Naturwissenschaftlern besonders
vertrauenswürdig erscheinende Methode der Induktion, auf eine Summe
von Einzelbeobachtungen gründen kann.   Dass damit keine ausnahme-
freien Regeln aufgestellt werden sollen, und dass beim Einzelnen immer
auch das Maſs der individuellen Gesamtintelligenz für jegliche Berufs-
prognose schwerwiegend in die Wagschale fallen muss, brauche ich
kaum besonders zu betonen.   Es mag sich aber aus einer Untersuchung
wie der vorliegenden für die vornehmste Aufgabe des Klinikers, Aerzte
heranzubilden, immerhin etwas Erspriessliches ableiten lassen.

Und jetzt, meine Damen und Herren, erkläre ich in der Hoffnung,
dass unsere Tagung eine gedeihliche sein werde, den 37. Kongress für
innere Medizin für eröffnet.

# VERHANDLUNGEN

DER

# DEUTSCHEN GESELLSCHAFT FÜR INNERE MEDIZIN.

HERAUSGEGEBEN

VON

DEM STÄNDIGEN SCHRIFTFÜHRER

## Oberarzt Dr. A. GÉRONNE

DIREKTOR DER INNEREN ABTEILUNG AM
STÄDTISCHEN KRANKENHAUS WIESBADEN

## ACHTUNDDREISSIGSTER KONGRESS.

GEHALTEN ZU WIESBADEN VOM 12.—15. APRIL 1926.

Enthält die Referate:

Spielmeyer: Versuche der theoretischen Neuroluesforschung zur
Lösung therapeutischer Fragen.
Wagner-Jauregg: Die moderne Therapie der Neurolues.
Klewitz: Asthma.
Vortrag Schilling: Das Blut als klinischer Spiegel somatischer Vorgänge.

Mit 25 Abbildungen im Text und 1 farbige Tafel.

MÜNCHEN.

VERLAG VON J. F. BERGMANN.

1926.

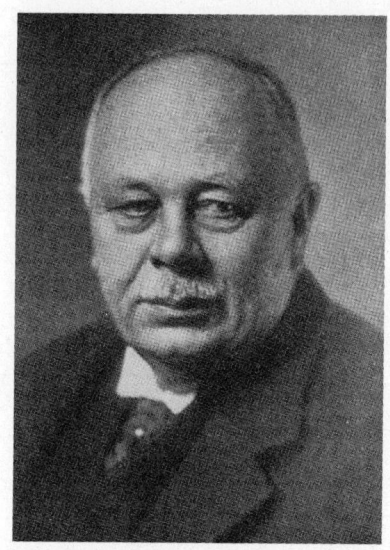

H. Pässler, Dresden
Vorsitz 1926

# Eröffnungsrede.

Von

Prof. **Pässler** (Dresden).

Hochansehnliche Versammlung! Die Deutsche Gesellschaft für innere Medizin hat nach ihren Satzungen den Zweck, durch persönlichen Verkehr die wissenschaftlichen und praktischen Interessen der inneren Medizin zu fördern. Zur Verwirklichung dieses Zieles hat die Gesellschaft stets Wert darauf gelegt, neben akademischen Lehrern auch praktische Vertreter der inneren Medizin in ihren Vorstand zu wählen. So wichtig die theoretische Forschung als einer der Hauptpfeiler unserer Wissenschaft ist, so gewinnen ihre Ergebnisse doch erst Leben und vielemale ein ganz anderes Gesicht bei dem Versuche ihrer Übertragung in die praktische Medizin. Andererseits war es von jeher die rein ärztliche Krankenbeobachtung und Behandlung, also die praktische Medizin, welche der theoretischen Forschung vielfältigste Fragestellungen und wertvollste Anregungen geboten hat.

Ich als Krankenhausarzt hielt es deshalb für richtig, das Besondere meiner heutigen Aufgabe darin zu sehen, bei der Gestaltung des Kongresses der Lösung wichtiger praktischer Fragen aus unserem Wissensgebiet einen breiten Raum zu gewähren, soweit mir als Vorsitzenden ein persönlicher Einfluss darüber zusteht.

Das Referat des Herrn Wagner-Jauregg über die moderne Therapie der Neurolues mit einer hoffentlich recht ergebnisreichen Aussprache soll jedem Einzelnen die Möglichkeit gewähren, zu dieser durch die Arbeiten der letzten Jahre so brennend gewordenen Frage eine persönliche Stellungnahme für die eigene praktische Tätigkeit zu finden, während uns das einleitende Referat des Herrn Spielmeyer zeigen soll, wie wichtig dafür auch die genaue Erkenntnis der allgemein pathologischen Unterlagen ist, und andererseits wie durch eine praktisch-empirisch gefundene Lösung auch die theoretischen Probleme sich neu gestalten oder ein ganz verändertes Gesicht bekommen.

Der Vortrag Herrn Schillings über die Blutbefunde soll sodann dazu dienen, durch eine allseitige Aussprache Klarheit darüber zu bringen, inwieweit die Analyse des sog. weissen Blutbildes die grosse und wichtige praktische Bedeutung hat, ob sie für den Praktiker das unentbehrliche aufschlussreiche Hilfsmittel zur Klärung diagnostischer und therapeutischer Zweifel tatsächlich ist, wie es nach den zahlreichen Arbeiten der letzten Zeit scheinen möchte.

1*

Auch das Referat des Herrn K l e w i t z über das A s t h m a habe ich
in erster Linie gewählt, weil die Meinungen über unser praktisches Verhalten bei diesem krankhaften Zustand heute mehr als je auseinandergehen. Man könnte mir hier einwenden, dass die Frage noch nicht
spruchreif sei. Aber als das „Asthma" vor 41 Jahren zum letztenmal
Gegenstand eines Referats in dieser Gesellschaft war, war das Thema
erst recht nicht spruchreif und dennoch hat der damals gewonnene
Standpunkt eine Etappe gebildet, auf der der Forscher fussen konnte
und gefusst hat, bis neue wissenschaftliche Errungenschaften auf ganz
anderen Gebieten die Möglichkeiten gewährten, in der Betrachtung
des Asthmas von neuem vorwärts zu kommen.

Schliesslich möchte ich persönlich die Gelegenheit nicht vorübergehen lassen, welche mir mein heutiges Amt bietet, Ihnen meine
Ansichten über einige Fragen darzulegen, die sich einem jeden von
uns aufdrängen, und deren Lösung mir für die zukünftige Stellung des
inneren Mediziners in seinem Berufe, damit aber auch für die weitere
Entwicklung und Gestaltung unseres Wissenszweiges von erheblicher
Bedeutung zu sein scheint.

Beim Überblicken der grossen, unbezweifelbaren wissenschaftlichen Fortschritte der letzten Jahrzehnte auf dem Gebiete der
inneren Klinik muss sich der Sachverständige eigentlich wundern, wie
wenig die allgemeine Wertschätzung der praktischen Leistungen und
des praktischen Könnens des inneren Mediziners mit dieser grossen
Entwicklung Schritt gehalten hat. Dass dem so ist, namentlich im
Vergleich zur allgemeinen Wertschätzung der medizinischen Technik
aller Art, wird jeder empfinden.

Die geringe Achtung vor der internistisch-ärztlichen Tätigkeit
offenbart sich mannigfach; in der geringen Entlohnung kompliziertester
geistiger Leistung im Vergleich zu jeder ärztlich-technischen und zu
sonstiger Tätigkeit; in dem mangelhaften Schutz unserer Tätigkeit
gegen Fälschung, also dem Fehlen eines Kurpfuscherverbots, das, wie
jedem tiefer in die Psyche des Volkes blickenden offenbar sein muss,
nicht etwa deswegen fehlt, weil man aus einem gewissen Freiheits-
fanatismus heraus jedem das Recht wahren will, seinen Körper nach
Belieben behandeln oder mis shandeln zu lassen, sondern das vielmehr,
trotz aller offiziellen Reden vom Hochstande der medizinischen Wissenschaft und des ärztlichen Könnens im Grunde nur deshalb nicht
existiert, weil die Mehrzahl der maßgebenden Kreise bis weit in die
Reihen der Gebildeten hinein doch glaubt, dass die legitime ärztliche
Wissenschaft und ihre Vertreter vielfach insuffizient seien, und dass es
für viele Menschen ein Leichtes sei, auf Grund besonderer Begabung,
geheimen Wissens oder durch den blossen Menschenverstand in der
Ausübung der Heilkunde Besseres zu leisten, als man bei den medizinischen Fakultäten unserer Universitäten heute zu lernen vermag.

Es mag sein, dass in den Motivbündeln, deren Resultante das Versagen unserer Gesetzgebung in der Kurpfuschereifrage ist, noch
mancherlei andere Einzelmotive tatkräftig mitwirken, so rein macht-

politische Empfindungen gewisser Bevölkerungsklassen, die allgemeine Missachtung und Abneigung mancher politischer Gruppen gegen jede höhere geistige Bildung, wie sie sich in der Nachkriegszeit so unverhüllt offenbart hat. Sicher wäre aber dieser Mangel unserer Gesetzgebung unmöglich, wenn bei der grossen Mehrzahl unserer Volksgenossen oder wenigstens unserer Gebildeten die feste Überzeugung bestünde, dass die Krankenbehandlung im Sinne der legitimen ärztlichen Wissenschaft jeder anderen unbedingt weit überlegen sei.

Am klarsten zeigt sich aber die vielfach geringe Achtung vor dem ärztlichen Wissen und Können wohl in dem starken Zustrom Leidender aus allen Bildungs- und Gesellschaftsschichten zu ärztlichen Sektierern und nichtärztlichen Krankenbehandlern oft niederster Art; und wer wollte verkennen, dass diese Erscheinung in den letzten Jahrzehnten wesentlich zugenommen hat? Wenn das trotz aller grossen und praktisch bedeutsamen Fortschritte unserer Wissenschaft geschieht, so müssen dafür Gründe vorhanden sein, denen nachzuspüren uns Ärzten obliegt.

Sicher kommt hier eine Reihe von Ursachen in Frage. Vielleicht spielt gerade das rasche Fortschreiten der Wissenschaft eine Rolle; dem Einzelnen ist es nicht immer möglich zu folgen. Verschiedene Ärzte werden daher in derselben Sache zu verschiedenen Meinungen kommen. Das gibt dem Laien jedesmal Anlass zu Kritik und Zweifeln. Die heute noch mangelhafte Ausbildung der Ärzte in sozialer Medizin bringt es mit sich, dass ärztliche Gutachten, welche auch für die Öffentlichkeit bestimmt sind, recht oft bedenkliche Angriffspunkte bieten. Eine Rückwirkung auf den Ruf der solche Gutachten ausstellenden Ärzte und damit der Ärzte überhaupt ist unvermeidlich.

Dass das Chaos, welches in der Herstellung und im Vertrieb medikamentöser Heilmittel herrscht, eine Quelle schwerer Schädigung des ärztlichen Ansehens ist, brauche ich hier nicht näher auszuführen. Der Schaden wurde gerade von unserer Gesellschaft längst erkannt. Wir erhoffen von der Tätigkeit unserer Arzneimittelkommission allmähliche Besserung, die aber auch nur bei allseitiger, verständnisvoller Mithilfe der praktischen Ärzte und nur dann erreicht werden kann, wenn dem Praktiker durch seine Ausbildung der Grundsatz fest ins Bewusstsein eingeprägt ist, dass die allgemeine Praxis nicht das Feld sein kann, auf dem neue Mittel und neue Methoden zuerst auf ihre Wirkungen und ihren Wert geprüft werden können. Mit der ernsten chemischen Industrie müssen wir um ein taktisches Zusammenarbeiten eifrig bemüht bleiben, denn die grossen Leistungen gerade der deutschen Arzneimittelindustrie, ihre volks- und nationalwirtschaftliche Bedeutung, die durch den Krieg und seine Folgen vielerorts schwer bedroht erscheinen, dürfen auch in unserem Interesse weder verkannt noch unvorsichtig geschädigt werden. Andererseits ist jeder Versuch zu unterstützen, der unter Schonung berechtigter Interessen Auswüchse zu beseitigen verspricht, die den therapeutischen Wirrwarr zu steigern geeignet sind. So ist namentlich die Frage des Wortschutzes pharma-

zeutischer Präparate einer den beiderseitigen Interessen, denen der
Industrie, wie denen der Ärzteschaft gerecht werdenden Neuregelung
dringend bedürftig. Die im Bruderstaat Österreich kürzlich erlassene
sog. „Spezialitätenverordnung" scheint mir, wie überhaupt, auch nach
dieser Richtung hin ein gutes Vorbild zu sein. Das Verlangen einer
völligen Beseitigung der heute ungehemmten Reklame für
neue Arzneimittel, Spezialitäten usw. scheint mir zwar zu weit zu gehen.
Gewisse Einschränkungen aber, so z. B. das Verbot der nichtverlangten
Übersendung von sog. Ärztemustern an den praktischen Arzt, wäre
ernsthaft zu überlegen. Weiterhin müsste der Versuch gemacht werden,
die direkt an das Publikum gerichtete Reklame für Heilmittel aller Art sowohl in der breiten Öffentlichkeit wie ganz besonders
in den Apotheken zu unterdrücken. Dass der Arzt sich selbst durch
die fast ausschliessliche Verordnung fabrikfertiger Präparate statt der
Rezeptur eines psychologisch überaus wirksamen Teils seines persönlichen Einflusses auf die Kranken begibt und dadurch auch den
Wert der ärztlichen Leistung in der öffentlichen Meinung herabsetzt,
wird nur allzuwenig beachtet.

Vor allem aber müssen wir bei uns Ärzten selbst nachforschen,
ob unsere Leistungen den berechtigten Anforderungen überall entsprechen. Namentlich müssen wir prüfen, ob die Ausbildung unseres
ärztlichen Nachwuchses eine solche ist, wie sie dem hohen Stande
der Wissenschaft entspricht. Hängt es doch davon ab, ob wir erwarten
dürfen, dass im grossen und ganzen die praktische Krankenbehandlung
mit den Errungenschaften der Wissenschaft in Einklang steht. Wer
dauernd viel mit jüngeren Ärzten in Berührung kommt, wird die Erfahrung machen, dass wir von der Universität sehr viele tüchtige Ärzte
mit vielseitigem Wissen und gutem Können erhalten. G. Klemperer
hat erst vor wenigen Jahren an dieser Stelle die Ausbildung der Ärzte
einer Prüfung unterzogen und ist zu einem befriedigenden Resultat
gekommen. Immerhin glaube ich einige Wünsche hier anbringen zu
müssen, die sich mir in meinem Verkehr mit jungen Ärzten immer wieder
aufdrängen. Selbst bei einer erheblichen Summe von Wissen fehlt
es oftmals, wie mir scheint, an der ausreichenden Beherrschung der
klinischen Grundlagen, also dessen, was in der klinischen Propädeutik
gelehrt werden soll. Ich halte gerade diesen Unterricht in der klinischen
Propädeutik für so wichtig für das ganze medizinische Denken, dass
ihr Lehrstoff unmöglich in befriedigender Weise in einer 3—4stündigen,
einsemestrigen Vorlesung erschöpft werden kann. Ich halte auch die
Materie und ihre richtige Darstellung für so schwierig, dass sie eigentlich
nicht dem angehenden Akademiker anvertraut werden sollte, wie das
in der Regel geschieht. Für überaus wünschenswert zur Schaffung
solider Grundlagen halte ich ferner neben der klinischen Propädeutik
die Abhaltung einer Klinik für Anfänger, wofür das „auscultando"
Hören der Vollklinik niemals Ersatz sein kann. Die innere Klinik
als das Fundament unserer ganzen klinischen Ausbildung überhaupt,
soll doch den Studierenden auch zu den schwierigeren Problemen, zu

den diagnostisch und therapeutisch verwickelteren Fällen führen. Das kann vom Kliniker nur geleistet werden, wenn er sich von dem Zwang befreit sieht, für Anfänger und Fortgeschrittene gleichzeitig reden zu müssen.

Dass die Therapie nur in beschränktem Sinne gelehrt werden kann und ihre Beherrschung vielfach erst durch die eigene Tätigkeit des Arztes erlangt werden muss, ist wohl zuzugeben. Es erscheint mir aber notwendig, und zwar ganz besonders heute, wo dem Arzt täglich neue Mittel und Methoden angeboten werden, besonders eingehend die Grundsätze zu lehren, nach denen sich ein therapeutischer Erfolg und Misserfolg beurteilen lässt.

Abgesehen von diesen Einzelheiten scheint mir aber die innere Medizin zum Nachteil des Ganzen überhaupt mehr und mehr aus dem Zentrum der klinischen Ausbildung herausgedrängt zu sein. Gewiss wird niemand von uns wieder darauf verzichten wollen, dass der Medizinstudierende heute neben den alten klinischen Grundfächern auch die wichtigsten Errungenschaften der Spezialfächer kennen lernen muss. Ich glaube aber, dass die Gefahr, welche Heinrich Curschmann in seiner Eröffnungsrede zum zehnten Kongress 1892 von der zu starken Betonung des Spezialwissens und womöglich einer gesetzlichen Festlegung der Spezialfächer als Prüfungsfächer fürchten zu müssen glaubte, heute nach jeder Richtung verwirklicht ist. Die Aufnahme so vielen Einzelwissens in Lehrplan und Prüfungsordnung kann zwar die Basis der ärztlichen Tätigkeit verbreitern, muss aber gleichzeitig notwendig zur Verflachung führen. Da man als Schüler anerkanntermaßen nicht schon alles lernen kann, so muss auf die Erlernung der gemeinsamen Grundlagen des medizinischen Denkens das Hauptgewicht gelegt werden. Die innere Heilkunde ist, wie schon Frerichs in seiner Eröffnungsrede zum ersten inneren Kongress betonte, dazu berufen, die allgemeinen Gesetze zu erfassen, welche die Lebensvorgänge des Individuums bestimmen, nach welchen deren Bestehen und Vergehen geregelt wird. — „Sie ist berufen, die Einheitsidee der klinischen Wissenschaften in diesem Sinne festzuhalten und auszubauen, durch eigene Arbeit und selbständiges Schaffen, jedoch auch durch willige Verwertung der Bausteine, welche die Einzelfächer und Hilfswissenschaften uns heranbringen." — Es ist klar, dass man sich heute mehr und mehr von dieser durch die innere Medizin vertretenen Einheitsidee entfernt. Schon der Student befleissigt sich vielfach einer einseitigen Ausbildung für eine künftige Spezialität, und wie oft müssen wir bei den heutigen Vertretern von Spezialfächern beklagen, dass ihnen der Zusammenhang mit Denkweise und Forschungsergebnissen der inneren Medizin etwas verloren gegangen ist.

Dass alles in allem trotzdem auf unseren Universitäten die Möglichkeit in reichem Maße geboten ist, Tüchtiges zu lernen, beweist aber schon die erwähnte Tatsache, dass sicher die grösste Anzahl von jungen Ärzten durchaus gut ausgebildet in die Praxis eintritt. Ebenso unterliegt es aber keinem Zweifel, und das muss offen gesagt werden, weil ich es für

einen schwer zu verantwortenden Fehler, für eine Hauptquelle der Unterschätzung unseres Standes und für die gefährlichste Schwächung
der ärztlichen Position im Kampfe gegen ärztliches Sektierertum und
Kurpfuscherei halte, dass nämlich eine wenn auch nur kleine Zahl solcher
Anwärter die Approbation als Arzt erlangt, welche den notwendigerweise
zu stellenden Anforderungen durchaus nicht entspricht. Ich kann der
Forderung nach Verlängerung der Studienzeit, wie sie deshalb von
mancher Seite immer wieder erhoben wird, nicht beistimmen. Solange
Leute bei genügender Begabung und genügendem Fleisse in der bisherigen Studienzeit Tüchtiges und Ausreichendes zu lernen vermögen,
dürfte namentlich bei unserer heutigen Wirtschaftslage an eine ob-
ligatorische Verlängerung der Ausbildungzeit, die ausserdem nach
meiner Überzeugung den gewünschten Erfolg auch nicht zeitigen würde,
nicht gedacht werden. Nur um einer zunftmäßigen Beschränkung der
Zahl unseres Nachwuchses willen darf das Studium natürlich nicht
verlängert werden. Wohl aber ist es unbedingt notwendig, dass mit dem
Studienabschluss tatsächlich der Beweis dafür erbracht wird, dass
die Ausbildung zum Arzt eine genügend erfolgreiche gewesen ist. In keiner Wissenschaft erscheint mir die Notwendigkeit
einer genügend strengen Prüfung so dringend wie in der Medizin. Denn
in keiner anderen Wissenschaft bleibt die weitere Ausbildung und Fortbildung so sehr Sache des Einzelnen wie hier. Nehmen wir als nächstes
Vergleichsobjekt den Juristen, so wird ein Mangel seines Wissens und
Könnens in jeder Phase seiner Lebensarbeit von anderen kontrolliert
und korrigiert. Die Tätigkeit des Arztes vollzieht sich, sobald er in die
Praxis eintritt, fast ohne jede Kontrolle. Nicht einmal der scheinbare
Erfolg seines Handelns vermag auch nur ihm selbst immer darüber
Gewissheit zu geben, ob seine Voraussetzungen und Schlussfolgerungen
richtig waren. Daraus entsteht eine ungeheuer weitreichende Ver-
antwortung für die richtige Organisation und die richtige Durchführung
der ärztlichen Prüfung.

Will man sich ein Bild darüber machen, ob unsere ärztlichen
Prüfungen berechtigten Ansprüchen gerecht werden, so müsste man
zweckmäßig zunächst eine Statistik ihrer Ergebnisse heranziehen. Es
ist bezeichnend, dass eine solche Statistik nirgends existiert, weder bei
der zuständigen Reichsbehörde noch bei den Landesbehörden, noch, von
wenigen Ausnahmen abgesehen, bei den Fakultäten bzw. deren Prüfungskommissionen. Meine Bemühungen, eine zahlenmäßige Unterlage zu
erhalten, haben daher trotz entgegenkommendster Unterstützung von
Behörden und Kollegen nur ein unvollständiges Resultat gehabt. Immerhin geht aus ihnen unzweifelhaft hervor, dass die landläufige Meinung
in krassester Weise zu Recht besteht, dass fast niemals jemand durch
Nichtbestehen der ärztlichen Prüfung von der Erlangung der Approbation
ausgeschlossen wird. Unter 17555 Kandidaten sind auf 14 verschiedenen
Universitäten 11, also etwa 0,06%, wirklich durchgefallen, davon vier
an einer und derselben kleineren Universität!

Das schlimme ist, dass ein Examen mit so geringem Risiko auch kein Reizmittel mehr darstellt, welches ungenügend Vorbereitete zur Verlängerung des Studiums, die Studierenden im allgemeinen zu fleissiger Arbeit anregen könnte. Der allgemeine Durchschnitt der Leistungen wird also Gefahr laufen zu sinken. Natürlich haben diejenigen, welche die Prüfung mit dem geringsten Wissen und Können „bestanden" haben, auch die schlechteste Aussicht, als Assistenten die mangelhafte Ausbildung zu ergänzen.

Ich kann nicht anders urteilen, als dass ein solches Prüfungsergebnis, wie es sich in den genannten Zahlen ausdrückt, ein völliges Versagen der ganzen Prüfungsmethode beweist.

Die in weiten Kreisen schon oft geforderte Erschwerung der Prüfung ist an den zuständigen Stellen bekanntlich eifrig erörtert worden. Man hat auf mannigfaltige Weise versucht, Abhilfe zu schaffen. Man hat eine Erweiterung des Prüfungsstoffes und strengere Handhabung des Examens, Verkürzung der zulässigen Examensdauer, Herabsetzung der erlaubten Zahl von Wiederholungsprüfungen gefordert und z. T. durchgesetzt. Am Ergebnis haben alle diese Forderungen, abgesehen von ganz vereinzelten Erfolgen an einzelnen Stellen, bis jetzt nichts geändert. Von verschiedener und hochgeschätzter Seite wurde ich bei meinen Bemühungen um statistische Unterlagen darauf hingewiesen, dass es doch fast eine Unmöglichkeit sei, einen Kandidaten nach fünfjährigem oder längerem Studium für immer durch ein Examensvotum aus seiner Bahn zu werfen. Als Grundsatz ist mir ein solcher Standpunkt absolut unverständlich, als Tatsache ist er bei der jetzigen Organisation unseres Examens aber sehr wohl erklärlich. Dass das Examen dazu da ist und dazu absolut notwendig ist, ungeeignete Anwärter von dem ernsten und verantwortungsvollen Beruf des Arztes zurückzuweisen, ist ohne weiteres klar. In anderen Berufen ist das Gleiche ganz selbstverständlich. Ich erinnere auch hier wieder nur an die juristische Laufbahn, wo noch im Assessorexamen alle ungeeignet erscheinenden Kandidaten erbarmungslos zurückgewiesen werden. Der Kern der Frage scheint mir aber der zu sein, wie die Zurückweisung zustande kommt. Durch die jetzige ärztliche Prüfungsordnung wird die Verantwortung für eine endgültige Zurückweisung stets einem Einzelnen aufgebürdet. Die übrigens gar nicht in jedem Falle durchgeführte Mitanwesenheit des Vorsitzenden der Prüfungskommission kann diese Verantwortung unmöglich wesentlich erleichtern. Dieses Verhältnis ist tatsächlich unerträglich, und es müsste deshalb den Kernpunkt einer Änderung unserer Prüfungsordnung bilden, die Verantwortung für eine Zurückweisung des Kandidaten auf eine grössere Anzahl von Schultern zu legen, sei es, dass das Bestehen der Prüfung von der Erreichung einer gewissen Punktzahl abhängig gemacht wird, wobei die verschiedenen Examinatoren natürlich vor Abschluss der Prüfung von den in den anderen Prüfungsfächern erreichten Punkten keine Kenntnis haben dürften, sei es auf irgend einem anderen geeigneten Wege. Dass ein einmaliges oder selbst zweimaliges Versagen bei der Prüfung in einem Einzelfache, womöglich in einem Nebenfache, für eine endgültige Zurückweisung ohne weiteres ausschlaggebend sein soll, ist natürlich eine grosse Härte, die sich aber auch vermeiden liesse, wenn wenigstens bei den Nebenfächern auch Kompensationen möglich wären. Für absolut notwendig würde ich es aber ferner halten, dass schon das einmalige Nichtbestehen eines klinischen Faches die Forderung eines nochmaligen wirklichen Studiums von mindestens einem Semester zur Folge hätte.

Das juristische Examen wird bekanntlich nicht ausschliesslich vor den Lehrern des Kandidaten abgelegt. Das hat manches für sich. In der Schweiz werden praktische Ärzte zur Prüfung mitherangezogen. Inwieweit sich die Einrichtung bewährt hat und Nachahmung verdient, vermag ich nicht sicher zu beurteilen. In unserer Prüfungsordnung muss die Prüfung vor derjenigen Prüfungskommission vollendet werden, wo sie begonnen wurde. Ich würde dagegen geradezu empfehlen, jede Wiederholungsprüfung grundsätzlich in andere Hände als die des Lehrers des Kandidaten zu legen, um die Verantwortung des Einzelnen nicht zu stark zu belasten, und zwar derart, dass jeweilig für jedes einzelne Prüfungsfach an einigen zentralen Orten aus mehreren Vertretern dieses Faches kleine Prüfungskommissionen gebildet und diesen die zur Wiederholung des betreffenden Faches zugelassenen Kandidaten an bestimmten Terminen überwiesen würden. Ein solches Kollegium würde die Verantwortung einer endgültigen Zurückweisung schon eher zu tragen vermögen.

Die Anforderungen, welche im Examen tatsächlich gestellt werden, sind in nicht geringem Maße auch abhängig von der Summe des Wissens beim Durchschnitt der zu Prüfenden. Sinkt dieser Durchschnitt, so ist es menschlich selbstverständlich, dass auch die Anforderungen des Examinators herabgesetzt werden. Für die genügende Beschäftigung auf dem Gebiete der inneren Medizin und die Erzielung befriedigender Leistungen der Studierenden halte ich es daher für ausserordentlich nachteilig, dass in der neuen Prüfungsordnung die Zahl der Prüfungsfächer, deren Einzelwissen der Kandidat gleichzeitig bereithalten muss, so stark erhöht ist. Als besonders nachteilig für eine ausgiebige Beschäftigung des Studenten gerade mit der grundlegenden inneren Klinik wirkt ausserdem unter den jetzigen Verhältnissen das erklärliche Bestreben der Vertreter der sog. Nebenfächer, in ihrem Fache nicht zu geringe Anforderungen zu stellen. Wenn ich den Wunsch auch für aussichtslos halte und selbst auch gar nicht unterstützen würde, auf jede Prüfung in diesen Spezialfächern wieder ganz zu verzichten, so halte ich doch die auch von anderer Seite aufgestellte Forderung für empfehlenswert, ja beinahe für notwendig, diese Prüfungen aus dem eigentlichen Schlussexamen wieder herauszunehmen; es würde sicherlich genügen und den zu rechtfertigenden Interessen aller beteiligten Fachvertreter genügend gerecht werden, wenn die Prüfung in jedem einzelnen dieser Fächer unmittelbar nach dem vorgeschriebenen Besuch der betreffenden Vorlesung oder Klinik abgelegt würde. Ein solches Verfahren hätte auch noch den Vorteil, dass der

Kandidat den Umfang dessen, was von ihm in der Prüfung dieser Fächer verlangt werden kann, richtig abzuschätzen vermöchte und damit nicht übermäßig viel Zeit auf sie zu verwenden brauchte, dass er dafür bei der Vorbereitung zum Staatsexamen die Möglichkeit fände, sich entsprechend in die Hauptfächer zu vertiefen.

Ich will hier die Möglichkeit einer anderen Organisation unserer ärztlichen Prüfung nicht weiter ausspinnen, aber ich möchte nochmals als unerlässliche Forderung betonen, dass die Prüfung eine ernsthafte Gewähr dafür geben muss, dass wirklich ungeeignete Kandidaten die ärztliche Approbation nicht mehr erlangen.

Dass ich nebenher die Forderung unterstütze, durch eine energische Siebung beim Physikum das Material zu verbessern, welches den Kliniken zuströmt, ist selbstverständlich.

Jedenfalls aber werden wir nur dadurch die allgemeine Achtung vor dem ärztlichen Stande und den ärztlichen Leistungen zu heben vermögen, dass wir die wirklich Ungeeigneten von der Approbation ausschliessen. Wir werden dadurch auch in unserem Bestreben nach Einführung eines Kurpfuschereiverbots wesentlich unterstützt werden. Und ich bin auch überzeugt, dass sich dann nicht mehr wie heute so leicht Ärzte finden würden, die sich antiquierten oder neu erstandenen, mit der legitimen wissenschaftlichen Medizin in Widerspruch stehenden Sekten anschliessen.

Der Tod hat im verflossenen Jahre schwere Lücken in die Reihen unserer Mitglieder gerissen.

Geheimrat Professor Dr. Oscar de la Camp, der Freiburger Kliniker, wurde vor einem Jahre von Ihnen in den Vorstand gewählt. Wir sahen ihn damals noch in scheinbar voller Gesundheit unter uns. Wenige Monate später hat ihn ein tückisches Leiden mitten aus seiner erfolgreichen wissenschaftlichen und Lehrtätigkeit herausgerissen.

Es starben ferner die Mitglieder der Gesellschaft Prof. Dr. Adolf Lazarus in Charlottenburg, Dr. med. Julius Schütz in Baden bei Wien, San.-Rat Dr. Schroth in Bad Reichenhall, Geh. San.-Rat Dr. Ferdinand Noll in Hanau, Prof. Dr. Löning in Halle a. S. Eben bei Beginn unserer Tagung erreicht uns noch die Nachricht vom Tode des Prof. Friedel Pick in Prag, seit 1924 Mitglied unseres Ausschusses. Er hat seit über 30 Jahren fast keinen unserer Kongresse versäumt und hat oft wertvolle Beiträge zu unseren Verhandlungen geliefert.

Ich bitte Sie, sich zum ehrenden Gedenken an unsere heimgegangenen Mitglieder von Ihren Plätzen erheben zu wollen.

Nachdem dies geschehen, erkläre ich den 38. Kongress der Deutschen Gesellschaft für innere Medizin für eröffnet.

# VERHANDLUNGEN DER
# DEUTSCHEN GESELLSCHAFT FÜR INNERE MEDIZIN

HERAUSGEGEBEN

VON DEM STÄNDIGEN SCHRIFTFÜHRER

OBERARZT D̲R̲ A. GÉRONNE

DIREKTOR DER INNEREN ABTEILUNG AM
STÄDTISCHEN KRANKENHAUS WIESBADEN


NEUNUNDDREISSIGSTER KONGRESS

GEHALTEN ZU WIESBADEN VOM 25.—28. APRIL 1927

MIT 73 ZUM TEIL FARBIGEN ABBILDUNGEN IM TEXT

Enthält die Referate:

1. Gaupp und Fleischmann: Über Psychotherapie
2. Katsch: Ergebnisse neuerer funktioneller Untersuchungsmethoden des Magens und Duodenums
3. Dietlen und Assmann: Die Bedeutung der Röntgen-
   untersuchung von Lunge und Mediastinum für die
   innere Medizin. (Mit Ausschluss der Tuberkulose)

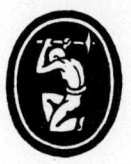

MÜNCHEN

VERLAG VON J. F. BERGMANN

1927

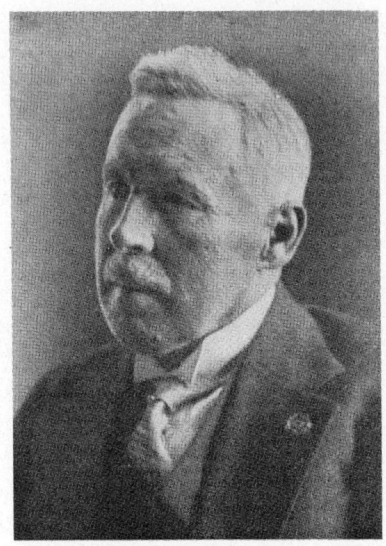

O. Naegeli, Zürich
Vorsitz 1927

# Eröffnungsrede.

### Von

### O. Naegeli (Zürich).

Es ist der hohe Vorzug dieser Stelle, deren Würde Sie mir übertragen haben, dass aus dem Gesamtgebiete der Medizin in Lehre und Forschung darauf hingewiesen werden darf, wo etwas zu ändern und zu verbessern ist. Dass das in der Medizin immer nötig sein wird, dass immer Kritik und Verbesserung eingreifen müssen, darüber brauche ich keine weiteren Worte zu verlieren.

Die Medizin hat noch eine grosse Zukunft vor sich und führt in unabsehbare Weiten; darum werden falsche Wege immer wieder eingeschlagen werden. Es liegt aber im Wesen der Forschung, dass sie sich immer wieder kritisch prüft und dadurch den richtigen Weg wieder findet.

Ein jeder wird nun hier über das reden, was seinem Herzen am nächsten liegt und was ihn am meisten bewegt und berührt.

Erlauben Sie mir daher, über die Beziehungen zwischen Medizin und den biologischen Naturwissenschaften, Zoologie und Botanik, zu sprechen.

Chemie und Physik gehören zu den wichtigsten Vorstudien für den Mediziner. Ihr Wert ist so gross, dass niemals und von keiner Seite her irgend eine Einschränkung, sondern stets nur eine Erweiterung dieser Studien verlangt werden wird.

Die biologischen Naturwissenschaften aber, Zoologie und Botanik, werden heute von den Studenten meistens nicht mehr mit dem nötigen Eifer und mit dem ihnen zukommendem Interesse gepflegt. Ist einmal das Examen in diesen Fächern vorüber, so bemüht man sich oft vergeblich, noch grössere oder gar tiefere Haftflecken bei den klinischen Studenten zu entdecken.

Besonders bedauerlich und schmerzlich ist aber die Tatsache, die ich glaube feststellen zu müssen, dass auch bei den Ärzten, selbst hochstehenden Medizinern, das Interesse für diese Fragen von allgemeiner Bedeutung nicht mehr so lebhaft ist wie in früheren Dezennien. Wie haben doch früher die Probleme über Deszendenz, Evolution und Entstehung der Arten, über Darwinismus und Lamarckismus gerade bei uns die tiefsten Furchen gezogen, weil sie die denkbar grössten biologischen Probleme bedeuten, an die der menschliche Geist herantreten kann! Heute hat einzig, und auch erst recht spät, die Lehre Mendels Eingang in die Medizin gefunden. Sie stellt aber mehr die Konstatierung gewisser Tatsachen in berechenbarer Zahl dar und tritt an das Wesen der Probleme und die Genese nicht heran.

**1\***

Dass meine Klage über die Abnahme allgemein naturwissenschaftlicher Kenntnisse aber begründet ist, sieht man beispielsweise bei der
Darstellung der Erbkrankheiten des Menschen.  Selbst in den grössten
und neuesten Werken der Medizin kann man lesen, dass vererbbare
Krankheiten durch Inzucht entstehen, während die Inzucht, wie die
Naturwissenschaft heute klar beweist, doch nur die Häufung dieser
Fälle bedingt.  Man trifft auch immer und immer wieder die Auffassung,
dass schliesslich konstitutionelle, über Jahrhunderte vererbbare Nervenkrankheiten doch einmal durch exogene Faktoren wie Tuberkulose
oder Lues entstanden seien; denn die Veränderung könne doch nur
exogen bedingt sein, trotzdem die Beobachtungen, die einer derartigen
Annahme widersprechen, ungeheuer zahlreich sind, ganz abgesehen
davon, dass keinerlei wissenschaftliche Grundlage für eine solche Auffassung besteht.

Wir müssen es uns deshalb gefallen lassen, dass einer der ersten
Forscher auf dem Gebiete der Vererbung, Erwin Baur, über uns
schreibt, dass das, was man in medizinischen Werken über Erbkrankheiten lese, geradezu beschämend sei.

Sagen Sie mir nicht, dass diese Probleme für die heutige Medizin
nicht wichtig wären! Die Medizin ist nur ein Sektor jenes grossen Kreises,
der sich Naturwissenschaft nennt, und es ist überaus gefährlich, ein
Spezialgebiet zu betreiben, ganz besonders wissenschaftlich zu pflegen,
ohne die Gesamterfahrung auf dem ganzen Gebiete zu berücksichtigen.
Der Radius dieses Sektors der Medizin hat die gleiche Länge wie der
Radius des Gesamtkreises der Naturwissenschaften.   Wie sehr aber
diese allgemeinen biologischen Fragen auch die heutige Medizin berühren,
das möchte ich Ihnen an Beispielen darlegen.

Im Jahre 1918 erschien bei uns die Grippe.  Die Zahl der Todesfälle war ganz ungeheuer.  Niemals ist in früheren Zeiten auch nur annähernd etwas gleiches bei den Grippeepidemien beobachtet worden.
Die Todesopfer der ganzen Welt an den seit 1918 aufgetretenen Grippe-
wellen werden auf 20—30 Millionen geschätzt; die Schweiz hat 35—40 000
Opfer zu beklagen.

Die Grippe des Jahres 1889/90 war dagegen eine ganz harmlose
Krankheit.  In der medizinischen Klinik Zürich sind damals nur wenige
Fälle eingetreten.  Von einer Überflutung des Spitals keine Rede!

Es ergibt sich jetzt die Frage, die allgemein biologische Frage:
Ist das die gleiche Krankheit?  Ist das der gleiche Erreger gewesen?
Kann eine Krankheit oder ihr Erreger sich derartig verändern?   Gibt
es eine derartige Variabilität?

Die Bakteriologie hatte früher die Konstanz der Erreger zunächst
aussergewöhnlich stark betont, ist aber in den letzten Jahren überall
zu der Auffassung gekommen, dass die Bakterien in der Tat biegsam
seien, und die deutsche Mikrobiologen-Tagung des Jahres 1924 hat sich
ganz vorwiegend mit diesem Problem beschäftigt.  Es war die Auffassung
ganz allgemein, dass die Veränderlichkeit der Bakterien zugegeben

werden müsste, wobei gewisse Modifikationen recht lange Zeit, aber doch nicht immer, bestehen bleiben. Der Zoologe Jollos schlug dafür den Begriff der Dauermodifikation vor. Ich möchte lieber sagen Langdauermodifikation, da die Dauer ja doch keine absolute ist.

Das gleiche Problem treffen wir klinisch bei dem Krankheitsbild der Endocarditis lenta. Die Bakteriologie vertritt hier nach vielen experimentellen Untersuchungen die starke Variabilität der Streptokokkengruppe. Der Kliniker, vor allem Schottmüller, möchte die Konstanz des Streptococcus viridans nach seinen Erfahrungen beim kranken Menschen verteidigen. Mit der Annahme einer Langdauermodifikation sind beide Standpunkte nach dem heutigen naturwissenschaftlichen Wissen sehr wohl vereinbar. Es ist in der Tat im Streptococcus viridans eine biologisch ganz verschiedene Modifikation von grösster Bedeutung zustande gekommen.

Wiederum ein anderes allgemein-biologisches Problem beschäftigt uns, wenn wir an das Auftreten der Encephalitis lethargica denken. Dass hier eine neue pathogene Art eines Erregers aufgetreten ist, möchte ich mit Bestimmtheit annehmen. Die Geschichte der Medizin zeigt uns wohl frühere Enzephalitiden, von denen aber keine den so hoch charakteristischen Zustand des Spät-Parkinsonismus hat entstehen lassen. Die immer wieder zitierte Schlafkrankheit vom Jahre 1712 in Tübingen ist wegen des bellenden Hustens Schafkrankheit genannt worden; durch einen Lapsus calami ist daraus Schlafkrankheit entstanden. Die Schlafsucht ist aber überhaupt nicht das pathognomonische. Sie war auch längst für verschiedene Enzephalitiden wohlbekannt.

Es kann also von Zeit zu Zeit in der Natur auch etwas neues entstehen, denn alles ist doch einmal als neues entstanden; und die Zeugen der Geschichte der Medizin sind nicht derartig zuverlässig, dass sie dieser Auffassung irgendwie widersprechen könnten, auch nicht in der Frage der Encephalitis lethargica epidemica.

Ich habe einmal bei einem Konsilium mit einem Arzt bei einem Scharlachfall einem einfachen Bauer erklären müssen, dass sein Kind von einem anderen Patienten infiziert worden sei. Der Bauer sagte darauf, er könne sich nicht vorstellen, woher die Infektion gekommen wäre, und er stellte die Frage: „Wie hat denn überhaupt zum erstenmal ein Mensch diese Krankheit bekommen?" Diese Frage könnte sicherlich manchen Mediziner in Verlegenheit bringen.

Auf dem Boden der Naturwissenschaften kann man entsprechend unserem heutigen Wissen diese Frage beantworten. Man wird sagen, dass die Arten im Laufe der Jahrmillionen in für uns unerklärlicher Weise in Variabilität hineinkommen. Man bezeichnet das heute vielfach als eine Evolutions- oder Mutationsperiode. So wird zu gewissen Zeiten etwas neues entstehen, wie wir das in der eindrucksvollsten Weise aus der Paläontologie für die Triasformation mit ihren Amoniten, Dinosauriern und Schachtelhalmgewächsen kennen. Wir können hier gleich auch zufügen, dass in späteren Zeiten solche Tiere und Pflanzen in bezug auf Variabilität starr werden und häufig nicht einmal mehrModifikationen zeigen.  Eine zweite Evolutionsperiode scheint nicht mehr zu kommen.

In den letzten Jahren haben die verschiedensten Forscher versucht, Tuberkelbazillen in Paratuberkelbazillen zu verwandeln oder umgekehrt aus Paratuberkelbazillen für den Menschen pathogene Tuberkelbazillen zu bekommen.  Alle Bemühungen von Calmette, Kolle und anderen sind vollkommen ergebnislos geblieben.

Im Lichte naturwissenschaftlicher Betrachtung erscheint das nicht so sonderbar.  Wenn wir zu wissen glauben, dass der Mensch seit einer Million Jahren auf der Erde lebt, so ist es durchaus begreiflich, dass einmal bei einer Evolutionsperiode säurefester Stäbchen eine neue menschen-pathogene Art entstanden ist, dass aber heute auch durch das Experiment eine solche Periode nicht mehr geschaffen werden kann.

Einem weiteren medizinisch-biologischen Problem stehen wir gegenüber, wenn wir sehen, dass neben den altgewohnten Variola vera plötzlich zu tausenden eine neue Variola-Art auftritt, die sich deutlich und in der Prognose ganz fundamental von den altbekannten Pocken unterscheidet.  Hierin könnte freilich eine Evolutionsperiode gesehen werden.  Es ist aber wahrscheinlicher, dass es sich um den biologischen Begriff einer Sammelart handelt, von der bisher nur die eine alte Pockenart zu uns gekommen ist und die zweite erst in den letzten Jahren aus Amerika uns erreicht hat.

In analoger Weise ist die alte Typhusgruppe in eine Reihe von Krankheiten mit konstanten verschiedenen Erregern aufgespalten worden.

Von ganz enormer Bedeutung für die Medizin ist nun der Begriff der fluktuierenden oder oszillierenden Variabilität der Naturwissenschaften.  Zoologie und Botanik zeigen, dass man durch Variationsstatistik zwar nach der Häufigkeit einen Normaltypus einer Art aufstellen kann, dass dieses Auftreten aber doch nicht diejenige Bedeutung hat, die man zunächst erwartet.  Denn wenn die extremsten Abweichungen der Plus- und Minus-Varianten weiter gezüchtet werden, so geben sie in ihrer Nachkommenschaft stets die gleiche Häufigkeitskurve der oszillierenden Variabilität der Art wieder, genau wie die Nachkommenschaft der Mittelwerte.  Diese Variation ist also der Art als solcher eigentümlich, und wir würden die Variabilität besser als die genotypische bezeichnen.  Die seltensten und stärksten oszillierenden Abweichungen sind also nicht weniger normal als der häufigste, sogenannte Normaltypus.

Die Konstitutionslehre und die Psychiatrie haben immer und immer wieder versucht, in starken Plus- und Minus-Varianten gegenüber dem Durchschnitt das abwegige, pathologische, degenerative zu sehen.  Dieses Bestreben ist vollständig irrig und diesen Fehler könnten wir uns ersparen, wenn wir auf die Erfahrungen der Gesamtnaturwissenschaften zurückgreifen.  Hier haben die bedeutendsten Forscher, vor allem Johannsen, klar bewiesen, dass diese oszillierende, genotypische Variabilität nicht vererbbar ist, und dass sie daher auch gar keinen Selektionswert besitzen kann. Es sind das die gleichen Probleme, die heute zum Verlassen der Auffassungen Darwins über die Entstehung neuer Arten geführt haben; denn von dem Momente an, wo wir wissen, dass diese extremsten Varianten sich nicht vererben, ist ihre Bedeutung zertrümmert. Wie viele von den Medizinern von heute kennen aber die Gründe, die die eben erwähnten darwinistischen Anschauungen zu Fall gebracht haben! Wäre es aber nicht auch für uns Ärzte wichtig genug, hier klare Einsicht zu besitzen ?

Ich glaube, dass die Medizin gerade diese Probleme in nächster Zukunft ganz ausserordentlich berücksichtigen muss, indem sie sich die Erfahrungen der biologischen Naturwissenschaften zunutze macht und tote Geleise verlässt.

Ich habe oben von dem Begriffe der sprunghaften Änderung gesprochen, die heute im Gebiete der Naturwissenschaften die einzig sicher erwiesene Entstehung von neuen Eigenschaften darstellt. Wir bezeichnen diese Variabilität heute nach de Vries als Mutation. Die Vertreter der Medizin wollen nicht recht an diesen Begriff herantreten. Nur die Bakteriologen haben früher schon die Modifikationen der Bakterien in dieses Gebiet hineingeschoben, bis sie von dem Botaniker Lehmann und dem Zoologen Jollos belehrt wurden, dass bei Bakterien von Mutationen im Sinne von de Vries nicht gesprochen werden kann. Der Begriff Mutation ist auch heute noch den meisten Medizinern einigermaßen fremd, und gelegentlich höre ich die Bemerkung: „Mutation, das ist nur ein Wort."

Demgegenüber müssen wir feststellen, dass Mutation ein sehr klarer Begriff ist, der vollständig gesicherte Tatsachen in sich fasst, Tatsachen, die jeder etwas gebildete Gärtner kennt, und die er auch heute als Sports bezeichnet, genau wie früher, als Darwin von den Züchtern und Gärtnern diese Art sprunghafter Variabilität kennen gelernt hat. Freilich kennen wir die Ursache der Mutation nicht.

Aber wir kennen auch auf vielen anderen Gebieten die Ursachen nicht und müssen doch mit aller Sicherheit mit dem Tatsachenmaterial operieren, z. B. bei den Fragen der Evolution oder in einem ganz anderen Gebiet, bei der Eiszeit, und es liegt daher kein Grund vor, solche Begriffe nicht gelten zu lassen. Wir kennen die Gründe nicht, die zur Eiszeit geführt haben, und wir wissen auch nicht, warum beim Menschen die Zahl der Zähne und der Rippen kleiner wird. Die Tatsachen aber stehen fest.

Der Mediziner muss bei allen Erbkrankheiten mit dem Begriff der Mutation rechnen, weil er allmähliche Übergänge zur Entstehung von solchen konstitutionellen Krankheiten nirgends entdecken kann, so wenig wie die Naturwissenschaften wirkliche Übergänge zwischen Arten oder in reinen Linien kennen. Die konstitutionellen ererbten Krankheiten sind aber gerade heute für den Mediziner ein Gebiet von grosser Wichtigkeit. Hier kann der akademische Lehrer dem Studenten zeigen, wie sehr wir heute wieder mit endogenen Faktoren zu rechnen haben, und wie sehr die oberflächliche Betrachtung, dass alles durch Faktoren der Aussenwelt geschaffen sei, nicht mehr gehalten werden kann. Dies führt zu einer sehr viel tieferen und zweifellos auch viel richtigeren Erfassung der Probleme.

Wenn ich geglaubt habe, Ihnen beweisen zu können, dass die heutige Medizin diese grossen biologischen Fragen mehr berücksichtigen sollte, so kommt nun sofort das Problem: Wie kann das geschehen?

Ich glaube, in erster Linie liegt es auch hier so, dass der akademische Lehrer diese Fragen in ihrer grossen Tragweite kennen und darlegen muss. In zweiter Linie sollte ein besserer Kontakt mit den Lehrern der biologischen Naturwissenschaften bestehen; denn diese kennen vielfach die geradezu glänzenden Beispiele nicht, welche die Medizin in diesen Fragen herbeigebracht hat, und daher wissen sie manchmal auch nicht, in welchem Umfange dieses Wissen dem künftigen Mediziner notwendig ist. Der Unterricht in Zoologie und Botanik muss nach meiner Auffassung von der Systematik abweichen, so unerlässlich grosse Kenntnisse in der Systematik für die Forschung auch sind. Aber in der verfügbaren Zeit kann der Medizinstudent die Systematik niemals lernen. Das setzt langjährige Studien voraus. Es müssen daher Beispiele genügen, an denen die allgemeinen Prinzipien bewiesen werden können. Auf das Allgemein-Biologische ist daher ein grosser Nachdruck zu legen, und wir dürfen auch verlangen, dass diese allgemeinen, für den Mediziner so wichtigen Fragen, eine ganz besondere Darstellung erhalten.

Rudolf Virchow hat seiner Zeit für die pathologische Anatomie einen Platz in der Medizin vindiziert. Ich vindiziere auch für die biologischen Naturwissenschaften eine Stelle in der inneren Medizin!

Mit diesem Wunsche erkläre ich die 39. Tagung der deutschen Gesellschaft für innere Medizin als eröffnet.

# VERHANDLUNGEN DER
# DEUTSCHEN GESELLSCHAFT FÜR INNERE MEDIZIN

HERAUSGEGEBEN
VON DEM STÄNDIGEN SCHRIFTFÜHRER

OBERARZT DR. A. GÉRONNE
DIREKTOR DER INNEREN ABTEILUNG AM
STÄDTISCHEN KRANKENHAUS WIESBADEN

## VIERZIGSTER KONGRESS
GEHALTEN ZU WIESBADEN VOM 16.—19. APRIL 1928

MIT 143 ABBILDUNGEN IM TEXT UND 6 FARBIGEN TAFELN

Enthält die Referate:

1. Otto Warburg: Stoffwechsel der Karzinomzelle.
2. E. Grafe: Klinische Beobachtungen über den Einfluss des Krebses auf den Stoffwechsel.
3. H. Sachs: Immunbiologische Betrachtungen zum Krebsproblem.
4. Werner Hueck: Die normale menschliche Milz als Blutbehälter.
5. O. Naegeli: Die Klinik der chronischen Megalosplenien.
6. O. Lubarsch: Pathologische Anatomie der Milzvergrösserungen.
7. R. Seyderhelm: Die Behandlung der perniziösen Anämie.

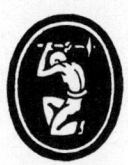

MÜNCHEN
VERLAG VON J. F. BERGMANN
1928

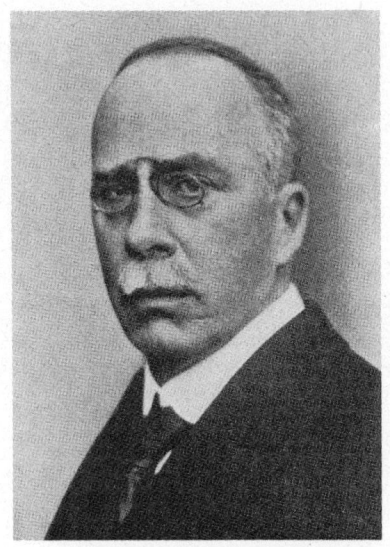

L. R. Müller, Erlangen
Vorsitz 1928

# Eröffnungsrede.

Von

**L. R. Müller** (Erlangen).

Meine Damen und Herren!

Seien Sie alle, die Sie sich zum Kongress für innere Medizin in dem frühjahrschönen Wiesbaden, bei den warmen Quellen der Aquae Mattiacae eingefunden haben, herzlich begrüsst.

Es ist das vierzigste Mal, dass unser Kongress tagt. Die Zahl Vierzig ist nicht so hoch, dass Festfeiern angezeigt oder dass längere historische Überblicke über die Leistungen des Kongresses gerechtfertigt wären.

Ja es erscheint uns heute verwunderlich, dass die Internisten Deutschlands erst in unserm Zeitalter, erst im Jahre 1882 — lange nach den Chirurgen — das Bedürfnis hatten, zum Austausch von Erfahrungen und zur Mitteilung von Forschungsergebnissen zusammenzukommen.

Es war nur eine kleine Versammlung, die sich in jenem Jahre auf Veranlassung von Kussmaul in Wiesbaden einfand und nur wenige Vorträge wurden gehalten. Aber welche Namen waren vertreten! Unter dem Vorsitz von Carl Gerhardt sprach Leyden über den Morbus Brightii, Ebstein über den gichtischen Prozess, Liebermeister über die neuaufgenommene antipyretische Behandlungsmethode und ein Regierungsrat Dr. Robert Koch berichtete über das Ergebnis seiner Untersuchungen von der Ätiologie der Tuberkulose.

In der Eröffnungsrede begründete Frerichs die Einberufung des Kongresses mit der Feststellung, dass man sich durch die Abtrennung von Fachwissenschaften „immer mehr und mehr von der durch die innere Medizin vertretenen Einheitsidee des menschlichen Organismus entferne".

„Die innere Heilkunde ist berufen — so sprach damals Frerichs — diese Einheitsidee festzuhalten und auszubauen, durch eigne Arbeit und selbständiges Schaffen, jedoch auch durch willige Verwertung der Bausteine, welche die Einzelfächer und Hilfswissenschaften uns heranbringen."

Die ersten drei Jahrzehnte des Kongresses fielen in eine Zeit, in der sich die Entdeckungen in den Naturwissenschaften überstürzten. Wir müssen zugestehen, dass die grossen Fortschritte, in der Möglichkeit die Krankheiten zu erkennen und sie erfolgreich zu behandeln, vielfach nicht von der inneren Medizin als solcher ausgingen, sondern dass sie meist den „Einzelfächern", wie der Bakteriologie und der Serologie, vor allem aber den „Hilfswissenschaften" wie der Physik und der Chemie zu verdanken waren.

1*

M. D. u. H.! Die Frage, ob es der Deutschen Gesellschaft für innere
Medizin gelungen ist, die Einheitsidee der inneren Medizin aufrecht zu
erhalten und ihre Ganzheit zu bewahren, wird — so fürchte ich — nicht
von allen Seiten bejaht.

Trotz des Hinweises von Erb auf der Tagung des Jahres 1905, dass
die Neuropathologie der inneren Klinik zugehöre, bringt die deutsche
innere Medizin der Nervenheilkunde nicht mehr das Interesse entgegen,
welches für ein wahres Verständnis für Nervenkrankheiten notwendig
ist. Ja man vergisst ganz, dass die Lebensvorgänge der einzelnen
Organe durch Nerveneinflüsse geregelt und erst durch solche zur
Lebensharmonie des ganzen Organismus zusammengefasst werden, man
übersieht, dass viele Krankheitserscheinungen, wie das Fieber, die
Angina pectoris, das Erbrechen, die Koliken nervösen Ursprungs sind.

Wenn die Rhinologie und die Laryngologie und die Urologie sich
selbständig gemacht haben, so mag das mit der schwierigen Technik,
welche diese Sonderfächer erfordern, erklärt werden.

Dass aber eine Gesellschaft für Verdauungs- und Stoffwechselkrankheiten und eine solche für Kreislaufforschung sich
von der Deutschen Gesellschaft für innere Medizin loslösen, spricht
gegen die Fähigkeit unseres Kongresses das gesamte Gebiet der inneren
Medizin zu übersehen und zu beherrschen.

Unter keinen Umständen dürfen wir aber zugeben, dass die Psychoanalyse und die Psychotherapie d. h. dass die Erkundung des Seelenlebens und dass die seelische Behandlung der Kranken als Fachwissenschaften von der inneren Medizin abgetrennt werden; liegt doch die
Schwierigkeit und die Kunst der Diagnosenstellung innerer Krankheiten
vielfach in dem Beurteilungsvermögen wie weit die Krankheiten seelisch
bedingt sind und wie weit sie körperlich verursacht werden. Und gar die
Heilkunst des Arztes bestand nicht nur früher, sie besteht auch heute
noch vorzüglich in der Form und in der Art und Weise der seelischen
Beratung der Kranken. Auch bei organischen Störungen leidet mit dem
kranken Soma die Psyche und sucht bei dem Arzte Hilfe. Eine
Rationalisierung, eine Teilung der Arbeit ist in der inneren Medizin
nicht möglich.

Der Internist darf seine Aufgabe nicht in der Unmöglichkeit suchen,
das ganze Wissen über sein grosses Gebiet in sich zu vereinen. Wohl
aber ist von ihm zu verlangen, dass er sich gegenüber dem literarischen
Überangebot ein selbständiges Urteil bewahrt und dass er sich durch
unbewiesene neue Behauptungen nicht veranlassen lässt, erprobte alte
Grundsätze in der Beurteilung und in der Behandlung innerer Krankheiten verdrängen zu lassen.

In den letzten Jahren wurde viel über das Verhältnis der ärztlichen
Kunst und des ärztlichen Wissens gesprochen und noch mehr geschrieben.
Es wurde ein Gegensatz zwischen dem tüchtigen Arzte und dem gelehrten Mediziner aufgestellt. Die allgemeine Zustimmung, welche eine
scharfe Kritik an der neuzeitlichen medizinischen Ausbildung fand,

fordert uns zum Nachdenken auf, ob wir denn bei der Erziehung des ärztlichen Nachwuchses wirklich auf dem richtigen Wege sind.

Es darf nicht übersehen werden, dass unsere Kenntnisse über das Wesen der meisten inneren Krankheiten viel besser und viel umfangreicher geworden als dies noch vor wenigen Jahrzehnten der Fall war und dass uns die Hilfswissenschaften viele neue und wichtige Tatsachen für die Erkennung und die Behandlung der krankhaften Zustände geliefert haben. Und diese Fortschritte in dem Verständnis für innere Krankheiten müssen eben gelehrt und sie müssen gelernt werden.

Es soll und kann aber nicht geleugnet werden, dass über dieser Vermittlung der Kenntnisse und der Wissenschaft die Ausbildung zum Arzte, dass die Kunst mit dem kranken Menschen umzugehen und ihm ein guter Berater zu sein, vernachlässigt wurde.

Diese Kunst wird nicht in grossen Hörsälen und in reich ausgestatteten Laboratorien zahlreichen Medizinstudierenden gleichzeitig übermittelt, sie kann in wahrem Sinne nur „klinisch" an der κλίνη, am Krankenbett vom Schüler dem Meister abgesehen und abgelauscht werden.

Eine solche Erziehung erfolgt nicht so sehr durch Worte und Ermahnungen als durch das Beispiel der strengen Auffassung unseres schweren Berufes, des ernsten uneigennützigen Willens zum Helfen.

Die Möglichkeit eines solchen Unterrichtes scheint mir in den Polikliniken, d. h. an den Krankenbetten der Stadtpatienten wohl gegeben zu sein. Freilich muss dann der Lehrer alle Unbequemlichkeiten der Krankenbesuche in den Wohnungen und der Behandlung unter ungünstigen Verhältnissen willig auf sich nehmen, um den Schülern zu zeigen, was später von ihnen verlangt wird, was der Arzt leisten muss und was er leisten kann.

Mit einer solchen „ärztlichen" Schulung der „Mediziner" ist es aber nicht vereinbar, wenn in deutschen Landen eine medizinische Poliklinik nach der anderen ihrer Selbständigkeit beraubt wird und wenn immer mehr Polikliniken der Klinik angegliedert werden.

Nur von selbständigen Lehrern, die durch ihre Erfahrung und durch den Ernst ihrer Berufsauffassung den Schülern Eindruck machen, werden die Persönlichkeiten herangebildet, welche einst von ihren Kranken die für eine erfolgreiche Behandlung so notwendige Achtung sich zu verschaffen wissen und die es verstehen, das gesunkene Ansehen ihres Standes wieder zu heben.

Wir klinischen Lehrer müssen uns klar darüber sein, dass die Ausbildung des ärztlichen Nachwuchses, dass der Geist, in dem wir ihn erziehen, entscheidend ist für die Stellung, die der Arzt künftig in unserem Volke einnehmen wird.

Der Rückgang des ärztlichen Ansehens ist mit der einseitig materialistisch-morphologischen Auffassung des Krankheitsproblems in Zusammenhang zu bringen. Hier liegt letzten Endes auch der Grund zu einem Organspezialistentum.    Eine Ernüchterung des Verhältnisses zwischen Arzt und Kranken war die Folge.

So lange der Arzt bei der Ergründung der Krankheit ein Verständnis für die körperlichen und seelischen Eigenarten für notwendig hielt, wie es früher beim alten Hausarzt der Fall war, wurde die Würde des Arztes schon dadurch gewahrt, dass der Kranke dem Manne, dem er einen Einblick in seine seelische Verfassung gestatten musste, auch Vertrauen und damit Achtung entgegenbringen musste.

Je mehr aber diese seelische Bindung zwischen Arzt und Kranken sich gelockert, je mehr die örtliche Störung mit diagnostischer Technik und lokaler Behandlungsmethode in den Vordergrund tritt, um so mehr nähert sich die ärztliche Leistung der Nüchternheit des Handwerks und die Würde des Arztes ist gefährdet.

Es ist von tiefer symbolischer Bedeutung, dass man heute den Arzt nach Einzelleistungen bezahlt, während man früher dem Herrn Doktor für seine ärztlichen Bemühungen mit Dank ein Honorar übermittelte.

Trotz aller technischen und pharmakologischen Fortschritte der Therapie ist und bleibt der wichtigste Faktor in der Heilkunst die Persönlichkeit des Arztes. Dieser wirkt nicht so sehr durch seine Kenntnis als durch die Art, mit welcher er die Wahrheit sucht und durch die Weise, in der er sich zu den naturwissenschaftlichen Problemen stellt.

Ein solches Problem ist in jedem Einzelfalle die Erkennung des Leidens, das den Kranken zum Arzte führt und die richtige Auswahl der Naturkräfte zur Behebung der Beschwerden.

Darüber hinaus muss sich aber der Arzt als Naturforscher ein Urteil über die Stellung zu verschaffen suchen, welche der Homo sapiens zum Naturganzen, zum Weltall einnimmt.

Mit dem leichten Bekenntnis: „Ignoramus et ignorabimus" ist es nicht getan.

Freilich wird uns kurzsichtigen und kurzlebigen Menschen ein Ermessen der Unendlichkeit des Raumes und ein Sinn für die Ewigkeit der Zeit für immer versagt bleiben. Nie wird uns Erdenkindern ein wirkliches Erfassen des Überganges der $\dot{\epsilon}\nu\dot{\epsilon}\varrho\gamma\epsilon\iota\alpha$ in den $\beta\dot{\iota}o\varsigma$, der Kraft in das Leben, des toten Stoffes in den Bestand des lebenden, sich fortpflanzenden Einzelwesens vergönnt werden.

Um so mehr müssen wir Ärzte Verständnis dafür haben, dass die Menschen von jeher den Drang zur Frage in sich fühlten, wer denn die Gesetze für die belebte und unbelebte Welt geschrieben und dass die Menschen das Bedürfnis hatten, zu ihrem Schöpfer in Beziehung zu treten, ihm Tempel zu errichten und Dome zu bauen und vor dem Weltengeiste in Demut das Knie zu beugen.

Messen wir die grössten Fortschritte unserer naturwissenschaftlichtechnischen Zeit an dem noch Unbekannten, so müssen wir zugeben, dass jede Entdeckung klein erscheint und nur neue Rätsel aufwirft.

Der Arzt, der vor sich selber ehrlich ist, empfindet bitter die Unzulänglichkeit seines Wissens und Könnens. Und will er wirklich ein Arzt für Leib und Seele sein, so muss er Achtung davor haben, dass andere dort anbeten, wo für ihn die Grenze seiner Erkenntnis liegt.

Gerade wir Ärzte können uns bei unseren Kranken von der beglückenden Wirkung des Gottesglaubens und von der seelenstärkenden Kraft des Gebetes überzeugen.

Aber auch vom Arzte und von dem Naturforscher, der sich nicht in enge, von Menschen erdachte Dogmen einzwängen lässt, ist zu verlangen:

## Ehrfurcht vor dem Unerforschbaren.

Die Deutsche Gesellschaft für innere Medizin musste im vergangenen Jahre wieder schmerzlich empfinden, wie kurze Grenzen unserm menschlichen Leben und unserm Wirken gesteckt sind.

In verhältnismäßig jungen Jahren wurde unser Kassenführer Dr. Wilhelm Koch, Wiesbaden, ein Opfer jener heimtückischen Krankheit, deren ungünstige Einwirkung auf das Allgemeinbefinden wir heute erörtern wollen. Durch die uneigennützige und treue Verwaltung der Geldmittel unserer Gesellschaft in schwierigen Zeiten hat er über sein Grab hinaus deren Dank erworben.

Rudolf Magnus, Albrecht Kossel und Felix Marchand gehörten zwar nicht dem engeren Kreise unserer Fachwissenschaft an. Ihre Arbeiten bedeuteten aber so grosse Fortschritte für die innere Medizin, dass wir dieser Forscher heute gedenken müssen.

Um unsere Gesellschaft hat sich Kossel durch einen Vortrag aus seinem fruchtbaren Arbeitsgebiet „über Nukleine" verdient gemacht. Marchand erstattete im Jahre 1904 in der ihm eignen klaren Weise Bericht über die pathologische Anatomie der Arteriosklerose. Das Referat, welches Magnus auf der Kissinger Tagung über die experimentellen Grundlagen der Beurteilung der nervösen Magenstörungen gehalten hat, ist noch in aller Erinnerung.

Aus der Liste unserer Mitglieder strich der Tod die Namen des Bonner Pharmakologen Leo, des trefflichen Lehrers der Jugend und von Theodor Büdingen, Konstanz, der durch die Empfehlung von intravenösen Traubenzuckerinfusionen vielen Herzkranken Erleichterung verschaffte.

Grosse und schwere Lücken hat der unerbittliche Sensemann in die Reihen der nordischen Internisten gerissen.

Mit der vornehmen Persönlichkeit von Dehio verlieren wir nicht nur ein treues Mitglied unserer Gesellschaft, sondern auch einen der letzten der vorzüglichen Vertreter deutscher medizinischer Wissenschaft und deutscher Kultur in Dorpat.

Ein tragisches Geschick fügte es, dass Waldemar Talquist, der innere Kliniker in Helsingfors, das Opfer derjenigen bösartigen Blutkrankheit wurde, deren Rätsel er durch das ergebnisreiche Studium der Bothriozephalusanämie zu lösen suchte.

Besonders schwer vermissen wir heute alle die mächtige eindrucksvolle Persönlichkeit des Klinikers in Lund.  Karl Petrén gehörte mit
seiner Forschungsrichtung und mit seinem Herzen zu uns.  In einer Zeit,
in welcher deutsche wissenschaftliche Versammlungen vom Auslande
gemieden wurden, kam er.  Und nie mit leeren Händen!  Immer wusste er
aus seinen vielseitigen Arbeitsgebieten wertvolle Gaben zu spenden.  Die
Treue und Anhänglichkeit, die er seinem deutschen Lehrer Naunyn
und seinen deutschen Freunden gehalten, soll unvergessen bleiben.

Aber auch in unseren eignen Reihen, unter den deutschen Klinikern,
klaffen Lücken.

Vor unser inneres Auge tritt Erich Meyer mit seinem klaren,
frohen Blick.  Er suchte nicht das Kleine, sondern den Zusammenhang
der Dinge.  Grosse Hoffnungen haben wir mit ihm begraben.

Zu Franz Penzoldt trat der Tod als Freund; er erlöste ihn von
den Beschwerden des Alters.  Unserer Gesellschaft wurde viel genommen.
Wiederholt erstattete Penzoldt hier Referate über die Phthisiotherapie.
Seine Stärke lag in der Krankenbehandlung.  Gleichzeitig Internist
und Pharmakologe hat er dieser grössten ärztlichen Aufgabe seine
Lebensarbeit gewidmet.  Er war unser Ehrenmitglied.

Noch einer, dem unsere Gesellschaft diese Ehre erwiesen, ist von uns
gegangen.  Ein Zeuge der grossen Leistungen einer vergangenen Zeit
ragte Lichtheim in unsere Tage hinein.  Ein Patriarch, durch die
Bedeutung seines Schaffens und durch die Weisheit seines Alters gleich
ehrfurchtgebietend.

Den Männern, die dorthin gegangen, wohin wir alle eilen, schuldet
die Deutsche Gesellschaft für innere Medizin aufrichtigen Dank.

Sie waren Mehrer unseres Reiches.

Ein grosses verantwortungsvolles Erbe hinterliessen sie.  Wir
müssen es erwerben, erkämpfen, um es zu besitzen.  Und dies Erbe
heisst seit Frerichs

Wahrung der Einheitsidee der inneren Medizin.

# VERHANDLUNGEN DER
# DEUTSCHEN GESELLSCHAFT FÜR INNERE MEDIZIN

HERAUSGEGEBEN

VON DEM STÄNDIGEN SCHRIFTFÜHRER

## OBERARZT DR· A. GÉRONNE

DIREKTOR DER INNEREN ABTEILUNG AM
STÄDTISCHEN KRANKENHAUS WIESBADEN

### EINUNDVIERZIGSTER KONGRESS

GEHALTEN ZU WIESBADEN VOM 8.—11. APRIL 1929

MIT 190 ABBILDUNGEN IM TEXT

Enthält die Referate:

1. F. Neufeld: Experimentelle Grundlagen.
2. M. von Pfaundler: Schutzimpfung und Heilserumbehandlung bei Masern.
3. H. Schottmüller: Heilserumbehandlung und Schutzimpfung bei Scharlach.
4. U. Friedemann: Diphtherie. Serumtherapie und Schutzimpfung.
5. H. Straub: Dynamik der Klappenfehler des linken Herzens.
6. Ernst von Romberg: Über die Dekompensation der erworbenen Herzklappenfehler und ihre Behandlung.

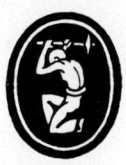

MÜNCHEN

VERLAG VON J. F. BERGMANN

1929

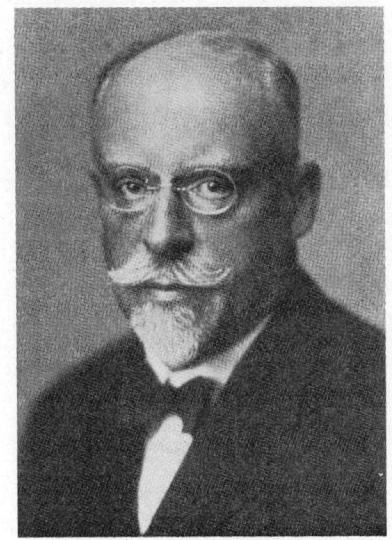

W. Zinn, Berlin
Vorsitz 1929

# Eröffnungsrede.

## Zur gesetzlichen Neuordnung des ärztlichen Berufswesens.

Von

### W. Zinn (Berlin).

Meine Damen und Herren!

Zur Arbeit an der uns vertrauten Stätte begrüsse ich Sie alle herzlich und eröffne hiermit unsere 41. Tagung.

Wer immer der Ehre sich erfreuen durfte, durch Ihr Vertrauen zum Haupte dieses illustren Versammlungskörpers berufen zu sein, der hat nach guter alter Gepflogenheit erste Worte über aktuelle Fragen des medizinischen Denkens und Forschens oder des ärztlichen Berufslebens überhaupt gesprochen und dabei der Kritik und den Besserungsvorschlägen freies Feld gewiesen.

Sie haben mich als Vertreter der Krankenhausärzte, also vorwiegend der Praktiker unserer Gesellschaft, zum Vorsitzenden erkoren. Das Thema „Fragen des ärztlichen Berufslebens" liegt daher für mich nahe und dabei am nächsten die Stellungnahme zu den Bestrebungen auf dessen Neuordnung.

In dem Bewusstsein, dass die Innere Medizin für den praktischen Arzt nicht bloss durch die Vermittlung von Fachkenntnissen, sondern vielleicht mehr noch durch die Heranbildung des ärztlichen Charakters und der ärztlichen Persönlichkeit grundlegend ist, müssen gerade auch wir uns verantwortlich fühlen für das berufliche Werden und Ergehen des Arztes. Die Berechtigung, ja Notwendigkeit, von dieser Stelle aus Lebensfragen unseres Berufes zu erörtern, haben nicht wenige unserer früheren Vorsitzenden in ihren Eröffnungsreden und auch sonst, bald eingehend, bald in kurzen Worten, klar und deutlich bekannt: Leyden, Liebermeister, Nothnagel, besonders Erb 1905 in seiner meisterhaften und warmherzigen Rede, Kraus, Krehl, Penzoldt, Romberg, Klemperer, Brauer, Pässler. Übereinstimmend kehrt bei allen der Gedanke wieder: Der Beruf des Arztes ist gegründet auf das persönliche unmittelbare und unabhängige Vertrauensverhältnis zwischen ihm und seinen Kranken. Erhaltung und mehr noch Wiedergewinnung dieser innerlichen Beziehung zwischen beiden ist heute die Losung. Der Arztberuf ist zeitlos und unveränderlich. Wir finden sein Wesen zu allen Zeiten, vom Altertum bis heute, im Grunde stets in gleicher Art geschildert.

Wie allbekannt sind in der Ärzteschaft Deutschlands vereinte Kräfte in erfreulichem Vorwärtsdringen begriffen, um eine neue durchgreifende reichsgesetzliche Regelung des Berufs zu erlangen.

M. D. u. H.! Die gebieterisch immer mehr sich Bahn brechende Bewegung nach Abhilfe ist erwachsen aus der steigenden Not, über deren Druck sich lange Worte heute erübrigen. Jeder von uns fühlt mit wachsender Besorgnis im täglichen Leben die zunehmende Abhängigkeit der Ärzte von Faktoren der Wirtschaft, ist Zeuge des harten Kampfes um freie Lebensgestaltung. Die Existenzmöglichkeit steht an der Spitze wohl aller daseinsbewegenden Fragen, und wir alle sehen schweren Herzens, wie problematisch ihre Lösung heutzutage ist. Bange Sorge erfüllt uns vor allem für den uns ganz besonders am Herzen liegenden ärztlichen Nachwuchs. Der Sorge um ihn gesellt sich die Befürchtung zu, es könne in dem Kampf um die Existenz das Kleinod unseres Standes — das ärztliche Berufsideal — verloren gehen. Dieses Ideal, verkörpert in Hippokrates als einem „Bringer des Heils, Tröster", als hingebendem und höchst vertrauenswürdigem Helfer, hat der ärztliche Stand in einem mehr als 2000 jährigen segensreichen Walten errungen. Es darf, zum nationalen Kulturgut geworden, im Interesse des deutschen Volkes nimmermehr untergehen.

Bei der heutigen Lage unseres Standes genügt es nicht, längst versäumte Gerechtsame nachträglich einzufordern. Mit der Zeit gehend, sie verstehend, stellen wir zur Wahrung unserer Interessen, zum Schutze unseres Berufes, die Fragen:

Wie kann der Arzt seinen Beruf unter Wahrung dessen Eigenart gegenüber dem einzelnen Kranken, dem Staat und der Allgemeinheit am besten erfüllen? Und ferner:

Wie kann die dem Arzte gebührende und zutreffende Stellung formell und rechtlich lückenlos bestimmt werden?

Die in neuerer Zeit sich häufenden literarischen Abhandlungen über den ärztlichen Stand und Beruf betonen einmütig das Bedürfnis einer gesetzlichen Neuregelung, so verschiedenartig auch die einzelnen Vorschläge lauten.

Tiefeinschneidende und mit den Jahren immer empfindlichere Schädigungen des ärztlichen Berufes sind im wesentlichen auf zwei gesetzliche Maßnahmen zurückzuführen: die Reichsgewerbeordnung vom Jahre 1869 (21. Juni) und die soziale Versicherungsgesetzgebung seit 1883[1]), welche, auf der Gewerbeordnung fussend, unhaltbare Zustände geschaffen hat.

Die Eingliederung des ärztlichen Berufes in die Gewerbeordnung geschah im Jahre 1869 auf den maßgebenden Einfluss Virchows hin, freilich nicht ohne Widerspruch grosser Teile der Ärzteschaft und des Reichstags. Dieser verhängnisvolle Missgriff wäre nie geschehen, hätte man den mit Seherblick vorauseilenden Abhandlungen

---

[1]) Krankenversicherungsgesetz vom 15. März 1883, Unfallversicherungsgesetz 1886, Invaliditätsgesetz 1890, jetzt zusammengefasst als Reichsversicherungsordnung nach der Bekanntmachung vom 15. Dezember 1924 mit ergänzenden Gesetzen und Verordnungen.

Friedrich Nasses[1]) „Von der Stellung der Ärzte im Staate" vom Jahre 1823 die verdiente Würdigung geschenkt. Nasse, der, aus einer alten Ärztefamilie gebürtig, selbst der Stammvater hervorragender Ärzte geworden ist, hat das Arzttum so unmittelbar und eindringlich geschildert, dass das Studium dieses Buches die fruchtbarsten Anregungen und reichsten Gewinn bringt.

Nach der Gewerbeordnung, deren Bestimmungen verhängnisvoll sind, gehört der Beruf des Arztes zum Heilgewerbe. Zur Ausübung des Berufes bedarf er der staatlichen Approbation. Im Gegensatz zum früheren Kurierzwang ist Kurierfreiheit eingeräumt, ebenso Freizügigkeit, das Recht der Vertragsschliessung, der freien Vereinbarung des ärztlichen Honorars. Der Arzt ist mit den wesensverschiedensten Berufsarten zusammengeschweisst, so auch mit der grossen Klasse der Laienbehandler, von welchen nicht der Nachweis einer Berufsausbildung, wie vom Arzt die Approbation, verlangt wird, denen das Heilgewerbe ohne jede Prüfung völlig freigegeben ist. Gewiss ein den Arzt entwürdigender gesetzlicher Dauerzustand, den fast alle Kulturstaaten der Welt durch gesetzliches Verbot der Ausübung der Heilkunde seitens nicht approbierter Personen überhaupt eingesehen und aufgehoben haben. Die Bestimmungen der Gewerbeordnung sind durch spätere Notverordnungen zum Nachteile des Arztes da und dort gelockert, die fixierten ärztlichen Rechte für zwei Jahre hinaus einfach aufgehoben worden. So wurde der Numerus clausus geschaffen, der den jungen Ärzten die Berufsausübung geradezu unterbindet, das Recht der Vertragsschliessung wurde geschmälert, das an sich schon karge Honorar für die ärztlichen Leistungen an die Versicherten um $20\%$ gekürzt. Erst infolge des starken Druckes der Ärzteschaft wurde letztere Verfügung von den einzelnen Ländern wieder beseitigt, erst vor kurzem in Thüringen. In den Schiedsgerichten zwischen Ärzten und Versicherungsträgern ist die Entscheidung oft rein formal juristisch, ohne das Wesen der ärztlichen Belange zu berücksichtigen. Bei den bisherigen betrübenden Erfahrungen scheint die Wiedereinführung mancher jetzt aufgehobener Zwangsbestimmungen je nach der Zeitlage nicht unmöglich. Schon damit allein ist die völlige Unhaltbarkeit, sogar der direkt schädigende Einfluss der Gewerbeordnung auf den ärztlichen Beruf festgestellt. Endlich sei noch auf die Tatsache hingewiesen, dass die Eigenart der ärztlichen Arbeit in diesem Gesetze überhaupt nicht berücksichtigt wird. Die Tätigkeit des Arztes wird als Gewerbe aufgefasst; Kommentare der Gewerbeordnung wollen den Arzt gar zum Kleingewerbetreibenden stempeln. Damit aber werden Inhalt und Motive der ärztlichen Arbeit nicht gewürdigt, denn hier handelt es sich um einen Beruf, zu dessen wahrer Ausübung eine innere „Berufung" gehört.

---

[1]) Friedrich Nasse (1778—1851. Kliniker in Bonn 1819—1851). Von der Stellung der Ärzte im Staate. Leipzig (C. Knobloch) 1823. Das Buch, leider vergriffen, ist nur in Bibliotheken erhältlich. Einzelne Abschnitte daraus sind 1924 in den „Ärztlichen Mitteilungen" erschienen.

1*

Nicht die Betätigung einer wirtschaftlichen Kraft erfüllt das Dasein des Arztes, wohl aber höhere Pflichten und Zwecke gegen den einzelnen Kranken, gegen Staat und Allgemeinheit. Eine Reichsgerichtsentscheidung vom Jahre 1918 präzisiert den Beruf des Arztes, gesetzgeberisch erfasst, nicht als Gewerbebetrieb, sondern als Beruf, beherrscht von dem kategorischen Imperativ rein humaner Wirksamkeit. „Arzt" aber ist ein durch die Gewerbeordnung eng bestimmter Rechtsbegriff, der durch die Approbation allein erfüllt wird.

Die zweite, noch ungleich tiefer einschneidende Ursache des Niedergangs des Ärztestandes wurzelt in der einseitigen Entwicklung der sozialen Versicherungsgesetzgebung. Manche ihrer Schäden sind mehrfach von früheren Vorsitzenden unserer Gesellschaft blossgelegt worden. Nur um nicht missverstanden zu werden, spreche ich die Selbstverständlichkeit aus: Die Ärzte kämpfen nicht gegen die soziale Versicherung an sich. Wir wissen, dass sie von ihren Schöpfern als ein Segen für unser arbeitendes Volk gewollt und gedacht ist. Nur kam sie ohne jede Mitwirkung der Ärzte zustande. Der wunde Punkt liegt nach übereinstimmendem Urteil in der Versäumnis des Gesetzgebers, die Stellung des Arztes von vornherein gesetzlich gebührend zu regeln. Diese Lücke wurde später auch in weiten nichtärztlichen Kreisen wohl erkannt, aber nicht wirklich ausgefüllt.

Anfänglich entsprang die Teilnahme der Ärzte an der sozialen Versicherung dem ihnen von jeher innewohnenden charitativen Gedanken, dem Bedürftigen bereitwillig zu helfen. Die Versicherung zog grössere Kreise als ursprünglich gewollt. Immer weitere Schichten der Bevölkerung wurden eingeschlossen, die Privatpraxis musste dementsprechend zurückgehen. Nur die angestellten Kassenärzte erfreuten sich einer besseren materiellen Lage, die zunehmende Überlastung musste jedoch notgedrungen die Qualität ihrer Leistungen vermindern. Die mühsam erkämpfte und immer wieder gefährdete freie Ärztewahl schuf endlich eine Besserung. Ein Teil der Ärzte kam wieder zur Tätigkeit, wenn auch unter materieller Einbusse.

Zeitströmung und Entwicklung des gewerkschaftlichen Gedankens gehen Hand in Hand mit der Absicht, die Ärzte immer mehr zu Arbeitnehmern der sozialen Versicherungträger zu stempeln, die Fesselung der Ärzte, Abhängigkeit derselben ist das Ziel. Als der Ärztestand endlich gegen diese offenen Bestrebungen Front machte und sich selbst zu wirtschaftlichem Kampfe gewerkschaftlich im Hartmannbunde 1900 (13. September) zusammenschloss, erfuhr dieser Akt der Selbsthilfe vielfache Verdammung in breiter Öffentlichkeit. Die sozialen Gewerkschaften, selbst erst kaum im Genusse ihrer Erfolge über das Unternehmertum, wollten den Ärzten den Weg zur Organisation, den sie selbst eingeschlagen, sperren. So unsympathisch auch zuerst Aufnahme und Durchführung der uns so berufsfremden Fehde gewesen: der Erfolg hat ihre Notwendigkeit bestätigt. Unbe-

stritten verwirklichte sich die als zutreffend anerkannte Idee H a r t -
m a n n s , wenn auch nicht fehlerfrei, durchaus zum Vorteile des Standes.

„Der vernichtende Einfluss, den die bisherige Gesetzgebung",
speziell das Krankenkassenwesen, „auf den Ärztestand ausgeübt
hat" — sagt E r n s t   M a y e r [1]) so treffend in den „geistigen Grundlagen der Sozialversicherung und des Ärztestandes 1925" (Seite 71) —
„spricht ihr nicht minder das Urteil, als die unwürdige Lage, in die
sie die K r a n k e n versetzte. Die Kranken wie die heilende Persönlichkeit leiden gleichermaßen unter ihr. Derselbe Geist der Unfreiheit,
autoritären Beherrschung und Bevormundung, der sich dem Kranken
gegenüber geltend machte, wirkte sich gegenüber dem Arzt aus."

Wie der Kranke in seiner Würde und seinem Wert oft getroffen
wird, dafür geben die Vorträge der Herren v o n  H a b e r e r und
F. K ö n i g auf dem diesjährigen Chirurgenkongress, wie ich eben lese,
ein Beispiel. Sie mahnen die verantwortlichen Stellen, ihre Aufmerksamkeit auf einen Schaden zu lenken, der sich unter dem Eindruck
einer möglichen Versorgung als Mangel an Willen zur Gesundheit,
als „Rentensucht" bei vielen ihrer operierten Kranken zeigt.

„Das ökonomische Prinzip, das man verabsolutierte und zur
Bedrückung des Kranken ausarten liess, bedrückte auch die ärztliche
Existenz" (E. M a y e r).

Der eben entwickelte Gedanke kehrt in einer Betrachtung von
sozialwirtschaftlicher Seite etwa in folgender Form wieder: Der
Selbsterhaltungstrieb des einzelnen Versicherten — in unserem Falle
des Kranken — kommt gegenüber dem Selbsterhaltungstrieb der
Wirtschaft — der Versicherungsträger (z. B. Krankenkassen) —
wenig oder gar nicht zur Geltung, weil die Versicherungsnehmer
keinen geschlossenen Willen verkörpern. Käme ein solcher zum
Ausdruck, so würde sich wahrscheinlich zeigen, dass er den Zielen
der Ärzte näher steht, als die Versicherungsträger vielleicht glauben.

Seit Jahrzehnten schon spielen sich die Kämpfe zwischen Ärzten
und Versicherungsträgern in immer schärferen und beklagenswerteren
Formen ab. Als Endresultat wird auf dieser Seite die Tributpflicht
aller Faktoren und Träger des Heilwesens, auf jener die Wahrung
der geistigen und wirtschaftlichen Lebensbedingungen erstrebt. Wenn
auch in den letzten Jahren durch die gesetzliche Einrichtung der
Vertrags- und Schiedsinstanzen die äussere Form des Zwiespaltes
gemildert ist, so bestehen trotzdem die inneren Gegensätze in un-
verminderter Schärfe weiter. Die Sozialversicherung ist, entgegen
ihrer ursprünglichen Aufgabe, zu einem Objekt der Wirtschaft geworden. „Ihr Zentrum ist nicht die Persönlichkeit." (E. M a y e r).
Nicht lediglich die Interessen der zu Versorgenden, wie es sein sollte,
werden primär gewahrt, die Rentabilität der Kasse tritt in den
Vordergrund und verführt zu Unternehmungen verschiedenster Art
ausserhalb des engeren Heilzwecks.

---

[1]) E r n s t  M a y e r , Berlin 1925 (C. F. Pilger und Co.).

Das abwartende Verhalten des Staates, der Entscheidungen höchstens von Fall zu Fall erliess, jedoch gesetzgeberisch nie eingriff, zwang den Ärztestand als Benachteiligten zur Selbsthilfe.

Als erster Schritt auf dem Gebiete notgedrungener Selbsthilfe ist die 1873 (17. September) durch Eberhard Richter - Dresden geschaffene Organisation der deutschen Ärzte in der Form des deutschen Ärztevereinsbundes zu nennen, in ihm bildet jetzt der schon genannte Hartmannbund (Verband der Ärzte Deutschlands zur Wahrung ihrer wirtschaftlichen Interessen, in Leipzig) die wirtschaftliche Abteilung. Diese Vereinigungen erstreben seit Jahren eine gefestigte Neuordnung des ärztlichen Berufes durch die maßgebenden Faktoren: Reichsregierung und Reichstag. Zweifellos wird die ernste sachliche und überzeugungswahre Arbeit dieser Verbände Erfolge aufzuweisen haben.

Vorschläge zur Abhilfe der jetzt im Höhepunkt stehenden Mißstände mussten aus dem Kreise der zumeist Betroffenen erstehen, und so liessen sich denn aus der praktischen Ärzteschaft Stimmen von bestem und reinstem Klange voll Verständnis für die Lage nebst Vorschlägen zur tatsächlichen Besserung hören. Besonders hat wieder Ernst Mayer in seinen Schriften[1]) von hoher Warte aus den Charakter, ideale und reale Substanz der ärztlichen Berufsarbeit fachmännisch unter die Lupe genommen. Als Berufener entwickelt und begründet er die Forderungen zur Neuordnung, zu der dem Arzte angemessenen Stellung im Staate.

An erster Stelle unseres Begehrens steht die innere Freiheit des Arztes, der unmittelbare freie persönliche Kontakt mit dem Kranken. „Was für ihn (den Arzt) im rechtlichen Sinne das Wesen des ‚freien Berufes‘ ausmacht, ist“, um mit Ernst Mayer zu reden, „eben die Anerkenntnis, dass ärztliches Handeln in einer staats- und interessenfreien Sphäre stattfinden muss, wenn das Individuum in den Genuss des ärztlichen Wirkens nach seinem totalen Ausmaß kommen soll.“ Der ärztliche Beruf verzehrt sich im Dienste am Krankenbette unter Aufgabe eigenen Vorteiles, unter voller Hingabe der Persönlichkeit. Der Arzt ist zum Zeugen der grossen Szenen des Lebens geweiht, wo Freude und Trauer, Scheiden und Wiedergewinnen die Herzen der Menschen mächtig erschüttern. Der natürliche, unentstellte Ausdruck dieser rein menschlichen Regungen, die ergreifende Macht derselben, müssen das Herz des Arztes treffen und menschlich erhalten. (Nasse, S. 29).

„Das enge Band, welches den Arzt an seine Kranken knüpft“ (Nasse, S. 31), ist heute gelockert. Wir sehen den historischen, bewährten und herkömmlich geschätzten Hausarzt in Stadt und Land verschwinden. Und doch wäre er heute den Familien als Berater und Helfer nötiger denn je, gerade heute, wo die Forschungen über

---

[1]) Ernst Mayer - Berlin-Südende. Die Krisis des deutschen Ärztestandes. Berlin 1924, Julius Springer, u. a. a. O. (s. S. 6).

die Erblichkeit und Konstitution erst allmählich ihre wissenschaftlichen Grundlagen zu erhalten beginnen. Wie mancher alte Arzt ist diesen Ergebnissen durch jahrelange hausärztliche Erfahrungen vorausgeeilt!

Neben der Fürsorge für den einzelnen Kranken hat der Arzt heute eine Reihe von Pflichten gegen die Allgemeinheit zu erfüllen. Sie erwachsen aus dem immer weiter sich ausdehnenden sozialen Versicherungswesen, der Seuchenbekämpfung, der öffentlichen Hygiene, dem immer wichtiger werdenden Fürsorgewesen u. a. Allen diesen soziologischen Ansprüchen muss der ärztliche Stand, und in ihm jeder Arzt, gerecht werden. Im Rahmen des klinischen Unterrichts ist die Einführung der Studierenden in die soziale Medizin und Hygiene ohne zu starke Belastung des Lehrplanes mit neuen Fächern durchaus möglich und wird manchen Orts auch mit Sorgfalt gepflegt. Angesehene praktische Ärzte könnten auf Grund ihrer unmittelbaren täglichen Lebenserfahrungen (etwa nach Art der Lektoren) die älteren Studierenden Wesen, Pflichten und Rechte des Berufes in echt hippokratischem Sinne rascher und eindrucksvoller lehren, als über ein ganzes Semester sich hinziehende theoretische Vorlesungen es vermögen.

Den fertigen Ärzten — nicht nur den zukünftigen Amtsärzten — sollten in grösserem Umfange als bisher die sozialhygienischen Akademien (Berlin-Charlottenburg, Breslau, Düsseldorf) und die mit dem ärztlichen Fortbildungswesen in Verbindung stehenden sozialen Seminare der Ärztevereine (z. B. in Berlin) Kenntnisse und Erfahrungen auf dem weit verzweigten Gebiete in nicht zu kurzfristigen Vorlesungen und Kursen übermitteln. Die Anfänge hierzu sind an mehreren Orten bereits mit Erfolg gemacht worden.

Schon im Jahre 1848 forderten die Ärzte neben Einheitlichkeit der Medizinaleinrichtungen für ganz Deutschland auch einen einheitlichen Ärztestand. Mit der Gründung des Deutschen Reiches 1871 wiederum und neuerlich, etliche Jahre später, wurden dieselben Ansprüche laut. Der Ärztevereinsbund hat durch seine Führer wiederholt die Einsetzung des Ärzteberufes in seine Rechte gefordert. In den ausgezeichneten Aphorismen, welche Graf 1880 zur Medizinalreform erscheinen liess, finden Sie die leitenden Gedanken seiner Vorschläge klar ausgesprochen. Ich brauche den Älteren unter uns neben Graf nur die Namen E. Richter, Aub, Hofmann-Karlsruhe, Brauser, Löbker, Dippe zu nennen, um die Verdienste dieser Männer, deren Streben ein ideales, lauteres gewesen, der Vergessenheit zu entreissen. Sie alle waren von dem Gedanken getragen, dem Arzte müsse als einem ebenso wertvollen wie unentbehrlichen Gliede des Staates unter zulänglichem Rechtsschutz die Gewähr geschaffen werden, beruflich ungehemmt sich dem Einzelnen wie dem Volksganzen widmen zu können.

Die verhängnisvollen Folgen einer Einreihung der ärztlichen Kunst in die Gewerbeordnung hat Windthorst klar erkannt. Seine Stellungnahme im Reichstage am 12. April 1883 räumte der vom

Ärztevereinsbund veranlassten Resolution auf Gründung einer Reichs-
organisation der Ärzteschaft, mit Selbstverwaltung und Disziplinar-
gewalt, die letzten Hindernisse zur Annahme aus dem Wege.

Der Ärztevereinsbund war damals von der Überzeugung getragen,
dem Stande gedeihe ein Gesetz ähnlich der Rechtsanwaltsordnung
vom 1. Juli 1877 zum besten. Es handelt sich also keineswegs um
zünftlerische Bestrebungen der Ärzte, wie manche Gegner es gern
behaupten.

Der Vergleich des Arztes mit dem Rechtsanwalt liegt deshalb
nahe, weil beide einen „freien Beruf" ausüben. Ihrer Wesensart
nach oder grundsätzlich sind sie jedoch verschieden: Der Arzt ist
Privatmann, der Staat ist mit ihm nicht durch unmittelbares
Interesse verbunden, während der Anwalt als offizieller Funktionär
der Rechtspflege, an der er teilnimmt, anzusehen ist.

Seit der 1925 zu Leipzig erfolgten Annahme des Antrages von
Alexander Lehmann-Bremen auf sofortige Ausarbeitung des
Entwurfs einer Reichsärzteordnung hat der Deutsche Ärztevereinsbund, von Ärzten und Juristen unterstützt, unverdrossen Bausteine
für die werdende Rechtsnorm zusammengetragen, und des Bundes
jetziger unermüdlicher Führer Stauder ist nach Kräften bemüht,
zu fügen und zu festigen.

Altmeister unserer Wissenschaft, Dozenten wie Praktiker, haben
in ihren Erinnerungen geistvolle Anregungen und deutliche Fingerzeige
zur Hebung des ärztlichen Standes gegeben, vor allem Kussmaul[1]),
Strohmeyer[2]), Sonderegger[3]).

Die Ideen, um deren Anerkennung die deutsche Ärzteschaft ringt,
haben sich nach eingehenden Aussprachen über die geistigen Grundlagen des Neubaus, nach einer unendlich mühsamen und unermüdlichen Kleinarbeit zu bestimmtem Schlusse gestaltet. In seinem
klassischen Buch stellt Nasse hinsichtlich unserer beruflichen Forderungen das Gebot: nonum prematur, neunmal müsse diese Materie
erwogen, geprüft, gesiebt und durchgearbeitet werden, bis sie für die
Öffentlichkeit reif sei. Nun denn, diese Klausel des Nasseschen
Vermächtnisses ist erfüllt, und sonder Scheu darf die Ärzteschaft ihr
Programm vorlegen:

Es lautet:

1. Befreiung aus der Gewerbeordnung.

---

[1]) Kussmaul, Adolf (1822—1903). Jugenderinnerungen eines alten
Arztes. 6. Auflage 1903. (Stuttgart, Adolf Bonz u. Co.).
[2]) Strohmeyer, Georg Friedrich Louis (1804—1876, Hannover).
Erinnerungen eines deutschen Arztes, Hannover 1875 (Carl Rümpler) 2 Bde.
[3]) Sonderegger, Jacob Laurenz (1825—1896, in St. Gallen).
Vorposten der Gesundheitspflege. 2. Auflage 1874, 5. Auflage 1901 ergänzt
von E. Haffter. Ferner E. Haffter: Dr. I. L. Sonderegger in seiner
Selbstbiographie und seinen Briefen.

2. Schaffung einer Reichsärzteordnung, welche die öffentlich-rechtliche Stellung des Arztes gesetzlich anerkennt und die innere Freiheit seines Berufes nebst Selbstverantwortlichkeit wahrt. Als Berufsvertretung der deutschen Ärzte ersteht die Deutsche Reichsärztekammer, der pflichtmäßig jeder deutsche Arzt angehört. Sie gliedert sich in die entsprechenden Landesstellen. Unter der Oberaufsicht des Staates steht ihr das Recht der Selbstverwaltung zu. Der Beruf des Arztes ist parteilos und unpolitisch. Pflichten und Rechte des Arztes gegen den einzelnen Kranken, gegen die Allgemeinheit, gegen den Staat, die Abgrenzung der beamteten Ärzte und viele ähnliche Fragen werden in der Reichsärzteordnung bestimmt.

Weitere Forderungen der Ärzteschaft lauten:

3. Freie Arztwahl.

4. Abbau der noch vorhandenen Zwangsbestimmungen, z. B. des Numerus clausus, der Beschränkung der Verhandlungsfreiheit zu Vertragsschliessungen, Mitwirkung bei dem Ausbau der sozialen Versicherungs-Gesetzgebung u. a.

5. Reform des ärztlichen Studiums unter Mitwirkung der Ärzteschaft.

6. Staatliche Bekämpfung des Kurpfuschertums.

Die seit Jahrzehnten vorhandenen und bewährten freiwilligen Verbände der deutschen Ärzteschaft, somit insbesondere der Deutsche Ärztevereinsbund, geben das Vorbild für die Neuorganisation.

Die in der Reichsärzteordnung vorgesehene und unwidersprochen gebliebene Zusammenfassung der Ärzteschaft würde eine geschlossene Vertretung schaffen, deren Pflicht auch in der Reinhaltung des Berufs von unlauteren Elementen bestände.

Der seit Jahren in allen Ärztekreisen beratene Entwurf der Reichsärzteordnung wurde vom Ärztetage, als Vertreter von 44 000 deutschen Ärzten, fast einstimmig angenommen, ein Erfolg, um so höher anzuschlagen, als hier die Willenskundgabe eines nur zu stark individualistisch eingestellten Standes zum Ausdruck gelangt, die zugleich den Wert des Entwurfes bezeugt.

Autoritäten der Rechtskunde, wie Ebermayer, Spielhagen, Flügge, haben selbstlos ihre kritische Arbeit dem Entwurf angedeihen lassen. Es ist zu erwarten, dass die noch zur Beratung stehenden Einzelbestimmungen sinn- und zweckmäßig den Hauptpunkten angegliedert werden und ein abgerundetes Gesetz entsteht, das den Bedürfnissen des Staates und des Standes gerecht wird.

Zur Vervollkommnung unserer Initiative halte ich aber die Mitarbeit der Glieder der medizinischen Fakultäten für unumgänglich notwendig.

In früheren Jahrzehnten schaarten sich akademische Lehrer öfter um die Fahne des Ärztestandes, nahmen regen Anteil an der Entwicklung, förderten sie und wandten ihr Interesse gerade dem Wohl und Wehe des praktischen Arztes zu. Je mehr die Ärzte sich aber in wirtschaftlichen Kämpfen, oft in allzu schroffen und uner-

quicklichen Formen, verzehrten, je mehr die geistigen Güter des
Berufes zurücktraten, um so weiter wurden die Hochschullehrer den
inneren Fragen des ärztlichen Berufslebens entfremdet, bis schliesslich
ihre Anteilnahme begreiflicherweise erlahmte.  Diese Tatsache musste
die kämpfende Ärzteschaft schmerzlich empfinden.  Denn vor allem
würde sie durch die Passivität der geistigen Führer der medizinischen
Wissenschaft einen Machtfaktor einbüssen, der vorzüglich dazu berufen ist, durch Ansehen, gepaart mit wertvollen Erfahrungen.
zugunsten des Standes erfolgreich zu wirken.  Den Führern der
Ärzteschaft liegt die Pflege des alten Vertrauensverhältnisses zwischen
ihren Mitgliedern und den Universitätslehrern besonders am Herzen.

Um so erfreulicher ist die seit einigen Jahren wieder rege
gewordene und immer reger werdende Beteiligung der akademischen
Kreise zu unserem Nutz und Frommen zu verzeichnen.  Unser Pfad
ist noch dornenvoll, schwerer Arbeit bedarf seine Ebnung, und hierzu
soll ein jeder, dem Standeswohl am Herzen liegt, nach Kräften
beitragen.

Hier können die Aussichten, welchen das Ärzteprogramm bei dem
politischen Kräftespiel der Gegenwart in Reichsregierung und Reichstag
als gesetzgebenden Körpern untersteht, nicht besprochen werden.  Es
ist aber anzunehmen, dass eine Bewegung, die so gesunder Idee
entspringt, die von dem imposanten einheitlichen Willen der deutschen
Ärzte verfochten und von berufenen Rechtsgelehrten unterstützt wird,
ihren Widerhall bei den verantwortlichen Hütern des öffentlichen
Wohles finden muss.

Unter stetigem Bewusstsein der hohen Aufgabe unseres Standes
darf ich zum Schluss Ausdruck verleihen einem Gedanken, der, von
griechischen, schon vorsokratischen Philosophen geprägt, von Römern
gepflegt, durch die Jahrhunderte lebendig geblieben bis heute, von
dem unvergesslichen N a s s e auf unseren Beruf angewendet wird:

„Die Neigung zu helfen, ist der menschlichen Brust eingeboren,
das Gefühl des homines ad deos nulla re propius accedunt quam
salutem hominibus dando". — Durch nichts anderes kommen die
Menschen an das Wesen der Götter näher heran als dadurch,
dass sie ihren Mitmenschen Heil bringen —

ist unsere seelische Triebfeder.

Nach gutem Brauch gedenken wir heute der Toten des vergangenen Jahres.

J o h a n n e s  v o n  K r i e s , zwar nicht enger mit uns verbunden,
muss hier zuerst genannt werden.  Von gewaltiger Schöpferkraft und
durchdringendem Verstande gehörte er zu den Grossen des Geistes,
seine Arbeiten über die Physiologie des Kreislaufes, der Nerven,
Muskeln, der Sinnesorgane, seine Werke, die „Logik" und „über die
Wahrscheinlichkeitsrechnung", zeigen ihn in gleicher Weise als den
Meister auf den Gebieten der Physiologie, Physik und Philosophie.

Die allgemeine Trauer um das tragische Geschick Clemens von Pirquets, dessen geniale Lebensarbeit unsere pädiatrischen Kollegen gewürdigt haben, ist auch unsere Trauer.

Wir gedenken Hugo Dippes, des langjährigen Vorsitzenden des Deutschen Ärztevereinsbundes.

Von unseren Mitgliedern sind dahingegangen:

Eduard Müller, Professor der Medizinischen Poliklinik in Marburg, ein ungemein energischer Mann, verdient um die Neurologie, um die gründliche Erforschung der Homöopathie, verehrt als Lehrer, Arzt und Forscher.

Walter Rindfleisch, Leiter des Luisenhospitals in Dortmund, hat sich als Krankenhausleiter durch ärztliche und charakterliche Qualitäten um seine Anstalt grosse Verdienste erworben und anerkannte wissenschaftliche Arbeiten, besonders auf dem Gebiete der Neurologie, geleistet.

Wilhelm Wiechowski, Professor der Pharmakologie in Prag, ein ideenreicher, exakter experimenteller Forscher, ist uns besonders durch seine Arbeiten über die Adsorbentien bekannt. Seine Studien über die Tierkohle haben die Wiedereinführung der Kohle in die Therapie als wichtigen Gewinn gebracht. Grundlegend waren seine Anschauungen über die Eisentherapie.

August Hoffmanns Gestalt, des langjährigen Leiters der Medizinischen Klinik der Düsseldorfer Akademie, steht uns allen noch lebhaft vor Augen. Seine Verdienste um die Klinik des Kreislaufs sind von bleibendem Werte. Seine sympathische Persönlichkeit wird uns unvergessen bleiben.

Ernst Schreiber, Direktor des Städtischen Krankenhauses in Magdeburg-Sudenburg, hat dort seit 1906 erfolgreich gewirkt. Von seinen wissenschaftlichen Leistungen erwähne ich hier nur, dass er als einer der ersten schon vor dem Kriege die Anregung Behrings zur aktiven Schutzimpfung gegen Diphtherie in die Tat umsetzte und nach dem Kriege wieder aufnahm.

Heinrich Winterberg-Wien, Verfasser ausgezeichneter Experimentalarbeiten über die Physiologie und Pathologie des Herzens, zusammen mit Rothberger, aus dem Paltaufschen Institut in den Jahren 1909—1917, danach Mitarbeiter Wenckebachs, zuletzt an dessen berühmtem Werke „Die unregelmäßige Herztätigkeit" (1927).

Wir beklagen ferner den Tod folgender verdienter und geachteter Mitglieder, es starben: Sanitätsrat Abraham, beliebter Arzt in Frankfurt a. M., August Hermann, Direktor des Fremdenhospitals in Karlsbad, Emil Adler, Primärarzt des St. Johann-Spitals in Salzburg, hochbetagt in Bonn Carl Eugen Hoestermann, früher in Boppard a. Rh., Sanitätsrat Lethaus in Hamm, in Stuttgart Sanitätsrat August Römer, Mitgründer des Instituts für ärztliche Mission in Tübingen, Karl Senz, praktischer Arzt in Berlin, Professor

Wiesel, Primärarzt am Franz-Josephsspital in Wien, bekannt durch seine Arbeiten über die Innere Sekretion, über Darm- und Stoffwechsel-erkrankungen.

Mit besonderer Trauer erfüllt uns der schmerzliche Verlust jüngerer Kollegen, die mitten aus einem Leben der Arbeit für ihre Kranken und für die Wissenschaft unerbittlich herausgerissen wurden:

Hermann Lange, Privatdozent und Oberarzt der Leipziger Medizinischen Klinik, kam als ausgebildeter Physiologe zur inneren Medizin, er arbeitete hauptsächlich über Muskelphysiologie, Ileus, Diabetes, innersekretorische Erkrankungen. Noch für unsere dies-jährige Tagung hatte er einen Vortrag zur Therapie der Addisonschen Erkrankung angemeldet, als ihn eine tückische Krankheit, erst 36 Jahre alt, dahinraffte.

Und weiter: Felix Leo Bonn, Chefarzt des Johanniter-Krankenhauses in Stendal und Heinrich Zimmer, Oberarzt in Magdeburg-Sudenburg, tätig gewesen auf dem Gebiete der Blut-pathologie.

Vor wenigen Tagen erst ereilte uns die schmerzliche Kunde von dem Ableben des Heidelberger Physiologen August Pütter, er war der Begründer einer neuen theoretischen Physiologie. Wir stehen noch unter dem unmittelbaren Eindruck dieser Trauerbotschaft.

Zur Ehrung des Andenkens an unsere Toten bitte ich Sie, sich von Ihren Plätzen zu erheben.


M. D. u. H.! Unsere heutige Tagung ist der gemeinsamen Arbeit mit der Deutschen Gesellschaft für Kinderheilkunde gewidmet. Aus dem Mutterboden der Inneren Medizin entsprossen, hat sich die Kinderheilkunde seit etwa fünf Jahrzehnten zu einem selbständigen und fruchtbaren Fach mit eigenen Forschungszielen und einem grossen praktisch-ärztlichen Arbeitsfeld entwickelt.

Die Bedeutung dieser Ziele für unser Volksleben liegt, um heute nur einen Gesichtspunkt herauszugreifen, klar zu Tage in einer Zeit, in welcher der Geburtenrückgang bedrohlich geworden ist. So gebührt den Bestrebungen zur Verminderung der Säuglingssterb-lichkeit und zur Erhaltung des einzelnen kindlichen Lebens volle Aufmerksamkeit und Anerkennung.

Wie nach der Lehre unserer grossen Pädagogen der Grund zu tüchtiger Erziehung in der frühesten Kindheit gelegt wird, so muss auch die ärztliche Fürsorge — auf wissenschaftlicher Forschung beruhend — mit dem ersten Lebenstage des Kindes einsetzen. Die sachverständige Führung fördert seine konstitutionelle Kräftigung und erreicht die beste gesundheitliche Grundlage für das Leben des Erwach-senen. Diese hohe Aufgabe ist der Kinderheilkunde gestellt.

Zu den Berührungspunkten zwischen innerer Medizin und Kinderheilkunde gehört neben der Konstitutionsforschung vor allem das heute zur Verhandlung kommende Thema.

Im Gefühl der Zusammengehörigkeit mit uns heisse ich die Deutsche Gesellschaft für Kinderheilkunde, ihren Vorstand, Herrn Noeggerath, Herrn Goebel und ihre Mitglieder auf das Herzlichste willkommen. Möge unsere gemeinsame Tagung auf dem für die Allgemeinheit so wichtigen Gebiete der Bekämpfung akuter Infektionskrankheiten reiche Früchte tragen!

M. D. u. H.! Noch eine kurze Mitteilung. Am heutigen Tage findet in Wien die Billrothfeier zum Gedächtnis seines 100. Geburtstages statt. Mit Zustimmung der Versammlung richten wir an Freiherrn von Eiselsberg folgendes Telegramm:

Die Deutsche Gesellschaft für Innere Medizin nimmt an der Feier des 100. Geburtstages von Theodor Billroth wärmsten Anteil. Der geniale Förderer der medizinischen Wissenschaft, der berühmte deutsche Meister der Chirurgie, der edle Mensch und feinsinnige Künstler ist auch bei uns unvergessen.

# VERHANDLUNGEN DER
# DEUTSCHEN GESELLSCHAFT
# FÜR INNERE MEDIZIN

HERAUSGEGEBEN

VON DEM STÄNDIGEN SCHRIFTFÜHRER

OBERARZT D~R.~ A. GÉRONNE

DIREKTOR DER INNEREN ABTEILUNG AM
STÄDTISCHEN KRANKENHAUS WIESBADEN

## ZWEIUNDVIERZIGSTER KONGRESS

GEHALTEN ZU WIESBADEN VOM 7.—10. APRIL 1930

MIT 257 ABBILDUNGEN IM TEXT

Enthält die Referate:

1. Über die Hypophyse und über hypo-
physäre Krankheiten. Trendelenburg-
Berlin, Lichtwitz-Altona.
2. Über Herdinfektion. Pässler-Dresden,
Rosenow-Rochester, Bieling-Frankfurt a. M.
sowie die Vorträge über Massage-
Behandlung: Müller-München-Gladbach
und de Crinis-Graz in Vertretung für Hart-
mann-Graz.

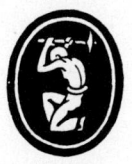

## MÜNCHEN
## VERLAG VON J. F. BERGMANN
1930

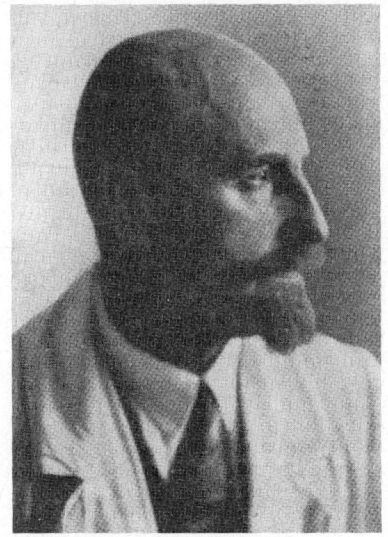

F. Volhard, Frankfurt (Main)
Vorsitz 1930

# Eröffnungsrede.

Von

**F. Volhard.**

M. D. u. H.! Zu gemeinsamer Arbeit begrüsse ich Sie alle herzlich an der uns allen so vertrauten Stätte. Heute vor 30 Jahren habe ich zum erstenmal an diesem Kongress für innere Medizin teilgenommen, zum erstenmal trat ich mit frommem Schauder ein in diese Hallen, und in meinen kühnsten Träumen dachte ich nicht an die Möglichkeit, daß ich einmal an dieser Stelle stehen und die Ehre haben würde, diese Versammlung zu leiten.

Auf jener Tagung, die durch Referate über die Behandlung der Pneumonie und über die Endokarditis eingeleitet wurde, hat Wenckebach zum erstenmal eine physiologische Erklärung der Arhythmie gegeben, Minkowski zum erstenmal über eine hereditäre, unter dem Bilde eines chronischen Ikterus mit Urobilinurie, Splenomegalie und Nierensiderosis verlaufende Affektion, den heutigen hämolytischen Ikterus berichtet, Moritz die Bestimmung der wahren Herzgrösse durch Orthodiagraphie gezeigt, und jene Tagung ist mir unvergesslich durch die dramatische Wechselrede über die Hämamöba Loewits im Blute Leukämischer, in der der früh verstorbene begabte Wiener Kliniker Türk mit einer heute nicht mehr üblichen Leidenschaft und einer heute gar nicht mehr möglichen Redefreiheit die neu entdeckte Amöbe in den Orkus beförderte, nachdem die Diskussion zwecks Studiums der Präparate auf eine Stunde vertagt worden war.

Damals war Rudolf von Jaksch Präsident, überwältigend durch Frische, Beweglichkeit und Temperament. An der Wende des Jahrhunderts richtete er den Blick in die Vergangenheit und in die Zukunft. Als Grundpfeiler der inneren Medizin des verflossenen Jahrhunderts bezeichnet er die physikalischen Untersuchungsmethoden, die pathologische Anatomie und die Physiologie. ,,Polypenartig hatte die innere Medizin um sich gegriffen und überall aus den exakten Wissenschaften ihre Hilfsmittel zu finden gewusst.'' Die grossartigen Entdeckungen der Physiologie, der physiologischen Chemie, der Bakteriologie und der Neurologie brachten das feste Gebäude der inneren Medizin in beträchtliches Schwanken. Eine Krise drohte, würde man heute sagen.

v. Jaksch fährt fort: ,,Die innere Medizin schien in Lehre und Form sich in Spezialdisziplinen auflösen zu wollen. Es war dringend notwendig, dass mit sicherer, dazu befugter Hand eingegriffen werde, damit diese stärkste Wurzel der praktischen Medizin nicht dem Untergang anheimfalle.'' ,,Diese erlösende Tat hat unser Altmeister, Herr von Leyden, mit glücklichem Griff im Jahre 1882 durch Gründung dieser Kongresse vollführt.'' ,,Wir wollen hoffen, dass auch im 20. Jahrhundert der Kongress seine durch nunmehr 18 Jahre erworbene Attraktionskraft behält, dann ist die im achten Dezennium des 19. Jahrhunderts bestandene Gefahr der Zersplitterung unserer Wissenschaft dauernd gebannt.''

Zum Schlusse versucht **von Jaksch** in die Zukunft unserer Wissenschaft zu schauen:

„Es droht die Pest!" Er sah die Waffen gegen diese mörderische Krankheit wie für alle infektiösen Krankheiten bereits geschmiedet, und so wird es eine der wichtigsten Aufgaben des 20. Jahrhunderts sein, den infektiösen Erkrankungen auf dem Wege der Prophylaxe, Präventivimpfung und Serumtherapie vorzubauen. „Auf diesem Wege werden wir hoffentlich auch mit unserem Hauptfeind, mit der Tuberkulose fertig werden."

„Zweifellos wird das 20. Jahrhundert Verbesserungen unserer Untersuchungsmethoden bringen. Im besonderen von einer köstlichen Frucht des letzten Dezenniums des scheidenden Jahrhunderts dürfen wir das Beste erwarten, von der Röntgenuntersuchung."

„So wichtig alles dies ist, so werden alle diese Tatsachen vor einer Erkenntnis zurücktreten, einer Erkenntnis, deren Anfang das 19. Jahrhundert brachte, deren Vollendung das 20. Jahrhundert bringen wird. Es ist die Synthese des Eiweisses." Von ihr hoffte **von Jaksch**, dass wir auch den Mechanismus des Krankheitsprozesses werden erkennen können, das „Wie" der anatomischen Veränderungen, von denen wir nur das „Was" kennen. „Jeder pathologische Prozess wird sich durch eine Gleichung ausdrücken lassen." Je nach Art und Menge der Abbauprodukte des Organeiweisses werde sich der Verlauf des Prozesses, die Prognose und eine exakte Diagnose aufstellen lassen und damit werde eine **rationelle Therapie** geschaffen werden.

M. D. u. H.! Wie weit sind in den verflossenen 30 Jahren die Zukunftshoffnungen des damaligen Präsidenten in Erfüllung gegangen?

Die Anziehungskraft hat der Kongress zwar bewahrt, die Zahl der Mitglieder, damals 435, beträgt heute 1075. Sie müsste aber viel grösser sein, wenn diejenigen, die sich vorwiegend oder ausschliesslich mit innerer Medizin beschäftigen, es für ebenso selbstverständlich hielten, der Gesellschaft für innere Medizin anzugehören, wie die Chirurgen der Gesellschaft für Chirurgie.

Die Zahl der Vorträge ist in stetigem Wachsen; sie ist von damals 42 heute auf über 150 gestiegen, was uns genötigt hat, viele wertvolle Berichte als Kurzvorträge in die Aussprache zu verlegen.

Wie überwältigend hat sich die Hoffnung auf Verbesserung unserer Untersuchungsmethoden erfüllt! Die köstliche Frucht der Röntgendiagnostik ist gereift. Die kühnsten Erwartungen sind weit übertroffen worden. Eine ganz neue und völlig unentbehrliche Hilfswissenschaft ist entstanden, die kein Kliniker mehr im Nebenamt betreiben kann, sondern die ihre eigenen Fachmänner erfordert. Die pathologische Anatomie am Lebenden ist verwirklicht! Das allein für dieses Teilgebiet erschienene Schrifttum füllt weit mehr Bände, als die ganze Bibliothek einer inneren Klinik von damals beherbergte.

Ich erinnere mich noch, als ob es heute wäre, aus meiner Assistentenzeit an der Riegelschen Klinik eines Falles von Pyopneumothorax subphrenicus, bei dem die mit bescheidensten Mitteln eingerichtete neue

Methode zu meinem Stolze die klinisch gestellte Diagnose bestätigte. Was ist seit jenen Tagen aus der Röntgendiagnostik der Lungenkrankheiten geworden, was bedeutet heute die feinst ausgebildete physikalische Diagnostik gegenüber der unbestechlichen Röntgenplatte!

Undenkbar wäre die neue Lehre vom heimlich sich bildenden Frühinfiltrat, die neuzeitliche systematische Aufspürung der Frühfälle, die rationelle Prophylaxe der Lungentuberkulose, nie wäre die geniale Idee Forlaninis — vorausgeahnt von dem Esslinger Arzt Späth, der Kochsalzlösung in die Brusthöhle einfüllte —, der lebensrettende Pneumothorax, Gemeingut der Tuberkulosebehandlung geworden, ohne die Entdeckung der Röntgenstrahlen, ohne die heutigen Höchstleistungen der Röntgendiagnostik.

Und wie hat sich seit den ersten bahnbrechenden Versuchen Rieders, die Form des Magens durch Füllung mit Kontrastbrei zu erkennen, die Röntgendiagnostik des Magendarmkanals entwickelt! Wer von uns, die wir an der Riegelschen Magenklinik allmorgendlich im Zentrallaboratorium höchst eigenhändig die Magensäfte titrierten und die Werte zur Verfügung des Chefs in ein grosses Buch eintrugen, hätte damals geahnt, wie häufig 30 Jahre später ohne Magenschlauch mit Hilfe der in Deutschland vor allem von H. H. Berg zu einem Präzisionsverfahren ausgebildeten Schleimhautdiagnostik, Geschwüre des Magens und Duodenums mit einer Sicherheit nachgewiesen werden können, die der Autopsie in vivo gleichkommt, ja sie bisweilen übertrifft. An meiner Klinik kamen in einem Jahre 6700 Kranke zur Röntgenuntersuchung. Bei 837 Magenkranken liess sich in 206 Fällen ein Ulcus röntgenologisch mit Sicherheit nachweisen, und zwar das früher nie diagnostizierte Ulcus duodeni sechsmal so häufig wie das Ulcus ventriculi.

Ich brauche die jetzige Generation nicht an die lebensrettende Bedeutung der Frühdiagnose des Magenkrebses, des Ileus, an die Bedeutung des Röntgenverfahrens für die Diagnose und Beurteilung der Steinkrankheiten, der Gallenwegserkrankungen, der Krankheiten des Herzens und der grossen Gefässe und vieles andere zu erinnern, nur daran, dass es das alles vor 30 Jahren noch nicht gegeben hat.

Und nicht nur diese fundamentale, sondern auch zahllose andere Verbesserungen der Untersuchungsmethoden haben uns die verflossenen 30 Jahre gebracht.

Was verstanden wir damals von der Chemie des Blutes, was haben wir in den 30 Jahren zulernen müssen, welche Rolle spielt heute das chemische Laboratorium in einer Klinik! Ohne einen chemisch ausgebildeten Mitarbeiter und eine Anzahl von Hilfskräften ist die Zahl der im Stationsbetrieb notwendigen Analysen — sie beträgt in meiner Klinik in einem Jahre 30000, ungerechnet die zahllosen Untersuchungen in den Stationslaboratorien — gar nicht zu bewältigen.

Welchen Fortschritt hat allein die Lehre vom Diabetes durch die Kontrolle des Blutzuckers, die der Nierenkrankheiten durch die quantitative Bestimmung der harnpflichtigen Stoffe im Blute erfahren, ganz

1*

zu schweigen von den sonstigen neuen Methoden der Blutuntersuchung, des weissen Blutbildes, der Senkungsgeschwindigkeit und vor allem der Wassermannschen Reaktion.

Wieviel leichter als damals Wenckebach haben wir es heute mit Hilfe des Elektrokardiographen in den Rhythmusstörungen uns zurecht zu finden und Anhaltspunkte für die Prognose zu gewinnen.

Welch hohen Wert haben die endoskopischen Methoden an den verschiedensten Organen inzwischen in der inneren Klinik gewonnen.

Was hat der von Baron Alexander von Korányi geschaffene Begriff der Niereninsuffizienz und die Erfindung der Blutdruckmessung durch von Basch und Riva-Rocci für die weitere Forschung, für die Beurteilung der Nierenkrankheiten und für das Verständnis der rätselhaften Fernwirkungen geleistet.

Die Hoffnung von Jakschs, dass die Synthese des Eiweisses gelingen würde und die an diese Hoffnung geknüpften Erwartungen haben sich nicht erfüllt, wohl aber die Hoffnung, weiter in den Mechanismus des Krankheitsprozesses, in das Verständnis einzudringen, wie die pathologisch-anatomischen Veränderungen entstehen, und dass sich neue Gesichtspunkte für die Beurteilung der Krankheiten und ihre rationelle Therapie ergeben würden.

Neuland hat auch erschlossen die Entdeckung der Vitamine und die Lehre von den Magenkrankheiten.

Aus glücklicher klinischer Beobachtung und geistvoller Experimentierkunst erwuchs die Entdeckung der Hormone und die Lehre der endokrinen Krankheiten. Noch ist die therapeutische Bedeutung der Hormon- und Organbehandlung kaum abzusehen. Von der Fülle der Arbeit, die auf diesem Gebiete geleistet worden ist, und von der unfasslichen Differenziertheit der Leistungen eines so winzigen Einsonderungsorganes, wie die Hypophyse es ist, wird unser erstes Referatthema zeugen.

Signatur für die Wissenschaft wie Praxis gleich fördernde Arbeitsrichtung der vergangenen 30 Jahre wurde immer mehr die funktionelle Betrachtungsweise. Ich meine damit nicht nur die Ausbildung zahlloser Funktionsprüfungen der verschiedenen Organe, mit denen wir gelernt haben, die Breite der Anpassungsfähigkeit, die Fähigkeit zu Spitzen- und Dauerleistungen zu erproben, sondern auch die funktionelle Betrachtungsweise in der Krankheitslehre im Sinne einer funktionellen Pathologie, wie sie von Korányi für die Nierenkrankheiten vorausgeahnt, von Bergmann für die Krankheiten der Verdauungsorgane meisterhaft durchgebildet hat. Die neue Richtung soll keine Abwendung von der anatomischen Pathologie bedeuten; diese ist und bleibt das Fundament unserer Pathologie am Lebenden, und die räumliche und geistige Verbindung zwischen dem Internisten und Pathologen kann gar nicht eng genug sein. Es würde den grössten Fortschritt für unsere Wissenschaft und für die Ausbildung und Fortbildung der Ärzte bedeuten, wenn eine fachmännisch ausgeführte Leichenöffnung in jedem Todesfalle vom Gesetz bestimmt würde.

Aber wir sehen in den pathologischen Organbefunden nicht mehr die Krankheit als etwas Gegebenes, sondern das Werdende und Gewordene, und wir suchen den Vorgang zu begreifen, der zu dem Gewordenen führt. Auch das histologische Substrat ist nur ein Symptom, und erst aus der Analyse von klinischem und histologischem Symptom ergibt sich die Synthese des krankhaften Vorganges. Nur zu oft ist die Störung oder Änderung der Funktion das Primäre, das morphologische Symptom die Folge, das Sekundäre. So gross ist die Wandlung der Begriffe, dass nun wieder Altmeister Ernst in einem wundervollen Vortrag auf der Düsseldorfer Naturforscherversammlung sich über den Mangel an morphologischem Bedürfnis beklagen musste. In der Tat gehören Gestalt und Funktion eng zusammen, so eng, dass man die Veränderung der Gestalt oft nur aus der Änderung der Funktion, die Änderung der Funktion oft nur aus der Änderung der Gestalt begreifen kann.

Die funktionelle Betrachtungsweise der Gestaltsveränderung hat unser Verständnis gerade auf dem Gebiet der Kreislaufstörungen und der Gefäss- und Nierenkrankheiten ganz wesentlich gefördert, und die Anwendung der Rickerschen Lehre von der funktionellen Kreislaufstörung auf die Pathogenese wird noch reiche Früchte tragen (nach Beseitigung einiger von Fischer-Wasels und Tannenberg aufgedeckter Mängel und bei besserer Berücksichtigung der chemischen Vorgänge im Gewebe). Die Wechselwirkung, Stockung der Durchblutung und funktionelle Kreislaufstörung in der präterminalen Strombahn macht Gewebsazidose, Gewebsazidose macht funktionelle Kreislaufstörung in der terminalen Strombahn, ist für das Verständnis zahlreicher Krankheitsvorgänge, z. B. für die Entstehung der Apoplexie, die wir heute nicht mehr auf Platzen arteriosklerotischer Gefässe zurückführen können, und ganz besonders für das Verständnis des Vorgangs der Entzündung von grosser Bedeutung.

Dass bei diesen bald primär am Gefässapparat, bald primär im Gewebe angreifenden Vorgängen, die zu reaktiven funktionellen Kreislaufstörungen in der terminalen Strombahn führen, Abbauvorgänge am Gewebseiweiss eine Rolle spielen, ist wohl sicher, und auch insofern gewinnen die Visionen von Jakschs Gestalt, als die Entdeckung Abderhaldens von der Organspezifität abbauender Fermente im Blute auf die von Jaksch geahnte Möglichkeit hinweist, aus dem Abbau von Organeiweiss diagnostische Schlüsse zu ziehen.

Auch die Vorahnung von Jaksch, dass eine bessere Erkenntnis des Mechanismus der Krankheitsentstehung neue Wege für eine rationelle Therapie erschliessen würde, ist eingetroffen.

Die Hoffnung auf eine wirksame Verhütung und Bekämpfung der Volksseuchen hat sich zu einem grossen Teil erfüllt. Sie haben, mit Ausnahme der Grippe, ihre Bedeutung verloren, dank vor allem den Forschungen des von der inneren Medizin abgetrennten Sonderfaches der Hygiene und Bakteriologie. Sie haben es ermöglicht, vier Jahre lang die Seuchengefahr, früher die ständige Begleiterin der kriegführenden Heere, zu bannen.

Die antitoxische Therapie der Infektionskrankheiten hat grosse Fortschritte gemacht. Wir sind zwar von dem Ziele noch weit entfernt, das Stoeltzner mit den Worten aufgestellt hat: ,,Mit der schliesslichen Vollendung der antitoxischen Therapie wird die moderne Medizin ihre eigentliche Aufgabe gelöst haben." Aber es ist keine Utopie mehr, die Erreichung dieses Zieles zu erhoffen.

Eine Errungenschaft der letzten Jahrzehnte ist die Erkenntnis von der Bedeutung chronischer Infektionsherde als Krankheitsursache, auf die besonders eindeutig zuerst Pässler hingewiesen hat. Sie ist als Ausgangspunkt für eine rationelle Therapie für die tägliche Praxis von so grosser Bedeutung, dass es mir richtig schien, das Problem der Herdinfektion zum zweiten Referatthema dieser Tagung zu wählen.

Erst aus den letzten drei Jahrzehnten stammt auch die für die Prophylaxe so fundamentale Entdeckung, dass blutsaugende Insekten für die Übertragung von Seuchen eine grosse Rolle spielen, wie Sticker bei der Bubonenpest, Ronald Ross bei der Malaria, Nicolle beim Fleckfieber, Kleine bei der Schlafkrankheit festgestellt haben.

Die Marksteine der Chemo- und Organotherapie sind das Salvarsan, das Insulin und das Vigantol. Es ist nur noch eine Frage der rechtzeitigen Erfassung der frischen Syphilis und der prophylaktischen Vorbehandlung der Rachitis, um diese folgenschweren Krankheiten auszurotten.

Bei Nennung des Insulins möchte ich meines zu früh gestorbenen früheren Laboratoriumsvorstandes und Freundes E. J. Lesser, Mannheim, gedenken, der vor Ausbruch des Krieges die antidiabetische Wirkung des Pankreasextraktes entdeckt hat. In der Sitzung vom 3. Februar 1914 des Naturhistorischen Vereins zu Heidelberg hat Lesser in einem Vortrag über das Wesen des Pankreasdiabetes mitgeteilt, dass es durch Injektion von Pankreasextrakten gelingt, die Zuckerausscheidung pankreasdiabetischer Frösche gegenüber der von Kontrolltieren sehr stark herabzudrücken (etwa um 80%). Nach drei- bis viermaliger Injektion wird der Harn der Tiere zuckerfrei. ,,Der Pankreasdiabetes des Frosches beruht auf einer Verstärkung der diastatischen Wirksamkeit der Leber auf das Glykogen."

Lesser hat sich leider nicht bewegen lassen, die Nutzanwendung auf Säugetiere und Menschen zu ziehen, ehe es ihm gelungen sei, die Froschleber unter dem Einfluss des Pankreasextraktes mit Glykogen anzureichern. Der Krieg hat diese Versuche des übergewissenhaften Forschers unterbrochen und ihm die Frucht seiner schönen Entdeckung geraubt.

Über dem Unsegen, den die Erfolge der Chemotherapie mit sich gebracht haben, und die sich in dem Heilmittelunheil äussern, unter dem wir alle stöhnen, darf doch nicht vergessen werden, welche Glanzleistungen für die rationelle Therapie die wissenschaftlich geleitete pharmazeutische Industrie aufzuweisen hat, z. B. in der Herstellung wirksamer Heilmittel zur Bekämpfung und Ausbreitung exotischer Krankheiten (Germanin, Plasmochin u. a.); und nicht vergessen seien die in der täglichen Praxis unentbehrlichen Mittel wie Strophantin und Salyrgan, die Purinderivate, die synthetischen Kampfermittel, die Schlafmittel, das Lobelin und viele andere.

Ich erinnere ferner an die Entdeckung der Heilwirkung der Sonnenstrahlen durch Bernhard-Samaden, an die Heilung der Knochen- und Gelenktuberkulose mit Sonnenlicht und die grossen Erfolge der Strahlenbehandlung von den ultravioletten bis zu den Radiumstrahlen.

Ich erinnere an die Neubelebung der Kunst der Diätetik, der wir früher ungeahnte Erfolge verdanken, ganz besonders auf dem Gebiete der Nieren- und Kreislaufkrankheiten.

Wenn wir die ausserordentlichen Fortschritte der letzten 30 Jahre überblicken, so dürfen wir als das Wesentliche hervorheben, dass der Weg, auf dem sie gewonnen worden sind, der der wissenschaftlichen „physiologischen" Medizin gewesen ist, und dass die gewonnene Einsicht in die Krankheitsvorgänge oder -ursachen sozusagen zum erstenmal in der Geschichte der Medizin zu einer rationellen Therapie geführt hat, an Stelle der bis dahin fast ausschliesslich rein empirischen.

Nicht das intuitive Erfassen der Situation, nicht der Künstlerarzt, nicht der Priesterarzt, nicht der Zauberer und nicht die, die Schulmedizin bekämpfenden Sekten haben das geleistet, sondern die induktive Methode der exakten naturwissenschaftlichen und biologischen Forschung. Auch nicht die uralte, zum selbstverständlichen Gemeinplatz gewordene Einstellung, nicht die Krankheiten, sondern die Kranken zu behandeln, sondern im Gegenteil. Man kann es geradezu als Kriterium und höchste Leistung der rationellen Therapie bezeichnen, dass sie in einer Gruppe von Fällen ohne Rücksicht auf den individuellen Kranken, seine Persönlichkeit, seine seelische Verfassung, seine Konstitution mit der Krankheit fertig wird. Zu dieser Möglichkeit einer sit venia verbo Reagensglastherapie, die von der Eigenart des zu behandelnden Lebewesens absehen kann, rechne ich die ätiologische bzw. kausale Therapie, die spezifische antitoxische Behandlung, z. B. die Entfernung von Parasiten, die Chemotherapie der Protozoenkrankheiten (der Syphilis, der Malaria), die Koupierung der Ruhr, die hormonale Ersatztherapie, die Vitaminbehandlung, die Verhütung des Tetanus, die Serumbehandlung bei Diphtherie, Scharlach, Masern, Botulismus usw. Hierher gehört auch die dank neugewonnener Vorsichtsmaßregeln ungefährlich gewordene Transfusion usw. In allen diesen Fällen gilt cum grano salis nicht mehr natura sanat, sondern medicus sanat.

Dazu wäre auch eine grosse Reihe von Zuständen zu rechnen, in denen das gewachsene diagnostische Können die rationelle Behandlung in Form der rechtzeitigen und lebensrettenden Frühoperation ermöglicht.

Ich will damit nur sagen, es gibt Fälle genug, in denen der Fortschritt der wissenschaftlichen Medizin zu dem Paradoxon geführt hat, dass wir statt des Kranken die Krankheit behandeln können.

Das bitter gemeinte Wort von Dubois aus der Zeit vor der Wiederentdeckung der Seele: „Zwischen Medizin und Tierarzneikunde besteht nur noch ein Unterschied bezüglich der Kundschaft", trifft heute im Gegensatz zu früher tatsächlich für eine ganze Reihe von Krankheiten zu, bei denen auf Grund wissenschaftlicher Erkenntnis Heilung sozusagen garantiert werden kann, unabhängig von der Individualität der Kranken und der Persönlichkeit des Arztes.   Das Ziel der Forschung kann nur sein, die Zahl dieser rationell angreifbaren Krankheitszustände zu vergrössern.

In einer anderen grossen Gruppe von Krankheitszuständen ist die Aufgabe des Arztes, die Selbstheilung zu befördern, den Organismus und seine Regulationen zu unterstützen.   Hier liegt die Ratio bei dem lebenden Organismus, und hier kann nur die Beobachtung am Krankenbett und die Erfahrung über den Erfolg belehren.   (Steigerung der Leistung, ohne zu schaden, bzw. Übung oder Schonung und Ruhigstellung sind hier die Mittel der empirischen Behandlung, für die Auswahl der Mittel ist aber auch hier die wissenschaftliche Erforschung ihrer Wirkungsart und die des Krankheitsvorganges ausschlaggebend.)   Auch hier spielt in manchen Fällen die Persönlichkeit des Kranken und des Arztes eine sehr geringe Rolle, z. B. bei der Malaria- oder Pyriferbehandlung der Paralyse.

Auch in dieser Gruppe von meist chronischen Krankheitszuständen, bei denen natura sanat, medicus curat, hat die wissenschaftliche Forschung der letzten 30 Jahre Möglichkeiten einer Behandlung aufgezeigt, die man schon zur rationellen rechnen kann, z. B. die Behandlung der allergischen Zustände, die Pneumothoraxbehandlung, die Verhütung von Infektionskrankheiten wie Typhus, Cholera, die Vakzinebehandlung überhaupt.

Auch die diätetische Behandlung darf man heute zum Teil schon zur rationellen rechnen.

Welch ein Fortschritt, wenn ich an die Beurteilung und Behandlung meiner Nierenkranken vor 30 Jahren zurückdenke, und wenn ich damit die beglückenden Erfolge der diätetischen Behandlung von heute vergleiche und die Möglichkeit, das Auftreten der gefürchteten Krampfurämie und der lebensbedrohenden Schwangerschaftseklampsie fast mit Sicherheit zu verhüten.

Kussmaul war gewiss ein Künstlerarzt und für die damalige Zeit ein Meister der Diätetik.   Ist es nicht ein Vorzug und ein Fortschritt, dass die wissenschaftliche Forschung es auch dem weniger künstlerisch veranlagten ermöglicht, statt intuitiver rationelle Diätetik, rationellere als Kussmaul zu treiben.

Die Möglichkeiten, mittels der Diät heilungsfördernd oder heilend zu wirken, sind noch lange nicht ausgeschöpft; gerade diese Form der arzneilosen Behandlung wird in Zukunft noch eine sehr grosse Rolle spielen, und hier kann der Arzt noch viel hinzulernen, vom Mediziner bezüglich der Indikationen, von Aussenseitern, die oft wahllos einseitige Diät verordnen, hinsichtlich der Technik.

Vieles davon ist noch Empirie und gehört zu dem unerschöpflichen Thema der Allgemeinbehandlung, der Steigerung der Abwehrkräfte,

für die zwar eine ganze Reihe von Methoden von der Quarzlichtbestrah-
lung bis zur Proteinkörpertherapie zur Verfügung stehen, über denen
aber die einfachsten Methoden der Licht-, Luft-, Wasser- und Heilbäder-
behandlung nicht vergessen werden sollten. Gesunder Menschenverstand
und ärztlicher Instinkt sind hier die besten Führer.

Keine Errungenschaft der letzten 30 Jahre, sondern uralt ist die
Massagebehandlung. Sie ist über der bequemeren, aber nur sympto-
matischen Arzneibehandlung zu sehr ins Hintertreffen geraten, erstickt
in der Flut von Heilmitteln, mit der eine geschäftige Kleinindustrie den
Markt und den Arzt überschwemmt. Leider ist die Massage fast ganz in
Laienhände übergegangen, und ich habe die Beobachtung gemacht, dass
sich nur diejenigen Ärzte für die Massage und die massagebedürftigsten
Leiden, den Muskelrheumatismus und die darauf beruhende Ischias
interessieren, die selbst am eigenen Leibe diese Pein und die sichere
Wirkung der Massage gespürt haben.

Der diagnostische Wert der Tastmassage, die soziale Bedeutung der
massagebedürftigen Leiden ist wegen ihrer Häufigkeit so gross, dass ich
es im Interesse des Praktikers für notwendig gehalten habe, der Massage
zum erstenmal vor diesem Forum Gehör zu verschaffen, um den Kollegen
eindringlich nahe zu legen, sich mit eigener Hand damit zu beschäftigen.
Die erstaunlichen Erfolge der Muskelmassage bei der Ischias lassen diese
Neuralgie in einem ganz neuen Lichte erscheinen und sind für das Problem
der Neuralgie überhaupt von prinzipieller Bedeutung.

Es ist eine Errungenschaft der Forschung der letzten 30 Jahre, die
vom physiologischen Tierversuch und der Entdeckung der bedingten
Reflexe durch Pawlow ausgeht, dass seelische Stimmungen und Vorstellungen in objektiv nachweisbarer Form die Leistungen der Organe
und das vegetative Nervensystem beeinflussen, und damit rückt die
Möglichkeit, durch die Persönlichkeit des Arztes auf den Zustand des
Kranken Einfluss zu gewinnen, in den Bereich der rationellen Therapie.

Das Irrationale der ärztlichen Einwirkung, die Bedeutung der ärztlichen Persönlichkeit, die seelische Behandlung, die Beziehungen zu den
Geisteswissenschaften hat Krehl in vorbildlicher Weise in seinem Aufsatz
über Standpunkte in der inneren Medizin behandelt.

Es versteht sich von selbst, dass noch zahlreiche Krankheitszustände
vorkommen, bei denen eine rationelle Behandlung noch nicht möglich ist,
so dass wir uns vorläufig mit der empirischen Behandlung begnügen
müssen.

Es ist sehr bedauerlich, aber geschichtlich durch die Einschaltung
der Periode des therapeutischen Nihilismus begründet, dass die physiologische Klinik zu der empirischen Therapie der alten Medizin kaum in
Beziehung getreten ist, so dass die Tradition unterbrochen worden ist.
„Die physiologische Medizin führt hier," sagt Krehl, (oder sollte
führen) „durch das Rationelle ihres Verfahrens, sowie durch die klare
Begründung und Beeinflussung der Lebensvorgänge mit Hilfe von
Physik und Chemie zu einer Weiterbildung der echt empirischen
alten Medizin."

Wer die ältere Literatur irgend eines Arbeitsgebietes studiert und mit ehrfürchtigem Staunen sieht, was die Alten ohne die heutigen technischen Hilfsmittel schon mit sehender Hand gefühlt, mit fühlendem Auge gesehen haben, der kann nicht daran zweifeln, dass auch aus ihren therapeutischen Erfahrungen noch viel zu lernen sein wird.

Dass und wie auch die empirische Therapie durch eine wissenschaftlich geläuterte Kritik zu einer rationellen Therapeutik entwickelt werden kann, hat Boas kürzlich eindringlich gezeigt.

Es wäre sehr zu begrüssen, wenn seine Anregung auf fruchtbaren Boden fiele, und wenn überhaupt auf unserem Kongresse häufiger und mehr als bisher therapeutische Fragen behandelt und die kritisch verarbeiteten Ergebnisse von Behandlungsweisen vorgelegt und zur Aussprache gestellt würden.

Wenn man die Vortragsthemen der letzten 10 und 20 Jahre überblickt, so fällt doch sehr auf, wieviel von Physiologie, physiologischer, physikalischer und Kolloid-Chemie, und wie wenig von Therapie hier die Rede gewesen ist. Die Klage, der Kongress biete dem Internisten mehr Steine als Brot, erscheint nicht ganz unberechtigt, so notwendig und unentbehrlich diese Steine für die Errichtung eines modernen Gebäudes der Krankheitslehre sind, so notwendig wäre es doch, dass der Kongress auch gleichzeitig den Sinn dieser Forschung widerspiegelte, neue Wege auch für das ärztliche Handeln aufzuzeigen.

Es wird der heutigen Forschergeneration leichter gemacht als der früheren, ihre Problemstellung vom Krankenbett zu nehmen. Die Zahl der Krankenhäuser ist in 30 Jahren von 2700 auf 3700, die Zahl der im Krankenhaus Behandelten von 1 Million auf 3 Millionen, die Zahl der Verpflegungstage von 30 auf 90 Millionen gestiegen. Es war s. Z. etwas ganz aussergewöhnliches und eine Tat der Kölner Stadtverwaltung, dass Professoren wie Leichtenstern und Riegel von der Universität an ein Städt. Krankenhaus berufen wurden. Heute gibt es kaum noch ein Krankenhaus, das sich nicht seinen Leiter von der Universität holte.

Ich für meine Person bin sogar der Meinung, dass umgekehrt jeder Universitätslehrer durch ein Krankenhaus gegangen sein sollte, und dass an die dem Unterricht dienenden Universitätskliniken nicht nur ausnahmsweise, sondern in der Regel Forscher berufen werden sollten, die in selbständiger Krankenhaustätigkeit gezeigt haben, dass sie nicht nur im Laboratorium zu forschen, sondern auch am Krankenbett ärztliche Fragestellungen aufzugreifen und zu beantworten verstehen.

M. D. u. H.! Es liegt in der menschlichen Natur, die Augen auf das Ziel zu richten, im Streben sich zu bemühen, das Erreichte als selbstverständlich hinzunehmen, — das Unbekannte lockt, das Bekannte wird rasch zur Gewohnheit. Darum kann das, was die Medizin der wissenschaftlichen Forschung in den letzten 30 Jahren verdankt, nur der ermessen, der die Zeit um die Jahrhundertwende schon als Arzt durchlebt hat und sich zurückversetzend das Damals mit dem Heute vergleicht.

Könnte man statistisch berechnen, wie viele Leben gerettet, welche Summe von Arbeitsfähigkeit, Lebensfreude, Lebensjahren erhalten

worden sind durch die Fortschritte der inneren Medizin in den letzten
30 Jahren, so würde sich ergeben, dass die ärztlichen Erfolge der inneren
Medizin nicht geringer sind als die der heute schon bescheidener gewordenen Schwester, der neuzeitlichen Chirurgie, die so gern geneigt ist,
in der unblutigen Tätigkeit des Internisten nicht viel mehr als eine
symbolische Handlung zu erblicken.

Wir dürfen auch für die Medizin die Worte in Anspruch nehmen, die
der Physiker Wien geprägt hat: ,,Es ist eine unberechtigte Schwarz-
seherei, dass sich unsere Wissenschaft bereits im Abstieg befinde, zu
keiner Zeit haben die Wissenschaften, und zwar alle Wissenschaften, mehr
geblüht als heute. Niemals ist der Fortschritt gewaltiger und schneller
gewesen.''

Die Anwendung der medizinischen Wissenschaft in der praktischen
Heilkunst mit diesen Fortschritten Schritt halten zu lassen, ist eine
der Aufgaben unserer Gesellschaft.

Leicht ist diese Aufgabe nicht. Gibt es irgendeinen Beruf, der von
dem ihn Ausübenden verlangt, fortgesetzt und in diesem Ausmaße neu
hinzuzulernen und umzulernen? Ist es doch schon den forschend Tätigen
gar nicht mehr möglich, auf allen Gebieten zu folgen. 1882 hat Frerichs
in seiner Eröffnungsrede des ersten Kongresses die Frage aufgeworfen,
ob noch einer von uns imstande ist, auch nur die Hälfte der ärztlichen
Weltliteratur zu lesen und in sich zu verarbeiten. Den wievielten Teil
der ärztlichen, d. h. medizinischen, pathologisch-anatomischen, physiologischen, pharmakologischen usw. Weltliteratur kann heute noch einer
von uns lesen oder gar in sich verarbeiten?

Nach einer Zusammenstellung, die ich Herrn Springer verdanke, ist
die Zahl der Originalarbeiten deutscher Sprache eines Jahres auf dem Gebiet der inneren Medizin und ihrer Grenzgebiete von 683 mit 14 000 Seiten
im Jahre 1900, auf 2540 mit 33 500 Seiten im Jahre 1929 angestiegen.

Wieviel Zeit bleibt dabei heute dem zur Massenarbeit gezwungenen
Arzt, der noch dazu so viel Zeit mit Leerlaufarbeit und Schreibereien
vergeuden muss, für die ärztliche Fortbildung?

Dürfen wir hoffen, dass die neue Studienplanordnung den veränderten Verhältnissen Rechnung trägt? ,,Der propädeutische
Charakter jedes Universitätsstudiums, auf den namentlich Mommsen
hingewiesen hat, ist bei der Ausgestaltung des medizinischen Unterrichts
immer mehr vergessen worden,'' schreibt Bumke. Erich Meyer hat
in seinem schönen nachgelassenen Aufsatz vom Werden und Wesen des
ärztlichen Berufes schon eine Verlängerung des Studiums um mehrere
Jahre gefordert.

Leider hat der Fakultätentag dieses Jahres sich nicht entschliessen
können, den von Fischer-Wasels formulierten Antrag der Frankfurter
Universität anzunehmen, dass erst eine zweijährige Assistententätigkeit
an Klinik oder Krankenhaus nach dem Staatsexamen berechtigen sollte,
die Heilkunde praktisch auszuüben. Und doch scheint mir das die einzige
wirksame Maßregel, um einen besseren, nicht nur mit unverdautem

Wissen, sondern mit genügendem Können und grösserer Erfahrung ausgestatteten Nachwuchs zu erzielen.

Die Deutsche Gesellschaft für innere Medizin sollte sich diese
Forderung zu eigen machen, angesichts der geradezu ungeheuerlichen
Hochflut von Medizinern, die schon jetzt die Hörsäle der vorklinischen
Fächer füllt.

Zum mindesten müsste die sinnlose und ausbildungsfeindliche
Maßregel fallen, dass Ärzten, die eine Assistentenstelle in Krankenhäusern
bekleiden, die Assistentenjahre nicht auf die Wartezeit für die Kassenpraxis angerechnet werden. Die Folge davon ist z. Z. ein ernster
Assistentenmangel und ein Heer von 3000 Jungärzten, die seit 6 Jahren
mehr weniger untätig, das Gelernte wieder vergessend, auf Zulassung
zur Kassenpraxis warten[1]).

M. D. u. H.! Es ist wie gesagt menschlich nur zu begreiflich, dass der
Forscher vor der unendlichen Fülle der noch zu lösenden Aufgaben, der
Arzt angesichts der vielen noch nicht mit Erfolg angreifbaren Krankheitszustände das Erreichte gering bewertet, aber gerade darum kann der
Rückblick auf die verflossenen 30 Jahre, ein sich Bewusstwerden, was
in dieser kurzen Spanne Zeit geleistet worden ist, doch sehr wertvoll und
lehrreich sein. Hoffnungslosigkeit und Kleinmut, die uns befallen könnten
beim Blick auf die Menge des unendlichen noch zu Erforschenden, das
vor uns liegt, weichen dem Gefühle der Kraft und Zuversicht, wenn wir
zurückschauen auf das, dem Meere des noch zu Erforschenden abge-
rungene Stück Festland. Die Kunst der Krankheitsverhütung und der
rationellen Behandlung hat festen Boden unter den Füssen gewonnen.
Die Menschen werden älter; die Statistik beweist es.

Wenn Bernhard Shaws Traum von der Überwindung der Kinder-
torheiten unseres Lebens und unserer Welt durch Lebensverlängerung in
Erfüllung gehen sollte, so werden es die von ihm so sarkastisch ver-
höhnten Ärzte sein, die seinen Traum verwirklichen.

M. D. u. H.! Ehe wir in unsere Verhandlungen eintreten, wollen
wir derer in treuer Erinnerung gedenken, die der Tod uns seit der vorigen
Tagung entrissen hat.

Am 17. Juli 1929 ist der uns allen vertraute Oberbürgermeister der
Stadt Wiesbaden, Fritz Travers, verschieden. Mit ihm ist ein treuer
Freund unserer Gesellschaft dahingegangen, dem wir sehr viel zu danken
haben. Ich erinnere nur an die städtische Spende von 10000 RM.
anlässlich unserer 40. Tagung und an die Erstellung des schönen Anbaues
zu diesem Saale, den er trotz vieler sich entgegenstellender Schwierigkeiten mit der ihm eigenen Tatkraft hat durchführen lassen. Seit
20 Jahren hat er als Vertreter der Stadt an fast allen unseren geselligen
Veranstaltungen teilgenommen. Er war vielen von uns, insbesondere

---

[1]) Laut Mitteilung des Gross-Berliner Ärztebundes E. V. ist dieser
Mißstand bereits behoben, und es wird seit dem 1. Januar 1929 eine kurz
vor der Eintragung in das Arztregister zurückgelegte Assistentenzeit von
mindestens zwei Jahren auf die Wartezeit angerechnet.

allen denjenigen, die als Mitglieder des Vorstandes mit ihm in nähere Beziehung traten, persönlich ein guter Freund geworden. Wenn die Beziehungen unserer Gesellschaft zur Stadt Wiesbaden sich immer enger und immer freundschaftlicher gestaltet haben, so ist es vornehmlich Travers zu danken. Wir werden den liebenswürdigen, geistreichen Gastgeber und Gesellschafter, den glänzenden Redner, wir werden die starke Führerpersönlichkeit des Oberbürgermeisters Fritz Travers nicht vergessen.

Vor wenigen Tagen wurde uns Matthes entrissen, zu früh für unseren Kongress, zu früh für den Wirkungskreis, dem er in unserer Ostprovinz an weithin sichtbarer Stelle und in würdiger Fortsetzung der grossen klinischen Tradition eines Naunyn und Lichtheim diente. Unserem Kongress hat er 1924 präsidiert. Das Wirken von Matthes und die Frucht seiner Schöpfungen wird der inneren Medizin unverlierbar sein.

Er begann bei Ziemssen und Stintzing, an die er schon während seiner Studienzeit Anschluss gefunden hatte. Mit Stintzing ging er an die Medizinische Poliklinik und später an die Medizinische Klinik Jena. Seine wissenschaftlichen Arbeiten aus dieser Zeit beschäftigen sich mit der Pathogenese des Magengeschwürs, mit der Wirkung der Albumosen und in Gemeinschaft mit Krehl mit den Problemen des Fiebers. Diese letzteren Arbeiten sind die unvergänglichen Grundsteine einer ganzen Forschungsrichtung geworden, die als unspezifische Therapie unserem Heilschatz manches Gute eingefügt hat. Gestaltend und wegweisend, wiederum einer viel später einsetzenden Strömung weit vorauseilend, waren dann seine vielfachen und musterhaften Arbeiten zur klinischen Hydrotherapie, die er 1900 in einem Lehrbuch monographisch dargestellt hat. Bald darauf wurde er in seine erste selbständige Tätigkeit, in die Leitung der Medizinischen Poliklinik Jena berufen, und wenig später folgte er einem Ruf als Direktor des damals noch nicht akademischen Krankenhauses Köln-Lindenburg. In dieser Tätigkeit, die ihm eine unermessliche Fülle klinischer Beobachtungen darbot, entwickelte er seine viel bewunderte diagnostische und therapeutische Meisterschaft. Damals waren trotz der reichen Dotierung der Kölner Anstalten die Forschungsmöglichkeiten am Krankenhaus noch nicht so entwickelt wie heute, wo viele städtischen Neubauten und Einrichtungen die karge Ausstattung der Universitätsinstitute übertreffen. So war es der Trieb, wieder wissenschaftlich und experimentell arbeiten zu können und vor allem der Wunsch, wieder klinisch lehren zu dürfen, die ihn veranlassten, die glänzende Kölner Tätigkeit aufzugeben und dem Rufe an die Universität Marburg zu folgen. Während er im Weltkriege auf den östlichen Kriegsschauplätzen gegen das Fleckfieber kämpfte, wurde er nach Königsberg berufen. Noch während der aufreibenden Tätigkeit im Weltkrieg gelang ihm der grosse Wurf seiner Differentialdiagnose innerer Krankheiten, ein Werk, das seinen Namen und mit ihm ein Stück Geltung der deutschen Klinik in eine von Hass und Feindschaft zerstörte Welt getragen hat. Sein Buch trat einen Siegeszug fast ohne Vergleich an. Vor kurzem erschien es in 6. Auflage, in acht Sprachen wurde es übersetzt. Von Auflage zu Auflage sahen wir, wie er um die Vollendung seines Werkes rang, wie er immer neu kritisch sichtete und das bewährte Neue einverleibend, ein ganzes zusammenhielt, sein ganzes Klinikertum. Dieses Werk wird auch in der schnellebigen Wissenschaft ein Denkmal von unzerstörbarer Wirkung bleiben, ein Dokument der wissenschaftlichen und gut ärztlichen Klinik aus dem ersten Drittel unseres Jahrhunderts. Seinen Freunden, von denen viele unter uns weilen, war er ein treuer, aufrichtiger Weggenosse, ein Mann von tiefem Ernst und reinem Wollen.

Rolly, der frühere Leipziger Polikliniker, wurde am 12. März d. J. in Heidelberg von langem Leiden erlöst. Die entscheidende klinische Schulung empfing er an der berühmten Leipziger Klinik unter Curschmann und später noch kurze Zeit unter Strümpell. 1920 erhielt er das Ordinariat an der Medizinischen Poliklinik Leipzig. 1927 zwang ihn eine fortschreitende Erkrankung seine Stellung aufzugeben. — Was er wissenschaftlich geleistet hat, sichert ihm einen bleibenden Platz in unserer Wissenschaft. Er war einer der ersten, der das neue Gebiet des Säurebasengleichgewichtes der Klinik aufgeschlossen hat. Seine Erfahrungen auf dem Gebiete der Infektionskrankheiten hat er in einer Bearbeitung derselben im Handbuch von Mohr-Staehelin niedergelegt. Dem akuten Gelenkrheumatismus hat er eine schöne monographische Darstellung gewidmet. Als Arzt und Konsiliarius genoss er hohes Ansehen. Die Persönlichkeit Rollys war durch eine heute seltene Eigenschaft, eine rücksichtslose Offenheit ausgezeichnet. So hat er sich manchen Kämpfen ausgesetzt und, wenn auch nicht immer Erfolge, so doch stets die Achtung des Gegners errungen. Denen, die mit ihm zusammenarbeiteten, war er ein treuer Berater und Helfer. Ein aufrechter Mann ist mit Rolly von uns gegangen.

Auch Bálints, des Budapester Klinikers, gedenken wir heute mit Trauer. Zwar nicht als Mitglied unserer Gesellschaft, aber als treuer Freund der deutschen Wissenschaft hat er zwei Monographien zu den aktuellen Problemen der Geschwürsentstehung und der Wundheilung in deutscher Sprache erscheinen lassen. Sie zeichnen sich aus durch eine geistreiche Verwertung physikalisch-chemischer Daten und haben dem Diathesenbegriff neue Seiten abgewonnen.

Unter den Theoretikern beklagen wir den Heimgang des Heidelberger Pharmakologen Wiegand, des Berliner Pharmakologen Lewin und des Grazer Pathologen Pfeiffer.

Wieland, dessen Untersuchungen über das Atemzentrum, über das Lobelin, über das von ihm eingeführte Narcylen, über die therapeutisch so fruchtbringend ausgebaute Wirkung der Gallensäuren gerade dem Kliniker besonders Wertvolles geschenkt haben, wurde uns in jungen Jahren durch eine tückische Leukämie geraubt.

Lewin, der mit einer seltenen Schöpferkraft gediegene Experimentierkunst, hervorragenden wissenschaftlichen Scharfsinn, und glänzende Darstellungskunst vereinte, war durch Jahrzehnte hindurch ein begeisternder Lehrer und ein verehrter und geliebter Führer der medizinischen Jugend.

Wer durch ihn in die Pharmakologie eingeführt war, dem war die durch Kritik gebändigte Leidenschaft zum Helfen für immer eingepflanzt.

Pfeiffer, der den Grazer Lehrstuhl für experimentelle Pathologie innehatte und uns ein hervorragendes Lehrbuch seines Faches hinterlassen hat, verdankt die innere Klinik dem Begriff der Eiweissvergiftung, der heute für die Lehre von den Ausgängen der Nieren- und Leberkrankheiten grösste Bedeutung gewonnen hat.

In Julius Schwalbe verlieren wir einen Mann von hohen Verdiensten um die medizinische Publizistik. Von ihnen zeugt das Ansehen der Deutschen Medizinischen Wochenschrift, deren Schriftleitung Schwalbe seit 1894 zusammen mit A. Eulenberg, seit 1904 lange Jahre allein, später mit jüngeren Mitarbeitern geführt hat. Schwalbe blieb der wissenschaftlichen Medizin stets eng verbunden und hat im Laufe der letzten 35 Jahre eine Reihe wertvoller Werke herausgegeben, in denen sein umfassendes Verständnis für die Bedürfnisse der Praktiker zum Ausdruck kam. Vermöge seiner vielseitigen Begabung, seiner hohen Allgemeinbildung und seines energischen Eintretens für die Wissenschaft und für den Ärztestand hat Schwalbe seit geraumen Jahren sich eine hervorragende Stellung im Ausschuss dieser Gesellschaft wie in der öffentlichen Welt — nicht nur der medizinischen — geschaffen. Er war ein Kämpfer mit scharfen Waffen, unbeugsam, wahr und ohne Furcht. Wir haben seiner Tatkraft, seinem energischen Willen viele Erfolge auf heiss umstrittenen Gebieten der Medizin zu verdanken. Er trat auf den Plan, wo es immer galt, eine gute Sache zu fördern und ihr zum Siege zu verhelfen, Missbräuche abzustellen, Schädigungen und Anfeindungen des ärztlichen Standes abzuwehren. Gerade in seinem unermüdlichen Vorwärtsstreben für die Reinheit ärztlichen und wissenschaftlichen Wirkens in der Öffentlichkeit wird Schwalbe schwer zu ersetzen sein. Die Deutsche Gesellschaft für innere Medizin verliert in ihm einen treuen Freund und Berater.

Unter den jüngeren Mitgliedern unserer Gesellschaft wurde uns Jungmann entrissen. Wir verdanken ihm wertvolle Arbeiten über die nervöse Regulation der Nierentätigkeit. Er hat uns, zusammen mit seinem zu früh dahingegangenen Lehrer Erich Meyer den medullären Salzstich gelehrt. Seine Untersuchungen über das Fleckfieber, das Fünftagefieber und zuletzt das Gelbfieber sind ausgezeichnet durch Klarheit, Beobachtungskunst und durch eine glückliche klinische und ärztliche Haltung. Seinen Kranken ein sorgsamer Berater, seinen Freunden ein stets hilfsbereiter Kamerad ging er zu früh dahin, beschattet von dem Schicksal eines nicht erfüllten Lebens, dem das Ziel einer selbständigen Tätigkeit nicht erreichbar gewesen ist.

Saathoff, aus der Schule Friedrich Müllers hervorgegangen, war ein vorbildlicher Vertreter unserer jetzt so schwer ringenden Kollegen in den Sanatorien. Mit gediegener klinischer Schulung und mit dem Verdienst wertvoller wissenschaftlicher Leistungen verband er eine hohe und stolze Auffassung von dem Wesen und Wert seiner besonderen ärztlichen Aufgabe. Nicht immer wird das Wirken unserer deutschen

Sanatoriumsleiter, denen die deutsche medizinische Wissenschaft und zumal die deutsche ärztliche Kunst einen wichtigen Anteil ihres Ansehens in der Welt bei Ärzten und Kranken verdankt, genügend gewertet. Vieles, was jetzt in der Kunst der physikalischen Therapie, der Diätetik und in der Gabe der Seelenführung besonderes Gegenwartsinteresse geniesst, ist in unseren deutschen Sanatorien in mustergültiger Weise und vielleicht nur in allzu bescheidener Stille seit langem verwirklicht. Zu denen, die hier in vorderster Linie zu nennen sind, hat Saathoff gehört. Er war eine starke Persönlichkeit, ein erfolgreicher Arzt seiner Kranken, ein wegweisender Sanatoriumsleiter und ein Mann von besonderer pädagogischer Begabung, der seinem Sanatorium mit grossem Erfolg ein Landschulheim angegliedert hat.

Ein weitbekanntes Mitglied unserer Gesellschaft verloren wir in Professor P. Fliess-Berlin. Seine Periodenlehre, die in geistvollen Untersuchungen den Gesetzen der Lebensrhythmik nachging und zu viel diskutierten Analysen der schöpferischen Tätigkeit führte, wird ihn überdauern. Darüber hinaus war er ein hingebender Arzt und treuer Freund seiner Kranken, ein Hausarzt der guten alten Zeit.

Wir beklagen weiter den Tod folgender verdienter und geachteter Mitglieder:

Chiari, Primärarzt des Allgemeinen Krankenhauses Linz.
Engelhard, Sanitätsrat in Wiesbaden.
Hirsch, Sanitätsrat in Bad Nauheim.
Lommel, Geh. Sanitätsrat in Bad Homburg.
Schlesinger, Facharzt in Wiesbaden.
Steiner, Facharzt in Dresden.
Wolf, Geh. Sanitätsrat, Professor in Bad Kissingen.
Jantzen, Oberarzt an den Städt. Krankenanstalten in Essen.
Skutetzki, Facharzt in Prag-Smichow.
Hermann, Spitaldirektor in Karlsbad.
Wellmann, Facharzt in Mühlheim a. d. Ruhr.

Sie dienten unserem Stande und der ärztlichen Wissenschaft.
Ich bitte Sie, sich im Gedenken an unsere Toten zu erheben.
Ich danke Ihnen.

Noch eine kurze und erfreuliche Mitteilung: Unser hochverehrtes Ehrenmitglied Exzellenz Bäumler hat vor kurzem sein 70jähriges Doktorjubiläum gefeiert. Ich darf wohl Ihre Zustimmung voraussetzen, dass ich ihm drahtlich anlässlich der Eröffnung der 42. Tagung unserer Gesellschaft die herzlichsten Grüsse und Glückwünsche der Versammlung übermittle.

Ferner bitte ich um die Erlaubnis, der Stadt Wiesbaden ganz besonderen Dank aussprechen zu dürfen für die unter sehr schwierigen Verhältnissen erfolgte Fertigstellung des schönen Anbaues, in dem die Ausstellung viel schöner zur Geltung kommt, dessen Wandelhalle es den Herren Kollegen ermöglicht, ihre Unterhaltung nach ausserhalb des Vortragssaales zu verlegen.

# VERHANDLUNGEN DER
# DEUTSCHEN GESELLSCHAFT
# FÜR INNERE MEDIZIN

HERAUSGEGEBEN
VON DEM STÄNDIGEN SCHRIFTFÜHRER

## OBERARZT DR. A. GÉRONNE
DIREKTOR DER ABTEILUNG
FÜR INNERE UND NERVENKRANKHEITEN
AM STÄDTISCHEN KRANKENHAUS WIESBADEN

## DREIUNDVIERZIGSTER KONGRESS
GEHALTEN ZU WIESBADEN VOM 13.—16. APRIL 1931

MIT 196 ZUM TEIL FARBIGEN ABBILDUNGEN IM TEXT

Enthält die Referate bzw. Vorträge:

1. Über die Neuroregulation. Goldstein-Berlin,
   von Weizsäcker-Heidelberg.
2. Die Physiologie der Coronardurchblutung. Rein-Freiburg, Krayer-Berlin.
3. Pathogenese und Klinik der Angina pectoris.
   Edens-Düsseldorf, Morawitz-Leipzig.
4. Die klinische Bedeutung des Cholesterin-
   problems. Bürger-Bonn.

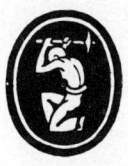

MÜNCHEN
VERLAG VON J. F. BERGMANN
1931

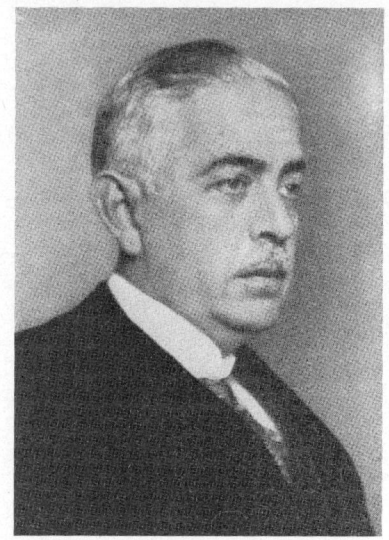

G. v. Bergmann, Berlin
Vorsitz 1931

# Eröffnungsrede.

Von

## G. von Bergmann (Berlin).

Wer erwählt ist den Kongress zu leiten, darf sich das Recht nehmen zu persönlichem Bekenntnis. Ich werde nicht klagen, dass unsere wissenschaftliche Literatur so unübersehbar geworden ist wie die belletristische, eher schon, dass jene Grenzgebiete zwischen beiden Arten der Publizistik umfangreicher erscheinen als in der Vergangenheit und dadurch die Gefahr besteht, dass journalistische Schlagworte der Tagespresse bei uns eindringen wie jenes von der „Krisis in der Medizin", oder dass Spekulationen, an naturphilosophische Epochen erinnernd, sich breit machen, ohne dass die Autoren sich verpflichtet fühlen, Begriffe zu präzisieren oder phantasievolle Vorstellungen unter Beweis zu stellen.

Solchen Strömungen entgegen haben wir immer wieder Pflicht und Recht, es stolz zu bekennen, wie weit die akademische Klinik, die in erster Linie ja auf diesem Kongress vertreten ist, es gebracht hat. Als im Vorjahre unser Vorsitzender bei seiner Eröffnungsansprache eine Rückschau auf die 30 Jahre dieses Jahrhunderts uns gab, war das im wesentlichen sein Bekenntnis und voll und ganz stimmen wir auch heute dem zu. Es ist wahr, dass der diagnostische Fortschritt zu einer Umwälzung geführt hat, die ich mich nicht scheue als diagnostische Reformation, um nicht zu sagen Revolution, zu bezeichnen, aber als Krise kann sie schon deshalb nicht anerkannt werden, weil nichts weniger als eine kritische Situation entstanden ist, sondern wir auf methodisch gesichertem Boden die diagnostische Umwälzung vollzogen haben und noch vollziehen. Lautete vor etwa hundert Jahren die häufigste Diagnose in der inneren Klinik, als Schoenlein die Charité übernahm, „Dolores", so persistiert aus dieser Epoche nur noch ein Rest, wenn die Interkostalneuralgie, die Gastralgie oder der Herzschmerz wie Krankheiten rubriziert werden und vieles noch, was in der Kassenpraxis als „Rheuma" gilt, ja zu internationalen Zusammenschlüssen der Rheumabekämpfung geführt hat, ist Pseudorheumatismus, wie etwa die Schmerzen beim arteriellen Hochdruck. Exakte Methodik, zu der die subjektive einer zielstrebigen Anamnese genau so gut gehört wie objektive subtile röntgendiagnostische Feststellung, sind im Zusammenhang mit allen anderen diagnostischen Methoden der Klinik daran, die Zahl der Verlegenheitsdiagnosen zurückzudrängen, gewissermaßen die Statistik in bezug auf Krankheitsbezeichnungen in so ungeheurem Ausmaße zu verschieben, wie es die Gegenwart noch nicht ahnt.

Ulcus duodeni, Gastritis, larvierte Cholecystopathien und Cholangitiden werden zu den häufigsten Diagnosen, wenn Schmerzen dort, ja auch nur dyspeptische Beschwerden bestehen. Sie werden fast stets zu unrecht als Ptose und Atonie des Magens gedeutet, als nervöse Dyspepsie oder unter irgendwelche anderen „Cavete-Diagnosen", Adhäsionen, Spasmen, eingereiht, wie ich es 1924 in meinem Referat vor diesem

Kongress auszuführen hatte, als die rein nervösen Erkrankungen des
Magens zu Grabe getragen werden sollten.   Die Häufigkeit leichter
Pankreaserkrankungen, die Häufigkeit latent ikterischer oder anik-
terischer Hepatopathien, durchaus nicht nur als solche, die dem
Ikterus vorausgehen und ihm folgen, sondern als Vorkrankheit der
Cirrhose, die uns durch Rössle zur chronischen Hepatitis geworden
ist, haben ebenfalls zur völligen Umstellung in der Diagnostik geführt.
Analogien zur grundlegenden Ordnung, die Volhard in die Klinik der
Nierenkrankheiten gebracht hat, liessen sich aufstellen, wenn 10 und
20 Jahre nach einer diffusen Hepatopathie, etwa einem Icterus simplex,
die Cirrhose deutlich wird.   Weiter sei aufgezählt die Häufigkeit der
Divertikulosis am Sigma, die häufigen vereinzelten Divertikel, speziell
an der Papilla Vateri mit Pankreas- und Gallenwegskomplikationen;
und endlich scheint mir die Insuffizienz des Hiatus oesophageus bis zur
ausgesprochenen Hernia diaphragmatica so erstaunlich häufig, nach
Untersuchungen der letzten Zeit, dass die sonst bekämpfte Prägung
der Pseudoangina pectoris fast wieder zu Ehren kommt. Wahrscheinlich
ist dieser Mechanismus häufiger Anlass zur Entstehung des Kardio-
spasmus, der damit eine neue Deutung erführe — die letzte reine
Organneurose fällt vielleicht bald, denn auch für Asthma, Colica mucosa
ist die Prägung als Organneurose zu dürftig.
    Wenn Laennecs physikalische Diagnostik im napoleonischen Zeit-
alter zum klassischen Werk der „Auscultation médiate" führte und damit
die grundlegende Errungenschaft wurde für die Erkennung der Krankheiten der Thoraxorgane, so könnte man unser Zeitalter für die Diagnostik der Bauchorgane durch die jüngste physikalische Methodik der
des Röntgenverfahrens als dasjenige bezeichnen, welches namentlich
die Diagnostik unterhalb des Zwerchfells völlig umgestaltet hat, aber
nur scheinbar wäre damit nicht mehr erreicht wie eine Anatomie am
Lebenden auf dem Gebiete der Bauchorgane.   Über die Einzeldiagnostik
hinaus ist es das neuromuskuläre Verhalten, das uns am Dickdarm, an
den extrahepathischen Gallenwegen, am Magen zum Teil als „Dyskinesie"
erscheint, ganz weit gefasst als „Betriebsstörung" und über die Organpathologie hinaus erweitert sich das klinische Denken zur Störung des
Organsystems, nicht anders wie wir von den Herzkrankheiten fortgeschritten sind begrifflich zu den Kreislaufserkrankungen, wie die
Erschliessung der Rythmusstörungen am Herzen einen Teil der sogenannten Herzneurosen verdrängt hat.   Was man sonst als Herz-
neurose oder als Vasomotorenneurose zu bezeichnen geneigt ist, wird
unser Zeitalter klarer erfassen, wenn auch auf diesem Gebiet eine wohl
umschriebene neuro-humorale und dynamische Regulationsstörung die
Organneurose verdrängt, so wenn wir die Menge des stagnierenden
Blutes trennen können quantitativ vom Blut, das in rascherer Strömung
sich befindet, wenn wir die Gesamtumlaufszeit jenes Hauptblutstromes
erfassen und die Grösse des Schlag- und Minutenvolumens feststellen.
Der Begriff der Kompensation und Dekompensation wird sich gliedern
unter der Vorstellung genau bestimmbarer veränderter Funktionsab-

läufe. Der Ateriolentonus, wie das tonische Verhalten der Venen, der ·Rücklauf des Blutes zum Herzen, wird uns maßgebend zum Verständnis des arteriellen Hochdrucks, der so häufig ohne wesentliche Nierenveränderung auftritt, und neben die kreislaufdynamischen Fragen treten jene des Gasaustausches auch für den kleinen Kreislauf, spricht man doch schon von ,,Pneumonosen''. Geweckt ist das Interesse für die Probleme des Stoffaustausches, denen der Kreislauf dient, so dass für Eppinger die Protoplasmadynamik speziell der Muskelmaschine für Kreislauffragen sogar ganz im Vordergrund zu stehen schien. Das Verhalten der Blutversorgung des Herzmuskels im Sinne der Regulation der Coronardurchblutung werden uns am Mittwoch zwei jüngere Forscher als Grundlagen für die Angina pectoris-Debatte entwickeln. Wir wissen Ihnen besonderen Dank, weil sie dem Kongress aus einer grossen Verlegenheit geholfen haben. War doch meine ursprüngliche Absicht, die moderne englische Physiologie, die uns so viel gegeben hat, zu Worte kommen zu lassen, nachdem einst Jenner an John Hunter die Diagnose der Coronarsklerose gestellt hatte und seit dieser klassischen Epoche der englischen Klinik die Coronartheorie der Angina pectoris herrschte, während auf der Wiener Tagung 1923 die Theorie der Aortalgie in den Vordergrund gerückt wurde. Schauen wir auf die Peripherie, nicht nur auf die Probleme des Kreislaufs und der Flüssigkeitsverschiebung überhaupt, sondern auch für Soffwechselerkrankungen wie der Fettsucht, für hormonale Auswirkungen und ionale an jeder einzelnen Zelle, so kehren wir doch nicht mehr zur Zellularpathologie eines Virchow zurück, der gegen den Botaniker Schleiden für die unabhängige Sonderexistenz der Zelle kämpfte und dem das Leben bedeutete die Tätigkeit dieser kleinen Sonderorganismen freilich in einem förderalistischen Staat. Selbst für die Einzelzelle, erst recht für das Gewebe, ist im pathogenetischen Werden die Grenze aufgehoben zwischen der anatomischen Strukturveränderung und der unsichtbaren biologischen Strukturstörung, die sich am Ablauf geänderter Funktion erweist. Das anatomische Substrat erscheint oft nur als das historische, abschliessende Dokument lange voraufgehenden gestörten funktionalen Geschehens. Das ist heute in weniger als 20 Jahren Gemeingut der Klinik geworden, damals schien es unerhörter Radikalismus, wenn etwa Jores die rote Granularniere als Folge der Hypertonie ansah, als man noch von der idiopathischen Herzhypertrophie sprach, oder wenn das Ulcus aus gestörter Funktion hervorgehen sollte. — Virchow selbst aber hat im Entzündungsproblem synthetisch gedacht und ist damit der Vorläufer geworden für die Gegenwartsanschauung, welche das entzündliche Gewebsverhalten, ja die latente entzündliche Gewebsdisposition durch eine lokale oder eine allgemeine veränderte Reaktionslage finden will in besonderen Verhaltungsweisen nicht nur des wohl überwerteten reticulo-endothelialen Systems. Entwickelt sich so eine neue funktionelle Gewebspathologie, so werden für das Geschehen beim Infekt, wie beim abakteriellen toxischen Eiweisszerfall die abweichenden Reaktionslagen des Organismus wichtiger, als die verursachenden Agentien; die

1*

Reaktion, etwa als hyperergische oder anergische tritt in den Vordergrund, sowohl in ihrem morphologischen zellulären Geschehen wie in
ihrem humoralen, ich denke auch an die ionalen gewaltigen Verschie-
bungen, wie sie Schittenhelm beim anaphylaktischen Chock erwies. Alte
Vorstellungen von körpereigenen Giften und antiphlogistischer Therapie
treten in neuem Gewand auf die Szene. Vielleicht bedeutet wirklich
die „Abhärtung" einer systematischen physikalischen Therapie mehr
gegenüber den Erkältungskrankheiten als ein antiphlogistisches Medikament, oder gar ein antitoxisches Serum. Dass wir in dieser fundamentalen
diagnostischen Reform und veränderter Erfassung des Betriebes des erkrankten Organismus den grössten therapeutischen Nutzeffekt der Zukunft sehen, braucht kaum gesagt zu werden. Er wird um so grösser
sein, je sachlicher und schlichter wir uns in der Therapie,
namentlich auch der Pharmakotherapie, verhalten, kritisch und frei
von autistischem Denken. Ich kann nicht finden, dass manche neue
Heilverfahren gegen den Morbus Basedow, Ulcus, Cholecystopathien
oder Hypertonus zu zahlenmäßig besseren Ergebnissen geführt
haben, als alte Behandlungsmethoden sie ergaben oder selbst oft
der spontane Krankheitsverlauf. Sollte nicht ein kritisches, zahlenmäßig ganz ausgedehntes Wissen vom spontanen Verlauf der Krankheit
auch manchem therapeutisch Begeisterten in unserem Gremium Not
tun? Von 220 Fällen von ausgesprochenem Morbus Basedow meiner
Poliklinik sahen wir in den letzten Jahren nur bei 36% keine deutliche Besserung oder Heilung und unter jenen 36% nicht Gebesserten
durchaus nicht ständig so schwere Fälle, dass eine Operation indiziert
schien, wir erlebten also 64% Besserungen und Heilungen beim ambu-
lanten Material, ohne irgendeine neuartige Therapie zu verwenden.
Mir scheint, dass jene Disziplin, die primär zum radikalen therapeutischen Handeln berufen ist, die Chirurgie, deshalb oft weniger Skepsis
und mehr Enthusiasmus besitzt, wenn sie die innere Therapie
aktivieren will, weil sie den nicht chirurgischen Fall in seinem spontanen Krankheitsverlauf, oder beeinflusst mit älteren internen Behandlungsverfahren weniger ausgedehnt zu studieren Gelegenheit hat.
Dennoch sind wir Internisten durchaus nicht therapeutische Nihilisten,
ja stehen im Zeitalter grösster therapeutischer Triumphe, von denen
die Tropen noch lauter sprechen als unsere Zonen: Die Hälfte der
gesamten Menschheit, 600 Millionen Menschen etwa, leiden an der
Krankheit, die wir besonders vom Bau des Gotthardtunnels, oder
dem Ruhrbergbau kennen, sie ist durch entsprechende Organisation
völlig auszurotten. Antimonpräparate heilen in 95% die tropische
Splenomegalie und in Ägypten brauchten pro Jahr an der Bilharzia
sanguinis eine halbe Million Menschen nicht mehr zu sterben. Noch
zählen die Todesfälle an Malaria in Indien und Russland nach Millionen;
wird neben dem Chinin das Plasmochin eingeführt, ist auch hier der
Kampf ein Sieg und nicht zuletzt erfüllt uns Deutsche mit Stolz das
Germanin im Kampf gegen die Trypanosomen-Erkrankungen. Was
homöopathische Empirie behauptet, mag man es noch so liberal betrachten,

wäre hier nicht zu erwähnen im Vergleich zum Insulin, der Leber-
therapie, oder der internistischen funktionell eingestellten Kreislauf-
behandlung, wenn nicht Preussen beabsichtigte zur bestehenden
homöopathischen Universitäts-Poliklinik in Berlin eine homöopathische Universitätsklinik zu fügen. Mögen Staatsinstitute innerhalb und ausserhalb der Universität klinisch erforschen, was vom
Behaupteten erweisbar ist, in den Rahmen der Universität als
der Vermittlerin wissenschaftlicher Lehre, die nichts weniger ist als
Schulmedizin, gehört eine Petitio principii nicht, mag man bei „Prinzip"
an Hahnemann als den Anfang denken, oder an das Simile-Prinzip.

Das Streben der biologischen Klinik geht andere Wege. Wenn
wir am ersten Sitzungstag die neuralen Regulationen in den Vordergrund stellen, reissen wir sie willkürlich von den humoralen, man
denke an den Nervus sympathicus und das chromaffine System. Die
„Lebensnerven" sind uns früher als das Nervennetz erschienen, das
verbindet, antagonistisch, synergistisch beeinflusst, heute erscheint für
die Auswirkung des Nervennetzes wesentlicher das Verhalten des
Erfolgsorgans als Teil des „vegetativen Systems". Zum vegetativen
Nervensystem sind andererseits die vegetativen Centren getreten,
weniger wieder ein anatomischer, eher als ein Funktionsbegriff. Wenn
die Neuroregulation unsere Tagung zuerst beschäftigen soll, erwarten
wir nicht die Aufzählung aller gefundenen Tatsachen, sondern das
tiefer greifende Problem, ob die analytische Erschliessung ungezählter
Centren in ihren Wechselbeziehungen zueinander und zu den Erfolgs-
organen letztes Ziel der verstehenden Biologie sein darf. Geht es an,
wie der grosse Pawlow es will, die höchsten Funktionen der Tiere
aufzulösen in das Reflexschema Reiz und Reizbeantwortung, auch
wenn er das System der Bildung bedingter Reflexe hinzufügte? Den
meisten von uns erscheint der Begriff der Korrelation und der Regulation noch die beste Ausdrucksform, mit der man sich noch nicht
dem Neovitalismus verschreibt und dennoch Zusammenhänge einheit-
licher erfasst als mit der Beschreibung von Partialfunktionen. Liegt
schon in der Verdrängung der Organneurose durch die Prägung
Betriebsstörung etwas wie eine Vorstellung technologischer Beschreibung
eines Bauplanes in seinem Wirken, so steht dahinter die Analogie zum
technischen Werke des Menschen zur Maschine, die wir unbedenklich
als Kind unseres Erfindergeistes als sinnvoll und zweckmäßig bezeichnen.
Mir scheint, was Bethe mit der Plastizität des Nervengewebes ausdrückt,
nicht weit entfernt von dem, was unsere Referenten als Kliniker zu
sagen haben werden.

Aber der Physiologe als Biologe hat es noch leicht, indem er ganz
wie der Physiker für sein Forschen nur eine metaphysische Voraussetzung braucht, nämlich die, dass es eine reale Aussenwelt gibt. Ich
stütze mich hier auf keinen geringeren als Planck, der mit Nachdruck jüngst betont hat, dass auch alle Naturwissenschaft auf dieser
metaphysischen Grundlage ruht. Es scheint mir nötig, das zu sagen,
wenn ich mich der Warnung erinnere, die noch 1924 vor diesem Kongress

in der Eröffnungsrede des Vorsitzenden vor der Metaphysik ausgesprochen wurde, sogar vom Kliniker derjenigen Hochschule, in der einst die „Prolegomena einer jeden künftigen Metaphysik" von Kant geschrieben wurden.

Wir Kliniker werden immer Naturforscher sein, aber wir täuschen uns vielleicht aus Denkökonomie, oder aus Denkgebundenheit (?), wenn wir uns einbilden, dass wir nur Naturforscher sind. Wie falsch hat Oppenheim die Unfallsneurose gesehen als er molekulare Erschütterung der Ganglienzellen durch das Trauma annahm. Wir gingen den Weg von der Begehrungsneurose Naegelis, als dem Rentenkampf, bis zur Rechtsneurose Weizsäckers. Wie falsch sind die Sexualstörungen des Mannes beurteilt worden, als man sie materiell biologisch, entzündlich beschreiben wollte und wie schief wurde der Begriff der „reinen" Organneurose gesehen, als man in den intramuralen Nervennetzen eine ultravisible materielle Störung suchte. Der Fortschritt ging über die Lehre der Suggerierbarkeit auch körperlicher Erscheinungen, Charkot und die Schule von Nancy, hier sind unvergängliche Verdienste von Freud, so sehr wir ablehnen müssen gerade die materialistisch energetische Formulierung seiner und seiner Schüler einseitig überwerteten Trieblehre. Mir übrigens scheint es unerträglich, bei jedem Individuum die geheimsten Falten seines Wesens aufzudecken und den Neurotiker zum interessanten Dulder zu stempeln. Eine Charakterkunde, welche nicht aussagt, „erkenne Dich selbst", sondern „vergiss Dich selbst, dann eröffnest Du Dich dem Reichtum der Welt, denn Deine Person ist an sich völlig unwichtig" — Prinzhorn hat das jüngst so formuliert — erscheint mir die meist richtigere irrationale Pädagogik für den Kranken, die auch unsere Aufgabe ist. Dennoch gibt es Indikationen zur speziellen Psychotherapie genug, gerade auch bei jenen Psychoneurosen, die sich am Erfolgsorgan äussern. Von der anatomischen Struktur ist die Klinik zur funktionellen „Struktur" hinaufgestiegen, ohne dass wir das Fundament des Baues, die Anatomie, verlieren könnten. Aber auch über die funktionelle Pathologie, deren Ausbau immer weiter fortschreitet und die Kliniker unserer Generation in voller Arbeit hält, erhebt sich ein neues Geschoss des hohen Baues. Was Darwin ahnte beim Studium der Ausdrucksform des Tieres und was heute geht durch den in der publizistischen Ausdrucksform uns leider so unverständlichen Klages unter der Devise „Ausdrucksform und Charakter", wie sie sich in jeder Bewegung formt, auch in der Handschrift dokumentiert, muss auch für die Klinik zur Charakterologie werden: Was die Erbmasse enthält, wird von der Aussenwelt als Agens beeinflusst, die „Reactio" ist unser Erlebnis und die Erlebnisinhalte sind das einzig unmittelbare, das uns gegeben ist, wie der Positivismus lehrt. Wir können ohne den Sinngehalt der Erlebnisinhalte unserer Kranken deren Verhaltungsweisen oft nicht verstehen. Jüngst hat Erwin Strauss versucht in diesem Sinne Geschehnis und Erlebnis zu trennen. Es würde viel zu weit führen, hier wieder zum Begriff der Psychogenie Stellung zu nehmen, der meines Erachtens ein schiefer ist, weil wir in der lebendigen Natur trennen würden nach Psyche und Soma, was wohl nur aus unseren begrenzten Möglichkeiten der Anschauung stammt. Aber die Beziehung der Erlebnisinhalte zur Krankheit, nicht nur zu den Psychoneurosen, sondern selbst bis in die organischen Strukturen hinein zu leugnen, hiesse die Natur mit Scheuklappen sehen, die nicht mehr zu ertragen sind. Sehen wir ein, dass das Erlebnis nichts Exogenes ist und wenn es zur Krankheit führt, ebensogut die „Reaktion" des Organismus darstellt auf ein Geschehnis, wie etwa die Invasion eines Mikroorganismus zu Reaktionsabläufen führt des Menschen, die wir als seine Krankheit bezeichnen, so wird sich der Weg finden, dass die Ärzte sich ebensowenig als Psychiker und Somatiker einst scheiden als der Kranke selbst es tut; er bleibt einheitliche Geschlossenheit. Unser physikalisches Weltbild ist nicht erschüttert, wenn wir uns nicht blind stellen vor den Tatsachen, dass das, was uns als Erlebnisinhalt erscheint, maßgebend zusammenhängt mit dem Krankheitsgeschehen, denn sonst müssten wir auch den Gedanken, den Willen zur Tat, die Angst und den Mut des Menschen leugnen. So ist uns die „innere Lebensgeschichte" eines Menschen in der Klinik der Zukunft oft ebenso wichtig wie etwa der physikalische Befund. In der ausgezeichneten Darstellung von Kroetz über die Korrelationen im vegetativen Nervensystem finde ich ein Goethewort, mit dem ich schliesse, es lautet:

„In der lebendigen Natur geschieht nichts, was nicht in einer Verbindung mit dem Ganzen steht und wenn uns die Erfahrungen nur isoliert erscheinen, wenn wir die Versuche nur als isolierte Facta ansehen, so wird dadurch nicht gesagt, dass sie isoliert seien."

M. D. u. H.! Im ständigen Werden und Vergehen der Natur treffen uns diejenigen Erlebnisse schwer, die wir als persönliche Verluste durch den Tod zu beklagen haben.

Wenn wir der Toten gedenken ist es nicht nur mein persönlichstes Erleben, wenn ich Paul Trendelenburgs zuerst gedenke, denn er hat uns allen die letzte Tagung mit seinem in Kritik und Ausführung vollendeten Referat bereichert, für das wir ihm in treuem Erinnern nochmals danken. Ein jüngerer führender Forscher, wirklich auf der Höhe des Lebens und der Stellung, ist nach langem, quälendem Kranksein geschieden, ihm ging die Forscherleistung über das Persönliche weit hinaus, aber wir wissen, dass wir an der Person gleich viel verloren haben wie an dem, was aus seiner Arbeitsrichtung noch hervorgehen musste. Es ist mir wie ein Akt der Pietät, dass es nun so gekommen ist, dass sein letzter Lieblingsschüler Krayer von seinem Geiste präziser Exaktheit uns etwas wie einen Nachklang geben wird.

Wir beklagen den Tod des Bonner Klinikers Geheimrat Hirsch, aus der Schule, der streng klinischen, so erfolgreichen des älteren Curschmann hervorgegangen, gruppiert sich seine Leistung besonders um die Kreislaufkrankheiten, schon in seiner ersten grösseren wissenschaftlichen Arbeit zur Habilitation über die Herzhypertrophie bis zu monographischen Darstellungen der Kreislaufkrankheiten und der Therapie der Nierenerkrankungen. Eine vornehme, in sich geschlossene Persönlichkeit, die freilich in den letzten Jahren wohl durch Erkrankung weniger auf dem Kongress hervortrat.

Mit Professor Meyer-Bisch, der nur kurz die selbständige schöne Stellung des Dortmunder Krankenhauses geniessen konnte, wurde ein begabter Schüler Erich Meyers uns genommen, dessen Arbeiten auf dem Gebiet des Wasser- und Mineralstoffwechsels vor allem noch viel für die Zukunft versprachen, als 40jähriger musste er scheiden.

Professor Honigmann hat lange hier in Wiesbaden gewirkt bis er 1918 nach Giessen zurückkehrte, dort die Geschichte der Medizin vertrat, er suchte für die Medizin nach weiteren Zusammenhängen, so wurde ihm Hippokrates zum Meister, was er im Titel jener Zeitschrift fixierte, in der oft mehr die Anregung als die Ausführung uns dient.

In Professor Menzer verlor die Wissenschaft einen begeisterten Vorkämpfer der Serumtherapie, bis in eine Ära hinein kämpfte er mit aufrichtiger Leidenschaft, in der die Skepsis, die Streptokokken auf diesem Wege im Kranken zu bekämpfen, immer mehr anwuchs.

Geheimrat Kuttner, der Leiter des Rudolf-Virchow-Krankenhauses, hat sich spät erst unserem Kongress angeschlossen, wir denken seiner als eines grossen Arztes, der eine beherrschende Rolle im Arzttum Berlins mit Recht ausgeübt hat, ein Mann von ungewöhnlicher Pflichttreue, der auf dem Gebiet der Magen-Darmkrankheiten nicht müde wurde zu schaffen in einer Zeit, da dieses Kapitel fast der akademischen Klinik zu entgleiten schien.

Ich gedenke weiter des Bruders unseres ständigen Schriftführers, des Herrn Generaloberarztes Dr. Géronne in Potsdam, eine ritterliche Gestalt, treu seiner alten Tradition und ein Arzt hervorragend in der Harmonie zwischen Können und charakterlichen ärztlichen Qualitäten.

Nauheim hat zwei besonders bewährte und erfahrene Praktiker verloren, in Dr. Bauer und Dr. Burwinkel.

Unter den Akademikern gedenke ich namentlich noch des Professors Prym in Bonn und seiner Leistung als Professor der Pathologie und pathologischen Anatomie.

Ferner verloren wir Professor Dennig in Stuttgart, Professor Meisel, den ausgezeichneten Chefarzt des städt. Krankenhauses in Konstanz, Professor Lewin als Krebsforscher und auf dem Gebiete der Gewerbekrankheiten bewährt, Dr. Eppstein, Stettin, Dr. Bloch, Franzensbad, San.-Rat Laudin, Bad Kissingen, San.-Rat Oppenheimer in Halle und endlich den leitenden Arzt der inneren Abteilung des städt. Krankenhauses in Lüdenscheid Dr. Müller. Es ist unmöglich, jeden dieser Verluste zu werten, in seinen Freunden oder Schülern leuchte die Persönlichkeit nach.

Für uns aber gilt es zu wirken so lange es Tag ist und so eröffne ich unsere 43. Tagung, die letzte, ehe ein halbes Säkulum abschliesst, in dem Wunsche, dass wir weniger von der Fülle dessen, was uns gebracht werden soll, erdrückt werden, als dass aus den Teilen sich vieles uns zum Ganzen schliesse. Das gerade versuche der Auftakt der Tagung in den beiden ersten Referaten, wie ich wünsche, uns zu geben.

# VERHANDLUNGEN DER
# DEUTSCHEN GESELLSCHAFT
# FÜR INNERE MEDIZIN

HERAUSGEGEBEN
VON DEM STÄNDIGEN SCHRIFTFÜHRER

## OBERARZT D<sup>R.</sup> A. GÉRONNE

DIREKTOR DER ABTEILUNG
FÜR INNERE UND NERVENKRANKHEITEN
AM STÄDTISCHEN KRANKENHAUS WIESBADEN

### VIERUNDVIERZIGSTER KONGRESS
GEHALTEN ZU WIESBADEN VOM 10.—14. APRIL 1932

MIT 216 ZUM TEIL FARBIGEN ABBILDUNGEN IM TEXT
UND 42 BILDNISSEN

Enthält die Referate bzw. Vorträge:

1. Über Kreislaufwirkungen körpereigener Stoffe. Dale-London, Volhard-Frankfurt a. M.
2. Die Erkrankungen der steinfreien Gallenwege. Aschoff-Freiburg, Umber-Berlin, Schmieden-Frankfurt a. M.
3. Die respiratorische Insuffizienz. Brauer-Hamburg.
4. Über doppelseitigen Pneumothorax. Liebermeister-Düren.
5. Über Lungenkollaps. Jacobaeus-Stockholm.

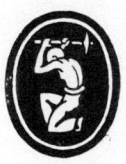

MÜNCHEN
VERLAG VON J. F. BERGMANN
1932

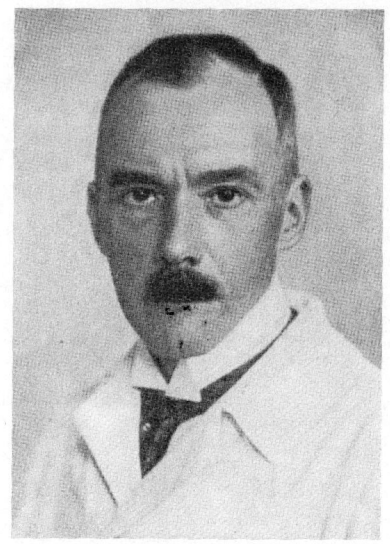

P. Morawitz, Leipzig
Vorsitz 1932

# Eröffnungsrede des 44. Kongresses.

Von

Professor **P. Morawitz** (Leipzig).

M. D. u. H.! Die gestrige Feier gab uns Gelegenheit, rückblickend ein halbes Jahrhundert der Entwicklung unserer Gesellschaft im Geiste an uns vorüber ziehen zu lassen und einen Ausblick auf neue grosse Probleme zu tun, die uns erwarten.

Die heutige Sitzung, die uns mit der deutschen Pharmakologischen Gesellschaft vereinigt, hat eine programmatische Bedeutung. Die Eigenart gerade der deutschen medizinischen Wissenschaft beruht nicht zum wenigsten auf verständnisvoller Zusammenarbeit von Theorie und Klinik. Wenn wir Praktiker die uns gezogenen Grenzen achten, dann kann aus solcher Zusammenarbeit nur Gutes folgen. Ich begrüsse daher die Mitglieder der deutschen Pharmakologischen Gesellschaft, ganz besonders auch ihren Vorsitzenden, Herrn Professor L o e w i, und danke ihm, dass er auf unsere Anregung einer gemeinsamen Sitzung so bereitwillig eingegangen ist.

Am gestrigen Abend haben wir mancher gedacht, die schon seit langem aus unserer Mitte geschieden sind. Aber auch das abgelaufene Jahr hat unserer Gesellschaft schwere Verluste gebracht.

Mit O s k a r M i n k o w s k i haben wir einen unserer Grössten verloren. Drei Taten sind es vor allem, durch die M i n k o w s k i Weltruhm gewann: Als junger Assistent schon, zu Königsberg, fand er die Acetessigsäure im Harn von Diabetikern; in Strassburg war es, wo der Dreissigjährige in gemeinsamer Arbeit mit v. M e r i n g den Pankreasdiabetes entdeckte. Die Entdeckung des hämolytischen Ikterus war seine dritte Grosstat.

Es hat nur wenige Kliniker gegeben, deren Lebenswerk mit dem Oskar Minkowskis verglichen werden kann. Dem Kongress hat er seit der ersten Tagung im Jahre 1882 angehört, eines der treuesten Mitglieder. Wie oft hat er hier das Wort ergriffen! Wenn seine ehrfurchtgebietende Gestalt das Rednerpult betrat, herrschte aufmerksame Stille: Der Entdecker des Pankreasdiabetes spricht! Ein grosser, ein historischer Augenblick! Bis zuletzt konnten wir an ihm jene Eigenschaften bewundern, die seine Erfolge ermöglichten: den kristallklaren, allem Mystischen abholden Verstand, scharfe Kritik und dabei doch jenen Einschlag von Phantasie, jenes Künstlerische, ohne die ein grosser Forscher nicht denkbar ist.

Nicht unserer Gesellschaft allein, der ganzen medizinischen Wissenschaft ist Oskar Minkowski gestorben. Seine Werke werden leben, wenn alle, die ihn von Angesicht kannten, längst nicht mehr sind.

Vor wenigen Tagen erst erreichte uns die erschütternde Nachricht vom Hingange Karl Spiros. Als ältester Schüler Franz Hof- meisters hat er in dem von Leben und Arbeit erfüllten Strassburger Laboratorium viele junge Forscher, die später Kliniker wurden, in die physiologische Chemie eingeführt. Seine eigenen Arbeiten wandten sich immer mehr physikalisch-chemischen Problemen zu. Spiro gewann hier bald eine führende Stellung. Aber er war zugleich ein Biologe, dessen Interessen das ganze grosse Gebiet der Naturerforschung um- fassten. Persönlich war Spiro wohlwollend, sachlich und anspruchslos, er gewann sich dadurch alle Herzen. Nicht nur die physiologische Chemie, auch die innere Medizin, der er viele Anregungen gab, trauert an der Bahre dieses hervorragenden Gelehrten.

Mit Professor Dr. Le Blanc-Hamburg verloren wir einen hoff- nungsvollen jüngeren Forscher. Als Schüler Brauers hat Le Blanc wertvolle Untersuchungen über Cyanose, Lungendurchblutung, respira- torischen Gasaustausch geliefert, um nur sein wichtigstes Arbeitsgebiet zu nennen. Ein tragisches Geschick raffte ihn dahin, nachdem er kurz zuvor ein lockendes Ziel, die Leitung einer grossen Krankenabteilung, erreicht hatte.

Professor Paul Saxl, der wie Le Blanc auf der Höhe des Schaffens dahingehen musste, war ein vortrefflicher Repräsentant der jüngeren Wiener Schule. Seine feinen klinischen Beobachtungen an Herz- und Nierenkranken führten ihn zur Entdeckung der diuretischen Wirkung des Novasurols. Diese Tat, die uns unser wirksamstes Diuretikum schenkte, ist mit dem Namen Saxls untrennbar ver- knüpft.

Ein hervorragender Tuberkuloseforscher und ausgezeichneter Arzt ist mit Felix Klemperer geschieden. Schüler Ernst v. Leydens und Naunyns, hat er die klinischen Traditionen dieser Meister in glücklichster Weise fortgeführt. Ein gnädiges Geschick fügte es, dass er ohne längere Krankheit mitten aus seiner Arbeit hinweggehen durfte.

Eine zweite führende Persönlichkeit auf dem Gebiete der Tuber- kuloseforschung ist mit Otto Ziegler, dem leitenden Arzte der Heilstätte Heidehaus-Hannover unserem Kreise entrissen worden. Seine Arbeiten sichern ihm ein ehrenvolles Andenken über die Kreise seiner engeren Fachgenossen hinaus. Ziegler war auch Vorkämpfer der Idee eines Ausbaues der Heilstätte zum Tuberkulosekrankenhaus, eines Gedankens, dem nach Ansicht vieler die Zukunft gehört.

In Berlin starb Professor Dr. Glaser, Chefarzt am Augusta- Viktoria-Krankenhause, bekannt durch zahlreiche treffliche Arbeiten über das vegetative Nervensystem. Ferner beklagen wir den Verlust von Sanitätsrat Dr. Cossmann in Duisburg, Dr. Rudolf Jaenisch, Chefarzt des Sanatoriums Wölfelsgrund, Dr. Seidelmann, Leiter der inneren Abteilung des Bethesdakrankenhauses in Breslau, Dr. Gold- kuhl, Stadtarzt in Wexiö-Schweden.

Mit Dr. Proebsting-Aschersleben, Dr. Hans Reinicke-Hamburg, Dr. B. Schuster - Bad Nauheim, Geheimrat Dr. Spancken-Meschede verlor unsere Gesellschaft eine Reihe angesehener und hochgeschätzter Praktiker. Endlich schied auch Dr. Mahrt, langjähriger Chefarzt des Diakonissenhauses Bremen und vor wenigen Tagen erst Dr. Patrzek, Leiter der inneren Abteilung des Krankenhauses Gleiwitz, ferner Sanitätsrat Wunderlich-Karlsruhe.

Es sei mir gestattet, in Dankbarkeit noch einiger Forscher zu gedenken, die zwar nicht Mitglieder unserer Gesellschaft waren, deren Arbeiten aber auch auf uns von grossem Einfluss gewesen sind.

Hochbetagt starb in Würzburg Max v. Frey, einer der letzten Physiologen, die noch aus dem Heldenzeitalter der Physiologie, den Zeiten Carl Ludwigs, Dubois-Reymonds, Pflügers und Voits in unsere Tage hinüberragen. Die bekannten sinnesphysiologischen Forschungen v. Freys waren auch für die innere Medizin anregend und haben die Neurologie befruchtet und gefördert. Wer wie ich, v. Frey auch persönlich näher treten durfte, wird die Erinnerung an einen Gelehrten bewahren, der im besten Sinne des Wortes ein Edelmann war.

Zwei bedeutende Forscher verlor die Wiener Hochschule: Guido Holzknecht, den Mitbegründer der klinischen Röntgenkunde, dessen Arbeiten jenem, heute so bedeutenden Fache recht eigentlich erst den Weg gebahnt, und Konstantin Freiherrn v. Economo, berühmt als Hirnforscher und Entdecker der Encephalitis epidemica. Vor neun Jahren erstattete v. Economo unserem Kongress ein treffliches Referat über diese Krankheit.

Die Sozialhygieniker beklagen den Verlust Alfred Grotjahns, der, lange Jahre praktischer Arzt, sich der sozialen Hygiene widmete und 1920 in Berlin den ersten Lehrstuhl dieses Faches erhielt. Seine „soziale Pathologie" gehört zu den grundlegenden Werken dieses Faches.

Ich bitte die Anwesenden, das Gedächtnis unserer Dahingeschiedenen durch Erheben von den Sitzen zu ehren.

Wir haben unserer teueren Toten gedacht, jetzt ruft uns Leben und Arbeit! Gestatten Sie mir zuvor noch einige Worte: Seit Jahren wird über die stets zunehmende Zahl der Kongressvorträge geklagt und stürmisch eine Reform gefordert; denn es ist nicht jedermanns Sache, ein „Trommelfeuer des Geistes" zu ertragen, wie es hier oft über die Zuhörer niederging. Diese Reform ist jetzt durchgeführt, die Zahl der Vorträge auf 60 beschränkt, wie ein Beschluss der Gesellschaft vom Jahre 1928 forderte. Wie mein verehrter Herr Vorgänger im Amte, Herr v. Bergmann, so habe auch ich viele der angemeldeten Vorträge nicht auf das Programm des Kongresses setzen können. Wir wissen ja alle, dass es keine Reform, keine Notverordnung ohne Härten gibt. Mögen die getroffenen Mitglieder dem Vorstande nicht zürnen. Er hat sich bemüht, seiner Pflicht nach bestem Können zu genügen.

Unsere Sitzungen sollen mehr, als es bisher der Fall war, der Diskussion gewidmet werden. Auch hierin strebt der Vorstand eine Änderung an. Damit eine Aussprache lebendig sei, muss sie zu den Referaten und Vorträgen Stellung nehmen, an sie anknüpfen. Bisher war es meist so, dass Voranmeldungen zur Diskussion in grosser Zahl angenommen wurden. Diese vorgemerkten Herren Diskussionsredner hielten aber häufig kleine Vorträge, die nur in sehr lockerem, oder sogar in keinem erkennbaren Zusammenhange zu dem standen, was die Vortragenden gesagt hatten. Auch heute darf ich hier ein Goethe-wort zitieren. G o e t h e schreibt am 28. 1. 1830 in sein Tagebuch zu einem Bericht über die Versammlung der Naturforscher in Heidelberg: „Alles sehr erfreulich, nur noch immer nichts als Monologe. Nicht zwey Forscher, die zusammenarbeiten und wirken."

Zum ersten Male sind nun in diesem Jahre keine Voranmeldungen zur Debatte angenommen worden. Der Vorstand hofft, hierdurch mit den „Monologen" ein Ende machen zu können. Sprechen wir in der Debatte zum Vortragenden, knüpfen wir an seine Worte an, nehmen wir Stellung zu seinen Gedanken! Dann erst wird der Meinungs-austausch Leben gewinnen!

Und nun eröffne ich die 44. Versammlung der Deutschen Gesellschaft für innere Medizin und erteile Herrn L o e w i - Graz das Wort.

# VERHANDLUNGEN DER
# DEUTSCHEN GESELLSCHAFT FÜR INNERE MEDIZIN

HERAUSGEGEBEN
VON DEM STÄNDIGEN SCHRIFTFÜHRER

## OBERARZT D**R.** A. GÉRONNE

DIREKTOR DER ABTEILUNG
FÜR INNERE UND NERVENKRANKHEITEN
AM STÄDTISCHEN KRANKENHAUS WIESBADEN

## FÜNFUNDVIERZIGSTER KONGRESS

### GEHALTEN ZU WIESBADEN VOM 18.—21. APRIL 1933

MIT 92 ABBILDUNGEN IM TEXT

Enthält die Referate bzw. Vorträge:

1. Pathologie der Erythrocyten und des Hämoglobins. Fischer-München, Kämmerer-München, Seyderhelm-Frankfurt a. M.
2. Arterielle Hypotension. Schellong-Kiel.
3. Die Bedeutung der Schwermetalle für physiologische und pathologische Vorgänge. Heubner-Berlin, Martini-Bonn, Zangger-Zürich, Baader-Berlin.

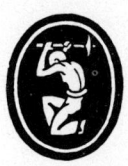

MÜNCHEN
VERLAG VON J. F. BERGMANN
1933

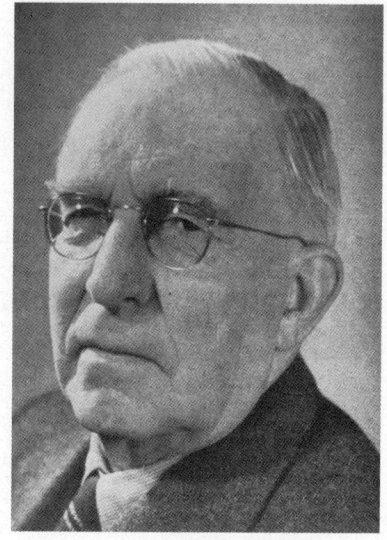

A. Schittenhelm, Kiel
Vorsitz 1933

# Eröffnungsrede.

Von

Professor Dr. **Schittenhelm** (Kiel).

Meine Damen und Herren!

Im vergangenen Jahre haben wir hier in der Heimatstadt unserer Vereinigung, in der ewig jungen Bäderstadt Wiesbaden, den Gedenktag des 50jährigen Bestehens der Deutschen Gesellschaft für innere Medizin festlich begangen. Die heutige Tagung steht am Beginn einer neuen Ära. Die gewaltigen Umwälzungen, welche die in voller Auswirkung begriffene nationale Revolution mit sich bringt, haben auch unsere Gesellschaft ergriffen. Der für die diesjährige Tagung gewählte Vorsitzende, Herr Lichtwitz, hat in Würdigung der geänderten Verhältnisse die Leitung abgegeben. An dem Programm war in letzter Stunde noch manche Änderung zu vollziehen. Die Erörterung des Nebennierenproblems und eine Reihe von angemeldeten Vorträgen fielen weg. Die so entstandenen Lücken mußten wieder gefüllt werden.

In der Eröffnungsrede der 1. Tagung unserer Gesellschaft am 20. April 1882, auf deren klassische Fassung spätere Vorsitzende immer wieder zurückgriffen, hat Theodor Frerichs folgende Worte gefunden: „Die Deutsche Heilkunde steht auf eigenem Grund und Boden, sie folgt seit Dezennien nicht fremden Einflüssen und Eingebungen; sie ist mindestens ebenbürtig der aller anderen Kulturvölker, deren Impulse uns nicht leiten, für uns nicht maßgebend sind, so gern wir sie auch anerkennen, wie sie es nach unserem Ermessen verdienen."

Diese Worte Frerichs, mit denen unsere Gesellschaft gewissermaßen aus der Taufe gehoben wurde, sollen heute besonders angeführt werden in einer Zeit, wo in unserem Vaterlande zielbewußt darauf hingearbeitet wird, alles Deutsche zu sammeln und zu pflegen, nicht nur in den engen Grenzen unserer Heimat, sondern auch draußen „soweit die deutsche Zunge klingt". Im Sinne unserer Gründer wollen wir auf unserer Tagung uns über alle Fragen verständigen, welche die deutsche Heilkunde, insbesondere die innere Medizin, jeweils vordringlich bewegen; wir wollen uns aber auch einschalten in die großen Fragen unserer Zeit, soweit sie den ärztlichen Stand berühren, damit wir als aktives Glied unserer Kulturgemeinschaft an deren Förderung uns von unserem Standpunkt aus beteiligen.

Die schon von Anfang an angestrebte Eingliederung sämtlicher Deutschstämmiger, vor allem aus unseren Nachbarstaaten, mit denen

Kongreß f. innere Medizin. **XLV.** 1

trotz der wechselvollen Geschicke des deutschen Volkes in dem letzten halben Jahrhundert die enge Verbindung zu unserem Glücke erhalten blieb, gibt uns von vornherein eine breitere Basis. Ich freue mich, daß auch auf unserer heutigen Tagung treue Freunde und Mitglieder unserer Gesellschaft vom Ausland zu uns gekommen sind.

Wir Ärzte können in ganz besonderem Maße übersehen, welche Gefahr dem deutschen Volke drohte. Der deutsche Ärztestand hat in steigendem Maße unter der Verschlechterung der Verhältnisse zu leiden gehabt, wobei ihm auch der Einfluß auf die Volksgesundheitspflege mehr und mehr entglitt. Alle Versuche, die Stellung zu halten und sachgemäß auszubauen, scheiterten an den Widerständen, welche die unglückselige politische Zersplitterung und das Unverständnis weiter Kreise, leider auch in den eigenen Reihen, entgegenstellten. Die großartige nationale Sammlung und Einigung und das energische Angreifen aller nationalen Aufgaben hat endlich auch im Ärztestand die Möglichkeit einer gründlichen Neuordnung geschaffen, an der er mit allen ihm zu Gebote stehenden Kräften mitarbeitet. Unsere Gesellschaft — ein wichtiges Teilstück der deutschen Ärzteschaft — hat die Pflicht und den Willen, den nationalen Aufbau auch ihrerseits intensiv zu fördern.

Wenn ich diese aktuellen Fragen gerade hier etwas breiter erörtere, so geschieht es nicht nur deshalb, weil ich unseren ausländischen Teilnehmern einen Einblick in die neue deutsche Ideenwelt geben möchte, sondern auch darum, weil gerade vor dem Forum unserer Gesellschaft erbbiologische Fragen eine besondere Berücksichtigung erfahren müssen. Was die erbbiologischen Forschungen anbelangt, so hat man diesen in unserem Kreise früher oftmals Rechnung getragen. Ich erinnere daran, daß unter dem Vorsitz von Erb im Jahre 1905 Ziegler und Martius sich in das Hauptreferatthema der Vererbung aufteilten. Unter Krehls Vorsitz wurden 1911 die Diathesen durch His, Pfaundler und Bloch abgehandelt, wobei die Frage der Vererbung naturgemäß auch in den anschließenden Vorträgen eine große Rolle spielte. Nägeli hat 1927 zum Thema seiner Eröffnungsrede das Problem der Erbkrankheiten gemacht und im vergangenen Jahre hat Morawitz in seiner Festrede darauf hingewiesen, daß das stärkere Hervortreten der Erblichkeits- und Konstitutionsforschung, das Studium der Beziehung zwischen Persönlichkeit und Krankheit Anzeichen dafür seien, daß sich etwas Neues vorbereite. Man kann uns also nicht — wie es jüngst geschah — den Vorwurf machen, daß wir an diesen wichtigen Problemen achtlos vorbeigingen. Es mußten erst die theoretischen Grundlagen gesichert, es mußten Untersuchungsmethoden geschaffen werden, die es erlauben, die Erbforschung bei der Bekämpfung und Heilung von Krankheiten in sichere Rechnung zu stellen. Schneller als wir annahmen, schreitet diese Wissenschaft voran. Die soeben erschienenen tiefschürfenden Untersuchungen von Diel und v. Verschuer über die Zwillingstuberkulose geben weitgehenden Einblick in die Frage der erblichen Tuberkulosedisposition. Die gesamte

Ärzteschaft beschäftigt sich heute mit der Eugenik, welche im Herbst auf dem Ärztetag eine eingehende Erörterung finden wird. Auch unsere Gesellschaft muß m. E. demnächst die Vererbung erneut als Referatthema aufstellen.

Bei aller Schärfe der als notwendig erkannten Maßregeln zur Erhaltung der deutschen Rasse und Kultur dürfen wir aber nicht vergessen, daß gerade auf dem Gebiet der Medizin mancher in Deutschland ansässig gewesene Fremdstämmige uns vieles gab. Ich denke z. B. an Ehrlich, Neisser, Minkowski, v. Wassermann, um nur einige Namen aus der nahen Vergangenheit zu erwähnen. Man kann wohl annehmen, daß der lange Einfluß äußerer Verhältnisse, vor allem das Zusammenleben mit der deutschen Rasse und deren Lebens- und Denkart, von erheblicher Bedeutung für die Entwicklung dieser Persönlichkeiten war. Wir werden die großen und bedeutenden Leistungen solcher Männer auch in der Zukunft achten. Ein großes Talent ringt sich selbst unter erschwerten Verhältnissen hoch und wo es sich zeigt, wird seinem Aufstieg nichts im Wege stehen, besonders dann, wenn das deutsche Volk sich aus seiner heutigen Notlage befreit hat.

Wir wollen die Uhr nicht zurückstellen. Wir wollen vielmehr mit einem neuen, unerhört starken Antrieb den Aufstieg unseres Volkes betreiben. Dabei ist besonders erfreulich das energische Bestreben, den Arzt wieder frei zu machen und den Kranken! Die Fesseln eines völlig unzweckmäßigen, immer mehr in stumpfsinnige Bürokratie verfallenden und nicht selten demoralisierten und demoralisierenden Krankenkassenwesens und einer falschen Sozialpolitik sollen fallen, der gute Kern bleibt erhalten und wird ausgebaut. Wie oft klingt in den Eröffnungsreden unseres Kongresses die Sorge für die Erhaltung des Standes hindurch. Ich erinnere nur an Erb, Fr. v. Müller, Brauer, Päßler, Zinn u. a. Ich begrüße es mit besonderer Freude, daß unter den Zielen des nationalsozialistischen deutschen Ärztebundes auch die Wiederherstellung des Hausarztes sich befindet, der dazu berufen ist, die Gesundheitspflege und Rassenhygiene durch sein segensreiches Wirken in der Familie im alten Sinne wieder aufzunehmen. Möge diesen Bestrebungen Erfolg beschieden sein. Die Aufstellung des Leistungsprinzips bei der Berechtigung, sich irgendwie im ärztlichen Sinne zu betätigen, wird uns hoffentlich bald von dem ungesunden Kurpfuscherwesen befreien. Das Leistungsprinzip soll aber auch innerhalb des Standes selbst Geltung erhalten. Mit seiner Hilfe soll im Verein mit schärferen Maßnahmen der Überfüllung des ärztlichen Berufes gesteuert werden. Hier muß freilich davor gewarnt werden, daß die Auswahl zu früh abgeschlossen wird. Mancher Große hat erst spät seine volle Entwicklung erfahren. Ich halte es für besonders wichtig, daß das Leistungsprinzip unabhängig von der Masse papierener Produktion und kritikloser Protektion schärfste Anwendung findet bei allen denen, welche in die akademische Laufbahn eintreten, um später führend und leitend den Hochstand der deutschen wissenschaftlichen Weltgeltung zu fördern. Die Lehrer der Jugend an den deutschen Hochschulen sollen nicht nur berufsbefähigte, sondern auch charaktervolle deutsche Männer sein.

Überall weht Morgenluft. Möge der gesunde Optimismus, mit dem alle angeführten wichtigen Fragen und noch viele andere angefaßt werden, sich bewähren, mögen alle Hoffnungen in Erfüllung gehen, die sich heute an die geplanten weitgreifenden und vielseitigen Reformen knüpfen, welche die Zukunft des deutschen Volkes und des Ärztestandes von Grund auf bessern und sicherstellen sollen!

M. D. u. H.! Es bleibt mir noch die Pflicht, derer zu gedenken, die uns der Tod im vergangenen Jahre entrissen hat. Von unseren Mitgliedern sind gestorben:

Donnerhak in Knautkleeberg, Pascal Deuel in Leipzig, der Sanatoriumsarzt und Klimatologe van Oordt, der Leiter des Kölner Vinzenzkrankenhauses Laurenz Huismans, Georg Strube, ein Schüler Karl Gerhardts, der in seiner Heimatstadt Bremen großes Ansehen genoß und eine Führerrolle inne hatte, Julius Schreiber, der frühere Königsberger Polikliniker, eine geachtete Persönlichkeit, ein kenntnisreicher und beliebter Arzt und Lehrer.

Vor wenigen Tagen starb unser Ehrenmitglied Roderich Stintzing, ein Schüler Pflügers und Ziemssens, dessen Name durch seine grundlegenden Arbeiten mit der Neurologie für immer verknüpft ist. Es war ein vielseitig interessierter innerer Kliniker, der alle Fortschritte verfolgte und verwertete, ein vorzüglicher Organisator, ein glänzender Lehrer, eine harmonisch ausgeglichene Persönlichkeit, ein vorbildlicher deutscher Arzt und Gelehrter.

Hermann Rieder, Schüler von Ziemssen, hat durch seine Arbeiten über die klinische Mikroskopie des Blutes und Urins früh die Aufmerksamkeit auf sich gezogen. Er war ein anerkannter physikalischer Therapeut. Seine Hauptbedeutung liegt auf dem Gebiete der Röntgenologie, das er als einer der ersten inneren Kliniker schöpferisch bearbeitete. Epochemachend war seine radiologische Untersuchung des Magens und Darms beim lebenden Menschen, bei der zum erstenmale eine brauchbare Kontrastmethode verwandt wurde. Mit Kästle und Rosenthal hat er die Kinematographie in die Röntgenologie eingeführt. Auch in der Röntgentherapie war er lange führend. Auf die enge Fühlung mit der inneren Medizin legte er immer größten Wert.

Arthur Schloßmann, der bekannte Kinderkliniker der Düsseldorfer Akademie, war nach Heubner-Rubner der erste, der mit seinen Mitarbeitern den Gesamtkraftstoffwechsel der Säuglinge umfassend erforschte. Er war Mitbegründer der neuzeitlichen Säuglingsernährung, der geschlossenen und offenen Säuglingsfürsorge.

Es sei mir erlaubt, noch einiger zu gedenken, die in enger Beziehung zu der inneren Medizin standen, ohne unserer Gesellschaft anzugehören.

Christian Georg Schmorl hat neben zahlreichen gehaltvollen Arbeiten über die Tuberkulose, die Lungenfurche, die endokrinen Drüsen und vieles andere die wichtigsten Grundlagen für die Pathologie des Skeletsystems geschaffen.

Otto Lubarsch hat auf allen Gebieten seines Faches Wertvolles geleistet, er war ein großer Organisator wissenschaftlicher Arbeit und entwickelte ein bedeutendes Lehrtalent.

Josef Babinski muß wegen seiner klassischen Arbeiten über die Sehnen-, Haut- und Abwehrreflexe genannt werden.

Bernhard Bang legte durch die Entdeckung des Erregers vom fieberhaften Abort der Rinder den Grund für die Auffindung der Bangschen Krankheit.

Hans Much, ein Mensch voll Begeisterung und Ideen, vielseitig und anregend, aber auch zügellos und zerspalten, hat vor allem durch seine Studien über die Tuberkulose und über die Immunitätsbiologie Bedeutung gewonnen.

Zuletzt gedenke ich noch eines ganz Großen, der weit über die Grenzen seines Faches hinaus Bedeutung und dauernden Weltruf sich errang, Max Rubner. Er war ein Schüler Voits und kurze Zeit Karl Ludwigs, unterhielt aber auch enge Beziehungen zu Pettenkofer und dessen hygienischem Institut. So kam es, daß er später mit gleicher Meisterschaft zuerst Hygieniker, dann Physiologe werden konnte. Sein Lebenswerk hier aufzurollen, würde viel zu zeitraubend werden. Jedem von uns müssen ja seine klassischen Arbeiten auf dem Gebiete des Stoff- und Kraftwechsels, der Ernährung, der Wärmebildung und Wärmeregulation bekannt sein, weil er sie als Grundlage für das Verständnis der wichtigsten Lebensvorgänge in Gesundheit und Krankheit, für die Aufklärung vieler Probleme am Krankenbett, für die Diagnose und Therapie dauernd gebraucht. Rubner hat zur wissenschaftlichen Weltgeltung unseres Vaterlandes, dem sein ganzes Schaffen im Frieden und im Krieg, in Freude und in Not galt, Großes beigetragen. Er ist ein typisches Beispiel erfolgreichen deutschen Gelehrtentums. Mögen uns noch viele solche Führer beschieden sein!

Ich bitte Sie, zum ehrenden Andenken an die Dahingegangenen sich von den Sitzen zu erheben.

Ehe wir in die Arbeit eintreten, möchte ich darauf hinweisen, daß ich es im Interesse aller Vortragenden für meine Pflicht halte, die vorgeschriebene Geschäftsordnung streng durchzuführen. Ich hoffe dabei auf allgemeines Verständnis. Die Redezeit für Vortragende ist also bis auf wenig Ausnahmen, die frühzeitig besonders begründet wurden, 10 und für die Diskussion 3 Minuten. Eine rege Beteiligung an der Diskussion ist sehr erwünscht. Wie Herr Morawitz im letzten Jahre, so weise auch ich heute darauf hin, daß der Inhalt der Diskussion in engerem Zusammenhang zu dem betreffenden Vortragsthema stehen muß. Ich möchte ferner die Bitte an Sie richten, Beifallskundgebungen am Schlusse der Vorträge und Diskussionsbemerkungen zu unterlassen.

Ich erkläre nunmehr die 45. Tagung der Deutschen Gesellschaft für innere Medizin für eröffnet. Ich erteile Herrn Hans Fischer (München) das Wort.

# VERHANDLUNGEN DER
# DEUTSCHEN GESELLSCHAFT FÜR INNERE MEDIZIN

HERAUSGEGEBEN
VON DEM STÄNDIGEN SCHRIFTFÜHRER

OBERARZT D<sup>R</sup>. A. GÉRONNE
DIREKTOR DER ABTEILUNG
FÜR INNERE UND NERVENKRANKHEITEN
AM STÄDTISCHEN KRANKENHAUS WIESBADEN

## SECHSUNDVIERZIGSTER KONGRESS
GEHALTEN ZU WIESBADEN VOM 9.—12. APRIL 1934

MIT 186 ABBILDUNGEN IM TEXT

Enthält die Referate bzw. Vorträge:

1. Die heutige Erblehre in ihrer Anwendung auf den Menschen. Fischer-Berlin-Dahlem.
2. Allgemeine Erbpathologie. v. Verschuer-Berlin-Dahlem.
3. Klinische Erbpathologie innerer und Nervenkrankheiten. Naegeli-Zürich.
4. Über die Bedeutung und Reichweite des Lokalisationsprinzips im Nervensystem. Foerster-Breslau.
5. Über die Physiologie und Chemie der Sexualhormone. Butenandt-Danzig.
6. Die normale und krankhafte Ovarialfunktion. Schröder-Kiel.
7. Der gegenwärtige Stand der Vitaminlehre. Stepp-München.
8. Die Bedeutung des D-Vitamins für Stoffwechsel und Ernährung. Rominger-Kiel.
9. Der Mechanismus der Vitaminwirkungen. Kühnau-Breslau.
10. Die medizinische und biologische Bedeutung des Vitamins C. Szent-Györgyi-Szeged (Ungarn).

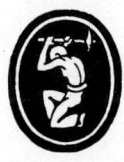

MÜNCHEN
VERLAG VON J. F. BERGMANN
1934

A. Schittenhelm, Kiel
Vorsitz 1934
Abb. s. Seite 498

# Eröffnungsrede.

Von

### Professor Dr. A. Schittenhelm (Kiel).

Meine sehr verehrten Herren!

Die Deutsche Gesellschaft für innere Medizin versammelt sich heute zum 46. Male in der lieblichen Bäderstadt Wiesbaden, die sie sich zu ihrem ständigen Sitz erkoren hat. Ich heiße Sie herzlich willkommen und danke Ihnen für Ihr zahlreiches Erscheinen. Besonderen Dank sage ich den Vertretern der nationalsozialistischen Partei und ihrer Organisationen, der staatlichen und kommunalen Behörden, die durch ihre Anwesenheit das Interesse, um das wir sie gebeten haben, zum Ausdruck bringen. Wir hoffen auf ihr Einverständnis mit den Wegen, die wir gehen. Ich danke ferner allen denen, die aus weiter Ferne vom Ausland zu uns kommen, die einen, um als alte Freunde unsere Verhandlungen und Ziele mit Wort und Tat zu unterstützen, die anderen, um diese zu hören und uns danach hoffentlich neue Freunde zu werden. Mögen Sie auf unserer Tagung ein gutes Bild vom kraftvollen neuen Deutschland gewinnen, um dann in ihrer Heimat das oft noch mangelnde Verständnis für die großen Wandlungen, die sich bei uns vollzogen haben, heben zu helfen!

Wie ich bereits auf unserer letztjährigen Tagung, die unter dem unmittelbaren Einfluß der nationalen Revolution stand, betonte, hat unsere Gesellschaft den festen Willen, als aktives Glied unserer deutschen Kulturgemeinschaft sich an deren Förderung mit vollen Kräften zu beteiligen und an der Lösung aller Aufgaben mitzuarbeiten, die in ihr Arbeitsgebiet fallen, soweit sie es vermag und soweit sie zur Mitarbeit zugezogen wird. Dabei ist sich unsere Gesellschaft bewußt, daß sie sich in der Zukunft ebensowenig wie andere wissenschaftliche Gesellschaften auf ein umgrenztes Arbeitsgebiet beschränken darf, daß sie vielmehr dem Volkswohl nur dann gerecht wird, wenn sie ihre Arbeiten und Ziele in Einklang zu bringen sucht mit allem, was der Staat und die ihn führenden Männer von uns fordern und erwarten. Diese Gedanken leiteten uns bei der Auswahl des diesjährigen Verhandlungsprogramms. Dabei kam uns die willkommene Verbindung mit der Tagung der Gesellschaft für Verdauungs- und Stoffwechselkrankheiten zugute, deren Vorsitzenden Herrn Hegler und deren Mitglieder ich aufs herzlichste begrüße.

Jede Epoche im Leben eines Volkes bringt neue Aufgaben, deren Durchführung und Auswirkung der betreffenden Zeit das ihr eigentüm-

liche Gepräge gibt. Der Abstand gegenüber der vorhergehenden Periode
wird um so größer und einschneidender sein, je intensiver sich neben
den unterschiedlichen äußeren Umständen der Wechsel der Weltanschauung gestaltet. Auch die Medizin muß den durch die Erlebnisse gewonnenen neuen Erkenntnissen und Anschauungen
Rechnung tragen, ebenso wie sie andererseits die Pflicht hat, alle
Errungenschaften der Forschung zu verfolgen und, soweit es
sich als zweckmäßig erweist, zu verwerten. Wie eng die Medizin und
speziell die innere Medizin immer mit der Entwicklung der Naturforschung und der Geistesgeschichte verknüpft ist, lehrt aufs deutlichste
die geschichtliche Entwicklung. Die praktische Ausübung der ärztlichen
Kunst verlangt von dem Einzelnen eine gewisse Beständigkeit, die durch
die bisherigen Erfahrungen gegeben wird. Jeder Fortschritt vermag aber
in kürzester Zeit Theorien und Prinzipien, die scheinbar völlig gesichert
waren, abzuändern oder zu beseitigen und durch andere neue zu ersetzen.
Die Medizin darf nicht erstarren und kann es auch nicht; das
haben die letzten 150 Jahre tausendfach bewiesen. Sie muß lebendig
und elastisch bleiben. Dabei ist es völlig gleichgültig, woher die Anregungen kommen, ob von den Stätten der Forschung oder aus der
ärztlichen Praxis oder aus den breiteren Volksmassen also aus Laien-
kreisen.

Die Medizin verdankt ihr Dasein den Bedürfnissen der Menschheit.
Laien, die einem inneren Drange folgten, haben einst Erfahrungen gesammelt und wurden so zu Ärzten. Daraus entwickelte sich das berufs-
mäßige Arzttum. Daß es aber auch heute noch Laien gibt, die ihrer
ganzen Veranlagung nach zum Helfer sich eignen, soll nicht bestritten
werden. Die Gefahr einer Betätigung im Heilberuf liegt bei ihnen vor
allem in der Einseitigkeit, der sie ohne zweckmäßige Ausbildung allzuleicht verfallen können, in der Unzulänglichkeit ihrer Kenntnisse und in
der dadurch oftmals begründeten Kritiklosigkeit. Die charaktervolle
Persönlichkeit, die Eignung für den Heilberuf und eine hohe sittliche
Auffassung muß bei ihnen neben einem bestimmten Maße von Kenntnissen, die dem ihnen zufallenden Wirkungsbereich entsprechen, ebenso
verlangt werden wie von jedem aus der hohen Schule hervorgegangenen
Arzte.

Wir begrüßen es, daß die wichtigsten und vordringlichsten Fragen:
wer darf die Gesundheit des Volkes überwachen, wie soll die Auswahl
der im Heilberuf tätigen Volksgenossen erfolgen und welche Kenntnisse
müssen von ihnen verlangt werden, einer gründlichen Überprüfung, sorg-
samen Überlegung und gesetzlichen Festlegung unterworfen werden und
daß die volle Verantwortung und Entscheidung dieser für die Volksgesundheit und das deutsche Volkstum so überaus wichtigen Belange
in die Hände verantwortungsbewußter Ärzte gelegt ist, die sich der
enormen Bedeutung ihrer gesetzgeberischen Arbeiten für die weite Zukunft voll bewußt sind.

Die Deutsche Ärzteschaft hat seit vielen Jahren die Festlegung
der Stellung des Arztes im Staate angestrebt, um an solchen wichtigen

Aufgaben verantwortlich und autorativ mitarbeiten zu können. Die gesetzliche Regelung dieser lebenswichtigen Frage, die Einrichtung der geforderten Reichsärztekammer steht jetzt vor der Tür. Ihre Grundlage dürfte die Beauftragung der gesamten Ärzteschaft mit dem Gesundheitsdienst am Deutschen Volke sein. Der Arzt ist nicht mehr eine nur sich selbst verantwortliche freie Persönlichkeit, er wird in Erfüllung des Gesundheitsdienstes zum Träger öffentlicher Aufgaben. Damit würde die Ärzteschaft aus dem bisherigen Begriff des Gewerbetreibenden herausgehoben, sie würde in ihren öffentlichen Aufgaben im Staate fest verankert und als sachverständiger Berater der Reichsregierung die Führung in allen Fragen der Volksgesundheit haben.

Die Aufgabe der inneren Medizin, wie sie schon Frerichs bei der Eröffnung unserer ersten Tagung umrissen hat, ist die Beobachtung am kranken Menschen, geschärft und erweitert durch alle Errungenschaften der medizinischen und naturwissenschaftlichen Fächer, wobei wir uns aber die volle Selbständigkeit bewahren müssen. Auch in der Therapie entscheidet, so wertvoll die theoretischen und experimentellen Grundlagen sind, letzten Endes die klinische Erfahrung und der ärztliche Instinkt über die Wege, die wir jeweils zu gehen haben.

Das Wahre Arzttum ist nach wie vor eine Kunst und nicht ein Handwerk. So wenig wie der Künstler vermag der Arzt sich seine Kunst allein durch theoretische Studien zu erwerben. Die unversiegbare Quelle für beide ist die Natur. Der Arzt muß Naturforscher sein, der jede Einzelheit zu beobachten hat, ohne daß er dabei das Gefühl für Harmonie und Rhythmus verliert. Er muß aber auch einen inneren Beruf besitzen, der ihm die geistige Erfassung und Leitung des Mitmenschen auf Grund einer bestimmten seelischen Einstellung zu ihm ermöglicht, eine Eigenschaft, die sich nur im Umgang mit kranken und hilfebedürftigen Menschen zeigt und entwickelt.

Unsere ärztliche Tätigkeit hat sich also nicht nur auf vereinzelte Krankheitserscheinungen oder mehr oder minder künstliche Gruppen derselben, sondern auf das kranke Individuum im ganzen, auf Leib und Seele zu erstrecken oder anders ausgedrückt: in jedem Krankheitsfalle sind zweierlei Dinge zu behandeln, die Krankheit und der Kranke. Alle guten Ärzte und Kliniker waren sich stets über diese selbstverständliche Forderung einig und es würde nicht schwer halten, dafür zahlreiche Beweise zu erbringen. Man braucht nur die Berichte unserer alljährlichen Verhandlungen durchzusehen, um zu erkennen, daß zwar die emsige Detailarbeit überwiegt, die freilich unter dem Einfluß wichtiger Entdeckungen und bestimmter geistiger Strömungen zuweilen reichlich theoretisch anmutete und darum in ihrem Wert für das ärztliche Handeln von vielen nicht gewürdigt werden konnte, daß aber daneben immer größter Wert auf organische Zusammenfassung und auf die Besprechung vordringlicher Fragen, die die Ganzheit betonen, gelegt wurde. Immerhin ist zuzugeben, daß aus bekannten Gründen lange Zeit die Organpathologie und ihre pathologisch-physiologische Erforschung im Vordergrund stand. Es kann aber nicht ge-

1*

leugnet werden, daß diese Epoche notwendig war und zu einem
Aufschwung unserer ärztlichen Erkenntnisse führte, wie man ihn sich
vor 150 Jahren niemals hätte träumen lassen. Daß bei dem rasenden
Tempo der Entwicklung manches Wichtige übersehen, unterschätzt und
ungenügend entwickelt wurde, ist ebenso sicher wie verständlich. Wir
dürfen dafür die vergangene Ärztegeneration nicht tadeln. Haben wir
Mängel erkannt, so hat hier die Arbeit der heutigen Ärztegeneration
einzusetzen, der damit neue und dankbare Ziele gesteckt sind.

Wir sind der letzten Ärztegeneration, welche an dem stolzen
Bau der Deutschen inneren Medizin maßgebend mitarbeitete und ihre
neuen Erkenntnisse in die Praxis umsetzte, größten Dank schuldig. Ich
erachte es für meine Pflicht, ihn vor allem denen abzustatten, die im
letzten Jahre von uns gegangen sind. Christian Bäumler, der das
biblische Alter von 98 Jahren erreichte, hat noch bei Griesinger,
Kußmaul, v. Ziemssen und anderen berühmten Ärzten gelernt. Übersieht man die von ihm vorliegenden Veröffentlichungen, so erkennt man
sein umfassendes Wissen auf dem gesamten Gebiete unserer Disziplin
und seine ganz auf die ärztliche Praxis konzentrierte Einstellung, die er
auch im klinischen Unterricht den Studenten und Ärzten gegenüber mit
großer Gründlichkeit und Gewissenhaftigkeit betonte. Ich zitiere einen
charakteristischen Satz seiner an diesem Platz im Jahre 1896 gehaltenen
Eröffnungsrede: „Wir vertreten das ausgedehnteste Gebiet der praktischen Medizin. Denn nicht ein einzelnes Organ, nicht eine einzige Art
der Behandlungsweise des kranken Menschen sind Gegenstand und
Werkzeug unserer Tätigkeit. Mehr als irgendein anderer Zweig umfaßt
die innere Medizin den ganzen Menschen, nicht bloß den Leib, sondern
Leib und Seele." Der Schweizer Hermann Sahli war uns lange Jahre
eng verbunden und unterstützte die Bestrebungen unserer Gesellschaft
durch besondere Leistungen. So hielt er Referate über die Pathologie
und Therapie der Typhlitiden und über die Herz- und Vasomotorenmittel. Ein anderes Mal äußerte er sich ausführlich über die Tuberkulosefrage, die ihn ja immer besonders interessierte. Sahli war Arzt und
Wissenschaftler, die Medizin war für ihn angewandte Naturwissenschaft,
was noch in einer seiner letzten Veröffentlichungen zum Ausdruck kam,
die die Beziehungen zwischen Geist und Körper behandelte. Sein Lehrbuch der klinischen Untersuchungsmethoden, das Weltgeltung erfuhr,
zeigt sein imposantes, tiefes Wissen und seine weitreichende Erfahrung.
In der glücklichen Kombination von Kunst und Wissenschaft gleicht er
in seinem Wirken — worauf sein Nachfolger Walter Frey hinweist —
einem anderen berühmten Berner, Albrecht von Haller. Ernst
von Romberg vereinigte in hohem Maße in sich alle Eigenschaften,
die ein guter Arzt, ein tüchtiger Wissenschaftler und beliebter Lehrer
haben muß. Wir alle standen unter dem Einfluß seiner überragenden
Persönlichkeit. Die innere Medizin hat ihm viel zu danken. Vor allem
sind seine grundlegenden Arbeiten über Herz und peripheren Kreislauf
zu erwähnen und sein vorzügliches Lehrbuch über die Krankheiten des
Herzens und der Blutgefäße. Daß er auch die gesamte innere Medizin

beherrschte, ist selbstverständlich. Seit seiner poliklinischen Tätigkeit in Marburg, wo er sich eng an den genialen Forscher von Behring, dessen 80. Geburtstag soeben gefeiert wurde, anschloß, hatte er ein besonderes Interesse für Infektionskrankheiten, vor allem für Tuberkulose. In Deutschland stand er an der Spitze des erfolgreichen Kampfes gegen diese Volkskrankheit. Als er 1914 den Vorsitz unserer Tagung hatte, sprach er sich dahin aus, daß unsere Gesellschaft die innere Medizin nicht nur nach innen ausbauen, sondern auch nach außen ihre berechtigten Interessen vertreten soll, wofür er als Beweis unter anderem die Einrichtung der Arzneimittelkommission anführte.

Diese Arzneimittelkommission wurde auf Anregung von Wolfgang Heubner durch F. Penzoldt (der in seiner Eröffnungsrede 1913 ausführlich zu ihren Arbeiten Stellung nahm) eingerichtet, um die Auswüchse des Arzneimittelwesens mit allen, die das allgemeine Wohl vor ihre Sonderinteressen stellen, gemeinsam zu bekämpfen. Man befolgte den Grundsatz, den schon Liebermeister aussprach, daß wir Ärzte als die natürlichen Berater des Publikums unsere Stimme für dessen Interessen zu erheben haben, damit dieses geschützt werde gegen Ausbeutung und Schädigung durch Quacksalberei und Reklame. Es wurde durchgesetzt, daß auf Grund langwieriger Verhandlungen die Anzeigen vieler Firmen sich den aufgestellten Grundsätzen anpaßten; später hat die Kommission ihre Tätigkeit ausgedehnt und erreicht, daß ihr Urteil von den Krankenkassen gehört und ihr Rat vielfach befolgt wurde. Das Endziel der Bestrebungen war die Einrichtung einer staatlichen Zentralprüfungsanstalt für Arzneimittel, welche damals von uns beantragt wurde, ohne daß aber der Antrag von maßgebender Seite Berücksichtigung fand. Sicher ist die von uns angeregte und lange Jahre selbst unter ungünstigsten Verhältnissen durchgeführte Zusammenarbeit von erfahrenen Praktikern mit Pharmakologen, Apothekern und Behörden eine verdienstvolle Leistung gewesen und wir müssen den Herren, welche sie verrichteten, dafür unseren wärmsten Dank aussprechen.

Ich bin auf diese Seite der Tätigkeit unserer Gesellschaft näher eingegangen, um zu zeigen, daß wir uns stets für das Allgemeinwohl einsetzten. Wenn wir manches nicht erreichen konnten, was wir für richtig hielten, so lag das häufig an Widerständen, die wir nicht beseitigen konnten. Vor kurzem hat der Präsident des Reichsgesundheitsamtes, Herr Professor Reiter, in München sein Arbeitsprogramm verkündet. Ich darf wohl annehmen, daß wir alle darüber erfreut sind, daß zahlreiche Gebiete, deren Klärung auch wir dringend wünschen, eine energische und sachgemäße Bearbeitung erfahren. Ein Teil des Programms interessiert uns vornehmlich: Die Ausbildung des ärztlichen Nachwuchses und was damit zusammenhängt.

Zu allen Zeiten haben sich kritisch veranlagte und um das Wohl des Nachwuchses besorgte Hochschullehrer und Ärzte ihre Gedanken über die zweckmäßigste Art des Lehrens und Lernens der Medizin gemacht. Aus der neueren Zeit sei an die kulturhistorische Studie des berühmten Chirurgen Theodor Billroth erinnert, in der er sich ausführlich mit diesem Problem im Hinblick auf die deutschen und im Vergleich mit den ausländischen Universitäten auseinandersetzt. Es ist recht interessant, daß man sich zu jener Zeit mit ähnlichen kritischen Erörterungen über das Medizinstudium und darüber hinaus über Organisation und Aufgaben der Universitäten befaßte, wie es in unserer Zeit geschieht. Jeder, der sich mit Reformbestrebungen, deren Notwendigkeit zwecks Anpassung des Unterrichts an die Bedürfnisse der Gegenwart unbestritten ist, abgibt, sollte die tiefgründigen, von echtem deutschen Geiste getragenen Ausführungen Billroths kennenlernen. Die Geschichte ist und bleibt ein großer Lehrmeister und die Erfahrungen unserer deutschen ärztlichen Klassiker der neueren Zeit verdienen nach jeder Richtung hin mindestens dieselbe Beachtung wie die so viel zitierten Lehren eines Hippokrates und Paracelsus.

Ich habe nicht die Absicht, mich heute eingehender mit dem Lehren und Lernen der Medizin zu befassen. In befriedigender Weise könnte es nur in Form eines eingehenden Referates geschehen, wie es im Jahre 1898 von von Ziemssen und von Jacksch hier über den medizinisch-klinischen Unterricht gehalten wurde. Inzwischen hat sich — was das Grundsätzliche anbelangt — nichts Wesentliches geändert. Der Student soll auf der Hochschule eine gründliche Allgemeinausbildung in den Hauptfächern der Medizin erfahren, aber keine übertriebene Spezialausbildung. Er soll beim Verlassen der Hochschule so weit in die Praxis eingeführt sein, daß er die Verantwortung auf sich nehmen kann, diese — wenn auch noch nicht gewandt — so doch ohne größere Mißgriffe auszuüben. In dieser Richtung bewegen sich wohl alle Vorschläge der neueren Zeit und ähnliche Grundsätze dürften für die nahe bevorstehende Durchführung der Studienreform maßgebend sein.

Eine wichtige Frage ist die naturwissenschaftliche Ausbildung des Vorklinikers. Ich glaube, man darf hier nicht viel kürzen. Die Grundlagen der Physiologie sind auf Anatomie, Chemie und Physik aufgebaut und auch das ärztliche Handeln, die Diagnose und Therapie hat sich ihrer weitgehend zu bedienen. Diese stehen nicht nur in technischer Abhängigkeit von ihnen; die gute Kenntnis dieser Fächer ist vielmehr für das Verständnis der krankhaften Vorgänge und die therapeutische Beeinflussung, sei es durch Naturheilmethoden oder medikamentöse Behandlung, nicht zu entbehren. Die hervorragende Bedeutung der Chemie wird uns auf unserer jetzigen Tagung besonders deutlich vor Augen geführt. Die enormen Fortschritte auf dem Gebiet der inneren Sekretion, der Ernährung und der mit beidem eng zusammenhängenden Vitaminfrage sind ohne chemische Kenntnisse und Vorstellungen nicht zu übersehen und nur diese ermöglichen das Verständnis ihrer Bedeutung für den gesamten Organismus. Deutsche Chemiker haben von jeher in der vordersten Front gestanden und sind heute noch führend. Auch die physiologische Chemie ist eine deutsche Erfindung und hat sich von Deutschland aus die Welt erobert. Ich erinnere nur an Baumann, Hoppe-Seyler, Hofmeister und den jüngst verstorbenen Gustav

Embden. In diesem Zusammenhang darf auch Arthur Biedl erwähnt werden, dessen Verdienste um die Lehre von der inneren Sekretion unvergänglich sind. Mein Standpunkt ist, man sollte den chemischen Unterricht nicht beschränken, man sollte aber der physiologischen Chemie weitere Arbeitsstätten auf deutschen Hochschulen erschließen und für sie den ihr gebührenden Platz im Unterricht freigeben. Chemiker und physiologische Chemiker haben sich an den klassischen Stätten ihrer Zusammenarbeit, in Tübingen und Straßburg, stets aufs beste im Stundenplan geeinigt und ergänzt. Das große Interesse für alle Vererbungsfragen ist gegenwärtig. Es ist merkwürdig, daß die bahnbrechenden Entdeckungen von Gregor Johann Mendel erst 35 Jahre später allmählich bekannt wurden, dann in diesem Jahrhundert wissenschaftliche Verwertung fanden und endlich jetzt ihre praktische Entwicklung einsetzt. So geht es freilich oftmals mit großen Entdeckungen. Man denke nur an das Schicksal des Heilbronner Arztes Julius Robert Mayer. „Die akademische Wissenschaft", sagt Billroth in einem Briefe, „kümmert sich nicht um praktische Erfolge. Die großen Physiker Gauss und Weber haben das Prinzip des elektrischen Telegraphen erfunden und fixiert; die Ausbildung für die praktische Verwendung kümmerte sie absolut nicht. So wirkt jeder nach seiner Art". Mendel scheint die weittragende allgemeine Bedeutung der von ihm festgestellten Gesetzmäßigkeiten nicht erkannt zu haben. Der deutsche Botaniker Correns war an der Wiederentdeckung der Mendelschen Gesetze beteiligt und hat selbst durch eine Reihe bedeutender Arbeiten das Gesamtgebäude der Vererbungsforschung in seinem Rohbau erstellt und alle Probleme diskutiert, die seither von den Vererbungsforschern der ganzen Welt bearbeitet wurden. Der vor kurzem verstorbene Arzt und Botaniker Erwin Baur, der die Fähigkeiten des großen theoretischen Forschers und genialen Praktikers in sich vereinigte, hat nicht nur unsere Kenntnisse durch eigene Versuche stark erweitert, sondern die experimentell gewonnenen gesetzmäßigen Abhängigkeiten und Bestimmungsmöglichkeiten in die Praxis umgesetzt.

Ich erkläre die 46. Tagung der Deutschen Gesellschaft für innere Medizin für eröffnet.

# VERHANDLUNGEN DER
# DEUTSCHEN GESELLSCHAFT FÜR INNERE MEDIZIN

HERAUSGEGEBEN
VON DEM STÄNDIGEN SCHRIFTFÜHRER

## CHEFARZT D̲R̲ A. GÉRONNE

DIREKTOR DER ABTEILUNG
FÜR INNERE UND NERVENKRANKHEITEN
AM STÄDTISCHEN KRANKENHAUS WIESBADEN

SIEBENUNDVIERZIGSTER KONGRESS
GEHALTEN ZU WIESBADEN VOM 25.—28. MÄRZ 1935

MIT 215 TEILS FARBIGEN ABBILDUNGEN
UND 33 TABELLEN IM TEXT

Enthält die Referate bzw. Vorträge:

1. Aeronautisch-Medizinische Fragen. Schubert-Prag. — von Diringshofen-Berlin. — Lottig-Hamburg. — Hartmann-Berlin.
2. Über das Sportherz. Kirch-Erlangen. — Rautmann-Braunschweig.
3. Akute Bluterkrankungen des myeloischen Systems. (Akute Leukämie, Granulocytopenie, Agranulocytose, Panmyelophthise usw.) Hellman-Lund. — Werner Schultz-Berlin-Charlottenburg.
4. Die Bedeutung der Thorakokaustik bei Lungentuberkulose. Hein-Tönsheide. — Maurer-Davos.
5. Die Bedeutung spezifischer serologischer Reaktionen für Klinik und Praxis. Schulten-Hamburg (unter Mitarbeit von Gaethgens-Hamburg).
6. Die Bedeutung der Gastroskopie (unter Berücksichtigung der Gastritis). Henning-Leipzig. — Gutzeit-Breslau.
7. Bioklimatik. Schittenhelm-München. — Linke-Frankfurt am Main. — Schwenkenbecher-Marburg. — Pfleiderer-Kiel. — Mörikofer-Davos. — Bacmeister-St. Blasien (Baden). — Haeberlin-Wyk auf Föhr. — Madsen-Kopenhagen.

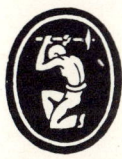

MÜNCHEN
VERLAG VON J. F. BERGMANN
1935

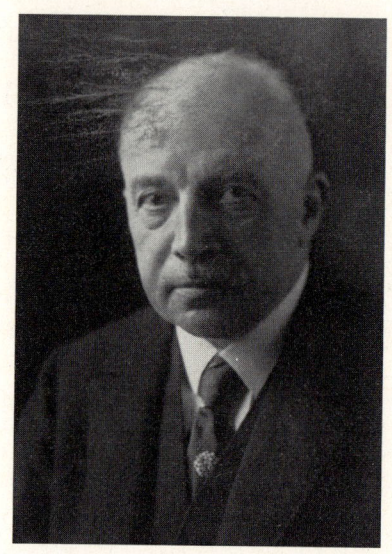

H. Schottmüller, Hamburg
Vorsitz 1935

# Eröffnungsrede.

Von

## Professor Dr. **Schottmüller** (Hamburg).

Meine Damen und Herren!

Als erste Pflicht des Vorsitzenden unserer Gesellschaft gilt es, Sie, meine Damen und Herren, die so zahlreich hier in der schönen Taunusstadt, wie seit vielen Jahren, erschienen sind, bei Beginn unserer Sitzungen herzlich willkommen zu heißen.

Wenn ich nun Sie, meine Herren Kollegen unserer Gesellschaft, willkommen heiße, so werden Sie mit mir vor allem den Kollegen und Kolleginnen aus dem Saarland hier herzlich die Hand reichen, mit denen uns heute wieder das gemeinsame Band des Reiches verbindet, und die als unsere deutschen Brüder zu betrachten auch wir niemals aufgehört haben. Es wird der 15. Januar dieses Jahres, der das Saarwunder verkündete, uns allen unvergeßlich sein, ein machtvolles Ereignis, das nächst dem Tag von Potsdam den Wiederaufstieg unseres deutschen Vaterlandes mit ehernen Lettern in die Weltgeschichte eingegraben hat, und dem sich nun die Wiedergeburt der deutschen Wehrmacht am 16. März d. J. würdig an die Seite stellt.

Wir begrüßen auch herzlich die Auslandsdeutschen und ferner zahlreiche Freunde unserer Gesellschaft aus dem Auslande und danken ihnen für ihr Erscheinen.

Die diesjährige Tagung vermag sich eines besonderen Vorzuges zu erfreuen, insofern es insbesondere dem Einflusse der Regierung zu danken ist, wie im allgemeinen unter den Volksgenossen auch unter den verschiedenen Ärztevereinigungen, die seit Jahren immer mehr um sich greifende Zersplitterung einzuschränken.

Zwar ist aus der Erkenntnis der Nachteile dieser Teilung in die verschiedenen Kongresse schon seit Jahren je eine gemeinsame Tagung mit anderen Gesellschaften zusammen mit der Deutschen Gesellschaft für innere Medizin erreicht worden.

Bei dieser Tagung aber habe ich die Ehre, in unserem Kreise zunächst begrüßen zu können

die Deutsche Gesellschaft für Kreislaufforschung.

Wir freuen uns, ihre Mitglieder am heutigen Tage bei uns zu sehen; zahlreiche unserer Mitglieder haben ja am gestrigen Sonntag der ersten so bedeutsamen wissenschaftlichen Aussprache der Deutschen Gesellschaft für Kreislaufforschung mit großem Interesse beigewohnt, unter dem Vorsitz des diesjährigen Leiters, Herrn Koch (Nauheim).

Am Donnerstag haben wir die Genugtuung zusammen zu tagen mit der

Deutschen Gesellschaft für Bäder- und Klimakunde, der
Deutschen Gesellschaft für Rheumabekämpfung und dem
Standesverein der Deutschen Badeärzte.

Auch die Deutsche pathologische Gesellschaft hat sich bereitgefunden, zwar nicht hier am Ort ihre jährliche Zusammenkunft abzuhalten, aber, um jedenfalls ihre Zugehörigkeit zur alma mater der inneren Medizin zum Ausdruck zu bringen, anschließend in nächster Nähe zu tagen und zwar vom 28. bis 30. März 1935 in Gießen.

Wir unsererseits fühlen uns der Deutschen pathologischen Gesellschaft verbunden; wir wissen, daß nur der ein wissenschaftlich gebildeter Arzt sein kann, der pathologisch-anatomisch zu denken gelernt hat.

Endlich tagt zur selben Zeit in Bad Nauheim der psycho-therapeutische Kongreß.

Dieser Zusammenschluß sollte aber nicht auf die Kongresse beschränkt bleiben.

Die vielseitigen Aufgaben, welche namentlich die Fortschritte der Technik bedingten, haben die Notwendigkeit der Spezialisierung in der Medizin gezeitigt. Es konnte bedauerlicherweise nicht verhindert werden, daß in dieser Beziehung eine Aufteilung in weit übertriebenem Maße stattfand.

Hier hat der Stand, unter anderen auch unsere Gesellschaft, Halt zu bieten versucht. Es wird aber entscheidend nicht anders Wandel zu schaffen sein, als daß mehr noch als bisher der Staat die Mängel behebt. Denn darüber ist kein Zweifel, was not tut, es ist der Arzt mit allgemeiner ärztlicher Bildung.

Wie kann diese erreicht werden?

Um dem praktischen Arzt die Stellung zurückzugeben, die ihm gebührt, müßte seine Ausbildung wesentlich verbessert werden. Ein wichtiger Schritt in dieser Richtung ist die Bestimmung der Krankenkassen, daß Ärzte nur nach zwei Jahre langer Assistentenzeit zur Kassenpraxis zugelassen werden können. In die Ausbildungszeit ist ein gut angewendetes Praktikantenjahr einzurechnen. Ich würde es begrüßen, wenn nun gefordert würde, daß ein wesentlicher Teil der Schulung an großen inneren Abteilungen von Kliniken bzw. Krankenhäusern zugebracht werden müßte.

Ich erinnere mich noch sehr gut an jene Zeit, als ich nach Absolvierung von zweijähriger angestrengter Assistentenzeit unter der energischen Leitung eines Lenhartz zu der Überzeugung gekommen war, nun eben gerade soviel gelernt zu haben, wie der praktische Arzt zu wissen nötig hat, und wie es als Fundament für eine Fachausbildung irgendwelcher Art, auch die der inneren Medizin, erforderlich ist.

Diese Kassenvorbereitungszeit kann sich allerdings auch insofern ungünstig auswirken, als sie leicht dazu führt, daß die jungen

Ärzte, die zwei Jahre an der gleichen Klinik verbringen, dann noch durch Verlängerung ihrer Assistententätigkeit um ein oder zwei Jahre als Fachärzte die ohnehin zu große Zahl dieser Ärztegruppe weiter vermehren.

Man sollte meines Erachtens deswegen erwägen, ob man nicht die fachärztliche Ausbildung dadurch verlängern sollte, daß man sie erst nach Abschluß der Kassenvorbereitungszeit beginnen läßt. Auf der anderen Seite sind die Kassen auch selbst in der Lage, diese Inflation von schlecht ausgebildeten Spezialärzten dadurch zu verhindern, daß sie den Anteil der zugelassenen Allgemeinpraktiker erhöhen.

Das Wichtigste ist aber die Verbesserung des Ausbildungsstandes. Ein guter Allgemeinarzt kann nur werden, wer sich auf allen Sondergebieten unter Leitung von erfahrenen Krankenhausärzten ein gediegenes Wissen angeeignet hat. Der Umfang der Medizin ist so groß, daß die Ausübung einer Allgemeinpraxis, wenn nicht die Haupttätigkeit des Arztes im Ausfüllen von Krankenscheinen und Überweisungen an Fachärzte und Krankenhäuser bestehen soll, einen ganzen Mann erfordert. Allerdings ist dann auch die ärztliche Tätigkeit in dieser Form eine solche, die höchste Befriedigung geben kann.

Aber die fachärztliche Tätigkeit ist, wie eben erwähnt, reformbedürftig. Wenn z. B. die ärztliche Tätigkeit als Internist fruchtbar sein soll, dann verlangt sie neben den Kenntnissen des eigentlichen Fachgebietes auch solche in anderen Disziplinen, wie der Nerven-, Haut-, Kinder- und Frauenkrankheiten, hier natürlich nicht in operativer Beziehung. Er muß auch Sicherheit gewinnen in der Beurteilung anderer Organe, wie der Ohren, der Augen usw.

Auf ganz besondere Einzelfälle möchte ich die weitere Spezialisierung auf einzelne Organe und Organgruppen beschränkt sehen. Noch ist es glücklicherweise möglich, daß ein begabter und fleißiger Arzt sich in vier bis sechs Jahren umfassende Kenntnisse von dem Gesamtgebiet der inneren Medizin und der Nachbardisziplinen verschafft, und ich kann daher die Berechtigung einer weiteren Aufteilung nicht einsehen. Das schließt natürlich nicht aus, daß der eine oder andere Internist neben seiner Allgemeinausbildung dieses oder jenes Gebiet bevorzugt studiert.

Mit Recht würde es aber z. B. Herr Volhard ablehnen, wenn man ihn als Nierenspezialisten bezeichnete, so wenig ich damit einverstanden wäre, wenn man mich einen Facharzt für Infektionskrankheiten oder gar für Streptokokkenleiden nennen würde.

Für außerordentlich begrüßenswert würde ich es halten, wenn auch die anderen Fachärzte vor ihrer Spezialausbildung ein oder zwei Jahre innere Medizin trieben, wie ich der Ansicht bin, daß im Allgemeinen nur der ein seiner Aufgabe gerecht werdender Chirurg sein kann, der ein bis zwei Jahre internistische Ausbildung als Grundlage durchgemacht hat.

Heute sind es noch besondere Belange, welche die Ärztewelt bewegen und die an dieser Stelle berührt werden sollen.

Oft ist an dieser Stelle betont worden, ich darf es wiederholen, daß es im Laufe der Weltgeschichte kaum eine Zeit so reich an Erfolgen zur

1*

Erhaltung des menschlichen Lebens gegeben hat, wie die letzten hundert Jahre. Das hat an dieser Stelle vor allem Volhard gewürdigt. Und weiter dürfen wir voll Stolz aussprechen, daß mit an erster Stelle in dieser Beziehung die deutschen Ärzte gestanden haben.

Ich würde mit der Auffassung brechen, welche mich während meines ganzen Berufslebens geleitet hat, wenn ich nicht an dieser Stelle mit in den Vordergrund meiner Ausführungen die fundamentale Bedeutung der Wissenschaft rücken würde, deren Wichtigkeit heute nicht geringer ist als früher.

Das hat in ausgezeichneter Weise Johannes Stark[1] am 10. November 1934 in Hannover gesagt. Er ist ein prominenter Mitkämpfer unseres Führers und zugleich Leiter der Deutschen Forschungsgemeinschaft, ein Vertreter der deutschen Wissenschaft von besonderer Vielseitigkeit, dessen Bedeutung auch dadurch gekennzeichnet ist, daß er ein Nobelpreisträger ist.

Mit überzeugenden Worten schildert er die Aufgaben des Arztes des heutigen Staates. Dazu gehört eben auch die Wissenschaft. Das höchste Ziel des wahren Wissenschaftlers soll sein, der Dienst am Volk, die Sicherung seiner Existenz, die Förderung seiner leiblichen und geistigen Gesundheit und seiner Wohlfahrt. Man täte der nationalsozialistischen Staatsführung schwer Unrecht, sagt er, wenn man behaupten wollte, sie hätte kein Verständnis für die Bedeutung der wissenschaftlichen Forschung. Ohne die medizinische Forschung würden jährlich hunderttausende deutscher Menschen dem Siechtum und Tod verfallen! Zur sorgfältigen wissenschaftlichen Vorbereitung dieser Maßnahmen ist wiederum die Forschung notwendig. Und nicht weniger ist die medizinische Forschung notwendig, um die Schädigung des Volkskörpers durch Infektionskrankheiten zurückzudrängen, vor allem in ihrer Auswirkung auf die Geburtenzahl. Wir deutschen Forscher stellen uns nicht abseits vom nationalsozialistischen Dienst am Volk.

Die wissenschaftliche Forschung wird immer nur von wenigen betrieben werden können. Ihre feststehenden Ergebnisse muß sich aber jeder Arzt, der seinen Platz ausfüllen soll, während seiner Studienzeit und später durch Fortbildung aneignen. Damit aber erschöpft sich nicht die Aufgabe des Arztes.

Zwei Seelen wohnen in seiner Brust. Das Wissen vom gesunden und kranken Leben, die Biologie, gibt ihm zunächst die Vorbedingung für seine Aufgabe, deren er während seiner ganzen Laufbahn nicht entraten kann. Aber niemals kann durch diese sein Pflichtenkreis einzig und allein bestimmt werden. Steht er am Krankenbett, so beschäftigen ihn daneben noch ganz andere Dinge, er soll einem kranken Menschen, der ihn in seiner Not aufsucht, helfen, unabhängig davon, ob er eine richtige oder falsche Diagnose stellt, oder ob es ihm überhaupt gelingen kann, Klarheit über die pathologisch-physiologischen Vorgänge zu gewinnen. Dabei

---

[1] Ansprachen auf der Versammlung der Deutschen Forschungsgemeinschaft in Hannover von Dr. Johannes Stark, Präsident der Deutschen Forschungsgemeinschaft.

zeigt sich die wahre ärztliche Begabung, eine Fähigkeit, die, wie schon oft von den Vorsitzenden hier in ihren Eröffnungsreden betont wurde, eine Kunst ist, und die also gewiß nicht jeder besitzen kann. Wir alle wissen, daß es zu allen Zeiten gute und schlechte Ärzte gegeben hat. Am besten wird der Arzt seiner Aufgabe gerecht werden, der Wissen und Können in sich vereinigt, zum Nutzen der leidenden Menschen.

Der wird als Arzt die größten Erfolge erreichen, der sich immer bewußt bleibt, in welch inniger Abhängigkeit Körper und Seele steht, namentlich bei dem kranken Menschen.

Es wird niemand, das ist meine feste Überzeugung, auf die Dauer dem kranken Menschen helfen können unter Verzicht auf das medizinische Wissen, das in jahrhundertelanger Arbeit aus den Erfahrungen unge- zählter kluger Ärzte zusammengetragen ist. Aber ebenso wird der vorurteilslose Arzt die therapeutischen Möglichkeiten benutzen, die ihm die sogenannte Naturheilkunde bietet.

Wenn heute der sogenannten Schulmedizin von mancher Seite der Vorwurf gemacht wird, daß sie den Zusammenhang mit der Natur verloren habe, so muß ich das für die besten unserer Ärzteschaft zurück- weisen.

Hier ist mir ein persönliches Bekenntnis Bedürfnis: Mein Lehrer Lenhartz verdankte seine großen therapeutischen Erfolge nicht nur seinem rationellen wissenschaftlichen Denken und Wirken, sondern auch dem Umstand, daß er, wo es angezeigt war, sehr vielfach die Methoden anwandte, die man heute als Naturheilverfahren zu bezeichnen beliebt.

Und kein geringerer als Naegeli, der als Arzt wie als Naturforscher gleichbedeutende Mann, hat hier im Jahre 1927 in seiner Eröffnungsrede unter Bezugnahme auf die Erbkrankheiten die Bedeutung vieler medizinischer Erfahrungen für die biologischen Naturwissen- schaften hervorgehoben. Vor allem in einem Punkt, das müssen wir freimütig bekennen, hat uns Ärzten das neue Reich wichtige Neuerungen gebracht, das ist in den praktischen Auswirkungen, die aus den erb- biologischen Erkenntnissen der letzten Jahrzehnte gezogen werden sollen.

Hier harrt unser eine doppelte Aufgabe: Die Verordnungen und Gesetze, die sich auf unsere bisherigen Kenntnisse gründen, durchzu- führen und vor allem durch Beschäftigung mit diesen Fragen unser Wissen zu erweitern und auszubauen. Die vorjährigen Referate brachten wichtige Bausteine zu diesen Fragen.

Mit Recht fordert der heutige Staat von dem Arzt, daß dieser seine Pflicht nicht nur als Individualarzt, als persönlicher Fürsorger des einzelnen kranken Menschen, sondern auch als Volksarzt erfüllt. Er wird sich darüber klar sein müssen, daß er oft Kompromisse schließen muß zwischen dem, was dem einzelnen Kranken hilft und dem, was das Wohl der Familie und des Volkes erfordert.

Wir gedenken nun derer, die im verflossenen Jahr von uns gegangen sind. Männer von hoher Bedeutung und großen Verdiensten waren unter ihnen, zwei davon sind unsere Ehrenmitglieder gewesen: Friedrich Schultze und Wilhelm His.

Friedrich Schultze hat über ein Menschenalter den Lehrstuhl für innere Medizin in Bonn bekleidet, nachdem er zwei Semester dieses Amtes in Dorpat gewaltet hatte. Sein ganz besonderes Verdienst ist es gewesen, als innerer Kliniker auch ein Klassiker der Neurologie gewesen zu sein. Denn viele wichtige Arbeiten auf dem Gebiet der Nervenheilkunde verdanken wir ihm.

Man kann aber an diesen hervorragenden Mann nicht erinnern, ohne nicht auch seines goldenen, nie verletzenden Humors zu gedenken. Den älteren von uns werden seine launigen, fesselnden Tischreden unvergessen bleiben. Er erschien zuletzt hier bei der Feier des 50jährigen Jubiläums unserer Gesellschaft, freilich schon gebeugt von der Bürde des Alters. Er erreichte das hohe Alter von 87 Jahren.

Das bleibende Verdienst von Friedrich Schultze um die innere Medizin besteht darin, daß er vor allen mit vielen deutschen Inneren Klinikern, ich nenne Friedreich, Erb, Strümpell, Lichtheim, Stinzing, Müller-Erlangen, Hans Curschmann, bewiesen hat, wie berechtigt es ist, wenn immer wieder unsere Gesellschaft die Neurologie zu ihr gehörig fordert und nicht der Psychiatrie als Teilfach überlassen will und ausliefern kann. Daraus soll keineswegs geschlossen werden, daß nicht an einigen Universitäten des deutschen Reiches, wo sich geeignete Männer finden, Ordinariate für Neurologie aufrecht erhalten werden müssen; die auch auf diesem Gebiet der Medizinischen Wissenschaft notwendige Forschung und die Ausbildung junger Neurologen verlangt dies unbedingt.

Wilhelm His hat sich selbst durch seine Forschungen, vor allen Dingen auf dem Gebiet der Herzphysiologie und Pathologie ein unvergängliches Denkmal gesetzt. Wie er aber ein hervorragender Forscher war, so wirkte er auch vorbildlich als Arzt. Er gehört zu den letzten Großen der deutschen Medizin der Vergangenheit.

Man muß aber gerade bei diesem bedeutenden Manne seine umfassende Allgemeinbildung erwähnen. Er pflegte immer die schönen Künste. Viele hat er als Meister des Geigenspiels erfreut.

Mit Blümel ist uns ein hervorragender Tuberkuloseforscher auf der Höhe seines Schaffens entrissen worden, der durch mehr als 100 Arbeiten seine wissenschaftliche Befähigung und seine organisatorische Veranlagung auf dem Gebiet der Tuberkulosefürsorge bewiesen hat. Er war ein ausgezeichneter Arzt und ein echt deutscher Mann.

Hugo Winternitz starb am 14. November 1934 zu Halle 66 Jahre alt. Er entstammte der Schule Hoppe-Seylers, Rubners und von Merings. Er war, was hier heute besonders hervorgehoben zu werden verdient, habilitiert für innere Medizin und Hydrotherapie. Große wissenschaftliche Befähigung, unermüdlicher Fleiß, ausgezeichnete

Begabung als Arzt und Lehrer zeichneten ihn aus, um nur seine wertvollsten Vorzüge zu nennen.

Der Kliniker von Münster, Paul Krause, verschied plötzlich am 7. Mai 1934. Quincke, Kast und Strümpell waren seine klinischen Lehrer. Eugen Fraenkel hatte ihn besonders für das Gebiet der Bakteriologie interessiert, auf dem er viele Jahre gearbeitet hat. Während des Krieges verwertete er fruchtbar seine so gesammelten Kenntnisse auf dem Gebiet der Infektionskrankheiten. Als Kliniker hat er dann namentlich im Fach der Röntgenkunde Wertvolles geleistet und sich um das Aufblühen der jungen Fakultät in Münster eifrig bemüht.

Damsch war lange Zeit etatmäßiger Extraordinarius in Göttingen und Leiter der Poliklinik an dieser Universität. Er war ein weit über Hannover hinaus bekannter Arzt.

v. Stark (Kiel) gehört zu den inneren Klinikern, die später das Fach der Pädiatrie vertraten. Er hat als solcher auch Schule gemacht.

Gottfried Eismayer, hervorgegangen aus dem Physiologischen Institut von Otto Frank, ist jahrelang Assistent bei Krehl und seit 1930 in gleicher Eigenschaft an der Klinik von Straub gewesen. Er wurde als ein beliebter und warmherziger Arzt sehr geschätzt.

Julius Straßburger erlag den Folgen eines ersten schweren Anfalles einer Angina pectoris. Er war ein namhafter Kliniker und Forscher, ein seltener Arzt und Mensch. Zuletzt las er die Poliklinik in Frankfurt a. M. und hielt vor allen Dingen Vorlesungen über physikalische Therapie. Viele seiner wissenschaftlichen Arbeiten sind weit bekannt geworden.

Maximilian Sternberg war außerordentlicher Professor für innere und soziale Medizin in Wien. Sein Arbeitsgebiet lag auf dem der Gewerbekrankheiten. Namentlich über Bleivergiftung und über Staublunge hat er anerkannte Arbeiten ausgeführt.

Vor wenigen Wochen wurde Bernhard Spatz abberufen, der allen bekannte und hochgeschätzte ehemalige Schriftleiter der Münchener Medizinischen Wochenschrift. Seine Begabung und Erfahrung als Arzt haben führende Männer, namentlich Buhl und Bollinger früh erkannt. Darum wählte man ihn zum Schriftleiter. Er suchte und fand für sein Blatt den ideal gesinnten, bewährten Verleger J. F. Lehmann. Wir alle wissen, wie Bernhard Spatz durch größte Gewissenhaftigkeit, Klugheit und vornehme Gesinnung sein Blatt aus „zerrütteten Zuständen" zu höchster Blüte emporgehoben und weit über ein Menschenalter geleitet hat. Er hat es verstanden, ebensosehr den Interessen des praktischen Arztes in jeder Beziehung zu dienen, wie auch stets der Wissenschaft und weiter durch seinen Opfersinn gemeinnützigen Zwecken. Unvergessen bleibt ihm auch, daß er vorurteilslos vor einigen Jahren sein Blatt den bekannten Aufsätzen von Bier über Hippokrates und über die Homöopathie geöffnet hat.

Vor kurzem ist der zweite Schriftleiter der Medizinischen Klinik, Helmut Petow, einer schweren Erkrankung erlegen. Er hatte neben dieser Aufgabe noch die Leitung der zweiten inneren Abteilung am Rudolf Virchow-Krankenhaus.

Am 1. März 1935 ist der ordentliche Professor für innere Medizin an der II. Universitätsklinik in Wien Norbert Ortner, der hervorragendste Diagnostiker der alten Wiener Schule, aus dem Leben geschieden.

Wir beklagen ferner den Tod von

    Privatdozent Dr. Hans Baumann (Bad Nauheim),
    Dr. H. Brauns (Hannover),
    Dr. Th. J. Brühl (Sanatorium Schönbuch bei Böblingen),
    Dr. Karakascheff, Direktor des Roten Kreuz Spitals, Sofia,
    Dr. Leo Klemperer (Karlsbad i. Böhmen),
    Dr. E. Lenz (Vulpera i. Engadin),
    Dr. Fritz Schmitz (Herne i. W.),
    Professor Dr. W. Scholz (Graz).

Wenn auch nicht zu unserer Gesellschaft gehörend, verdient doch der kürzlich verstorbene Erwin Liek hier genannt zu werden, dessen Schriften über ärztliche Berufsfragen die Gewissen aufrüttelten und uns alle zwangen, in Zustimmung oder Ablehnung Stellung zu nehmen. Er war ein aufrechter deutscher Mann, der es mit seinem Arzttum ernst meinte.

Nicht vergessen wollen wir auch hier an dieser Stelle eines eben aus dem Leben abberufenen Mannes, der uns Ärzten als bedeutender Chemiker und führender Wissenschaftler besonders nahe stand. Es ist der Geheimrat Dr. aller vier Fakultäten Duisberg, der dem deutschen Vaterland in seinem Beruf große Dienste geleistet hat.

Sie haben sich zum Gedächtnis unserer Toten von Ihren Plätzen erhoben. Ich danke Ihnen.

Wesentlich anders als in früheren Jahren haben wir geglaubt, vor unsere Versammlung hintreten zu sollen mit einer besonders reichhaltigen Auswahl von Referaten und erbetenen Vorträgen.

Auf den ersten Tag unseres Programmes haben wir aeronautisch-medizinische Fragen gesetzt, indem wir uns den Ausspruch des Ministers Göring zu eigen gemacht haben: Luftschutz ist eine Lebensfrage jeden Volkes. Die Aeronautik gehört zu den wichtigsten Pflichten. Luftfahrt tut not.

Dann folgen schon am ersten Tage nachmittags wichtige Vorträge über das Sportherz, Veränderungen, welche die körperliche Ertüchtigung unter Umständen mit sich bringt.

Und endlich hören Sie aus berufenstem Munde die Wichtigkeit der Bioklimatik, ein, jedenfalls auf unserem Kongreß bisher wenig oder gar nicht behandeltes Thema, ein Beweis, daß ernste Wissenschaftler sich mit der Frage der Heilkräfte der Natur auseinanderzusetzen suchen.

Daneben sind es noch etwa 70 Vorträge, die frei angemeldet worden sind. Ob unter diesen Edelsteine in größerer Zahl von der Gegenwart oder Zukunft gefunden werden, wer will das jetzt schon entscheiden.

Aber gerade durch die Bevorzugung der gebundenen Marschroute, durch die Besprechung aktueller ärztlicher Themen, glaubten wir dem Interesse der Versammlung dienen zu können.

So hoffen wir auf eine ersprießliche Tagung, die ich hiermit eröffne.

# VERHANDLUNGEN DER
# DEUTSCHEN GESELLSCHAFT FÜR INNERE MEDIZIN

HERAUSGEGEBEN
VON DEM STÄNDIGEN SCHRIFTFÜHRER

## CHEFARZT DR. A. GÉRONNE
DIREKTOR DER MEDIZINISCHEN KLINIK
AN DEN STÄDTISCHEN KRANKENANSTALTEN WIESBADEN

### ACHTUNDVIERZIGSTER KONGRESS
GEHALTEN ZU WIESBADEN VOM 20.—23. APRIL 1936

MIT 184 ABBILDUNGEN
UND 28 TABELLEN IM TEXT

Enthält die Berichte bzw. Vorträge:

1. Vorsorge und Fürsorge im Rahmen einer Neuen Deutschen Heilkunde. Kötschau-Jena.
2. Neue Deutsche Heilkunde, Arzt und Fortbildung. Blome-Berlin.
3. Die Arbeit im Rudolf Heß-Krankenhaus. Grote-Dresden.
4. Die Naturheilkunde im Rahmen der Gesamtmedizin. Brauchle-Dresden.
5. Behandlung der Herzschwäche. Siebeck-Berlin.
6. Die Staubinhalationskrankheiten der Lunge. Aschoff-Freiburg. — Giese-Freiburg. — Böhme-Bochum. — v. Loewenstein-Essen. — Lochtkemper-Düsseldorf.
7. Elektrokardiographische Diagnostik der Herzmuskelerkrankungen. Schellong-Heidelberg.

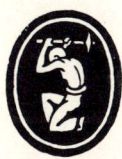

MÜNCHEN
VERLAG VON J. F. BERGMANN
1936

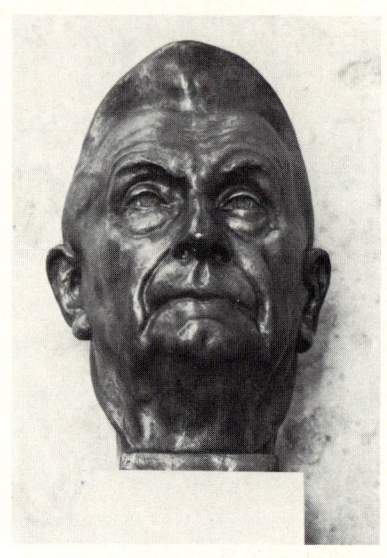

F. A. Schwenkenbecher, Marburg
Vorsitz 1936

# Eröffnungsrede.

## Von

## Professor A. Schwenkenbecher (Marburg).

Verehrte Kollegen!

Zugleich mit dem verbindlichen Dank für die freundlichen Worte der Begrüßung von seiten des Leiters der „Reichsarbeitsgemeinschaft für eine neue deutsche Heilkunde" gebe ich meiner Freude darüber Ausdruck, daß Sie sich so zahlreich in der alten Heimat unseres „Kongresses" eingefunden haben. Wie in den letzten Jahren haben wir auch diesmal wieder die Ehre in größerer Zahl führende Männer der nationalen Bewegung, sowie Vertreter hoher Reichs- und Landesbehörden, des Heeres-Sanitätswesens und der Stadt Wiesbaden in unserem Kreise zu sehen. Leider bin ich außerstande, alle diese Herren einzeln zu benennen; ich sage ihnen für ihr Erscheinen den verbindlichsten Dank unserer Gesellschaft. Besonders begrüße ich den Reichsführer der deutschen Ärzte, Herrn Dr. Wagner, sowie als Vertreter des Herrn Reichsministers für Wissenschaft, Erziehung und Volksbildung Herrn Dr. Fricke in unserem Kreise. Ich danke diesen Herren für ihre Teilnahme an unserer Tagung auf das Wärmste.

Ferner entbiete ich Gruß und Dank allen Freunden und Mitarbeitern auf unserem Forschungsgebiete, die aus dem Auslande zu uns gekommen sind und zum Teil weite Reisen nicht gescheut haben. Vor wenigen Monaten haben wir in Deutschland voller Begeisterung die Winterolympiade erlebt und dabei feststellen können, wie stark der Sport und die hohe Freude an ihm und einer herrlichen Natur freundschaftliche Empfindungen zwischen den Vertretern der verschiedenen Nationen weckt und neu belebt. Ganz das gleiche gilt von dem edlen Wettstreit, an dem die Geistesarbeiter aller Kulturstaaten ständig beteiligt sind. Lassen Sie uns auch diese Tagung dazu benutzen, in lebendigem Austausch der Gedanken alte Beziehungen jung zu halten und neue Bande zu knüpfen, zur Förderung unserer Wissenschaft, zum Heile unserer Völker. Meine verehrten Kollegen aus dem Auslande seien Sie uns herzlich willkommen!

Wiederum vereinigt sich unsere Gesellschaft, wie schon so oft zu ihrem Kongreß mit anderen wissenschaftlichen Gemeinschaften des großen medizinischen Gebietes. Am Donnerstag haben wir die Ehre mit der Deutschen Röntgengesellschaft zusammen zu tagen. Heute begrüßen wir in den uns vertrauten Räumen die Reichsarbeitsgemeinschaft für eine neue deutsche Heilkunde, deren Anwesenheit und Mitarbeit unserer diesjährigen Tagung den Reiz des Erstmaligen und besondere Bedeutung gibt.

Auf Wunsch des Herrn Reichsärzteführers soll diese gemeinsame Sitzung den großen Kreis wissenschaftlich interessierter Ärzte, der sich hier in Wiesbaden alljährlich zusammenfindet, über Geist und Wesen einer neuen deutschen Heilkunde unterrichten, mit dem Zielgedanken der Einigung zwischen Gruppen deutscher Ärzte, die therapeutisch verschieden gerichtet, seit langer Zeit getrennt ihre Wege ziehen.

Es soll hier Gelegenheit gegeben werden, einander kennenzulernen, der Boden soll geschaffen werden für ein besseres gegenseitiges Verständnis und die persönliche Achtung gegenüber dem Andersdenkenden.

Die heutige Sitzung will für die Zukunft Aussprachen eröffnen, wie sie uns Grote und Brauchle in ihrem kürzlich erschienenen interessanten Buch gegeben haben.

Daß solche Erörterungen zur Einigung über manche ärztliche und wissenschaftliche Frage führen können, ist wohl jedem, der das erwähnte Buch gelesen, nicht zweifelhaft.

Und wo eine solche Einigung nicht zustande kommt, wird auch die einfache Nebeneinanderstellung ungelöst bleibender Verschiedenheiten von Nutzen sein, indem sie beide Teile zu neuen Überlegungen und Arbeiten anregt.

Sind erst einmal die Grundlagen gegenseitigen persönlichen Wohlwollens geschaffen, so wird man auch in sachlicher Beziehung einander näher kommen.

Gerade in unserer Zeit, in der man in Deutschland den kameradschaftlichen Geist und die Arbeitsgemeinschaft so besonders pflegt, wird das weniger Schwierigkeiten machen als früher. Sind wir doch alle Ärzte und unterwegs zu demselben Ziel!

Daß wir uns in einer Epoche befinden, in der unsere Auffassung vom Wesen und den Grundlagen der Medizin eine Wandlung erfährt, ist seit Jahren erkannt und in unserer Gesellschaft wiederholt zum Ausdruck gebracht worden. So hat bereits 1924 Matthes als Vorsitzender des Kongresses darauf hingewiesen, daß eine Zeit neuen wissenschaftlichen Denkens in der Medizin angebrochen sei, gekennzeichnet durch eine Abkehr von der rein naturwissenschaftlichen Einstellung, die sich als nicht ausreichend für den Arzt erwiesen habe. Das Problem der Einmaligkeit des einzelnen Krankheitsfalles und das der Ganzheit der menschlichen Persönlichkeit seien für den Arzt in den Vordergrund des Interesses gerückt, wie das namentlich Kraus und Krehl schon Jahre vorher in ihren Schriften dargestellt hatten. Diese Abkehr von einer ausschließlich naturwissenschaftlichen Betrachtung für das Verständnis und die Erklärung der Lebensvorgänge im gesunden und kranken Menschen ist gleichbedeutend mit einer Abwendung vom rein materialistischen Denken, die sich nun in Deutschland unter dem Einfluß des nationalen Umbruchs mit schlagartiger Beschleunigung vollzieht.

Ist diese Wandlung eine „Krise der Medizin?" Von einer Zeit, in der sich unsere Welt- und Lebensanschauung von Grund aus ändert, bleibt auch unser Denken in allen lebensnahen Wissenschaften nicht unberührt. Die sogenannte „Krise der Medizin" ist wohl nur Teilerscheinung und Folge einer viel größeren und allgemeineren Umstellung und Richtungsänderung der Geister. Ich sehe in ihr nur den Ausdruck des ewigen Wechsels, dem der Mensch und seine Welt schicksalsmäßig unterworfen sind.

Die Sehnsucht nach einer Rückkehr zur Natur, nach naturgemäßer Lebens- und Heilweise hat seit dem Altertum periodisch wiederkehrend, bald ein einzelnes Volk, bald auch mehrere kulturverbundene Völker gleichzeitig ergriffen. Wie His in einem Vortrage aus dem Jahre 1908 ausführt, sind solche geistigen Bewegungen an Epochen gebunden, in denen Erscheinungen einer hochgetriebenen Kultur, einer Überkultur, zum Außgleich kommen. Anzeichen einer solchen Hochzucht zeigte wohl auch unsere neuzeitige Medizin in Diagnostik und Therapie, eine Entfernung vom Einfachen und damit eine gewisse „Volksentfremdung". Als vor 50 Jahren Pfarrer Kneipp hervortrat und durch ihn die Naturheilbewegung einen gewissen Auftrieb erfuhr, sah von Ziemssen als eine der vielen Ursachen dieser Zeiterscheinung, allerdings als eine mehr nebensächlicher Art, die übersteigerte Verordnung von Arzneimitteln durch die damaligen Ärzte an. Lagen nicht in den letzten Zeiten die Dinge wieder ebenso, steht nicht noch heute das Medizinieren viel zu sehr im Vordergrund des praktisch-ärztlichen Handelns? Hat nicht Matthes Recht behalten, wenn er 1925 in einem Vortrag über die Homöopathie gegen uns seine Stimme warnend erhob und unsere therapeutische Vielgeschäftigkeit, insbesondere die übertriebene Anwendung der intravenösen Einspritzung mit dem Aderlaß zu Zeiten Hahnemanns verglich?

Diese Worte der Kritik, die gewisse Einseitigkeiten, Übertreibungen und Mängel unserer heutigen, im Allgemeinen so hochstehenden Therapie offen zugeben, dürfen nicht aufgebauscht und etwa so verstanden werden, als ob die in der Schulmedizin ausgebildeten Ärzte nichts Anderes könnten, als Rezepte schreiben und Einspritzungen machen. Dieser irrigen Auffassung ist schon Grote nachdrücklich entgegengetreten. Ein jeder kehre vor seiner eigenen Tür! Das scheint mir eine gute und notwendige Vorbereitung für jede Gemeinschaftsarbeit zu sein! Die Zeiten, in denen jeder Gegner der Schulmedizin deren Selbsterkenntnisse zur Verherrlichung und Anpreisung seiner eigenen Methode ausnutzte, sollten endgültig versunken sein!

Wie Goldscheider uns gelehrt, verwenden wir Ärzte der Schulmedizin in der Regel bei unseren Kuren bewußt, zum Teil auch unbewußt mehrere verschiedenartige Maßnahmen nebeneinander: Physikalische, chemisch-medikamentöse, diätetische und psychotherapeutische Methoden bilden die einander ergänzenden, zum Teil sich sogar ersetzenden Komponenten einer Gesamttherapie. Jede dieser therapeutischen Anwendungsformen bedarf der Mitwirkung einer, ja mehrerer der genannten, um ihr Ziel voll zu erreichen, das ist die Heilung oder Besserung der mit einem Leiden behafteten Persönlichkeit. „Alle Lebensfunktionen sind physikalisch, chemisch, diätetisch, psychisch auslösbar und beeinflußbar".

1*

Diese 4 Methoden stehen als grundsätzlich gleichberechtigte, wenn auch nicht immer gleichwertige Teiltherapien neben einander. Oftmals bedürfen wir aller 4 Formen der Behandlung nicht gleichzeitig; wir können uns dann auf 2 oder 3 von ihnen beschränken, sie außerdem nacheinander einschalten, was uns einen besseren Einblick in die Leistung der einzelnen jeweils angewandten Behandlungsweise gestattet. Natürlich wird derjenige Arzt, der eine therapeutische Methode besonders gut beherrscht, diese bevorzugt verwenden, doch darf es dabei nie zu ödem Schematismus und unangepaßter Einseitigkeit kommen. Eine jede Therapieform hat ihre Anzeigen und eine im Einzelfall verschiedene Leistungsbreite! Ein Allheilmittel gibt es nicht!

Mit jeder Art von Behandlung sind gewollt und nicht gewollt psychische Einwirkungen auf den Kranken verknüpft, deren sehr große Bedeutung auch heute noch vielfach unterschätzt wird. Trotzdem dürfte es wohl am schnellsten gelingen, über die Wichtigkeit einer bewußten und planmäßigen seelischen Behandlung eine grundsätzliche Übereinstimmung zwischen den Ärzten aller therapeutischen Richtungen herbeizuführen. Dringend notwendig, aber nicht leicht erscheint es mir, den angehenden Arzt in dieser sogenannten „kleinen" Psychotherapie zu unterweisen, da das erfolgreiche Einanderfinden von Arzt und Kranken so verschiedene und im selben Fall wechselnde Voraussetzungen hat. Doch ist auch auf diesem Gebiete viel mehr lehrbar als man gemeinhin glaubt. Was gibt nicht in dieser Beziehung selbst uns alten Ärzten noch das schöne Buch von Krecke: „Vom Arzt und seinen Kranken". In dieser gütigen, schlichten und ungelehrten Weise sollten unseren jungen Ärzten die Grundzüge einer praktischen Seelenbehandlung näher gebracht werden. Die Psychotherapie der Gegenwart berührt vielfach die Forderungen, die der heutige Staat an uns deutsche Ärzte stellt. Psychotherapie ist Krankenerziehung zur Wiedergesundung, zu zweckvollem Leben, zur uneigennützigen Tätigkeit in der Gemeinschaft des Volkes!

„Wahre Naturheilkunde", sagt Eduard Müller, „gehört zum therapeutischen Rüstzeug jeden Arztes". Wer zweifelt daran, wenn er unsere guten Sanatorien, Lungenheilstätten, Tuberkulosekrankenhäuser, die Einrichtungen unserer Bade- und Kurorte einer Besichtigung unterzieht. In den meisten Kliniken und Krankenanstalten werden die verschiedenen Methoden der Anwendung von Wasser, Wärme, Strahlen, der Massage und Heilgymnastik gründlich betrieben und finden im Unterricht neben der Klimatologie und Balneologie alle mögliche Berücksichtigung.

Auch in der theroretischen Begründung der Wirkungsweise physikalischer Heilmethoden stimmen wir mit den Ärzten der Naturheilkunde weitgehend überein, wenn wir mit Goldscheider sagen: „Die Aufgabe der physikalischen Therapie liegt darin, die natürlichen Abwehr- und Regulationsvorgänge im erkrankten Organismus zu fördern".

Was fehlt uns noch? Brauchle hat sicherlich recht, wenn er als einen — uns allerdings wohlbekannten — Mangel hervorhebt, daß in einem Teil unserer Krankenhäuser, namentlich in den älteren, viel zu wenig Möglichkeiten bestehen, unsere Kranken an Luft und Sonne zu bringen. Zwar kann man dem durch Behelfsmaßnahmen meist leidlich begegnen, es ist aber doch dringend nötig, bei Neuanlagen von Krankenanstalten diesen Anforderungen in erheblich größerem Ausmaß als bisher zu entsprechen.

Es fehlt uns Ärzten der Schule ferner vielfach die persönliche Erfahrung und Übung in der praktischen Anwendung dieser Methoden. Das was Goldscheider, Grober und andere immer forderten: die physikalische Therapie gehört in die Hände des Hausarztes! Deren Anwendungsweisen müssen deshalb möglichst einfach sein und bleiben. Nur wirklich unentbehrliche Verfahren, die eine größere apparative Ausrüstung und besondere technische Kenntnisse unbedingt voraussetzen, sind damit vertrauten Ärzten, Kliniken und Instituten vorzuhalten!

Wenn die ärztliche Fortbildung — wie schon geschehen — sich dieses Gebietes besonders annimmt, wird sich eine sehr lohnende Gelegenheit dazu bieten, daß Ärzte verschiedener Richtung in anregendem Gedankenaustausch mit einander in nähere Fühlung treten. Es ist nur zu begrüßen, wenn alle Ärzte sich mit den Methoden führender Naturärzte eingehend bekannt machen!

Je mehr ich mich in der letzten Zeit in die Kapitel: ,,Ernährung und Diätetik" vertieft und über sie sowohl in der Literatur unserer ersten Ernährungsforscher und Kliniker wie auch in den mir zugänglichen Schriften der die Naturheilkunde besonders pflegenden Ärzte nachgelesen habe, um so stärker ist mir die große Spanne zu Bewußtsein gekommen, welche die diätetischen Grundanschauungen beider Gruppen einstweilen noch trennt.

Auf unserer Seite die große Mannigfaltigkeit, die Fülle von variationsfähigen diätetischen Maßnahmen, die aufs Sorgfältigste geprüft, sich jeweils dem Einzelfall und den Symptomen des Kranken anzupassen bestrebt sind. Auf der anderen Seite die Diätetik der Naturheilkunde, wie mir scheint, vorwiegend einseitig eingestellt auf eine vegetabile Rohkost, die nur geringe Abänderungen zuläßt. Diese Form der Krankennahrung, charakterisiert durch Armut an Eiweiß, Kochsalz und am Ende auch an Wasser, besitzt, wie auch wir Schulmediziner aus den Erfahrungen mit der Verordnung von Obsttagen usw. wissen, vielseitige Verwendungsmöglichkeiten. Die Rohkost hat den Nachteil, daß sie teuer und oft nicht leicht zu beschaffen ist, daß man ihre Zubereitung erst erlernen muß, und daß viele Patienten sich bald nach ihrer gewohnten gekochten Kost zurücksehnen und zurückfinden. Die so oft ausgesprochene Behauptung, die Rohkost sei der gewöhnlichen Kost durch Vitaminwirkung überlegen, ist meines Erachtens noch nicht geklärt. Denn ein eventuell vorhandener Mehrgehalt an bestimmten Vitaminen ist nicht das Entscheidende!

Gerade bei dieser Verschiedenheit der von den beiden Ärztegruppen — der Schulmedizin und Naturheilkunde — geübten und hochentwickelten Formen der diätetischen Behandlung ist es sehr zu begrüßen, daß sich in letzter Zeit einige unserer Kliniken und Krankenhäuser an den wissenschaftlichen Untersuchungen über die Bedeutung und die Wirkungsbreite der Rohkost als Diät führend beteiligt haben. So besteht schon heute auf diesem Gebiete in ihren Anfängen eine Arbeitsgemeinschaft, die weiterauszubauen bei gutem Willen nicht schwer sein dürfte.

Ich komme nunmehr zu einer kurzen Besprechung der arzneilichen Behandlung und ihrer verschiedenen Handhabung von seiten der Schulmediziner und der anderen Ärzte.

„Nichts ist so unerfreulich in der ärztlichen Praxis wie das gedankenlose Rezeptschreiben", lehrt Siebeck seine Studenten. Und wie oft haben wir von unseren Lehrern gehört und es an unsere Schüler weitergegeben, daß die besten Ärzte zu allen Zeiten mit verhältnismäßig wenigen Medikamenten auszukommen pflegten, und daß dies notwendig ist, weil wir bei den undurchsichtigen Schwankungen von Ansprechbarkeit und Reaktionsweise verschiedener Menschen gegenüber demselben Arzneimittel wenigstens dieses genau kennen müssen, damit wir es den einzelnen Kranken jeweils und immer wieder aufs Neue anzupassen vermögen.

Dem entgegen steht heute ein übergroßes, unaufhörlich wachsendes Angebot von Arzneimitteln, einfachen und kombinierten Präparaten durch die Industrie. Löhr spricht von über 50000 fabrikmäßig hergestellten Spezialitäten, die es zur Zeit geben soll. Daß sich in dieser großen Menge eine Anzahl wertvoller Medikamente befindet, für deren Gewinnung wir Ärzte samt unseren Kranken der chemischen Forschung zu größtem Danke verpflichtet sind, sei ohne weiteres gern zugegeben. Doch ist dieser übermäßigen Fülle und diesem ständigen Wechsel der Arzneien gegenüber der Arzt allmählich in Verlegenheit und in Verwirrung geraten. Hier tun schnellste Ordnung und Sichtung dringend not!

Wenn wir unsere arzneiliche Krankenbehandlung mit derjenigen in Beziehung bringen wollen, die von den Ärzten der Naturheilkunde, der biologischen Medizin, der Homöopathie ausgeübt wird, so scheint es am zweckmäßigsten zu sein, daß wir uns hierüber mit den homöopathischen Ärzten aussprechen, da die Vertreter der andern nicht schulmäßig gerichteten Heilweisen, wenn sie Medikamente in den Bereich ihrer Therapie ziehen, sich meist der homöopathischen Methode bedienen.

Der geeignete Boden für jede ersprießliche sachliche Auseinandersetzung wird nur durch gründliche gegenseitige Kenntnis gewonnen. Die Homöopathie ist „ursprünglich entstanden als Lehrmeinung eines hochbegabten ärztlichen Stifters", „sie enthält bei vorurteilsfreier Prüfung einen guten Kern, vor allem therapeutische Auffassungen, die sich auch der Schulmediziner aneignen kann". Diese Worte, die der verstorbene Marburger Polikliniker, Eduard Müller, ein ausgezeichneter Kenner aller nicht schulgemäßen Krankenbehandlung vor 13 Jahren aussprach, gelten zur Zeit noch ebenso wie damals. Heute können wir verschieden eingestellte Ärzte uns aber leichter finden wie ehedem, wir müssen nur miteinander zu den gemeinsamen Quellen unserer Wissenschaft zurückgehen und in den Lehren des Hippokrates die Einigung suchen. Ihm, dem größten aller Ärzte, war sowohl das „Contraria contrariis" als auch das „Similia similibus" wohl bekannt. Für ihn bedeuteten aber diese beiden Begriffe keine unversöhnlichen Gegensätze, sondern nur zwei von mehreren möglichen Betrachtungsweisen, die für die Krankenbehandlung wohl nützlich sein können, aber das eigentliche Wesen der Arzneiwirkungen niemals erschöpfen. (Eduard Müller.) Wenn wir die Abwehrvorgänge des kranken Körpers, die der Spontanheilung, der Naturheilung dienen, im ganzen oder in ihren Teilfunktionen steigern, — auch hier folge ich Eduard Müller — „so mag man dies als ein homöopathisches Prinzip bezeichnen, wenn wir aber ein gefährliches Übermaß dieser mildern und ausschalten, als ein allopathisches". Von diesem Gesichtswinkel betrachtet, sind wir alle weder „Allopathen" noch „Homöopathen", sondern wir sind beides zugleich.

Auch die „kleinen Dosen", das bekannteste Merkmal der homöopathischen Arzneibehandlung sind — innerhalb gewisser Grenzen — schon lange nicht mehr Gegenstand eines grundsätzlichen Streites.

So kann es uns nur erwünscht sein, wenn sich die Besten aus beiden Lagern — aus dem der Schulmedizin und aus dem der Homöopathie — zu gemeinsamen klärenden Studien verbinden. Schon die Tatsache, daß die Homöopathen viele uns unbekannte Arzneimittel verwenden, verspricht manche Bereicherung unseres Wissens.

Es ist selbstverständlich, daß sich die beabsichtigte Gemeinschaftsarbeit der Ärzte der Schule mit den Vertretern der Naturheilkunde, biologischen Medizin, Homöopathie nicht auf Aussprachen und Disputationen beschränken darf; nötig ist gemeinsame, vorurteilslose ärztliche Tätigkeit am Krankenbett und auf der Grundlage zahlreicher sorgfältiger Krankengeschichten, die eine Beurteilung der zu prüfenden Maßnahmen so weit als möglich gestatten; nötig sind ferner gegenseitige Einführung in die Denkweise des Andern, sowie Arbeit im wissenschaftlichen Experiment mit und füreinander. Bei alledem ist zu bedenken: „Das Urteil, ob eine Behandlungsmethode den gewünschten Erfolg gehabt hat oder nicht, ist" — ich zitiere hier Inada — „eine der schwierigsten Aufgaben in der Medizin. Es kann sein, daß verschiedene Autoren mit ein und derselben Arznei oder mit ein und derselben Behandlungsmethode ganz entgegengesetzte Resultate bekommen. Der eine rühmt sie sehr, während der andere sie ganz verneint. Diese Abweichung des Urteils beruht erstens auf der Verschiedenheit der Bedingungen von Seiten der zum Versuch ausgewählten Patienten, zweitens auf der Verschiedenheit der Versuchsmethode und auf der Beurteilung der Versuchsergebnisse. Dazu trägt die Tradition in der Therapie etwas bei; diese Tradition trübt die Beurteilung."

Unsere Zusammenarbeit darf aber nicht zu einem vorschnellen, oberflächlichen Ausgleich der verschiedenen Anschauungen und Methoden führen. Gerade in unserer Verschiedenheit sind einstweilen noch unentbehrliche, wertvolle Kräfte für gegenseitige Anregung und Befruchtung enthalten!

Gemeinschaftliche Arbeit zwischen Ärzten der Schulmedizin und denen der andern Richtungen wird nur dann erfolgreich und von Dauer sein, wenn, wie uns das Erwin Liek in der letzten Veröffentlichung seines Lebens gewissermaßen als ein Testament hinterlassen hat, diese Arbeit im Geiste der Wahrheit geführt wird und vom Geiste echter Wissenschaft getragen ist.

Nur so werden wir das wirklich Wertvolle in unserer Therapie, das der Vergangenheit entstammt, festhalten und nicht verlieren; wir werden dies Alte mit dem Neuen verbinden, das im Lande der Zukunft liegt. Lasset uns auch in dieser Richtung Brücken bauen!

Wir blicken nunmehr zurück auf das vergangene Jahr und das, was es unserer Gesellschaft brachte und nahm. Mit einigen Worten der Ehrung nehmen wir Abschied von denjenigen Mitgliedern, die uns in diesem Zeitraum durch den Tod entrissen wurden:

Aus unserem Kreise schied Prof. Eduard Allard, ein Schüler Minkowskis, zuletzt leitender Arzt am Marienhospital in Hamburg. Mit hervorragenden organisatorischen Fähigkeiten als Krankenhausleiter verband er vortreffliche ärztliche Eigenschaften und rege wissenschaftliche Interessen. Fein gebildet und künstlerisch begabt, galt Allard sein Leben lang als Verehrer und Kenner des deutschen Barock.

In besonderer Verbundenheit gedenken wir heute unseres verstorbenen Ehrenmitgliedes Alfred Goldscheider. Nicht nur mit dem Ausdruck des Dankes, auch mit Wehmut und Schmerz, daß wir seiner persönlichen Mitarbeit in der kommenden Zeit entraten müssen. War er es doch, der als treuer Schüler Ernst von Leydens dessen Lebenswerk auf dem Gebiete der Physikalischen Therapie mit ausdauernder Hingabe erfolgreich fortsetzte. Seine wertvolle Abhandlung ,,über naturgemäße Therapie'' die vor gerade 30 Jahren erschien, ist heute noch jugendfrisch. Ebenso bedeutsam für die Gegenwart sind seine Studien über ,,die therapeutische Beeinflussung der Konstitution'', wie noch viele andere Arbeiten, die immer wieder der ,,physikalischen Krankenbehandlung'' ihre hohe Stellung im Rahmen der Gesamttherapie zu sichern sich bemühten. Goldscheider war ein fester, mutiger Mann, ein sorgfältiger Arzt und ein begeisterter Lehrer, der seine Schüler mit Ernst und Strenge zu zuverlässiger Arbeit erzog.

In einem Anfall von Angina pectoris verstarb plötzlich in Kapstadt unser langjähriges Mitglied, der Wiesbadener Pathologe Prof. Gotthold Herxheimer, der in seinem Fach Weltruf genoß.

Vor wenigen Wochen ging von uns Friedrich Kraus, der berühmte Berliner Kliniker. Kraus war einer von den ganz selten begabten Menschen, gleich bedeutend als Arzt, Lehrer und Forscher. Kein zweiter von den Ärzten seiner Zeit ist ihm an die Seite zu stellen, wenn man an die Fülle seines Geistes, an seine jeden Stoff durchdringende Klugheit denkt. Nach ihm mußte ein guter Arzt nicht nur ein guter, sondern auch ein kluger Mensch sein! Kraus beherrschte das Fach der Medizin, er war aber ebenso ein Kenner auf den Gebieten der Naturwissenschaften und Philosophie, der Geschichte und Literatur. Überall zeigte er die hohe Begabung, alles Wesentliche schnell zu erfassen und sich zu eigen zu machen. Seine wissenschaftliche Tätigkeit hat sich auf fast alle Gebiete der Medizin erstreckt. Aus dem großen Schatz seiner Arbeiten interessieren uns heute besonders diejenigen, die sich mit der ,,Konstitution'' beschäftigen, sowie sein Werk über ,,Die allgemeine und spezielle Pathologie der Person''. Stärker noch und unmittelbarer als durch seine zum Teil schwer lesbaren Schriften wirkte Kraus als geistige Persönlichkeit auf seine Schüler und Mitarbeiter, auf die große Zahl von Ärzten, die aus Deutschland und der ganzen Welt an seine Klinik kamen, um ihm ihre Verehrung zu bezeugen.

Heinrich Schade, der Kieler Ordinarius für physikalisch-chemische Medizin war ursprünglich praktischer Arzt. Angeregt durch Beobachtungen am Krankenbett baute er sich unter großen Opfern neben der Berufstätigkeit sein ihm eigenes Lebenswerk auf. Sein vortreffliches Buch: ,,Die physikalische Chemie in der inneren Medizin'' bietet einen tiefen Einblick in die Welt seiner Gedanken.

Von uns schied ferner Bernhard Stuber, leitender Arzt an den städtischen Krankenanstalten in Kiel. Seine Studien über Blutgerinnung und Thrombose sind viel diskutiert worden, sein verdienstvolles leicht verständliches Lehrbuch der klinischen Physiologie erfreute sich im Kreise seiner Schüler großer Beliebtheit und Verbreitung. Seinen Kranken war er ein ernster strenger Arzt, zugleich ein warmherziger Freund.

Im 80. Lebensjahre verstarb der ausgezeichnete Tuberkulosearzt und geniale Forscher Karl Turban in Maienfeld in der Schweiz. Er war Begründer der heutigen mit der Klimatotherapie kombinierten Tuberkulosebehandlung in geschlossener Anstalt. Sein in Davos errichtetes Höhensanatorium galt als Musterheilanstalt für Lungenkranke. Auch chirurgisch hat sich Turban auf dem Gebiete der Tuberkulosebehandlung betätigt, in den 90er Jahren hat er die erste Thoraxteilplastik mit Erfolg ausgeführt. Durch zahlreiche wissenschaftliche Arbeiten ist Turban in der ganzen Welt bekannt geworden. Die Landschaft Davos verlieh ihm, der bis zum Tode ein treuer Deutscher blieb, in Anerkennung seiner Verdienste, das Ehrenbürgerrecht.

Meine Damen und Herren! Sie haben sich zu Ehren unserer Toten von Ihren Plätzen erhoben! Ich danke Ihnen.

Über folgendes habe ich noch zu berichten:

Im vergangenen Jahr wurden die Arbeiten der 1933 auf Anregung des Herrn Schulten (Hamburg) von unserer Gesellschaft eingesetzten Kommission zur Durchführung einer Vereinheitlichung der Hämoglobinbestimmung zum vorläufigen Abschluß gebracht. Nach erfolgreichen Voruntersuchungen durch Heilmeyer und Sundermann wurde von der Kommission der Beschluß gefaßt, die Eichung der Hämometer auf Grund gasanalytischer sowie gleichzeitiger spektrophotometrischer Bestimmungen durchzuführen und die Prüfung der Apparate Herrn Heilmeyer (Jena)

zu übertragen. Die Leiter der wichtigsten Hämometerfabriken haben
sich dankenswerter Weise in den Dienst unserer Bestrebungen gestellt.
Die geeichten Apparate, die ein Kennzeichen der Prüfung tragen werden,
sollen Doppelskalen erhalten auf Grund der Relation: 16 g Hämo-
globin = 100%. Diese Zahlen gründen sich auf Untersuchungen, die mit
der neuen Methode von Heilmeyer und Hausold durchgeführt wurden.
So können wir hoffen, daß die bisherige Verwirrung auf dem Gebiete
der Hämoglobinbestimmung allmählich verschwinden wird.

Der Kommission, namentlich aber den Herren Schulten und Heilmeyer, die sich um diese Regelung große Verdienste erworben haben,
danke ich für die geleistete Mühe auf das Beste.

Noch einer anderen Regelung habe ich hier zu gedenken, die sich
über die Angelegenheiten unserer Gesellschaft weit hinaus erhebt, die
für unseren ganzen deutschen Ärztestand eine Neuordnung seiner Aufgaben im Dienste des nationalsozialistischen Staates bedeutet und einen
festen Zusammenschluß aller deutschen Berufsgenossen bringt. Seit dem
1. April ist die Ende des vergangenen Jahres verabschiedete Reichsärzteordnung in Kraft getreten. Damit ist ein seit Jahrzehnten bestehender,
immer wieder vergeblich geäußerter Wunsch der deutschen Ärzte zu
unserer Freude erfüllt worden. Die neue Reichsärzteordnung besagt, daß
der Arzt nicht nur die Gesundheit des einzelnen Menschen zu betreuen
hat, sondern daß er ebenso im Sinne der heutigen Staatsführung dem
Wohle des ganzen deutschen Volkes zu dienen berufen ist, nicht nur als
Arzt, sondern auch als sein Erzieher und Berater in allen wichtigen Fragen
der Gesundheit und Gesunderhaltung. Die deutsche Ärzteschaft ist mit
dieser Ordnung eine wichtige Körperschaft des öffentlichen Rechts
geworden.

Unter den zahlreichen Aufgaben von Bedeutung, die der Reichs-
ärztekammer obliegen, wird uns heute die Neuordnung der ärztlichen
Fortbildung näher beschäftigen. Herr Blome, der Beauftragte des
Reichsärzteführers für das ärztliche Fortbildungswesen wird hierzu das
Wort nehmen. Er kann sich unserer vollsten Aufmerksamkeit versichert
halten. Denn an einem wissenschaftlich und praktisch gut durchgebildeten
Ärztestand, der eine einwandfreie Betreuung der Bevölkerung gewähr-
leistet, ist jedem einzelnen von uns gelegen aus Liebe zu unserem deutschen
Volke, sowie aus inniger Verbundenheit mit unseren Standesgenossen
und unserem hohen ärztlichen Berufe. Meine Kollegen! Möchte die uns
alle umfassende Gemeinsamkeit des Berufes und das Interesse an den
Fortschritten der Medizin sich auch dieses Jahr wieder zu einem der
Erinnerung werten Erlebnis gestalten! Mit diesem Wunsche eröffne ich
den 48. Kongreß für innere Medizin.

# VERHANDLUNGEN DER
# DEUTSCHEN GESELLSCHAFT FÜR INNERE MEDIZIN

HERAUSGEGEBEN
VON DEM STÄNDIGEN SCHRIFTFÜHRER

## PROFESSOR DR. A. GÉRONNE
DIREKTOR DER MEDIZINISCHEN KLINIK
AN DEN STÄDTISCHEN KRANKENANSTALTEN WIESBADEN

### NEUNUNDVIERZIGSTER KONGRESS
GEHALTEN ZU WIESBADEN VOM 15.—18. MÄRZ 1937

MIT 142 ABBILDUNGEN
UND 21 TABELLEN IM TEXT

Enthält u. a. die Berichte bzw. Vorträge:

1. Hormonbehandlung des Rheumatismus. Schittenhelm-München.
2. Kurorttherapie des Rheumatismus. Hedinger-Baden-Baden.
3. Ambulante Behandlung des Rheumatismus. Rother-Berlin.
4. Neue Grundsätze der Ernährung. Bessau-Berlin.
5. Ernährungsbehandlung des Diabetes. Bürger-Bonn.
6. Die homöopathische Betrachtungsweise und die Homöotherapie des Schmerzes. Stiegele-Stuttgart. — Geßler-Wuppertal.
7. Pathologie der Schilddrüse:
   1. Die Genese des endogenen Kropfes mit besonderer Berücksichtigung der Erblichkeitsfrage. Eugster-Zürich;
   2. Schilddrüse und vegetative Regulationen. Hoff-Würzburg;
   3. Basedow und Zwischenhirn. Falta-Wien.
8. Welche Bedeutung hat die tuberkulöse Allgemeininfektion für den Organismus des Menschen? Huebschmann-Düsseldorf. — v. d. Weth-Beelitz. Deist-Ueberruh.

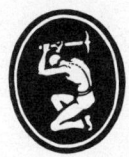

MÜNCHEN
VERLAG VON J. F. BERGMANN
1937

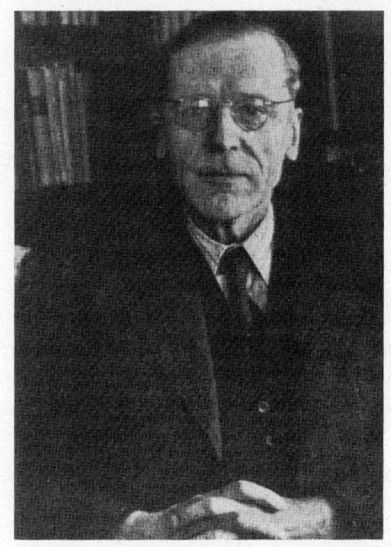

R. Siebeck, Heidelberg
Vorsitz 1937

# Eröffnungsrede.

Von

Professor Dr. **R. Siebeck** (Berlin).

Verehrte Kollegen und Kolleginnen!

Meine Damen und Herren!

Die Deutsche Gesellschaft für innere Medizin hat sich mit ihren Gästen und Freunden zu ihrer 49. Tagung versammelt. Ich heiße Sie alle aus nah und fern aufs herzlichste willkommen.

Wenn ich nun unsere alten und neuen Mitglieder und Freunde willkommen heiße, so darf ich unsere besondere Freude darüber aussprechen, daß wir heute zum ersten Male wieder eine größere Zahl unserer österreichischen Kollegen unter uns sehen. Dankbar erblicken wir darin einen neuen Anfang kulturellen Austausches zwischen den beiden Völkern gleichen Blutes und gemeinsamen Schicksales in Jahrhunderte langer Geschichte.

Herzlich begrüßen wir auch zahlreiche Auslandsdeutsche und Kollegen aus dem Auslande, nicht wenige altbewährte und vertraute Mitglieder unserer Gesellschaft und Mitarbeiter auf unseren Tagungen. Leider vermissen wir dieses Jahr einen unter ihnen, einen unserer besten und treuesten, unseren verehrten Professor Naegeli aus Zürich; ich habe mir erlaubt, ihm ein Telegramm mit unseren besten Grüßen und Wünschen zu senden.

Meine Damen und Herren! Nachdem wir im vergangenen Jahre in einem weiteren Kreise getagt, haben wir uns dieses Mal wieder mehr auf uns selbst zurückgezogen; die Herren von der Deutschen Tuberkulose-Gesellschaft darf ich dabei wohl zu den unsrigen rechnen, denn die Tuberkulose ist doch zum Wesentlichsten ein Teil der inneren Medizin — soweit sie auch an vielen Stellen auf andere Gebiete übergreift. Ist doch gerade das Überbrücken der Grenzen die Aufgabe der inneren Medizin, die damit die Vertreterin einer einheitlichen Gesamtmedizin wird, nicht nur das Bereich einer Gruppe von Fachärzten, sondern zugleich das des Arztes schlechthin.

Wir begrüßen es, daß hier, in Nauheim und in Frankfurt in dieser Woche über Teil- und Nachbargebiete beraten und die Verbindung mit uns gepflegt wird. Wir haben aber mit Absicht den Umkreis unserer Tagung nicht zu weit gezogen, in der Überzeugung, damit der wissenschaftlichen Arbeit am besten zu dienen. Zu ernster und gediegener Wissenschaft wissen wir uns verpflichtet, ich möchte das nachdrücklichst betonen und meine das im strengsten Sinne. Wir wollen nicht mit Redensarten streiten, sondern mit echten Erkenntnissen. An uns selbst müssen wir dabei die allergrößten Ansprüche stellen. Es darf nicht sein, daß aus wissenschaftlichen Anstalten eine Unmenge von Arbeiten erscheint, in denen im Grunde kaum etwas von Belang steht, oder Mitteilungen, die keiner Nachprüfung standhalten und die sich in kurzer Frist als wertlos erweisen. Wer wissenschaftlich arbeitet, muß Ehrfurcht vor dem Worte haben.

Wenn wir aber die Verpflichtung zur Wissenschaft ernst nehmen, dann müssen wir auch das klar einsehen: diese Verpflichtung hat für uns heute andere Voraussetzungen als früher, und wir sind uns dieser viel bewußter geworden. Der Traum einer „voraussetzungslosen" Wissenschaft ist ausgeträumt. Von einem bedeutenden Gelehrten der vergangenen Epoche wurde einmal gesagt, er habe mit großer Leidenschaft eine leidenschaftlose Wissenschaft vertreten — heute wissen wir, daß es das nicht gibt. Lebendige Wissenschaft ist immer auch leidenschaftlich, und sie ist vom Wesen des Gelehrten bestimmt, auch wenn er sich dessen gar nicht bewußt ist. Er muß frei seiner Arbeit leben, aber frei in der Gebundenheit durch das Gesetz, das in ihn gelegt ist, und verpflichtet den Kräften der Gemeinschaft, die ihn tragen.

Wer erlebt das so unmittelbar wie der wissenschaftliche Arzt, denn lebendige Medizin ist immer Medizin des ärztlichen Auftrages und der ärztlichen Arbeit. Und es gibt nicht die Medizin an sich, sondern es gibt eine Medizin der Griechen, der Araber, der Scholastik und des Humanismus, es gibt eine deutsche Medizin der Romantik, der mechanistischen Epoche und es gibt und wird geben eine deutsche Medizin des neuen Aufbruches.

Meine Damen und Herren! Hören Sie, was in der Geburtsstunde unserer Gesellschaft vor 55 Jahren Theodor Frerichs sagte:

„Die deutsche Heilkunde steht auf eigenem Grund und Boden. Sie folgt nicht fremden Einflüssen und Eingebungen, sie ist mindestens ebenbürtig derjenigen aller anderen Kulturvölker, deren Impulse uns nicht leiten, so gern wir sie auch anerkennen, wie sie es nach unserem Ermessen verdienen".

Wenn wir auf die Worte der wirklich Großen aus der Vergangenheit hören, dann erkennen wir die bleibenden Werte.

Heute ist uns deutschen Ärzten der Auftrag durch das Wort des Führers, durch seinen Vierjahresplan gegeben. Er hat uns zur Mitarbeit aufgerufen, zur stärksten Anspannung der eigenen Kräfte, nicht zu einem verengernden Abschlusse nach außen. Es gilt zu verhüten, daß das schwere Schicksal der Kriegs- und Nachkriegsjahre sich wiederhole, die Zeit der blutigen Verluste, die Zeit der Arbeitslosigkeit, des sittlichen und politischen Verfalles, die Zeit des Elends nicht nur durch den Mangel an Brot und allem Bedarf, mehr noch durch das Brachliegen bester Kräfte ohne Halt und ohne Zwang. Wer konnte damals die Verkettung alles menschlichen Schicksals, die nationale und soziale Verbundenheit auch der Ärzte und der Gelehrten noch verkennen! Heute sind unsere Kräfte neu geweckt. Unsere Aufgabe ist nun uns einzusetzen, aber nicht nur,

1*

Güter und Sachwerte zu erzeugen, nicht minder gilt es zu arbeiten um neue Erfahrungen und Erkenntnisse.

Der wissenschaftliche Arbeiter muß noch mehr wie jeder andere den großen Auftrag hören, aber er muß, davon ganz durchdrungen, dem inneren Drange folgen. Er soll nicht zu rasch nur nach praktischen Ergebnissen haschen. Auch in der Medizin sind oft die größten Entdeckungen dem reinen Forschergeist entsprungen. Als Gregor Mendel in seinem Klostergarten verschiedene Arten von Erbsen züchtete, ahnte er nicht, wie die von ihm entdeckten Gesetze sich auswirken sollten in der Wissenschaft und noch mehr in der Gesundheitsführung unseres Volkes. Und als der große deutsche Physiker Lenard über Kathodenstrahlen arbeitete, da dachte er nicht daran, konnte nicht daran denken, welche Bedeutung seine geheimnisvolle Röhre für die Medizin erlangen würde, und doch wurden alle praktischen Fortschritte nur durch seine Arbeit möglich.

Meine Damen und Herren! Auf unserer Tagesordnung finden Sie Berichte und Vorträge über wissenschaftliche Forschungen und über Ergebnisse von praktischer Bedeutung — beides ist in der Medizin nicht zu trennen und in beiden Richtungen hat unsere Gesellschaft ihre Aufgabe zu erfüllen. Wir beginnen mit voller Absicht mit einer der wichtigsten Fragen aus unmittelbarem ärztlichen und politischen Auftrage, mit dem großen Probleme der Ernährung. Um uns einen allgemeinen Überblick über das Gebiet zu geben, habe ich Herrn Bessau gebeten — ich danke ihm ganz besonders, daß er sich zu dem Vortrage bereit fand. Ich habe mich mit Absicht an ihn, den Pädiater gewandt, weil die Verhältnisse der Ernährung bei Kindern viel besser zu regeln und zu übersehen sind als bei Erwachsenen und weil das Ergebnis, der Einfluß auf Wachstum und Entwicklung deutlicher in Erscheinung tritt. Nicht zuletzt aber soll die Wahl eines Kinderarztes zum Ausdruck bringen, wie wichtig die Ernährungsfragen gerade für unseren Nachwuchs sind und wie sehr die Sorge um das kommende Geschlecht uns allen am Herzen liegt.

Damit aber die Aussprache über Ernährungsfragen nicht zu sehr zerfließe, möchte ich sie auf ein mehr umschriebenes Gebiet beschränken, auf die Ernährungsbehandlung des Diabetes im Anschluß an den Bericht von Herrn Bürger. Auch da wird sich uns gewiß viel Grundsätzliches ergeben, wie auch am Nachmittag noch weitere praktische und theoretische Fragen der Ernährung zur Sprache kommen werden.

Die Therapie bestimmt das ärztliche Handeln, und gerade in der Therapie sollen wir uns keiner neuen Anregung verschließen. Ich freue mich deshalb darüber, daß Herr Stiegele und Herr Gessler uns über die homöopathischen Behandlungsgrundsätze berichten werden. Dabei möchte ich nicht nur darauf Wert legen, daß Herr Stiegele den Schmerz zu seinem Thema gewählt hat, sondern vor allem darauf, daß er das in fein gepflegter Anamnese erfaßte Symptom in den Vordergrund stellt. Denn mehr und mehr müssen wir lernen, das Symptom nicht nur als Ausdruck „der Krankheit" sondern ebenso als den der „kranken Persönlichkeit" und ihrer Lebensgeschichte zu verstehen.

Es folgen Vorträge über zentralnervöse Regulationen, und am
Mittwoch Berichte und Aussprachen über hormonale Beziehungen,
an dem Beispiele der Schilddrüse und ihrer Erkrankungen. Über die
Genese aus Erbgut und Umwelteinflüssen wird Herr Eugster auf Grund
seiner umfangreichen Forschungen uns berichten, während Herr Hoff
in seinem Referat von den inneren Zusammenhängen im Eigenleben des
Organismus sprechen wird.

Meine Damen und Herren! Man kann wohl sagen, daß das Problem
der Regulation im Mittelpunkt unserer wissenschaftlichen Arbeit
steht. Unschwer könnte man heute die ganze Medizin vom Gesichtspunkte
der Regulationen aus darstellen. Um so mehr aber ist es notwendig, daß
wir versuchen, uns über das Fundamentale des Problems klar zu werden.

Die Schwierigkeit liegt darin, daß das Regulierende auch das Regulierte ist, und das Regulierte zugleich reguliert. Deshalb konnte Weizsäcker einmal die kritische Frage stellen: ,,Wer reguliert eigentlich wen?"
Damit wird soviel zunächst klar: So wichtig es für unsere Erkenntnisse
ist, einzelne Beziehungen herauszugreifen, so wenig ist damit das eigentliche Wesen der Erscheinungen erfaßt. Es handelt sich hier nicht um eine
Stufenfolge von Vorgängen, vielmehr um eine besondere Ordnung, eine
Ordnung, die nicht durch diese oder jene Regulation entsteht oder an
dieser oder jener Stelle im Organismus ihren Sitz hat, vielmehr eine
Ordnung, die nur aus dem Lebensgange des gesunden wie des kranken
Menschen sinnvoll verstanden werden kann. Diese Ordnung ist fortschreitende Entwicklung und Umgestaltung; es ist ,,geprägte Form, die
lebend sich entwickelt."

Wenn man glaubt, durch den Begriff der Regulation mechanistisches
Denken mit biologischem zu überwinden, so muß man sich hüten, daß
man nicht die Regulation wiederum nur mechanistisch versteht. Der
Einzelbeziehung kann das gerecht werden, aber das eigentliche Wesen,
die Ordnung erfordert auch eine andersartige Betrachtung. Wie notwendig
das für den Arzt ist, könnte an vielen Beispielen, etwa von kritiklosem
Gebrauch der Hormonpräparate leicht gezeigt werden.

Es scheint mir nützlich, hier auf den Begriff der Konstitution
hinzuweisen, denn die Konstitution ist die Ordnung, Gestalt und Verfassung, die als Ganzes gegeben ist und alle Abläufe bestimmt. Sie ist
in jedem Augenblick zugleich Ergebnis und gestaltende Kraft der Lebensgeschichte.

Freilich muß nun vor Mißverständnis und Mißbrauch des Wortes
sehr entschieden gewarnt werden. Wenn etwa eine Erscheinung als
konstitutionell bezeichnet oder ein Kranker irgend einem Konstitutions-
typ zugerechnet wird, so ist damit zunächst gar nichts gewonnen, wohl
aber droht die Gefahr, daß auf das Suchen nach einer weiteren und
besseren Erklärung allzufrüh verzichtet wird. ,,Konstitutionell" ist keine
Antwort, sondern nur der Ansatz zu neuen Fragen. Wenn Rößle sehr
mit Recht gesagt hat, Konstitutionspathologie ist vorerst mehr Forderung
als Erfüllung, so möchte ich dem hinzufügen: sie soll immer Forderung

und nicht Erfüllung sein. Sie soll Forderung sein, zu suchen nach den Quellen in Erbgut und Erlebnis und nach den inneren Zusammenhängen, die in den Regulationen in Erscheinung treten.

Sie lehrt uns, daß es nicht „die Ursache" der Krankheit gibt und daß diese nicht etwa durch einen einfachen Hormondefekt erklärt ist.

Konstitutionspathologie enthält immer auch den ungelösten Rest, Ansporn zu immer neuem Fragen, und zugleich Hinweis auf das Unlösbare, auf die Grenze unserer Lösungen, aus der wir lernen, jede einzelne an den rechten Ort zu stellen. Das ist ihre vornehmste Bedeutung. Konstitutionspathologie ist immer bewegt, dynamisch, nicht statisch.

Der Begriff der Konstitution stammt aus dem Bedürfnis der Ärzte aller Zeiten nach einer wertenden Anschauung vom kranken Menschen. Er enthält Persönlichkeitswerte, die einer Erklärung gar nicht zugänglich sind und die uns zwingen, biographische und soziale, politische und kulturelle Beziehungen nicht zu übersehen.

In dieser eigentümlichen Problematik kommt die Spannung zwischen der Forderung nach ärztlichem Verständnis und der nach wissenschaftlicher Klarheit deutlich zum Ausdruck. Diese Spannung aber soll unsere Wissenschaft lebendig erhalten und unser Arzttum vor Unsachlichkeit bewahren.

Damit wird konstitutionelle Auffassung zum Grundakkord, auf dem schließlich die wechselnden Themen unserer Tagung eingestimmt sein sollen; das gilt nicht zuletzt für unseren letzten Tag, an dem wir mit der Deutschen Tuberkulose-Gesellschaft zusammen sind.

Unsere Tage sind mit Vorträgen erheblich belastet, wenn ich mich auch bemüht habe, die Mitteilungen einzelner Ergebnisse zu Gunsten ausgedehnter Aussprachen und eines gewissen Zusammenhanges im Ganzen mehr einzuschränken. Ich hoffe, daß auch die, die etwas verkürzt wurden und zurücktreten mußten, es mir nicht verübeln und mir wenigstens die gute Absicht zugestehen.

Meine Damen und Herren! Wir können unsere Tagung nicht beginnen, ohne in Trauer unserer Toten zu gedenken. Auch in diesem verflossenen Jahre sind allzuviele von uns geschieden, darunter zwei unserer Nächsten und Besten, die noch vor wenigen Jahren hier den Vorsitz führten.

Kurz nach unserer letzten Tagung, am 19. Mai 1936 starb im Alter von 70 Jahren Hugo Schottmüller, Professor und Direktor der II. Medizinischen Klinik und Poliklinik in Hamburg-Eppendorf, der nur wenige Monate zuvor aus seinem Amte geschieden war. Schottmüller verband die Tätigkeit als Leiter der Klinik und als hochgeschätzter Hausarzt in einer umfangreichen Praxis mit erfolgreichster Forscherarbeit, vor allem auf seinem Lieblingsgebiete der klinischen Bakteriologie. Er hat aber nicht nur den Bacillus des Paratyphus und den Streptococcus viridans entdeckt, er hat die Krankheitsbilder erfaßt und beschrieben, ich erinnere nur an die Endocarditis lenta und an seinen neuen

richtungweisenden Begriff der Sepsis. Er hat es dennoch — hier an dieser
Stelle vor 2 Jahren — sehr entschieden abgelehnt, etwa „Facharzt für
Infektionskrankheiten oder gar für Streptokokkenleiden" genannt zu
werden; sein Ideal war der Allgemeinarzt, das bestimmte und erfüllte
auch seinen Unterricht. Schottmüller war eine ganz aufrechte und
festgefügte Persönlichkeit, er hat vielleicht mit Anspannung seiner letzten
Kraft vor 2 Jahren noch so eindrucksvoll über sein hohes ärztliches Ziel
zu uns gesprochen.

Am 1. Juli des vergangenen Jahres erlag, aus voller Tätigkeit heraus,
Paul Morawitz im Alter von 57 Jahren einem plötzlichen Herztod.
Es war Krehls Epoche der pathologischen Physiologie in der Vorkriegs-
zeit, die Morawitz bestimmend beeinflußte. Wie die physiologischen
Vorgänge am Kranken verliefen, war die Frage, wo ein neues Ergebnis
zu erwarten, eine neue Methode zu gebrauchen war, da wurde angesetzt.
Mit seltener Begabung und mit eiserner Energie wandte sich Morawitz
zunächst der Lehre der Blutgerinnung zu, und das Gebiet des Blutes
und der Blutkrankheiten wurde zu dem seiner wichtigsten Arbeiten.
Als Polikliniker in Freiburg, als Kliniker in Greifswald und in Würzburg,
schließlich an der Spitze der großen, an Tradition so reichen Leipziger
Klinik waren es Themen aus allen Gebieten, vornehmlich aus dem des
Kreislaufes, die er sich und seinen zahlreichen Schülern stellte. Morawitz
war ein rastlos strebender Geist, überreich an Wissen und Kenntnissen,
und wenn er hier in seiner Festrede am 50jährigen Jubiläum unserer
Gesellschaft aus einem Briefe Goethes an Carlyle zitierte: Es bleibt
immer ein erhebendes Gefühl, wenn man dem Unerforschlichen wieder
einige lichte Stellen abgewinnt, so ist dieser Satz sicher ein Ausdruck
seines tiefsten Sehnens gewesen. Mancher bedeutende Ansatz ließ ihn
lichte Stellen entdecken, aber nicht war es ihm beschieden, in dem erhebenden Gefühl Ruhe zu finden, zu sehr sah er überall das Unvollendete.

Morawitz war ein glänzender Redner, ein in weitesten Kreisen viel
gesuchter Arzt. Der Fernere sah vor allem sein großes Streben und
Können, nur dem Nächsten, nur in seltenen Stunden löste sich das
Gespannte seines Wesens und es öffnete sich seine fast ängstlich ver-
schlossene Seele in reiner Güte. Im frohen Kreise war es sein sprühender
Humor, der den tieferen Grund ahnen ließ.

Der Tod hat weiter zahlreiche Opfer von uns gefordert. Männer in
den besten Jahren und hochbetagte, erfolgreiche Ärzte und verdiente
Gelehrte, bekannte Mitarbeiter auf unseren Tagungen wurden aus unseren
Reihen abberufen. Ich muß mich darauf beschränken, sie hier zu nennen:

Professor Oskar Adler in Karlsbad,

Professor Max Bönninger, Direktor des Krankenhauses Berlin-
Pankow,

Professor Heinrich Gerhartz in Bonn,

Dr. Hermann Haug, Leiter des Kurhauses in Bad Mergentheim,

Professor Magnus-Alsleben, langjähriger Vorstand der medizinischen Poliklinik in Würzburg, seit 1935 Leiter der medizinischen Klinik des türkischen Musterkrankenhauses in Ankara,

Geheimer Medizinalrat Richard May, bis 1934 a. O. Professor für Geschichte der Medizin und Direktor der medizinischen Poliklinik in München,

Chefarzt Dr. J. Nagel in Bochum,

Dr. Peter Paulsen in Braunschweig,

Geheimrat Professor Dr. Sittmann, der viele Jahre lang in München das Krankenhaus rechts der Isar und dessen innere Abteilung leitete.

Dr. Fritz Wagner in Karlsbad.

Die Ärzteschaft Österreichs und die Wiener Schule erlitt einen schweren Verlust durch den Tod von Hofrat Professor Jaques Pal, der während fast 40 Jahren Primarius der I. medizinischen Abteilung des Allgemeinen Krankenhauses in Wien war, als Arzt und Lehrer hoch geschätzt, vor allem durch seine ausgezeichneten Arbeiten über arterielle Hypertonie und Gefäßkrisen weit bekannt.

Wohl keiner ist unter uns, der nicht um einen guten Freund, einen verehrten Lehrer, um einen vertrauten Kollegen oder Schüler trauert.

Meine Damen und Herren! Sie haben sich zum Gedächtnis unserer Toten von Ihren Plätzen erhoben. Ich danke Ihnen.

Große und schmerzliche Lücken hat der Tod in unsere Reihen gerissen, das mahnt uns, an die Zukunft zu denken. Wie werden die Reihen sich wieder schließen, wie die Verluste ersetzt werden?

Bewundernd sehen wir, wie die Ausbildung der praktischen Ärzte neu geordnet wird; es ist in der Tat vorbildlich. Außer den vielen Kursen und Übungen, außer der Verpflichtung zu Landpraxis wie zu Tätigkeit im Krankenhause denke ich besonders an die so schöne Führerschule in Alt-Rehse. Wer je sie besuchte, wird das Erlebnis der Kameradschaft und der Begeisterung nie vergessen. Ich hoffe und wünsche, daß recht viele auch von der Jugend an unseren Kliniken durch diese Schule gehen! Denn auch an den Kliniken, gerade an den Hochschulen brauchen wir die Erziehung zu Einsatzbereitschaft, zu Ertüchtigung und Verläßlichkeit in der Einstellung zu den politischen Notwendigkeiten unserer Zeit.

Was uns not tut, sind tatkräftige Männer, die aufgeschlossen und fest im vollen Leben der Nation stehen, nur sie können unseren Hochschulen die leider verlorene Achtung im öffentlichen Leben wieder erringen. Wie haben in den Freiheitskriegen vor 125 Jahren die Professoren der damals in schwerer Zeit neu gegründeten Universitäten begeisternd und führend gewirkt! Sollte das nur der Geschichte angehören? Aber darüber müssen wir uns klar sein, nur wenn die Universitäten ihre besondere Aufgabe im Volke wirklich erfüllen, wenn ihnen dann von allen maßgebenden Stellen die hohe Geltung, die ihnen gebührt, zuerkannt wird, und wenn immer dem Tüchtigen das Ziel winkt, nur dann kann der Beruf des Hochschullehrers und des Gelehrten wieder die Besten an sich ziehen. Wir müssen es offen bekennen, es erfüllt uns Sorge um unseren akademischen Nachwuchs. Ich muß hier davon sprechen, weil unsere Tagung doch gerade den Jungen Gelegenheit geben soll, über ihre Arbeit zu berichten, damit Urteil und Auslese ermöglicht werde.

In dieser Lage muß noch etwas gesagt werden: „Es bildet das Talent sich in der Stille" — und dieser Stille ist unsere stürmische Zeit oft wenig günstig. Wir brauchen aber auch das Talent, den stillen Gelehrten, der vielleicht manchmal versonnen und doch in voller Hingabe seiner Arbeit lebt, denn auch sein Forschen ist Dienst am Volke und es ist unentbehrlich für unsere deutsche Zukunft.

Möchten doch unsere Hochschulen reich an solchen Kräften werden, die durch immer neue Erkenntnisse und Entdeckungen Wohlfahrt und Gedeihen fördern, die dem Volke verbunden, geachtet und führend sind, unserer Jugend Vorbild und Erzieher im besten Sinne.

Lebendige und fruchtbare Wissenschaft, wahres Arzttum mit vollem Einsatz für die Kranken und für die Volksgesundheit, das sei unsere Losung.

Damit eröffne ich die 49. Tagung der deutschen Gesellschaft für innere Medizin.

# VERHANDLUNGEN DER
# DEUTSCHEN GESELLSCHAFT FÜR INNERE MEDIZIN

HERAUSGEGEBEN
VON DEM STÄNDIGEN SCHRIFTFÜHRER

## PROFESSOR DR. A. GÉRONNE
DIREKTOR DER MEDIZINISCHEN KLINIK
AN DEN STÄDTISCHEN KRANKENANSTALTEN WIESBADEN

### FÜNFZIGSTER KONGRESS
GEHALTEN ZU WIESBADEN VOM 28.—31. MÄRZ 1938

MIT 236 ABBILDUNGEN
UND 38 TABELLEN IM TEXT

Enthält u. a. die Berichte bzw. Vorträge:

1. Über Herzfunktionsprüfung. Straub-Göttingen. Hochrein-Leipzig. — Stolte-Breslau u. a.
2. Funktion und Erkrankungen der Nebenniere. von Bergmann-Berlin. — Baumann-Basel u. a.
3. Über Vitamin B.
   a) Vitamin $B_1$. Abderhalden-Halle. — Schroeder-München.
   b) Vitamin $B_2$. Kuhn-Heidelberg. — Kühnau-Wiesbaden.
4. Die Beziehung von Allgemeinsymptomen und Herdsymptomen beim Hirntumor. Foerster-Breslau.
5. Akut entzündliche Erkrankungen des Zentralnervensystems. Pette-Hamburg.
6. Über eine neue Behandlungsweise der Encephalitis epidemica chronica in der Parkinsonschen Form. Panegrossi-Rom.

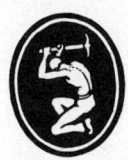

MÜNCHEN
VERLAG VON J. F. BERGMANN
1938

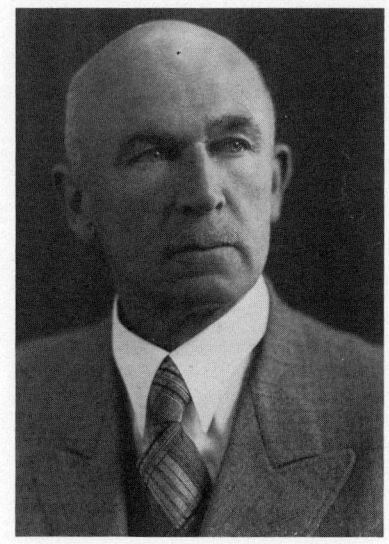

H. Assmann, Königsberg
Vorsitz 1938

# Eröffnungsansprache.

Von

Professor Dr. **H. Assmann** (Königsberg).

Meine Damen und Herren!

Zur Eröffnung der 50. Tagung der Deutschen Gesellschaft für innere Medizin begrüße ich alle Mitglieder und Gäste, insbesondere auch den Vorsitzenden und die Mitglieder der Deutschen Gesellschaft für Kinderheilkunde, mit denen zwei Tage in regem Gedankenaustausch zusammenzuarbeiten uns eine besondere Freude ist.

Meine Damen und Herren! Wenn eine im In- und Auslande angesehene Gesellschaft ihre 50. Tagung abhält, so wird vielleicht erwartet werden, daß dieses Halbjahrhundertsjubiläum in besonderer äußerer Form festlich begangen wird. Ich muß jedoch darauf hinweisen, daß eine eindrucksvolle Gedenkfeier bereits anläßlich des 50jährigen Bestehens der Gesellschaft im Jahre 1932 unter dem Vorsitz unseres unvergessenen hervorragenden Klinikers Morawitz stattgefunden hat. Sie ist wohl noch allen, die daran teilgenommen haben, in frischer Erinnerung. Eine Wiederholung wäre daher pietätlos und unangebracht. Überdies ist heute unser Sinn auf noch höhere als berufliche Feiern eingestellt. Wohl erscheint uns aber die 50. Wiederkehr unserer Tagungen ein Anlaß, den Blick auf die zurückgelegte Strecke zurückgleiten zu lassen und dann auf die Aufgaben der Gegenwart und vorwärts auf die Ziele der Zukunft zu richten.

Wir gedenken zunächst derer, die unsern Reihen durch den Tod entrissen sind.

Wir haben in diesem Jahre besonders schwere Verluste zu beklagen. Die Nennung von Ludwig Krehl löst in unserer Versammlung allgemeine tiefe Trauer aus. Wir haben das Gefühl, als ob wir unseren Vater verloren haben. Denn wie ein Vater hat er sich Jahrzehnte lang um alles, was unsere Gesellschaft anging, gekümmert. Er hat oft zu bedeutenden Fragen meist zuletzt das Wort ergriffen und immer waren wir von der schlichten Form und dem tiefen Inhalt seiner Rede ergriffen. Besonders nahe erkennbar seinen zahlreichen Schülern, aber auch von weiten ärztlichen Kreisen wohlverstanden, hat er uns ein wahres Arzttum vorgelebt. Er war seinen Kranken ein nimmermüder Helfer, ein von tiefem Drange zur Wissenschaft beseelter Forscher, der auch dort, wo er in sorgfältigen Untersuchungen ins Einzelne ging, doch stets vorsichtig abwägend den Blick aufs Ganze gerichtet hielt, und trotz aller Überbürdung immer voll reger Anteilnahme an allen Aufgaben, welche die Geschicke unseres Vaterlandes betrafen. Seinem universellen Geiste würde es nicht entsprechen, wenn ich einzelne seiner Arbeiten hier aufzählen wollte. Aber ich möchte doch

den Eindruck hier wiedergeben, den man beim Lesen gleich seiner ersten
großen Herzarbeiten und seiner Forschungen über das Fieber empfängt,
daß er überall bemüht ist, den ärztlichen Blick über das früher vor allem
beachtete anatomische Substrat hinaus auf die Funktion des erkrankten
Organs und des Gesamtorganismus zu lenken. Dieses wahrhaft ärztliche
Streben ist das Kennzeichen seiner gesamten Lebensarbeit, deren wertvollste Frucht seine immer aufs neue umgearbeitete pathologische
Physiologie ist. Die Vereinigung feiner ärztlicher Beobachtung des
kranken Menschen mit kritischer Durcharbeitung der Ergebnisse der
Laboratoriumsforschung ist von ihm in vollendeter Weise zu einem Ganzen
zusammengeschmolzen. Wir wollen das Gesamtbild seiner Persönlichkeit
als Vorbild in treuem Andenken bewahren.

Nach dem schweren Verlust, den unsere Gesellschaft durch den Tod
von Krehl erlitten hat, wiegt der von Moritz, der aus derselben Generation großer deutscher Kliniker stammt, doppelt schwer. Die wissenschaftlichen Arbeiten von Moritz über die mannigfachen und schwierigen
Probleme des Kreislaufs und die Methoden, welche er mit seinen Mitarbeitern zur einfachen Feststellung wesentlicher Faktoren der Kreislauf-
mechanik geschaffen hat — ich nenne hier die Orthodiagraphie und die
Venendruckmessung — tragen durchweg klassisches Gepräge. Moritz hat
hierdurch seinen Namen unauslöschlich in die Geschichte der Medizin
eingetragen. Wer den Wert der wissenschaftlichen Bedeutung und der
Persönlichkeit von Moritz nur nach der Zahl seiner Arbeiten messen will,
wird diesem ungewöhnlichen Manne nicht gerecht. Von überlegenem
Scharfsinn, von einer peinlichen Genauigkeit in allen Fragen der Wissen-
schaft, dabei von einem aufgeschlossenen Verständnis und einem weiten
Blick für alle Dinge, welche den ärztlichen Beruf, den ärztlichen Nach-
wuchs und in noch viel weiterem Umfang seine rheinische Heimat und das
Wohl des deutschen Volkes betrafen, stellt er ein nur ganz selten erreichtes
Vorbild als deutscher Wissenschaftler, Arzt und ganzer Mann dar. Der
Stadt Köln hat er in den schweren Notzeiten des Weltkrieges mit seinem
erfahrenen Rat in allen Fragen der Volksernährung beigestanden. Die
Universität Köln verdankt zum großen Teil seinem unermüdlichen
Schaffen den Aufstieg von einer ärztlichen Akademie zu einer umfassenden
blühenden Bildungsstätte. Wir gedenken seiner in Ehrfurcht, der noch
im vorigen Jahre in voller Rüstigkeit unter uns weilte und uns jetzt vor
wenigen Monaten plötzlich entrissen ist.

Außer diesen beiden großen Männern hat unsere Gesellschaft im
vergangenen Jahre noch eine Reihe hervorragender Mitglieder verloren.

Schlayer war ebensowohl ein eifriger Forscher, der sich bemüht hat,
in die noch vielfach in Dunkel gehüllte Funktion der einzelnen Nieren-
elemente einzudringen, als andererseits ein vorzüglicher Arzt, der es
verstand, den persönlichen Eigenarten seiner Kranken gerecht zu werden
und ihnen gerade hierdurch Hilfe und Trost zu bringen.

Deycke hat seine Kräfte besonders der Tuberkuloseforschung gewidmet und ist einen großen Teil seines Lebens ein erfolgreicher Pionier
deutschen ärztlichen Schaffens im Orient gewesen.

In Stauder wurde uns ein um die ärztliche Standesorganisation hochverdienter Mann entrissen, der unsere Gesellschaft mit seinem erfahrenen Rat oft in wertvoller Weise unterstützt hat. Die gesamte deutsche Ärzteschaft schuldet seiner unermüdlichen Tätigkeit, die er in vielen ehrenamtlichen Stellungen selbstlos ausgeübt hat, wärmsten Dank.

Weiter nenne ich Höstermann, einen verdienten Leiter verschiedener Krankenanstalten in Trier, ferner Schellenberg, Chefarzt der Heilstätte Ruppertshain im Taunus, v. Dapper-Saalfels, den bekannten Kurarzt in Kissingen, und den erst kürzlich verstorbenen hervorragenden Sanatoriumsleiter und Herztherapeuten Römheld, weiter Dr. Becker, Leiter des Städtischen Krankenhauses in Naumburg, Geheimrat Ehrhard, Geisenheim, Dr. Techner, Bremen, Privatdozent Weiland, Kiel, der sich als Schüler von Lüthje besonders mit Stoffwechseluntersuchungen beschäftigt hat.

Die lange Liste der Toten glaubte ich beim Abschluß meiner Vorbereitungen zu dieser Tagung geschlossen, da ereilt uns noch jüngst eine neue besonders schwere Trauerbotschaft. Auch Naegeli ist nicht mehr. Seine hohe wissenschaftliche Bedeutung ist allgemein anerkannt. Auf Grund seiner eingehenden Blutforschungen, die er in seinem allbekannten Buche zusammengefaßt hat, kann er als der Begründer der deutschen klinischen Hämatologie bezeichnet werden. Aber dabei bietet gerade er ein leuchtendes Beispiel dafür, daß eine noch so tief eindringende und erfolgreiche Beschäftigung mit einem Teilgebiete der Klinik die umfassende Bedeutung als allgemein interner Kliniker keineswegs zu beeinträchtigen braucht. Das beweisen seine wertvollen Arbeiten auf ganz anderen klinischen Gebieten, z. B. der Konstitutions- und Erblehre, zu denen ihn seine noch umfassendere naturwissenschaftliche Allgemeinbildung und darunter besonders seine Vorliebe für die Botanik befähigt hat, und dann die letzte Frucht seiner literarischen Tätigkeit, die Differentialdiagnose innerer Krankheiten, in der er noch auf dem Krankenbette seine ärztlichen Lebenserfahrungen zusammengefaßt hat. Auch für soziale Fragen hatte er ein tiefes Verständnis, wie sein Buch über soziale Versicherungen zeigt, das er als deutscher Polikliniker während des Krieges geschrieben hat. Die Wissenschaft hat durch den Tod von Naegeli einen äußerst schweren Verlust erlitten. Die Deutsche Gesellschaft für innere Medizin, deren Ehrenmitglied er war, und die Deutsche Ärzteschaft überhaupt aber hat einen unersetzlichen Verlust zu beklagen; denn sie hat ihren treuesten Freund, einen tapferen Vorkämpfer für das Deutschtum in der Schweiz verloren. Wir werden sein Andenken in Liebe und Verehrung dauernd bewahren.

Schweift unser Blick weiter zurück vom vergangenen Jahre über die verflossenen 50 Tagungen, so werden wir mit Ehrfurcht erfüllt vor den Leistungen der deutschen Wissenschaft, die hier verkündet worden ist, und vor den Männern, die diese Leistungen vollbracht haben. Morawitz hat sie in seiner Gedächtnisrede vor wenigen Jahren eingehend gewürdigt. Wir wollen hier nur zusammenfassend in Achtung und Dankbarkeit unserer großen Vorgänger gedenken und uns vornehmen, getreu ihrem

1*

Vorbild die wissenschaftliche Forschungsarbeit fortzusetzen. Die Wege, die dabei beschritten wurden, sind mannigfach. Sie sind grundsätzlich stets die gleichen, aber bald werden diese, bald jene mehr begangen. An erster Stelle stehen die Früchte, die ärztliche Beobachtung am Kranken- bett erntete. Bald kamen die überraschend sich häufenden Ergebnisse der von Koch ins Leben gerufenen Bakteriologie. Später wandte man sich zum Verständnis der im Innern des menschlichen Körpers sich abspielenden Lebensvorgänge immer mehr der physikalischen und chemischen Forschung zu, wobei hauptsächlich auf das Tierexperiment zurückgegriffen werden mußte. Dies ist manchen, die mit Recht den menschlichen Körper als das vornehmste Gebiet ärztlicher Forschung ansehen, als ein Abweg erschienen. Es darf aber nicht verkannt werden, daß sich viele der auch für den Menschen bedeutsamsten Fragen gar nicht anders als durch das Tierexperiment lösen lassen. In letzter Zeit ist die biologische, Erb- und Konstitutionsforschung besonders hervorgetreten. Welche Gebiete auch in Angriff genommen wurden, welche Methoden angewandt wurden, immer ist es die naturwissenschaftliche Forschung, welche die Grundlage der ärztlichen Wissenschaft bildet. Ihr müssen und wollen wir treu bleiben.

Dabei sind wir uns freilich bewußt, daß im Gegensatz zu den un- belebten Wissensgebieten die belebten Erscheinungen nicht alle nach Maß und Gewicht zu bestimmen sind. Sofern dies erreichbar ist, werden wir uns auch hier um zahlenmäßig auszudrückende Feststellungen bemühen; aber wir wissen, daß wir mit Hebeln und Schrauben der Natur nicht all ihre Geheimnisse abzwingen können, wo wir doch ihr Walten deutlich spüren. Erst jetzt beginnen wir einzudringen in die verschlungenen Verknüpfungen der humoral-nervösen Beziehungen, die sich wechsel- seitig beeinflussen, und nehmen staunend wahr, wie oft und wie tief auch psychische Vorgänge hieran beteiligt sind; ich denke hier zum Beispiel an die Rolle, welche die endokrinen Drüsen, vorläufig am sichtbarsten die Schilddrüse, aber auch die Hypophyse und andere Drüsen, spielen, an die Erscheinungen beim essentiellen Hochdruck, an die vielfach von seelischen Einflüssen abhängigen Vorgänge am Magen-Darmkanal usw. Andererseits müssen wir namentlich bei der Bewertung therapeutischer Erfolge mit größter Kritik darüber wachen, daß rein suggestive Wirkungen gewisser Maßnahmen von deren unmittelbaren Einflüssen selbst scharf getrennt werden.

Der Arzt verwendet die Ergebnisse seiner wissenschaftlichen Forschung natürlich in erster Linie zur Heilung seiner Kranken. Darüber hinaus ist es von größter Bedeutung, wenn wir hierdurch in allgemeinerer Weise der Hebung der Volksgesundheit und Leistungsfähigkeit dienen können. Mit aus solchen Erwägungen heraus sind die Verhandlungsthemata des ersten und dritten Tages unserer diesjährigen Tagung über Herzfunktionsprüfung und Vitamin B aufgestellt worden. Immer und ganz besonders in Zeiten von Kampf und Not des Vaterlandes sind diese Aufgaben vordringliche Pflicht, der gegenüber alles andere zurücksteht. Aber nicht nur die praktische Verwertung ist Grund und Ziel unserer Pflege der ärztlichen

Wissenschaft. Deutsch sein heißt eine Sache um ihrer selbst willen tun. Wir wollen und werden die Wissenschaft auch um ihrer selbst willen treiben.

Über ärztliche Wissenschaft können wir auf unseren Tagungen reden und verhandeln; aber sie macht keineswegs allein die ärztliche Heilkunst aus, sie kann ihr nur als wichtige und notwendige Grundlage dienen. Bei der ärztlichen Heilkunst ist es wie bei jeder Kunst, daß nicht nur die unentbehrlichen Kenntnisse und Fertigkeiten allein, sondern außerdem und oft noch mehr Persönlichkeitswerte entscheidend sind. Die Eigenschaften und Kräfte, um die es sich hierbei handelt, werden auch ohne nähere Beschreibung begriffen oder nie begriffen. „Wenn ihrs nicht fühlt, ihr werdets nicht erjagen.“ Der zum Arzt geborene Mensch — und nur solche sollten diesen Beruf ergreifen — bedarf nicht unbedingt eines Sonderstudiums der Psychotherapie, um auch diese unveräußerliche Seite wahren Arzttums zu beherrschen. Wie gerne würden viele von uns sich ihr mehr hingeben, wenn uns die zermürbende Tagesarbeit, unter der der ärztliche Beruf mit seiner unerhörten formalen Belastung heute viel mehr als früher leidet, dazu mehr Zeit und Muse ließe.

Zu der uralten und ewig gleich bleibenden ärztlichen Pflicht, dem einzelnen Kranken Hilfe zu leisten, kommt eine andere zwar nicht neue und schon früher von führenden Geistern mit klarer Zielsetzung geforderte, aber doch erst jetzt allgemein vollerfaßte Aufgabe, unser ärztliches Wissen und Können und Handeln ganz in den Dienst der allgemeinen Volksgesundheit zu stellen. In kurzer Form ausgedrückt ist diese Pflicht schon auf der Bremer Ärztetagung durch die Parole „Arztsein ist Dienst an der Gesundheit des Deutschen Volkes.“ Dieser allgemeine Begriff ist im neuen Reich in klarer und scharfer Weise umrissen und gegliedert, und es wird jeder einzelne Arzt zu dieser großen Aufgabe herangezogen. Gerade wir inneren Ärzte sind gewohnt, außer den einzelnen Organen immer den ganzen Menschen zu beachten, und in erster Linie befähigt, schon geringe Abweichungen vom gesunden Verhalten festzustellen, leichteste Betriebsstörungen des Organismus zu erkennen und durch unser rechtzeitiges vorsorgliches Eingreifen den Eintritt ausgesprochener Krankheitszustände zu verhüten. Deshalb werden wir eingesetzt bei den großen Reihenuntersuchungen, die erhebliche Teile der Bevölkerung erfassen, sei es daß der Gesundheitszustand von Kindern und Jugendlichen bei den Jugendorganisationen untersucht wird, sei es, daß wir die Leistungsfähigkeit der Erwachsenen und besonders auch der älteren Jahrgänge bei Sport und Marschleistungen prüfen, um die Grenze des Erreichbaren festzustellen und nach Möglichkeit noch zu steigern und andererseits Nichtvolltaugliche durch Zurückstellung oder Schonungsmaßnahmen vor Schäden zu bewahren, sei es, daß wir zur Erzielung eines möglichst guten Gesundheits- und Kräftezustandes des künftigen Geschlechts bei der Eheberatung und bei der Ausmerzung des erbkranken Nachwuchses tätig sind. Überall schwebt uns das Ziel der Erhaltung und Hebung der gesamten Volkskraft in der Gegenwart und für die Zukunft vor und stärkt uns in dem Einsatz unserer Kräfte, der wahrlich nicht

gering ist, wenn alle diese Aufgaben mit Ernst und Gründlichkeit durchgeführt werden, und nur dann, aber auch nur dann wird ihr Zweck
erreicht. So große Anforderungen auch an uns gestellt werden, so wollen
wir sie doch gern als unsere Ehrenpflicht auffassen und sie zu erfüllen uns
bemühen.

Die vorgeschriebene Arbeit zu leisten, ist erste Pflicht. Darüber
hinaus wird aber der, der an verantwortungsvoller Stelle steht und tiefer
einzudringen und vorauszuschauen sich bemüht, noch Ziele sehen, die
über das augenblicklich Verlangte hinausgehen. Wo so vieles in großem
Umfange in Angriff genommen ist, gibt es noch manches zu bessern und
auszubauen, und wo Schäden sind, gilt es sie nach Kräften abzuwenden.
Aus solchem Pflichtgefühl heraus will ich noch auf einen Punkt eingehen,
der uns Ärzte täglich beschäftigt und mir persönlich, seit ich Arzt bin, als
eine der verantwortungsvollsten Aufgaben erschienen ist. Ich meine die
gutachtliche Tätigkeit. Diese ist mit der Ausdehnung der sozialen
Versicherungen aller Art ins Ungemessene gestiegen und stellt an die
ärztlichen Kenntnisse, die Urteilskraft und Gewissenhaftigkeit des gutachtenden Arztes außerordentliche Anforderungen.

Wir inneren Ärzte wissen und haben gerade in der letzten Zeit durch
eine tiefere Ergründung der Pathogenese vieler Krankheiten die Überzeugung gewonnen, daß bei vielen Leiden — ich erinnere an das wohlbekannte Beispiel der Tuberkulose — nicht nur das Eindringen von
Krankheitserregern, sondern auch die angeborene ererbte Disposition und
andererseits mannigfache äußere Umstände, welche die Widerstandskraft
beeinflussen, bei der Entstehung einer Krankheit zusammenwirken. Oft
ist es selbst bei peinlichster Berücksichtigung aller Umstände, von denen
uns vielfach nur ein Teil, vielleicht gar nicht einmal der wesentlichste
Anteil bekannt ist, äußerst schwierig und mitunter sogar unmöglich zu
entscheiden, ob der betreffende Unfall oder Beruf eine wesentlich mit-
wirkende Ursache der Krankheit darstellt oder nicht.

Weit wichtiger als diese Schwierigkeiten und Unzulänglichkeiten der
Begutachtung selbst sind ihre Folgeerscheinungen. Den, der das
wahre Wohl des Volkes im Auge hat, bedrückt die Erkenntnis, daß mit der
immer weiteren Ausdehnung der Versicherungen und Begutachtungen die
wichtigste sittliche Grundlage der Erhaltung des Einzelnen und damit
auch des Staatsganzen, das Selbstverantwortungsgefühl, erschüttert
wird. Die große Aufgabe besteht darin zu verhindern, daß die
Willensrichtung, die auf Gesundheit und Leistung hinzielen
soll, in falsche Bahnen durch die Verfolgung scheinbarer aus
der Krankheit und Schwäche erwachsender Vorteile abgleitet.
Hier kommt es nicht nur auf äußerste Pflichterfüllung des gutachtenden
Arztes an, hier kann auch kein noch verwickelterer Ausbau, sondern im
Gegenteil nur eine Vereinfachung und eine vereinheitlichende Zusammenfassung der verschiedenen Arten von Versicherungen, andererseits eine
Vertiefung besonders der ersten Begutachtung weiterhelfen; denn sie ist
nicht nur für den Gang des weiteren Verfahrens, sondern, was viel wich-

tiger ist, auch für die seelische Einstellung des Begutachteten von entscheidender Bedeutung.

Die Tragweite dieser Dinge, die an dem tiefsten Kern unserer seelischen
Volkskräfte, an den Imponderabilien, angreifen, kann gar nicht ernst
genug gewertet werden. Sie ist schon kurz nach dem Erscheinen des
Unfallgesetzes von F. A. Hoffmann, der als Polikliniker eine nahe
Berührung mit dem Volke gehabt und sich in seine seelische Verfassung
vertieft hat, klar erkannt, und mit folgenden Worten gekennzeichnet
worden:

„Ein Staatswesen ist nicht möglich, wenn die Staatsbürger nicht
selbst tief durchdrungen sind von der ebenso sicheren Wahrheit, daß
ihnen ein freier Wille gegeben ist, daß sie für jedes ihrer Worte und Taten
haften, daß sie nichts tun können, was nicht seine Folge hätte, sei es Heil,
sei es Fluch, für sie selbst, die Ihrigen und in immer weiteren Kreisen für
die Umgebung auf alle wirkend, auf sie zurückwirkend, nach unwandel-
barem Gesetz."

Vom Gutachter verlangt er:

„Aus solchem Zwiespalt hilft nicht Gelehrsamkeit heraus, da bedarf
es einer höheren Klarheit, als die in den Handbüchern über spezielle
Pathologie und Therapie steht. Der Charakter wird zu einem maßgebenden Faktor bei der Beurteilung und der Arzt steht hier zuerst und
vor allen an hervorragender Stelle, dessen soll er stets eingedenk sein."

Er schließt mit der eindringlichen Mahnung:

„Die Kraft der Nationen bewährt sich an den ihnen gestellten Aufgaben oder sie gehen zugrunde. Uns ist es Pflicht, in dem Ringen um
diese Aufgabe Vorkämpfer zu sein. Mögen wir nicht zu leicht in der
Wagschale befunden werden."

Fassen wir zusammen: Dem Vaterlande, der Menschlichkeit, der
Wissenschaft — Scientiae, humanitati, patriae — zu dienen ist unser
ärztlicher Beruf. Gehen wir ganz auf in dem diesen Idealen gewidmeten
Dienst, so dürfen wir doch ein Wort nicht vergessen, das ein echter
deutscher Mann, der seinen Dienst am Vaterland mit dem Tode besiegelt
hat, uns als sein Vermächtnis hinterlassen hat: „Vor allem größte Selbst-
achtung."

An einen in sich gefestigten Charakter werden dann manche Streit-
fragen, die vorübergehend von Wichtigkeit scheinen, überhaupt nicht
heranreichen, so daß es sich erübrigt, hier von ihnen zu sprechen.

M. H.! Bei allen unseren Tagungen, die wir seit dem Zusammenbruch
unseres Vaterlandes hatten, wird derjenige, welcher sich der geschichtlich
hochbedeutenden Zeit, in der wir leben, bewußt ist, einen Gedanken
nicht los geworden sein: Wird die Pflanze der ärztlichen Wissenschaft und
Heilkunst, die hier gepflegt wird, weiter gedeihen oder muß sie verdorren,
weil die Wurzel keine Nahrung mehr im Boden findet, wie es manchen
Völkern vor uns gegangen ist? Jetzt haben wir das beglückende Bewußtsein: Der deutsche Boden ist wieder frei und aufgelockert und bereit, neue
Saat zu empfangen und aufgehen zu lassen zum Wohle und zur Ehre
unseres Vaterlandes.

# VERHANDLUNGEN DER
# DEUTSCHEN GESELLSCHAFT
# FÜR INNERE MEDIZIN

HERAUSGEGEBEN
VON DEM STÄNDIGEN SCHRIFTFÜHRER

## PROFESSOR D$^R$· A. GÉRONNE
DIREKTOR DER MEDIZINISCHEN KLINIK
AN DEN STÄDTISCHEN KRANKENANSTALTEN WIESBADEN

## EINUNDFÜNFZIGSTER KONGRESS
GEHALTEN ZU WIESBADEN VOM 27.—30. MÄRZ 1939

MIT 252 ABBILDUNGEN
UND 57 TABELLEN IM TEXT

Enthält u. a. die Berichte bzw. Vorträge:

1. Über Arteriosklerose. Aschoff-Freiburg. — Frey-Bern.
2. Über Kreislauf und Nervensystem. Spatz-Berlin-Buch. — Westphal-Hannover. — Bostroem-Königsberg. — J. H. Schultz-Berlin.
3. Über fokale Infektion. Rössle-Berlin. — Kissling-Mannheim. — Berger-Graz.
4. Der Gebißverfall als Ausdruck einer Fehlernährung. Euler-Breslau.
5. Das hepatorenale Syndrom. Nonnenbruch-Prag.
6. Methoden der Nierenfunktionsprüfung für die Praxis. Becher-Frankfurt a. M.

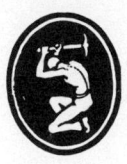

MÜNCHEN
VERLAG VON J. F. BERGMANN
1939

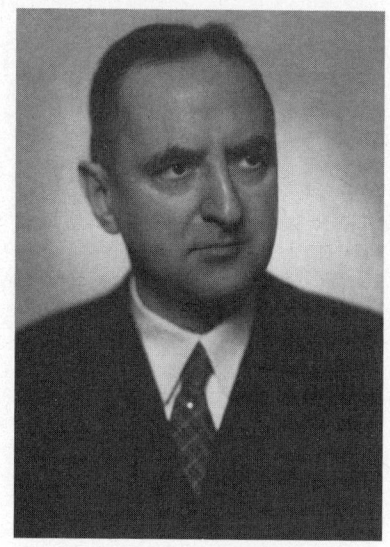

W. Stepp, München
Vorsitz 1939

# Eröffnungsansprache des Vorsitzenden
## Prof. Dr. Wilhelm Stepp, München.

M. D. u. H.! Wenn mir als dem Vorsitzenden unserer Gesellschaft die ehrenvolle Aufgabe zufällt, Sie zu unserer 51. Tagung, der ersten im Großdeutschen Vaterlande, willkommen zu heißen, so kann ich dies nicht tun, ohne des weltpolitischen Geschehens zu gedenken, das wir mit heißem Herzen in den letzten Wochen und Tagen miterlebt haben.

Mein besonderer Gruß und Dank gilt dann den *Kollegen, die durch die Übernahme von Referaten und Vorträgen das Zustandekommen unserer Tagung ermöglicht haben.*

Als vor Jahresfrist die Gesellschaft deutscher Neurologen und Psychiater an uns mit dem Vorschlag herantrat, auf diesem Kongreß eine gemeinschaftliche Tagung zu veranstalten, griff der Vorstand diesen Gedanken mit großer Freude auf. Seit vielen Jahren legen wir Wert darauf, jede nur mögliche Gelegenheit wahrzunehmen, um mit den Vertretern der Nachbardisziplinen Gedankenaustausch zu treiben. Der nicht zu bestreitende, so oft beklagte Nachteil, der darin liegt, daß die medizinische Forschungsarbeit immer weiter aufgeteilt werden mußte, wenn sie nicht stehen bleiben wollte, kann und muß ausgeglichen werden dadurch, daß man von Zeit zu Zeit sich zu gemeinsamer Arbeit trifft. Gerade die innere Medizin hat sich ihrer besonderen Stellung stets bewußt zu sein, die ihr nicht nur historisch, sondern auch ihrem ganzen Wesen nach zukommt. Man hat, wie mir scheint, mit Recht ihre Stellung in der Gesamtmedizin mit der der Philosophie im Reiche der Wissenschaften verglichen: So, wie die einzelnen Wissenschaften einst von der Philosophie ausgingen, um dann wieder zu ihr zurückzukehren, so ist die Innere Medizin von jeher das Herz der gesamten Medizin gewesen. Darin liegt für sie aber auch die Verpflichtung, niemals die Fühlung mit den Einzeldisziplinen zu verlieren.

Einige Bemerkungen seien mir gestattet über die *Stellung der Inneren Medizin zur Neurologie,* da die Entwicklung der Neurologie als Sonderfach von vielen Internisten mit einer gewissen Sorge betrachtet wurde. Ich glaube nicht, daß diese Sorge berechtigt ist. Die Neurologie ist stärker als irgendein anderes Gebiet der Inneren Medizin mit dem Ganzen verwurzelt, so daß man sich nicht vorstellen kann, daß sie je

Kongreß f. innere Medizin LI.

1

von unserem Arbeitsgebiet abgetrennt werden könnte, und so wird der Innere Mediziner niemals auf die Neurologie verzichten können, ebensowenig wie er die Krankheiten des Kreislaufes aus der Hand geben könnte! Wenn wir aber sehen, daß einzelne besondere Probleme der Herz- und Gefäßkrankheiten in hervorragend ausgestatteten Forschungsinstituten mit größtem Erfolg studiert werden, ohne daß den Inneren Kliniken daraus irgendein Nachteil erwächst, so brauchen wir Internisten uns auch keine Sorge darüber zu machen, daß etwa die Neurologie unseren Händen entgleitet, wenn dieses große Gebiet, das seiner ganzen Natur nach, wenn die Forschung kräftig weiter getrieben werden soll, einer Bearbeitung mit ungeteilter Kraft bedarf, auch da und dort selbständige Kliniken, am besten an großen Universitäten oder einzelnen Krankenabteilungen, zur Verfügung hat. Besonders sympathisch erscheint mir als Internisten die Lösung, wie sie seiner Zeit von *Krehl* in Heidelberg und in Würzburg von *Grafe* getroffen wurde. Dort besteht in der medizinischen Klinik eine eigene neurologische Abteilung unter selbständiger Leitung, aber in engster Verbindung mit dem ganzen. Die Regelung im einzelnen möge so oder so getroffen werden; entscheidend wird immer sein, daß schöpferischen Kräften die Möglichkeit zu voller Entfaltung gewährt wird.

Dann brauchen wir nicht zu befürchten, daß die deutsche Medizin, die zugleich mit der französischen den Grundbau der Neurologie schuf, dem Ausland gegenüber ins Hintertreffen gerät. Es ist sicherlich also im Interesse der Sache selbst, wenn die Neurologie von der Inneren Medizin ebenso wie auch von der Psychiatrie betrieben wird, und wenn außerdem die Forschungsarbeit und die Ausbildung eines geeigneten Nachwuchses in den Händen einiger größerer besonderer neurologischer Kliniken bzw. Forschungsinstitute liegt. Denken wir nur daran, was der Neurologie an Fortschritten entgangen wäre, wenn Männer, wie *Nonne* in Hamburg und *Foerster* in Breslau, um nur diese beiden großen Neurologen zu nennen, nicht die Möglichkeit gehabt hätten, in eigenen Instituten zu arbeiten und zu wirken! Ich kann nicht glauben, daß irgendwie Schwierigkeiten sich ergeben können, wenn man unter dem reinen Gesichtspunkt sachlicher Erwägungen dieses Problem betrachtet.

Im übrigen meine ich, meine Damen und Herren, daß gerade das Thema ,,*Zentralnervensystem und Kreislauf*‘‘, das heute von den beiden Gesellschaften gemeinschaftlich behandelt wird, geeignet ist, zu zeigen, von wie vielen Seiten das Problem betrachtet werden kann, ja muß, wenn man ihm ganz gerecht werden will. Der Innere Mediziner sieht neben den Folgen der Zirkulationsstörungen für das Zentralnervensystem sehr stark die Vorgänge, die Anlaß zu der Durchblutungsstörung gegeben haben; ihn interessieren Herz- und Gefäßsystem in gleicher Weise, und besonders gilt dies für die Fälle, in denen die Grundkrankheit schon zu Störungen in anderen Organen geführt hat.

Damit aber habe ich schon kurz das *Programm unserer Tagung* selbst berührt. Bevor ich weiter darüber spreche, hätte ich noch einiges vorauszuschicken.

Die Tagungen unserer Gesellschaft haben eine mehrfache Aufgabe. Sie wollen nicht nur wichtige Probleme in ihren großen Zusammenhängen durch den Mund der hierfür vor allem berufenen Forscher zur Darstellung bringen, sondern dabei auch auf die Bedürfnisse des Arztes in Stadt und Land Rücksicht nehmen. Kleine besondere Teilfragen, so wertvoll ihre Bearbeitung auch für das Fortschreiten des Ganzen sein mag, werden besser im engeren Rahmen eines Kreises von Fachgelehrten besprochen. Dies also sind etwa die Gesichtspunkte, unter denen der jeweilige Vorsitzende diejenigen Probleme zur Besprechung auswählt, die ihm einmal selbst am Herzen liegen und von denen er des weiteren glaubt, daß ihre Besprechung Ausblicke und Anregungen für die zukünftige Forschung zu bieten vermag.

In den letzten Jahren hat mich persönlich der Gedanke sehr stark beschäftigt, ob nicht in unserer Arbeit, die der Volksgesundheit gilt, ein größerer Schritt vorwärts getan werden könnte, wenn wir noch bewußter als bisher den *Kampf gegen die vermeidbaren Krankheiten* führen könnten. Es ist doch nicht zu bestreiten, daß an vielen Krankheiten der Mensch selbst die Schuld trägt. Ich denke dabei nicht einmal an die *Geschlechtskrankheiten, an die Krankheiten durch Mißbrauch von Genußmitteln, wie Alkohol, Nicotin* usw., sondern an das *Außerachtlassen primitiver Grundsätze der Gesunderhaltung im Leben des Einzelnen.* Ich brauche sicherlich nicht im einzelnen anzuführen, wie außerordentlich verschieden die einzelnen Menschen auf Belastungen und Beanspruchungen reagieren, die ihnen durch das Leben auferlegt werden. Die Unterschiede sind hier recht stark je nach Konstitution, nach der augenblicklichen Reaktionsfähigkeit des Organismus, die wiederum in hohem Maße abhängig ist von Umwelteinflüssen, vorausgegangenen Krankheiten usw. In unserer ärztlichen Tätigkeit sind wir ja gewohnt, unseren Kranken, besonders den in der Rekonvaleszenz befindlichen, Richtlinien für ihr ferneres Leben zu geben. Wir pflegen ihnen darzulegen, was ihnen erlaubt ist, was ihnen verboten bleiben muß, damit sie möglichst schnell ihre volle Gesundheit und damit ihre ganze Leistungskraft wiederbekommen; oft fügen wir hinzu, daß sie auch für spätere Zeiten, selbst dann, wenn sie durch nichts mehr an ihre alte Krankheit erinnert werden, sich an gewisse Vorschriften zu halten hätten, damit eine erneute Erkrankung vermieden wird. Das sind alles selbstverständliche Dinge, und wir alle haben, solange wir als Ärzte tätig sind, in solcher Weise verfahren.

Es ist aber etwas anderes, wenn man versucht, solche Anweisungen, die der Gesunderhaltung dienen, von einem einheitlichen und höheren Gesichtspunkt aus zu betrachten. Als ich vor 15 Jahren in den Vereinigten Staaten weilte, hörte ich, wie ich glaube, zum ersten Male

1*

mit Bewußtsein, das Wort „*preventive medicine*" — *vorbeugende Heil-kunde*. An sich nichts Neues! Aber irgendwie hatte ich die Empfindung, daß in ihm etwas mehr läge, als *der Aufgabenkreis der Hygiene — der Gesundheitspflege* — umschließt; kurzum mir schien — ob mit Recht oder Unrecht, sei dahingestellt — in dem Begriff „preventive medicine" ein Gutteil von dem zu stecken, was wohl durch das Wort *persönliche Prophylaxe* einigermaßen gekennzeichnet ist. Wiewohl die wissen-schaftliche Hygiene im großen ein System der Gesundheitslehre gibt, die nicht nur auf die Gesunderhaltung des Menschen in der Gemein-schaft, letzten Endes aller Völker und aller Menschen hinzielt, sondern auch allgemeine Regeln für die Lebensführung des Einzelnen gibt, so ist es ein weiter Weg, bis diese Erkenntnis zu jedem Menschen gelangt und dann von ihm in sein Denken und Fühlen so aufgenommen wird, daß er auch wirklich danach lebt; ganz abgesehen davon, daß wir es ja hier mit allgemeinen Regeln für den großen Durchschnitt aller Menschen zu tun haben, und daß sie in jedem einzelnen Fall (ich erwähne hier noch einmal die Verschiedenheit der konstitutionellen Faktoren und der Lebensverhältnisse) abgewandelt bzw. variiert werden müssen. Es handelt sich also *bei der persönlichen Prophylaxe um die Anwendung allgemeiner Gesundheitsregeln auf das Einzelindividuum* unter Berück-sichtigung seiner besonderen Verhältnisse. Nun sind allerdings meiner Meinung nach diese Gesundheitsregeln vielfach nicht genügend klar und eindeutig und lassen vor allem dem Ermessen des einzelnen oft so viel Spielraum, daß sie ihren Sinn verlieren. Das gilt ganz bestimmt für die *Ernährung*. Trotz der großen Fortschritte auf diesem Gebiet, die klar und eindeutig auf die Notwendigkeit einer Reform hinweisen, hat sich praktisch kaum noch etwas geändert. Und doch ist die *Ernährung,* wie der Präsident des Reichsgesundheitsamtes, Herr Professor Dr. *Reiter,* vor einiger Zeit einmal auch meiner Meinung nach vollkommen zutreffend ausgeführt hat, *der wichtigste Umweltfaktor*! Um die Reform der Er-nährung endlich Wirklichkeit werden zu lassen, dazu bedarf es unermüd-licher, zielbewußter Arbeit! Erfreulicherweise wird das Problem von den zuständigen Stellen mit aller Tatkraft gefördert, so daß erwartet werden darf, daß wir in Bälde greifbare Fortschritte sehen werden.

Wenn wir von *Gesundheit* sprechen, so wollen wir es heute bewußt vermeiden, die *Begriffe* „*gesund*" und „*krank*" in dem strengen Sinn zu definieren, wie dies von jeher versucht wurde. Es liegt mir vielmehr daran, darauf hinzuweisen, daß neuerdings *ganz unabhängig vom rein medizinischen Denken die chemisch-biologische Forschung im Verein mit dem Tierexperiment zu einer Definition des Gesundheitsbegriffes sozusagen gedrängt wurde.* Wenn also von außerhalb unseres medizinischen Arbeits-kreises Stellung genommen wird zu Fragen, die ganz im Mittelpunkt unseres eigenen Denkens stehen, so haben wir allen Grund aufzuhorchen.

Der ungarische Forscher *Szent-Györgyi,* dem es als erstem gelungen ist, das Vitamin C krystallinisch zu erhalten und seine chemische Natur aufzuklären und der weiter durch seine Forschungen über die Atmung der Zelle so wertvolle Beiträge zum Verständnis der Lebensvorgänge geliefert hat, wurde durch Tierexperimente, die von *Moll und Kaehler* zu der Frage des Vitamin C-Bedarfes ausgeführt worden waren, zu *dem Problem ,,gesund'' und ,,krank''* geführt. *Kaehler* und *Moll* hatten festgestellt, daß Meerschweinchen, die bei einer skorbuterzeugenden Kost gehalten wurden, vor dem Auftreten der klassischen Skorbutsymptome geschützt werden können, wenn man ihnen täglich 0,25 bis 0,5 mg des reinen Vitamin C verabfolgt. Die Tiere erschienen äußerlich durchaus gesund und munter. Eine subtile mikroskopische Untersuchung des Zahnsystems ergab indes ganz bestimmte feine Veränderungen der Odontoblasten, wie sie für den Skorbut charakteristisch sind. Auch die Verdoppelung der Dosis (1 mg pro Tag) vermochte die Veränderungen am Zahnsystem nicht zu verhindern. Erst bei Verdreifachung der Dosis (1,5 mg pro Tag) waren keinerlei Veränderungen an den Odontoblasten festzustellen. Der Befund war hier vollkommen normal, d. h. er war der gleiche wie bei den Kontrolltieren, die reichlich Grünfutter bekamen. *Szent-Györgyi* wirft im Anschluß an diese Feststellungen mit Recht *die Frage auf, ob man die Tiere, die zwar äußerlich vollkommen den Eindruck gesunder Meerschweinchen machen, aber charakteristisch Veränderungen der Odontoblasten aufweisen, als vollkommen gesund bezeichnen darf.* Wir alle werden mit ihm der Meinung sein, daß man sicherlich hierzu nicht berechtigt ist, und daß eine oberflächliche Beurteilung uns nicht in den Stand setzen kann, von gesund oder krank zu sprechen. Man überdenke nur einen Augenblick die Verhältnisse beim Menschen, um zu sehen, wie schwierig die Dinge liegen. *Szent-Györgyi* bezeichnet als *Gesundheit denjenigen Zustand, in welchem der Körper allen äußeren schädlichen Einflüssen den größten Widerstand entgegensetzen kann, in welchem er die höchste Leistungsfähigkeit bei Belastung zeigt und in welchem schließlich keine seiner Leistungen weiter gesteigert werden kann.*

Wollen wir vorläufig bei dieser Definition bleiben, ohne zu untersuchen, ob sie bei der sich daraus ergebenden *folgerichtigen Bestimmung des Krankheitsbegriffes* allem, was uns in der Pathologie entgegentritt, gerecht wird. Versuchen wir vielmehr, gleich ins Konkrete zu gehen und legen uns selbst ein paar Fragen vor. Befinden wir uns in einem optimalen Gesundheitszustand, wenn wir mit Beginn der kalten Jahreszeit an Erkältungskrankheiten leiden, wenn man nur einmal nasse Füße zu bekommen braucht, um sich einen Schnupfen zu holen ? Sicherlich nicht ! Gehen wir einen Schritt weiter ! Das Virus der *Heine-Medin*schen Erkrankung befällt weite Kreise der Bevölkerung. Wie wir wissen, erkrankt nur ein kleiner Teil, von ihnen wieder einige mit flüchtigen meningealen Symptomen, andere mit schweren Lähmungen, an deren

Folgen sie ihr ganzes Leben zu leiden haben. Die Mehrzahl der Menschen ist entweder überhaupt ansteckungsfest, oder sie ist immun geworden durch eine ganz leichte, dem Träger gar nicht zum Bewußtsein kommende Erkrankung. Zu dieser Frage hat Dr. *Kibler* eine höchst interessante Beobachtung gemacht: Von den Kindern einer Familie erkrankte eines an typischer Poliomyelitis mit Lähmungen, während die Geschwister anscheinend vollkommen gesund blieben. Als der Arzt im Einverständnis mit den Eltern bei diesen keinerlei Symptome der Erkrankung zeigenden Kindern eine Lumbalpunktion machte, fand er einen für die Poliomyelitis ganz typischen Liquorbefund. Das ist doch ein höchst bemerkenswertes Ergebnis! Sind es stets solche oder ähnliche Vorgänge, die das ausmachen, was wir als *stille Feiung* bezeichnen? Unwillkürlich legt man sich die Frage vor, ob die bedauernswerten Kinder, die an Lähmung erkranken, die Krankheit schicksalsmäßig bekommen müssen. Erkranken sie nicht vielleicht deswegen, weil sie nicht vollkommen widerstandsfähig, d. h. nicht ganz gesund sind? Die Frage wird im Augenblick nicht schlüssig beantwortet werden können. Ich persönlich denke sehr stark an die letztere Möglichkeit.

Aber wählen wir ein weiteres, weniger strittiges Beispiel! Geht es mit rechten Dingen zu, wenn *ein erheblicher Teil aller Menschen in Mitteleuropa an Magen-Darmstörungen leidet?* Jeder zweite Mensch klagt über Darmträgheit, vielleicht jeder dritte oder vierte über Magenstörungen, deren Ursache meist eine Gastritis ist; in diesem Zusammenhang wäre hinzuzufügen, daß das Ulcus des Magens gleichfalls häufiger zu werden scheint. Dürfen wir von allen diesen Menschen sagen, daß sie vollkommen gesund sind? Sind die Magen-Darmstörungen nicht vielleicht Folge einer unrichtigen Lebensführung, sagen wir, einer falschen Ernährung?

Und wie steht es mit den Störungen von seiten des Kreislaufes? Wenn man offiziellen statistischen Erhebungen Glauben schenken darf, so haben *in Frankreich die Todesfälle an Herz- und Gefäßkrankheiten in den letzten 30 Jahren gewaltig zugenommen.* In den Jahren 1900—1920 sollen sie sich verdoppelt, in den Jahren 1920—1930 verdreifacht haben. *In Amerika* muß nach Zahlen, die aus der Lebensversicherungsstatistik kommen, angenommen werden, daß *jeder dritte Mensch an Erkrankungen der Zirkulationsorgane stirbt.*

M. D. u. H.! Niemand wird solchen summarischen Angaben statistischer Untersuchungen ohne jeden Vorbehalt Glauben schenken wollen, aber die meisten Ärzte, die einen Zeitraum von einigen Jahrzehnten überblicken können und viel gesehen haben, werden vielleicht gleich mir der Meinung sein, daß Herz- und Gefäßerkrankungen häufiger geworden sind; nicht zuletzt auch die Erkrankungen der Coronargefäße. Das Leben vieler wertvoller Menschen, deren Wissen und Erfahrung nur schwer entbehrt werden kann, findet so ein vorzeitiges Ende. Ist dies alles Schicksal, das unabdingbar seinen Lauf nimmt, dem der

Mensch machtlos gegenübersteht, oder kann er durch eine tiefere Einsicht in die Zusammenhänge des Lebens ihm entgegentreten? Eines ist sicher: *Viele Herzkrankheiten, die auf infektiöser Basis sich entwickeln, werden sich vermeiden lassen, wenn wir rechtzeitig den Infektionsherd erkennen und entfernen lassen.* Frühzeitige Feststellung einer chronischen Tonsillitis und ihre Beseitigung durch Tonsillektomie werden den Gelenkrheumatismus mit seiner Endokarditis seltener werden lassen. Eine Frage für sich indes, die mit ihrem ganzen Gewicht bestehen bleibt und die unbedingt bearbeitet werden muß, ist die: Ist die erstaunlich große Häufigkeit von Tonsillenveränderungen eine Zivilisationserscheinung, die mit unserer Lebensart, insbesondere mit der Ernährung zusammenhängt? Wie berechtigt diese Frage ist, wird man einsehen, wenn man sich daran erinnert, daß beim künstlich genährten Säugling mit exsudativer Diathese die lymphatischen Apparate, insbesondere die Mandeln, hyperplastisch werden, wenn er überreichlich Kuhmilch erhält.

Ich frage weiter, können wir Ärzte *an der Tatsache, daß es unter uns Menschen mit tadellosem Gebiß kaum mehr gibt, vorbeigehen, ohne uns Gedanken zu machen?* Schon bei den *Schulkindern* ist die *Caries* bedrohlich verbreitet, bei älteren Menschen sind die Zahnverhältnisse manchmal geradezu katastrophal. Man kann doch schwerlich einen Menschen mit schweren Gebißschäden als völlig gesund betrachten, es sei denn, daß man den Gesundheitsbegriff unverantwortlich oberflächlich faßt. Ich meine, wir Ärzte seien verpflichtet, uns um die Frage des Gebißverfalles mehr zu bekümmern als bisher. *Der Gebißverfall ist nicht ein Problem, das den Zahnarzt allein angeht, sondern eines, mit dem wir uns alle beschäftigen sollten!*

M. D. u. H.! Ich habe versucht, Ihnen an der Hand einiger kurzer Beispiele zu zeigen, daß der *Gesundheitsbegriff schärfer gefaßt werden muß.* Es handelt sich keinesfalls hier um eine belanglose Verschiedenheit in der Ausdeutung, nein, wir müssen das Problem völlig neu überdenken. Wenn wir klar erkennen, daß Gesundheit diejenige Beschaffenheit unseres Körpers ist, die ihn nicht nur in höchstem Maße leistungsfähig, sondern auch widerstandsfähig gegen alle schädlichen Einflüsse macht, so wird auch die Gesundheitsführung sich vielfach vor neue Aufgaben gestellt sehen. *Es muß unbedingt dazu kommen, daß jeder einzelne Mensch weiß, wie er zu leben hat, um gesund und leistungsfähig zu bleiben, wie er es vermeiden kann, daß er sich vorzeitig verbraucht!* Hier gibt es sicherlich bestimmte generelle Regeln, auf der anderen Seite müssen *wir Ärzte unseren Patienten als Berater zur Seite stehen und ihnen Anweisungen hinsichtlich ihrer Lebensführung geben.* Aus dem großen Gebiet, das sich hier auftut, erwähne ich nur noch das weite Feld der psychischen Hygiene und denke dabei besonders *an die Abhängigkeit des vegetativen Systems von dem, was wir innerlich erleben.*

M. D. u. H.! Aus der großen Zahl von Fragen, die sich in dem hier angedeuteten Zusammenhang ergaben, habe ich nur ein paar herausgreifen können; sie sollten das *Programm unserer Tagung begründen, das unter dem Gesichtspunkt der persönlichen Prophylaxe ausgewählt ist.* Ob das Thema Arteriosklerose ganz unter diesen Gedanken gestellt werden kann, dessen bin ich freilich nicht sicher, denn das würde ja bedeuten, daß wir schon wissen, wie die Arteriosklerose zustande kommt und wie wir sie vermeiden können.

Die *Arteriosklerose* war Verhandlungsthema zuletzt im Jahre 1903; die Referenten waren damals: der Pathologe *Marchand* und der Kliniker *E. v. Romberg.* Ich sollte denken, in den letzten $3^1/_2$ Jahrzehnten hätten sich manche neue Gesichtspunkte ergeben. Wenn wir hier in der Prophylaxe ein Stück vorwärtskommen würden, wo würde das einen unendlichen Segen für die ganze Menschheit bedeuten!

Die Frage der *Fokalinfektion* hat seit dem Jahre 1930, in welchem sie hier behandelt wurde, ein ganz anderes Gesicht bekommen. Sie ist eines der dringlichsten Probleme geworden, und ich glaube, daß ihre Besprechung die Zustimmung der meisten Kollegen finden wird.

Auch die andere, so bedeutsame Frage, die ich schon gestreift habe, die *Frage des Gebißverfalles als Ausdruck einer Fehlernährung,* mußte einmal auch in unserem Kreise gemeinschaftlich mit den Zahnklinikern besprochen werden. Daß das Zahnsystem ganz besonders empfindlich reagiert auf Nährschäden irgendwelcher Art, darf als ganz sicher gelten. Bis die feinen Zusammenhänge völlig klar gelegt sind, wird es wohl noch einige Zeit dauern. Soviel aber wissen wir schon heute, daß eine Ernährung, die statt eines aus den feinsten Mehlen hergestellten Brotes den Genuß von Vollkornbrot und die Aufnahme von reichlich Gemüse und Obst vorsieht, die Erhaltung gesunder Zähne weitgehend gewährleistet. Hier kann also jeder einzelne Mensch durch Einhaltung dieser Ernährungsregeln zu seiner Gesunderhaltung beitragen, und wir Ärzte haben die Pflicht, wo immer wir die Möglichkeit haben, den Gedanken einer richtigen Ernährung zu propagieren.

Noch jedes Jahr haben die Besucher unseres Kongresses manches Neue, insbesondere die eine oder andere Anregung mit nach Hause genommen. Ich hoffe, daß auch das Programm unserer diesjährigen Tagung die Teilnehmer unseres Kongresses nicht enttäuschen wird!

––––––––

Im vergangenen Jahr hat wiederum der *Tod* in die Reihe unserer Mitglieder schwere, kaum ersetzbare Verluste gerissen. Im Juni des vergangenen Jahres starben fast auf den gleichen Tag *Hans Pässler* und *Hermann Straub.*

*Hans Pässler,* der langjährige Leiter der I. Medizinischen Abteilung am Stadtkrankenhaus Dresden-Friedrichstadt, stammte aus der Leipziger Schule *Curschmanns,* an der ihn wissenschaftliche und freundschaftliche

Beziehungen besonders mit *E. v. Romberg* verbanden. *Pässler* hat eine reiche wissenschaftliche Tätigkeit entfaltet, insbesondere ist sein Name untrennbar verknüpft mit dem Problem der fokalen Infektion, über das er auf dem Kongreß vor 9 Jahren referierte, was sicherlich noch vielen von Ihnen in lebhafter Erinnerung sein wird. Mag es heute auch etwas anders aussehen als damals, es bleibt *Pässlers* unvergängliches Verdienst, nachdrücklich auf dieses wichtige Gebiet die Aufmerksamkeit der Ärzte gelenkt zu haben. Von den Arbeiten *Pässlers* seien sodann weiter noch genannt diejenigen, die er — zum Teil in Gemeinschaft mit *v. Romberg* — über das Nachlassen des Vasomotorentonus bei Infektionskrankheiten, besonders bei der Pneumonie verfaßt hat. Als Vorsitzender des Kongresses im Jahre 1926 hat *Pässler* in seiner Eröffnungsrede gezeigt, für wie bedeutsam er die Frage der ärztlichen Fortbildung hielt. Alle, die *Pässler* näher gekannt haben, werden den liebenswürdigen gütigen Menschen, der für jeden ein freundliches Wort hatte, im Gehächtnis behalten. Vor einem Jahre hatte unsere Gesellschaft *Pässler* zu ihrem Ehrenmitglied ernannt.

*Herman Straub,* der Göttinger Kliniker, erlag ganz unerwartet für uns alle einem schweren Herzleiden, das sich im Anschluß an einen Gelenkrheumatismus vor vielen Jahren entwickelt hatte. Wir erleben also wiederum die Tragik, die über dem Leben so mancher Ärzte liegt, daß sie an dem Leiden zugrunde gehen, dessen Studium sie ihre besondere Liebe und ihre Lebensarbeit geschenkt haben. *Straub,* aus der Schule *E. v. Rombergs,* ging als Kliniker in der Kreislaufforschung ganz neue Wege. Seinem strengen naturwissenschaftlich gerichteten Denken bot sich in den Problemen der Kreislaufdynamik ein Forschungsgebiet, auf dem sich seine besondere Begabung ganz entfalten konnte. Was er hier geleistet hat, sind wahre Meisterwerke naturwissenschaftlicher Forschungsarbeit. Daß ein Mann von so überlegenem klarem Verstand junge begabte Wissenschaftler in großer Zahl in seinen Bann zog, ist selbstverständlich, und so hatte *Straub* das Glück bei seinen weiteren Arbeiten, die sich später der physikalisch-chemischen Atmungsregulation zuwandten und ihn damit immer weiter in das Gebiet des Mineralstoffwechsels hineinführten, stets treue Helfer zur Seite zu haben. Aber nicht nur ein Wissenschaftler von hohem Rang war *Straub,* sondern auch ein vorzüglicher Kliniker und guter Arzt. Der Verlust dieses Mannes, der noch viele Jahre erfolgreich hätte arbeiten und wirken können, trifft auch den Vorstand unserer Gesellschaft besonders schwer, dessen Mitglied er war.

Herr Professor *Wassil-Mollow,* der Kliniker aus Sofia in Bulgarien, vielen von uns ein persönlicher treuer Freund, dessen ganze Liebe unserem deutschen Vaterlande galt, ist Ende Dezember vorigen Jahres durch einen jähen Tod ganz unerwartet abberufen worden. *Mollow* wurde im Jahre 1918 als ordentlicher Professor und Direktor der Medizinischen

Klinik nach Sofia berufen, nachdem er lange Zeit an deutschen Kliniken und Instituten sich eine äußerst vielseitige Ausbildung hatte angedeihen lassen. Als Arzt und Gelehrter hatte er sich großes Ansehen erworben. Wir selbst haben von ihm auf einem Kongreß eine ausgezeichnete Darstellung der Echinokokkenkrankheit gehört; noch im vergangenen Herbst hat er eine vorzügliche Darstellung der *Pellagra* verfaßt; auf seine ausgedehnte wissenschaftliche Tätigkeit im einzelnen einzugehen, fehlt leider die Zeit. Seit Jahrzehnten fehlte er bei keinem unserer Kongresse und wir, seine näheren Freunde, die ihn jedes Jahr immer wieder mit großer Freude hier in Wiesbaden begrüßt haben, können uns kaum vorstellen, daß wir ihn jetzt nur noch in Gedanken an unserer Seite haben. Unsere Gesellschaft hatte ihn als einen ihrer allerbesten Freunde aus dem Auslande zu ihrem Ehrenmitglied ernannt.

Von den Toten des vergangenen Jahres habe ich dann noch zu nennen Herrn Dr. *Fürer*, Stockdorf-Gauting, Herrn Dr. *Haakshorst*, Chefarzt der inneren Abteilung des Vinzenz-Krankenhauses, Essen-Stoppenberg, Herrn Dr. *Kraus*, Primärarzt in Teplitz-Schönau, ferner Herrn Dr. *Krone* vom Reichs-Fremdenverkehrsverband Berlin, schließlich Herrn Professor Dr. *Neumayer*, den früheren Vorstand der Laryngologischen Poliklinik in München, der aus der *Ziemssen*schen Schule hervorgegangen war und sich später ganz der Laryngologie zugewandt hatte.

Wir wollen dann noch einiger angesehener Ärzte und Forscher gedenken, die, obwohl nicht Mitglieder unserer Gesellschaft, durch ihre Leistungen und Arbeiten auf das Leben unserer Gesellschaft einwirkten. Ich denke hier an den berühmten Erforscher der Geschichte der Medizin *Geheimrat Sudhoff*, Frankfurt, an den Schweizer Arzt Dr. *Max Bircher-Benner*, Zürich, der mit seinen Versuchen, Krankheiten durch Rohkost zu heilen, der streng naturwissenschaftlich-medizinischen Forschung weit vorausgeeilt war und in den letzten Jahren seines Lebens die freudige Genugtuung empfinden konnte, daß das nationalsozialistische Deutschland mehr als irgendein anderes Land für seine Ideen aufgeschlossen war. Ich gedenke weiter Professor Dr. *Fausers*, des früheren Leiters des Bürger-Hospitals in Stuttgart, des schwedischen *Physiologen Johansson*, des hervorragenden *Neurologen Gamper* in Prag, des vielversprechenden jungen Neurologen und Mitarbeiters Professor *Försters*, Professor *Altenburger*, Breslau, weiter des in den Kreisen seiner Fachgenossen hochgeschätzten Psychiaters *Johannes Lange* in Breslau und des Direktors des Instituts für Arbeitsphysiologie Professor *Atzler* in Dortmund.

Indem wir all dieser Männer, die zum großen Teil vorzeitig abberufen wurden, in Dankbarkeit gedenken, ehren wir uns selbst. Ich darf Sie bitten, m. D. u. H., sich zum Gedächtnis der Toten von den Sitzen zu erheben. Ich danke Ihnen!

Nun aber wollen wir uns unserer Arbeit zuwenden! Ich erkläre die 51. Tagung der Deutschen Gesellschaft für innere Medizin für eröffnet.

# VERHANDLUNGEN DER

# DEUTSCHEN GESELLSCHAFT FÜR INNERE MEDIZIN

## HERAUSGEGEBEN
### VON DEM STÄNDIGEN SCHRIFTFÜHRER

## PROFESSOR DR. A. GÉRONNE
### DIREKTOR DER MEDIZINISCHEN KLINIK
### AN DEN STÄDTISCHEN KRANKENANSTALTEN WIESBADEN

## ZWEIUNDFÜNFZIGSTER KONGRESS

### GEHALTEN ZU WIESBADEN VOM 6.—9. MAI 1940

#### MIT 132 ABBILDUNGEN
#### UND 38 TABELLEN IM TEXT

Enthält u. a. die Berichte bzw. Vorträge:

1. Krankheitsanfänge in Abhängigkeit von Umweltseinflüssen („Frühschäden"). Reiter-Berlin — Siebeck-Berlin — Hallermann-Rüsselsheim — Bohnenkamp-Freiburg — Braeuning-Stettin — Schultz-Hencke-Berlin.
2. Anämien und Blutübertragung. Schittenhelm-München — Schilling-Münster — Bürkle de la Camp-Bochum — Gänsslen-Frankfurt a. M. — Corelli-Rom.
3. Dynamik des Eiweißes. Felix-Frankfurt a. M. — Schenck-München.

**Im Anhang:**

Kreislauf und Atmung. Wagner-Innsbruck. — Brauer-Wiesbaden.

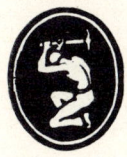

## MÜNCHEN
## VERLAG VON J. F. BERGMANN
## 1940

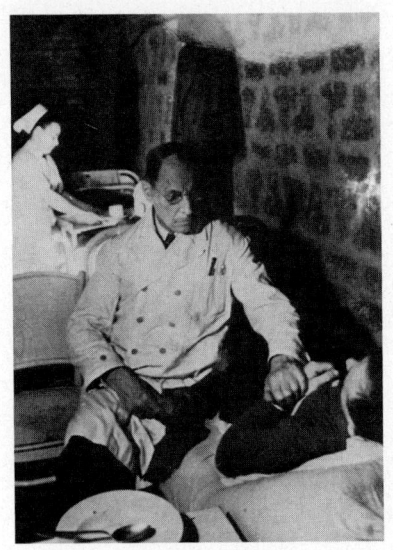

H. Dietlen, Saarbrücken
Vorsitz 1940

# Eröffnungsansprache des Vorsitzenden.

Von

Professor Dr. **H. Dietlen** (Saarbrücken).

Seit unserer letzten Tagung haben sich gewaltige Dinge zugetragen: Ereignisse von geschichtlicher Größe sind abgerollt und rollen weiter; Ereignisse, die eine ganze Welt erschüttern und in Atem halten, die aber gleichzeitig uns Deutsche mit unendlichem Stolz erfüllen. Noch geht das gigantische Ringen weiter, aber über seinen Ausgang machen wir uns keine Sorgen.

Hochverehrte Gäste! Meine Herren Kollegen! Zur Eröffnung der 52. Tagung der Deutschen Gesellschaft für innere Medizin rufe ich Ihnen allen, den Gästen und Mitgliedern unserer Gesellschaft ein herzliches Willkommen zu.

Meine Herren Kollegen! Wir haben diesmal die Freude, mit der Deutschen Gesellschaft für Kreislaufforschung und mit der Deutschen Hämatologischen Gesellschaft zusammen arbeiten zu können. Ich begrüße daher besonders herzlich ihre Mitglieder, ihre Leiter und Kongreßvorsitzenden, die Herren Professor Eberhard Koch und Schellong, Schilling und Schittenhelm.

Dann ist es uns eine ganz besondere Freude, eine stattliche Reihe von Gästen und Freunden aus dem befreundeten Italien und aus neutralen Staaten, die in nachbarlicher Freundschaft zu uns stehen, herzlich willkommen heißen zu dürfen. Darunter ganz besonders diejenigen, diesmal besonders groß an Zahl, die uns mit Referaten und Vorträgen unterstützen.

Ein letztes und besonders herzliches Willkommen gilt schließlich den Kollegen aus den jüngsten deutschen Gauen, und hier wieder besonders aus Danzig.

Meine Herren! Bevor wir nun in unser Programm eintreten, das der Arbeit am Lebenden und für das Leben gilt, beugen wir uns kurz vor der Majestät des Todes. Wir gedenken in Ergriffenheit und Dankbarkeit aller derer, die in diesem Kriege ihr Leben für Deutschland dahingegeben haben, damit dieses Deutschland lebe; es sind unter ihnen nicht wenig Berufskameraden. Wir wollen ihrer besonders ehrend gedenken.

Auch in den Reihen unserer Gesellschaft hat der Tod im letzten Jahre wieder Umschau gehalten. Wohl brauchen wir diesmal nicht den Verlust von solchen zu beklagen, die durch ihre wissenschaftlichen Leistungen selbst ihren Namen in das Buch der Geschichte unserer Gesellschaft eingetragen haben. Es ist aber einer unter ihnen, der unserer Gesellschaft in anderer selbstloser Weise besonders treue Dienste ge-

Kongreß f. innere Medizin. LII.                                                  1

leistet hat, Herr Emil Philippi, Wiesbaden. Er hat 12 Jahre lang das mühevolle Amt des Kassenführers unserer Gesellschaft in vorbildlicher Weise versehen, wofür wir ihm übers Grab hinaus dankbar bleiben. Im übrigen hat der Tod folgende Mitglieder aus unseren Reihen abberufen:

Herr Dr. med. Dengler, Baden-Baden, Hohenlohestr. 1.
    „    „    „    Fritzsche, Heinrich, Sanitätsrat, Bahnarzt, Leipzig, Felixstr. 6.
    „    „    „    Kähler, Hans, Darmstadt, Am Löwentor 18.
    „    „    „    Lorand, Arnold, Karlsbad.
    „    „    „    Lorenz, H. F., Facharzt für innere Krankheiten und Röntgenologie, Breslau 13, Steinstr.
    „    „    „    et phil. Panchaud de Bottens, A., Zürich (Schweiz), Seefeldstr. 33.
    „    „    „    Philippi, Emil, Wiesbaden, Taunusstr. 37.
    „    „    „    Plagge, K., Generaloberarzt a. D., Bad Homburg v. d. H., Brendelstr. 21.
    „    „    „    Reinert, Krankenhaus für innere Krankheiten und Nervenleiden, Stuttgart-Degerloch.
    „    „    „    Schellenberg, Wiesbaden, Fritz-Kalle-Str. 20.
    „    „    „    Vogel-Eysern, Rom, Piazza Rio de Janeiro, zur Zeit Hamburg-Rahlstedt.

Noch geziemt es sich auch, das Gedächtnis einzelner anderer Ärzte hier wach zu rufen, die zwar nicht Mitglieder unserer Gesellschaft waren, die aber als bedeutende Ärzte durch ihr Wirken auch die innere Medizin nachhaltig befruchtet haben. Ich erwähne den großen Erforscher tropischer Krankheiten, Hans Ziemann, dessen Standardwerk über die Malaria internationalen Ruf genießt; den Generaloberarzt a. D. Walter Krebs, den ersten Leiter des Offiziergenesungsheimes Falkenstein, später Chefarzt des Landesbades Aachen und bekannten Rheumaforscher, der hier in Wiesbaden sein Leben beendet hat; den Italiener Fabio Rivalta, dessen Namen mit einer bekannten Reaktion verknüpft bleibt; den Schweizer Oskar Bernard, den Begründer der wissenschaftlichen Heliotherapie und Freund Segantinis; und nicht zuletzt den bedeutenden Chirurgen Anton von Eiselsberg, den letzten großen Schüler des unvergeßlichen Billroth.

Meine Herren! Wenn ich Sie nun bitte, sich zum Gedächtnis aller Toten, der unbekannten Soldaten des Krieges und der Soldaten der Arbeit, von Ihren Sitzen zu erheben, so ehren wir uns damit selbst.

Meine Herren! Bevor wir nun mit unseren Vorträgen beginnen, lassen Sie mich noch in tunlichster Kürze einiges Erläuternde über die Gestaltung des aufgestellten Programms sagen. Es verwirklicht im großen und ganzen die Absichten, die ich schon vor Beginn des Krieges ins Auge gefaßt hatte, nur mit einer gewissen Beschränkung, die nötig war, um noch Platz für einige Themen zu schaffen, die durch den Krieg nahegelegt wurden.

Das Thema „Kreislauf und Atmung" sollte ursprünglich, im Einvernehmen mit Herrn Koch, als Teil eines groß gedachten Rahmenreferates „Kreislauf und Stoffwechsel" erscheinen, dessen Hauptteil auf der Tagung der Deutschen Gesellschaft für Kreislaufforschung verhandelt werden sollte. Da die Gesellschaft auf eine eigene Tagung in Bad Nauheim in diesem Jahre verzichtet hat, erscheint unser Thema bis zu einem gewissen Grade als Torso, aber immer noch umfangreich und bedeutend genug, um seine selbständige Behandlung zu rechtfertigen.

Wir freuen uns, daß wir bei der gemeinsamen Verhandlung dieses Themas unseren Sprößling, die Deutsche Gesellschaft für Kreislaufforschung, wieder einmal in die Mutterarme schließen dürfen, und wir freuen uns noch ganz besonders darüber, daß der Altmeister Brauer, unser verehrtes Ehrenmitglied, die Mühe auf sich genommen hat, über ein Gebiet zu berichten, dem er Bahnbrecher war. Die Wahl des Themas mag gleichzeitig kundtun, welch großen Wert die innere Medizin heute auf die Betrachtung und Erforschung funktioneller Zusammenhänge zwischen einzelnen Leistungssystemen legt. Diese Betrachtungsweise bedeutet unter allen Umständen einen großen Fortschritt. Hoffentlich gelingt ihr bald der ersehnte große Wurf einer objektiven, alle wesentlichen Faktoren erfassenden Methode der Funktionsprüfung des Kreislaufes. Was an äußerst beachtlichen Ergebnissen in dieser Richtung schon vorliegt, werden wir heute zu hören bekommen.

Man wird jedoch im Besitze von besten objektiven Prüfungsmethoden bei der praktischen Bewertung der Leistungsfähigkeit des Kreislaufes eines nie übersehen dürfen: Was der Kreislauf bei gegebenen und meßbaren Leistungsgrößen wirklich zu leisten vermag, das wird letzten Endes nicht durch diese Größen an sich bestimmt, sondern durch die Möglichkeit, sie in jeweils zweckmäßigster funktioneller Verknüpfung einzusetzen. Diese wird von einem komplizierten Regulationssystem besorgt. In dieses aber spielen seelische Kräfte des Gefühls- und Willenslebens, also der ganzen psychischen Persönlichkeit, so stark hinein, daß sie im Einzelfalle alle Ermittlungen und Berechnungen über den Haufen werfen können. Das bekommen wir ja jetzt im Kriege immer wieder besonders deutlich vor Augen geführt, in positiver und negativer Richtung. Und darum kommen wir in vielen Fällen mit objektiven Methoden, einschließlich zahlenmäßiger Austastung der Belastungsfähigkeit, nicht glatt zum Ziel, wenn wir den seelischen Anteil an der Leistung nicht einzuschätzen vermögen.

Ich möchte hier ja nicht mißverstanden werden in dem Sinne, als öb ich solides Einzelwissen und gründliches objektives Erforschen von somatischen Gegebenheiten, von Reaktionen und Funktionen gering schätzte, etwa zugunsten einer sogenannten Ganzheitsauffassung, die sich gerne in den Mantel der ärztlichen Intuition hüllt, aber manchmal nichts anderes darstellt als ein — bewußt oder unbewußt — bequemes Flüchten vor wirklichem Wissen und Können. Ich glaube mich vor solchem Mißverständnis einigermaßen geschützt durch den Hinweis, daß ich durch die Schule von Moritz gegangen bin, eines besonders

1*

sachlichen Lehrers, dem auch das kleinste objektive Ergebnis wichtig schien und der doch ein großer Arzt war. Aber es dünkt mich doch wichtig — es ist von dieser Stelle aus schon oft gesagt worden — wieder einmal, zumal die Jüngeren unter uns, darauf hinzuweisen, daß der Mensch, und der kranke Mensch ganz besonders, nicht nur ein somatisch ausmeßbarer Körper, sondern eine psycho-physische Einheit, ein Leib-Seele-Wesen ist. Und wir Ärzte sind immer noch um so bessere Ärzte gewesen, und werden es bleiben, je mehr wir auch Psychologen sind.

Man sagt nun wohl mit Recht, man ist zum Arzt, der gar nicht anders als auch Arzt der Seele sein kann, geboren oder man wird nie ein richtiger Arzt werden. Aber so sehr wir gerade für unseren Beruf die innere, die anlagemäßige Voraussetzung, das Berufensein wünschen müssen, so fehlt dieses eben doch oft genug; um so mehr muß es durch Erziehung, Beispiel und Lehre nachgeholt werden, soweit dies möglich ist. Darum sollte die ärztliche oder klinische Psychologie mehr als bisher dem Studierenden nahe gebracht werden. Dies um so mehr, als wir heute und in Zukunft — wenn ich mich nicht täusche — mit einer dauernden Zunahme der mehr psychisch als somatisch bedingten Zustände von Leistungsschwäche zu rechnen haben. Es ist das im übrigen nicht nur meine persönliche Erfahrung und Sorge. Ich brauche nur an den jüngst erschienenen Aufsatz von Fritz Lange zu erinnern.

Ich glaube, wir Ärzte müssen es einmal offen aussprechen: Die Fälle von vorzeitiger Leistungsminderung und -schwäche, ohne greifbare körperliche Ursache und Schäden, einfach als Folge dauernder Überbeanspruchung, durch ein dauerndes Arbeiten nahe am Spannungsmaximum, mehren sich. Sie mehren sich trotz richtig gemeinter Betonung ausgleichenden Sportes und sonstiger diätetischer Lebensführung. Sie mehren sich gerade in den Kreisen, denen die Hauptlast der Führung und Verantwortung zufällt. Wir Ärzte müssen da rechtzeitig unsere mahnende und warnende Stimme erheben.

Ich bitte auch hier, mich nicht falsch verstehen zu wollen. Meine Befürchtung und Mahnung bezieht sich natürlich nicht auf die Beanspruchung des Menschen durch die gegenwärtigen Kriegsverhältnisse. Es ist selbstverständlich, daß der Mensch im Kampfe für sein Vaterland alles hergeben muß, was er nur aus sich herausholen kann, und ohne Rücksicht darauf, ob ihm das schadet oder nicht.

Bei der Erfassung und Bewertung von dem, was wir Frühschäden nennen, bei den Grenzzuständen zwischen gesund und krank, werden wir ohne weitgehende Berücksichtigung des Vegetativen und Seelischen nicht alles leisten können, was wir erreichen wollen. Dazu gehört aber eben eine gewisse psychologische Schulung.

Ich will damit nicht unbedingt der Einführung eines neuen Lehrfaches in den Studienplan das Wort reden. Es mag genügen, wenn der klinische Lehrer, und zwar nicht nur der neurologische oder psychiatrische, sondern vor allem auch der internistische, sich dieser wichtigen Aufgabe stets bewußt ist. In den praktischen Kursen, die ja heute obligatorisch sind, also am Krankenbett selbst, daher auch während der Pflichtfamulatur, wird die beste Gelegenheit sein, den werdenden Arzt auf diese wichtige Seite seiner Ausbildung hinzuweisen und einzustellen.

Für die Krankenhausärzte erwachsen durch die Einrichtung der Pflichtfamulatur neue dankenswerte Aufgaben. Sie werden sich ihnen mit Freuden unterziehen und dürften bei ihren engen Beziehungen zu den Belangen der praktischen Ärzte besonders geeignet sein, an der praktischen Ausbildung der Studierenden mitzuarbeiten. Nur darf eines dabei nicht übersehen werden. Die Chefärzte größerer Krankenhausabteilungen sind zum Teil bereits durch die ärztliche Pflichtfortbildung, durch Krankenpflegeschulen und ähnliches erheblich belastet. Sie verlieren auf der anderen Seite durch den Wegfall der Medizinalpraktikanten einen Teil ihrer Hilfskräfte. Es wird daher Aufgabe der staatlichen Stellen sein, die städtischen Behörden als Träger der Krankenhäuser darauf hinzuweisen, daß sie der gesteigerten Belastung der Krankenhausärzte durch reichlichere Zuteilung von Assistentenstellen genügend Rechnung tragen müssen. So wie die Verhältnisse heute vielfach liegen, auch wenn ich von den außergewöhnlichen Kriegsverhältnissen ganz absehe — geringe Anzahl von Assistenten, von denen dauernd ein Teil für militärische Übungen, Schulungskurse, SA.-Dienst und andere zusätzliche Dienste ausfällt —, bleibt für wissenschaftliche Betätigung der Assistenten kaum noch Zeit. Das ist im Hinblick auf das große zur Verfügung stehende Krankengut ein bedauerlicher Zustand.

Ich habe vorhin bereits die Neuordnung des ärztlichen Studiums gestreift. Die Deutsche Gesellschaft für innere Medizin hat volles Verständnis dafür, daß eine neue Zeit mit neuen Aufgaben und neuen Berufszielen zu einer Überprüfung einer Einrichtung gezwungen hat, mit der auf die Dauer keiner der Beteiligten, weder Lehrende noch Lernende, restlos zufrieden waren. Sie begrüßt es durchaus, daß im neuen Studienplan der Studierende früher und vor allem näher an den kranken Menschen herangebracht und mehr auf praktische Ausbildung als auf Ansammeln von Wissenstoff eingestellt werden soll. Sie weiß auch die aus wirtschaftlichen Erwägungen erzwungene Verkürzung der Gesamtstudienzeit zu würdigen. Sie sieht darin eine wohlüberlegte Rationalisierung von Stoff und Zeit. Es ist aber doch sehr zu bedenken, ob durch die Hereinnahme von zahlreichen neuen Pflichtlehrfächern mit Stoffen, die zum Teil reine Gedächtnisarbeit bedeuten, das angestrebte Ziel wirklich erreicht wird. So wie der Studienplan jetzt aufgebaut ist, stellt er zumal im letzten Semester eine ungeheure Belastung des Studierenden dar, die um so bedenklicher stimmt, als diesem durch Fabrik- oder Land-, durch Krankenpflegedienst und durch Pflichtfamulatur fast jede Ferienzeit genommen ist. Ob durch die Pflichtfamulatur das praktische Jahr einigermaßen zureichend ersetzt werden kann, ist eine weitere Frage.

Wir nehmen an, daß der neue Studienplan kein endgültiger ist. Abänderungen erscheinen dringend erwünscht. Mich dünkt folgender Vor-

schlag der Überlegung wert: Das eigentliche Hochschulstudium mit dem
zehnten, vielleicht sogar schon dem neunten Semester abzuschließen,
dann den Studierenden für ½ Jahr in die rein praktische Arbeit in Klinik
oder Krankenhaus zu stellen.   Dabei müßte, entsprechend einem sehr
beherzigenswerten Vorschlag von Otto Heß, besonderer Wert auf die
wirkliche Erlernung und Beherrschung der einfachsten Untersuchungsmethoden gelegt werden.  Während dieser praktischen Arbeitszeit könnte
sich der Lernende am besten über Lücken in seinem Wissen klar werden
und fände Zeit und Gelegenheit, diese auszufüllen.  Auch böte sich dem
Kliniks- oder Abteilungsleiter die beste Möglichkeit, sich über das Ge-
samtkönnen des Praktikanten ein Urteil zu bilden, das für die anschließende
Prüfung eine wertvolle Unterlage bilden müßte.   Die Pflichtfamulatur
während der Ferien würde mit der vorgeschlagenen Praktikantenzeit
wieder wegfallen, dafür würde der wirklich eifrige und strebsame Student
wieder, wie bisher, die Möglichkeit haben, sich nach eigenem Ermessen
in den Ferien durch freiwilliges Famulieren weiter zu bilden.

Daß auch andere Wege der praktischen Vorbildung während der
Studienzeit möglich und erfolgreich sind, zeigt das früher an den ost-
märkischen Hochschulen übliche System des Volontierens.  Auch liegen
bereits andere Vorschläge vor, z. B. der sehr beherzigenswerte von
Kreuser im Hippokrates.

Übrigens darf bei aller Würdigung der mehr auf die praktische Vorbereitung für den künftigen Beruf ausgerichteten neuen Studienordnung
eines nicht vergessen werden: Der Arzt soll zwar eine gute und vielseitige
fachliche und praktische Vorbildung von der Hochschule mitnehmen, er
soll sattelfest in die Praxis gehen.  Er soll aber auch eine gute theoretische
und eine allgemeine, in die Tiefe gehende Bildung sein eigen nennen.
Er darf nicht nur Handwerker sein.  Um jene ermöglichen zu können,
kann man heute einer Verkürzung und Konzentration des Unterrichtes
in den rein naturwissenschaftlichen Fächern vor dem Physikum um so
mehr das Wort reden, als der Mediziner ja heute schon einen viel besseren
naturwissenschaftlichen Unterbau von der Schule her mitbringt als früher.
Durch eine derartige Konzentration, die gleichzeitig mehr auf eine allgemeine Biologie ausgerichtet werden müßte, könnte viel Zeit eingespart
werden.

Die Kriegsverhältnisse haben es mit sich gebracht, daß viele Jungärzte mit nicht regelmäßig abgeschlossener Ausbildung die Hochschule
verlassen.  Ein ungeheurer Zustrom von neuen Medizinstudierenden hat
eingesetzt, bei dem wohl nicht immer das Berufensein, von dem ich vorhin sprach, als einziger und echter Trieb zum Studium wirkte.  Die gegen
früher stark gestiegene Möglichkeit, in allen möglichen beamteten und
sonst gesicherten Stellungen als Arzt unterzukommen, schafft weiteren
Anreiz zur Ergreifung des ärztlichen Berufes.  Das alles birgt die Gefahr,
daß sich Verhältnisse im ärztlichen Nachwuchs einstellen, wie wir sie
nach dem Weltkrieg bereits einmal erlebt haben, daß nämlich die Qualität
mit der Quantität nicht Schritt hält, wenn nicht Studienordnung,
Examen und Bestallung für Auslese und Ausgleich sorgen.  Wir, als Ver-

tretung eines namhaften Teiles der deutschen Ärzteschaft, hegen den dringenden Wunsch, daß der Hebung unseres Standes und Ansehens im nationalsozialistischen Staat, die wir restlos und dankbar anerkennen, auch der innere Wert des einzelnen Berufskameraden durch Haltung, Wissen und Können entsprechen möge.

Meine eben vorgetragenen Ausführungen über den Studienplan werden nicht auf allen Seiten Beifall finden. Ich hielt mich zu ihnen für berechtigt, weil ich, außerhalb des akademischen Lehrkörpers stehend, nicht Partei bin und weil ich, mehr ein Mann der praktischen Medizin, sehe, wo der Schuh drückt.

Ich wende mich zu dem zweiten großen Thema unserer Tagung „Krankheitsanfänge in Abhängigkeit von Umwelteinflüssen". Wenn unser erstes und drittes Hauptthema, das hämatologische, eine Arbeitsgemeinschaft unserer Gesellschaft mit uns nahestehenden Gesellschaften verwirklicht, so soll in unserem zweiten Thema eine solche anderer Art ihren Ausdruck finden. Das Thema soll gewissermaßen eine Brücke schlagen zwischen einem Ärzttum und einer Medizin, die heute gerne als Schulmedizin scheel angesehen wird auf dem einen Ufer, und einem Ärzttum auf dem anderen Ufer, das im Betriebsarzt seinen markantesten und, wie mir scheint, besonders wichtigen Ausdruck gefunden hat. Wenn die ärztlich-wissenschaftliche Forschung älterer Richtung in der Hauptsache vom voll ausgeprägten Krankheitsbild und — unter der Vorherrschaft der pathologisch-anatomischen Betrachtungsweise — vom kranken Organ ausgegangen ist und von hier aus die Wege der Entstehung von Krankheiten und die Möglichkeiten ihrer Heilung abgesucht hat, so tritt die neue wissenschaftliche Richtung mehr von außen an die Probleme des Krankwerdens und Krankseins heran; sie fragt: unter welchen äußeren Bedingungen entstehen gesundheitliche Schäden, wie kann man sie durch Änderungen der Lebensbedingungen verhüten und dadurch den Menschen länger gesund und leistungsfähig erhalten? In dieser Gegenüberstellung ist doch wohl das Wesentliche der beiden Richtungen herausgestellt und gleichzeitig das Verdienst der neuen Richtung gekennzeichnet. Diese darf nur nicht übersehen und unterschätzen, daß sie doch noch — bewußt oder unbewußt — von dem großen Kapital zehrt, das die Schulmedizin, die deutsche voran, in mühevoller Arbeit aufgehäuft hat. Ein Kapital, von dem ich weiter gar nichts erwähnen will als den Teil, den die deutsche chemisch-pharmakologische Forschungsarbeit zur Bekämpfung der Tropenkrankheiten beigetragen hat, ein Kapital, von dem heute die ganze Welt zehrt, auch diejenigen, die Deutschland als unfähig zu kolonisatorischer Arbeit hinzustellen beliebt haben.

Die alte und die neue Forschungsrichtung berühren sich verständnisvoll in der wichtigen Erkenntnis von der Bedeutung der Veranlagung für die Bereitschaft zum Krankwerden, für den Ablauf von Krankheiten, aber überhaupt für den Verlauf der Lebens- und Leistungslinie. Mit voller Absicht ist daher in der Reihe der Vorträge über Krankheitsanfänge ein Vortrag vorangestellt, der diese Bedeutung gegenüber und

in Verbindung mit Umwelteinflüssen ins rechte Licht rückt. Wir wissen
ja schon mancherlei von der richtunggebenden Einwirkung der Konstitution — die ja nicht nur eine körperliche, sondern eine vielleicht noch
wichtigere seelische Komponente umschließt — auf Lebensführung und
-leistung, aber gerade betriebsärztliche Forschung und Betreuung kann
und wird uns, richtig angesetzt und durchgeführt, hier noch manches
neue lehren. Hier liegt zweifellos ein praktisch wichtiges, reiz- und aus-
sichtsvolles Feld der Arbeitsgemeinschaft offen zwischen physiologisch-
psychologisch-ärztlicher und zwischen Betriebs- und Wirtschaftswissen-
schaft. Übrigens ein Arbeitsfeld, auf dem sich gerade auch der innere
Mediziner erfolgreich betätigen kann, wie es unser verehrtes Ehrenmitglied
Herr Brauer bereits bewiesen hat.

Die innere Medizin scheint mir besonders berufen und verpflichtet,
sich in dieses große Arbeitsgebiet rechtzeitig und tatkräftig einzuschalten,
nicht nur, weil hier Fragestellungen auftauchen, deren Bearbeitung und
Lösung auch der klinischen Medizin zugute kommen kann, sondern weil
sie auf der Grundlage ihres großen empirisch und wissenschaftlich an-
gesammelten Wissensschatzes und ihrer durchgebildeten Methodik in der
Lage ist, manches anders zu sehen, vielleicht zwar kritischer und zurück-
haltender, dafür aber auch wohl mit mehr Maß für das Mögliche und
Dauerhafte.

Wenn ich aus dem großen Arbeitsgebiet das Thema ,,Krankheits-
anfänge in Abhängigkeit von Umwelteinflüssen" herausgegriffen habe,
so deswegen, weil ich als Mitglied des ehemaligen wissenschaftlichen Rates
des Hauptamtes für Volksgesundheit die Problematik und die Tragweite
des von Fr. Bartels geprägten und sehr weit vorgetriebenen Begriffes
,,Frühschäden" kennengelernt habe, weil in der Erkennung von gesund-
heitlichen Frühstörungen tatsächlich der wichtigste Ansatzpunkt für eine
vorbeugende Heilkunde liegt und weil hier schließlich für die innere
Medizin ein auch rein ärztlich gesehen ungemein wichtiges Feld auf-
gebrochen ist, auf dem sie wohl schon manches zu sagen, noch mehr
aber nachzuholen hat.

Ein Sondergebiet auf diesem weiten Feld, die Ernährung, ist auf
unserer letzten Tagung schon von einer wichtigen Seite her angegangen
worden; es kann diesmal nur gestreift werden. Dagegen wird in den
Vorträgen über ,,Dynamik des Eiweißes" ein Problem von zeit-
gemäßer und grundsätzlicher Bedeutung angeschnitten; es hat Beziehungen nicht nur zu den Fragen der zweckmäßigsten Ernährungs-
weise, sondern auch zum Aufbau der Zellsubstanz und damit vielleicht
auch zur Konstitution.

Fragen der Ernährung sind heute, durch unsere wirtschaftliche Lage
und die Stoßkraft der Parteistellen, zu einem Zentralproblem allerersten
Ranges geworden, an dessen Lenkung und Lösung auch unsere Gesellschaft mitarbeiten muß. Ich darf hier vor allem auf die dringende
Revision der Beköstigung in den Krankenanstalten hinweisen.
Mit der Einrichtung von Diätküchen ist die Aufgabe gewiß nicht erschöpft, wir Ärzte müssen sie vielmehr darin sehen, Widerstände büro-

kratischer Art, die zeitgemäßen Erkenntnissen und Forderungen in der Beköstigungsgestaltung entgegenstehen, zu brechen. Wenn es gelingt, die Verpflegung in den Krankenhäusern neuen wissenschaftlichen Erkenntnissen, wirtschaftlichen Forderungen und dem Geschmack der Kranken anzupassen, dann könnte gerade von den Krankenanstalten aus ein werbender Einfluß ausgehen, werbend für die Verbreitung ernährungsreformerischer Ideen, werbend aber auch für die Anstalten selbst.

Eine weitere sozialärztliche Aufgabe der Krankenhäuser sehe ich darin, daß sie zur Abgabe von Diätverpflegung an solche ambulante Kranke, die sich eine solche auf andere Weise nicht beschaffen können, bereit sein müßten. Überhaupt wäre zum engeren und tätigeren Einbau der Krankenhäuser in die allgemeine öffentliche Gesundheits-Für- und Vorsorge noch manches hier zu sagen. Ich muß mich aber auf das wenige Gesagte beschränken.

Ich komme zu den letzten großen Themen unserer Tagung, zu den Blutfragen. Auf hämatologischem Gebiet ist im Laufe vieler Jahre nur über Teilfragen in unseren Sitzungen berichtet worden. Es hat sich aber allmählich eine solche Fülle neuen Wissens aufgehäuft, daß eine kritische Sichtung und Ordnung dringend notwendig erscheint. Wir freuen uns, daß wir diesen Versuch in gemeinschaftlicher Arbeit mit der Deutschen Hämatologischen Gesellschaft unternehmen können, und ganz besonders darüber, daß eines unserer älteren Mitglieder vom Standpunkt des weite Gebiete der inneren Medizin überschauenden Klinikers aus uns eine kritische Übersicht über die Anämien geben will.

Mit dem zweiten hämatologischen Thema, der Blutübertragung, berühren wir ein therapeutisches Verfahren, das wohl auch die strengsten biologischen Ärzte nicht als unbiologisch bezeichnen können, ein Verfahren, das seine helfenden Hände über weite Gebiete der praktischen Medizin ausstreckt und das seinen Wert auch in den gegenwärtigen besonderen Zeiten bereits erwiesen hat. So unbestritten dieser ist, so gibt es doch auch hier, außer dem bleibenden biologischen Interesse des Gegenstandes, noch offene Fragen technischer und organisatorischer Art, so daß eine referatmäßige Behandlung des Themas nützlich erscheint.

Meine Herren! Wir haben mit Blutkreislauffragen begonnen und beenden mit Blutspendung und -konservierung die Reihe unserer Hauptverhandlungsthemen. Es ist Zufall, daß Fragen des Blutes wie ein Ring unsere Verhandlungen umschließen, aber es steckt vielleicht doch, wenn auch nicht gewollt, ein tieferer Sinn dahinter. Blut ist im Kriege noch mehr als sonst der ganz besondere Saft, das edelste und wertvollste was der Mensch an irdischem Gut besitzt und geben kann.

Ich erkläre hiermit die 52. Tagung der Deutschen Gesellschaft für innere Medizin für eröffnet.

# VERHANDLUNGEN DER
# DEUTSCHEN GESELLSCHAFT FÜR INNERE MEDIZIN

HERAUSGEGEBEN
VON DEM STÄNDIGEN SCHRIFTFÜHRER

## PROFESSOR DR. A. GÉRONNE
DIREKTOR DER MEDIZINISCHEN KLINIK
AN DEN STÄDTISCHEN KRANKENANSTALTEN WIESBADEN

### DREIUNDFÜNFZIGSTER KONGRESS

GEHALTEN ZU WIESBADEN 1943

Aus dem Jahre 1943 ist lediglich
ein Korrekturabzug vorhanden,
sämtliche Originale wurden durch
Kriegseinwirkungen vernichtet.

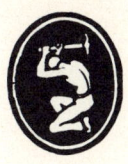

MÜNCHEN
VERLAG VON J. F. BERGMANN
1943

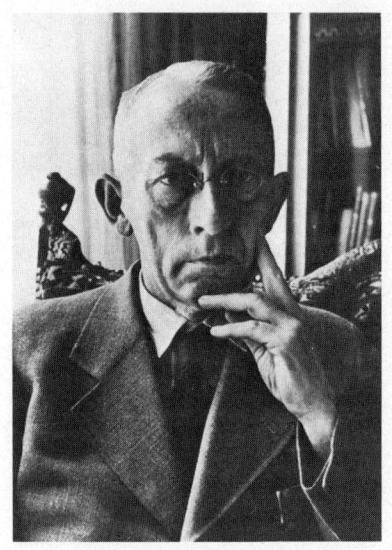

H. Eppinger, Wien
Vorsitz 1943

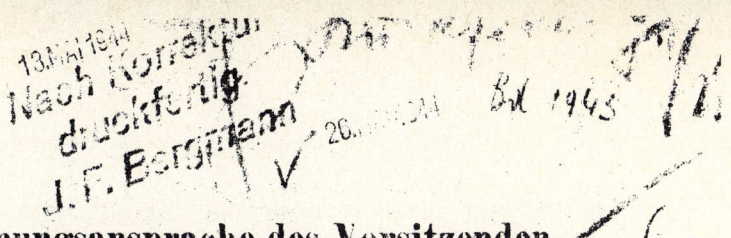

# Eröffnungsansprache des Vorsitzenden

### Professor Dr. H. Eppinger (Wien).

**Hochansehnliche Versammlung!**

Ein Kongreß in schwerer Kriegszeit, die sich nicht nur unter gigantischer Materialverbissenheit der Schlachten und in der harten Beanspruchung der Heimat äußert, sondern nunmehr auch an zeitlicher Dauer den ersten Weltkrieg übertrifft, muß sein eigenes Gepräge haben. Unter dem Zwange geschichtlicher Probleme, die zu lösen eine schier überschwere Aufgabe für das deutsche Volk darstellt, vor der es jedoch nicht mehr zurücktreten kann, ohne seine nationale Existenz aufzuheben, muß auch eine an sich der friedlichen Forschung zugeneigte Wissenschaft andere Anforderungen an ihre Vertreter stellen als in normalen Zeiten des Friedens.

Zur Eröffnung dieses Kongresses, der wowohl in seiner Themenstellung, wie auch in der strengen Schlichtheit seines Rahmens sich als Kriegstagung bekennt, habe ich die Ehre eine große Anzahl führender Persönlichkeiten der Partei, sowie Vertreter hoher Reichs- und Gaubehörden, der Wehrmacht, der Stadt und Universität Wien in unserem Kreise zu sehen.

Im besonderen begrüße ich: Herrn Dr. Conti, den Reichsgesundheitsführer und Staatskurator für das Gesundheitswesen im Reichsministerium des Innern, Herrn Professor Reiter, den Präsidenten des Reichsgesundheitsamtes, Gauamtsleiter Frauenfeld, Regierungspräsident Dellbrück, Gauärzteführer Dr. Timmel, Brigadeführer Huber, Sr. Magnifizenz Professor Pernkopf, Spektabilität Professor Fuhs, Landesführer des Roten Kreuzes Dr. Ott, Generalarzt Dr. Schreiber, Admiralarzt Dr. Mücki, Wehrkreisarzt Professor Zimmer, Herrn Dr. Harrer in Vertretung des Kurators Dr. von Beckmann, Herrn Gareiss, Leiter der Presseabteilung im Reichpropaganda-Amt Wien, Herrn Ing. Schee, Leiter der Kongreßzentrale, Herrn Direktor Hicke, Leiter des Wiener Verkehrsverein.

Ich begrüße außerdem alle erschienenen Mitglieder der Deutschen Gesellschaft für innere Medizin.

Zum zweitenmal sammelt sich unsere Gesellschaft in diesem Kriege; der Ort ist diesmal ein anderer, als wir ihn sonst gewohnt waren; lassen Sie sich das nicht anfechten, schließlich ist es ja nicht der Ort, an dem wir hängen, sondern der Geist, der uns dieses sonst jährliche Zusammentreffen zum Feste macht. Seien Sie versichert, daß dieser Geist, dieses Streben, Ihnen ein Bild aus dem wissenschaftlichen Getriebe der Zeit zu geben, hier der gleiche ist, wie in Wiesbaden.

Fünftes Kriegsjahr! Sie wissen, was das für jeden von uns bedeutet. Wo ist heute noch der Mensch, der von sich sagen kann, er stände außer-

Kongreß f. innere Medizin. LIII.

1

J. F. Bergmann, München.  Kongreßverhandlungen 53. Bd.
1. Bogen-Korr. (Bogen 1)  29. 4. 44  Carl Ritter & Co. Wiesbaden

— 585 —

halb der Dinge, die um ihn geschehen; ich meine nicht nur äußerlich, sondern vor allem auch innerlich, daß er sagen könnte, für mich hat sich seit langer Zeit anschauungsgemäß schon gar nichts geändert. Und wenn Sie dies zum Ausgangspunkte ihrer Überlegungen machen, wobei wir uns bewußt nur auf Deutschland in seinem heutigen Rahmen beschränken wollen, so müssen Sie etwas zugeben, was vielleicht manchem von Ihnen nicht leicht fallen wird; nicht nur die Zeit, auch wir haben uns geändert. Ganz vom Alter und vom inneren Mitkommen unabhängig, ist eine neue Welle neuer Luft über uns hereingebrochen. Uns allen sind Aufgaben und vielleicht auch Sorgen von einer Vielheit, Größe und Wichtigkeit zugefallen, von denen wir uns früher nichts träumen ließen; mancher lang gehegte Lieblingswunsch einer ruhigen friedlichen Zeit gewann Gestalt in der Jagd dieser Tage. Wir haben selbst an uns Wandlungen gespürt, die nicht den Geist von Jahren, sondern die Gedanken ganzer Geschlechter zu über-springen hatten, und die uns nun seit Jahr und Tag so vertraut, so in Fleisch und Blut eingewachsen sind, daß wir diese Wandlungen schon längst nicht mehr als solche empfinden, sondern in ihr eine Entwicklung sehen, die wir nun abgeschlossen haben; sehen Sie und dies ist mit ein Zeichen, daß wir alle irgendwie jung geworden sind — denn nur die Jugend lebt zeitlos. Wohl rinnen dem Alter die Jahre schneller, aber das gleich-mäßige Fließen, das Nichtfragen nach Zeiträumen, das eignet doch nur einer frühen Jugend. Ich weiß wieviel dieser neugeschenkten Jugend uns älteren Menschen fehlt, es fehlt ihr manche Bedingungslosigkeit des Glaubens, der Überzeugung; wir wägen, wo Jugend wagt, wir messen, wo Jugend schätzt — aber wir sind verantwortlich, denn wir sind die Träger der Jetztzeit, die wir ein ungeheures Dach der Geschehnisse tragen, bis eine neue heranwachsende Generation zwischen unseren Schultern aufsteht und aus unseren Händen die Türme noch höher hebt, das Haus noch weiter gestaltet, in dem unser Blut in kommender Zeit hausen wird.

Einen gewaltigen inneren Schwung gibt uns der Blick auf das Deutsch-land von heute, ein neues Selbstbewußtsein steht auf, ein klarerer Blick für sich und andere. Wohl gibt es müde Stunden, wo man sich treiben lassen und rasten möchte, aber an unser inneres Ohr schlägt der seltsame Laut des wachen Herzens von Millionen Menschen, die jetzt nicht rasten und auch müde sind, die schlafen wollen und doch wachen müssen.

So schöpft der einzelne neue Kraft aus dem Bewußtsein der Vielen, die auch ihren Wunsch einem höheren Ziele opfern, so wächst in uns ein neues Verantwortungsbewußtsein nicht nur für die Tat des Augenblickes, sondern für ihre Bedeutung für alles, was wir meinen, wenn wir vom deutschen Reiche reden; so greift ein neuer Rhythmus des gemeinsamen Lebens in jedes unserer Schicksale ein, gestaltet es um und läßt nur schwer den Gang der Geschehnisse auf längere Zeit hinaus bestimmen.

Aber ich sprach vorhin das schwere Wort aus: wir sind verantwort-lich! Verantwortlich nicht nur im engeren Sinne unseres Berufes für das uns anvertraute Schicksal und Leben des kranken Menschen; wir sind verantwortlich geworden in einem höheren Sinne vor unserem Volke und seinem Schicksal. Unsere Hände sind mit am Werke, sie wirken still einen Bau erhalten und durch die Zeiten bringen, bis wieder ein weniger strenges Maß und eine freiere Gestaltung des einzelnen Lebens möglich sein wird. In diesem Sinne mögen Sie es verstehen und auffassen, wenn ich im folgenden von Verantwortung und Schicksal spreche: es gibt heute nichts mehr, was unwichtig wäre — und die so oft gehörte Ausrede — es ist eben Krieg — die kann für uns nicht gelten, die wir für Jahre und Jahrzehnte vorausdenken müssen und in denen eine Zeit schon Gestalt und Möglichkeit gewinnen soll, die nach diesem kommt. Wir werden keine Zeit mehr haben, den besten Weg zu suchen und zu wählen, sondern wenn diese Zeit mit ihren Forderungen an uns herantritt, dann müssen wir gerüstet dastehen, ganz genau so, wie ein Soldat der deutschen Wehrmacht dastand, als der Krieg begann. Nur in einem Punkte besteht ein gewichtiger Unterschied — für diesen Soldaten begann der jetzt noch andauernde fürchterliche Kampf wirklich erst am 1. September 1939 — für alle anderen und wir Ärzte miteinbegriffen aber dauert dieser Kampf schon jahrelang; und wenn Sie nun die Zeiten zurückgehen, so fällt es schwer zu erklären, daß dieses Ringen für uns erst seit 3—4 Jahren oder länger besteht. So haben wir auch schon in den Jahren vor der nationalsozialistischen Erhebung um dieses Schicksal des deutschen Volkes gewußt und sind mitten im Kampf gestanden, der auch Soldaten verlangt, wenn auch in einer anderen Art; und in diesem höheren Sinne beanspruche ich auch für jeden von uns die soldatische innere Haltung und das Verantwortungsbewußtsein einer neuen Zeit gegenüber.

So sei es mir nun auch gestattet, daß ich in dieser Eröffnungsansprache des 53. Kongresses der deutschen Gesellschaft für innere Medizin einige Worte an Sie richte, die aber über diesen Kreis hinausdringen mögen, aus einem Gebiete, das mir vermöge meiner Stellung als Hochschullehrer besonders am Herzen liegt und das inhaltsmäßig an die Dinge anschließt, die ich Ihnen zuvor gesagt habe.

Blicken Sie auf die Karte des alten Europa — das uns längst wieder ein neuer junger Erdteil geworden zu sein scheint — und erfassen Sie den Zuwachs an Land und Menschen, den uns diese Zeit gegeben hat. Ermessen Sie aber auch die neue ungeheure Verantwortung für die weitere Gestaltung dieses Raumes; denn uns muß es ja klar sein, daß es sich hier nicht nur um die Aufgabe handeln kann, diesen Raum zu sichern, daß nicht nur die wirtschaftliche Gestaltung auf neue Bahnen gelenkt werden muß. Bedenken Sie welch unermeßliche Arbeit hier jedes einzelnen harrt. Allein, wenn Sie auf die ärztlichen Aufgaben sehen, die einem aus der Versorgung eines solchen Riesenkomplexes zufließen, könnte einem ein leichter Schauer erfassen.

Aber es ist nicht unsere Aufgabe, den ärztlichen Einsatz hier zu ordnen; diese Last drückt andere Schultern; was uns aber angeht und was mir wichtig erscheint, ist die Kernfrage — wen stellt man überall dorthin? Die Antwort kann nur lauten: auf alle diese vielen verantwortungsvollen Posten, in denen es sich nicht nur um die Medizin an

3*

sich handelt, sondern in einem höheren Sinne um das Ansehen des Deutschen Reiches, gehören erfahrene Ärzte!

Es ist die Aufgabe des Hochschullehrers diesen Nachwuchs heranzu- *der* bilden, zusammen mit den vielen Tausenden, die wir im alten Reichsgebiet in neue Aufgaben einführen müssen. Oft und oft habe ich mir die Frage vorlegen müssen — entsprechen diese jungen Menschen, die da von mir durchs Examen gehen — wirklich den Anforderungen, die an sie gestellt werden müssen? Sind sie geeignet die hohe Sendung zu übernehmen von der ich eben sprach?

Ich weiß um die langen Wege, die Menschen gehen müssen um reif zu werden. Ich weiß um die großen Erfahrungsschätze, die im Laufe eines Lebens gesammelt werden müssen — aber schon dieses alles abgerechnet muß man leider feststellen, daß ein Großteil unseres medizinischen Nachwuchses — ich rede da nicht von Reife und Erfahrung sondern ganz einfach vom positiven Wissen des einzelnen — nicht dem entspricht, was eigentlich von ihm gefordert werden muß.

Meine Herren, jede Kritik ist nur dann ehrlich und nicht bösartig, wenn sie neben den gemachten Fehlern auch die Beseitigungsmöglichkeit feststellt; ich will mich auch dieser Aufgabe nicht fernhalten, zumal einiges relativ zu beantworten ist.

Wir alle, die wir im kleinen Kreise dieses Problem hin und her besprochen haben, sind der Überzeugung, daß ein wichtiges Moment die Überlastung der jungen Kollegen darstellt; der junge Mediziner hat zu wenig Zeit das notwendige Wissen zu erwerben; es fehlt ihm die Ruhe für diesen Entwicklungsgang; sie sind durch mannigfaltige Aufgaben zu sehr zerrissen, um eine entsprechende Sammlung gedanklich aufzubringen; eine große Rolle spielt dabei die Zunahme von Nebenfächern, die zwar beachtliche Disziplinen vertreten, aber immerhin geeignet sind, die Aufmerksamkeit von den Hauptfächern abzulenken; sind wir uns doch darüber im klaren, daß die innere Medizin — und ich zähle die Neurologie und Pädiatrie bewußt zur inneren Medizin — die Basis der gesamten Heilkunde darstellt; es wurde in den letzten Jahren viel — und zwar mit vollem Recht — darüber geklagt, daß der gute alte Hausarzt, der stets in erster Linie Internist war, der die Konstitution ganzer Familien gekannt und in die richtigen Bahnen gelenkt hat, allmählig verschwunden ist; wenn sich bei dem Überhandnehmen des Spezialistentums die so wohltätige Einrichtung des „praktischen Arztes" nur in der Minderzahl durchsetzen kann, so ist daran nicht nur die Kassengesetzgebung mit ihrer furchtbaren Überbürdung und Mechanisierung Schuld, sondern — wie ich glaube — vielfach auch unsere gegenwärtige Studienordnung; während früher der Student in der inneren Klinik den Hauptgegenstand sah und ihm gerne vier Semester widmete, ist das jetzt auf zwei Semester zusammengeschmolzen und propädeutische Klinik, naturgemäße Heilmethoden, pathologische Physiologie, Gewerbekrankheiten, innere Poliklinik, Rassenhygiene und Wehrmedizin als gleichwertig an dessen Stelle gesetzt; ja es sind derzeit sogar Bestrebungen im Gange den wichtigsten

Unterrichtsgegenstand — die innere Medizin noch weiter zu zerzausen und
der internen Klinik die Tuberkulose und den Rheumatismus wegzunehmen
und so neue Fächer einzubauen, auf daß der Student nur noch mehr Vorlesungen besuchen soll; ich anerkenne unbedingt die Bedeutung gewisser
Spezialfächer, aber sie gehören in dem Maße, wie es jetzt geschieht, nicht
in den Rahmen einer allgemeinen Studentenausbildung, vielmehr soll der
angehende Arzt zunächst die großen Geschehnisse, die sich alltäglich im
kranken Organismus abspielen, kennen lernen und nur gelegentlich in die
Details Einblick nehmen; die Gefahr, daß er vor lauter Bäumen nicht mehr
den Wald sieht, d. h. sich daher nur für einzelne Organe interessiert und
den Patienten als Ganzes aus dem Auge verliert, ist außerordentlich groß;
jedenfalls sehe ich in der Aufteilung des internen Unterrichtes in verschiedene kleine Vorlesungen keinen Vorteil im Interesse des
Studenten; der klinische Unterricht, der leider niemals systematisch
gebracht werden kann, stellt an den Anfänger große Anforderungen an
Fleiß und Geduld und wird nicht erleichtert wenn die interne Medizin in
einzelne kleine Vorlesungen aufgeteilt wird; schließlich ist nur einer verantwortlich, und das ist der Ordinarius.

Die Medizin ist eine praktische Kunst, die ebenso wie die Chemie und
so manche andere Disziplin nicht nur im Hörsaal allein erworben
werden kann; was für den Chemiker das Laboratorium, in dem er erst
wirklich in die Geheimnisse seines Faches eindringt, das bedeutet für den
Kliniker der Krankensaal; aus dieser Erfahrung heraus hat sich im alten
Österreich seit langer Zeit die Gewohnheit eingebürgert, daß der junge
Mediziner unmittelbar nach Beendigung des ersten Rigrosums als Hospi-
tant in eine innere Klinik eintrat und so schon sehr bald mitten im ärztlichen Beruf stand; man besuchte zwar noch die eine oder die andere Vorlesung, für die man sich persönlich interessierte, aber im übrigen blieb
man als Student, pochend auf die akademische Freiheit, vor- und nachmittags durch 1—2 Jahre an einer internen Klinik oder im pathologischen
Institut. Sicherlich trug dieses Prinzip nicht zur Bevölkerung so mancher
anderer Vorlesung bei, aber der Student verschaffte sich schon sehr bald
eine feste Grundlage an praktischem aber auch theoretischem Wissen und
war sich oft schon im 6.—7. Semester darüber im klaren, welches Fach ihn
im weiteren Leben beschäftigen wird; dabei hat sich immer wieder gezeigt,
daß der, der in interner Medizin oder pathologischer Anatomie gut beschlagen war, auch die Prüfungen aus den anderen Disziplinen bestens
bestanden hat, obwohl er sich das Wichtigste aus den anderen Disziplinen
vielfach nur auf dem Umwege von Einpaukkursen verschafft hatte.

In den derzeitigen Studienplan hat man die Famulatur auch eingebaut, aber nur für die Ferien; während des Semesters ist das Famulieren
sogar verboten; ich habe den Eindruck, daß die gegenwärtige Form keineswegs meinen Voraussetzungen entspricht, denn die Zeit ist zu kurz, außerdem ungünstig gewählt, denn in den Sommermonaten ist meist Ferien-
betrieb und der Krankenbestand entsprechend den Reinigungsarbeiten
meist auf die Hälfte reduziert.

Dem Prinzip des Famulierens stellen sich sicher gewisse Hemmnisse entgegen, nicht zuletzt ist es eine Raumfrage; um das zu beleuchten, möchte ich auf meine Klinik verweisen: bitte sich folgende Daten vor Augen zu halten: in einem der letzten Semester waren an meiner Klinik 1200 Hörer inskribiert, während der Hörsaal nur 400 Sitzplätze aufwies; alle diese 1200 Hörer wollten am Krankenbett perkutieren und auskultieren lernen, dabei faßt die Klinik kaum 200 Patienten; wenn man dies auf den einzelnen Hörer umrechnet, so ist jeder Patient für mindestens 2 Stunden täglich das Objekt ungeschickter Hände, was unbedingt zur Folge hat, daß die Patienten die Universitätskliniken meiden. Der Numerus clausus ist daher ebensosehr in Erwägung zu ziehen, wie das Kollegeprinzip, das sich im großen Deutschen Reiche nur so durchführen ließe, daß dem Studierenden die Möglichkeit geboten ist, entweder in den verschiedenen Krankenanstalten zu famulieren, oder daß die Zahl der Universitätskliniken bzw. die Bettenzahl entsprechend vermehrt wird; früher hatten unsere Mediziner reichlich Gelegenheit auf internen Stationen zu famulieren, denn im Bereiche des Wiener allgemeinen Krankenhauses waren vier medizinische Kliniken und daneben noch vier andere interne Abteilungen; im Universitätsbereich verfügten wir damals über 1000 medizinische Betten; die Zahl ist jetzt auf nur mehr zwei Kliniken beschränkt, das bedeutet ein Absinken von 1000 Betten auf etwa 400; die Nutznießer sind die kleinen Disziplinen, benachteiligt unsere Studenten, zumal ihnen jetzt nicht mehr so reichlich Gelegenheit geboten wird sich als Famulus zu betätigen. Da ich so großes Gewicht auf die möglichst frühzeitige praktische Betätigung des jungen Mediziners lege, werden Sie mich fragen, ob ich auf die Vorlesungen weniger Gewicht lege, keineswegs! Besonders wenn der Student — und da wieder der Famulus — schon am Tag zuvor weiß, was am nächsten Tage zur Sprache kommt und sich lehrbuchmäßig darauf vorbereiten kann; im übrigen soll der Student in der Vorlesung nicht nur das gesprochene Lehrbuch wiedererkennen, sondern im Vortragenden eine Persönlichkeit erleben, die sich ihm vorbildlich für sein weiteres Wirken einprägt.

Der beste Wille zum Studium ist bei unseren Medizinern vielfach vorhanden, aber eine wirkliche Begeisterung für ein ihm besonders zusagendes Fach — und das ist tunlichst anzustreben — kann sich kaum einstellen, wenn der junge Kandidat zwangsweise von 8 Uhr früh bis 1 Uhr und nachmittags von 3—7 Uhr von einem Hörsaal in den anderen gejagt und womöglich noch kontrolliert wird, ob alle da sind. Hier, sowie in all den anderen Punkten, die ich zur Sprache brachte, muß eine durchgreifende Wandlung eintreten, denn das Kernproblem kann nicht sein möglichst viele junge Ärzte — noch dazu mit geringer Kenntnis — auszubilden, sondern es muß sich immer darum handeln, diese Ausbildung so vollkommen als nur möglich zu gestalten; die Verwechslung der Begriffe Quantität und Qualität würde sich gerade auf diesem Gebiete in stärkster Weise rächen, erstens weil sie sich in ihrer ganzen Schwere erst in einer kommenden Zeit ausprägen wird und zweitens weil sich aber schon gar keine Möglichkeit bieten wird, jemals diesen einmal gemachten Fehler wieder gut zu machen.

Wenn Sie sich dieses ganze Problem mit aller Rücksichtslosigkeit überlegen, dann wird sich wohl jeder von ihnen eingestehen, daß z. B. der Weg, der heute mit der beschleunigten Ausbildung gerade benötigter Ärzte gegangen wird, unmöglich der richtige sein kann; als Hochschullehrer möchte ich mich daher unbedingt dafür einsetzen, daß die Zahl der Vorlesungen und der damit in Zusammenhang zu bringenden Prüfungen auf ein Mindestmaß herabgesetzt werden muß; Fächer/die nicht unbedingt zur Heranbildung eines praktischen Arztes erforderlich sind, sollen in den Hintergrund treten; der Vorlesungszwang, wie er von mancher Seite gewünscht wird, müßte entsprechend der akademischen Freiheit weichen; das Entscheidende ist nicht die Zahl der Stunden die der Mediziner täglich absitzt, sondern die Kenntnisse, die der angehende Arzt bei der Prüfung aufzuweisen hat. In Gesprächen mit Kollegen und Persönlichkeiten, die voraussichtlich auf die Ausgestaltung der neuen Studienordnung Einfluß nehmen, habe ich vielfach den Wunsch äußern gehört, man möge auf die alte österreichische Studienordnung zurückgreifen; ich kann mich dafür um so mehr einsetzen, als hier in der Ostmark immer auf das Hospitieren das größte Gewicht gelegt wurde; mit der Übernahme der alten österreichischen Einrichtungen wären den Studenten noch zwei weitere Vorteile gesichert, das ist die Beseitigung der Doktorprüfung und das Abschaffen der Dissertationen; diese beiden bürokratischen Einrichtungen des Altreiches wollen uns hier in der Ostmark so gar nicht gefallen.

Ein Nachlassen der Kenntnisse war bei unseren Studenten auch schon vor dem Ausbruche des Krieges zu beobachten, so daß es nicht allein die Zeit sein kann, die uns alle veranlaßt darüber nachzudenken, was wohl der Grund sein mag; die Gründe sind sicher sehr verschieden, sie können hier nicht alle zur Sprache kommen, aber vieles liegt an der derzeitigen Studienordnung; jedenfalls macht sie es dem Studenten vielfach unmöglich sich mit Liebe und Interesse in den künftigen Beruf hineinzuleben; gelingt dies wieder und ich erhoffe mir vieles von der Konzentrierung auf die wichtigsten Gebiete (innere Medizin, einschließlich der Neurologie und Pädiatrie, pathologische Anatomie, allgemeine Chirurgie, Geburtshilfe, Pharmakologie) und in einem eingeschränktem Numerus clausus, dann werden wir zwar weniger Ärzte vorfinden, aber dafür von einer gleichmäßigen Güte, die ihren Einsatz überall auch auf verantwortlichstvollen Posten zuläßt und sie können dann von sich sagen, es war in keiner Weise besser zu machen — einem Ausspruch, den ich heute mit Bezug auf unseren Nachwuchs lieber nicht angewendet hören möchte.

Und dann noch ein zweites: wenden Sie ihr inneres Auge wieder der Karte des neuen Europa zu. Macht ist nicht nur das materielle Beherrschen von Räumen und Menschen; Macht enthält auch den Beiklang von Überlegenheit in anderer Richtung — im Wissen. Die führende Stellung in militärischer und wirtschaftlicher Hinsicht muß zwangsläufig begleitet

sein von einer führenden Rolle auf allen Wissensgebieten. Wir sind heute
auf dem Gebiete der Medizin so führend, *wie* wie wir es in den Jahren des
Darniederliegens waren — aber vergessen Sie nicht, daß wir hier an einem
Bestand aus der Vergangenheit zehren, wo sich also ein auftretender
Mangel erst in mehreren Jahren bemerkbar machen wird. Da türmt sich
vor den Augen des Vorausschauenden die Frage auf: haben wir die
Männer die geeignet sind, die Träger dieser Führerrolle in einer
kommenden Zeit zu sein? Und auch diese Frage kann ich Ihnen nicht
mit einem eindeutigen Ja beantworten.

Sehen Sie meine Herren, es geht unter gar keinen Umständen an, daß
das Deutsche Reich seine führende Stellung auf diesen Gebieten aufgibt
und es muß daher das Streben vieler oder einzelner Menschen, die dies
kommen sehen, endlich an entscheidender Stelle gehört zu werden. — Sie
kennen das Sprichwort „Wissen ist Macht" — aber meine Herren, Macht
allein ist noch lange kein Wissen, und aus Macht allein entsteht noch keine
neue Wissenschaft und keine Menschen, die die Träger dieser wären. Wenn
Sie tausend Menschen nehmen, so werden sich davon einige Hundert für
irgend einen Beruf eignen. — Sie haben also die Möglichkeit, sich diese
Menschen nach Maßgabe vorhandenen Menschenmaterials heraus zu
suchen; denn die Wissenschaft ist etwas unendlich Schöpferisches, etwas,
das eine besondere Eingebung kennt, ein Tief in sich hineinhorchen — so
wie es ein Künstler empfinden mag; und solche Menschen muß man
herausholen und sie im Rahmen unserer engeren Mitarbeiter bevorzugen; vielfach sieht man es dem jungen Kollegen schon frühzeitig an,
ob er sich auf Grund seiner Betätigung mehr für den praktischen Beruf
als Arzt oder mehr für den Forscher und Lehrer eignet; der beste Maßstab
ist oft die Studentenschaft selbst, die sich an ihn herandrängt und oft mit
erstaunlichem Kennerblick richtig voraussieht, wer einmal eine Führerrolle einzunehmen hat; in dem Sinne sollte doch endlich mit der vielfach
geübten Gepflogenheit gebrochen werden, daß es schließlich das Alter
— die Jahre, die z. B. jemand als Oberarzt an einer Klinik versessen hat —
das entscheidende allein ist; das junge Talent soll nicht gleichgestellt
werden einer Persönlichkeit, die bieder und brav durch Jahre hindurch
von der Druckerschwärze reichlich Gebrauch gemacht hat; hier allerdings
die entsprechende Entscheidung zu treffen ist nicht immer leicht,
aber wenn hier Fehler entstehen, dann sind wir, die wir an entsprechende
Stelle gesetzt wurden, die Verantwortlichen, soweit wir überhaupt
gefragt werden.

Vieles was sich in den letzten Jahren nicht zum Vorteil unserer
Disziplin eingebürgert hat, muß anders werden; so sollte man auch die
Möglichkeit haben junge begeisterungsfähige Kollegen zu anderen erfahrenen Wissenschaftlern zu senden, um ihnen Gelegenheit zu geben
mit anderen zusammen zu kommen, die auch mit der ganzen Begeisterungsfähigkeit einer Jugend entweder selbst arbeiten oder unter sich
arbeiten lassen, denn damit steht und fällt jeder Fortschritt und die
Zukunft unseres medizinischen Ansehens. Die Aufnahmskraft und der

Wille zum Studium ist unter unseren jungen Kollegen in seltenem Maße vorhanden und insofern kann man absolut guten Mutes sein, wenn man uns die Möglichkeit gibt und uns ausschließlich die Verantwortung überläßt.

~~Ich sagte Ihnen, wir alle sind Soldaten, jeder auf dem ihm anvertrautem Posten, deshalb sprach ich hier~~ Ich trage eine Verantwortung vor mir und den Männern, die mich in diese verantwortliche Stellung eingesetzt haben. Deshalb rede ich. Suchen Sie nicht die Resignation des Alters in meinen Worten — sie wären auf einem falschen Wege. Noch haben wir die Möglichkeit freier Entscheidungen, noch können alle diese Dinge die ich nannte leicht geändert werden, denn sie müssen nicht so sein, wie sie heute sind. Fühlen Sie mit mir und Sie werden sehen, daß ich bestimmt nicht so schwarz gemalt habe. Vergessen Sie nicht, daß ich Ihnen sagte, daß die kommende Zeit fertige Menschen von uns verlangen wird und daß für tastende Versuche kein Raum bleibt. Viele Wege führen zu einem Ziel, aber nur einer ist gerade und den müssen wir gehen und wir innerlich Verantwortlichen müssen dafür Sorge tragen, daß er gegangen wird.

Ehe wir in unsere gewohnte Arbeit eintreten, lassen Sie uns zuvor noch jener Kollegen gedenken, die sonst so oft mit uns an den Tagungen der Deutschen Gesellschaft für innere Medizin teilnahmen, aber während der letzten Jahre gestorben sind.

Es ist nicht nur persönliches Erleben, sondern der Schmerz und die Erinnerung aller jener, die ihn kannten, verehrten und sich ganz im Banne dieser Persönlichkeit fühlten, wenn ich zuerst an den Tod von Wenckebach erinnere; wie selten jemand hat er es verstanden, in einer Person die überragende Rolle eines großen Wissenschaftlers, eines hervorragenden Arztes, eines standhaften Charakters und eines gütigen Menschen zu vereinigen. Unsere Gesellschaft hat ihn geehrt, indem sie ihn im Jahre 1923 zu ihrem Vorsitzenden wählte und ihm im Jahre 1932 die Ehrenmitgliedschaft verlieh; das letzte Mal als ich noch Gelegenheit hatte ihn zu sprechen, war er noch voll der Erinnerung des Kongresses, den er leiten durfte, denn er bildete einen Höhepunkt in seinem Leben; es liegt etwas Tragisches darin, daß er den heutigen Kongreß, der seit Wenckebach zum ersten Male wieder in Wien tagt, nicht mehr erleben konnte. Wir alle sind mehr oder weniger Schüler von Wenckebach, denn vieles was er geschaffen, ist zum Gemeingut des Arzttums geworden; Arbeiten, die er als junger Mann im Haus des berühmten Physiologen Engelmann durchführen konnte, waren entscheidend für seine weitere Arbeitsrichtung; Studien, die damals begonnen wurden, über die unregelmäßige Herztätigkeit und die ihn sein ganzes Leben lang beschäftigten, haben ihn zu einem der führenden Kliniker Europas gemacht; wie vielen Menschen hat er geholfen, indem er immer wieder darauf hinwies, daß die Extrasystole nicht unbedingt ein Zeichen von Myocarditis sein muß.

Mit F r i e d r i c h  v o n  M ü l l e r ist einer von den ganz großen Medizinern von uns gegangen; der Name F r i e d r i c h  v o n  M ü l l e r bedeutet eine ganze Epoche unserer Wissenschaft; er war uns allen Meister und Lehrer, denn alle, die wir hier versammelt sind, waren direkt oder indirekt seine Schüler; die meisten von uns saßen zu seinen Füßen und bewunderten an ihm die Darstellungskraft in seinen Vorlesungen und besonders im Perkussions-kurs, denn F r i e d r i c h  v o n  M ü l l e r gab in jeder Vorlesung sein Bestes — sich selbst; seine logische Folgerichtigkeit, seine einfache Klarheit in der Durchdringung und Darstellung auch der kompliziertesten Materie, ohne daß er sich je erlaubt hätte, den Tatsachen irgendwie Gewalt anzutun, wirkten mehr als vorbildlich; so war er ein gekröntes Haupt unter den Lehrern und Forschern der medizinischen Welt. Zu ihm, der unbestrittenen Autorität, blickten wir auf und in allen wichtigen Fragen unserer Wissenschaft war s e i n e Meinung für uns die maßgebende; so ist er in unsere Herzen tief eingeschlossen, bewundert und verehrt. Sein Tod, obgleich er in einem Zeitalter erfolgte in welcher der Mensch bereit sein muß der Zeitlichkeit seinen Tribut zu zollen, hat uns alle, als er eintrat, wie ein plötzliches Ereignis getroffen, denn mit seinem Tod hat jene medizinische Epoche, deren Geschicke von dem glanzvollen Triumvirat — K r e h l, K r a u s und F r i e d r i c h  v o n  M ü l l e r — geleitet wurde, seinen endgültigen Abschluß gefunden. F r i e d r i c h  v o n  M ü l l e r war Vorsitzender unserer Gesellschaft, als der Internistenkongreß vor 35 Jahren das vorletzte Mal in Wien tagte; auch ihm verlieh unsere Gesellschaft die höchste Aner-kennung die sie verteilen kann, die Ehrenmitgliedschaft.

Weiter haben wir noch eines Mannes zu gedenken, der einmal Vor-sitzender unserer Gesellschaft war — Geheimer Sanitätsrat Professor Z i n n; er war Arzt mit Leib und Seele, sein Leben war Arzt sein; Z i n n s Ehrgeiz ging nicht darauf aus, seinen Namen mit großen wissenschaft-lichen Taten zu verketten, sein Streben war edelstes Menschtum zu pflegen, sein wohlwollendes Gemüt denen zu öffnen, die ihre körperlichen und seelischen Leiden ihm offenbarten.

Zwei Persönlichkeiten, die sonst immer an unseren Tagungen teil-nahmen fehlen, es ist dies Professor S t a e h e l i n und Kollege S a l l e. S t a e h e l i n war stets bemüht die freundschaftlichen Beziehungen, die uns mit der Schweiz verbinden noch inniger zu gestalten; durch die Heraus-gabe des großen Handbuches der inneren Medizin hat er sich um die deutsche Heilkunde große Verdienste erworben und sich dadurch ein dauerndes Denkmal gesetzt; ebenso sind wir Kollegen S a l l e zu bleibenden Danke verpflichtet; in seinen Händen ist ein großes Unternehmen in glücklichster Weise weiter geleitet worden, das jedes wissenschaftlich arbeitende Mitglied unserer Gesellschaft nicht mehr missen kann — das „Kongreßzentralblatt für innere Medizin".

Mit dem Tode von C l a i r m o n t und K i r s c h n e r verliert das deutsche Volk zwei führende Chirurgen und mit Professor O f r i e d  F o e r s t e r einen bahnbrechenden Neurologen; wir können stolz sein, daß sie Mitglieder unserer Gesellschaft waren; zwei von ihnen haben sich auch aktiv an unseren Tagungen betätigt, indem sie Referate übernahmen.

Weiter hat der Tod folgende Mitglieder aus unseren Reihen ab-berufen: Professor Adam (Berlin), Dr. Besold (Ingolstadt), Geheimrat Brandenburg (Berlin), Chefarzt Dr. Brückner (Hamm), Dozent Dobzoff (Sofia), Professor Foerster (Würzburg), Oberstarzt Dr. Fritz, Dr. Full (Erfurt), Professor Ganter (Rostock), Dr. Glanz (Gotha), Dr. Herzog (Offenburg), San.-Rat Heß (Nauheim), Professor Hüßer (Mainz), San.-Rat Janssen (Gotha), Professor Kionka (Wiesbaden), Professor Königer (Erlangen), Ob.-Med.-Rat Kugler (Gmunden), Chef-arzt Liebermeister (Düren), Dr. Lindpaintner (Koblenz), Professor Löhr (Kiel), Dr. Martin (Nauheim), Dr. Merkel (Stuttgart), Dr. Nonsney (Schwelm), Professor Pfeiffer (Essen), Dr. Prenschoff (Düsseldorf), Dr. Pütz (Bonn), Dr. Eugen Schmidt (Baden-Baden), Hofrat Schwörer (Badenweiler), Dr. Selle (Garmisch-Partenkirchen), Geheimrat Stadelmann (Frankfurt a. M.), San.-Rat Vissering (Norder-ney), San.-Rat Warburg (Köln), Dr. Winkler (Wien-Mödling), Med.-Rat Sander (München), Wüllenweber (Köln); drei Jahre sind in der jetzigen Zeit kurz, aber doch lang genug um große Lücken in unsere Reihen zu schlagen. Sie alle waren uns geschätzte Mitarbeiter und liebe Kollegen. Wir werden ihr Andenken in Ehren halten und gedenken ihrer in stiller Trauer; ich bitte daher die Anwesenden, das Gedächtnis unserer Toten durch Erheben von den Sitzen zu ehren.

Ich erkläre nunmehr die 53. Tagung der Deutschen Gesellschaft für innere Medizin für eröffnet.

# VERHANDLUNGEN DER
# DEUTSCHEN GESELLSCHAFT FÜR INNERE MEDIZIN

## HERAUSGEGEBEN
### VON DEM STÄNDIGEN SCHRIFTFÜHRER
## PROFESSOR DR. Fr. KAUFFMANN
### CHEFARZT DER MEDIZINISCHEN KLINIK
### DER STÄDTISCHEN KRANKENANSTALTEN WIESBADEN

## VIERUNDFÜNFZIGSTER KONGRESS
### GEHALTEN ZU KARLSRUHE VOM 19.–21. MAI 1948

MIT 139 ABBILDUNGEN UND 18 TABELLEN IM TEXT

Enthält u. a. die Referate:

1. **Das vegetative Nervensystem.** Gagel-Nürnberg, Hess-Zürich, Bodechtel-Düsseldorf, Rieder - z. Z. Poppenburg.
2. **Die Viruskrankheiten.** Herzberg-Greifswald, Nauck-Hamburg, Hegglin-Zürich, Gsell-St. Gallen.
3. **Die Pathologie des Blutfarbstoffes.** Zeile-Illertissen, Duesberg-Mainz.

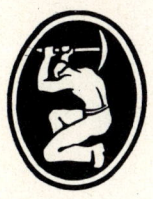

## MÜNCHEN
## VERLAG VON J. F. BERGMANN
## 1949

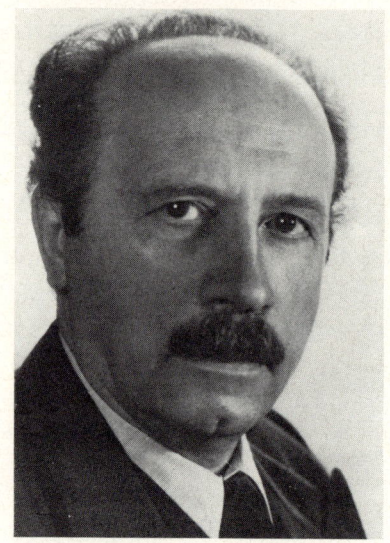

P. Martini, Bonn
Vorsitz 1948

# Eröffnungsansprache des Vorsitzenden.

Von
Prof. Dr. **Paul Martini**, Bonn.

Düstere Erinnerungen, herzliche Anliegen, viele Sorgen und einige Hoffnungen bewegen heute unsere Herzen. Ein Weltbild ist erschüttert worden. Der absolute Fortschrittsglaube hat sich nur im Materiellen bewährt, im Geistigen aber hat er zu einem Zusammenbruch geführt, der schließlich auch das materielle Chaos nach sich zog.

Wir haben gelernt, den Fortschritt der Wissenschaft, den wir bejahen, weil er ist, und den wir als Verpflichtung der menschlichen Existenz und Natur anerkennen, dennoch zu fürchten. In dem zu unbestimmten und unheimlichen Zielen drängenden Heerbann des Fortschritts sehen wir die ärztliche Wissenschaft als eine Kolonne mit Zielen ganz eindeutiger Art, reinen Zielen des Helfens und der Menschlichkeit.

Dennoch hat sich auch hier das zwiespältige Gesicht allen Fortschritts gezeigt. Autonom gewordenes Fortschrittsstreben durchbricht die Gesetze seiner Objekte und durchbrach in der Medizin die Gesetze des ihr spezifischen Objekts, des Menschen, der immer Subjekt bleibt. Hier haben wir Ärzte in den letzten Jahren ein Damaskus erlebt, und wenig Ärzte dürften in der Welt sein, die, wenn sie sich über den Sinn der Geschichte der letzten Jahrzehnte Gedanken gemacht haben, nicht auch ihre eigenen Fundamente erzittern fühlten. Die Ärzte, die in Nürnberg auf der Anklagebank saßen, waren zum Teil Verbrecher, mit deren Taten wir nichts zu tun haben wollen. Ein anderer Teil aber ist nichts anderes als Fleisch und Geist vom Fleisch und Geist ihrer zeitgenössischen Medizin, der Medizin des ausgehenden 19. und des 20. Jahrhunderts, nicht nur der deutschen Medizin. Wer von uns sich von deren Irrwegen ganz freisprechen will, der gleicht den weißgetünchten Gräbern des Evangeliums.

Die Hauptursachen des Irrwegs der Medizin unserer Zeit liegen vor uns: Es war die mangelnde Ehrfurcht vor der Schöpfung wie vor ihrem Schöpfer und dazu die Verwischung der *Rangordnung* der Geschöpfe. Wer eine kontinuierliche Reihe vom Atom bis zum Menschen annimmt, wird, indem er vom Experiment am Leblosen zum Lebendigen und schließlich bis zum Menschen fortschreitet, keine unübersteigbaren Schranken, weil keine grundsätzlichen Unterschiede, finden können.

Die Folgen in ihrer ganzen Reichweite wurden offenkundig, als es schon zu spät war. Als Senecas Forderung, daß der Mensch eine heilige Sache für den Menschen sein müsse — ,,Homo res sacra homini'' — ebenso vergessen war wie Kants Satz, daß ,,nur der Mensch Würde und keinen Preis'' habe, da war der Mensch zum Objekt geworden und die Zweckmäßigkeit war zur Alleinherrschaft gelangt.

Die Einsicht in die üblen Auswirkungen einer einseitig-mechanistischen Weltanschauung ist allgemein. Nicht immer aber werden die richtigen Folgerungen aus historischen Erfahrungen gezogen. Der Übergang in ein anderes extremes Lager ist die gewöhnlichere, aber falsche Konsequenz.

Wenn wir aus der jüngsten Vergangenheit lernen, dann dürfen es nicht allein ihre praktischen Auswirkungen, die wir zu fürchten gelernt haben, sein, die unsere Maßstäbe sind, sondern die Erkenntnis eines Besseren und eine innere Reifung. Zu dieser zu gelangen, haben uns allerdings jene üblen Folgen mitverholfen, aber jede utilitaristische Denkweise, die dabei eine Rolle spielen würde, wäre an sich unwahr und auf die Dauer verderblich.

Was wir demgegenüber jetzt vielfach sehen, ist eine überstürzte Flucht von einem eben noch verehrten mechanistischen Weltbild, das zu einer Enttäuschung geführt hat, zu einer neuen Einseitigkeit, die bis zur Diskreditierung des kausalen Denkens führt, das für das mechanistische Zeitalter verantwortlich gemacht wird.

Wohl brauchen wir die Erkenntnis, daß auch in der Medizin das reine Sachwissen nicht ausreicht, sondern ergänzt werden muß durch das Wissen vom Wesen der Dinge, in dessen Bereich der Kausalnexus nicht den zwingenden Grad der naturwissenschaftlichen Beweisführung erreicht. Wenn wir aber das Geistige in seiner unentbehrlichen Bedeutung auch für die Medizin und das Arzttum anerkennen, so ist das verbunden mit der ebenso klaren Forderung einer Unterscheidung zwischen den Voraussetzungen der naturwissenschaftlichen und der geisteswissenschaftlichen Methode und der sauberen Trennung ihrer Anwendungsbereiche (auf diese hier weiter einzugehen, fehlt heute die Zeit).

Um in den geistigen Bezirken und um zwischen ihren Bedingungen und denen der Naturwissenschaften unterscheiden zu können, bedarf es der Schulung. Erkenntnismöglichkeit setzt Bildung der Geister voraus. Von dem bisherigen Studiengang der Mediziner konnte aber keine Ausbildung erwartet werden, die sie in den Stand gesetzt hätte, auch schwierigeren geistigen Deduktionen kritisch zu folgen, noch konnte sie ihnen zur Gabe der Unterscheidung des Distinguatur verhelfen. Das blieb durchaus der Initiative des einzelnen überlassen. Es wäre ein völliger Irrtum zu glauben, dieser Forderung wäre mit irgendwelchen schöngeistigen Vorlesungen gedient. Auf die bewußte

Ausbildung logischer und erkenntnistheoretischer Fähigkeiten wird es ankommen müssen, damit nicht nur die Verfasser wissenschaftlicher Arbeiten, sondern auch deren Leser die Maßstäbe der Kritik besitzen und anlegen, die sie befähigen, Unbewiesenes von Bewiesenem und Hypothetisches und Mögliches von Wahrscheinlichem und Regelhaftem zu unterscheiden.

In der inneren Medizin sammeln sich wie in einem Brennglas die Probleme, die den Gesamtbereich der Medizin bewegen und wiederum strahlt die innere Medizin ihre Probleme in alle Teilfächer der Medizin hinaus. Mehr als in den meisten anderen Fächern offenbart sich daher in der inneren Medizin, was Grundlagen in der Medizin bedeuten und daß die Ausbildung der jungen Mediziner sich als erstes Ziel zu setzen hat, die Grundlagen zu legen. Erst in zweiter Linie hat sie solche Kenntnisse zu vermitteln, die auch nach dem Abschluß des Universitätsstudiums noch erworben werden können. Das soll nicht heißen, daß nicht auch auf praktische Kenntnisse und auf praktische Ausbildung der größte Wert gelegt werden sollte.

Von der Studienreform angefangen, handelt es sich bei diesen Aufgaben um gemeinsame deutsche Probleme. Unendliche Schwierigkeiten würden auf den Plan gerufen werden, wenn in dem für unser Volk so unheilvollen Provisorium der jetzigen Zeit definitive zonale oder ländermäßig begrenzte Regelungen getroffen werden würden. Es wäre ein Widerspruch in sich, im Kleinen Grenzpfähle zu errichten, während in Europa und in der Welt endlich versucht wird, in größeren Räumen zu denken und gemeinsamer zu planen, als es seit Menschengedenken der Fall war. Nur ein im schlechten Sinn ungeschichtliches Denken könnte sich mit solchem Widerspruch befreunden. Es sollte überflüssig sein, zu betonen, daß wir dabei die russische Besatzungszone Deutschlands nicht weniger einschließen als die anderen Zonen, eher noch mehr, weil mit noch besorgteren Herzen.

Um ein gemeinsames deutsches Problem handelt es sich auch bei der Überfüllung des ärztlichen Standes. Wenn die deutschen Ärzte es fertig bringen werden, die Probleme der Einordnung der Jungärzte und der ostvertriebenen Kollegen befriedigend zu lösen, dann werden sie ihrer Großherzigkeit und ihrem sozialen Denken ein Zeugnis ausgestellt haben, das über die Jahrhunderte hinweg leuchten wird, nicht als ein Nationaldenkmal, aber als Denkmal hilfsbereiter Nächstenliebe und Brüderlichkeit. Aber auch hier sehen wir, wie das Unkraut zwischen dem Weizen wächst und wenn wir hören, daß es jetzt nicht nur Wohnungsämter und Lebensmittelämter gibt, die zonale Grenzen als Trennmauern der Freizügigkeit ansehen, sondern daß leider auch Ärzteorganisationen die Grenzen von Zonen und Ländern dazu benutzen, um sich deutsche Ärzte wie lästige Ausländer aus ihren Bezirken zu

1*

halten und sie aus unerwünschten Konkurrenzen auszuschalten, dann steht uns klar vor Augen, zu welcher Misere und Inkonsequenz die Not unversehens führen kann.

Die Freiheit und die Freizügigkeit des ärztlichen Berufs sind mit der freien Ärztewahl so eng verbunden, daß wir Ärzte auch in den Beklemmungen einer harten Notzeit eifersüchtig auch uns selbst gegenüber über sie wachen sollten. Wir werden in den nächsten Jahren noch genug Gelegenheit haben, sie gegenüber Bestrebungen zu verteidigen, die aus Vereinheitlichung und Bürokratismus alles Heil erwarten.

Andererseits ist es offenbar, daß die Mittel der Lenkung der ärztlichen Niederlassung ganz unzureichend geworden sind, um das Problem der Überfüllung des ärztlichen Standes zu lösen. Es muß an der Wurzel angegriffen werden, an der Zulassung zur ärztlichen Ausbildung selbst. Sowohl die höheren Schulen wie die Universitäten bzw. die medizinischen Fakultäten werden ihren Beitrag dazu leisten müssen. Die Reifeprüfungen an höheren Schulen werden mehr auf die Auslese für das Hochschulstudium ausgerichtet werden müssen, womöglich schon unter Mitarbeit und Einsatz der Hochschullehrer. Aber die Zeit der Reifeprüfung, die Zeit der späteren Pubertätsjahre ist nicht die richtige Zeit für eine *definitive* Entscheidung und Auswahl, darauf hat vor kurzem der Berner Physiologe v. MURALT in einem Vortrag über „Aufstieg und Auslese" mit Recht hingewiesen. Deshalb werden voraussichtlich die frühen Hochschulsemester mit einer weiteren und endgültigen Auslese belastet werden müssen. Was wir aber zu vermeiden haben, das ist, daß dieser Ausleseprozeß wie ein Damoklesschwert über dem gesamten Studienverlauf hängt und diesem einen Charakter verleiht, der mit einer wirklichen wissenschaftlichen Vertiefung ganz unverträglich wäre.

Die gemeinsame deutsche Lage ist seit Kriegsende im Gebiet des Materiellen durch nichts mehr charakterisiert als durch die *Unterernährung* und durch deren Folgen. Kann man unserem Kongreß deshalb vorwerfen, daß wir unseren nächsten Verpflichtungen aus dem Weg gehen, wenn wir die Unterernährung nicht als Hauptthema auf unser Programm gesetzt haben? Grund dafür war uns nicht, daß wir Hoffnung haben, die Unterernährung habe ihre höchste Aktualität schon überschritten — das mag sein, braucht aber nicht der Fall zu sein. Aber der Hunger ist in den letzten 3 Jahren schon in so vielen Aufsätzen, in Einzelvorträgen und auf Tagungen behandelt worden, daß zur Zeit nurmehr in einem begrenzten Gebiet neue wissenschaftliche Erkenntnisse vorgelegt werden können.

Darüber jedoch soll kein Mißverständnis gelassen werden, daß vom ärztlichen Standpunkt aus genau so wenig wie vom ökonomischen und erst recht nicht vom menschlichen die letzten Jahre uns einer Rechtfertigung zugänglich erscheinen. Es ist ein betrübliches und deprimierendes Schauspiel wieder einmal ärztliche Rechtfertigungsversuche für politische Maßnahmen erleben zu müssen. Ich meine damit vorzüglich die unverantwortliche Lappalisierung, die mit der Tuberkulosegefahr getrieben wird auf der einseitigen Grundlage, daß in den letzten Jahren die Sterblichkeitsziffern nicht wesentlich angestiegen sind. Als ob die unleugbare, immer weiter ansteigende Erkrankungshäufigkeit an Lungentuberkulose für jeden Arzt etwas anderes als der untrügliche Vorbote einer im Anmarsch befindlichen größeren Sterblichkeit sein könnte!

Aber genau so wenig darf über ein zweites ein Zweifel gelassen werden: Nämlich darüber, daß niemand das moralische Recht in Anspruch nehmen darf, sich über die Not des eigenen Volkes zu beschweren, der sich nicht seiner selbst gewiß ist, daß das Unglück, das Elend und die Unterdrückung anderer Menschen und Nationen, gleichviel, wo und gleichviel, ob in der Vergangenheit oder in der Zukunft, ihm grundsätzlich ebenso am Herzen liegen, wie die Not, welche er am eigenen Leib und am eigenen Volke erlebt.

34 Mitglieder unserer Gesellschaft sind seit unserer letzten Tagung gestorben.

Noch 1943 ging CARL HEGLER von uns, der bekannte Hamburger Kliniker von St. Georg, hervorgegangen aus der Schule FRIEDRICHS v. MÜLLER, ein kritischer Kopf, allen neuen Ideen in der Medizin zugewandt, besonders dem Gebiet der Infektionskrankheiten, zuletzt einer der wichtigsten Mitkämpfer bei der Einführung der Sulfonamide in die Medizin.

„Verehrungswürdig" ist das Prädikat, das die Person von HERMANN WEBER, dem langjährigen Leiter des Lazaruskrankenhauses in Berlin, am besten umreißt. Die WEBERsche Blutprobe wird seinen Namen in noch vielen Ärztegenerationen erhalten.

So war auch die innere Harmonie, die einen Mann wie ZINN kennzeichnete, so groß, daß sie auf seine ganze Umgebung Vertrauen ausstrahlte: 1929 war W. ZINN der Vorsitzende unserer Tagung und in den darauffolgenden Jahren erwarb er sich besondere Verdienste als ständiger Vorsitzender der Arzneimittelkommission unserer Gesellschaft.

Fast gleichzeitig mit WEBER starb DORENDORF, der allgemein geschätzte Chefarzt des Krankenhauses Bethanien in Berlin.

Im März 1944 empfanden wir den Verlust von ERNST EDENS wie eine tiefe Wunde, die der deutschen Medizin geschlagen wurde. Von EDENS wird auch in späteren Zeiten niemand sprechen können, ohne an seine einzig dastehenden Verdienste um unser Wissen um Digitalis

Kongreß f. innere Medizin. 54.                       1a

und Strophanthin und ohne an den großen Therapeuten zu denken Wir, die wir ihm näher standen, gedenken aber nicht weniger des unvergeßlichen Menschen, der seinen Schülern von seinen Assistentenjahren bis zu seinem Todestag das Ideal eines Arztes bedeutete. Wenn man nachliest, was er über den edlen und großen Laennec geschrieben hat, erfühlt man die Kongenialität ihrer Naturen.

Des Mannes, der den Kranken die Wohltat des Strophanthins als Erster gebracht hat, durfte bei seinem Tode in unserem Kreis mit keinem Worte gedacht werden. Lassen Sie uns das heut nachholen und Albert Fraenkel, der 1936 schon gestorben ist, in unser Gedenken einschließen. Ein selten scharfer Verstand wurde in ihm geadelt durch ein gütiges, hilfsbereites Herz.

15 Jahre ist es her, daß Leo Lichtwitz 1933 als Vorsitzender unserer Gesellschaft den Kongreß in Wiesbaden vorbereitete. Dessen Leitung wurde ihm in allzu großer Nachgiebigkeit vor der neuen Herrschaft dann leider aus der Hand genommen. Ganz aus dem vollen Leben lebend, ganz aus ihm schöpfend, vereinte Lichtwitz mit einem analytischen, fast sezierenden Verstande die glückliche Gabe der Synthese. Daß er Deutschland verlassen mußte, war für ihn ein Schmerz, so leidenschaftlich wie er selbst war, für uns aber ein noch viel größerer Verlust.

Schon mit jungen Jahren hatte sich Sigismund Thaddea weithin einen bekannten Namen gemacht durch eine große Reihe vorzüglicher Untersuchungen, von denen die über die Nebenniereninsuffizienz und ihren Formenkreis wohl die größte Resonanz gefunden hat. Er fiel in Berlin 1944 einem Bombenangriff zum Opfer.

Im Jahre 1944 starben auch Oskar Huber, noch ein Schüler von Leyden, später in Halle wirkend, und Erich Becher, einer der innerlich reichsten und fruchtbarsten Ärzte seiner Zeit, ebenso feinsinnig als Mensch wie anregend als Lehrer. Ein widriges Geschick nahm ihn von hinnen, ohne daß es ihm vergönnt war, seine vollen Kräfte auf einem eigenen Lehrstuhl zu entfalten, der ihm gebührt hätte.

Als einer der klinisch wie wissenschaftlich erfolgreichsten Lungenärzte Deutschlands ging 1945 Adolf Bacmeister von uns.

Ihm folgte im Tode Mai 1945 Alexander v. Domarus. Viele Zehntausende von jungen Medizinern werden ihm immer zutiefst verpflichtet sein für die Einführung in die Medizin, die er ihnen gegeben hat. Es war mehr als eine Einführung, unzählige Ärzte schöpften und schöpfen neue Belehrung aus dem „Domarus". Was er der wissenschaftlichen Medizin sowohl durch seine eigenen Arbeiten als in der Redaktion des Kongreßzentralblattes und der Klinischen Wochenschrift gegeben hat, ist nicht abzusehen. Er war ein Mann, abhold jeder Konzession gegenüber dem Unwahren, darum zuletzt zerfallen mit seiner Zeit, die er nicht mehr ertrug.

Erschien uns HANS EPPINGER nicht wie ein unaufhörlicher, fließender Quell? Angefangen von seinen Leberstudien und dem Antagonismus zwischen Sympathicus und Parasympathicus bis zur serösen Entzündung baute er eine neue und fruchtbare Idee nach der anderen auf. Ein Gebiet neu anzufassen, hieß für ihn, es neu zu formen. Die jetzige Medizin ist nicht denkbar ohne ihn und der heutige Tag wird ein lebendiges Zeugnis dafür sein. So tief gegründet waren seine Problemstellungen, daß sie sich auch dort, wo sie in manchen konstruktiven Teilen nicht bestätigt wurden, als unendlich fruchtbar erwiesen. Die 53. Tagung, die unsere Gesellschaft in Wien 1943 abhalten konnte, verdanken wir seinen Ideen. In tragischer Verkettung, ohne Hoffnung auf eine gerechte Beurteilung seines Denkens, ging er von uns.

Als sich 1937 HELMUT MARX aus der Klinik nach Bethel zurückzog, war das für ihn keine Flucht, sondern die einzige Möglichkeit, seinen hohen und reinen Überzeugungen weiterzuleben. MARX hat uns eine große Zahl wertvoller Arbeiten geschenkt. Seine Darstellung der innersekretorischen Erkrankungen hat den Rang eines klassischen Werkes. Sein früher Tod wäre für die deutsche Klinik immer ein schwerer Verlust gewesen. Jetzt erwies er sich für uns als tragisch und unersetzlich.

In hohem Alter und in der Weisheit des Alters verschied FRITZ VOIT. Schüler von ZIEMSSEN und nicht zuletzt seines Vaters, des großen Physiologen, leitete er mehrere Polikliniken und Kliniken — München, Erlangen, Basel — und zuletzt $1/4$ Jahrhundert die Klinik Gießen, menschlich und ärztlich gleich verehrt. Seine wissenschaftliche Arbeit galt vorzüglich Fragestellungen aus dem Gebiet des Stoffwechsels.

Nur wenigen Männern in der Geschichte unserer Gesellschaft sind wir so zu Dank verpflichtet wie GÉRONNE. Fast 25 Jahre lang war er als Schriftführer unserer Gesellschaft tätig. Zu diesem unübertrefflichen Organisator unserer Kongresse konnte er nur dadurch werden, weil er in Wirklichkeit mehr war — durch seine eigene wissenschaftliche Arbeit, durch seinen großen Überblick über die Medizin und durch seine schöne menschliche Zuverlässigkeit.

Mit Trauer gedenken wir weiter unserer verstorbenen Mitglieder GEORG KÜHN, mit dem Bad Neuenahr einen der bewährten und hochangesehenen Ärzte verlor, denen es seinen großen Aufschwung zu verdanken hatte.

Wir gedenken ferner GEORG GRUNDs in Halle; wir verdanken ihm wichtige Beiträge zum Muskelstoffwechsel.

Wir gedenken des Berliner Internisten und Chefarztes des St. Josefs-Krankenhauses FRANZ WALINSKI, eines Schülers von GOLDSCHEIDER,

der sich Verdienste auf dem Gebiet der Thermotherapie erworben hatte, und des hochverdienten Forschers auf den Gebieten der Pathogenese der Geschwülste und der Strahlentherapie ARTHUR HINTZE in Berlin.

Mit FRIEDRICH UMBER ging der letzte und jüngste Schüler von NAUNYN von uns. Den Stempel solcher Herkunft behielt die ärztliche und wissenschaftliche Arbeit seines Lebens. Jahrzehnte hindurch war alles, was wir auf den Gebieten der Krankheiten des Stoffwechsels und der Leber und Galle zu wissen glaubten, auf das stärkste von ihm beeinflußt.

In noch jungen Jahren starb ADOLF HEINRICH. Auf Grund seiner Studien, die besonders aus der BÜRGERschen Klinik hervorgegangen waren, hatten wir das Recht, noch viel von ihm zu erwarten. Es war eine Freude, zu sehen, wie er nach dem Kriege entschlußkräftig die Redaktion der Deutschen Medizinischen Wochenschrift in die Hand nahm. Aber kaum ein Jahr, nachdem er die Nachfolge seines letzten Chefs GÉRONNE in Wiesbaden angetreten hatte, nahm ihn ein Hirnabsceß hinweg und zerstörte mit ihm viele Hoffnungen.

Dem Königsberger Polikliniker OSKAR BRUNS gehörte als Arzt wie als Mensch das Vertrauen der ostpreußischen Kranken in ganz besonderer Weise. Seine wissenschaftliche Arbeit galt vorzüglich den Problemen des Kreislaufs und der physikalischen Therapie. Er starb im September 1946 auf der Flucht aus seiner Heimat in Jena (nachdem er dort noch einige Monate das Physikalisch-Therapeutische Institut geleitet hatte).

Als ich soeben über die Grundsätze einer ärztlichen Studienreform sprach, erinnerte ich mich unserer besonderen Dankesverpflichtung gegenüber GEORG KLEMPERER. Bei der Eröffnungsrede unserer Tagung 1921, die er leitete, warnte er vor vorzeitig angewandtem Spezialistentum und erhob die Forderung, daß das, was er die „Ornamentik" der ärztlichen Wissenschaft nannte, zurückzutreten habe vor einer vertieften Ausbildung in den klinischen Hauptfächern — die gleiche Betonung der Grundlagenausbildung, die wir auch heute wieder fordern müssen, nachdem sie zwischen 1933 und 1945 zwar dem Schein nach anerkannt, in Wirklichkeit aber immer mehr verleugnet worden war. In vielen Einzelarbeiten und Werken bis zu seiner großen „Neuen Deutschen Klinik" hat GEORG KLEMPERER am Ausbau der Medizin mitgearbeitet bis er 1936 im Alter von 70 Jahren ins Exil gehen mußte. Die innere Verbundenheit mit Deutschland hat er auch in Deutschlands schwärzester Zeit nicht verloren und sie in ergreifender Weise als einer der ersten nach dem Kriege wieder bekundet. Er ruht in Cambridge bei Boston in den Vereinigten Staaten.

Vor einem Jahr starb KURT ZIEGLER, der Leiter der Freiburger Medizinischen Poliklinik. ZIEGLER war ein bedeutender Arzt, größer noch durch sein vorbildliches Menschentum, das er in der Feuerprobe der Zeiten seit 1933 bewahrte.

RUDOLF JACKSCH v. WARTENHORST, der frühere Kliniker an der Deutschen Universität in Prag, erreichte das Patriarchenalter von 92 Jahren. Er war der Senior der deutschen Medizin und Jahrzehnte hindurch das als Arzt und Wissenschaftler gleich und allgemein verehrte (und ehrwürdige) Haupt der deutschen Ärzte in Böhmen. Ich konnte nicht erfahren, ob es ihm vergönnt war, in seiner Heimat zu sterben oder ob die irrsinnigen Ausläufer einer nationalistischen Ära auch ihn noch in die Fremde getrieben haben.

ALBAN KÖHLER, einer der Klassiker der Röntgenologie, war auch einer der unseren. Auf die eigene Kraft gestellt und begabt mit einem großen Einfühlungsvermögen, beschenkte er, auf jungfräulichem Boden arbeitend, die gesamte Medizin mit einer Menge neuer Einsichten und Entdeckungen.

Wir meinen, ihn noch vor uns stehen zu sehen, WOLFGANG HEINRICH VEIL in seiner lebendigen und kraftvollen alemannischen Ursprünglichkeit. So war auch sein Arbeiten höchst produktiv, begabt mit einem starken künstlerischen Einschlag, manchmal auch etwas gewalttätig, wenn Form und Stoff sich nicht zwingen lassen wollten, immer aber originell und immer kämpfte er mit offenem Visier. Nicht umsonst war BROUSSAIS sein verehrtes Vorbild. Unerwartet früh ging er von uns. Wir wissen alle, wie sehr das Thema des heutigen Tages gerade ihm ein Herzensanliegen gewesen wäre.

Der Name des Pharmakologen ERNST LAQUEUR ist aus der Geschichte der Hormonforschung nicht wegzudenken. In Schlesien geboren, fand er in Amsterdam in dem früheren SNAPPERschen Institut den großen Arbeitsplatz seines Lebens. Während der Okkupation Hollands schuf er sich — obwohl selbst tief von der Okkupation mitbetroffen — ein neues großes Arbeitsfeld in der selbstlosen Hilfe für viele Hunderte von Vertriebenen. Er starb im August 1947.

Aus seiner ostpreußischen Heimat vertrieben, starb vor wenigen Monaten ARTHUR BÖTTNER, dem wir eine Reihe wichtiger Arbeiten, vor allem aus den Gebieten der akuten Infektionskrankheiten und des Rheumatismus verdanken.

Einen ganz besonders schweren Verlust erlitt die Sache der Rheumaforschung durch den Tod von KURT v. NEERGARD, Zürich, am Ende des vergangenen Jahres. In geistvollen und gründlichen Untersuchungen hat er unser Wissen vom Rheuma und von der physikalischen Therapie in vielfacher Weise bereichert.

Zuletzt erhielt ich noch Nachricht von dem Tode der verehrten Mitglieder Kollegen RÖMISCH in Arosa, GEORG MICHER in Davos-Platz und des Herrn Harry Goldkul, Stadtarzt in Wexis (Schweden), Erich Beck-Breslau, Joachim Brink-Schwerin und Lüdecke in Remscheid. Ferner Siegfried Dietrich, bekannt geworden durch seine Arbeiten über den Coronarkreislauf, Oberarzt bei v. Bergmann, W. Schultz-Charlottenburg, der Entdecker der Agranulocytose.

F. W. Bremer, ein Schüler von Ernst v. Romberg, zuletzt Chefarzt des Elisabethkrankenhauses in Berlin, der uns die schönen Untersuchungen über die Syringomyelie bzw. die Dysraphie geschenkt hat und Anthony — Rostock; er hat die Pathologie der Atmung in wertvoller Weise bereichert.

Dies sind die Mitglieder unserer Gesellschaft, von deren Tode wir Kunde erhalten haben. Ich schließe in unser ehrendes Andenken aber auch alle die uns unbekannt gebliebenen verstorbenen Mitglieder ein und über sie hinaus alle die Ärzte, die im Kriege ihr Leben für andere geopfert haben, sei es auf den Schlachtfeldern, sei es in Lazaretten oder in der Heimat, und zwar Freund wie Feind.

*Ich bitte Sie, sich zu Ehren der Verstorbenen zu erheben.*

Zu viele unserer Toten sind vor und nach 1943 in der Fremde gestorben. Wir danken ihr mit ihnen, daß sie sie gastlich aufnahm, als sie von der eigenen Heimat verstoßen wurden. Aber wir grüßen auch herzlich die Kollegen, die noch in der Ferne weilen und arbeiten. Von uns aus rechnen wir sie als zu uns gehörig, nicht so, als ob zwischen 1933 und 1945 nichts geschehen wäre, aber als Männer, die selbst jahrelang getaucht in ein Tal der dunklen und unfreien Nacht zwar noch nicht wieder zur Freiheit, aber wieder zum Licht zurückgefunden haben. Ich grüße die Zurückgekehrten, in erster Linie unseren Kollegen Wollheim, der unter uns weilt, und nicht weniger diejenigen, die nicht mehr zurückkehren wollen oder können. Dich, Freund Thannhauser, grüße ich besonders herzlich in die Ferne, hier, mitten zwischen Heidelberg und Freiburg, Deinen alten und geliebten Wirkungsstätten. Aber ich grüße auch alle anderen, die ich namentlich nicht alle aufzuzählen vermag.

Es ist mir eine Ehre, die Herren Vertreter der Gesundheitsabteilungen der amerikanischen, britischen und französischen Militärregierungen begrüßen zu können. Uns Ärzten sind ja letztlich, wo wir auch arbeiten, in der Heimat oder in anderen Ländern, immer die gleichen Ziele aufgegeben, es sind immer die Ziele des Helfens und der Menschlichkeit. Sie verfolgen diese Ziele gemeinsam mit uns und dafür sagen wir Ihnen unseren aufrichtigen Dank.

Ein Gefühl der Hoffnung empfinde ich, wenn ich Sie, unsere Gäste und Kollegen aus dem Ausland, aus der Schweiz und aus Schweden begrüße. Es sind die Empfindungen der tiefen Freude, daß auch der abgrundtief erscheinende breite Graben, den eine schreckliche Inhumanitas zwischen Deutschland und der Welt der freien Völker aufgerissen hatte, nicht so tief und nicht so breit war, als daß er im Zeichen der Wissenschaft und einer wirklichen Humanität nicht hätte übersprungen werden können, noch ehe es uns selbst hätte gelingen können, ihn von uns aus zuzuschütten. Sicherlich, wir brauchen die internationale Wissenschaft in einem fast banalen praktischen Sinn wie die Luft zum Leben. Aber wenn wir Ihren Geist, meine Herren, brauchen, dann ist es in nicht geringerem Grade menschliche Sympathie, die uns heute bewegt.

Damit lassen Sie uns in unsere 54. Tagung eintreten. Wir wissen, daß unsere Gesellschaft viel nachzuholen und viel Verlorenes wiederzugewinnen hat. Sie ist das Spiegelbild des teilweise gestörten, zum größeren Teil leider zerstörten wissenschaftlichen Lebens in unseren Kliniken, Krankenhäusern und Instituten. Aber so wie in diesen sich wieder fleißige Köpfe und Hände regen, so hoffen wir, daß es auch innerhalb unserer Gesellschaft sein möge. Gleichzeitig mit dieser unserer Tagung ist zum ersten Male nach dem Kriege wieder das Kongreßzentralblatt, das offizielle Organ unserer Gesellschaft, erschienen, dank der großen Bemühungen von Herrn Dr. Springer und Herrn Kollegen Schwiegk. Möge auch dies uns ein gutes Omen sein.

# VERHANDLUNGEN DER

# DEUTSCHEN GESELLSCHAFT FÜR INNERE MEDIZIN

### HERAUSGEGEBEN
### VON DEM STÄNDIGEN SCHRIFTFÜHRER
## PROFESSOR DR. Fr. KAUFFMANN
#### CHEFARZT DER MEDIZINISCHEN KLINIK
#### DER STÄDTISCHEN KRANKENANSTALTEN WIESBADEN

## FÜNFUNDFÜNFZIGSTER KONGRESS
### GEHALTEN ZU WIESBADEN VOM 25.—28. APRIL 1949

#### MIT 198 ABBILDUNGEN IM TEXT

Enthält u. a. die Referate:

1. **Psychosomatische Medizin.** v. Weizsäcker-Heidelberg, Mitscherlich-Heidelberg-Zürich
2. **Neuritis.** Pette-Hamburg, Krayenbühl-Zürich.
3. **Eiweißstoffwechsel und seine Probleme für die Therapie.** Wieland-Mainz, Felix und Schütte-Frankfurt, Waldenström-Upsala.
4. **Chemotherapie der malignen Tumoren, der Endocarditis und der Tuberkulose.** Butenandt-Tübingen, Bauer-Heidelberg, Schwiegk-Heidelberg, Domagk-Wuppertal, Heilmeyer-Freiburg, Klee-Wuppertal.
5. **Angeborene Herzfehler, ihre moderne Diagnostik und Therapie.** Mannheimer-Stockholm.

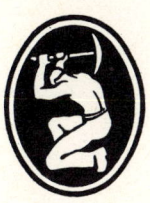

### MÜNCHEN
### VERLAG VON J. F. BERGMANN
### 1949

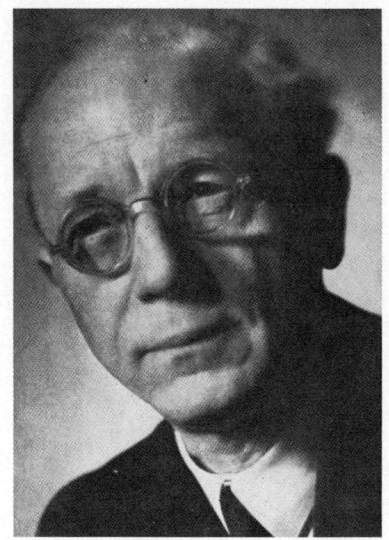

C. Oehme, Heidelberg
Vorsitz 1949

# Eröffnungsansprache des Vorsitzenden.

Von

**Curt Oehme** (Heidelberg).

Nach einer Reihe schwerer Jahre und noch in ihnen ist uns heute
vergönnt, zum ersten Male wieder hier in Wiesbaden, dem Heimats-
und Traditionsort des Kongresses, zusammen kommen zu können. Für
die Möglichkeit dieser Rückkehr sind wir der Hessischen Landesregierung, dem Herrn Oberbürgermeister der Stadt und allen vorbereitenden Verwaltungsstellen zu großem und herzlichem Danke verpflichtet.

In Wiederholung meiner Begrüßung von gestern abend danke ich
allen Vertretern dieser Stellen, den Herren von der Militärregierung
und dem Vertreter des Präsidenten der Zentralgesundheitsverwaltung
der Ostzone für ihr Erscheinen; Begrüßung und Dank gilt ferner den
Herren Berufsgenossen des Auslandes, welche zum Teil Referate oder
Vorträge zugesagt haben, wir freuen uns über diese Wiederanknüpfung,
insbesondere durch die Vertreter bedeutender wissenschaftlicher Gesellschaften, den Präsidenten der Section of Medicine der R. Soc. of
Medicine London, Sir *Adolphe Abrahams*, und den Vorsitzenden der
Wiener Gesellschaft für innere Medizin, Prof. *Fellinger*. Sir *Henry Dale*,
Präsident der R. Soc. of Medicine hat in einem außerordentlich liebenswürdigen Schreiben seiner früheren Anwesenheit und Beziehungen zu
manchem Fachgenossen gedacht und sein Bedauern ausgesprochen an
der Teilnahme verhindert zu sein. Auch wir erinnern uns seines Referates auf unserer Tagung 1932 lebhaft und dankbar und bedauern, ihn
heute hier entbehren zu müssen. Willkommen heiße ich ferner den Vorsitzenden und die Mitglieder der Neurologischen Gesellschaft zur gemeinsamen Arbeit an diesem ersten Tage, mit der Herzlichkeit enger
Verbundenheit über alle Hindernisse und Zäune hinweg aber begrüße
ich unsere Standes- und Volksbrüder aus den von uns abgetrennten
Gebieten, Berlin und der Ostzone, und nicht zuletzt Sie alle, meine
Damen und Herren.

Nach den Lebenden gedenken wir derjenigen Mitglieder und einiger
hervorragender Standesgenossen, die von uns gegangen sind. Von
manchen aus den vorausgegangenen Jahren hat uns erst jetzt die Kunde
erreicht. Angesichts der Zahl von 38 vermag ich aus dieser Reihe verdienter Männer oft klingenden Namens nur einige und leider nur ohne
entsprechende Würdigung von Werk und Persönlichkeit hervorzuheben.
Allen voran den Nestor der deutschen Chirurgie *August Bier*. Abgesehen
von seiner originalen Bedeutung als Chirurg stand er, nicht befangen

in den Anschauungen seiner Zeit, als leuchtendes Vorbild für den Internen wie jeden Arzt schöpferisch an den beiden Urquellen des Arzttums: Natur und Seele.

Ich nenne des weiteren die Herren:

*Karl Bonhöffer*, den bedeutenden Psychiater;

*A. Bittorf*, den früheren Breslauer Polikliniker, der zuletzt noch einem großen poliklinischen Institut in Leipzig vorstand;

*Karl Eimer*, Stettin; Stadtkrankenhaus.

*Friedrich Koch* 1935—1945, Direktor, erst der Tübinger Klinik, später der 1. Med. Klinik an der Charité Berlin;

*L. Küpferle*, Freiburg, den bekannten Röntgenologen, der einem Luftangriff zum Opfer fiel;

*Raffael Liesegang*, Frankfurt, den Kolloidchemiker;

*Hans Lucke*, Göttingen, den Endokrinologen und Internisten;

*Römisch Basel*, den Senior der Tuberkuloseärzte Arosas;

*Strubell-Harkort*, Dresden;

*Julius Wohlgemuth* und *Gustav Giemsa*, Berlin, deren Methoden wir alle benutzen; und den Juristen

*Wilhelm Wolff*, den langjährigen Rechtsbeistand unserer Gesellschaft.

Die soweit wir wissen, ergänzte Liste lautet:

*Georg Bessau*, Berlin, Universitätskinderklinik der Charité;

*Heinrich Braitmaier*, Berchtesgaden;

*E. H. Brill*, Rostock;

*Franz Faber*, Quierschied;

*Carl Fromm*, Weimar;

*Dietrich Gaede*, Berlin;

*Franz Grote*, Luzern, Sanatorium;

*Haggeney*, Wuppertal-Elberfeld;

*M. Hansmann*, St. Gallen;

*Carl Happich*, Darmstadt;

*Johannessohn*, Wildbad;

*Fritz Johannessohn*, Mannheim-Feudenheim;

*Karl Koepke*, Darmstadt;

*Hans Körbel*, Fallersleben;

 ~~*Ernst Lorenz*, Kinderklinik, Graz;~~

*Heinrich Lorenz*, Medizinische Klinik, Graz;

*Ludwig Petschacher*, Salzburg, St. Johann-Hospital;

*Heribert Potjan*, Soest, Marienhospital;

*Karl Schäfer*, Kaiserslautern;

*Otto Schedtler*, Marburg (Lahn), Sanatorium Sonnenblick;

*Oedoen Turzkai*, Budapest;

*Waldemar Ullmann*, Mammern (Schweiz);

*Fritz Voit*, München;

*Walinski*, Berlin, St. Josefskrankenhaus;

*Friedrich Zander*, Wesermünde;

*Hans Zothe*, Prag.

Ihnen allen sei ehrendes Gedenken und Dank für ihre Mitarbeit in die Ewigkeit nachgerufen.

Treten wir nun ein in Sachen und Zweck. Ähnlich wie nach dem ersten Weltkrieg, ja noch viel mehr, haben wir deutschen Ärzte nachzuholen und wieder aufzubauen.

Könnten wir es nur immer ungehemmt durch Mangel und die nach 4 Jahren noch immer bestehenden Hindernisse an den internationalen Grenzen. Es ist mir Pflicht, für die völkerverbindende Heilkunde hierauf die Aufmerksamkeit der verantwortlichen Stellen zu lenken, und weil Heilkunde international wirkt, auch der Besatzungsmächte, nicht aber ohne Dank zu sagen für bereits gewährte Hilfe. Wie notwendig es für die Medizin wäre, die Freiheit der internationalen Verbindungen wieder herzustellen, zeigt die strömende Bewegung, in welche die ganze Medizin überall geraten ist. Experimentelle Biologie, Biochemie und Chemotherapie haben die therapeutische Empirie unter Leitung des Experiments außerordentlich vorwärts getrieben, erheblich bereichert und große Ziele in Aussicht gestellt. In diesem Zusammenhang müssen wir dringend wünschen, daß die Zerschlagung unserer einst blühenden chemischen Industrie aus bekannten Motiven nicht jene kleinen, leistungsschwachen pharmazeutischen Betriebe überhand nehmen läßt, welche nicht in der Lage sein können, den Kranken wie den Arzt in moderner, wissenschaftlicher Weise zu versorgen. Trotz unserer derzeitigen Verhältnisse müssen wir daran denken, eine Prüfungs- und Beratungsinstanz ähnlich dem American Council on Pharmacy and Chemistry zu schaffen etwa in Erweiterung unserer Arzneimittelkommission.

Das Dogma einer vollen, nur von der Lizenz abhängigen Unternehmungsfreiheit bedroht durch eine wie nach dem ersten Weltkrieg emporschießende Zahl neuer medizinischer Zeitschriften auch unser Schrifttum mit Unübersichtlichkeit, worüber sich auch das Ausland mit Recht beklagt; dadurch sinkt die Qualität und das Qualitätsbewußtsein. Zerspaltenheit, Separatismus und überwertiges Eigeninteresse in business sind auch hier nicht konstruktiv, sondern nur Zusammenfassung der Kräfte und vorurteilslose, kritische Auslese.

Noch manches wäre wohl an allgemein wichtigen Anliegen der Wissenschaft und unseres Standes von dieser Stelle aus vorzubringen angesichts der Lage des deutschen Arztes und seiner Kranken in der Not der Zeit und angesichts der vielfach geradezu katastrophalen Lebensbedingungen des ärztlichen Nachwuchses, aber es muß und soll doch hier zurücktreten hinter einem Blick auf die Gesamtsituation, in der sich die Medizin dem Gegenstand ihrer Aufgabe und Arbeit gegenüber wohl überall befindet: *dem Menschen*!

Seine Lage im Hinblick auf die Medizin erfordert diese Selbstbesinnung. Tägliche Erlebnisse führen uns vor Augen, daß allein mit der objektivierenden Anschauungsweise der Naturwissenschaft die Heilkunde die Bedürfnisse der Kranken praktisch sehr oft nicht decken kann. Wie wir den Einzelnen ärztlich an- und auffassen, unser Du-Erlebnis

1*

als Arzt, das hängt zwar noch vor allem anderen in erster Linie von den beiden Individualitäten ab, die da zusammentreffen, aber doch auch sehr von dem allgemeinen Bilde vom Menschen, das uns schon durch unsere Vor- und Ausbildung mehr oder weniger bewußt vorschwebt. Fragen wir aber nach der Richtigkeit und Brauchbarkeit dieses Bildes, so fragen wir zugleich, wie der Mensch in Wahrheit aussehe, und damit auch, was er sei. Man hat dies im allgemeinen die *Frage Kants* genannt, für uns Ärzte im besonderen ist es die Grundfrage jeder medizinischen *Anthropologie.*

Der Mensch wie der Kosmos bietet mannigfache Aspekte, einen physikalischen und chemischen, einen biologischen, einen psychologischen, einen historischen, einen soziologischen, einen geistig-personalen u. a. Im Objekt entsprechen diesen Aspekten zum Teil Schichten, die sich nicht nur, wie man gemeint hat, übereinander lagern, aufeinander ruhen, sondern die e i n a n d e r   d u r c h d r i n g e n. Es kann nur im Ansatz, nicht in der Erfüllung gelingen, alle diese Aspekte zu vereinen. Aber in Perspektive bleibend erweisen sie sich aufeinander bezogen, ineinander steckend und miteinander verschmolzen. Wo sie sich nicht von selbst gesondert darbieten, kann man sie zwar begrifflich scheiden, doch nicht ohne sie zu entstellen, und bei der Betrachtung eine oder die andere vernachlässigen, bedeutet immer, ganz und gar willkürlich mit ihnen umgehen. Bleiben sie aber wie die verschiedenen Tiefen einer Landschaft in Sicht, so ist diese Form ihrer Anwesenheit von hoher Bedeutung für meine Auffassung des Vordergrundes, für die Entdeckungen in dem engeren Gesichtsfelde, auf das ich den Blick richte, ebenso wie die Spannweite meiner Intention als Einstellungsweise die kommende Bewegung und Zielsicherheit der Handlung nicht weniger bestimmt als die Treffsicherheit im Urteil. Eine Rangordnung aber unter ihnen je nach Wert und Zweck herzustellen, entspricht der spezifisch menschlichen Geistesfreiheit.

Perspektive und Intention der Medizin im Hinblick auf den Menschen sind nun trotz der Auflockerung ihrer lange Zeit streng naturwissenschaftlichen Gesinnung im wesentlichen über die biologischen Schichten, Aspekte und Denkweisen nicht vorgedrungen; das Soziologische hat sie seinem historischen Auftreten entsprechend leicht in eine materialistische oder vitalistische Biologie mit hineingenommen.

Über Zusammenfassung und Aufbau der Schichten in jedem lebenden Organismus zu einer einheitlichen Ganzheit, über ihre Zusammenarbeit auch beim Menschen vom Cortex bis zum Terminalretikulum und rückläufig, vom Seelisch-Geistigbewußten bis ins Unbewußte wissen wir manches. Neurohormonale Kettenreaktionen oder humorale Fernwirkung vermitteln viele uralt allgemein menschliche Ausdrucksreaktionen: Herzklopfen, Tränen, Erröten, Erblassen usw., die psychogene Auslösung des somatischen Anteils mancher Krankheiten z. B. beim Basedow, bei manchen Tierarten etwa die Ovulation bei zentralnervöser Erregung via Hypophysenvorderlappen und Stammhirn, und für den umgekehrten Weg können wiederum alle Rückwirkungen der Peripherie ins Psychisch-Geistige bei den meisten Störungen endokriner Drüsenfunktion oder den nicht seltenen zentralvegetativen, ja bis ins seelische Gebiet sich erstreckenden Folgen schwerer peripherer Traumen und vieles andere angeführt werden. Als ein Ganzes verhält sich der Organismus auch vielfach gegenüber der Umwelt, wie *Ricker* an den wenigen, bestimmten Reaktionsformen des Gefäßapparates gegenüber der Mannigfaltigkeit der Umweltreize infolge der Allgegenwart von Nervenfasern gezeigt und die noch diskutierten Auffassungen *Speranskis* für zahlreiche, auch therapeutische Eingriffe wahrscheinlich gemacht haben.

Ist somit in der Betrachtung des kranken wie gesunden Organismus zum Lokalisationsprinzip *Morgagni-Virchows* die funktionelle Pathologie auf der Linie von *Friedrich Kraus, Ludolf Krehl* zu *Gustav v. Bergmann* komplementär hinzugetreten wie in der Physik Welle zu Korpuskel, so wäre wohl in der Medizin manchmal eine schärfere und einheitlichere, begriffliche und denkerische Durchbildung der Prinzipien erwünscht.

Wenn man z. B. von Abwehr und Kampf bei den Infektionskrankheiten, Defensio bei der Entzündung redet und damit wie bei der Vorstellung eines Haushaltes, einer Bilanz und in sehr vielen anderen Zusammenhängen den in der Biologie nicht entbehrlichen Zweckgesichtspunkt einführt, von Begriffen wie Umstimmung, Revulsion u. a. m. in der Therapie zu vielleicht vorläufiger Ausflucht oder als einer Art heuristischer Wünschelrute Gebrauch macht, zum Teil dabei ganz altes Gedankengut übernehmend, oder wenn man gar im Gegenüberstellen von Funktionsanalyse und Lokalisationsprinzip in das kategoriale Gebiet vorstößt, so muß der jeweilige logische Charakter der Gemeinten durchschaut werden. Wie verschieden und zugleich unsicher z. B. erscheint der Begriff funktionell, wenn wir einerseits von funktioneller Pathologie im Sinne *v. Bergmanns* sprechen und dabei den fließenden Übergang der reversiblen Funktionsstörung zur lokalisierbaren, teilweise irreversiblen Strukturveränderung im Auge haben, andererseits die Begriffe funktionell und organisch zu diagnostischen, namentlich aber prognostischen Zwecken und zur abgekürzten praktischen Verständigung gegenüberstellen, obwohl die Untrennbarkeit beider oft betont wurde.

Aber trotz dem allen haben weder die vielbesprochene Lehre von der Ganzheit eines lebendigen Organismus noch die wissenschaftliche Psychologie und Psychiatrie, an eigene bedeutende Sonderaufgaben und vorwiegend an naturwissenschaftliche Methodik gebunden, die Medizin von der biologisch-materialistischen (oder vitalistischen) zu einer umfassenderen, sei es monistischen, dualistischen oder trialistischen Auffassung des Menschen geführt. Begreiflich, denn in den dringendsten, nur der Heilkunde obliegenden Aufgaben bei und zwischen Geburt und Tod drängt sich das Biologisch-Vitale oft erschreckend vor. Aber die Grundhaltung des Arztes entscheidet sich doch erst auf einer anderen Ebene, nämlich damit, ob der Mensch ihm nicht

nur als biologisches Objekt, sondern in der Weise seines Menschseins
gegenwärtig ist, d. h. aber, ob das Seelisch-Geistig-Personale beider und
die zwischenmenschliche, soziale Beziehung eine menschliche Begegnung
herbeiführen, bei der es uns Ärzten zufällt, für die höchsten geistigen
Bereiche des Menschen wie für das Schlichte und scheinbar Einfache
gleichmäßig aufgeschlossen zu sein. Allerdings haben die *guten* Ärzte
aller Zeiten, am meisten aber hat le soldat inconnu in unseren Reihen
der Biologie des Menschen von selbst eine innere Erfahrung und Hingabe in der Regel hinzugefügt. Indessen, trotz der Fortschritte auf
biologischer Seite, die niemand wird aufgeben wollen, sondern jeder
sehr pflegen wird und muß, sind uns die Entstellungen und Irrtümer
bekannt, die entstehen, wenn die Innensphäre des Menschen, die oft besonders mit seiner sozialen verknüpft ist, zu stark hinter den biologischen
Außenaspekt zurückgestellt wird.

Soweit unsere Zeit auch vorgeschritten ist, die Natur zu erobern,
ist unbeschadet mancher gegenläufiger Anstrengungen in der Medizin die
Gefahr keineswegs gebannt, den Menschen zu verlieren. Denn wie die
Geistesgeschichte vielfach lehrt, ist er in vieler Hinsicht besser, ja allein
richtig, d. h. wesensmäßig, aus den inneren und höheren Bereichen
seiner Natur heraus zu erkennen und zu verstehen, und ist demgemäß auch
schon oft in den großen geistigen Bewegungen mit ganz anderen als biolo-
gisch-naturwissenschaftlichen Methoden zu seinem eigenen Wohle erfaßt
und gewonnen worden. *Denn das Seelisch-Geistige überformt im Menschen
alle anderen Kräfte*, wenn sie auch alle aufeinander angewiesen bleiben,
und keine ungestraft sich vernachlässigen läßt. Aber alle diese Bewegungen
haben ihre bestimmten Grenzen, und die rational-empirische Denkweise
der Naturwissenschaft, selbst eine große geistesgeschichtliche Bewegung,
hat sie für den Arzt darin, wie weit es *möglich* und *zweckmäßig* ist, das
Verhältnis zwischen Arzt und Patient, von Kranken und Krankheit zu
rationalisieren. Das wird zuletzt immer eine individuelle Aufgabe
bleiben.

In diesen Gegebenheiten liegt der eine Grund für unseren ersten
Verhandlungsgegenstand, die P s y c h o s o m a t i k . Tiefenpsychologie und
Psychotherapie sind nur moderne Besonderungen dieser alten, allgemein
menschlich-ärztlichen Thematik. Da aber von ihnen besonders der Anstoß zur Wandlung des ärztlichen Menschenbildes und Menschen-
verständnisses kam, was man im einzelnen auch über sie denke, ist
es für das allgemeine Ziel notwendig, sie als Besonderes auf breitester
allgemeiner Grundlage zur Erörterung zu stellen.

Ein zweiter Grund, die Frage, was der Mensch sei, mit ihrem Kern:
das psychosomatische Verhältnis, das von Einzelnen sogar ein Scheinproblem genannt worden ist, hier aufzurollen, ist die B e d e u t u n g   u n d
P r o b l e m a t i k   d e r   e t h i s c h e n   W e r t i d e e n . Für sie interessiert sich
die Medizin jetzt auch aus anderen Gründen. Um aber nicht in die allge-
meine philosophische Anthropologie überzuleiten, kann nur einleitend
davon die Rede sein.

Diese scheinen nun auf den ersten Blick mit dem Leib-Seele-Problem gar nichts zu tun zu haben und nicht hierher zu gehören. Doch wissen wir alle, daß erst in diesen Regionen des Wollens, Verhaltens, Denkens und Fühlens der Mensch sein wahres Gesicht, seine menschliche Individualität gewinnt, und nicht in der Biologie, etwa als das nach Nietzsches Wort „noch nicht festgestellte Tier". Nimmt nun eine Medizin, die vorwiegend für den materiell-biologisch-sozialen Zustand des Menschen sorgt, dieses spezifisch Menschliche auch genügend wahr und in adäquater Weise in ihr Bild vom Menschen auf? Droht uns nicht, zu Arzt-Ingenieuren geworden, ein maschineller Betrieb und Umgang mit dem Menschen infolge der Vordringlichkeit einer Überfülle immer neuer Apparate, die, recht gebraucht, sehr Nützliches, ja oft Großartiges leisten, die aber doch auch geeignet sind, das wechselseitige Vertrauensverhältnis zum Kranken allzuweit von der Persönlichkeit des Arztes mit geistigem *und* technischem Können nach der Seite des technischen Mittels zu verschieben? Liegt nicht in unserer Bereitwilligkeit hierzu im Grunde eine Art moralischer Schwäche und in einer manchmal zu weit gehenden Rationalisierung, Popularisierung, in naturwissenschaftlichen Erklärungen, ja Demonstrationen, worin der Kranke doch nur wieder auf das Vertrauen angewiesen ist, eine Nachgiebigkeit zum Nachteile des Kranken? Vielleicht kann uns eine psychosomatische Medizin lehren, wieviel der Arzt an Möglichkeiten aufgibt, wenn er sich um das Ureigenste im Menschen empfangend und gebend zu wenig kümmert oder auch gerade wenn er mit zuweilen mißverständlichen, nämlich rationalen Methoden sich darum bemüht. Das bezöge sich nun gerade nicht nur auf das Gebiet der Neurosen, woher der Anstoß kam, andererseits scheint sich die Psychotherapie eigenartigerweise gerade nicht bei schwereren seelischen Erkrankungen im engeren Sinne bewährt zu haben, worüber wir von anderer Seite hören werden.

Eine Medizin, die das menschlich Wesentlichste vergißt, vergißt auch leicht, daß sie, selbst ein Kind des Geistes, auf der Ethik ruht. Diese Fundierung ist ihr ja mit allen Wissenschaften gemeinsam, die ohne Streben nach Wahrheit, ohne die Idee der Wahrheit, ohne die Forderung absoluter Wahrhaftigkeit, also ohne ethische Begriffe und ohne ethisches Wollen als Basis, zum Spielball anderer Mächte werden können, es ja oft genug geworden sind und jederzeit wieder werden können. Die Wahrheitskontrolle an der Erfahrung allein, welche für die Medizin im ganzen wie einzelnen inhaltlich immer der Maßstab bleibt, hat sich jedenfalls in den Prinzipien (und manchmal auch aus methodischen Gründen) nicht in dem Maße als ausreichende Sicherung erwiesen wie das für die Naturwissenschaft zutrifft. Aber darüber hinaus liegt eben jedem Wollen der Wahrheit als Übereinstimmung von Denken und Sein und ihrer Anerkenntnis ein ethisches Motiv zugrunde.

Eine Naturwissenschaft, die sich zum Materialismus philosophisch-weltanschaulich erweiterte, und eine Heilkunde, die nur ihr folgte, verkannten die Rolle dieser Grundlagen im ganzen trotz anderen Handelns in einer Zeit, die nicht nur im Scherze sagte: „Das Moralische versteht sich immer von selbst," und eine Umwertung aller Werte wohl mißverstand. Für die Heilkunde aber sind, wie man natürlich auch damals wußte, die ethischen Prinzipien in Gestalt der ärztlichen Verantwortung, Zurechnung und Nächstenhilfe wohl schon viel länger als seit Hippokrates Zeiten in eigener Weise gegeben und durch die christliche Ethik vertieft worden. Unsere unmittelbare ärztliche Pflicht, für das nackte Leben im biologischen Sinne vom Anfang bis zum Ende zu sorgen, erfährt doch ihre wesentliche Begründung nicht durch eine Güterlehre, welche dieses Leben als der Güter Höchstes wertet, das es an sich, zumal in dieser Form, nicht ist, sondern, a l s o b e s s o w ä r e, erhält diese Pflicht ihr ganzes Gewicht erst durch diese ethischen Akte des Anvertrauens und der Verantwortungsübernahme. Dadurch gewinnt auch erst das oft so armselige Leben für den Arzt und in seinen Händen in jedem Falle seine einmalige, einzigartige und nicht übertragbare Bedeutung und kann deshalb auch jedenfalls von ihm nicht zugunsten von anderem Bedeutungsvollen, anderen Werten, zugunsten allgemeiner Ziele, z. B. für die Menschheit, für Volk oder Wissenschaft aufgegeben oder hintangesetzt oder geopfert werden.

Wir berühren damit weitere Gründe, vor einem medizinischen Forum von Ethik zu sprechen, die wiederum mit dem Menschenbilde der Medizin zusammenhängen. Sind doch mit diesem und der Form unserer Wissenschaft bekannte verbrecherische Vorkommnisse von einzelnen Seiten scharfsinnig und tiefblickend in Verbindung gebracht worden. Demgegenüber haben andere das Unsittliche und Kriminelle von der Reinheit der Wissenschaft und ihrer Ziele, in aller Welt und immer, wiederum mit Recht scharf abgegrenzt. Aber ohne Zweifel liegt eine ethische Gefahrenmöglichkeit, die sich nicht nur in Deutschland vereinzelt verwirklicht hat, in dem Gegensatz, der sich zwischen der notwendigen Kühnheit der Forschung und der Ehrfurcht vor jedem Einzelleben auftun kann. Jedoch bleibt das Vertrauen zum Arzt als unersetzbare Grundlage nur dann unerschüttert, wenn die vielleicht theoretisch gegebene Unauflösbarkeit dieses Problems, diese Aporie, jeweils ihre praktische Lösung findet durch die Schärfe des ärztlichen Gewissens, das freilich schon bei jedem alltäglichen, in der ärztlichen Praxis unentbehrlichen „Versuch" gleich Probieren immer wieder geschliffen werden muß. Wenn zudem durch die bei verschiedenen Völkern erweckten Bemühungen, die ethischen Voraussetzungen und Richtlinien für groß angelegte Experimente der Krankheitsforschung und -bekämpfung unter Heranziehung des Menschen als Versuchsperson geklärt und festgelegt werden, so vermeidet man die Gefahr, mit verschiedenen Maßstäben je nach Machtlage und Meinung zu messen.

In den angezogenen Vorkommnissen sind ohne Zweifel — beiseite alles nicht zu Billigende — weitreichende indirekte Konsequenzen einer einseitigen Auffassung vom Menschen in der Medizin zutage getreten. Das entspricht aber nur alten, viel allgemeineren Erfahrungen über die Reichweite der Grundanschauungen der Einzelwissenschaften und besonders der Medizin, die Umkehr der Tatsache, daß Sie alle schließlich in der Philosophie ihre Grundlagen finden. Deshalb muß sie sich ihrer daraus folgenden Stellung in der Welt bewußt bleiben. Die psychosomatischen Vorstellungen spiegeln sich nämlich und wirken sich sehr deutlich aus in fast allen Bereichen des menschlichen Lebens, und je nach dem legt sich das Schwergewicht bald mehr auf den materiellen, bald mehr auf den ideelen Gehalt, in der Soziologie, der Geschichtsauffassung, dem Rechtsleben, ja in der Kunst usw. Weil aber der Arzt dem T o d e so nahesteht, hat gerade sein meist unausgesprochenes und doch so merkbares Glaubensbekenntnis in dieser anthropologischen Grundfrage auch für das Ethos im Bewußtsein der Zeit besondere Bedeutung, und die Verantwortung der Medizin dafür reicht erheblich weiter und auch viel tiefer, als sie sich meist Rechenschaft gibt.

Worin wir aber vielleicht am meisten durch die Psychosomatik lernen können, das sind die Grenzen der Macht und der Ohnmacht des Geistes oder, anders ausgedrückt, ein wirklich modernes Verständnis für das Wort, „der Glaube kann Berge versetzen", dessen gewöhnliche Interpretationen in den letzten 300 Jahren sich ja leider nur noch teilweise lebens- und wirkungskräftig erweisen. Denn an der Einsicht in die Tiefe dieses Wortes und in die Grenzen seiner Gültigkeit hängt ja nicht nur manches individuell-therapeutische Moment, daran hängt viel mehr, nämlich die Festigkeit der Ethik, und mit ihr steht die Sorge um die Menschheit in einem sehr zeitgemäßen Zusammenhang, welche natürlich auch die Heilkunde heute haben muß. Denn dies ist ja die brennende Frage unserer Tage, wie weit die Macht des Geistes gegenüber der heutigen Bedrohung der Menschheit die ethischen Forderungen mit eigenen und materiellen Mitteln durchzusetzen und das Bewußtsein ihrer Gültigkeit zu rechtfertigen vermag.

„Denkt er ewig sich ins Rechte, ist er ewig schön und groß," heißt es bei Goethe vom Menschen. Aber dieses „Rechte" scheint doch, wie die Geschichte tausendfach und unsere Zeit so eindringlich lehrt, weder in der Stimme des Gewissens noch im Wesen der Humanitas noch gar in den Sitten der Völker, wenn es sich hier auch überall allenthalben schon zeigt, genügend gegründet und verankert zu sein, um dem Menschen einen sicheren Halt und Schutz zu bieten.

Im Gewissen ist dem Einzelnen im Ringen um das Rechte wohl ein empfindliches Instrument, aber keine objektive Richtschnur als Grundlage mitgegeben. Allein auf es vertrauend erscheint das Subjekt im Ethisch-Affektiven in ganz ähnlicher Weise überspannt und überwertet wie in jener Erkenntnistheorie, welche die Gesetze der Natur in das Bewußtsein verlegte.

Die Psychosomatik wird mit mancher Aufklärung über die Reichweite menschlicher Freiheit auch Paradigmen und Analogieen für die psychologische Struktur der großen Lebenseinheiten, der Völker und Massen beibringen können. In ethischer Hinsicht vermögen der Halt am Mitmenschen, das Zusammenstehen Vieler und die soziologischen Erfahrungen in wesentlicher Weise zu fördern, das Ethos der Humanitas kann in den sozialen Gemeinschaften eine Steigerung erfahren, die gegenüber der sittlichen Freiheit des Einzelnen wohl ausgewogen werden muß, aber Ethik wahrhaft begründen kann das allein alles — auch das Du-Erlebnis — entgegen einer besonders in angelsächsischen Ländern verbreiteten Auffassung nicht. Ein Heer von Lahmen ergibt keinen Gehenden, und im Nachbar lebt stets zugleich der Freund wie der Feind. Der Grund des ethischen Verhaltens bleibt durchaus geknüpft an die sittliche Person. Angesichts dieser ethisch-problematischen und erschütterten Lage des modernen Menschen, die am Einzelnen wie an den Völkern sich so real auswirkt, will uns scheinen, daß, wenn der Mensch im Wesen seiner Humanitas Halt und Glauben an sich selber wieder gewinnen soll, noch an etwas anderes als nur an den Menschen geglaubt werden muß. Wenn schon große Naturforscher warnend vor den Gefahren heute ihre Stimme erheben, geht der Schutz der Menschheit die Medizin doch wohl auch und gerade sie schon prophylaktisch an, er ist aber auf die Sicherheit und den Schutz der ethischen Prinzipien s e l b e r mehr als je angewiesen. Das erfordert allerdings ü b e r a l l eine vollständigere Konzeption vom Wesen des Menschen als die allein biologisch-materielle, und die Heilkunde hat hier auch aus eigenen Gründen mitzusprechen und eine Verantwortung.

Betrachten wir unser Problem noch von einer anderen Seite. Man könnte daran denken, die ethischen Werte als Naturzwecke anzusehen. Ohne Zweifel erwarb sie der Mensch viel früher und entwickelte sie zu beachtlicher Höhe als eine breitere und tiefere Naturerkenntnis. Dem Primitiven verbinden sie sich im Ursprung häufig mit seinem Glauben an Dämonen und Götter, die sich als Projektionen seiner Angst und Furcht in die ihn bedrohenden Gewalten der Natur darstellen, Phantasiegebilde und Erfahrungen in einem, gegen die er Schutz sucht in der Unterwerfung unter Vorschriften und Gebote, in Beschwörungen und Opfern, in ethischen Sollvorstellungen, in einem o b j e k t i v begründeten Ethos also, das nicht seinem eigenen, sondern anderen Wesen zu entspringen scheint. Diesen echten und hypostasierten Bedrohungen des Menschen stehen ursprünglich doch auch Objektivationen seiner Hoffnungen und freundlicheren Gefühle und Eindrücke erleichternd zur Seite. Dem ungläubigen Modernen, der sich die ungeheuren Energien der Natur, der Materie, erschlossen hat, treten diese schlummernden Mächte mit ungleich größerer Gewalt entgegen. Auch er wird zwischen Furcht und Hoffnung hin- und hergerissen, doch bietet sich ihm kein anderer Halt als Selbstbeherrschung, Unterwerfung unter sich selbst und unter seine eigenen, scheinbar frei in der Luft schwebenden ethischen Ideen, wenn er nicht mehr religionsschöpferisch sein oder zu solcher Bindung empfangend zurückkehren kann. Sich auf Nächstenliebe oder Gerechtigkeit zu besinnen, nachdem man alles zur Vernichtung des Menschen getan oder vorbereitet hat, vom Gedanken der Menschenbeglückung auszugehen, um in der Tyrannis zu enden, bleibt ein Widerspruch, und Humanität wird zum Gerede. Zu dem menschlichen Wesen haben eben vom Anfang an noch andere Dinge gehört und sich schon zeitig vorgedrängt als was sich mit der Auffassung der ethischen Wertideen als Naturzweck erschöpfen ließe und in dieser Form eine hinreichend zuverlässige Hilfe in höchster Gefahr böte.

Freilich gelten ethische Wertideen nicht um der Existenz des Menschen willen absolut; dann wären sie es nicht. Diese Art von Existenzauffassung käme einer schlecht verhüllten, materiell gefärbten Metamorphose des Glaubens um des Seelenheiles willen gleich, dessen historische Begrenzung wir vorhin berührt haben. Die Frage, was der Mensch sei, richtet sich vielmehr um der Wertideen willen als Seinsfrage an das menschliche Wirklichkeitsbewußtsein, und die Art und Weise, wie Wert- und Wirklichkeitsbewußtsein aufeinander bezogen werden, führt zu einer in der Geschichte des menschlichen Denkens schon oft als mächtig erwiesenen Kritik seiner naiven Form, von der alle Naturerkenntnis ihren Ausgang genommen hat und stets nehmen muß. Denn dem Menschen ist je nach seiner Einsicht und seinem Wollen eine gewisse Freiheit in der Rang- und Zweckordnung der Werte eigentümlich, welchen Grad man ihr auch zuspreche. In der menschlichen Wirklichkeit vollen Umfangs wirkt aber alles Seelisch-Geistige und alles Sollen gemeinsam mit dem Materiellen trotz allen Widerstreits — Antinomieen — als Gehalt einer einheitlichen Welt. Kants Lehre von der Realität der Welt der Erscheinungen verbindet sich mit Platons Schau in das ewige Sein der Ideen, und der Wahrheitsbegriff in jener lebt erst durch die ewige Gültigkeit der Wahrheit unter diesen. In allen drei Richtungen aber stößt man sehr bald auf Irrationales, und überall schimmert der metaphysische Untergrund für uns durch. Die tiefe Irrationalität der Materie hat in der Physik dazu geführt, die Kategorie der Substanz, hier die Materie, gleichsam zu eliminieren, um die unbelebte Natur in mathematischen Funktionsbegriffen klar darstellen zu können. Sie entspricht der — oder darf man psychophysisch sagen: deckt sich mit — der nicht minder tiefen Irrationalität unseres seelisch-geistigen Wesens, in dessen Deutung der Substanzbegriff schon lange ausgespielt hat. Somit weist die Frage, was der Mensch sei, die aus dem Leib-Seele-Problem herauswächst, gerade um der Ethik willen über den Menschen hinaus, sie ist metaphysisch. Die erteilte Antwort durchdringt mehr oder weniger deutlich alle Gebiete menschlichen Wissens und Handelns. Nur im begrenzten Raum des Menschen vermag formal die heilige Nüchternheit der Ratio zu walten, die wir Ärzte zu jeder Diagnose und Therapiebeurteilung so dringend brauchen. Daß sie, die Ratio, unsere Erfahrungswelt zur Wissenschaft formt, befindet sich im besten Einklang mit der anthropologischen Grundtatsache, daß niemand, auch keine empirische Wissenschaft, im Grunde ohne Metaphysik ist und sein kann, so oft diese letzten Grundlagen auch unausgesprochen, uneingestanden oder unbewußt bleiben. Daher entsteht leicht ein anthropologisches Mißverständnis, ja ein Irrtum von großer Tragweite, wenn, symbolisch gesprochen, der Arzt zu weit entfernt vom Pfarrer wohnt.

Ich komme zum Schluß: Den großen Errungenschaften der Medizin, das Leben zu verlängern und Schmerzen zu stillen, steht die viel ältere

Weisheit zur Seite, welche das Wesen des Menschen als Ganzes zu fundieren strebt. Sollte sich nicht Beides zum Segen der Einzelnen, der Völker wie der Menschheit verbinden lassen und gerade vom Arzt verbunden werden ? Wenn wir die Frage nach dem Sein des Menschen seiner Stellung entsprechend in der Schwebe lassen müssen, vermöchte doch jeder für sich und jede der großen völkischen Lebenseinheiten für sich als Individualität sie so zu beantworten, daß sich das Gemeinsame der Antwort trotz ihres im übrigen individuell immer verschiedenen Inhaltes auf einen vielleicht nur kleinen, dafür aber um so sichereren und festeren Kern reduzieren und damit ein Einverständnis gewinnen ließe, das bessere Aussicht böte, als zur Zeit besteht, den Menschen seiner wahren Bestimmung und in der Würde des Menschseins zu erhalten.

Das besagt aber, mit mehr Worten ganz dasselbe wie Augustins bekannte Sentenz[1]. [Denn auch die meisten weltgeschichtlichen Auseinandersetzungen haben 'neben ihren materiellen Wurzeln seelisch-geistige mit metaphysischem Hintergrund. Die aufgeworfene Frage liegt heute besorgniserregend auf jeder Zunge, sie geht zwar weit über die Medizin hinaus, aber doch auch sie sehr an, denn für ihre Beantwortung ist die Vorstellung vom Menschen in hohem Maße mitverantwortlich, welche auch die Heilkunde und wegen der Auswirkung ihrer Todesnähe gerade sie hegt.

Doch kehren wir aus dieser Weltweite in unseren engeren Ärztekreis zurück. Schon weil wir beides, Leib und Seele, immerfort geeint erlebend erfahren und handelnd treffen, bedarf unsere unerschöpfliche Biologie für den Arzt einer Art Zusammenschau mit dem Innenwesen des Menschen: *Psychosomatik.* Ich sage zögernd, nicht ohne Bedenken, Schau, noch weniger aber Synthese, denn eine solche, wie in Chemie und Physik, kann es schon im Logos vom wirklich Lebendigen nicht geben. Aber aus noch ganz anderen Gründen vermöchte jene noch viel größere Synthese nur der Odem Gottes.

Mit dieser Transparenz eines Bildes vom Menschen im Grundzug sei die 55. Tagung eröffnet.

---

[1] In necessariis unitas, in dubiis libertas, — wozu Augustin bekanntlich anfügt: in omnibus caritas.

VERHANDLUNGEN DER

# DEUTSCHEN GESELLSCHAFT FÜR INNERE MEDIZIN

HERAUSGEGEBEN
VON DEM STÄNDIGEN SCHRIFTFÜHRER
PROFESSOR DR. **Fr.** KAUFFMANN
CHEFARZT DER MEDIZINISCHEN KLINIK
DER STÄDTISCHEN KRANKENANSTALTEN WIESBADEN

SECHSUNDFÜNFZIGSTER KONGRESS
GEHALTEN ZU WIESBADEN VOM 17.—20. APRIL 1950

MIT 74 ABBILDUNGEN UND 12 TABELLEN IM TEXT

Enthält u. a. die Referate:

1. **Das cerebrale Anfallsgeschehen.** Janzen-Hamburg, Zülch-Bochum, Staub-Basel.

2. **Elektroencephalographie.** Jung-Freiburg, Gastaut-Marseille.

3. **Diagnostik und Therapie mit radioaktiven Isotopen.** Vannotti-Lausanne.

4. **Schädigung durch radioaktive Stoffe.** Rajewsky-Frankfurt, Koelsch-München.

5. **Die Behandlung der tuberkulösen Lungencaverne.** Berblinger-Davos, Brunner-Zürich, Monaldi-Neapel.

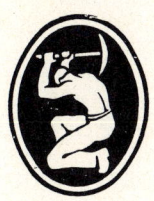

MÜNCHEN
VERLAG VON J. F. BERGMANN
1951

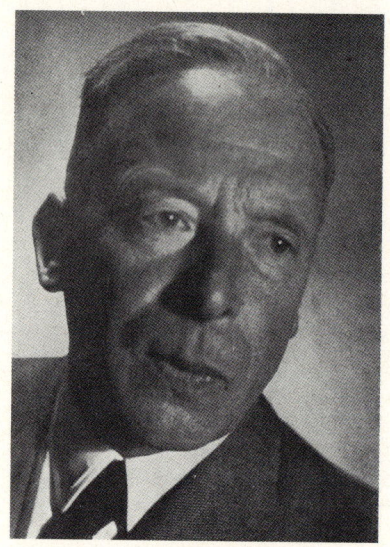

W. Frey, Bern/Schweiz
Vorsitz 1950

# Eröffnungsansprache des Vorsitzenden.

Von

Prof. **W. Frey** (Bern).

Sehr geehrte Herren Kollegen!

Ich habe die Ehre, die diesjährigen Verhandlungen der Deutschen Gesellschaft für innere Medizin zu leiten.

Ich begrüße zunächst den Herrn Oberbürgermeister der Stadt Wiesbaden, dem wir auch in diesem Jahre zu besonderem Dank verpflichtet sind, sowie zahlreiche seiner Herren Mitarbeiter. Ich begrüße ferner die Vertreter der Hessischen Landesregierung, sowie die Vertreter der amerikanischen und französischen Besatzungsmacht.

Meine Herren, wir gedenken der in diesem Jahr verstorbenen Mitglieder unserer Gesellschaft.

Erst ganz vor kurzem starb Prof. *Herbert Assmann*, der hochverdiente Königsberger Kliniker, der in Oldenburg eine neue Wirkungsstätte gefunden hatte. Wir verloren aus unserer Mitte Prof. *Hans Curschmann*, Rostock und Prof. *Bittorf*, Leipzig, ebenfalls zwei hochverdiente Kliniker, die ihr Leben der Ausbildung des ärztlichen Nachwuchses gewidmet haben. In Prof. *Ingvar*, Lund (Schweden) hat unsere Gesellschaft einen alten und treuen Freund verloren. Es sind ferner verstorben: Prof. *Beltz*, Aachen; Med.-Rat. Dr. *Behrend*, Ratzeburg; San.-Rat Dr. *Bieling*, Göppingen; Prof. *Boden*, Köln; Dr. *Deussing*, Hamburg; Dr. *Dimmel*, Wiener-Neustadt; Dr. *Dirr*, Pforzheim; Prof. *Frh. von Falkenhausen*, Hamburg; Dr. *Fischer*, Bad Homburg; Geh. San.-Rat Dr. *Fischer*, Stuttgart; Dr. *Frick*, Köln; Dr. *Gillmeister*, Heide; Dr. *Haemmerli-Schindler*, Zürich; Dr. *Hemsen*, Neuß; Dr. *Hoppe*, Dresden; San.-Rat Dr. *Joerdens*, Landshut; Geh. San.-Rat Dr. *Kleinschmidt*, Wuppertal; Prof. *Jérome Lange*, Lugano; San.-Rat Dr. *A. Müller*, München-Gladbach; Prof. *Pick*, Wien; Prof. *Port*, Augsburg; Dr. *Seufferheld*, Bad Reichenhall; Dr. *Sude*, Unna; Prof. *Werner Schultz*, Berlin; Dr. *Stockert*, Karlsruhe; Dr. *Zorn*, Bottrop; Dr. *Opitz*, Celle; Dr. *Angel Pentschow*, Sofia; Dr. *Pöhlmann*, Schwerin. Es sind uns auch Nachrichten zugegangen, daß Prof. *Schoene*, Würzburg, nicht mehr unter den Lebenden weilt.

Alle diese Männer lebten, um zu helfen. Die Alten sind in Ausübung ihrer Verpflichtungen dahingegangen, wir folgen ihren Spuren. Wir danken ihnen für ihr vorbildliches Handeln, als praktizierende Ärzte, Beamte, akademische Lehrer; wir werden ihr Andenken hochhalten. Ich bitte Sie, sich zu Ehren der Verstorbenen zu erheben.

Meine Herren!

Unsere Kongresse hatten immer grundsätzlichen, programmatischen Charakter. Es wird revidiert, was das vergangene Jahr brachte und dann neu Stellung bezogen. Ruckweise arbeitet sich die naturwissenschaftliche Erkenntnis vor, Stillstände nicht selten gefolgt von fast explosiver befreiender Fortentwicklung.

Wir befinden uns glücklicherweise in einer solchen Phase.

Mit Spannung erwarten wir das Ergebnis dieses I. Tages. Das Röntgenverfahren leistet diagnostisch bei cerebralen Affektionen wichtigste Dienste; neue Methoden sind zu prüfen. Dazu kommt jetzt die Elektroencephalographie, der jüngere Bruder der Elektrokardiographie, nur charakterlich ungleich komplizierter und sehr anspruchsvoll. Wir wollen damit lokalisieren, aber vor allem qualitativ besser präzisieren. Die Biologie des Erregungsprozesses fesselt unsere Aufmerksamkeit, die Neuro-Pharmakologie. Durch eine Zusammenfassung der einzelnen Bestrebungen werden sich Fortschritte auch auf therapeutischem Gebiet erzielen lassen.

Der II. Tag ist dem Problem der Radioaktivität gewidmet. Noch nie hat der Kongreß dieses Thema als Hauptverhandlungsgegenstand behandelt. 1910/20 interessierte man sich wohl für Radiumemanation Radiumbäder, Radiummesothor-Anwendung, aber mehr sekundär, im Rahmen der Rheuma- und Bluttherapie. Die Isotopenforschung ist völliges Neuland. Man ist von der molekularen Chemie zur Atomphysik übergegangen; eine Wendung von größter Bedeutung, auch für die Medizin, in diagnostischer, vielleicht auch therapeutischer Hinsicht. Der Arzt, vor allem der junge Arzt, muß diese Bewegung mitmachen, der Kongreß will ihm die nötige Orientierung geben, er will ihm auch sagen lassen, welche Gefahren die Radioaktivität in sich schließt und wie man ihnen zu begegnen vermag.

Das III. Hauptthema heißt Lungentuberkulose, die Bekämpfung der tuberkulösen Lungenkaverne. Die moderne Chemotherapie hat die auf sie gesetzten Hoffnungen nicht enttäuscht. Immer schärfer rückt man dem Erreger zu Leibe, die Vereinigung von Chirurgie und antibazillärer internistischer Therapie verspricht wichtige Fortschritte. Die Spezialisierung hat ihre Nachteile, sie ermöglicht aber höchste Triumphe, wenn sich die Teile wieder zusammenschließen, sich dem therapeutischen Endzweck im gegebenen Moment unterordnen.

Meine Herren!

Die Deutsche Gesellschaft für innere Medizin hat durch den Krieg schwer gelitten, personell und materiell, aber nicht wissenschaftlich ideell. 70 Neuanmeldungen sind eingegangen, die Lücken füllen sich. Die Industrie hat uns bei der Durchführung dieses Kongresses geholfen, sie wird uns auch weiterhin beistehen. Das Paulinenschlößchen liegt in Trümmern, ein neuer Bau ist aber im Werden. Wir danken Herrn Oberbürgermeister Dr. Redlhammer aufs Herzlichste für die tatkräftige Förderung dieser Projekte.

Salus aegroti suprema lex. Die Inschrift selbst, die dem Kongreß-besucher früherer Jahre entgegentrat, ist nicht mehr vorhanden, der Sinn dieser Worte beherrscht aber einen jeden von uns und wird auch diese Tagung zu einem guten Ende führen.

Mit diesen Worten erkläre ich den 56. Kongreß der Deutschen Gesellschaft für innere Medizin für eröffnet.

VERHANDLUNGEN DER

# DEUTSCHEN GESELLSCHAFT FÜR INNERE MEDIZIN

HERAUSGEGEBEN
VON DEM STÄNDIGEN SCHRIFTFÜHRER
## PROFESSOR DR. Fr. KAUFFMANN
CHEFARZT DER MEDIZINISCHEN KLINIK
DER STÄDTISCHEN KRANKENANSTALTEN WIESBADEN

## SIEBENUNDFÜNFZIGSTER KONGRESS
GEHALTEN ZU WIESBADEN VOM 2.—5. APRIL 1951

MIT 166 ABBILDUNGEN UND 57 TABELLEN IM TEXT

Enthält u. a. die Referate:

1. **Endokrine Korrelationsstörungen.** Jores-Hamburg, Herrnring-Hamburg, Eickhoff-Duisburg, Bansi-Hamburg, Haubold-München, Grafe-Würzburg, Gaede-Hamburg, Ferner-Hamburg.

2. **Der Lungenkrebs und seine Behandlung.** Koch-Wuppertal, Knipping-Köln, Baader-Hamm, E. K. Frey-München, Lezius-Hamburg.

3. **Die physikalischen und biologischen Grundlagen der Ultraschallbehandlung.** Bergmann-Wetzlar, Matthes-Erlangen.

4. **Über den neuesten Stand der Chemotherapie der Tuberkulose.** Martini-Bonn Catel-Mammolshöhe.

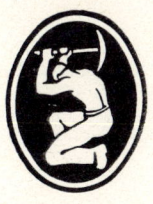

MÜNCHEN
VERLAG VON J. F. BERGMANN
1951

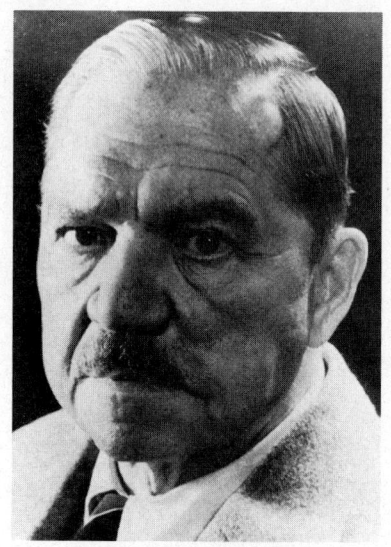

M. Bürger, Leipzig
Vorsitz 1951

# Eröffnungsansprache des Vorsitzenden.

**M. Bürger** (Leipzig).

Meine Damen und Herren!

Lassen Sie mich meine Begrüßung der zahlreich hier zu gemeinsamer Arbeit erschienenen Kollegen mit einem Dank beginnen, mit einem Dank an alle, die uns diese Zusammenkunft gerade heute und gerade hier in unserem traditionellen Kongreßort möglich gemacht haben. Mein Dank gilt vor allem unserem gastlichen Wirte, dem Herrn Oberbürgermeister der Stadt Wiesbaden. Er hat trotz aller formalen Schwierigkeiten, trotz der Not der Zeit wieder vielen Tausenden von Ärzten Unterkunft und freundliche Aufnahme gewährt.

Mein Dank gilt darüber hinaus allen vorbereitenden Verwaltungsstellen, den Herren von der amerikanischen und französischen Militärverwaltung und dem Minister für das Gesundheitswesen der DDR, Herrn Minister *Steidle*. Ich danke ihm um so mehr, als wir erst vor wenigen Monaten in Leipzig einen aus Ost und West gut besuchten Internistenkongreß abhielten. Bei diesem Internistenkongreß der DDR war besonders die Jugend aus dem Westen zahlreich vertreten und bekundete durch ihren Besuch und ihre Mitarbeit ihren Glauben an ein einiges Deutschland.

Es ist mir ein Bedürfnis, auch an dieser Stelle meinem alten Lehrer *Schittenhelm* für seinen Leipziger Kongreßbesuch zu danken. Er hat trotz seiner 75 Jahre die Mühe einer weiten Reise aus den bayrischen Bergen in das Geburtsland eines *Luther, Bach, Leibniz, Lessing, Wagner, Schumann* und *Nietzsche* nicht gescheut.

Ich begrüße ferner die Vertreter der

Deutschen Neurologischen,
Wiener Medizinischen,
Deutschen Tuberkulose-Gesellschaft

und die Vertreter und Mitglieder zahlreicher ausländischer Gesellschaften und die zahlreichen ausländischen Ärzte. Sie bekunden durch ihr Erscheinen alle, daß der Dienst am kranken Menschen eine internationale Aufgabe ist und ewig bleiben wird.

Es ist mir eine schmerzliche Pflicht, der Toten unserer Gesellschaft, die das letzte Jahr von uns forderte, zu gedenken. *Franz Volhard*, der noch am letzten Kongreß in voller tatfreudiger Lebensfrische teilnahm, ist am 24. Mai 1950 einem Unfall erlegen.

„Es stürzt ihn mitten in der Bahn,
es reißt ihn fort vom vollen Leben."

Kongreß f. innere Medizin LVII.          1

Mit *Franz Volhard* hat die innere Medizin eine ihrer tragenden Säulen, einen ihrer letzten großen Klassiker verloren. *Volhards* Lebenswerk und Leistung in Ihrem Kreise mit einigen skizzenhaften Strichen zu umreißen, wäre ein vermessenes Unterfangen. Wir wissen alle, daß seine Arbeit aus der Geschichte der deutschen Medizin und ich darf wohl ohne zu übertreiben sagen, aus der Medizin der Welt nicht wegzudenken ist. Er ist den schönsten Tod des Mannes, er ist „in den Sielen" gestorben. *Volhard* ist uns ein lebendiges Beispiel für die Tatsache, daß das Altern keinen kalendarischen Vorgang, sondern ein biologisches Problem darstellt. *Volhard* ist ferner ein Zeuge für die von dem Hirnforscher *Vogt* vertretene Auffassung, daß nichts den Menschen länger jung erhält, als Lust und Selbstzucht zu intensiver geistiger Arbeit.

Es wurden uns ferner durch den Tod entrissen:

*Veiel, Falta, Munk, Drigalski, Abderhalden.*

Prof. *Eberhard Veiel*, der am 13. Mai 1950 in Ulm starb, ist allen Mitgliedern unserer Gesellschaft ein wohlbekannter Kollege und hat sich an unseren Verhandlungen immer lebhaft beteiligt.

Am 15. Juli 1950 wurde unserer Gesellschaft der bekannte Wiener Kliniker *Wilhelm Falta* durch den Tod entrissen. Der Name *Falta* ist aus der Geschichte der Stoffwechselkrankheiten nicht wegzudenken. Besondere Verdienste hat er sich durch seine Arbeiten über die Gesetze der Zuckerausscheidung beim Diabetes mellitus erworben. Viel Anregungen hat sein Buch über die Mehlfrüchtekur bei Diabetes mellitus gegeben. Anregungen, die auch heute noch nachklingen.

Am 17. November 1950 starb Prof. *Fritz Munk* in Berlin als ärztlicher Direktor des dortigen Martin-Luther-Krankenhauses im Alter von 71 Jahren. *Fritz Munk* war ein großer Arzt, der seine Ausbildung an der Klinik von *Friedrich Kraus* in Berlin erhalten hat. *Munk* begann seine Laufbahn als Apothekerlehrling. Diese gute Grundausbildung hat sein praktisches und wissenschaftliches Handeln dauernd beherrscht; „denn Wert und Nutzen aller medizinischen Wissenschaft, des ärztlichen Forschens und Denkens, ist schließlich die Heilwissenschaft, die Heilkunst", so meinte *Fritz Munk*, der Herausgeber der „Therapie der Gegenwart" und des „Organon für die praktische Arzneikunde". Unsere Gesellschaft verliert in *Fritz Munk* einen mutigen Kämpfer bei der Überwindung des mechanistischen Denkens in der praktischen Medizin.

Unter den großen Toten des letzten Jahres muß ich auch mehrerer in der deutschen medizinischen Wissenschaft führender Männer gedenken, die nicht zu unserem engeren internistischen Kreis gehören.

Am 12. Mai 1950 starb in Wiesbaden Prof. *Wilhelm von Drigalski*. *Drigalski* war als Schüler von Robert Koch und Virchow eine große ärztliche Persönlichkeit. *Drigalski* hat die systematische Typhusbekämpfung im Südwesten des Reiches auf Anregung von Koch mit großem Erfolge und neuen, von ihm geschaffenen Methoden durchgeführt. Auf Anregung von Robert Koch wurde *Drigalski* von Hannover nach Halle als Hygieneprofessor berufen, wo es seinem großen Organisationstalent gelang, die Personalunion zwischen praktischer Gesundheitsexekutive mit der Forschung und Lehre fruchtbar zu gestalten. Diese Synthese hat ihn bis ans Ende seines Lebens beschäftigt.

Am 5. August 1950 verstarb in Zürich als Direktor des Physiologisch-chemischen Instituts der dortigen Universität *Emil Abderhalden* im Alter von 73 Jahren. Schon als Student betätigte sich *Abderhalden* im Laboratorium von Gustav von Bunge, um später als Schüler von Emil Fischer die von diesem erarbeiteten Methoden zur Erkenntnis der Eiweißchemie auf Fragen der physiologischen Chemie zu übertragen. Mit 31 Jahren wurde *Abderhalden* der Lehrstuhl für Physiologie an der Tierärztlichen Hochschule in Berlin übertragen. Hier gelang ihm auch die Entdeckung der Abwehrfermente, deren praktische und theoretische Auswirkungen nach meiner Überzeugung auch heute nicht abgeklungen sind, sondern im Gegenteil nach besserer Kenntnis des Eiweißspektrums des Blutserums an Bedeutung noch gewinnen werden. Es wäre ein verwegenes Unterfangen, wollte man dem weltumspannenden Wirken und dem gewaltigen Werke *Abderhaldens* mit einigen wenigen Worten eines Nachrufs gerecht werden. Es wäre aber nach meinem Empfinden undankbar, wenn die Deutsche Gesellschaft für innere Medizin bei dem Gedenken an ihre großen Toten *Abderhalden* nicht erwähnen würde. *Abderhalden* hat sich nie mit Kleinigkeiten abgegeben. Immer beschäftigten ihn gesamtbiologische Fragestellungen, wie sie für die Heilung des erkrankten menschlichen Organismus von Bedeutung sind. Auch zu dem biologischen Kernproblem des „Alterns" oder wie ich mit Ehrenberg sagen möchte, der „Biorheuse", hat *Abderhalden* durch eigene Arbeit Stellung genommen. Seinem Interesse an den Altersvorgängen hat *Abderhalden* auch dadurch lebendigen Ausdruck verliehen, daß er mit mir gemeinsam die Zeitschrift für Altersforschung, die nunmehr ihr Erscheinen fortsetzt, herausgab.

Wir geloben, unseren toten Kollegen die Treue zu halten dadurch. daß wir in Aufrichtigkeit und Selbstlosigkeit zum Wohle unserer Kranken und zu Ruhm und Ehre der deutschen medizinischen Wissenschaft dem großen von ihnen begonnenen Werke alle unsere Kräfte leihen. Ich bitte Sie, sich zu Ehren der Verstorbenen von Ihren Plätzen zu erheben.

Der Aufgaben, die der Deutschen Gesellschaft für innere Medizin gestellt sind, sind viele und vielseitige. Man erwartet von unserem Kongreß eine prinzipielle Stellungnahme zu den dringendsten Fragen unserer Zeit, von denen ich einige der wichtigsten hier erwähnen möchte. Eine der vielen Lebensfragen sehe ich in dem Problem der Kongresse in ihrer Vielzahl überhaupt. Schon die Tatsache, daß man — um die Übersicht nicht zu verlieren — es als notwendig empfindet, einen eigenen Kongreßkalender aufzustellen, der kaum eine Arbeitswoche des Jahres freiläßt, sollte bedenklich stimmen. Nicht jeder Fortbildungskursus

1*

brauchte den anspruchsvollen Namen eines „Kongresses" zu führen, der doch im deutschen Sprachgebrauch eine Zusammenkunft der forschenden geistigen Frontkämpfer unserer Wissenschaft sein sollte. Noblesse oblige! Ich habe in einem Artikel, den ich auf Bitten der Schriftleitung der „Ärztlichen Mitteilungen" zur Verfügung stellte, mich zu der Frage der Vielzahl der ärztlichen Tagungen geäußert und mich dort bemüht, die Aufgabenkreise der einzelnen Tagungen gegeneinander abzugrenzen. Eine staatliche Organisation aller ärztlichen Tagungen habe ich abgelehnt; denn jedes Übermaß von Organisation führt notwendigerweise zur Vermehrung der toten Struktur auf Kosten des lebendigen Geschehens.

Einer ähnlichen Inflation begegnen wir auf dem Gebiete einer Überzahl neuer medizinischer Zeitschriften, die schon 1949 Herr *Oehme* mit Nachdruck rügte. Ich fürchte, daß das deutsche medizinisch-literarische Ansehen unter der Vielzahl der Neuerscheinungen mit zum Teil überaltertem Inhalt leidet. Es kommt nicht darauf an, alten Wein in neue Schläuche zu füllen; ich glaube, für guten neuen Wein sind alte Schläuche in genügender Anzahl vorhanden! Jeder neue Gründer einer Zeitschrift sollte sich auch über die bibliographischen und bibliothekarischen Konsequenzen im klaren sein, die eine solche unerwünschte Neugeburt zur Folge hat. In meiner Leipziger Klinik werden zur Zeit 53 Zeitschriften unseres Fachgebietes und der nächsten Grenzgebiete gehalten. Es ist schon schwierig, sie alle referieren zu lassen. Als ich als junger Assistent in Straßburg bewundernd von einem viel schreibenden großen Mann der inneren Medizin sprach, sagte mein alter Lehrer *Hofmeister*: „Lieber junger Freund, das ist kein Forscher, das ist ein klinischer Feuilletonist." Ich denke, wir sollten uns von diesem klinischen Feuilletonismus im Interesse unserer eigenen Sache möglichst fernhalten! Sonst wird es uns und unseren Schülern bald nicht mehr möglich sein, unsere eigenen Zeitschriften zu lesen und zu übersehen. Es werden heute viel mehr Arbeiten geschrieben als getan. Leider sind die Autoren nicht einmal selbst immer die Täter ihrer Taten, sondern publizieren unbesehen die Früchte der Arbeit ihrer Laborantinnen.

Das führt mich noch zu einem weiteren Schmerzensgebiet unseres Faches, ich meine die vielen neuen, neueren und neuesten Tests und Belastungsproben, denen wir fast wöchentlich in unseren Fachblättern begegnen. Gegen viele von ihnen ist zu sagen, daß nicht einmal die Grundlagen solcher sogenannter „Belastungsproben" an gesunden Probanden statistisch einwandfrei durchgeführt sind. So läßt sich z. B. für sogenannte „Zucker- und Insulinbelastungsproben" zeigen, daß ihr Ablauf altersbedingt ist und daß die Belastungsproben in den hohen Altersstufen ganz anders verlaufen als auf der Höhe des Lebens. Durch die Unkenntnis der Grundlagen der von mir sogenannten biorheutischen Physiologie und Pathologie werden die Ergebnisse vieler Tests und Belastungsproben als pathologisch angesprochen, während sie in Wirklichkeit nur die Tatsachen aufzeigen, die durch die Alternsphysiologie begründet sind.

Wir haben im Jahre 1949 viel von psycho-somatischer Medizin gehört und im folgenden Jahre von der Bedeutung der Isotopenforschung. Die von mir seit 30 Jahren gepflogene „biorheutische Nosologie", d. h. eine Krankheitslehre, die durch den Alternsprozeß ihre Prägung erhält, findet in der psycho-somatischen Medizin noch viel zu wenig Beachtung. Neben den materiellen Alternsprozessen laufen solche seelischer Natur ab. Während ich für den materiellen Alternsprozeß eine Synchronizität der Vorgänge in chemischer wie in funktioneller Hinsicht glaube begründet zu haben, ist der seelische Alternsprozeß von diesen, soweit ich sehe, weitgehend unabhängig. Sicher sind aber zwischen seelischen und materiellen Alternsvorgängen korrelative Verknüpfungen aufzudecken und es ist klar, daß, wie der Alternsvorgang jedem Krankheitsablauf sein typisches Gepräge gibt, auch der seelische Alternsprozeß den Krankheitsablauf maßgeblich bestimmen wird. So haben uns z. B. Experimente mit Jodisotopen darüber belehrt, daß mit zunehmendem biologischen Alter das Jodspeicherungsvermögen der Schilddrüse abnimmt. Damit wird es uns verständlich, daß auch auf dem Gebiete des seelischen Alterns die „hormonale Wärmetönung" in den späteren Gezeiten unseres Daseins schwindet. Diese Bemerkungen sollen genügen, um die Zusammenhänge zwischen psychosomatischer Medizin und biorheutischer Nosologie zu beleuchten.

Die Isotopenforschung hat eindringlich gelehrt, daß ein Strom von Materie, der sich täglich erneuert, durch unseren Körper hindurchgeht und daß wir gewissermaßen nur entelechial unsere Identität wahren können. Ich glaube, daß es eine wesentliche Bereicherung unserer nosologischen Auffassungen wäre, wenn wir die innere Medizin oder die Medizin überhaupt mehr als das bisher geschehen ist, unter dem Gesichtspunkt der Biorheuse betrachten würden. Nicht nur die Medizin ist in Bewegung, sondern auch der Mensch, der gesunde wie der kranke, ist einem dauernden Wechsel unterworfen. Wie man niemals zweimal in denselben Fluß steigen kann, so kann man auch niemals zweimal dieselbe Krankheit erleiden. Alle physiologischen und alle pathologischen Vorgänge müssen dem Gesetz des „Stirb und Werde" gehorchen. Erst wenn wir als Ärzte uns der Tatsache bewußt bleiben, daß jeder Lebensvorgang in jeder Altersstufe einen den Lebensgezeiten gemäßen Verlauf nimmt und nehmen muß, werden wir einen tieferen Einblick in die Gesamtmedizin und in das Wesen der Krankheit gewinnen können. Diesen dauernden materiellen Wandel unserer lebenden Substanz hat auch die Isotopenforschung bestätigt.

Während so der Mensch in materieller Beziehung einem dauernden Wandel unterworfen ist, zeigt seine seelische Umwelt in den letzten Jahrzehnten eine bemerkenswerte Konstanz. Denn das Leben des gesunden und kranken Menschen wird heute mehr als in früheren Zeiten durch eine bewußte oder unbewußte Furcht vor dem Kommenden beherrscht. Schon vor 13 Jahren sagte *Jaspers:* „eine vielleicht so noch nie dagewesene Lebensangst ist der unheimliche Begleiter des modernen Menschen". Leider hat *Jaspers* Recht behalten und die seelische Situation der Menschheit hat sich nicht gebessert. Der menschliche Geist hat der Materie dämonische Kräfte entbunden, vor denen ihm, dem Entgeisterten, graut. „Die Geister, die ich rief, die werd' ich nun nicht los!". Der Philologe *Joh. Neumann* schrieb 1938 ein Buch mit dem Titel „Leben ohne Angst — psychologische Seelenheilkunde". Auch hier wird betont, daß viele seelische und auch körperliche Krankheiten durch eine dauernde Angst ihr Gepräge erhalten. Wir Ärzte müssen unser Teil dazu beitragen, dem kranken Menschen und der kranken Menschheit die bösen Geister seiner Seele zu bannen und die guten zurückzurufen. Der Friede, nach dem alle Völker rufen, der Friede, den wir auch in die Seele unserer Kranken gießen möchten, ist ein Sohn der Menschenliebe, nicht ein Kind des Hasses. Und was für den kranken Menschen gilt, das gilt auch für die kranken Völker. Lassen Sie uns als Ärzte dem kranken Menschen und der kranken Menschheit die F u r c h t bannen helfen, denn viele Krankheiten, vielleicht die K r a n k h e i t d e r W e l t sind Kinder der Furcht.

Ein weiterer, uns gemeinsam interessierender Gegenstand ist folgender: Unserem öffentlichen Gesundheitswesen, wie es in den medizinischen Veranstaltungen, Fortbildungskursen und Kongressen seinen Niederschlag findet, droht in materieller, ideeller und vielleicht auch ethischer Beziehung wie der modernen Kunst als Symptom der Zeit d e r V e r l u s t d e r M i t t e. Ein solcher „Verlust der Mitte" droht der inneren Medizin auch in manchen zwar noch nicht ausgereiften Versuchen einer R e f o r m d e s ä r z t l i c h e n S t u d i u m s. Die Tendenzen aus dem Organismus der inneren Medizin die Infektionskrankheiten, die Tuberkulose, die Neurologie oder die diagnostische Röntgenkunde herauszuschneiden, muß a limine abgelehnt werden. Durch die Z e r s p l i t t e r u n g d e r i n n e r e n M e d i z i n in einzelne Teilgebiete wird der angehende Arzt immer weiter von der Kernwahrheit aller Heilkunst abgelenkt, die heißt: „Es gibt keine Krankheiten, es gibt nur kranke Menschen." Wir haben zwar viele Fachärzte, z. B. für „Herzleiden" — dem menschlichen „Herzeleid" stehen aber manche von ihnen im Kreise ihrer wunderbaren Maschinen ratlos gegenüber. Unser großer Kollege, der Arzt, Musiker und Kulturphilosoph *Albert Schweitzer*, zitiert in seinem Buche „Kultur und Ethik" in dem Abschnitt „Die Ethik der Ehrfurcht vor dem Leben" Konfuzius: „Ich habe meinen Lehrer sagen hören: „Wenn einer Maschinen benutzt, so betreibt er alle seine Geschäfte maschinenmäßig. Wer seine Geschäfte maschinenmäßig betreibt, der bekommt ein Maschinenherz; wenn aber einer ein Maschinenherz in der Brust hat, dem geht die reine Einfalt verloren." Diese „reine Einfalt" der lebenden Kreatur und vor allem dem kranken Menschen gegenüber sollten wir als Ärzte uns wahren und uns die E t h i k d e r E h r f u r c h t v o r a l l e m L e b e n d i g e n, wie sie *Albert Schweitzer* aus dem afrikanischen Urwald von Lambarene predigt, zu eigen machen.

Eine Z e r s p l i t t e r u n g d e r i n n e r e n M e d i z i n in immer kleinere Fachgebiete bedeutet eine zunehmende E n t f r e m d u n g v o n d e r W i r k l i c h k e i t d e s k r a n k e n M e n s c h e n. Schon vor 69 Jahren klagte der erste Vorsitzende unserer Gesellschaft, *Frerichs*, hier in Wiesbaden: „Man entfernt sich mehr und mehr von der durch die innere Medizin vertretenen Einheitsidee des menschlichen Organismus, von den allgemeinen Gesetzen, welche die Lebensvorgänge des Individuums bestimmen, nach welchen deren Bestehen und Vergehen geregelt wird. Man hat, wie der Dichter sagt: „alle Teile in der Hand, fehlt leider nur das geistige Band". Die innere Heilkunde ist berufen, diese Einheitsidee festzuhalten und auszubauen, durch eigene Arbeit und selbständiges Schaffen, jedoch auch durch willige Verwertung der Bausteine, welche die Einzelfächer und Hilfswissenschaften uns heranbringen. Die innere Heilkunde ist und bleibt der segenspendende Strom, von welchem die Spezialfächer wie Bäche sich abzweigen und gespeist werden, die aber im Sande verrinnen und versiegen werden, wenn sie sich abtrennen." Gerade heute zeigen sich bei unseren Veranstaltungen wieder zentripetale Strebungen. Es ist, wie Goethe einmal sagte „kein Mittelpunkt, auf den hingeschaut werde, mehr gegeben". Die sichere Begrenzung durch ein Ganzes fehlt. Wenn aber *Jaspers* bezüglich der menschlichen Gesamtsituation klagt „aus der Welt kommt kein Auftrag mehr", dürfen wir Ärzte, meine Damen und Herren, uns dagegen glücklich schätzen: uns Ärzten kommt täglich und stündlich der Auftrag vom kranken Menschen: „Hilf und heile!". Es wird heute so viel um Politik gestritten. Wir Ärzte kennen nur eine Politik: unsere Politik ist die der Liebe, der Liebe zum kranken Menschen und der Ehrfurcht vor allem Lebendigen überhaupt, wie sie unser Kollege *Albert Schweitzer* uns lehrt. Dürfen wir nicht die Hoffnung haben, daß etwas von der kollektiven Macht der ärztlichen Ethik auch auf unser politische Handeln ausstrahlt im Sinne des augustinischen Wortes: „In Omnibus caritas!"?

Mit dem Wunsche, daß es unserer Gesellschaft gelingen möge, die Geister zu sammeln und um sich zu scharen und so, wie sie es immer war, der Mittelpunkt für die gesamten internistischen Bestrebungen zu sein und zu bleiben, eröffne ich die 57. Tagung der Deutschen Gesellschaft für innere Medizin.

VERHANDLUNGEN DER

# DEUTSCHEN GESELLSCHAFT FÜR INNERE MEDIZIN

UND DER

## GESELLSCHAFT DEUTSCHER HÄMATOLOGEN

HERAUSGEGEBEN
VON DEM STÄNDIGEN SCHRIFTFÜHRER

## PROFESSOR DR. Fr. KAUFFMANN

CHEFARZT DER MEDIZINISCHEN KLINIK
DER STÄDTISCHEN KRANKENANSTALTEN WIESBADEN

ACHTUNDFÜNFZIGSTER KONGRESS
GEHALTEN ZU WIESBADEN VOM 21.—26. APRIL 1952

MIT 218 ABBILDUNGEN, 5 FARBTAFELN UND 100 TABELLEN

Enthält u. a. die Referate:

1. **Probleme der spezifischen Infektabwehr.** Schmidt-Marburg, Kühnau-Hamburg, Dennig-Stuttgart.

2. **Nephritis, Nephrose.** Krebs-Sheffield, W. Frey-Bern, Sarre-Freiburg, Zollinger-Zürich.

3. **Hämorrhagische Diathesen.** Wöhlisch-Würzburg, Jürgens-Basel, Koller-Zürich, Henning-Würzburg. Roskam und Hugnes-Lüttich.

4. **Differenzierung und Therapie der Anämien.** Schulten-Köln, Gänsslen-Frankfurt, Begemann-Freiburg.

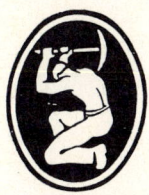

MÜNCHEN
VERLAG VON J. F. BERGMANN
1952

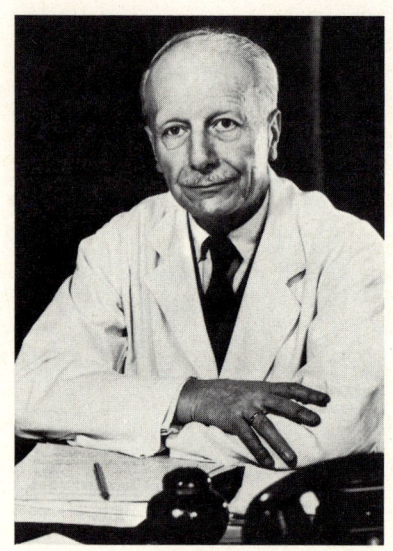

P. Klee, Wuppertal
Vorsitz 1952

# Eröffnungsansprache des Vorsitzenden

**Ph. Klee** (Wuppertal-Elberfeld).

Meine Damen und Herren!

Im Namen des Vorstandes und des Ausschusses unserer Gesellschaft heiße ich alle Gäste, Mitglieder und die Teilnehmer an unserer Tagung, die aus allen Teilen Deutschlands erschienen sind, herzlich willkommen. Wir freuen uns, daß die Gesellschaft Deutscher Hämatologen ihre Tagung mit der unseren verbunden hat. Wir begrüßen die Deutsche Röntgengesellschaft, die ihre Verhandlungen unmittelbar anschließt, und bewillkommnen die Gesellschaft für Kreislaufforschung, die soeben ihre Beratungen in Nauheim beendet hat.

Ich begrüße den Herrn Minister des Innern des Landes Hessen und danke ihm für sein Interesse an unserer Tagung.

Wir haben die Ehre, eine große Anzahl von Gästen zu sehen, die jenseits unserer Grenzen zu Hause sind. Durch gemeinsame Arbeit in Forschung und Arzttum waren sie uns immer verbunden. Möge das neu geknüpfte Band dazu beitragen, den Geist der Völker in humanen und friedlichen Zielen zu einen. Unser Gruß gilt den Vertretern der Inneren Medizin aus Belgien, Brasilien, Frankreich, Großbritannien, Holland, Italien, Japan, Jugoslawien, Österreich, Schweden, Schweiz, Spanien, Türkei und den Vereinigten Staaten von Amerika. Daß sie durch Vorträge und Referate unser Programm bereichern helfen, nehmen wir mit Freude und Dankbarkeit entgegen.

Wie immer gebührt unser herzlicher Dank der Stadt Wiesbaden, die uns mit Mühe und Opfern den Aufenthalt angenehm macht, und die uns die Räume für unsere Tagung bereitgestellt hat. Durch die dankenswerte Freigabe des Kurhauses steht uns wieder der von früher vertraute Saal zur Verfügung. Er weckt bei den Älteren von uns viele Erinnerungen. Fast auf den Tag vor 40 Jahren hat auch der Sprecher dieser Begrüßung als junger Anfänger in diesem Saal seinen Erstlingsvortrag gehalten. Die Überlassung des Kleinen Schauspielhauses für die beiden Nachmittage hat uns in die glückliche Lage versetzt, eine Reihe von Vorträgen in Parallelsitzungen zu hören. Dadurch ist es möglich geworden, mehr Zeit für die Diskussion zu gewinnen. Doch mußten wir leider in diesem Jahr auf die gewohnte Ausstellung der Pharmazeutischen und Technischen Industrie verzichten. Es ist zu hoffen, daß wir im nächsten Jahr die Räume haben, welche die Industrie sich wünscht, um den Gästen aus dem Ausland und uns die Früchte ihrer Arbeit zu zeigen.

Die Tagung in diesem Raum erweckt das trauernde Gedenken an manche Mitglieder, deren Wort wir einst hier hörten und die im vergangenen Jahr verstorben sind.

Kongreß f. innere Medizin LVIII. 1

*Ludolph Brauer.* der unermüdliche Planer und Gestalter, hat die Rückkehr in diesen Saal nicht mehr erlebt. Vor drei Jahrzehnten hielt er die Eröffnungsrede, als nach dem ersten Weltkrieg das Kurhaus uns wieder seine Pforten öffnete. Über einen weiten Weg hat er mit lebhaftem Geiste unsere Gesellschaft begleitet, von seinen Anfängen in der strengen Schule Erbs in Heidelberg, über Marburg und Hamburg bis zu dem noch im Alter von ihm gegründeten Tuberkulose-Forschungsinstitut in Geiselgasteig bei München, wo ihn der Tod mitten aus Arbeit und Plänen im 86. Lebensjahr abrief, aus einem Dasein, das durch alle Wechselfälle der Zeitereignisse und des persönlichen Schicksals überaus reich an Erfolgen und Ehren im In- und Ausland war. Sein Werk ist von Schülern, Freunden und letzten Mitarbeitern gebührend gewürdigt worden. Wir aber neigen uns im Geiste vor diesem Mann, der über allem klinischen Wirken mannhaft für die freie Entfaltung der Wissenschaft eintrat, in Forschungsinstituten und unabhängigen Arbeitsstätten, der schon nach dem ersten Weltkrieg die Stellen der Verwaltung eindringlich daran mahnte, daß wissenschaftliche Forschung kein Luxus ist, sondern Lebensnotwendigkeit und ernste Pflicht.

In Marburg, wo damals Emil von Behring wirkte, traf er mit dem 10 Jahre jüngeren *Ferdinand Sauerbruch* zusammen, der auch zu den Toten des Jahres gehört. Sauerbruch war kein Mitglied unserer Gesellschaft, er war ihr aber durch sein Arbeitsgebiet und durch seine tätige Teilnahme an unseren Tagungen eng verbunden. Brauer und Sauerbruch, der Internist und der Chirurg, waren die Begründer der Lungenkollapstherapie. Wer von uns kann sich die Weiterentwicklung, die damit einsetzte, vorstellen ohne die Initiative und das Streben dieser beiden leidenschaftlichen Temperamente!

Hier sei auch des jungen Forschers auf dem Gebiet der Tuberkulose gedacht, der noch vor einem Jahr durch seinen lebendigen Vortrag über den Bronchialkrebs uns erfreut hat. Der Pathologe *Otto Koch* (Wuppertal), begabter und erfolgreicher Schüler Rössles und Hübschmanns, wurde auf dem Wege zu seinem kurz vorher übernommenen Institut durch tragischen Straßenunfall dahingerafft.

Schmerzlich berührt hat uns der allzu frühe Tod von *Karl Westphal* (Hannover). In v. Bergmanns Schule ausgebildet, arbeitete er als einer der ersten über die pathogenetischen Beziehungen, die zwischen Nervensystem und Ulcus pepticum und den Störungen der Gallenwege bestehen. Später beschäftigte ihn vorwiegend die Genese des arteriellen Hochdrucks und der apoplektischen Blutung, einer Frage, in der er einen eigenen Standpunkt vertrat.

Mit 80 Jahren starb *Friedrich Jamin*, em. o. Professor und Direktor der Medizinischen Poliklinik und Kinderklinik in Erlangen, angesehenes Mitglied seiner Fakultät, der er noch bis kurz vor seinem Tode mit seinem erfahrenen Rat beistand.

In München starb im Alter von 72 Jahren *Gottfried Boehm*, Leiter des Instituts für Physikalische Therapie und Röntgenologie der Universität. Als klinischer Schüler von Friedrich Müller und als Mitarbeiter von

Hermann Rieder, dessen Nachfolger er wurde, widmete er seine vielseitige Arbeit den vereinten physikalischen Heilmethoden, in die er die Bäderkunde und Krankengymnastik in Lehre und Ausbildung einschloß.

Wir gedenken auch des Todes von *Waldemar Mobitz* (Freiburg), Schüler von E. v. Romberg und Eppinger. Mit seinem Namen ist der Begriff der Interferenzdissoziation in der Herzarrhythmie verbunden.

Aus Amerika kam die Trauernachricht von dem Ableben *Franz Groedels*, des Organisators des Kerkhoff-Instituts in Nauheim, fruchtbaren Forschers auf dem Gebiet der Röntgenologie und des Elektrokardiogramms. Die politischen Verhältnisse hatten ihn gezwungen, fern der Heimat in New York einen neuen Wirkungskreis zu suchen.

Außer diesen Männern, die unsere wissenschaftlichen Tagungen durch ihre Mitarbeit belebten, verloren wir noch eine Reihe weiterer Mitglieder, deren wir hier in Trauer gedenken.

Chefarzt Dr. *Everhard Pfeil*, Berlin-Zehlendorf,

Dr. *Rudolf Philipp*, Vilshofen-Nb.,

Priv.-Doz. Dr. *Hermann Kahler*, Wien IX,

Dr. Freiherr *Karl v. Teubern*, Leisnig/S.,

Prof. Dr. *Georg Zillig*, Bamberg.

Ich bitte Sie, sich zu Ehren der Toten von Ihren Plätzen zu erheben.

Das Programm unserer Tagung scheint an die Grenzen unserer Fassungskraft zu reichen. Und doch haben wir uns Beschränkung auferlegt. Nur drei Hauptthemen wurden gewählt, davon eins im Einvernehmen mit der Hämatologischen Gesellschaft.

Auf keinem anderen Gebiet der inneren Medizin hat in den letzten beiden Jahrzehnten unser praktisches Handeln eine solche Wandlung erfahren wie in der Bekämpfung der Infektion. Die neue und neueste antimikrobielle Therapie hat die wirtschaftlichen Kräfte der Kostenträger aufs äußerste angespannt. Schwerwiegende Bedenken gegen die wahllose Ausdehnung dieser Behandlungsweise sind laut geworden. Sie erfordern eine Prüfung der Indikationen der Behandlung und auch der möglichen Gefahren dieser Entwicklung. Mehr aber noch bedürfen die tieferen Grundlagen dieser spezifischen Therapie der Aufklärung. Der erfolgreichste Angriff auf das Mikrobion kann unseren Blick nicht ablenken von dem gleichzeitigen Verhalten des Makroorganismus, seinen natürlichen Abwehrfunktionen, den Korrelationen der Zellsysteme und dem biochemischen Verhalten der einzelnen Zelle.

Die Cellularchemie kehrt wieder bei der Besprechung der Nephritis und der Nephrose. Die klinische Ordnung, die wir auf diesem Gebiet Franz Volhard verdanken, ist durch neue biochemische, zellphysiologische und methodische Forschungen des In- und Auslandes erweitert, ergänzt und verändert worden. Eine Neubesprechung wurde nötig.

Auch auf dem Gebiet der Blutgerinnung und der hämorrhagischen Diathesen sind wir zu neuen Erkenntnissen gelangt. Sie bilden das dritte Hauptthema. Zu ihm wird sich Herr Heilmeyer am Donnerstag besonders äußern.

1*

Breiten Raum haben wir den freien Vorträgen überlassen. An allen
Kliniken ist nach dem Krieg die Zahl unserer jungen Mitarbeiter beträchtlich angewachsen. In den freien Vorträgen wollen wir der Jugend
Gelegenheit geben, zu zeigen, was im vergangenen Jahr auf allen Gebieten der Inneren Medizin Neues und Wichtiges erarbeitet wurde.
Keineswegs soll dabei einer Expansion in die Breite Vorschub geleistet
werden, denn der Respekt, den die bloße Aktivität in der Wissenschaft
genießt, ist ohnehin groß genug, er gebührt ihr nicht, wenn sie nur
Quantitatives bedeutet. Der nachdenkliche Arbeiter wird sich darum
manchmal mit den Worten des plattdeutschen Dichters trösten: In der
Fixigkeit war er mir über, in der Richtigkeit aber ich ihm.

Jede wissenschaftliche Arbeit beginnt mit mühsamen Analysen. Der
Einzelbefund erhält seinen Wert, wenn ihn der Gedanke in den großen
Zusammenhang einfügt. Mag auch die jugendliche Phantasie mitunter
zu gewagten Verallgemeinerungen kommen, was tut es, das gereifte
Alter wird die kritische Synthese schon bringen. Auch diese Synthese ist
ja vergänglich, denn im Grunde ist jede neue Erkenntnis eine neue
Arbeitshypothese.

Vielleicht wird mancher Wunsch, viel unmittelbar Nützliches mit
nach Hause zu nehmen, nicht vollkommen befriedigt. Alles, was wir hier
beraten, soll einmal am Krankenbett Nutzanwendung finden. Aber diese
Sorge darf uns nicht bewegen, die tieferen Aufgaben unserer Tagung zu
übersehen: nämlich zu versuchen, das Problematische zu klären, neu
errungenes Wissen zu sichten und einzuordnen, und zu verlassen, was uns
veraltet erscheint. Dann kann es anderen, zahlreichen und großen Veranstaltungen der Fortbildung überlassen werden, die neugewonnenen
Erkenntnisse und Richtlinien zu übernehmen und in der Praxis weiter
zu verbreiten.

Das Erfahrungswissen in der inneren Medizin ist heute für den
Einzelnen kaum übersehbar. Es bleibt uns nichts anderes übrig, als
immer wieder zu den Fundamenten durchzudringen, um die Gesetzmäßigkeiten zu entdecken, auch wenn dieser Weg durch chemische
Formeln, physiologische Experimente oder in die neue Welt der morphologischen Zellforschung führt. Aus den Grundgesetzen wird dann der
Geist das Ganze begreifen. Wir denken an das Wort des Plinius, das
Herder seinen Ideen zur Philosophie der Geschichte der Menschheit
(1784) als Motto vorangesetzt hat:

„Was ist nicht wunderbar, wenn es zum erstenmal zur Kenntnis
gelangt? Wie vieles hält man für unmöglich, ehe es geschehen ist? Die
Macht und Majestät der Natur aber findet in allen ihren Erscheinungen
keinen Glauben, wenn man nur ihre Teile und nicht das Ganze mit dem
Geiste umfaßt."[1])

Der Auftrag, unsere Tagung zu leiten, ist in diesem Jahre einem
Krankenhausleiter zuteil geworden. Es liegt darin eine Ehrung der

---

[1] Quid non miraculo est, cum primum in notitiam venit? Quam multa fieri non posse,
priusquam sint facta, judicantur? Naturae vero rerum vis atque majestas in omnibus mo-
mentis fide caret, sie quis modo partes ejus ac non totam complectatur animo (Plinius).

600 leitenden Krankenhausärzte, die unserer Gesellschaft angehören. Die Ehre verpflichtet und fordert zur Rechenschaft auf.

In wenigen Jahrzehnten hat sich die Zahl der Krankenhausbetten in Deutschland verdoppelt. Städtische Krankenanstalten mit 1000 bis 2000 Betten sind zu Zentren praktisch-medizinischer Arbeit geworden, caritative Häuser haben durch Auswahl und Leistung der leitenden Ärzte ständig wachsende Bedeutung erlangt. Die Entwicklung der Laboratorien zu Instituten mit kostspieligen Einrichtungen, mit zahlreichem technischem Personal, das ununterbrochen vermehrt werden muß, hat die ärztlichen Leiter und die Träger der Krankenanstalten mit Verantwortung und Sorge belastet. Die Entwicklung geht unaufhaltsam weiter. Sie hat mit Ehrgeiz und Wettstreit nur wenig zu tun, sie wird erzwungen durch die technischen Fortschritte der Medizin und durch den Anspruch des Kranken, an diesen Fortschritten teilzuhaben.

Besorgte Kommunen und andere Organisationen haben wohl hier und da die Meinung geäußert, man könne die neu erwachsenen Aufgaben den staatlichen Kliniken der Universitäten allein überlassen. Doch diese sind durch ihre Pflichten in Lehre und Forschung schon reichlich in Anspruch genommen. Durch Ausweichen kann das Problem nicht gelöst werden. Eine Rückkehr zum alten Hospitalcharakter ist auch den weniger großen Krankenanstalten nicht mehr möglich, und die größeren können sich den Pflichten wissenschaftlicher Mitarbeit nicht entziehen. Damit ist nicht die Grundlagenforschung gemeint, sie ist anderen Einrichtungen vorbehalten, aber die Nutzbarmachung der Erfahrungen an einem großen, oft einzigartigen Krankengut, die Beobachtung und kritische Prüfung neuer Methoden und Heilmittel, die Förderung der ärztlichen Fortbildung, die Anwendung neuer Erkenntnisse in der Krankenernährung, sie gehören ebenso zum Aufgabenkreis der öffentlichen Krankenhäuser wie die Ausübung der modernen Methoden, die heute zur Beurteilung und zur Behandlung der Kranken nötig sind.

Es ist nicht die Aufgabe unserer wissenschaftlichen Tagung, auf die Spannungen einzugehen, die in dem Kräftedreieck Ärzteschaft-Krankenhaus-Krankenversicherung entstanden sind. Wir bedauern sie und erstreben eine Lösung, ohne daß der Kranke, der im Mittelpunkt steht, darunter leidet. Wir sind uns auch bewußt, daß die Weiterentwicklung der ärztlichen Berufs- und der sozialen Gesundheitspolitik eine Angelegenheit ist, die unsere ganze Aufmerksamkeit erfordert.

Noch auf einem weiteren Gebiet hat sich die Verantwortung des Krankenhausarztes erhöht: Es ist die Ausbildung des jungen Arztes. Der Rückstrom der jungen, bildungsbedürftigen und wissenshungrigen Mediziner nach Ende des Krieges hat das Leben an allen Krankenanstalten verwandelt[1]).

Wir haben die jungen Leute geschult und in die Klinik eingeführt; sie hinwiederum haben uns geholfen, die Aufgaben zu bewältigen, die uns durch die Neuorganisation der ärztlichen und wissenschaftlichen

---

[1]) An den Städtischen Krankenanstalten Wuppertal sind z. Z. 116 Jungärzte planmäßig angestellt.

Arbeit in unseren Anstalten erwuchsen. Wir sind ihnen verpflichtet, nicht bloß in ihrer wirtschaftlichen Not, die durch Niederlassungsstauung vermehrt ist, auch in jeder geistigen Beziehung. Der junge Arzt ist länger im Krankenhaus tätig als es vordem der Fall war, mehr als früher wird er ein Facharzt. Aber durch dieses Fachmannstum mit seinem Wissen und Können und Drang zur Forschung darf eins nicht zerrissen werden: die Einheit von Arzt und Mensch.

Wir fühlen uns mitverantwortlich für die Auffassung, die der junge Arzt von seinem Beruf hat. Möge er in allen Bedrängnissen des materiellen Daseins, in allen Einengungen seiner Praxis, die feste und standhafte Überzeugung bewahren, daß in seinem Berufe noch ein Wesentliches existiert, das über allen rationalen Erwägungen steht, das seiner Arbeit den tieferen Sinn gibt, das ihn ergreift beim Anblick des Leidens und zu hilfreichem Handeln drängt. Kein Zwang, kein Nihilismus und keine Skepsis sollen den Glauben an diese Werte erschüttern, denn auf ihnen beruht die Freiheit des Arztseins.

Mit dieser Wertung steht eine andere in enger Beziehung: die Achtung vor der Würde des Kranken, d. h. vor der Sonderstellung, die ihm sein Kranksein vor dem Gesunden verleiht. Sie gibt ihm das Recht auf die persönliche Hilfe des Arztes. Er wünscht die menschliche Beziehung, die ihm erlaubt, sich offen mitzuteilen. Denn er fühlt sich beengt und bedroht durch bürokratische, versicherungsrechtliche Paragraphen. Das ruhige Asyl, das er im Krankenhaus erhofft, verwandelt sich leicht in seinen Augen in einen unheimlichen Mechanismus von Apparaturen und Untersuchungen, deren Sinn ihm fremd ist. Er sieht in dem Arzt den Vertreter einer unpersönlichen Macht, die darüber entscheidet, ob er ein Recht hat, krank zu sein oder nicht. So verbirgt er häufig die seelischen Quellen seines Krankseins, denn er fürchtet, daß Versicherung und Versorgung nur das organisch Faßbare anerkennen, nicht die Störung der Körperfunktionen, die psychisch bedingt ist.

Noch ein drittes muß uns am Herzen liegen: es geht die Sprache an, im ärztlichen Bericht, im ärztlichen Gutachten, in der wissenschaftlichen Publikation, von der Grammatik und Syntax bis zum Stil. Die deutsche Sprache ist reich, und mancher ringt mit der Fülle ihres Ausdrucks, in ständiger Gefahr, daß der Gedanke ihm dabei entschwindet. Es ist dann bequem, im konventionellen Amtsstil auszuruhen, aber schlimmer ist der gekünstelte Fachmannsstil, der sich auf den Stelzen der Fachausdrücke bewegt, mit fertig übernommenen Redewendungen und scheinbar gelehrten Begriffen. Diese haben die Eigenschaft, sich zu agglutinieren, aneinanderzureihen und sich zusammenzuballen, so daß es dem Leser nur mühsam gelingt, sie zu trennen und zu dechiffrieren. „Der Stil ist die Physiognomie des Geistes, sie ist untrüglicher als die des Leibes", sagt Schopenhauer, der Meister und unerbittliche Kritiker der Schriftstellerei und des Stils.

Die Sprache der Wissenschaft ist knapp, sie ist einfach und durchsichtig.

Meine Damen und Herren, nur wenigen von Ihnen wird es bewußt sein, daß unsere Gesellschaft heute ein Jubiläum begeht, sie feiert den 70. Geburtstag. Am 20. April 1882 wurde in Wiesbaden die Deutsche Gesellschaft für Innere Medizin gegründet. Es war der große Tag, an dem *Robert Koch* die Entdeckung des Tuberkelbacillus der weiteren Öffentlichkeit bekanntgab. Nur kurz zuvor hatte er in einem kleinen Kreis der Physiologischen Gesellschaft in Berlin darüber gesprochen. An diesem Tag erhielt die Tuberkuloseforschung in aller Welt die neue Richtlinie, und auf viele Jahrzehnte gehörten ihre Probleme auch zu den Themen der neu gegründeten Gesellschaft, vom Tuberkelbacillus bis zur Chemotherapie, vom Tuberkulin zur Allergie und zur Antikörperforschung, von der Morphologie zur Zellchemie. Sie geben ein Beispiel von dem in jedem Jahr sich erneuernden Leben unseres Kongresses. Seine Wurzeln greifen nach allen Richtungen, zur Physik, zur Chemie, zur Biologie der Zelle, um dauernd neue Nahrung zu gewinnen.

In all diesem Wechsel der Probleme aber bleibt die geistige Tradition, und jeder, der heute spricht, ist ein Glied in der Kette dieser Tradition.

Die Gründung der Gesellschaft war der Initiative *v. Leydens* zu danken. Die Eröffnungsrede hielt *Friedrich Theodor Frerichs*. In ihrer Voraussicht hat sie auch heute noch Gültigkeit. Die Medizin war ihm ein unteilbares Ganzes, in der die innere Heilkunde bei aller Anerkennung der Nachbardisziplinen eine zentrale Stellung einnimmt. Ich glaube des Tages der Gründung nicht besser gedenken zu können, als wenn ich meine Begrüßung mit den Sätzen *Frerichs* schließe:

„Die innere Heilkunde ist berufen, diese Einheitsidee festzuhalten und auszubauen, durch eigene Arbeit und selbständiges Schaffen, jedoch auch durch willige Verwertung der Bausteine, welche die einzelnen Fächer und Hilfswissenschaften uns heranbringen. Die innere Heilkunde ist und bleibt der segenspendende Strom, von welchem die Spezialfächer wie Bäche sich abzweigen und gespeist werden, die aber im Sande verrinnen und versiegen werden, wenn sie sich abtrennen."

Ich eröffne die 58. Tagung der Deutschen Gesellschaft für innere Medizin.

VERHANDLUNGEN DER

# DEUTSCHEN GESELLSCHAFT FÜR INNERE MEDIZIN

HERAUSGEGEBEN
VON DEM STÄNDIGEN SCHRIFTFÜHRER
PROFESSOR DR. **Fr.** KAUFFMANN
CHEFARZT DER MEDIZINISCHEN KLINIK
DER STÄDTISCHEN KRANKENANSTALTEN WIESBADEN

NEUNUNDFÜNFZIGSTER KONGRESS
GEHALTEN ZU WIESBADEN VOM 13.—16. APRIL 1953

MIT 142 ABBILDUNGEN UND 36 TABELLEN

Enthält u. a. die Referate:

1. **Regulationspathologie.** Holtz-Frankfurt/M., H. Hoff-Wien, J. H Schultz-Berlin, Metzger-Münster, F. Hoff-Frankfurt/M., Bennhold-Tübingen.

2. **Fettstoffwechsel.** Lang-Mainz.

3. **Vergleichende Pathologie.** Dobberstein-Berlin, Frauchiger-Bern, Scheidegger-Basel, Hertwig-Halle, Pallaske-Leipzig.

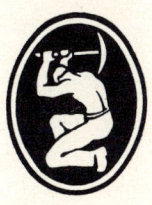

MÜNCHEN
VERLAG VON J. F. BERGMANN
1953

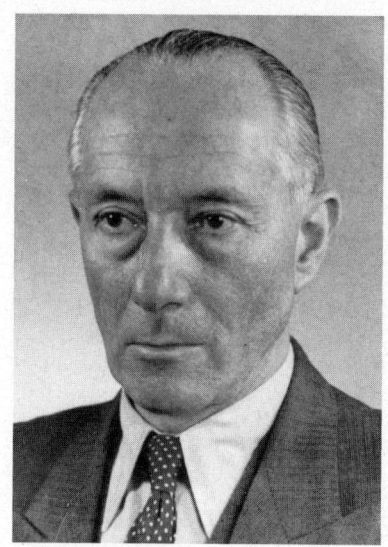

G. Katsch, Greifswald
Vorsitz 1953

# Eröffnungsrede des Vorsitzenden

## Prof. Dr. **Gerhardt Katsch** (Greifswald).

Liebe Kolleginnen und Kollegen!
Liebe Gäste und Freunde!

Ich freue mich, daß Sie in großer Zahl erschienen sind und daß Ihre Unterbringung in Wiesbaden trotz noch immer beengter Quartiermöglichkeiten gelungen ist. Und ich begrüße Sie herzlich.

Ich danke allen, die zum Gelingen der Tagung beigetragen haben und beitragen werden, außer den Rednern und Referenten, den Organen der uns traditionell verbundenen Stadt Wiesbaden, vom Oberbürgermeister und Kurdirektor bis zu den Technikern, Gärtnern und Arbeitern, die zum Teil in Nachtarbeit die Vorbereitungen für unsere Tagung getroffen haben, und ganz besonders unserem umsichtigen, erfahrenen ständigen Schriftführer und Organisator, Herrn Professor Kauffmann.

Wie alljährlich gedenken wir zunächst derjenigen Mitglieder unserer Gesellschaft, die inzwischen der Tod abgerufen hat. Empfindlichster Verlust ist der Heimgang von Professor *Fritz Schellong*, seit 1940 Ordinarius für innere Medizin in Münster. Er war lange Jahre Assistent und Oberarzt der Klinik Schittenhelm — mit einer kurzen späten Unterbrechung: als schon reifer Kliniker ging er vorübergehend zu dem Würzburger Physiologen Frey und gewann dort Grundlagen und Impulse für seine erfolgreiche wissenschaftliche Tätigkeit zur Elektrophysiologie des Herzmuskels und des Herzens im engeren und für das gesamte Kreislaufgebiet im weiteren Sinne. Zahlreich sind seine Arbeiten über Elektrokardiographie, die er durch die Vektorkardiographie bereicherte. Er trug hierüber zuerst auf unserem Kongreß vor. Bei aller Vertiefung in dieses Gebiet blieb er Kliniker, der als einer der ersten und gestützt auf große Urteilsfähigkeit gegen den Unfug des rein elektrokardiographisch diagnostizierten „Herzmuskelschadens" auftrat. Noch im vorigen Jahr erstattete er auf der Kreislauftagung in Nauheim, bereits krank, aber mit bester Haltung, ein grundsätzliches Referat zur Elektrokardiographie, über deren Nutzen, nach Schellong, der Kliniker und die klinische Empirie entscheiden. Allgemein bekannt und viel verwendet ist die von ihm erarbeitete Kreislauffunktionsprüfung zur Differenzierung der hypotonen und hypodynamen Regulationsstörungen. Der Ostpreuße Schellong war eine markante Persönlichkeit, ein ganzer Mann mit klaren, abgewogenen Formulierungen, als solcher auch kritisch und manchmal kämpferisch, von seinen Assistenten zugleich verehrt und gefürchtet. Mit knapp 60 Jahren ging er bewußt dahin, selbst als erster seine verschiedenen Metastasen diagnostizierend. Wir trauern um ihn mit seinen Schülern.

Der Professor der Kinderheilkunde *Carl Noeggerath*, geboren 1876, Lehrstuhlinhaber in Freiburg von 1913 bis zu seiner Emeritierung 1949, Ehrenbürger der Universitätsstadt Freiburg, starb 76jährig nach einem langen, mit Abgeklärtheit ertragenen Krebssiechtum. Seine Arbeiten zeigen besonderes Interesse für die Ernährungs- und Stoffwechselstörungen des Kindesalters. Noeggerath war einer der Pädiater, die mit größter Regelmäßigkeit unsere Kongresse besuchten. Er trat hier nicht als Redner hervor. Aber beim Gespräch in den Pausen und beim Spaziergang im Kurpark lernten ihn viele von uns hochschätzen wegen seiner hohen allgemeinen Kultur und seinem besinnlichen treffsicheren Urteil zu den wechselnden Tagesfragen unserer Verhandlungen. Er gehörte zu denen, die im besten Sinne durch ihre Persönlichkeit zum Fluidum der Wiesbadener Tage beitrugen.

Im Februar dieses Jahres starb in Berlin, wo er zuletzt das Oskar-Ziethen-Krankenhaus leitete, Prof. Dr. *Karl Retzlaff*, ein Schüler von Friedrich Kraus. Kollegen und Kranke schätzten gleichermaßen die charakterlich erfreuliche Persönlichkeit dieses sehr zuverlässigen Arztes.

Ohne auf die einzelnen und ihre Verdienste eingehen zu können, verlese ich alphabetisch die Liste der übrigen seit dem vorigen Kongreß verstorbenen Mitglieder:

Dr. med. *E. Ballmann*, Oberarzt am Karl-Weinrich-Krankenhaus Fulda, Dr. med. *Werner Bertram*, Chefarzt des Kreiskrankenhauses Bad Wörishofen, Dr. med. *Eduard Bremer*, Facharzt für innere Krankheiten, Bielefeld, Dr. med. *Richard Butter*, Leitender Arzt der inneren Abteilung des Kreiskrankenhauses Illertissen/Schwaben, Prof. Dr. *Wilhelm Gundermann*, Friedberg/Hessen, Prof. Dr. *Fr. Jamin*, Erlangen, Dr. med. *G. Langenbartels*, Bad Nauheim, Dr. med. et phil. *Paul Richter*, Wiesbaden, Prof. Dr. *W. Siebert*, Direktor am Krankenhaus Moabit Berlin, Dr. med. *Max Schnütgen*, Leitender Arzt der inneren Abteilung des Franziskus-Hospitals Bielefeld, Prof. Dr. *Strubell-Harkort*, Sanatorium Weißer Hirsch Dresden, Dr. med. *Ludwig Ulrich*, Facharzt für innere Krankheiten, Mülheim/Ruhr.

Mit der ganzen medizinisch-wissenschaftlichen Welt gedenken wir schließlich des auf unseren Tagungen oft zitierten großen englischen Physiologen: Sir *Charles Scott Sherrington*, der im vorigen Jahr im hohen Alter von 94 Jahren verstarb. Weltweite Anerkennung brachten ihm seine Beiträge über Funktion von Rückenmark und Gehirn, über die Bedeutung der Synapsen, über das proprioreceptive System der Muskeln, die reziproke Innervation der Antagonisten, die Analyse der Decerebrierungsstarre. Er war Nobelpreisträger von 1932.

Ich bitte Sie, sich zu Ehren der Verstorbenen zu erheben. — Ich danke Ihnen.

Von den vielen brieflichen und telegrafischen Wünschen für gutes Gelingen unserer Tagung erwähne ich nur das Telegramm aus Lambarene von *Albert Schweitzer*, unserem Ehrenmitglied. Mit diesem Namen ist ohne weiteres das ärztliche Ethos angerufen. Möge dieser Anruf auch von unserer wissenschaftlichen Tagung aus wirken; denn es scheint außer

Frage, daß dieses Ethos des Arztberufes in der ganzen Welt der besonderen Pflege und der Vorbilder bedarf.

Irgendwie hängt hiermit zusammen die Krise im Schwesternberuf, zu der einige Worte zu sagen ich von sehr berufener Seite gebeten bin. Diese Krise besteht darin, daß zu wenig Frauen und Mädchen bereit sind, diesen schönsten Frauenberuf zu ergreifen. Ich will aus eigener Beobachtung hierzu beispielmäßig nur dieses sagen: Die ärztliche Führung einer Krankenanstalt liegt nicht gut, wenn die so wichtigen und an Wichtigkeit immer mehr gewinnenden technischen Hilfskräfte in den Laboratorien, sich mehr dünken können als die Schwestern, deren „beseelte Handreichungen" die letzten, die heilenden und umsorgenden Funktionen unseres Helferberufes vollziehen und die für das Atmosphärische im Krankenhaus unsere wirkendsten Mitarbeiterinnen sind. Die Stellung und Zufriedenheit der Schwester ist keineswegs nur eine Frage der Lohneinstufung, eher manchmal bedroht durch dauernde Überbelastung. Vor allem kommt es darauf an, welche Stellung den Schwestern auch von den jüngeren Ärzten eingeräumt wird und welche Achtung die Ärzte ihrerseits durch Können, Bemühung und Gesinnung auch bei den bewährten und erfahrenen Schwestern mit Selbstverständlichkeit sich verschaffen. In Zusammenarbeit mit vorbildlichen Ärzten wird unseren Schwestern nichts zu viel. Das befriedigt sie mehr als materielle Vorteile.

Meine Damen und Herren! Es bleibt mir kaum Zeit, mein Programm zu verteidigen oder zu kommentieren. Lassen wir es wirken, in der Hoffnung, daß es Anregungen für weiteres Arbeiten und Forschen bringt! Für treue Einzelarbeit, aber auch für zusammenführende und zusammenfassende, organismische Gesamtschau, die gerade unser Fach benötigt und pflegt — unser Fachgebiet, das deshalb b e s t e h e n muß, trotz der Bestrebungen, es in Unterfächer gänzlich zu zerteilen. Hervorragende Referenten aus Grenzgebieten, ja aus fernerliegenden Zweigen der Medizin, denen ich für ihre Mitarbeit herzlich danke, werden in diesem doppelten Sinne Bedeutendes beisteuern.

Ein paar Worte nur zu unserem ersten Hauptthema: Regulationspathologie. Zu diesem Thema sind so viele Beiträge angemeldet worden, daß ein großer Teil von ihnen unter den freien Vorträgen — rein aus Zeitnot — untergebracht werden mußte. Andererseits erhielt ich sehr kritische Zuschriften wegen dieses allzu umfassenden oder verschwimmenden Themas. Alle Krankheiten, so schreibt man mir, rufen Störungen physiologischer Regulationen hervor, gehören also in eine sogenannte Regulationspathologie hinein. Auch zum Beispiel die Masern nach Ansicht eines Kollegen. Man könnte sich auf einen solchen Standpunkt stellen. Aber auch wenn wir den Begriff Regulationskrankheiten auf diejenigen beschränken, in deren Pathogenese oder gestörter Hygiogenese Regulationsstörungen die Ursache oder die Hauptursache darstellen, gibt es ernste und ganz natürliche Schwierigkeiten um den Regulationsbegriff. Zu ihrer Aufzeigung und Klärung dürfte unsere Diskussion beitragen. Es gibt einen Regulationsbegriff p h i l o s o p h i s c h (z. B. bei Kant). Es gibt den Begriff der p h y s i k a l i s c h e n Regler, der

1*

als Mechanismus auch für biologische Vorgänge von Belang sein dürfte (wir werden hierzu einen Vortrag über Kybernetik hören), ebenso wie der Regulationsbegriff der chemischen Gleichgewichte. Die Genetik kennt einen scharf umrissenen besonderen Begriff der Regulationen. Die physiologischen Regulationen, der Sicherung lebenswichtiger Funktionen dienend und oft mehrfache Sicherung bietend, andererseits in Krankheiten sekundär gestört, sind zahllos. Ihre Rückführung zur Norm kann wiederum ein Sekundäreffekt sein. Andererseits spielen regulative Vorgänge, solche, die in der Physiologie alltäglich wirken, aber auch „außerordentliche" Regulationen für die Störungsbeseitigung und Gesundung, für die Wiederherstellung eines funktions- und leistungsfähigen Zustandes eine machtvolle Rolle; sei es, daß dieser Zustand auf anderer Ebene oder selbst auf außerordentliche Art erreicht wird.

Regulationskrankheiten im engeren Sinne sind solche, die nur oder hauptsächlich durch gestörte Regulation oder durch Fehlregulationen hervorgerufen werden. Regulatorische Insuffizienz, mangelnde Anpassung an heutige Umwelten und Anforderungen oder andererseits gerade die Tendenz des Lebendigen zu reaktiven Überleistungen sind in diesen Fällen Ursache oder Hauptursache dafür, daß ein Organismus in die Krankheit gleitet oder in ihr verbleibt — gegenüber Störungen oder Anforderungen, die er bei durchschnittlichem Verhalten oder unter passendem und zweckmäßigem Einsatz seiner Möglichkeiten leisten oder ausregulieren könnte. Das ist funktionelle Pathologie katexochen; es ist keineswegs die ganze funktionelle Pathologie.

Sind sekundäre Regulationsstörungen in einem Gesamtkrankheitsbild bedeutend oder werden sie im Verlauf zur Hauptkrankheit, werden sie verlaufsentscheidend, indem sie Nichtheilung oder Chronizität bewirken, so haben wir Anlaß, solche Krankheiten gleichfalls — wenigstens anteilmäßig — als Regulationskrankheiten zu betrachten. Und zwar nicht nur, weil das sinnvoll oder berechtigt erscheint, sondern weil oft die regulationspathologische Sicht die besten und individuellsten therapeutischen Möglichkeiten eröffnet. Diese persönlichen Bemerkungen wollen nur eine Vororientierung oder eine Art von Diskussionsbasis bieten, wenn heute und mehr oder weniger während der ganzen Tagung Regulationen aus sehr verschiedenen Blickrichtungen betrachtet und dargestellt werden.

Die 59. Tagung unserer Gesellschaft ist eröffnet.

VERHANDLUNGEN DER

# DEUTSCHEN GESELLSCHAFT FÜR INNERE MEDIZIN

HERAUSGEGEBEN
VON DEM STÄNDIGEN SCHRIFTFÜHRER
## PROFESSOR DR. Fr. KAUFFMANN
CHEFARZT DER MEDIZINISCHEN KLINIK
DER STÄDTISCHEN KRANKENANSTALTEN WIESBADEN

SECHZIGSTER KONGRESS
GEHALTEN ZU MÜNCHEN VOM 25.—29. APRIL 1954

MIT 292 ZUM TEIL FARBIGEN ABBILDUNGEN UND 97 TABELLEN

Enthält u. a. die Referate:

1. **Akut-bedrohliche Erkrankungen im Bereich der Bauchhöhle (akutes Abdomen).** Zenker-Marburg, Junghanns Oldenburg, Henning-Erlangen, Boller-Wien, Prévôt-Hamburg, Frimann-Dahl-Oslo.
2. **Potenzierte Narkose,** Rehn-Freiburg, Laborit-Paris, Wirth-Wuppertal, Wegelius-Stockholm, Sarajas-Stockholm, Flügel-Erlangen, Zürn-München.
3. **Die Stellung der inneren Medizin in der Gegenwart.** Löffler-Zürich.
4. **Die Bedeutung der allergischen Pathogenese bei der Arteriitis.** Randerath-Heidelberg, Bock-Marburg.
5. **Die Nebenwirkungen der modernen medikamentösen Therapie mit besonderer Berücksichtigung der allergischen Reaktionen.** Hansen-Lübeck, Kimmig-Hamburg, Soehring-Hamburg.
6. **Altern und Krankheit.** Bürger-Leipzig.

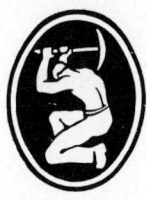

MÜNCHEN
VERLAG VON J. F. BERGMANN
1954

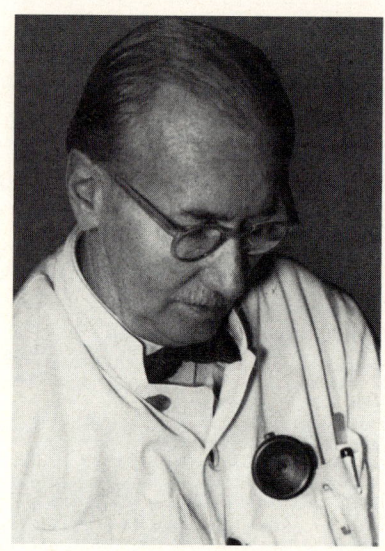

H. H. Berg, Hamburg
Vorsitz 1954

# Eröffnung.

Von

Prof. Dr. H. H. Berg (Hamburg).

Herr Präsident!

Meine Damen und Herren!

Zum erstenmal in ihrer Geschichte haben sich Internisten und Chirurgen zu einer gemeinsamen Sitzung auf ihren Tagungen zusammengefunden. Mit dieser Sitzung beginnt der 60. Kongreß der Deutschen Gesellschaft für Innere Medizin und schließt der 71. Kongreß der Deutschen Gesellschaft für Chirurgie. An Bedenken gegen dies neue Ereignis hat es in beiden Lagern nicht gefehlt. Nicht wenige empfanden es als Verstoß gegen die Tradition. Für die Internisten war zudem ein Wechsel vom gewohnten Tagungsort Wiesbaden nach München nötig. Die Vorbedingungen für eine so große gemeinsame Sitzung hat die Stadt München durch den Ausbau des großen Kongreß-Saales im Ausstellungsgelände geschaffen, der gerade fertig gestellt ist und heute erstmalig benutzt wird. In einer Zeit unaufhaltsam fortschreitender und sachlich notwendiger Spezialisierung erschien ein Bekenntnis zur Einheit der klinischen Medizin einmal notwendig. Erblicken Sie also in dieser Zusammenkunft ein Symbol ärztlicher Zusammenarbeit im Dienst am kranken Menschen. Häufiger als Vertreter anderer Spezialitäten stehen Internist und Chirurg an Krankenbetten, um in gemeinsamer Beratung den besten Weg zur Behandlung eines Menschen zu finden. Nicht zuletzt beruhen viele erstaunliche Fortschritte der modernen Chirurgie auf dem Einbau internistischer Forschungsergebnisse in das chirurgische Handeln. Es erschien daher ebenso angemessen wie lohnend, Themen gemeinsamen Interesses auf einer gemeinsamen Sitzung abzuhandeln. Die Deutsche Gesellschaft für Anaesthesie, welche mit der Österreichischen Gesellschaft für Anaesthesiologie und der Schweizerischen Gesellschaft für Anaesthesiologie an der Tagung der Chirurgen teilnimmt, wird auch mit der Deutschen Gesellschaft für Innere Medizin eine gemeinsame Sitzung (über das Thema der Behandlung der akuten narkotischen Vergiftungen) abhalten. Die Deutsche Gesellschaft für Allergieforschung veranstaltet mit der Deutschen Gesellschaft für Innere Medizin einen gemeinsamen Sitzungstag, deren Verhandlungsthema (Nebenwirkungen der modernen medikamentösen Therapie) auch für das chirurgische Fachgebiet Interesse bietet. Leider konnte sich die Deutsche Röntgengesellschaft nicht anschließen. Durch die Zusammenlegung der Tagungen sollte dem wenig bemittelten Nachwuchs die Möglichkeit geboten werden, mit einer

Reise mehrere Kongresse besuchen zu können. Die Fachgruppen der optischen, pharmazeutischen Industrie und der Elektromedizin begrüßten die Gelegenheit zu einer Ausstellung, deren Umfang vom Aufbauwillen nach der Zerstörung im Kriege Zeugnis ablegt.

Der Gedanke an eine gemeinsame Sitzung von Internisten und Chirurgen entsprang aber der persönlichen Begegnung der beiden heutigen Vorsitzenden vor mehr als 30 Jahren an der Universität Frankfurt a. M. Unser verehrter Präsident der Deutschen Gesellschaft für Chirurgie sagte damals als Oberarzt der SCHMIEDENschen Klinik im Operationssaal zu mir, der ich mit dem Ausbau der Röntgendiagnostik des Ulcus duodeni an der G. v. BERGMANNschen Klinik beschäftigt war: „Lieber BERG, waschen Sie sich, ziehen Sie sich Handschuhe an und greifen Sie mit in den Bauch, damit Sie mittels eigener Palpation Ihren Röntgenbefund vergleichen und Ihr morphologisches Bedürfnis befriedigen können!" Damals begann mit dieser menschlichen Begegnung bei unserer internistisch-chirurgischen Zusammenarbeit auch die Geschichte der heutigen gemeinsamen Sitzung. Sie ist ein Experiment, das mit Nachsicht beurteilt werden muß und zunächst nicht als ständige Einrichtung gedacht ist. Über seine Berechtigung wird der Verlauf und die Zeitgeschichte urteilen. Auch darüber, ob es zulässig war, einem solchen Experiment zuliebe eine Sünde gegen die Arbeitsphysiologie durch Tagen an einem Sonntag zu begehen. Wenn jetzt die Deutsche Gesellschaft für Innere Medizin die Deutsche Gesellschaft für Chirurgie zum gemeisamen Vorhaben glückwünschend begrüßt, vermag sie es nicht besser zu tun als mit den Worten des Urvaters der Medizin HIPPOKRATES, in denen das Ethos des ärztlichen Konsiliums am Krankenbett festgelegt ist:

„Es ist durchaus keine Schande, wenn ein Arzt, in Verlegenheit über den augenblicklichen Zustand bei einem Kranken und infolge mangelnder Erfahrung im Unklaren sich befindend, auch das Beiziehen anderer Ärzte verlangt, um durch gemeinsame Besprechung die Verhältnisse des Kranken zu erörtern, und wenn so auch diese anderen Ärzte Mithelfer werden zu einem glücklichen Ausgange der Genesung."

VERHANDLUNGEN DER

# DEUTSCHEN GESELLSCHAFT FÜR INNERE MEDIZIN

HERAUSGEGEBEN
VON DEM STÄNDIGEN SCHRIFTFÜHRER
## PROFESSOR DR. Fr. KAUFFMANN
CHEFARZT DER MEDIZINISCHEN KLINIK
DER STÄDTISCHEN KRANKENANSTALTEN WIESBADEN

EINUNDSECHZIGSTER KONGRESS
GEHALTEN ZU WIESBADEN VOM 18.—21. APRIL 1955

MIT 128 ABBILDUNGEN UND 39 TABELLEN

Enthält u. a. folgende Referate:

1. **Organisation und Reaktionsweisen des Nervensystems.** Bargmann-Kiel, Monnier-Genf, Vogel-Heidelberg, Janzen-Dortmund.

2. **Erkenntnisse und Probleme der Virusforschung.** Friedrich-Freksa-Tübingen, Weidel-Tübingen, Kalm-Hamburg, Germer-Tübingen, Fanconi-Zürich.

3. **Die Entmarkungskrankheiten des Zentralnervensystems.** Peters-Bonn, Klenk-Köln, Schrader-München, Welte-Bonn.

4. **Aktuelle Probleme des Wasser- und Mineralhaushaltes.** Schwiegk-Marburg.

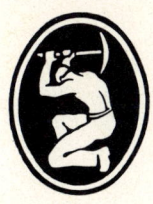

MÜNCHEN
VERLAG VON J. F. BERGMANN
1955

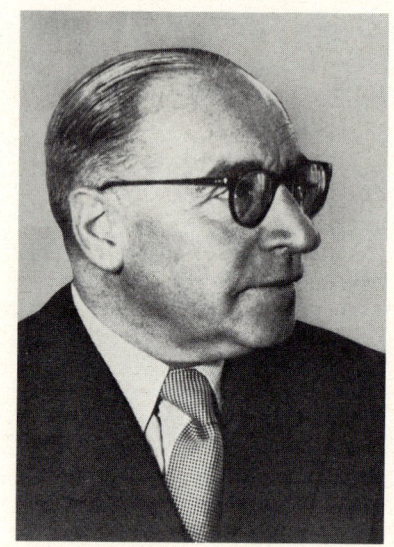

H. Pette, Hamburg
Vorsitz 1955

# Eröffnungsansprache des Vorsitzenden

## Professor Dr. H. Pette (Hamburg).

*Meine Damen und Herren!*

Zur Eröffnung der 61. Tagung der Deutschen Gesellschaft für innere Medizin begrüße ich Sie alle, die Sie von nah und fern gekommen sind, auf das herzlichste. Ich begrüße den Herrn Kultusminister Hennig, als Vertreter des Herrn Innenministers Schneider Herrn Ministerialrat Dr. v. Behring. Ich begrüße weiter die Vertreter der Stadt Wiesbaden, an ihrer Spitze den Herrn Oberbürgermeister Dr. Mix, ferner den Präsidenten der Ärztekammer Herrn Dr. Cuntz. Besonders herzlich begrüße ich die Kollegen aus dem östlichen Teil unseres Heimatlandes. Groß ist auch in diesem Jahre die Zahl der Gäste aus dem Ausland: wir haben die Freude, Kollegen und Kolleginnen aus Belgien, Dänemark, Finnland, Frankreich, Holland, Italien, Österreich, Spanien, Schweden, der Schweiz, der Türkei, Ungarn und USA in unseren Reihen zu wissen. Namentlich begrüße ich die Angehörigen des internationalen *Komitees* der Internationalen Gesellschaft für innere Medizin, ihren Ehrenpräsidenten Herrn Prof. Gigon (Basel) sowie Herrn Prof. Hittmair (Innsbruck) und Herrn Prof. de Langen (Utrecht). — Möge diese Tagung, die nicht nur der Wissenschaft, sondern auch der persönlichen Begegnung und Aussprache dienen soll, für Sie, meine Herren aus dem Ausland, ein Zeugnis dafür sein, daß wir uns Ihnen aufs engste verbunden fühlen.

Im letzten Jahre hat der Tod sehr große Lücken in unsere Reihen gerissen.

Fast 94 jährig starb am 18. Juli 1954 Prof. Dr. Theodor Deneke. — Nonne, der unser Ehrenmitglied ist, hat dem langjährigen Freund und Weggenossen einen schönen Nachruf gewidmet; er sagte von ihm: „Deneke hat seinen Namen in die Annalen der langen Reihe um Hamburg hochverdienter Männer mit deutlicher Schrift eingetragen." Jahrzehnte Direktor des Allgemeinen Krankenhauses St. Georg hat sich Deneke als Organisator in Krankenhausbau und Krankenhausverwaltung unvergängliche Verdienste erworben. Ein äußerlich und innerlich gleich vornehmer Mann, der der Hamburger Ärztewelt Vorbild und Ansporn zugleich war, ist von uns gegangen.

Am 7. Juli 1954 ist mit 69 Jahren Generaloberstabsarzt a. D. Prof. Siegfried Handloser gestorben. — Handloser, Internist und Mitglied unserer Gesellschaft, war bis Ende des Krieges Chef des Wehrmacht-Sanitätswesens. Vielen von uns war er durch seine kameradschaftliche Gesinnung menschlich eng verbunden. Hartleben, der ihm in den „Ärztlichen Mitteilungen" warme Worte des Gedenkens gewidmet hat, sagt von ihm: „Handloser war ein vielseitig interessierter Mann und mit

Kongreß f. innere Medizin. LXI. 1

Leib und Seele Arzt-Soldat; der Synthese dieser Eigenschaften galt sein Streben und Mahnen, wobei das Arzttum stets den ersten Platz einnahm." Die Deutsche Gesellschaft für innere Medizin hat sich jahrelang bemüht, das in Nürnberg über ihn gefällte harte Urteil zu berichtigen und zu mildern. Wir werden diesem aufrechten deutschen Mann ein ehrendes Andenken bewahren.

Mit Prof. Dr. Dr. h. c. FRANZ ICKERT, der am 11. Oktober 1954 auf einer Dienstreise in Paris gestorben ist, geht ein ärztlicher Organisator ungewöhnlichen Ausmaßes von uns. Jahrelang war er Generalsekretär des Deutschen Zentralkomitees zur Bekämpfung der Tuberkulose, an dessen Gründung 1947 er maßgeblichen Anteil hatte. Nicht nur in dieser Eigenschaft, sondern auch wissenschaftlich hat ICKERT auf dem Gebiet der Tuberkulose viel geleistet, dabei jedoch nie den Blick für die Gesamtmedizin verloren. Französische Kollegen, die in der letzten Stunde seines Lebens um ihn waren, haben tief ergriffen von dem fast bis zum letzten Atemzuge von Energie strotzenden Manne berichtet. Es trauern um FRANZ ICKERT, diesen liebenswerten, stets einsatzbereiten Mann, alle, die das Glück hatten, mit ihm arbeiten zu können.

Am 27. Dezember 1954 starb unser Ehrenmitglied Prof. Dr. ALFRED SCHITTENHELM, nachdem er kurz zuvor noch seinen 80. Geburtstag gefeiert hatte. In einer Glückwunschadresse an ihn sagte damals MAX BÜRGER: ,,Sein Name ist ein Programm, das ihn weit über Deutschlands Grenzen bekannt gemacht hat." Mit SCHITTENHELM hat die innere Medizin einen ihrer Großen verloren. Jahrzehntelang, ja bis zu seinem Tode, hat er ihr Gesicht mitgeprägt, festhaltend am Bewährten, dabei stets aufgeschlossen für neue Erkenntnisse. Studien über den Purinstoffwechsel, die Gicht, Anaphylaxie, den Jodstoffwechsel, Blutkrankheiten, Probleme der klinischen Röntgenologie, Bioklimatik, Infektionskrankheiten, innere Sekretion kennzeichnen die Weite seines Betätigungsfeldes. Noch auf unserem vorjährigen Kongreß in München sahen wir seine markante reckenhafte Gestalt am Rednerpult und hörten seine sonore, sympathische Stimme. Immer verstand er es, mit knappen Worten das Wesentliche einer Problemstellung zu erfassen und damit die Hörer zu fesseln. Er war einer der wenigen der älteren Generation, der auf dem Boden selbsterarbeiteter wissenschaftlicher Befunde das Gesamtgebiet der inneren Medizin überschaute. Darum auch immer wieder die Mahnung zum Zusammenhalten ihrer verschiedenen Teildisziplinen. ,,Es gibt", so sagte er im vergangenen Jahre, als er von den Aufgaben der inneren Medizin sprach, ,,nur *eine* innere Medizin, die kein Organ behandelt, sondern von der Ganzheit des Menschen ausgeht. Dieser wollen wir treu bleiben!" Seine starke Persönlichkeit ließ ihn das harte Schicksal, das ihm nach Kriegsende für längere Zeit die Freiheit raubte, mit Gleichmut tragen. Zweimal, 1933 und 1934, war er Vorsitzender unserer Gesellschaft. Ungebrochen und von tiefer innerer Bescheidenheit erfüllt, war er bis kurz vor seinem Tode ein gesuchter Arzt. Seinen zahlreichen Schülern blieb er stets in Treue verbunden; er war ihnen allen ein väterlicher Freund. ALFRED SCHITTENHELM wird als einer der Großen in die Annalen der inneren Medizin und auch unserer Gesellschaft eingehen.

Am 3. Februar 1955 starb Prof. Dr. WILHELM NONNENBRUCH, 67-jährig. — In München geboren und in einer kunsterfüllten Atmosphäre aufgewachsen, wurde er Schüler bedeutender Ärzte, vor allem von FR. V. MÜLLER und GERHARDT. Eine glänzende akademische Laufbahn, die ihn jahrelang zum Führer der Prager Medizinischen Fakultät gemacht hat, endete jäh 1945 in Frankfurt am Main. Die Wirrnisse der Zeit haben seine Rückkehr zur Universität verhindert. Die wissenschaftliche Arbeit NONNENBRUCHS war umfassend und tiefgründig. Wir sahen ihn früh schon das Kapitel der Nierenkrankheiten in ihren verschiedenen Formen angehen, das durch sein eigenwillig geschriebenes originelles Buch „Die doppelseitigen Nierenerkrankungen, eine neuralpathologische Betrachtung" für ihn einen gewissen Abschluß gefunden hat. Wasserhaushalt, Hochdruck, Urämie, Stoffwechselkrankheiten, insbesondere der Leber u. v. a. m. kennzeichnen den Kliniker großen Formates, der es in glücklicher Weise verstanden hat, klinische und Laboratoriumsarbeit zu vereinen. NONNENBRUCH war ein hervorragender Lehrer, ein großer Arzt mit tiefem menschlichem Empfinden, der jeden in seinen Bann zu ziehen wußte, der ihm näherkam. Die auf seinem bayrischen Landsitz in Gerold verbrachte Zeit waren für ihn Jahre der Besinnung, die ihn auf Wegen von RICKER und SPERANSKY zu Erkenntnissen und Ideologien abseits der sogenannten Schulmedizin kommen ließen, einfühlbar vielfach nur für den, der ihn in der Einsamkeit der Berge erlebt hat. Trotz schwerer körperlicher Behinderung war er die letzten Jahre der geistige Führer der Weserberglandklinik. Über dem Leben dieses wissenschaftlich bedeutenden Mannes liegt eine im Geiste unserer Zeit begründete schwere Tragik. Mit Würde hat NONNENBRUCH sein hartes Los getragen. Die Deutsche Gesellschaft für innere Medizin hat einen ihrer Besten verloren; sie wird ihm ein ehrenvolles Andenken bewahren.

Am 13. Januar 1955 starb 75jährig unser Ehrenmitglied Prof. Dr. HANS DIETLEN, Honorarprofessor der Universität Homburg. Mit DIETLEN, der die erste Kriegstagung unserer Gesellschaft 1940 leitete, ist eine Arztpersönlichkeit hohen Ranges von uns gegangen. Er starb an den Folgen eines Herzinfarktes, den er, der große Musikfreund, auf dem Wege zu einem Symphoniekonzert am Abend zuvor erlitten hatte. Sein wissenschaftliches Arbeitsgebiet war weitreichend. Sein Hauptinteresse galt Problemen des Kreislaufes und der Atmung. Das 1923 erstmalig erschienene Lehrbuch „Herz und Gefäße im Röntgenbild" ist im deutschen Schrifttum als Standardwerk lange Zeit führend gewesen. In glücklicher Synthese hat DIETLEN es verstanden, die Mitte zwischen Praxis und Wissenschaft zu wahren. Der innerlich und äußerlich vornehme, von den Musen begünstigte Mann war der unumstrittene Führer der Ärzteschaft im Saargebiet, der seinen zahlreichen Schülern durch sein eigenes Beispiel viel gegeben hat. HANS DIETLEN wird uns unvergessen bleiben, und unsere Gesellschaft wird dem einstigen Ehrenmitglied die Treue wahren.

Am 6. März 1955 starb im Alter von 54 Jahren Prof. Dr. ARTHUR RÜHL infolge einer Subarachnoidalblutung aus einem basalen Aneurysma. Wir trauern mit der Medizinischen Fakultät in Münster, die noch nicht den Verlust eines SCHELLONG verschmerzt hat, um diesen feinsin-

1*

nigen Menschen, der fast genau auf den Tag erst 1 Jahr das Ordinariat für
innere Medizin bekleidet hatte. Diese kurze Zeit hatte genügt, um RÜHL
eine hochgeachtete Stellung in der Fakultät bei seinen Mitarbeitern und
den Studenten zu verschaffen. Als Schüler von ASCHOFF, W. TRENDE-
LENBURG, EPPINGER und VON BERGMANN herangewachsen, erfolgte 1940
seine Berufung an die Deutsche Karls-Universität in Prag, wo er am
10. Mai 1945 in seiner Klinik verhaftet wurde. Ein hartes, mit Mannhaf-
tigkeit getragenes Schicksal war ihm durch die 8 Jahre lange Haft in
Rußland beschieden. Seine Arbeiten über Arteriosklerose und über den
Kreislauf, über Permeabilität, über Probleme des Höhenfluges u. a. haben
seinen wissenschaftlichen Namen für immer gesichert. Zwar körperlich
und seelisch von der Gefangenschaft schwerst mitgenommen, hatte er
seine Vitalität nicht verloren. Wir trauern um den Verlust eines liebenswerten, charaktervollen Mannes!

Tief erschüttert stehen wir vor der Nachricht, daß unser Vorstandsmitglied Prof. Dr. KONRAD BINGOLD am 5. April 1955 durch eine schwere
Sepsis aus vollem Schaffen dahingerafft wurde. Am 9. April habe ich
seiner am Sarge als eines der treuesten Mitglieder unserer Gesellschaft
gedacht. Es ist eine besondere Tragik, daß er gerade dieser Krankheit
zum Opfer fallen mußte, der er soviel forscherische und klinische Arbeit
gewidmet hat. Das im Handbuch der inneren Medizin von ihm verfaßte
Kapitel über die Sepsis ist klassisch geworden. Von den vielen anderen
Arbeiten seien hier nur seine Untersuchungen über das myorenale Syndrom, über die Blutkatalase und vor allem seine grundlegend wichtigen
Studien über den Blutfarbstoffabbau erwähnt, die international große
Beachtung gefunden haben. Wer, wie ich, BINGOLD seit Jahrzehnten gekannt hat, wird den Schmerz ermessen, mit dem seine Freunde und Schüler um diesen edlen, heiteren, allem Musischen aufgeschlossenen Mann
trauern. Die Deutsche Gesellschaft für innere Medizin wird seiner allezeit
in Ehren gedenken.

Erst gestern abend erfuhr ich durch Herrn WOLLHEIM, daß, vor wenigen Wochen 90 Jahre alt geworden, Prof. MAGNUS-LEVY in New York
gestorben ist. Da seit 1933 aus seiner Arbeitsstätte in Berlin entfernt, werden sich wohl nur die Älteren von uns dieses feinsinnigen Gelehrten, der
zugunsten seiner wissenschaftlichen Arbeit schon in den 20er Jahren
seine ärztliche Tätigkeit im Krankenhaus Friedrichshain aufgegeben hat,
erinnern, und auch wenige nur von Ihnen werden wissen, daß MAGNUS-
LEVY die Methodik der Grundumsatzbestimmung entwickelt hat. Bedeutsam waren seine Untersuchungen über den Reststickstoff u. a. m.
MAGNUS-LEVY war ein Einzelgänger, ein Privatgelehrter im besten Sinne
des Wortes. Durch sein Werk und seine Persönlichkeit wird er bei uns
weiterleben.

Zwar nicht Mitglied unserer Gesellschaft, aber doch einer der Unseren
war Prof. Dr. ALBRECHT BETHE, der am 11. Oktober 1954 im 83. Lebensjahr gestorben ist. Die Ausrichtung unseres diesjährigen Kongresses nach
der neurologischen Seite macht es mir doppelt zur Pflicht, seiner zu gedenken. Schon früh offenbart sich sein Interesse für neurologische Fragestellungen, das seinen ersten Niederschlag in der 1903 erschienenen Mono-

graphie „Allgemeine Anatomie und Physiologie des Nervensystems" gefunden hat. Das gemeinsam mit VON BERGMANN und EMDEN herausgegebene Handbuch der normalen und pathologischen Physiologie hat der
neurologischen Ausrichtung in der inneren Medizin eine breite Grundlage gegeben. Wenn BETHE sich gelegentlich beklagte, daß er zwar auf
verschiedenen Gebieten der Physiologie etwas, aber immer nur Stückwerk geleistet habe, so fügen sich doch seine vielen Arbeiten insgesamt
gesehen zu einem großen Ganzen. Im Alter von über 70 Jahren schenkte
er uns noch ein „Lehrbuch der Allgemeinen Physiologie". BETHE war ein
sehr gerechter und gütiger Mensch, dessen Charme sich niemand entziehen
konnte. Sein Verständnis für die Nöte anderer und seine stete Hilfsbereitschaft waren beispielhaft. Er hat bewiesen, daß nicht allein die Leistung
der jeweiligen Disziplin es ist, die Achtung gebietet, sondern auch die
Menschlichkeit, die hinter der Leistung steht. Und gerade darum wird uns
ALBRECHT BETHE stets in dankbarer Erinnerung bleiben!

Von uns gegangen sind ferner:
Prof. HANS ARNSPERGER, Dresden,
Dr. AUGUST DE BARY, Frankfurt,
Dr. FRANZ BENNINGHAUS, Essen,
Dr. ERICH BRUNE, Essen,
Prof. GUSTAV DEUSCH, Mainz,
Dr. WILHELM GENTZSCH, Neckarsulm,
Dr. FERDINAND GÖCKELER, Moers,
Dr. NIKOLAUS HAASE, Leipzig,
Dr. EDUARD HAGER, St. Andreasberg am Harz,
Dr. GOTTFRIED HÜBENER, Bad Nauheim,
Dr. JOHN, Mülheim an der Ruhr,
Dr. RICHARD KELS, Krefeld,
Frau Dr. LUISE KRATZ, Wuppertal-Barmen,
Dr. KÜHNE, Bad Reichenhall,
Prof. F. W. LAPP, Marburg an der Lahn,
Prof. WERNER LUEG, Bad Nauheim,
Prof. R. MASSINI-SPEISER, Basel,
Dr. FELIX LOEWENHARDT, Darmstadt,
Dr. ERNST MEYER, Baden-Baden,
Geh. San.-Rat RUDOLF MAYER-LIST, Stuttgart,
Dr. HERMANN WEDEKIND, Bad Kissingen,
Prof. ERNST WIECHMANN, Fürth,
Dr. HANS JOACHIM ZEMBROD, Hückeswagen.

Ich bitte Sie, sich zu Ehren der Verstorbenen von Ihren Plätzen zu
erheben. — Ich danke Ihnen.

*Meine Damen und Herren!*
Der Kongreß der Deutschen Gesellschaft für innere Medizin ist nach
Wiesbaden zurückgekehrt, nachdem Herr BERG im vorigen Jahre auf
Grund der Zusammentagung unserer Gesellschaft mit der Deutschen
Gesellschaft für Chirurgie und nicht zuletzt wegen der dadurch bedingten

1a

Raumschwierigkeiten in Wiesbaden, München als Tagungsort gewählt hatte. Wir schulden der Stadt München für die gewährte Gastfreundschaft aufrichtigen Dank, um so mehr, als der Ausbau der dortigen Kongreßhalle mit erheblichen Unkosten verbunden gewesen ist. Nach mehreren Besprechungen mit Herrn Oberbürgermeister Dr. MIX im Sommer vergangenen Jahres haben wir uns entschlossen, schon in diesem Jahre nach Wiesbaden zurückzugehen unter der Voraussetzung, daß 1955 mit dem Bau einer für unseren Kongreß besonders zugeschnittenen Kongreßhalle begonnen wird.

Seit der Gründung unserer Gesellschaft im Jahre 1882 ist von den jeweiligen Vorsitzenden zu wiederholten Malen Wiesbaden als die Heimat des Internistenkongresses bezeichnet worden. Ich zitiere nur ERNST VON LEYDEN 1891: ,,Ich hoffe, aus Ihrer aller Herzen zu sprechen, wenn ich sage, daß der Kongreß stets Wiesbaden als seine eigentliche Heimat dankbar festhalten wird.'' Es ist mein aufrichtiger Wunsch, daß Sie sich in diesem Bekenntnis mit mir eins fühlen möchten. Nicht die sicher für viele von Ihnen reizvollere Umgebung Münchens, nicht die erstklassigen Theater und Kunstausstellungen Münchens geben unserem Kongreß das Gesicht, sondern das Zusammenhalten der Kongreßteilnehmer, die Konzentration auf die Kongreßthematik, die auf engerem Raum eher gewährleistet wird als in der Atmosphäre einer Großstadt.

Viel ist in den letzten Jahren geredet und geschrieben worden zur Frage, ob das Abhalten großer Kongresse noch sinnvoll sei. Ich möchte hierzu ein Wort von FRERICHS wiedergeben, das er 1882 in seiner Einführungsrede zum ersten Kongreß der Internisten gesagt hat: ,,Die innere Heilkunde ist berufen, die Einheitsidee festzuhalten und auszubauen durch eigene Arbeit und selbständiges Schaffen, jedoch auch durch richtige Verwertung der Bausteine, welche die einzelnen Fächer und Hilfswissenschaften bringen.'' Diese Worte sind Vermächtnis und Verpflichtung zugleich, und eben darum ist der inneren Medizin, als der Mutter aller Spezialfächer, auch heute noch ein großer Kongreß adäquat. BUTENANDT hat 1952 bei Eröffnung der Naturforscherversammlung in Essen erneut auf die Notwendigkeit großer Tagungen hingewiesen, damit der Fortschritt in Naturwissenschaft und Medizin im Grundsätzlichen aufgezeigt werde. So gesehen ist jede Tagung unserer Gesellschaft ein Stück Geschichte der Medizin, ausgerichtet von dem Vorsitzenden, der traditionsgemäß nicht allein die Thematik, sondern auch die Referenten zu bestimmen hat, wahrlich eine ihn schwer belastende Verantwortung.

Sicher ist, daß auch heute noch ein jeder von großen Kongressen Anregungen erhält, geben sie vielen doch Überblicke über Arbeitsgebiete, die nur wenige in Breite und Tiefe kennen. Sicher ist aber auch, daß der theoretisch und klinisch-wissenschaftlich Arbeitende bei der in größte Feinheiten gehenden Aufsplitterung seines Gebietes den Meinungsaustausch mit Spezialkollegen benötigt, der in Werkstattbesprechungen oder Symposien für ihn wertvollere Ergebnisse zeitigt, als sie dem Spezialisten in einem noch so hintergründigen Referat eines Großkongresses vermittelt werden können. Das amerikanische Kongreßwesen hat Wege gewiesen, die auch wir auf unserer diesjährigen Tagung durch Einlegen zweier

Gruppendiskussionen beschreiten werden: ihre Thematik: ,,Probleme des Medizinstudiums'' und ,,Rehabilitation'' mag auf den ersten Blick als nicht zur eigentlichen Wissenschaft gehörend erscheinen. Ich hoffe aber, daß Sie nach Beendigung dieser Gruppendiskussionen anders denken werden.

*Meine Damen und Herren!* Wenn Sie für die diesjährige Tagung einen Neurologen zum Vorsitzenden gewählt haben, so haben Sie sich damit auch gleichzeitig für eine weitgehend neurologisch ausgerichtete Thematik entschieden, mit der Sie einstmals bestens vertraut waren, die Ihnen aber leider im Laufe der Jahre mehr und mehr entglitten ist, ebenso wie die praktische Neurologie. Die Ursache hierfür dürfte nicht zuletzt darin liegen, daß die Neurologie heute Untersuchungsmethoden benötigt, deren Anwendung eine besondere Schulung erforderlich macht.

Es erscheint mir reizvoll, vor Ihnen zu entwickeln, inwieweit die Neurologie auf den bisherigen Tagungen der Internisten Berücksichtigung gefunden hat, und aufzuzeigen, welche Bedeutung die innere Medizin für die Neurologie und umgekehrt die Neurologie für die innere Medizin hat und — last not least — welcher Platz der Neurologie im Rahmen der Gesamtmedizin auf Grund einer etwa 50jährigen Entwicklung zukommt.

Wenn auch interne Kliniker wie FRIEDREICH, KUSSMAUL, VON LEYDEN sich schon lebhaft für organische Nervenkrankheiten interessiert haben, so hat doch die Neurologie erst unter WILHELM ERB ihr eigenes Gesicht erhalten. Gleichzeitig mit ihnen begegnen wir Ende des vorigen Jahrhunderts bedeutsamen Ansätzen zur Entwicklung einer Neurologie von seiten der Psychiater. Namen wie C. WESTPHAL, MEYNERT, WERNICKE stellen jeder ein Stück Geschichte der Neuropathologie und damit der Neurologie dar. Hier bereits beginnt eine Art Wettlauf zwischen Internisten und Psychiatern. Der Ausbau neurohistologischer Untersuchungsmethoden durch WEIGERT, CAJAL, NISSL, ALZHEIMER, BIELSCHOWSKY gab unübersehbare Möglichkeiten, die bis dahin ausschließlich nosographisch ausgerichtete Neurologie anatomisch zu fundieren. Es folgte die Zeit neuer Entdeckungen von Hirnzentren und Bahnen. NONNE, mein verehrter Lehrer, hat einmal von einem Perikleischen Zeitalter gesprochen. Jedoch erst die Arbeiten von C. und O. VOGT, v. ECONOMO, STRÜMPELL, NONNE, CURSCHMANN, KLEIST, STERTZ, FOERSTER u. a., die unter Zugrundelegung anatomischer Befunde stark im klinischen Denken verankert waren, ließen erkennen, daß die histologische Forschung allein nicht ausreicht, Funktion und Leistung des Nervensystems zu erfassen.

Die physiologische Forschung mußte daher wie ein breiter Strom in eine längstempfundene Lücke der Neurologie einbrechen. SHERRINGTON, PAWLOW, VON MONAKOW, BETHE, P. HOFFMANN, die holländische Schule unter MAGNUS und DE KLEYN, H. DALE, W. R. HESS, alle diese Namen kennzeichnen fruchtbare Etappen der theoretischen Forschung, die die Klinik bereichert haben. Aber die Klinik hat auch zurückgegeben und die Thematik der theoretischen Wissenschaft beeinflußt. Besonders die Hirnstammphysiologie hat durch VON ECONOMO, NONNE, SPATZ, BOSTROEM den entscheidenden Anstoß erhalten. Von internen Klinikern möchte ich vor allen noch L. R. MÜLLER nennen, der mit seiner Konzeption von den

1a*

„Lebensnerven" eine große Schule heute führender Kliniker begründet hat. Wer erinnert sich in diesem Kreise nicht der klassischen Referate O. FOERSTERS 1934: „Über die Bedeutung und Reichweite des Lokalisationsprinzipes im Nervensystem" und 1939: „Operativ-experimentelle Erfahrungen beim Menschen über den Einfluß des Nervensystems auf den Kreislauf". Wohl kaum jemals hat ein Kongreß einen Redner mit so überschwenglichem Beifall geehrt wie O. FOERSTER. Es ist mir ein Bedürfnis, dies hier auszusprechen, war er doch unumstritten der geistige Riese unter den damaligen Neurologen der ganzen Welt. VON WEIZSÄCKER eroberte Neuland mit seiner phänomenologischen Funktionsanalyse, ohne damit die physiologisch-lokalistische Forschung überflüssig zu machen. Schon 1931 hatte VON BERGMANN als Vorsitzender dieses Kongresses durch Vergebung von Referaten über Neuroregulation an GOLDSTEIN und VON WEIZSÄCKER den Gedanken funktionaler und dynamischer Betrachtungsweise zum Ausdruck gebracht. 1937 hatte SIEBECK auf die Bedeutung zentral-nervöser Regulationen als im Mittelpunkt klinischen Denkens stehend hingewiesen. Es folgten in den nächsten Jahren zahlreiche Referate und Vorträge über Regulationen vegetativer Funktionen, über das Hypophysenzwischenhirnsystem, Anfallgeschehen, Probleme der Neuritis unter Zugrundelegung immunbiologischer und biochemischer Erkenntnisse als Ergebnis einer dynamisch orientierten Neurologie. Dieser Wandel von der Wissenschaft der seltenen Krankheiten zu einer lebendigen Disziplin hat sich in zwei Menschenaltern vollzogen.

Es mag kein Zufall sein, daß W. ERB, Ordinarius für innere Medizin in Heidelberg, 1905, d. h. vor genau 50 Jahren, meinen Platz hier einnahm. Er begründete damals die Neurologie, noch als Neuropathologie bezeichnet, als eine selbständige Disziplin und beendete seine einführenden Worte mit dem Satz: „Die Nervenpathologie der inneren Klinik!" wobei er die Verdienste von Psychiatern wie C. WESTPHAL, MEYNERT, GUDDEN, JOLLY, WERNICKE, FÜRSTNER, MENDEL, HITZIG nicht verkannte. Er sagte: „Es hieße alle Arbeit und alle Bestrebungen meiner langen wissenschaftlichen und akademischen Laufbahn desavouieren, wenn ich nicht zugeben wollte, daß die Neuropathologie ein volles Anrecht hat, eine selbständige Disziplin zu bilden, eigene Abteilungen und Ambulatorien und eigene akademische Vertretung zu besitzen. Ich spreche dies aus, obgleich ich hier als innerer Kliniker stehe und für die Rechte der inneren Medizin plädiere." Und weiter: „Die Nervenpathologie nimmt einen ganzen Mann vollauf in Anspruch, wenn er sie wissenschaftlich fördern und sich in Unterricht und Praxis in befriedigender Weise betätigen will." Der Mahnruf W. ERBS hat aber bisher nicht den verdienten Widerhall gefunden. Wir verfügen zur Zeit im Bundesgebiet über Neurologische Universitätskliniken in Heidelberg, Würzburg, Berlin, Hamburg und neuerdings in Düsseldorf.

Als den Psychiatern 1933 ministeriell zugestanden war, daß die Neurologie fachmäßig grundsätzlich im Rahmen der psychiatrisch-neurologischen Kliniken zu lehren sei, faßte die Deutsche Gesellschaft für innere Medizin 1934 eine Resolution, in der gegen diese Entscheidung protestiert wurde. Gefordert wurde eine paritätische Behandlung. „Unter gegenseitiger und kollegialer Würdigung örtlicher Verhältnisse und persönlicher Qualität sollen innere Medizin und Psychiatrie Anspruch auf die Neurologie haben." Ich erlaube mir vor diesem Forum die Frage: „Inwieweit sind die Internisten dieser Resolution gerecht geworden? Man sollte einmal ernstlich darüber nachdenken. Hat die innere Medizin der Neurologie die ihr im Rahmen der Gesamtmedizin zukommende Bedeutung und Einstufung in die selbständigen Disziplinen der Medizin zu verschaffen gewußt, ja, sie überhaupt zu fördern versucht? Seit 1934 habe ich jahraus, jahrein auf den Ausschußsitzungen unserer Gesellschaft darauf hingewiesen, daß eine moderne innere Klinik ohne neurologische Abteilung ihren Aufgaben nicht vollends gerecht werden kann. Auf der gemeinsamen Tagung der Deutschen Gesellschaft für innere Medizin unter dem Vorsitz von Herrn STEPP mit der Gesellschaft Deutscher Neurologen und Psychiater 1939 habe ich dargelegt, daß die jahrelange Fehde um die Stellung der Neurologie nur dadurch beendet werden könne, daß an inneren *und* psychiatrischen Universitätskliniken sowie im Rahmen größerer Krankenhäuser neurologische Abteilungen in mehr oder weniger enger Verbundenheit mit der Hauptklinik geschaffen würden, darüber hinaus im Rahmen großer Universitäten neurologische Institute, d. h. Arbeitsstätten, wo dem heranwachsenden Internisten und Psychiater Gelegenheit gegeben werden kann, die Neurologie mit allen Hilfswissenschaften kennenzulernen, um hier das Rüstzeug zu selbständigen wissenschaftlichen neurologischen Arbeiten zu erwerben.

Einige Worte zur Struktur der modernen Neurologie: Die neurologische Klinik befindet sich heute nicht mehr in einer Grenzsituation, sie ist nicht mehr die Klinik der Grenzfälle, wie sie lange Zeit von Psychiatern und Internisten erlebt wurde. Aus der Thematik der ehemaligen Grenzfälle hat sich ein neues Gebiet entwickelt mit eigener Forschungs- und eigener therapeutischer Ausrichtung, in die sich zwangsläufig auch die Neurochirurgie, wenn wir von dem rein Technischen absehen, einfügt.

Am Beispiel der Demyelinisationskrankheiten des Zentralnervensystems wird am dritten Kongreßtag gezeigt werden, daß klinische und histologische Arbeit die Grenzen des Möglichen in der Erforschung von Ätiologie und Pathogenese erreicht haben, daß aber chemische Analysen des Nervengewebes und des Liquors, Messung von Fermentaktivitäten, Isotopenmarkierung im Nervengewebe geeignet sind, unsere Vorstellung über den Pathomechanismus dieser Krankheiten auf ein neues Niveau zu bringen. Und nicht anders steht es um die neuroviralen Krankheiten, mit denen wir uns morgen beschäftigen werden. Auch hier kann die Histologie *allein* weder pathogenetisch noch ätiologisch klärend wirken, nur in Zusammenarbeit des Neuropathologen mit dem Virologen und Biochemiker werden grundsätzlich neue Erkenntnisse erwartet werden können. Die Erforschung der Poliomyelitis, die in ihrer Vollform eine neurologische Erkrankung kat' exochen ist, erfordert ein breit fundiertes Wissen in Klinik, Epidemiologie, Neuropathologie, Immunologie und Biochemie. Während in der Neurobiologie auch heute noch das Fahnden nach dem Erreger weitgehend die Laboratoriumsarbeit beherrscht, ist für den Kliniker die pathogenetische Betrachtung, die nach den konditionalen Faktoren auf breitester Basis sucht und damit der Präventiv- sowie der versicherungsrechtlichen Medizin neue Hinweise zu geben vermag, mehr und mehr in den Vordergrund getreten.

Zur Frage der Grenzen bzw. der Begrenzung der Neurologie im Rahmen der Gesamtmedizin eine Bemerkung: Gibt es überhaupt ein Organ unseres Körpers, das sich in krankhaftem Zustand nicht über das vegetative System auf das ZNS auswirkt, zunächst funktionell und nicht selten später prozeßhaft? Die Grenzen zwischen den Erkrankungen der inneren Organe und den neurologischen Krankheiten sind unscharfe, oft überhaupt nicht zu ziehen. Wie häufig entäußert sich ein cerebraler, symptomatologisch noch nicht faßbarer Prozeß lediglich über das vegetative System. Beobachten wir auf neurologischem Gebiet doch immer wieder, daß Kranke mit klinisch noch nicht manifestem Hirntumor unter der Diagnose vegetative Dystonie, häufiger aber vielleicht noch umgekehrt, daß ein vegetativ Dystoner als vermeintlich cerebral Kranker in die Klinik eingewiesen wird. Nur ein solides internes und neurologisches Wissen kann hier vor schweren Irrtümern bewahren.

Nirgends mehr als bei neurologischen Erkrankungen wird offenbar, daß jede Krankheit, gleich welcher Genese, ein doppeltes Gesicht hat, abhängig vom Blickpunkt, von dem aus man den Kranken betrachtet. Die von Neurologen und Internisten in die Pathogenese einbezogene psychosomatische Medizin hat wichtige Erkenntnisse vermittelt, annehmbar freilich nur dort, wo sie im Rahmen einer naturwissenschaftlich fundierten Medizin betrieben wird. Mit BÜCHNER, der jüngst auf der Naturforschertagung in Freiburg zu diesem Thema kritisch Stellung genommen hat, möchte ich definieren, daß durch das psychosomatische Denken, wenn es mit Kritik geübt wird, die moderne Medizin eine große Bereicherung erfahren hat. Und ähnlich hat sich MARTINI in seiner 1954 gehaltenen Rektoratsrede geäußert. Je tiefer wir in die Physiologie und Pathophysiologie des Zwischenhirns, überhaupt des Vegetativums in seiner Verquickung mit dem hormonalen System eindringen, um so weniger laufen wir Gefahr, das Psychische schlechthin zu überbewerten. Nur eine korrelative Betrachtung kann klärend weiterhelfen. Der Versuch einer rein naturwissenschaftlichen Erfassung von Einzelfaktoren im Krankheitsprozeß mit den uns heute zur Verfügung stehenden Methoden führt nicht nur zu Halbheiten, sondern zu einer Experimentiereinstellung dem kranken Menschen gegenüber und ist in gleicher Weise abzulehnen, wie eine ausschließlich anthropologisch ausgerichtete Medizin, die bei Vernachlässigung naturwissenschaftlicher Erkenntnisse oft katastrophale Ergebnisse zeitigt. Dem in der zweiten Gruppendiskussion zu behandelnden Thema ,,Rehabilitation" wollen wir deshalb auch besondere Aufmerksamkeit schenken, offenbart sich doch in dem Versuch der Wiedereingliederung eines defektgeheilten Kranken in seine Arbeits- und Lebensgemeinschaft das wahre Arzttum.

Zu keiner Zeit mehr als heute, so müssen wir bekennen, ist ein Fortschritt auf medizinisch-ärztlichem Gebiet nur dann möglich, wenn sorgfältig und kritisch Befund an Befund gereiht wird, wobei dem Arzt wie dem Architekten eines großen Baues der Grundplan, ja vielleicht schon das fertige Kunstwerk, nämlich Diagnose und Therapie zugleich vorschweben soll.

Als Wissenschaft der Zusammenhangsprobleme ist die Neurologie wie keine andere Disziplin berufen, Ärzte heranzubilden, die nicht nur das erkrankte Organ mit Hilfe naturwissenschaftlicher Methoden, sondern den ganzen Menschen zu erfassen bestrebt sind. Die Besonderheit der neurologisch-klinischen Arbeitsweise kann nur der beurteilen, der sie praktisch erfahren hat. Manche Mißverständnisse gegenüber den Forderungen der Neurologie beruhen darauf, daß diese Erfahrung fehlt. Wenn ich daher 50 Jahre nach der Rede W. Erbs meine Stimme erneut erhebe, so weiß ich mich frei von persönlichen Wünschen, sondern tue es allein aus der leidenschaftlichen Überzeugung, daß die Neurologie nicht nur das treueste Kind der inneren Medizin ist, sondern auch auf das engste mit ihr verbunden bleiben muß.

Im Vordergrund neurologischer Denkweise steht die Erfassung der Gesamtleistung, die mehr ist als die der Summe der Einzelfunktionen. Das durch die Hirnverletzungen geschaffene Massenexperiment zweier Weltkriege ist dem Neurologen ein Modell geworden, aus dem erkennbar wird, einmal daß jeder Organismus auch bei einem zentral gesetzten Schaden über unerhört große Reserven von Vitalfaktoren verfügt; sodann daß sich jeder Organismus durch Leistungswandel dem Defekt, welcher Art er auch sein mag, anzupassen versucht.

Das Prinzip der Kompensation und des Leistungswandels erleben wir nicht nur bei Ausfällen corticaler und subcorticaler Zentren, sondern auch bei Schädigungen des phylogenetisch älteren Zwischenhirns.

Die Neurologie — und dies mögen Sie als ein Glaubensbekenntnis werten — kann ihren Aufgaben auch in Zukunft nur dann gerecht werden, wenn sie intern fundiert bleibt, mag sie im Rahmen einer inneren oder psychiatrischen oder selbständigen neurologischen Klinik gepflegt werden. Andererseits sei mir erlaubt zu sagen, daß die innere Medizin auch nur dann gut fundiert und in sich geschlossen bleibt, wenn Sie alle, meine Damen und Herren, von der Überzeugung durchdrungen sind, daß die innere Medizin in Wissenschaft und Praxis einer neurologischen Denkweise nicht entraten darf. Lassen Sie uns mit diesem Bekenntnis an die Arbeit gehen!

Damit erkläre ich die 61. Tagung der Deutschen Gesellschaft für innere Medizin für eröffnet.

VERHANDLUNGEN DER

# DEUTSCHEN GESELLSCHAFT FÜR INNERE MEDIZIN

HERAUSGEGEBEN
VON DEM STÄNDIGEN SCHRIFTFÜHRER
PROFESSOR DR. **Fr.** KAUFFMANN
CHEFARZT DER MEDIZINISCHEN KLINIK
DER STÄDTISCHEN KRANKENANSTALTEN WIESBADEN

ZWEIUNDSECHZIGSTER KONGRESS
GEHALTEN ZU WIESBADEN VOM 9.—12. APRIL 1956

MIT 233 ABBILDUNGEN UND 60 TABELLEN

Enthält u. a. folgende Referate:

1. **Emphysem und chronische Bronchitis.** Giese-Münster, Bartels-Tübingen, Rossier-Zürich, Löffler-Zürich

2. **Entzündliche Reize und Reizantworten.** Ehrich-Philadelphia, Tonutti-Gießen, Westphal-Freiburg i. Br., Wettstein-Basel, Heilmeyer-Freiburg i. Br.

3. **Nebenschilddrüse, Niere, Knochen.** Uehlinger-Zürich, Eger-Göttingen, Fanconi-Zürich, Bartelheimer-Berlin

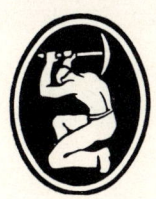

MÜNCHEN
VERLAG VON J. F. BERGMANN
1956

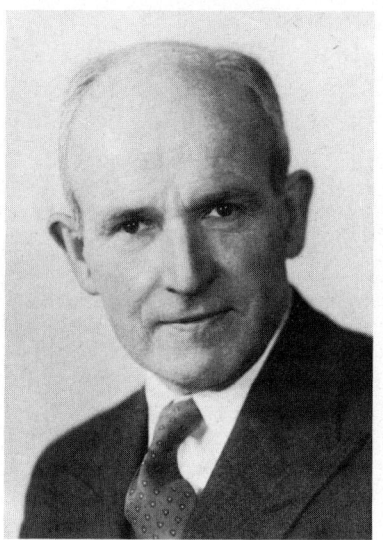

R. Schoen, Göttingen
Vorsitz 1956

# Eröffnungsansprache des Vorsitzenden

## Professor Dr. R. Schoen (Göttingen)

*Meine Damen und Herren! Verehrte Gäste und Kollegen!*

Zu Beginn der 62. Tagung der Deutschen Gesellschaft für innere Medizin begrüße ich Sie alle aufs herzlichste, unsere Gäste, unsere Ehrenmitglieder und die Mitglieder unserer Gesellschaft. Wenn auch Wiesbaden in diesem Jahr noch nicht in vollem Frühlingsschmuck prangt, so hoffe ich doch, daß Sie sich hier wohlfühlen mögen und daß der Kongreß Ihnen biete, was die Natur noch versagt: Neues Leben unserer ständig sich erneuernden inneren Medizin!

Ich begrüße den Herrn Kultusminister Hennig des Landes Hessen, in dem wir zu Gast sind und danke ihm für seine Anwesenheit, ebenso den Herrn Regierungspräsidenten Nölle. Unsere Stadt Wiesbaden, in der wir seit der Gründung unserer Gesellschaft vor 74 Jahren so oft getagt haben, begrüße ich in der Person ihres Oberhauptes, Herrn Oberbürgermeister Dr. Mix und seiner Mitarbeiter. Herrn Prof. Neuffer, den Präsidenten der Bundesärztekammer, heiße ich als Vertreter der Deutschen Ärzteschaft herzlich willkommen, ebenso den Präsidenten der hiesigen Ärztekammer, Herrn Dr. C. Cuntz.

Mein besonderer Gruß gilt der großen Zahl von Kollegen und Freunden aus dem *Ausland*, welche wir als willkommene Gäste bei unserer Tagung begrüßen dürfen. Wir hoffen, daß die engen Landesgrenzen fürder kein Hindernis mehr sein können für freien Gedankenaustausch und freundschaftliche Zusammenarbeit an unserer gemeinsamen Aufgabe. Ich empfinde es besonders dankbar, daß unsere Tagung durch gemeinschaftliche Referate zu unseren Hauptthemen ein Beispiel solcher Zusammenarbeit geben wird. Ich begrüße auch die Mitglieder des Komitees der Internationalen Gesellschaft für innere Medizin, die Professoren De Langen-Utrecht und Hittmayr-Innsbruck.

Ein herzliches Willkommen und ein Wort des Dankes dafür, daß Sie in so großer Zahl auch diesmal in selbstverständlicher Treue hierher gekommen sind, sei unseren Kollegen aus dem *Osten* unseres Vaterlandes zugerufen.

Mögen Sie alle, meine Damen und Herren, die hier zu unserer Tagung versammelt sind, volle Befriedigung Ihrer Erwartungen durch menschlichen Kontakt und wissenschaftliche Anregung finden. Der Internistenkongreß hat stets auch zahlreiche Kollegen *anderer Fachdisziplinen* an sich gezogen. Solange dieses der Fall ist, können wir sicher sein, daß der Kongreß seiner Aufgabe gerecht wird, welche bei der Gründung Theodor Frerichs dahin formuliert hat: „Es handelt sich um die Stellung der inneren Medizin zu den übrigen Gebieten der Heilkunde".

In die Freude des Wiedersehens mischt sich die *Trauer* um diejenigen, welche seit unserem letzten Zusammensein der Tod aus unserer Gemeinschaft gerissen hat. Wie in den letzten Jahren sind auch diesmal die Verluste an Zahl und Gewicht ungewöhnlich groß.

Ich verlese, einem guten Brauch folgend, die 34 Namen enthaltende Liste der seit unserer letzten Tagung verstorbenen Mitglieder:

Prof. Dr. HANS ALEXANDER, Hannover,
Prof. Dr. HEINRICH ASSMUS, Kiel,
Prof. Dr. CONSTANT BEAUCAMP, Aachen,
Prof. Dr. RICHARD BECHT, Mainz,
Prof. Dr. KURT BECKMANN, Stuttgart,
Prof. Dr. GUSTAV VON BERGMANN, München,
Frau Dr. VERA DONATH, Berlin-Charlottenburg,
Dr. FELIX EICHLER, Bad Liebenstein,
Prof. Dr. K. ESKUCHEN, Hamburg,
Prof. Dr. EMIL FEER, Zürich,
Prof. Dr. HANS FRANKE, Berlin,
Dr. HANS GORKE, Baden-Baden,
Dr. FRANZ GRESS, Bad Kissingen,
Prof. Dr. OTTO HESS, Bremen,
Prof. Dr. OTTO FR. HESS, Bautzen,
Prof. Dr. PAUL HIRSCH, Perleberg-Priegnitz,
Prof. Dr. HEINRICH VON HOESSLIN, München,
Prof. Dr. OTTO HOLTMEIER, Bielefeld,
Prof. Dr. EBERHARD KOCH, Gießen,
Prof. Dr. FRANZ KOCH, Wuppertal-Elberfeld,
Dr. HERMANN KOERBER, Stadtobermedizinalrat, Bayreuth,
Dr. MERKEL, Generaloberstabsarzt a. D., Wiesbaden,
Dr. HEINRICH MÜLLER, München,
Dr. ADOLF PANZEL, Stadtobermedizinalrat, Zittau (Sa.),
Dr. MARIA-AUGUST SERAPHIM PAUL, Miltenberg a. M.,
Dr. PREISER, Wismar (Meckl.),
Dr. ARTHUR RATH, Krefeld,
Prof. Dr. OTTO ROESLER, Hofrat, Graz,
Dr. ROBERT SCHALLERT, Siegburg,
Prof. Dr. ALBERT SCHÜPBACH, Bern,
Dr. KURT STAUDACHER, Warburg (Westf.),
Dr. KARL TURBAN, Karlsruhe,
Prof. Dr. JUAN A. URRA, Sevilla,
Prof. Dr. THEODOR WEDEKIND, Lüdenscheid-Hellersen.

Durch Erheben von den Plätzen haben Sie, meine Damen und Herren, das Andenken unserer Toten geehrt, ich danke Ihnen.

Erlauben Sie mir eine kurze Würdigung wenigstens einzelner aus der großen Zahl der Dahingegangenen.

Am 16. September 1955 starb 76jährig unser Ehrenmitglied Prof. GUSTAV VON BERGMANN. Seine Erscheinung, seine Art zu sprechen, der große persönliche Eindruck, der von ihm ausging, ist den meisten von uns noch gegenwärtig, wenn ihn auch Krankheit von unseren letzten Tagungen ferngehalten hat.

Nach den richtunggebenden Assistentenjahren bei FRIEDRICH KRAUS in Berlin, wo sein berühmter Vater als Chirurg wirkte, wurde v. BERGMANN schon 1912 zum Leiter des Altonaer Krankenhauses bestellt, 1916 als Ordinarius nach Marburg, 1919 nach Frankfurt berufen. 1927 übernahm er als Nachfolger seines Lehrers KRAUS die II. Medizinische Klinik der Charité in Berlin und wirkte dort auf der Höhe seines Lebens bis nach dem Zusammenbruch. Er beschloß seine akademische Tätigkeit in München als Leiter der II. Medizinischen Klinik bis zu seiner Emeritierung. Seitdem zwang ihn Krankheit und Siechtum zunehmend zu einem zurückgezogenen Leben.

GUSTAV V. BERGMANN ist ein repräsentativer Vertreter der Entwicklung der Medizin in der ersten Hälfte unseres Jahrhunderts zu einer neuen funktionellen Betrachtung des Krankheitsgeschehens. Aufgewachsen in einem weltoffenen Elternhaus verfügte er über ein ungewöhnliches Maß an Allgemeinbildung und Lebenserfahrung im Umgang mit Menschen. Er war ein großer Arzt, wozu der Sinn für das Maßvolle und Strenge, für geistige und ärztliche Disziplin gehört, verbunden mit schöpferischer Phantasie und der Zähigkeit des echten Forschers. So wurde er selbst ein Wegbereiter der Medizin unserer Zeit und der Mittelpunkt einer großen Zahl bedeutender Schüler, welche sich unter seiner geistigen Führung frei entwickeln durften. Das wissenschaftliche Werk v. BERGMANNS zu umreißen, ist bei der Weite seiner Conzeption in wenigen Worten nicht möglich. Ausgehend von dem Wechselverhältnis von Form und Bewegung gelangte er, wie es KATSCH in seinem Festvortrag zum 75. Geburtstag ausgeführt hat, zur Vorstellung vom Primat der Funktion im pathologischen Geschehen, durch das Erlebnis des Ulcus, durch die Erkenntnis der Bedeutung der gestörten vegetativen Gleichgewichtslage, welche er in den Begriff der *vegetativen Stigmatisation* gefaßt hat. Die logische Folge war der Versuch, prämorbide Krankheitsphasen zu erfassen und die Betriebsstörungen klinisch und funktionell in der Einheit von Leib und Seele zu objektivieren. Es eröffnete sich dadurch ein großes Arbeitsfeld, dessen Bearbeitung durch die Bergmannsche Schule, wie Sie alle wissen, sich als außerordentlich fruchtbar erwiesen hat. Kein Gebiet der inneren Klinik blieb unberührt. Aus diesen Arbeiten entstand schon 1932 das Buch „Die funktionelle Pathologie". Unser Kongreß verdankt v. BERGMANN eine ständige Förderung und Belebung durch Referate und Diskussionen, vor allem aber durch seine Persönlichkeit, welche das Gesicht unseres Kongresses mitgeprägt hat. 1931 war er Präsident, 1949 ergriff er zum letzten Male das Wort zur psychosomatischen Medizin. Unserem Fach hat er auch durch die Herausgabe des Handbuchs und wichtiger Zeitschriften unschätzbare Dienste geleistet. GUSTAV V. BERGMANN hinterläßt eine Lücke, die nicht geschlossen werden kann. Was er der Medizin gegeben hat, wird weiterwirken und Früchte tragen.

Am 3. Februar dieses Jahres wurde KURT BECKMANN kurz nach der Feier seines 65. Geburtstages plötzlich abberufen. Er stand vielen von uns nahe als Schriftleiter der DmW, welche er mit seinen Mitherausgebern

1a*

aus schwierigen Anfängen nach dem Krieg wieder zu altem Ansehen hin-
aufgeführt hat. Seine Klugheit, sein klares Urteil, seine menschliche Güte
und Zuverlässigkeit, zusammen mit einer umfassenden medizinischen und
allgemeinen Bildung ließen ihn dem Ideal eines Arztes nahekommen. Er
war Schüler E. v. ROMBERGS in München und begleitete von dort aus seinen
Freund HERMANN STRAUB als Oberarzt über Halle und Greifswald nach
Göttingen, bis er Ende 1929 die Leitung des Katharinenhospitals und
später des Cannstatter Krankenhauses in seiner Vaterstadt Stuttgart
übernahm. Rufe nach Tübingen und Gießen hat er ausgeschlagen. Seine
wissenschaftlichen Arbeiten beziehen sich vor allem auf den Mineral- und
Wasserhaushalt, die Nierenfunktion und Atmungsregulation, die Leber-
pathologie und den Stoffwechsel. Im Handbuch der inneren Medizin verdanken wir ihm die Abhandlung über die Krankheiten der Leber und der
Gallenwege. Unsere Gesellschaft verliert mit KURT BECKMANN eines ihrer
angesehensten Mitglieder.

Am 11. November 1955 starb ALBERT SCHÜPBACH 70jährig in Bern,
wo er 25 Jahre lang als Chefarzt der „Insel" gewirkt hatte und gerade
emeritiert war. Als Schüler HERMANN SAHLIS verkörpert er die große
klinische Tradition der subtilen Untersuchung und Beobachtung jeder
Lebensäußerung am Krankenbett. Seine warme Teilnahme an jedem
Einzelnen, sein Humor, seine Aufgeschlossenheit und seine auf tiefes
Wissen gegründete Lebensweisheit öffneten ihm die Herzen. Er war einer
der besten Kenner der inneren Sekretion und ihrer Zusammenhänge mit
dem Stoffwechsel.

HANNS ALEXANDER, welcher am 22. April 1955 im 74. Lebensjahr verstorben ist, hat seine Lebensarbeit den Deutschen Heilstätten in Davos
und vor allem in Agra am Luganer See gewidmet, wo er auch nach
24jähriger Tätigkeit bis zum Kriegsende jetzt seine letzte Ruhestätte gefunden hat. Er war ein vorzüglicher Kenner der Tuberkulose. Durch eine
sinnvolle Arbeitstherapie hat er seinen Kranken in Agra — es waren überwiegend Studenten — zu einer positiven Einstellung zum Leben geholfen
und damit viel Gutes getan.

Am 21. Oktober 1955 starb in Zürich, 92jährig, der Nestor der Pädiatrie, EMIL FEER, eine verehrenswürdige Persönlichkeit, uns allen durch
sein Lehrbuch der Kinderheilkunde wohlbekannt.

Nur 50 Jahre alt, verschied unerwartet am 15. August 1955 unser
spanischer Kollege, der Professor für innere Medizin an der Universität
Sevilla JUAN ANDREU URRA. Er bekannte sich mutig zur deutschen
Medizin, auch zu einer Zeit, wo ihr Ansehen im Ausland nicht in hohem
Kurs stand.

Nur 46 Jahre alt, starb am 10. Juli 1955 der Chefarzt der I. inneren
Abteilung am Schöneberger Krankenhaus in Berlin HANS FRANKE. Nach
4jähriger Ausbildung bei dem Pharmakologen RISSER war er 8 Jahre an
der Poliklinik von OSKAR BRUNS in Königsberg tätig und übernahm
danach in den schweren Notjahren der Besetzung bis 1948 die Leitung
des Königsberger Zentralkrankenhauses. Er bewies damit ein ärztliches
Pflichtbewußtsein und einen Opfermut ähnlich wie ARTHUR BÖTTNER,

der sein Leben für sein Ausharren in Königsberg gegeben hat. Franke kam 1948 an die Bürgersche Klinik in Leipzig, 1952 nach Berlin. Er hat als erster die perorale antidiabetische Wirkung einer Sulfonamidverbindung entdeckt.

Darüber hinaus gedenken wir noch einiger unserer Gesellschaft nicht zugehörigen, aber nahestehenden Kollegen: des Heidelberger Psychologen WILLI HELPACH und des verdienten Chirurgen OTTO GÖTZE in Erlangen, welcher 1953 unserer gemeinsamen Tagung mit der Chirurgengesellschaft präsidierte. Hochbetagt starb ferner der bedeutende Haematologe ARNETH in Münster, der durch seine Versuche zur Einteilung der Blutzellen uns allen bekannt war.

Schließlich gebietet eine Dankespflicht, des vor Monatsfrist hochbetagt in Boston verstorbenen amerikanischen Kollegen JOSEPH H. PRATT zu gedenken, welcher, häufiger Gast an deutschen Kliniken vor 1933, zahlreichen vertriebenen Kollegen in Boston eine neue Heimstätte bereitet hat, darunter SIEGFRIED THANNHAUSER. Ebenso wie JOSLIN, ein Schüler WILLIAM OSLERS, verkörperte er noch die klinische Tradition seines Lehrers und nicht weniger die ärztliche Tugend der selbstverständlichen Hilfsbereitschaft.

Die Erinnerung an GUSTAV V. BERGMANN hat die Entwicklung der Medizin in den letzten Jahrzehnten in unser Blickfeld gerückt. Die früher überwiegend morphologisch eingestellte statische Betrachtung der Krankheit ist mehr und mehr einer dynamischen Auffassung des krankhaften Geschehens gewichen, wobei die gestörte Funktion in den Mittelpunkt getreten ist. Der Ablauf im ganzen von den ersten Frühstadien an, die Art, wie der Organismus sich mit dem krankhaften Geschehen als Ergebnis endogener und exogener Faktoren auseinander setzt und die daraus zu erschließende individuelle Prognose halten wir für die Deutung eines Krankheitsablaufes von entscheidender Wichtigkeit.

Unser heutiges Thema „*Das Emphysem*" ist ein gutes Beispiel für diese geänderte Einstellung zur Krankheit. Wir wundern uns vielleicht, daß in den 61 vorhergehenden Tagungen unserer Gesellschaft dieses wichtige und vielseitige Thema niemals behandelt wurde. Das Emphysem, die chronische Bronchitis schienen lange Zeit unproblematisch, alltäglich und darum banal. Heute sind sie mit der erhöhten Lebenserwartung zwar noch alltäglicher, aber damit praktisch noch wichtiger geworden. Das Interesse daran begann mit der Entwicklung und Anwendung neuer Methoden zur respiratorischen Funktionsdiagnostik und zur Beurteilung des Lungenkreislaufs, wobei ich nur an die Namen KNIPPING, ROSSIER, COURNAND und RILEY erinnern darf. Die Messung des Druckes im rechten Herzen und in den Lungenarterien, die Untersuchungen der Gasspannungen im kleinen und großen arteriellen Kreislauf, der Begriff des pulmonalen Hochdrucks und des Cor pulmonale, die Bestimmung der Residualluft und anderer Größen der respiratorischen Funktionen mit dosierten Belastungsproben, Methoden, welche zum Teil heute Nachmittag in einem *Symposion* im einzelnen diskutiert werden, haben durch neue Blickrichtungen das Emphysem zu einem pathologisch-physiologischen

1b

Problem erster Ordnung werden lassen und die Beurteilung und die Therapie des Emphysemkranken auf eine neue Ebene gestellt. Was früher weitgehend als Schicksal hingenommen werden mußte, ist heute auf Grund der festgestellten Funktionsstörung einer wirksamen Therapie in gewissen Grenzen zugänglich.

Der Fortschritt der Medizin unserer Zeit ist auf vielen Gebieten an die möglichst exakte Erfassung von Funktionsstörungen gebunden, schon ehe diese durch Versagen offenkundig werden. Exakte Erfassung ist gleichbedeutend mit *Maß* und *Zahl* und quantitativer Feststellung der Abweichungen von der Norm, so daß schon geringfügige, beginnende Störungen — statistisch gesichert — aufgedeckt werden können. Ein gutes Beispiel dafür ist unser zweites Thema der *entzündlichen Reize und ihrer Beantwortung* als Gegenwirkung des Organismus. Dieses Problem ist so alt wie die Heilkunde selbst. Auch auf diesem Gebiet ist anstelle der tastenden Anwendung komplexer Reizwirkungen die exakte Messung der Wirkung von definierten, genau dosierbaren Reizstoffen getreten. Die Reaktionsweisen, deren Gesetzmäßigkeit HOFF schon vor 30 Jahren richtig erkannt hat, lassen sich jetzt mit chemisch definierten hochwirksamen Stoffen in ihren einzelnen Phasen verfolgen und damit schon in ihrem Mechanismus zum Teil übersehen. Die biologischen Komponenten der Entzündung werden uns im einzelnen zugänglich. Damit ist die Lehre von der Entzündung in eine entscheidende, neue Phase der funktionellen und chemischen Erforschung getreten. Diese Entwicklung — zwar noch in vollem Fluß — kann schon jetzt als Frucht der Arbeit mit meßbaren Größen angesehen werden und wird uns der Lösung eines der schwierigsten Probleme der allgemeinen Pathologie und Therapie näherbringen. Es mutet als Anachronismus an, wenn gleichzeitig damit die Behandlung mit undefinierbaren komplexen Substraten frischer und getrockneter Zellverbände endokriner Organe und Gewebe propagiert wird. Dabei sind die Erfolge weniger faßbar als die nachweisbaren Schäden. Wir wollen es nicht mit mystisch gefärbter Empirie — dem Zauber der Arznei, wie W. HEUBNER sagte —, sondern mit meßbaren Größen halten, denn der Fortschritt der Therapie war immer auf Seiten der systematischen, reproduzierbare Versuchsbedingungen schaffenden Forschung, selbst wenn die ursprüngliche Beobachtung, wie die Entdeckung des Penicillins durch ALEXANDER FLEMING, eine zufällige war. Die Intuition, der geniale Einfall, vermag gelegentlich — viel seltener als der Laie glaubt — die Dunkelheit wie ein Blitz zu erhellen und einen auf ein fernes Ziel hinweisenden Weg erkennen lassen. Die Zurücklegung dieses Weges bis zum Ziel wird stets mühevolle methodische Arbeit und Schweiß kosten. „Nur dem Ernst, den keine Mühe bleichet, rauscht der Wahrheit tief versteckter Born" (Schiller).

Die *Cortisontherapie* ist ein weiteres Beispiel dafür, daß die systematische Zusammenarbeit der synthetischen Chemie und experimentellen Medizin mit der Klinik durch Kombination sorgfältiger Beobachtungen und Messungen Voraussetzung für den wirklichen therapeutischen Fortschritt ist. Die Besprechung des wichtigen Gebietes der mit dem Entzündungsproblem so eng verknüpften Wirkung der Rindensteroide und ihrer praktischen Anwendung erfüllt den berechtigten Wunsch, therapeutische Fragen auf unserem Kongreß zu erörtern, *ohne* unseren wissenschaftlichen Grundlagen Abbruch zu tun.

Es sind genau 50 Jahre, seit unter dem Vorsitz ADOLF V. STRÜMPELLS, F. KRAUS und TH. KOCHER über die Pathologie der Schilddrüse auf unserem Kongreß referiert und dabei die Nebenschilddrüsen als Organe eigener Funktion von der Schilddrüse abgetrennt haben. Die Entwicklung seither ist jedesmal dann in eine neue Phase getreten, wenn der methodische Fortschritt voraufgegangen war.

Unser viertes Thema: die wechselseitigen Beziehungen des *Hyperparathyreoidismus* zum Stoffwechsel, zum Skeletsystem und zur Nierenfunktion bietet ein gutes Beispiel dafür. Es zeigt zugleich die innere Medizin in ihrer vielseitigen Verknüpfung, welche keine isolierte Betrachtung durch einzelne Teilgebiete erlaubt, weil der Organismus in seiner Reaktionsweise nur als Ganzes verstanden werden kann. Möge uns das an diesem Beispiel recht deutlich werden!

Die Verfeinerung und Objektivierung unserer *funktionellen Diagnostik*, welche ich als ein Merkmal der heutigen Entwicklung der Medizin bezeichnet habe, erfordert subtile spezialistische Arbeit in entsprechend eingerichteten Laboratorien und Kliniken mit geschulten Kräften. Diese Detailarbeit fügt jedoch die krankhaften Vorgänge eines Krankheitsablaufes zu einem Gesamtbilde und wird dadurch der *Synthese* dienen. Diese allein kann dem Spezialisten die Möglichkeit geben, sich vor Einseitigkeit zu bewahren. Der Effekt der verfeinerten Analyse der gestörten Funktion, welche der grob-morphologischen Veränderung vorauszugehen pflegt, ist die *Vorverlegung der Diagnose*, die Möglichkeit, die prämorbiden Zustände (V. BERGMANN) bereits zu erfassen. Die Diagnosen gewinnen nicht nur an Sicherheit und Differenziertheit, sondern sie können auch den Besonderheiten des Einzelfalles gerecht werden, so daß sie eine *individuelle Prognose* und *Therapie* ermöglichen. Die Vorverlegung der Diagnose bedeutet vor allem größere Chancen für eine erfolgreiche *Behandlung*. Ich brauche nur an das Beispiel der *Lungentuberkulose* zu erinnern, deren frühzeitige Erkennung heute im Röntgenbild die Diagnose und den Beginn der Behandlung gegen früher erheblich vorverlegt hat. Die *Frühdiagnose*, welche bei Wahl der geeigneten Methoden nicht immer einen großen zeitlichen und finanziellen Aufwand erfordert, einen solchen aber, wenn er nötig wird, fast immer lohnt, ist eine wesentliche Grundlage des therapeutischen Fortschritts. Das Problem ist, wie man den *Kranken* schon im prämorbiden Stadium zur Untersuchung veranlaßt. Bei der Lungentuberkulose ist das Schirmbildverfahren ein Weg dazu, der aber viele Lücken offen läßt. Aufklärung und Stärkung der *Selbstverantwortlichkeit* sind einer übersteigerten Organisation sicher vorzuziehen.

Die Konsequenz für den Arzt, welche sich aus der Möglichkeit der Vorverlegung der Diagnose ergibt, ist seine wesentlich größere *Verantwortlichkeit*. Es genügt nicht, erst voll symptomatische Krankheitsbilder zu erkennen, sondern auch schon die weniger ausgeprägten Vorstadien. Der Arzt muß sich der diagnostischen Möglichkeiten, die eine Früh-

1b*

diagnose gestatten, rechtzeitig bedienen, um therapeutisch nichts zu versäumen. Auch der praktische Arzt muß wissen, welche Wege eingeschlagen werden müssen, um zu einer ausreichenden Klärung der Diagnose zu
gelangen, selbst wenn er zu ihrer Durchführung auf Spezialisten angewiesen ist.

Das Problem ist in verschiedener Beziehung für die Entwicklung
unserer Medizin bedeutungsvoll. Da ist einmal die *ärztliche* Seite: die Zeit
und Sorgfalt, welche auf Anamnese und Untersuchung verwendet werden
muß, die Notwendigkeit, die speziellen Methoden, welche zur Klärung
erforderlich sind, in ihrer Auswahl und Reihenfolge zu bestimmen, die
gute Zusammenarbeit mit den Spezialisten und schließlich die *finanzielle*
Seite, welche allenthalben als Bremse wirkt und, da sie in Händen von
Nichtärzten liegt, den Anforderungen des frei schaffenden ärztlichen
Berufs nicht gerecht werden kann. Die produktive Leistung in der Krankenversicherung liegt beim Arzt, die Bürokratie hat aber die finanzielle
Macht in der Hand und läuft Gefahr, immer mehr Selbstzweck zu werden. Diese Entwicklung, die kein Reservat der Medizin ist, wird umso
gefährlicher, je größere Anforderungen der Arzt mit der raschen Fortentwicklung der Medizin zu erfüllen hat, je mehr eine *vorbeugende* Medizin
zur ärztlichen Aufgabe wird, welche kostspielig ist, aber letzten Endes
größere Kosten für Krankheit und Siechtum einsparen kann.

Die Brücke zur *präventiven Medizin* — ein Schlagwort, welches nichts
grundsätzlich Neues bedeutet — bildet die *Frühdiagnose*. Das Ziel, Krankheiten zu verhüten, hat sich die Heilkunde von Anbeginn an vorgenommen. Rituelle und Ernährungsvorschriften früher Kulturen sind ein Beispiel dafür. Unter den Begriff der präventiven Medizin fällt vieles, was
durch *Organisation* geregelt werden muß, z. B. die Volksernährung, die
Seuchenbekämpfung, Schutzimpfungen u. a. Hier liegt die Domäne der
*öffentlichen Gesundheitsfürsorge* (Public Health). Doch gibt es auch eine
andere Seite der vorbeugenden Medizin: die *individuelle*, den Schutz der
Einzelperson vor Krankheit, worunter auch die Erkennung der ersten
Anzeichen einer Erkrankung fällt, deren geeignete Therapie die Weiterentwicklung zum wirklichen Kranksein verhindern kann. Die Übergänge
von präventiver und kurativer Medizin sind im Einzelfall fließend.

Es ist klar, daß die individuelle Krankheitsverhütung nur Aufgabe des
*ärztlichen Beraters*, der die Familie, der den Einzelnen berät, sein kann,
nicht die Domäne einer Behörde. Die Gesundheit des Einzelnen kann
nicht verwaltet werden, wohl aber können Verwaltungsmaßnahmen die
vorbeugende Tätigkeit des Arztes erleichtern. Das wichtigste ist die
Stärkung der Verantwortlichkeit für die eigene Gesundheit, welche im
Sozialstaat so stark in den Hintergrund gedrängt wird. Schon DEMOKRIT
sagt: ,,Gesundheit erflehen die Menschen von den Göttern, daß es aber in
ihrer Hand liegt, diese zu erhalten, daran denken sie nicht‘‘. Der Hausarzt,
der Praktiker, der Internist und Pädiater, jeder wird zu seinem Teil vorbeugende Medizin betreiben können. Keiner kann sie für sich allein beanspruchen. Die besten Chancen hat sicher der *Hausarzt* als Berater der
Familie, oft in mehreren Generationen. Denn er kennt am besten die erbbiologischen und milieubedingten Gefahren, die Lebensgewohnheiten und

sieht auch die Familienmitglieder, die sich — oft zu Unrecht — für gesund halten. Daß die allgemeine Entwicklung überall dazu führt, die Einrichtung des Hausarztes immer mehr verloren gehen zu lassen, ist gerade im Hinblick auf seine vorbeugenden Aufgaben sehr bedauerlich. Diese sind außerordentlich vielseitig. Ein gutes Beispiel ist die nachgewiesene Möglichkeit, durch Verhinderung der Racheninfektionen mit haemolytischen A-Streptokokken den akuten Gelenkrheumatismus und besonders seine für das Herz gefährlichen Rezidive zu vermeiden. Was das bedeutet, zeigt uns die traurige Statistik der Lebenserwartung der in der Jugend erworbenen rheumatischen Herzfehler. Ein anderes Beispiel ist die Überernährung mit ihren gefährlichen Folgen im höheren Alter.

Eine präventive Tätigkeit des Arztes setzt aber voraus, daß er über die diagnostischen Möglichkeiten der *vorverlegten Diagnose*, wie ich sie vorhin genannt habe, verfügt. Die erforderlichen Spezialkenntnisse und Einrichtungen dazu werden in vielen Fällen die vorhandenen Voraussetzungen übersteigen. Das Dilemma ist, daß hierzu häufig geeignete Spezialisten oder Beratungsstellen mit den nötigen Erfahrungen und Einrichtungen erforderlich sind, wodurch der individuelle Charakter der Behandlung leicht verloren geht. Dieses Problem, die Stellung der *individuellen* und der *kollektiven Medizin* gegenseitig zu regeln und dabei den Charakter der individuellen Beratung zu wahren, scheint mir für den notwendigen Ausbau der präventiven Medizin, wie für die heutige Medizin ganz allgemein, von grundlegender Bedeutung zu sein.

Der heutige Stand der Diagnostik engt zweifelsohne den Bereich der praktischen zugunsten der spezialisierten Medizin zunehmend ein. Die unerfreuliche Diskussion über die Häufigkeit der ärztlichen Fehldiagnosen ist darin begründet. Auch dieses Problem wird nur durch die *Zusammenarbeit* zu meistern sein, die heute noch sehr im Argen liegt. Schon der Medizinstudent, der zukünftige praktische Arzt, muß so erzogen werden, daß er lernt, wann und wo er Hilfe für seine Diagnosenstellung in Anspruch nehmen sollte, welche Methoden anzuwenden sind. Er muß sich die Prinzipien des wissenschaftlichen Denkens zu eigen gemacht haben, welche ihm erlauben, eine Diagnose logisch zu entwickeln und darauf eine rationelle Therapie aufzubauen.

Bei dieser Problematik, meine Damen und Herren, scheiden sich die Geister. Der *praktische Arzt* wird, auf sich *allein* gestellt und durch die Versicherungsbürokratie in seiner Bewegungsfreiheit eingeengt, immer weniger in der Lage sein, seinen großen, stets wachsenden Aufgabenbereich zur eigenen Befriedigung auszufüllen. Bei allem persönlichen Einsatz wird ihn, wenn er kritisch ist, seine Leistung nicht voll befriedigen, weil sie mit zu vielen Faktoren der Unsicherheit belastet bleibt. Gerät auf der anderen Seite die ärztliche Betreuung immer mehr in die Hände von Spezialisten, so wird die Teilleistung besser, die Gesamtleistung kann sich verschlechtern. Wenn der Überblick verloren geht, wird nicht der Mensch, sondern die Krankheit behandelt werden, der persönliche Kontakt zum Arzt wird bestenfalls durch eine Mehrzahl ersetzt werden. Es droht die allmähliche Entwicklung zu einer *kollektiven Medizin*, wobei schließlich die ärztliche Versorgung durch staatliche Instanzen, z. B. Polikliniken,

übernommen wird. Natürlich wird die Diagnostik dadurch auf ein gleich-
mäßiges Niveau gehoben werden können und die frühzeitige Diagnose
und Therapie gefördert werden. Gleichzeitig taucht aber die Gefahr einer
Entseelung der Medizin auf, wobei der Patient allzu leicht zum unpersönlichen Fall wird. Dieses braucht nicht zu sein; die hochspezialisierte Mayo-
Clinic mit ihrer vorbildlichen Zusammenarbeit ist bei besonders günstigen
Arbeitsbedingungen ein rühmliches Beispiel dafür. Die Verhältnisse bei
uns liegen anders. Die Einschaltung von Spezialuntersuchungen, welche
in zunehmendem Maße entsprechend der Entwicklungsrichtung der
Medizin erforderlich werden wird, zieht allzu leicht einen Verzicht auf
eine zielbewußte ärztliche Führung des Patienten nach sich. Dieses ist die
Problematik, welcher sich unsere Ärztegeneration gegenüber sieht: Wie
gelingt es, den praktischen Arzt, den Hausarzt ungeschmälert zu erhalten
und gleichzeitig die notwendige spezialistische Diagnostik und Therapie,
die vor allem für Frühdiagnose und vorbeugende Behandlung immer
unerläßlicher werden, zu gewährleisten, ohne daß die natürliche Beziehung vom Patienten zum Arzt verloren geht? Wird die vorverlegte
Diagnose durch Verzicht auf eine einheitliche ärztliche Führung des
Patienten erkauft, so ist das eine Gefahr, welche an die Grundlagen der
ärztlichen Stellung heranreicht. Ihr zu begegnen, ist eine Aufgabe, von
deren Lösung im Sinne der Herstellung einer harmonischen Zusammenarbeit das Ansehen und die Leistungsfähigkeit *unserer* ärztlichen Generation stark abhängig sein wird. Der *inneren Medizin* kommt durch ihre
zentrale Stellung die Aufgabe zu, zwischen allgemein ärztlicher Tätigkeit
und Spezialistentum die vermittelnde Stellung einzunehmen. Die innere
Medizin umfaßt als wichtigste Grundlage einen großen Teil der Tätigkeit
des praktischen Arztes in sublimierter Form und ist trotz differenzierter
Untersuchungs- und Behandlungsmethoden nicht eigentlich ein Spezialfach, da sie enger als jedes andere Fach mit der allgemeinen Medizin verbunden ist. Möge diese Stellung, diese unser Fach verpflichtende Aufgabe
uns davor bewahren, selbst im Spezialistentum aufzugehen und sich zu
zersplittern. Dieses ist mein Wunsch, den ich dem 62. Kongreß für innere
Medizin mitgeben möchte, der hiermit eröffnet sei!

VERHANDLUNGEN DER

# DEUTSCHEN GESELLSCHAFT FÜR INNERE MEDIZIN

HERAUSGEGEBEN
VON DEM STÄNDIGEN SCHRIFTFÜHRER
### PROFESSOR DR. Fr. KAUFFMANN
CHEFARZT DER MEDIZINISCHEN KLINIK
DER STÄDTISCHEN KRANKENANSTALTEN WIESBADEN

DREIUNDSECHZIGSTER KONGRESS
GEHALTEN ZU WIESBADEN VOM 29. APRIL—2. MAI 1957

MIT 214 ABBILDUNGEN UND 74 TABELLEN

Enthält u. a. folgende Referate:

1. **Symbionten und Symbiose.** Buchner-Ischia, Koch-München, Stepp-München, Catel-Kiel, Piekarski-Bonn, Höring-Berlin, Freerksen-Borstel

2. **Hepatitis und posthepatitische Lebererkrankungen.** Büchner-Freiburg, Kalk-Kassel, Hartmann-Göttingen, Kühn-Freiburg

3. **Pathologie und Klinik des Dünndarms.** Jeckeln-Lübeck, Reinwein-Kiel, Klinke-Düsseldorf, Zimmer-Bern, Werner-Pinneberg

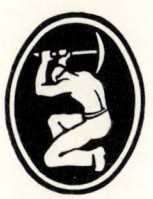

MÜNCHEN
VERLAG VON J. F. BERGMANN
1957

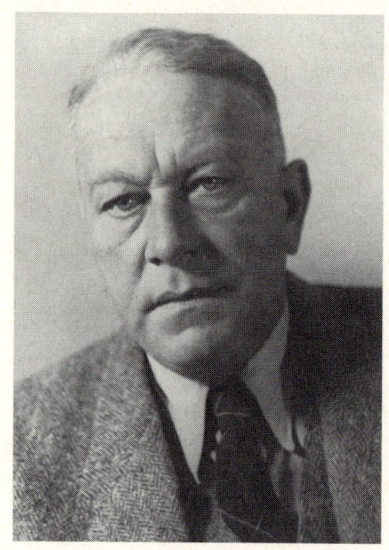

K. Hansen, Lübeck
Vorsitz 1957

# Eröffnungsansprache

## zum 75. Jubiläum

## der Deutschen Gesellschaft für innere Medizin

### Sonntag, den 28. April 1957

Von

### K. HANSEN (Lübeck)

*Meine Damen und Herren, hohe Gäste, verehrte Mitglieder unserer Gesellschaft!*

Der unserem diesjährigen Kongreß voraufgehende heutige Festakt gilt dem Jubiläum der nun 75 Jahre bestehenden „Deutschen Gesellschaft für innere Medizin".

Mir als derzeitigem Vorsitzenden der Gesellschaft fällt die ehrenvolle Aufgabe zu, Sie, meine Damen und Herren, zu begrüßen und Ihnen für Ihr Kommen zu danken:

den hohen Gästen, die unsere Gesellschaft durch ihre Anwesenheit ehren,

dem großen Kreis der Mitglieder, die durch ihr teilnehmendes Wirken die Aufgaben der Gesellschaft Jahr um Jahr förderten und ihren guten Geist lebendig zu erhalten und auszubreiten wußten.

Ehrerbietig und freudig begrüßen wir unter unseren *Gästen* die Herren:

Innenminister SCHNEIDER von der Hessischen Landesregierung,

Dr. MIX, Oberbürgermeister der Stadt Wiesbaden und seine Mitarbeiter,

Prof. Dr. DE LANGEN-Utrecht als Vertreter der Internationalen Gesellschaft für innere Medizin,

Prof. Dr. BARGMANN, Vizepräsident der Deutschen Forschungsgemeinschaft,

Prof. Dr. BÜCHNER als Vertreter der Deutschen Gesellschaft für Pathologie,

Kongreß für innere Medizin, LXIII 1

Prof. Dr. NAUJOKS, Präsident der Deutschen Gesellschaft für Gynäkologie.

Prof. Dr. KUSCHINSKY, Präsident der Deutschen Pharmakologischen Gesellschaft,

Seine Magnifizenz Prof. Dr. KRAUS, Rector magnif. der Universität Mainz,

Prof. Dr. HAGEN, Präsident des Bundesgesundheitsamtes,

Prof. Dr. NEUFFER, Präsident des Deutschen Ärztetages,

Staatssekretär KLUGE vom Hessischen Kultusministerium,

Dr. KNEIP, den Präsidenten der Ärztekammer Wiesbaden,

Dr. ROSSKOTTEN, den Erbauer dieses schönen Hauses,

Direktor ARNSPERGER als Vertreter der pharmazeutischen Industrie, sowie von unseren Ehrenmitgliedern die Herren:

Prof. Dr. SIEBECK und Dr. FERDINAND SPRINGER.

Der Präsident der Bundesrepublik, Prof. HEUSS, der leider wegen Krankheit nicht teilnehmen kann, hat in einem persönlichen Schreiben unsere Gesellschaft gegrüßt und dem Kongreß einen fruchtbaren Verlauf gewünscht. — Der Bundesminister des Innern, Dr. SCHROEDER, hat in einem ausführlichen Telegramm unsere Arbeit gewürdigt.

Wir empfinden dankbar Ihr sachliches Interesse an unserer Arbeit, Ihre Billigung und Unterstützung unserer Ziele und über all dies hinaus Ihr ,,Wohlwollen'', jene Form der Zustimmung, die uns *belebend* berührt im Sinn des *Goethe*schen ,,Man ist nur eigentlich lebendig, wenn man sich des Wohlwollens anderer freut''.

Als durch die Initiative von FRERICHS (1819—1885) und LEYDEN (1832—1910) die Gesellschaft am 20. 4. 1882 gegründet wurde, schlossen sich ihr 188 Teilnehmer an — welch kleine Zahl gemessen an den 2148 von heute! Ihre Versammlungen benötigten noch keine Vortragsräume von der Größe dieses Hauses. Aber die äußere Entwicklung verlief schnell; die Zahl der Mitglieder und Kongreßteilnehmer nahm so sehr zu, daß selbst die später gewonnenen Erweiterungen der Tagungsräume nicht mehr ausreichten und die Durchführung der Kongresse ernstlich bedroht erschien. Unsere Gesellschaft kann es darum nicht hoch genug achten und Herrn Oberbürgermeister Dr. MIX danken, daß die Stadt Wiesbaden sich entschlossen hat, diesen Neubau der Rhein-Main-Halle zu errichten, in dem wir uns heute zum erstenmal zusammenfinden. Für die Erfüllung unseres Wunsches und überhaupt für die Gastlichkeit, mit der Ihre Stadt, verehrter Herr Oberbürgermeister, unsere Gesellschaft aufnimmt, danken wir Ihnen und dem Stab Ihrer verdienten Mitarbeiter! Vor allem Herrn Dr. ROSSKOTTEN, dem Erbauer dieser Halle.

Über die Motive des Zusammenschlusses der Internisten zu unserer Gesellschaft und über deren weitere Geschichte wird Herr Professor BREDNOW in seinem Festvortrag sprechen. Ohne ihm vorzugreifen, darf ich aber zwei Gegenstände berühren, von denen der eine — politische — den Kongreß zeitweilig beunruhigen konnte, der andere — wissenschaftstheoretische und ärztliche — ein fortwährendes, immer wieder aufgegriffenes und neu variiertes Thema unserer Zusammenkünfte geblieben ist.

ad 1): Nichts lag den Gründern unserer Gesellschaft ferner als politische Überlegungen; gleichwohl blieb sie in den ersten Jahren ihrer Entwicklung nicht ganz ungestört davon infolge gewisser Spannungen zwischen nord- und süddeutschen Eigenheiten, die dazu führten, daß die süddeutschen Kliniker trotz ihres Wissens um die *rein medizinischen* Zwecke der Gesellschaft sich zunächst gegen die — vermeintlich — „norddeutsche" Gründung sträubten. Dieser Tatsache übrigens verdankt Wiesbaden (als ein in einem neutraleren Klima Deutschlands gelegener Ort) seine Wahl zur Kongreßstadt. Aber über dem für *alle* gleicherweise verbindlichen *ärztlichen* Auftrag der Gesellschaft verloren sich jene Spannungen und waren schließlich vergessen. *Heute* beschweren nicht individuelle Vorbehalte, sondern die uns auferlegte Ost-West-Trennung unseres Volkes den Kongreß, *nicht* die *innere* und sachliche *Übereinstimmung* seiner Mitglieder, wohl aber die „Stimmung" schlechthin und seine Durchführung; immer noch ist die Teilnahme von jenseits der Zonengrenze wohnenden Ärzten geringer als früher und mit Opfern für beide Teile belastet. Doch auch diese Spannungen werden vorübergehen, — um so eher, als sie nur durch äußere Ursachen hervorgerufen sind; denn der von unserer Gesellschaft gepflegte Geist der Forschung und der Humanität ist ja den Ärzten beider Zonen gleichermaßen eigen, verbindet sie zu einer höheren Gemeinschaft, die alle politischen und geographischen Trennungen nicht achtet. Gleichwohl darf ich hier ausdrücklich sagen, daß wir — wie alle Deutschen — bitten und daran mitwirken wollen, daß jegliche Behinderung weichen und eine friedliche Vereinigung nicht weiter hinausgezögert werden möge. Getragen von dieser Hoffnung begrüße ich die Teilnehmer aus der Ostzone mit besonderer Herzlichkeit.

ad 2): Mit der aufdringlichen Gewalt eines Leitmotivs ertönt seit Beginn unseres Kongresses immer wieder die Klage über eine drohende oder gar schon erfolgte Zersplitterung der inneren Medizin, — die Klage, daß man „sich mehr und mehr von der durch die innere Medizin vertretenen *Einheitsidee des menschlichen Organismus* entferne" (FRERICHS), —

1*

anfänglich eine Zersplitterung in *organgeschlossene Teilgebiete*, heute in *ein schon viel weiter getriebenes Funktionsmosaik*, dessen einzelne Steinchen ihren Stellenwert kaum mehr erkennen lassen. Ich deute nur an. Denn dieses Thema würde unsere heutige Jubiläumsfeier allzusehr belasten; ich darf es mir deshalb für morgen vorbehalten. Doch möchte ich heute schon vorwegnehmen, daß der jedem Wachstum eigene *Differenzierungsvorgang* nicht gleichbedeutend ist mit „*Zersplitterung*", die in der Tat zu einem Zerfall führt.

Ein Rückblick auf die 75 Jahre seit Gründung unserer Gesellschaft bestätigt nicht die von so manchen Kritikern, die Differenzierung und Zersplitterung verwechselten, hier und da gestellte pessimistische Prognose. Gleichwohl dürfen wir nicht verkennen, daß Differenzierung zu Zersplitterung führen *kann*; Gefahren dieser Art drohten und drohen jederzeit. Wie immer sie auch künftig zu bewältigen sein mögen — *in dieser Stunde* soll unser Blick auf dem Gewordenen ruhen, jenen 75 Jahren, in denen unsere Gesellschaft sich aus kleinen Anfängen entwickelt und ausgebreitet hat. Aus ehemals kargem Boden und Ödland ist eine durch Fülle und Reichtum gesegnete Landschaft geworden, mächtiger, als unsere Vorgänger es haben ahnen können:

„Dort dringen neben Früchten wieder Blüten,
Und Frucht und Früchte wechseln durch das Jahr"
(aus Goethes Nausikaa-Fragment).

Daß unsere Gesellschaft nach Möglichkeit geschützt bleibe vor allen auflösenden Kräften, daß die *innere Medizin* ihre zusammenfassende und zusammenfügende Aufgabe innerhalb der gesamten Heilkunde auch in Zukunft bewahren und erfüllen möge, sei Wunsch und Auftrag unserer Gesellschaft.

# VERHANDLUNGEN DER

# DEUTSCHEN GESELLSCHAFT FÜR INNERE MEDIZIN

HERAUSGEGEBEN
VON DEM STÄNDIGEN SCHRIFTFÜHRER
## PROFESSOR DR. Fr. KAUFFMANN
CHEFARZT DER MEDIZINISCHEN KLINIK
DER STÄDTISCHEN KRANKENANSTALTEN WIESBADEN

## VIERUNDSECHZIGSTER KONGRESS
GEHALTEN ZU WIESBADEN VOM 14.—17. APRIL 1958

MIT 255 ZUM TEIL FARBIGEN ABBILDUNGEN UND 75 TABELLEN

Enthält u. a. folgende Referate:

1. **Mißbildungen und Mißbildungskrankheiten.** Büchner-Freiburg i. Brsg., Nachtsheim-Berlin, Bamatter-Genf, Lenz-Hamburg, Vogel-Berlin, Grebe-Frankenberg a. d. Eder

2. **Ursachen und Folgen genetisch bedingter Störungen.** Hadorn-Zürich, Waldenström-Malmö, Schinz-Zürich, Lehmann-London, Lehmann-Kiel, Becker-Göttingen, v. Verschuer-Münster

3. **Pathogenese und Folgen der Nierenmißbildungen.** Zollinger-St. Gallen, Alslev-Kiel, May-München, Frey-Freiburg i. Brsg., Overzier-Mainz, Prader-Zürich, Sarre-Freiburg i. Brsg.

4. **Prophylaktische Maßnahmen in der Medizin.** Katsch-Greifswald, Günther-Greifswald, Griesbach-Augsburg, Seusing-Kiel

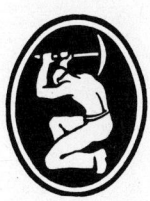

## MÜNCHEN
### VERLAG VON J. F. BERGMANN
1959

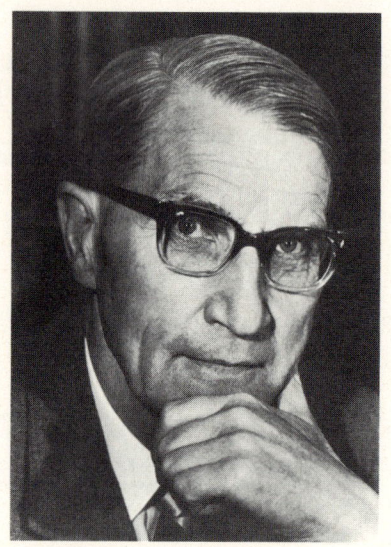

H. Reinwein, Kiel
Vorsitz 1958

# Eröffnungsansprache des Vorsitzenden

## Montag, den 14. April 1958

### Von

### H. REINWEIN (Kiel)

*Meine Damen und Herren, hohe Gäste, verehrte Ehrenmitglieder,*
*werte Kollegen!*

Im Namen des Vorstandes und des Ausschusses der Deutschen Gesellschaft für innere Medizin heiße ich Sie alle herzlich willkommen! Es ist
uns eine große Freude und Ehre, daß auch in diesem Jahre neben alten
Freunden viele verdiente Forscher und hochgeehrte Kollegen aus dem
Auslande zu unserer Tagung gekommen sind. Wir danken den Herren
Referenten jenseits unserer Landesgrenzen dafür, daß sie durch die Übernahme von wichtigen Vorträgen ihre Bereitwilligkeit zu einer Zusammenarbeit an den hohen ärztlichen Aufgaben bekunden.

Sie, liebe Kollegen aus dem Osten unseres Vaterlandes, möchte ich
besonders begrüßen und Ihnen dabei zugleich für Ihre Treue danken.

In die Freude des Wiedersehens und die Hoffnung auf des ,,Frühlings
holden, belebenden Blick'' mischt sich Trauer um verstorbene Mitglieder
und Freunde, die wir gewohnt waren, auf unserem Kongreß zu treffen
und zu hören.

Seit unserer letzten Tagung wurden uns durch den *Tod* genommen:

Dr. BECKMANN, HEINRICH, Berlin-Wilmersdorf,
Dr. BEHN, WILHELM, Bernburg,
Dr. BERND, KARL, Essen,
Dr. DORN, ERWIN, Calmbach (Enz),
Dr. FITZTHUM, ARTUR, Unna,
Dr. FLACH, E., Frankenthal,
Dr. FRAENKEL, KONRAD A., Berlin-Schöneberg,
Dr. GOEDEKE, FRANZ, Hannover,
Prof. Dr. GUTZEIT, KURT, Bad Wildungen,
Dr. HIMMELREICH, ALFRED, Berlin,
Dr. HUFSCHMIDT, ADOLF, Wuppertal-Barmen,
Prof. Dr. KÜCHMEISTER, HEINRICH, Hamburg,
Dr. REINHART, ALFRED, Solothurn (Schweiz),
Dr. RITTER, FELIX, Erpel (Rh.),
Dr. STAMM, LUDWIG, Darmstadt,

Dr. Vogel, Walter, Haiger,
Dr. Voit, Hermann, Nürnberg,
Prof. Dr. Wolff, P. O., Genf (Schweiz).

Es verstarben ferner die früheren Mitglieder unserer Gesellschaft:

Prof. F. Fischler, München,
Prof. Otto Neubauer, Oxford.

Unser Gedenken gilt ferner:

Prof. F. R. Moor, Düsseldorf,
Prof. P. Uhlenhuth, Freiburg (Brsg.),
Prof. Ullrich, Bonn, und
Prof. H. Wieland, München.

Diese Herren gehörten unserer Gesellschaft zwar nicht an, doch sind wir ihnen zu besonderem Dank verpflichtet.

Durch Erheben von den Plätzen ehrten Sie das Andenken der Verstorbenen, ich danke Ihnen!

Unserer Tradition entsprechend, möchte ich einiger verstorbener Kollegen besonders gedenken.

Der 1891 geborene, am 31. März 1957 verstorbene Konrad A. Fraenkel war ein Großneffe des bekannten Berliner Klinikers Prof. Traube und Sohn des Entdeckers des Pneumococcus. Nach gründlicher pathologisch-anatomischer und interner Ausbildung unter Prof. Lubarsch und Prof. Goldscheider übernahm Fraenkel 1933 ein Privatsanatorium, doch mußte er dieses aus rassischen Gründen bald verlassen und durfte nur beschränkt arbeiten. Gegen Ende des Krieges Verhaftung und zeitweilige Internierung in einem Konzentrationslager. Nach 1945 zunächst Chefarzt der inneren Abteilung des Städtischen Krankenhauses Berlin-Pankow, doch mußte F. auch diese Tätigkeit wiederum wegen politischer Schwierigkeiten aufgeben. Am 1. September 1949 Übernahme der Chefarztstelle am Augusta-Viktoria-Krankenhaus Berlin-Schöneberg. Fraenkels wissenschaftliche Interessen galten vor allem den Stoffwechselstörungen.

Im 64. Lebensjahre wurde der Ordinarius für innere Medizin der Universität Breslau, Kurt Gutzeit, am 28. Oktober 1957 durch einen akuten Herztod aus seinem neuen Wirkungskreis, dem Aufbau des Sanatoriums „Fürstenhof" in Bad Wildungen, herausgerissen. Gutzeit habilitierte sich 1923 in Jena unter Prof. Stinzing, kam 1926 mit Prof. Stepp nach Breslau und übernahm 1933 als ärztlicher Direktor das Rudolf-Virchow-Krankenhaus in Berlin. Bereits 1934 erfolgte der Ruf auf den Breslauer Lehrstuhl. G. war ein vielseitiger Kliniker, der die Problemstellung aus den Anregungen am Krankenbett fand. Ich verweise auf die zusammenfassende Monographie über die Gastroenteritis und auf den mit Teitge herausgegebenen Atlas der Gastroskopie. Neben seinen Leistungen als Forscher und Arzt — es sei an die Arbeiten über die Hepatitis, die Feldnephritis, die Fokalinfektion, das Blutjod, die Einführung der oralen Traubenzuckertropfbehandlung und an die Untersuchungen über die Wirbelsäule als Krankheitsfaktor erinnert — erwarb sich G. durch

Herausgabe der ,,Therapie der Gegenwart", der ,,Neuen Deutschen Klinik" und der ,,Klinik der Gegenwart" bleibende Verdienste um die ärztliche Fortbildung. GUTZEIT, der durch den Ausgang des Krieges seine geliebte Breslauer Klinik, sein Heim und seine Habe verlor, die Bitternisse der Gefangenschaft durchmachen mußte und gesundheitliche Schäden erlitt, blieb bis zu seinem Tode ein begeisterter Arzt, Forscher und Lehrer, obwohl sein größter Wunsch, wieder Kolleg halten zu können, nicht in Erfüllung ging.

Erst 39 Jahre alt, verstarb am 15. Juli 1957 der Oberarzt der II. Medizinischen Klinik und Poliklinik in Hamburg, Prof. KÜCHMEISTER, der auf Grund seiner Arbeiten über die Capillaren, das Interstitium und durch seine Monographie ,,Klinische Funktionsdiagnostik" zu den Besten des akademischen Nachwuchses zählte.

Im 63. Lebensjahr verschied am 18. November 1957 Prof. PAUL-OSWALD WOLFF. W. habilitierte sich 1929 an der Friedrich-Wilhelm-Universität Berlin für Pharmakologie, nachdem er bereits von 1925 ab Schriftleiter der ,,Deutschen Medizinischen Wochenschrift", Herausgeber der ,,Fortschritte der Therapie" und ab 1927 Sachverständiger des Reichsministers des Innern und des Reichsgesundheitsamtes für Suchtprobleme und Arzneimittelfragen gewesen war. 1931 Ernennung durch den Völkerbundsrat zum Sachverständigen und Mitglied der damaligen Hygieneorganisation in Genf. 1933 war WOLFF, der im ersten Weltkriege eine schwere Gasvergiftung erlitten hatte, gezwungen, die Heimat zu verlassen. Zunächst in Genf Sachverständiger für Suchten und Schriftleiter der ,,Schweizer Medizinischen Wochenschrift". 1938 bis 1949 Tätigkeit in Buenos Aires. Nach der Neugründung der Weltgesundheitsorganisation Rückberufung nach Genf und Übernahme der Leitung der Rauschgiftabteilung. 1955 Ernennung zum Honorarprofessor für Pharmakologie an der Freien Universität Berlin. Wir werden es unserem Mitglied P. O. WOLFF nicht vergessen, daß er unmittelbar nach dem Zusammenbruch die Verbindung zu seinen deutschen Bekannten wieder aufnahm und sich bemühte, das ihm geschehene Unrecht zu vergessen.

Prof. Dr. F. FISCHLER habilitierte sich noch unter ERB in Heidelberg. Wissenschaftliche Anerkennung im In- und Auslande erwarb sich F. durch seine Untersuchungen über die Ausschaltung der Leber durch die Eckesche Fistel. Am Ende seines schweren Lebens hatte der 81jährige die Genugtuung, daß seine 1916 in der Monographie ,,Physiologie und Pathologie der Leber" niedergelegten Befunde dazu beitrugen, die beim Menschen nach der Porta-Cava-Anastomose auftretenden Symptome zu klären.

Mit 77 Jahren verstarb in Oxford Prof. OTTO NEUBAUER. Nach Abschluß des Medizinstudiums in Prag zunächst Mitarbeiter des Chemikers und Physiologen KARL H. HUPPERT, mit dem er die Monographie ,,Analyse des Harns" herausgab. 1903 Habilitation bei FRIEDRICH V. MÜLLER mit der auch heute noch lesenswerten Arbeit über den ,,Abbau der Aminosäuren im gesunden und kranken Organismus". 1903 Nachweis des Urobilinogens durch das Ehrlichsche Aldehydreagens. Nach 12jähriger

1a*

klinisch-ärztlicher Tätigkeit und Leitung des Laboratoriums der II. Medizinischen Klinik in München übernahm N. 1918 die II. Medizinische Abteilung des Städtischen Krankenhauses München-Schwabing. Hier konstruierte er einen Blutdruckapparat auf Aneroidbasis und die nach ihm benannte Zählkammer mit der praktischen Netzeinteilung sowie 1930 — zusammen mit LAMPERT — den Athrombit-Bluttransfusionsapparat. 1933 mußte NEUBAUER seine Chefarztstelle niederlegen und wurde 1939 sogar zum Verlassen der Heimat gezwungen. In Oxford fand NEUBAUER eine seinem Können einigermaßen entsprechende Arbeitsstätte.

Am 4. Juni 1957 ging der 1874 in Stuttgart geborene, allseits geschätzte Psychotherapeut Prof. FRITZ MOOR, der Urenkel des Dichters und Arztes JUSTINUS KERNER, von uns. Mit fast 80 Jahren hielt M. 1953 auf unserer Tagung ein Hauptreferat: ,,Über die therapeutische Verwendung bedingter Reflexe" und schloß mit den Worten: ,,Grundhaltung und Grundstimmungen der Gesamtpersönlichkeit beherrschen oft in stärkster Weise die Wirkungsmöglichkeiten bedingter Reflexe", womit das anklang, was er immer wieder darlegte: ,,Die Psychotherapie kann nicht reine Naturwissenschaft sein, sondern bedarf der ständigen Befruchtung aus der Welt des Geistigen." Nach mehrjähriger Tätigkeit bei Prof. MATTHES in Köln ließ sich MOOR auf Rat von MATTHES zunächst in Koblenz als Facharzt für innere und Nervenkrankheiten nieder und verfaßte hier 1910 im ,,Handbuch der Neurologie" einen grundlegenden Beitrag zu den Neurosedeutungen von FREUD und BREUER und den Assoziationsexperimenten von C. G. JUNG. 1947 Ernennung zum Honorarprofessor an der Medizinischen Akademie in Düsseldorf.

Der mit 87 Jahren am 13. Dezember 1957 verstorbene ehemalige Direktor des Hygienischen Instituts der Universität Freiburg und Nestor der deutschen Hygieniker und Bakteriologen Geheimrat Prof. Dr. med. h. c. UHLENHUTH erwarb sich so große Verdienste durch seine Untersuchungen über die Spirochäten und ihre Bekämpfung, daß man ihn als den Mitbegründer der Chemotherapie bezeichnen könnte. U. heilte die an Spirochäten erkrankten Hühner mit Atoxyl und stellte später EHRLICH seine syphilitischen Kaninchen zur Verfügung. Grundlegend waren ferner die Ausarbeitung der Antimonpräparate für die Bekämpfung der Tropenkrankheiten. Während des ersten Weltkrieges entdeckte UHLENHUTH, zu gleicher Zeit wie REITER, die Spirochaeta icterogenes und klärte den Übertragungsweg auf.

Prof. ULLRICH, der Ordinarius für Kinderheilkunde an der Universität Bonn, wurde am 22. Dezember 1957 mit 63 Jahren von seinem schweren Leiden erlöst. Als ich vor $1\frac{1}{4}$ Jahren mit ihm, dem anerkannten Forscher der Entwicklungsphysiologie und der Phänogenese, wegen der Wiesbadener Referate sprach, schien er noch nichts von seinem bevorstehenden Ende zu ahnen und betrachtete es als Anerkennung seiner Untersuchungen und seiner monographischen Beiträge in den ,,Ergebnissen der inneren Medizin und Kinderheilkunde", daß auf unserem 64. Internistenkongreß wieder die Erbpathologie des Menschen erörtert werden sollte.

Mit 80 Jahren verschied in München der Ritter des Ordens ,,Pour le mérite" und Nobelpreisträger H. O. WIELAND. Bereits in jungen Jahren

entdeckte W. durch seine Untersuchungen über die Radikale mit zwei-
wertigem Stickstoff für die organische Chemie wichtiges Neuland und
bahnte mit seiner Dehydrierungshypothese das Verständnis für viele
Vorgänge im lebenden Organismus.

Meine Damen und Herren!

Der, dem die ehrenvolle Aufgabe des Vorsitzes zufällt, sieht die Verhandlungen der früheren Tagungen durch, achtet auf die Besonderheiten
der einzelnen Kongresse und legt dann, der Tradition entsprechend, in
der Einleitung, wie es HIS 1917 ausdrückte, sein ärztliches und wissenschaftliches Glaubensbekenntnis ab.

Das, was ich rückblickend empfinde, wo ich mich mit aller Deutlichkeit daran erinnere, wie ich 1924 unter dem Vorsitz von Prof. MATTHES
vor der Deutschen Gesellschaft für innere Medizin meinen ersten Vortrag
halten durfte, und was mich bewegt, wo zwei meiner verehrten Lehrer,
Prof. ACKERMANN und Prof. GRAFE, vor mir sitzen, möchte ich in den
Worten zusammenfassen: ,,Wenn ich bedenke, wie man wenig ist, und
was man ist, das blieb man andern schuldig."

Übersehe ich rückschauend kritisch meine Lehr- und Wanderjahre,
so gilt auch für mich die Goethesche Darlegung: ,,Das Wachstum ist
nicht nur Entwicklung. Die verschiedenen organischen Systeme, die den
einen Menschen ausmachen, verwandeln sich ineinander, verdrängen
einander, ja zehren einander auf, so daß von manchen Fähigkeiten, von
manchen Kraftäußerungen nach einer gewissen Zeit kaum eine Spur zu
finden ist." LÖFFLER meint auf Grund einer ähnlichen Betrachtung, daß
man eigentlich bei den meisten Klinikern von einem geistigen biogeneti-
schen Grundgesetz, nach dem sie die Stadien ihrer Vorgänger in stark
gekürzter Form durchliefen, sprechen könne.

Jeder, der wie ich im Herbst seines Lebens steht, Arzt mit jeder
Faser seines Herzens war und sich um Wissen bemühte, hat an sich erlebt
und an anderen beobachtet, daß auch heute noch der Ausspruch von
HERAKLIT: ,,Der Seele Grenzen kannst Du nicht ausfindig machen, und
ob Du jegliche Straße beschrittest" und PLATOS Erkenntnis gelten: ,,Un-
wissenheit ist es zu wähnen, in dem durch Lernen zum Besitz gewordenen
Wissen schon das Wissen selbst zu haben."

Nicht das Wissen von Tatsachen, sondern die Erforschung der Zusammenhänge und die dadurch erzielte Vertiefung und Erweiterung der
eigenen Kenntnisse machen das Wesen des Arztes aus; *des* Arztes, der
die Krankenpflege und die Laboratoriumstechnik beherrschen muß und
imstande ist, mit seinen geübten Händen und seiner Sicherheit den Kranken
zu beruhigen, der als Künstler aus dem Erlernten, dem Erarbeiteten und
in der eigenen Tätigkeit Erlebten heraus im freien Handeln den richtigen
individuellen Behandlungsweg findet und der als Gelehrter nach den Worten von CLAUDE BERNARD handelt: ,,L'expérimentateur pose dès questions
à la nature, mais des qu'elle parle, il doit se taire, il doit constater ce
qu'elle répond, l'écouter jus qu'au bout, et dans tous les cas se sou-
mettre." ,,Der kranke Mensch ist", wie dies FRERICHS und v. LEYDEN
darlegten, ,,Gegenstand unseres ärztlichen Handelns. Nicht als etwas von

ihm Getrenntes dürfen wir die Krankheit für sich betrachten. Die Beobachtung am Krankenbett bildet die Quelle unserer Erkenntnis, sie wird
geläutert und erweitert durch chemische und physikalische Handlungen."

Nichts wäre für die Entwicklung des inneren Mediziners bedenklicher
als eine Beschränkung der Freiheit seiner wissenschaftlichen Forschung
durch die Frage nach der unmittelbaren praktischen Verwertbarkeit der
Ergebnisse. 1841 klagte WUNDERLICH schon: ,,Die Physiker, Mathematiker, die Physiologen und vor allem die Philosophen von Profession
haben sich daran gewöhnt, mit geringschätzendem Mitleid von der Medizin zu urteilen und wollen kaum deren Ansprüche als Wissenschaft
dulden." Vor wenigen Jahren führte WALSHE in seiner Harvey-
vorlesung ,,Über das Gefüge der Medizin" auch in England erneut aus:
,,Einige Physiologen möchten der Medizin ihren Platz unter den Wissenschaften abstreiten, wobei sie wohl hauptsächlich von der Ansicht ausgehen, daß die Medizin die Analyse ihrer Beobachtungen nicht mit den
ihr zur Verfügung stehenden Mitteln durchführt, sondern in zunehmendem Maße versucht, Anleihen bei den naturwissenschaftlichen Fächern
zu machen. Aber schon historisch kann dieser Anspruch der Physiologen
leicht widerlegt werden. Die Beobachtung des Hilfesuchenden und später
die Tätigkeit im Krankenhaus waren die eigentlichen kulturellen Ahn-
herren des Laboratoriums und der experimentellen Physiologie."

Leider muß aber zugegeben werden, daß der praktischen Medizin
stärker als den rein naturwissenschaftlichen Fächern durch die allzu
schnelle Aufstellung von neuen Systemen, das autistische Denken, die
unzureichende Logik und Kritik Ablenkung von dem Ziel nach Erkenntnis der Wahrheit droht. ,,Wissenschaft als Gewissen des Arztes", führte
deshalb vor kurzem SCHULTEN in einem Fortbildungsvortrage aus.

Damit die innere Heilkunde der segenspendende Strom im Sinne von
FRERICHS bleibt, ist es Aufgabe des Vorsitzenden unserer Gesellschaft,
die Mitglieder immer wieder mit dem geistigen Band im Sinne ihrer
Gründer zu umschlingen, d. h. solche Themen zur Erörterung zu stellen,
durch die die Forschung angeregt, aber auch den Teilnehmern offenbar
wird, auf welchem Fundament die derzeitige Erkenntnis ruht, und aus
welcher Quelle sich Voraussetzungen zu einer Nutzanwendung ergeben.
Daneben sind aber auch aktuelle Fragen zu erörtern, die zur Kritik des
ärztlichen Handelns anregen.

In letzter Zeit meinten einige Redner, daß die klassische Medizin versagt hätte, wobei es ihnen wohl vor allem darauf ankam, ihre Zuhörer
mit einem Schlagwort anzusprechen. Jede Verflachung der Sprache ver-
schlammt aber leider den Geist. Daher schrieb NIETZSCHE: ,,Den Stil
verbessern heißt, den Gedanken verbessern." Versagen kann nur das
Subjekt, niemals ein Objekt.

Wiederholt wurde in letzter Zeit in Arbeiten, Vorträgen und Monographien aber auch auf den Panoramawechsel bzw. den Gestaltwandel
klassischer Krankheitsbilder hingewiesen. Deshalb stelle ich für die
64. Tagung das zur Diskussion, was KREHL in seiner ,,Pathologischen
Physiologie" als grundlegend betrachtet: ,,Jede Betrachtung hat also

davon auszugehen, was der Mensch ist. So hat sich jede Betrachtung der Ursachen und Entstehung der Krankheiten um die beiden Pole gedreht: Was schädigt den Organismus von außen, und was schädigt ihn dadurch, daß die Vorgänge in seinem Innern primär fehlerhaft verlaufen? Der Mensch lebt, wirkt und schafft inmitten einer Umwelt, auf die er tausendfache Einwirkungen ausübt, und von der er tausendfache Einwirkungen erfährt, in jeder Sekunde seines Lebens. Die Art, wie sich diese Einwirkungen in seinen Verrichtungen und in seinem Zustand äußern, charakterisiert sein Leben."

Als ich in der Eröffnungsrede zum Kongreß 1905, auf dem zum ersten Male von ZIEGLER und MARTIUS Referate über Vererbung gehalten wurden, die Worte von ERB las: ,,Schier atemlos geht es in steigendem Tempo vorwärts. Man weiß nicht, was noch werden mag", überdachte ich die inzwischen verflossenen 50 Jahre, und bei Betrachtung der Gegenwart fiel mir die Mitternachtsszene im zweiten Teil des ,,Faust" ein: ,,Ich heiße der Mangel, ich heiße die Schuld. Ich heiße die Sorge. Ich heiße die Not. Es ziehen die Wolken, es schwinden die Sterne."

Mein wissenschaftliches und ärztliches Motiv klingt daher aus in dem Schlußthema ,,Prophylaxe".

Mit der Bezeichnung ,,produktive Diabetikerfürsorge" sollte unmißverständlich hervorgehoben werden, daß unter prophylaktischen Maßnahmen etwas ganz anderes zu verstehen ist als das 1778 von FRANK vorgeschlagene ,,System einer vollständigen medizinischen Polizei zum Schutz des edlen Kleinods der allgemeinen Gesundheit". Prophylaxe ist zwar ein Teil der Therapie, beinhaltet aber mehr als die sofortige Verabreichung eines angepriesenen Medikamentes, für das leider auch heute noch die Ausführungen von JAQUET zutreffen: ,,La médecine qui guérit et la médecine qui tue." Gesundheitsschädigungen können auch bei den prophylaktischen Maßnahmen durch Anwendung unzureichender Röntgengengeräte und vor allem infolge fehlerhafter Durchführungen der Röntgenuntersuchungen entstehen. Das Dosimeter in der Hosentasche ist sicherlich zweckmäßig, um den Arzt vor einer Schädigung seiner Gonaden zu schützen, doch dürfen dann auch nicht im Laufe von etwa 6 Jahren bei einem einzigen Kranken 208 Röntgenaufnahmen — die Zahl der Durchleuchtungen ließ sich nicht ermitteln — ,,zur genauen Beobachtung des Krankheitsverlaufes" gemacht werden.

Obwohl in Deutschland die ersten ,,Volksheilstätten für Lungenkranke" geschaffen wurden, ist es bisher leider — im Gegensatz zu der Schweiz — nicht gelungen, die Allgemeinheit so von dem Wert der neuzeitlichen Tuberkulosebekämpfung zu überzeugen, daß jeder gerne von dem ärztlichen Angebot der Reihenuntersuchung Gebrauch machen würde. Sicherlich spielt hierbei die Erinnerung an die vielen durchgemachten ,,Kollektivuntersuchungen" eine Rolle. Es wirkt sich aber auch aus, daß nach Kriegsende ohne entsprechende Berücksichtigung, daß jeder Mensch das Recht besitzt zur Ablehnung von Präventivmaßnahmen, deren Wert noch nicht bewiesen ist, unter Andeutung von eventuellen Zwangsmaßnahmen neue Impfungen geplant waren.

1b*

In den „Ärztlichen Mitteilungen" der Westdeutschen Ärztekammern meinte Herr Dr. RODEWALD, daß die Diabetikerberatungsstellen nicht notwendig wären, und daß sich die Vertreter der klinischen Medizin mit den Vertretern der Medizinalverwaltungen verbündeten. Auch wenn man als Standespolitiker bemüht ist, die wirtschaftliche Not des Ärztestandes zu lindern, darf nicht vergessen werden, daß „es der Stand der Kranken ist, dessen Wohlfahrt wir zunächst zu dienen haben. Dazu bedarf es nicht nur der Gaben des Wissens und des Denkens, sondern vor allem der menschlichen Fähigkeit der Hingabe, die notwendig ist, um die niedrigsten Dienste auch dem geringsten Mitmenschen zu leisten. Die ärztliche Kunst beruht auf Menschenliebe, und nur wer so innige Liebe zum Menschen besitzt, daß ihm das Bewußtsein, gedient und geholfen zu haben, über alle Mühsale und Enttäuschungen hinweghilft, der ist geeignet, Arzt zu werden," wie dies KLEMPERER 1921 auf dem 33. Kongreß formulierte. „Rein beamtlich ist", nach BRAUER, „nur die ärztliche Bescheinigung der Arbeitsunfähigkeit zu leisten. Sie ist scharf zu trennen von jeder beratenden oder behandelnden ärztlichen Tätigkeit."

Auch der sog. Vertrauensarzt der Versicherungen denkt leider nicht genug an die Forderung von PARACELSUS: „Der Kranke soll einem Tag und Nacht eingebildet sein."

Wie ich hier 1931 auf dem Kongreß berichtete, waren innerhalb von 5 Jahren rund 40% der insulinbedürftigen Zuckerkranken der Würzburger Klinik wegen unzureichender ärztlicher Beratung, Betreuung und Versorgung verstorben. Es war daher seinerzeit, als noch keineswegs jeder gegen „Krankheit" versichert war, aus ärztlichen wie sozialen Gründen, wenn man unter „sozial" die ursprüngliche Bezeichnung „der menschlichen Gesellschaft dienend" oder „sich der menschlichen Gesellschaft hingebend" versteht, notwendig, entsprechende Beratungsstellen für Zuckerkranke zu schaffen.

Als Ende des vorigen Jahrhunderts im Zusammenhang mit der Entwicklung der allgemeinen Krankenversicherung die Forderung auf Errichtung von Lehrstühlen für soziale Medizin und stärkere Berücksichtigung der praktischen Ausbildung für die spätere Kassentätigkeit bei dem Unterricht der Studierenden erhoben wurde, wiesen ZIEMSSEN und MORITZ mit Nachdruck darauf hin, daß eine entsprechende Unterweisung jederzeit an den Polikliniken geschehen könnte. Ich erinnere an das Kapitel „Poliklinische Lehrzeit" in den „Jugenderinnerungen" von KUSSMAUL, wo Vater KUSSMAUL seinen gerade approbierten Sohn fragt: „Und Du fürchtest Dich nicht?" Vor wem sollte ich mich fürchten, kein Mensch tut mir etwas. „Aber Du den Menschen. O Gott, Deine armen Kranken."

Auch die Folgezeit lehrte, daß nur eine ausreichende stationäre klinische und ambulante poliklinische Schulung des Studenten und des Approbierten dem Arzt eine „geprägte Form, die lebend sich entwickelt" gibt bzw. ihm die für eine produktive Fürsorge des Diabetikers, Tuberkulösen, Rheumatikers, Herz- und Magenkranken usw. erforderliche Sachkenntnis und Erfahrung vermittelt.

Das Buch von R. N. BRAUN „Die gezielte Diagnostik in der Praxis" und KIBLERS Aufsätze im „Turmbau zu Babel" zeigen, daß die frisch niedergelassenen praktischen Ärzte immer noch über eine nicht ausreichende Vorbereitung auf die spätere kassenärztliche Tätigkeit klagen. Leider wird nun aber seit 1948 die praktische Unterweisung des Studierenden und des Medizinalassistenten in der Poliklinik sehr erschwert, da die Ansicht verbreitet wurde, daß durch die Polikliniken die Niederlassung von Ärzten behindert würde. Es sei deshalb daran erinnert, daß Ende des 18. Jahrhunderts von idealistischen Ärzten zur Betreuung und Behandlung der zahlungsunfähigen Kranken unter dem Namen „Anstalt für kranke Hausarme" und „Krankenbesuchsanstalten" Einrichtungen geschaffen wurden, die in den Universitätsstädten für den Unterricht der Studierenden herangezogen wurden und somit also die Vorläufer der Universitätspolikliniken waren. Diese aus ethischer Gesinnung heraus geschaffenen privaten Anstalten erhielten allerdings seinerzeit nicht das Attribut „sozial", weil dieses Epitheton damals noch nicht gebraucht wurde. Jedenfalls entstanden also die Universitätspolikliniken aus ganz anderen Gründen als die Ambulatorien der Krankenhäuser während des zweiten Weltkrieges.

In Frage gestellt wird der poliklinische Unterricht ferner vor allem dadurch, daß seit 1933 praktisch jeder Mensch „sozialversichert" ist, so daß in die Polikliniken eigentlich nur noch solche Kranken überwiesen werden, bei denen es dem Arzt trotz der verschiedensten Untersuchungen mit den zur Verfügung stehenden Apparaten und Methoden nicht gelang, das Krankheitsbild bzw. die Frage der Arbeitsfähigkeit zu klären. Es wäre im Interesse der Studierenden, der Ärzte und der Versicherungen an der Zeit, hier eine grundsätzliche Regelung zu finden — im Auslande ist dies bereits seit langem geschehen — und durch Beobachtungsstationen bzw. kurzfristige Krankenabteilungen die eigentlichen Behandlungskrankenhäuser zu entlasten. Durch eine wirkliche ärztliche Betreuung der Altersheime und der alten Menschen in den Familien, die nach ähnlichen Gesichtspunkten durchgeführt werden könnte, wie dies Ende des 18. Jahrhunderts der Fall war, bestünde durchaus die Möglichkeit zu verhindern, daß die „Alten" immer dann zur stationären Behandlung eingewiesen werden, sobald die Ärzte ihre Krankenbesuche wegen Überlastung, z. B. durch eine Grippewelle, nicht mehr durchführen können, oder die häusliche Pflege schwierig wird.

Keinerlei Meinungsverschiedenheit darf darüber bestehen, daß die Gesundheit des Einzelnen das größte Kleinod ist, dessen Schutz wichtiger ist als die Besserung von ökonomischen Erfordernissen.

Die interne Medizin würde es daher begrüßen, wenn die Hygieniker, die sich — wohl um die Abhängigkeit des Einzelnen von der Gemeinschaft stärker hervorzuheben, oder um die Notwendigkeit einer öffentlichen Regelung bestimmter Verhältnisse zu betonen — Sozialhygieniker nennen und, ähnlich wie die Vertreter der sozialen Medizin Ende des vorigen Jahrhunderts, im Grunde die Betreuung des Menschen anstreben, das übernehmen würden, was der interne Mediziner und der praktische

Arzt nicht beherrschen, z. B. die Bekämpfung der Nahrungsmittelver-
fälschungen, vor denen der gehetzte „Kollektivmensch" des 20. Jahrhunderts infolge der vielen sensationellen Berichte allmählich genau so
große Angst hat wie vor der Auswirkung der Röntgenstrahlen. Als Sachverständige in internen Fachfragen fühlen sich aber in letzter Zeit auch
die Gerichtsmediziner, die — wohl um die Bedeutung der Sozialethik
hervorzuheben — ihre Arbeitsstätten als „Institute für gerichtliche und
soziale Medizin" bezeichnen. So vertrat z. B. in einem Ehescheidungs-
prozeß ein Gerichtsarzt die Auffassung, daß man dem zuckerkranken
Mann, der nach dem Motto „Nestwärme" bereits vorsorglich eine „pla-
tonische" Bindung eingegangen war, das Zusammenleben mit seiner gesetzlichen Frau nicht zumuten könne, da die ständige Belastung des
vegetativen Systems zu einem Koma führen könne.

Da nicht nur die theoretischen, sondern auch die praktischen Mediziner das Gebet des MAIMONIDES: „Nimm, o Herr, von mir den Gedanken,
daß ich alles kann", nicht mehr zu kennen scheinen, greift der Gestaltwandel leider immer mehr um sich. So sammeln sich in den Wirkungsstätten der Chirurgen nicht nur infolge des Enthusiasmus für die anti-
biotische Ära die Enteritiden. Manche Orthopäden möchten die Polio-
myelitiskranken schon im infektiösen Stadium bei sich haben. An diesen
und den Meningitispatienten sind, ohne Berücksichtigung der Tatsache,
daß bei jedem Infekt nicht nur *ein* Organsystem betroffen ist, auch noch
die Neurologen interessiert, die über den Hypothalamus ferner Anspruch
auf die Diagnostik und Therapie der inkretorischen Störungen erheben.
Unter Berufung auf die „Lehre von der Fokalinfektion" betrachten die
Otologen die Infektionskrankheiten, die mit einer Tonsillitis beginnen,
als in ihr Fachgebiet gehörend. Die Psychiater schreiben mit ihrem EEG-
Gerät auch gleich das EKG mit. Seit Einführung der medikamentösen
Curettage stürzen sich die Gynäkologen auf Hormonanalysen und die
Behandlung der Anorexia mentalis, da sie die „hypothalamische Amenor-
rhoe" für den determinierenden Faktor halten. Es soll aber nicht ver-
schwiegen werden, daß auch internistischerseits viele Kranke ohne ent-
sprechende Indikation — der Not gehorchend — geröntgt, gastroskopiert, unter Umständen auch laparoskopiert, und bei der sog. Psychotherapie vielfach die Grenzen gegenüber der Psychiatrie überschritten
werden. Angeregt durch die Erschaffung des „Laboratoriumsarztes"
schickt der praktische Arzt diesem die Exkrete seiner Kranken zur
Beschau.

Ursache wie Folge dieses für die Heilkunde und besonders für die
innere Medizin gefährlichen Syndroms der multiplen Abartungen lassen
sich mit den Worten umreißen: „Ein jeder kratzt und scharrt und
sammelt, und unsere Kassen bleiben leer."

Der Arztberuf ist überfüllt, der Zustrom zum Medizinstudium dürfte
infolge der Studienstipendien nach dem Honnefermodell noch weiter ansteigen. Die Mortalität sinkt, die Zahl der älteren Menschen nimmt zu.
In den Krankenhäusern und in den Gemeinden fehlt es zur Betreuung
der wirklichen Kranken und der alten Menschen an Schwestern. Trotz
Abnahme der Infektionskrankheiten steigen die Morbiditätszahlen, oder

richtiger ausgedrückt, nimmt die Zahl der Menschen zu, die sich für „krank" halten und von den Ärzten krank „geschrieben" werden, und damit die Ausgaben für Medikamente, Untersuchungen, Errichtung und Ausstattung von Krankenhäusern und neuerdings auch der sozialen Rehabilitationssanatorien.

Was tun ? Die tragenden Säulen jeder Gemeinschaft sind: Ordnung und Freiheit. Mit Recht mahnt daher JEAN ROLIN: „Ein Beruf verliert seine Freiheiten nur infolge seiner eigenen Fehler und Versäumnisse." Ununterbrochen wird seit 1896 auf unseren Kongressen eine Reform an Haupt und Gliedern gefordert. „Vergilbt ist das Papier, doch alles ist am Platz geblieben."

Auf die für die Zukunft der Heilkunde wichtigen ökonomischen Probleme kann ich aus Zeitgründen nicht näher eingehen. Aus eigenster Erfahrung möchte ich aber hervorheben, daß man, ohne daß dadurch eine Gefährdung des Kranken droht, imstande ist, die durch Medikamente, Röntgen- und Laboratoriumsuntersuchungen entstehenden Unkosten weitgehend zu vermindern. Besonders gefährdet wird unsere ärztliche Freiheit durch die auf Sicherheit gerichtete Kollektivmentalität, den positivistischen Glauben bzw. Aberglauben an die Wunder der Technik und des Medikamentes und die Auswirkungen der Sozialversicherungen, die das Solidaritätsgefühl der Kranken, aber auch der Ärzte untergraben.

Im Gegensatz zu der übergroßen Anzahl von Versicherungsanstalten gibt es nur wenig charitative Organisationen und vor allem nicht mehr ausreichend Schwestern, um die Pflege und Betreuung des Kranken zu gewährleisten, der auch im 20. Jahrhundert zu dem Arzt seines Vertrauens schließlich doch in dem Glauben kommt: „Ich gebe mich in Deine Hände." Bereits 1956 fehlten in der Bundesrepublik 40 000 Krankenschwestern, so daß das Fundament der Heilkunde und -kunst, die Pflege und Wartung des Erkrankten, gefährdet ist.

Seit dem zweiten Weltkriege ist die Zahl der Ärzte bereits so groß geworden, daß eine Niederlassung vor dem 40. Lebensjahre praktisch nicht mehr möglich ist. Dabei hält der Andrang zum Medizinstudium unverändert an. Immer zwingender wird daher die Verpflichtung, die richtige Auswahl bei der Verleihung der Approbation wie bei der Facharztanerkennung zu treffen. Diese Forderung gilt aber nicht nur für die Hochschullehrer, sondern in demselben Ausmaße auch für die gesamte Ärzteschaft.

Mit Rücksicht auf die bereits jetzt als problematisch zu bezeichnende Ordnung und Freiheit unseres Berufes ist als erstes eine einwandfreie Klärung der Zahlenverhältnisse Ärzte : Medizinstudierenden bzw. des ärztlichen Bedarfs und Angebots erforderlich. Hierbei könnte zugleich festgestellt werden, warum bei dem Überangebot an jungen Ärzten nicht ausreichend Vertreter für die allgemeine wie Fachpraxis zur Verfügung stehen.

Gleichwichtig und weit dringlicher als eine Neuordnung des Studiums, durch die zwangsmäßig bei der jetzigen großen Zahl der Medizinstu-

dierenden eine Vermehrung der Dozenten- und Assistentenstellen neben
großen sachlichen Ausgaben notwendig wird, und sicherlich der Andrang
zur Universität nicht abnimmt, aber sehr bald die Frage auftaucht, was
aus diesen „Lehrassistenten" und „Dozenten" später werden soll, ist
eine grundsätzliche Umgestaltung der Prüfungen. Dadurch, daß die
Abschlußprüfungen nicht mehr, wie bisher, vor den Lehrern der medizinischen Fakultät, sondern wie bei den Juristen vor einer hierzu zu bestimmenden Kommission abgelegt würden, ließe sich der Bildungsgrad
heben und zugleich der Andrang zur Hochschule herabsetzen.

1926 führte PÄSSLER auf dem 38. Kongreß aus, daß nach seinen Erhebungen von 17 555 Medizinkandidaten, die in 14 verschiedenen Universitäten geprüft waren, insgesamt nur elf, also etwa 0,06% die Approbation
nicht erhalten hätten. „Bei der Tätigkeit des Arztes handelt es sich um
Gesundheit und Leben seiner Mitmenschen, und das, was eine falsche
Diagnose oder ein unterlassener Eingriff an Leib und Leben schadet, ist
meist nicht zu reparieren." In seinem Aufsatz: „Sozialisierung und kein
Ende" hob schon 1919 RATHENAU hervor: „Versittlichung ist die Beseitigung der falschen Menschenauswahl."

Mehr noch als vor 60 Jahren gilt die von ZIEMSSEN und QUINCKE
dargelegte Feststellung: „Lernfreiheit ist ein schönes Ding, sie paßt für
selbständige Naturen, die bereits eine Reife des Denkens und Urteils
besitzen, doch sind sie leider in der Minorität." Hinzukommt, daß der
Nutzeffekt des Studiums, den bereits WUNDERLICH 1841 bei den deutschen Medizinern als beklagenswert gering bezeichnete, trotz des unver-
hältnismäßigen Zeit-, Arbeits- und Kostenaufwandes weiterhin abge-
nommen hat. Wegen Nachlassens des inneren Antriebes bzw. des Enthusiasmus, der nach KANT diejenige Eigenschaft des menschlichen
Geistes ist, „ohne welche nie irgendwo etwas Großes geleistet wird",
und Überwertung der Technik wird jetzt ferner leider „Schulung zum
Beruf" mit Bildung gleichgesetzt. Ärztliche Bildung ist nicht nur Besitz
von Kenntnissen und Fertigkeiten, sondern Entfaltung des Charakters
und des Geistes, die allein imstande sind, den Arzt in ausreichendem
Maße gegenüber der Propaganda, den Schlagwörtern und dem Hang zur
Konstruktion von Systemen zu immunisieren. „Unless men increase in
wisdom, as much as in knowledge, increase of knowledge will be increase
of sorrow" (BERTRAND RUSSELL).

Auch für die Ordnung des ärztlichen Berufes gilt die Ansicht von
ORTEGA Y GASSET: „Es gibt keine Kultur, wenn keine Normen und keine
Ehrfurcht vor gewissen Grundwahrheiten der Erkenntnis mehr gelten.
Jede Masse läßt sich grundsätzlich unterteilen in Menschen, die viel von
sich fordern, sich selbst mit Pflichten belasten und in der Notwendigkeit
des Dienens keine Last sehen, und andere, die nichts Besonderes von sich
fordern, die sich begnügen, von einem Augenblick zum anderen zu
bleiben, was sie schon sind, ohne Drang über sich hinaus — Bojen, die im
Winde treiben."

Hiermit eröffne ich die 64. Tagung.

# VERHANDLUNGEN DER

# DEUTSCHEN GESELLSCHAFT FÜR INNERE MEDIZIN

HERAUSGEGEBEN
VON DEM STÄNDIGEN SCHRIFTFÜHRER
### PROFESSOR DR. Fr. KAUFFMANN
WIESBADEN

FÜNFUNDSECHZIGSTER KONGRESS
GEHALTEN ZU WIESBADEN VOM 6.—9. APRIL 1959

MIT 310 ABBILDUNGEN UND 87 TABELLEN

Enthält u. a. folgende Referate:

**1. Kollagenkrankheiten.** Wassermann-Chicago, Letterer-Tübingen, Hartmann-Marburg, Schoen-Göttingen, Vorlaender-Bonn, Hegglin-Zürich, Stroebe-Bremen, Schuermann-Bonn, Bock-Marburg

**2. Sekundäre Niereninsuffizienz.** Kramer-Göttingen, Ullrich-Göttingen, Randerath-Heidelberg, Sarre-Freiburg, Kleinschmidt-Mainz, Wolff-München, Frey-Freiburg im Brsg., Übelhör-Wien, Alwall-Lund

**3. Rhythmusstörungen des Herzens (Paroxysmale Tachykardien).** Doerr-Kiel, Bijlsma-Utrecht, Trautwein-Heidelberg, Spang-Stuttgart, Grosse-Brockhoff-Düsseldorf

**4. Die Grippe.** Herzberg-Frankfurt am Main, Heinlein-Köln, Jacobi-Hamburg

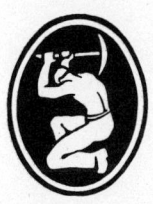

MÜNCHEN
VERLAG VON J. F. BERGMANN
1959

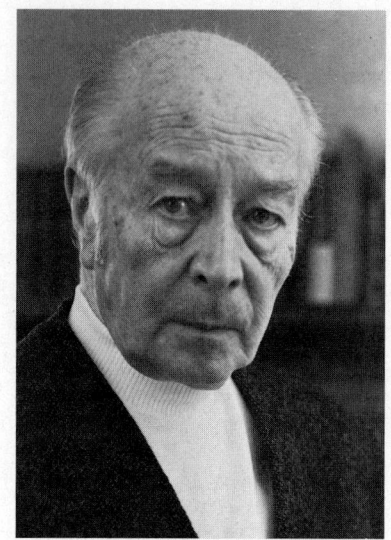

W. Brednow, Jena
Vorsitz 1959

# Eröffnungsansprache des Vorsitzenden

## Montag, den 6. April 1959

Von

### W. BREDNOW (Jena)

*Meine sehr verehrten Damen und Herren, hohe Gäste,*
*verehrte Ehrenmitglieder und Mitglieder unserer Gesellschaft!*

Zu unserer 65. Tagung der Deutschen Gesellschaft für innere Medizin begrüße ich Sie alle herzlich. Ich begrüße unsere Gäste aus dem In- und Ausland und bin den Damen und Herren aus dem Auslande ganz besonders dankbar dafür, daß sie wie in früheren Jahren als Vortragende und als Teilnehmende gekommen sind, um mitzuwirken an dieser Tagung. Das Band ärztlicher und wissenschaftlicher Arbeit sollte in der Welt recht fest geknüpft sein und bleiben, um vielleicht auf diese Weise vielen Mißverständnissen und Trübungen, denen es auszuweichen gilt, wirksam zu begegnen. Ich begrüße auch die Damen und Herren, die mit mir aus dem anderen Teile unseres deutschen Vaterlandes hierher gekommen sind, und ich freue mich, daß ihre Zahl größer ist als im vergangenen Jahre. Ich darf auch hinzufügen, daß wir durch diese wissenschaftliche Gesellschaft und ihr Wirken in sachlicher und persönlicher Hinsicht nicht den Eindruck haben, in einem uns fremden Teil unseres gemeinsamen Vaterlandes zu sein.

Die alljährliche Freude der Wiederbegegnung mit guten Freunden und Bekannten wird stets getrübt durch die Trauer um den Verlust hochgeschätzter, bewährter Männer dieses Kreises und langjähriger Mitglieder der Gesellschaft. Wir haben eine Reihe von Toten zu beklagen, darunter manche, die in vorderster Reihe standen durch ihre wissenschaftliche Bedeutung und berufliche Bewährung. Ich verlese die Namen der seit der letzten Tagung verstorbenen Mitglieder:

Herr Dr. AUSTERHOFF, Berlin-Frohnau,
Herr Dr. BARNER, Braunlage,
Herr Dr. BAUR, Bad Nauheim,
Herr Prof. Dr. BERNHARDT, Berlin-Spandau,
Herr Dr. BÜLLMANN, Heidenheim,
Herr Dr. CZECH, Tirschenreuth,
Frau Dr. DISCHREIT, München,
Herr Prof. Dr. Dr. h. c. GRAFE, Garmisch-Partenkirchen,

Herr Dr. HANDMANN, Döbeln,
Herr Prof. Dr. HARTWICH, Berlin-Charlottenburg,
Herr Prof. Dr. HÜLSE, Bad Neuenahr,
Herr Prof. Dr. JANSEN, Bonn,
Herr Dr. KARCHER, Basel,
Herr Prof. Dr. KELLER, Leipzig,
Herr Dr. LEHMANN, Stuttgart,
Herr Prof. Dr. LUSICKY, Serajevo,
Herr Prof. Dr. MIETZSCH, Leverkusen,
Herr Dr. MORY, Saarbrücken,
Herr Dr. OLIVET, Northeim,
Herr Dr. PATZIG, Marburg,
Herr Dr. RHEINDORF, Kitzingen,
Herr Dr. RUMPF-BREUNINGER, Basel,
Herr Prof. Dr. SLAUCK, Aachen,
Herr Dr. STERTENBRINK, Bad Kreuznach,
Herr Prof. Dr. TOENNIESSEN, Kassel.

Ich bitte Sie, sich zu Ehren der Toten von Ihren Plätzen zu erheben.
Ich danke Ihnen.

Es ist alter Brauch der Gesellschaft, aus der Zahl der Genannten jene herauszuheben, die durch ihr besonderes Wirken in der Gesellschaft oder überhaupt auf dem Gebiete der inneren Medizin vorzüglich geprägte oder anerkannte Persönlichkeiten waren.

Herr Prof. Dr. Dr. h. c. ERICH GRAFE, emeritierter Ordinarius der inneren Medizin, Ehrenmitglied unserer Gesellschaft, ist am 16. Mai 1958 im 77. Lebensjahre einem Herzinfarkt erlegen. Sein wissenschaftlicher Weg begann in Berlin bei THIERFELDER und RUBNER im Physiologischen Institut und führte ihn dann an die Krehlsche Klinik in Heidelberg, wo er sich den Fragen des Gesamt- und des Energiewechsels unter dem Gesichtspunkt der Ernährung zuwandte. Viele Jahre hindurch beschäftigte ihn die Wirkung verfütterter Ammoniaksalze auf das Stickstoffgleichgewicht, dann aber wandte er sich den Abwegigkeiten der Stoffwechselvorgänge beim Zuckerkranken zu, Probleme, die ihn bis in seine allerletzte Lebenszeit fesselten. Nach seiner Berufung auf den Rostocker Lehrstuhl im Jahre 1922 übernahm er 1926 die Würzburger Klinik. Diese Jahre dürfen als die fruchtbarsten angesehen werden; sie waren erfüllt durch seine klinischen und wissenschaftlichen Leistungen und nicht zum wenigsten durch die Lösung organisatorischer Aufgaben auf dem Gebiete der Diabetikerfürsorge. Seine Arbeiten und monographischen Abhandlungen der Stoffwechselkrankheiten und insbesondere seine Darstellung der Krankheiten des Kohlenhydratstoffwechsels im Handbuch der inneren Medizin vom Jahre 1955 sind Leistungen hohen Ranges, die ein Denkmal von gültiger Dauer bleiben dürften. In schweren Schlägen des Schicksals hat er seine menschliche Bewährung erwiesen. Ein reich erfülltes Leben hat in seinem Werk seinen Abschluß gefunden.

Herr Prof. Dr. HERMANN BERNHARDT ist am 28. Oktober 1958 im 61. Lebensjahre nach kurzer Krankheit aus einem arbeitsreichen Leben geschieden. Seine klinische Ausbildung erfuhr er vorwiegend an der I. Medizinischen Klinik der Charité in Berlin unter His und später unter Siebeck. Studienaufenthalte in England und in den USA an der Mayoklinik ergänzten und förderten seinen wissenschaftlichen Bildungsgang, und von 1937 bis 1945 leitete er dann die innere Abteilung des Städtischen Krankenhauses in Ratibor, um später die innere Abteilung des Städtischen Krankenhauses in Berlin-Spandau zu führen. Seine wissenschaftliche Bedeutung liegt vor allem auf dem Gebiete der Stoffwechselkrankheiten und der Endokrinologie. In zahlreichen Arbeiten und Handbuchartikeln hat er seine klinischen und wissenschaftlichen Erfahrungen in Fragen des Intermediärstoffwechsels niedergelegt und ist insbesondere den Stoffwechselproblemen der Fettsucht nachgegangen. Sein 1955 erschienenes Buch über die Fettleibigkeit ist Niederschlag seiner großen Kenntnisse und Erfahrungen auf diesem Gebiete.

Herr Prof. Dr. Keller, ärztlicher Direktor des Krankenhauses St. Georg in Leipzig, ist am 2. Juli 1958, einen Tag nach seinem 60. Geburtstage, einem Herzinfarkt erlegen. Nach einer Ausbildung am Physiologischen Institut in Freiburg, wo er mit Hermann Rein und Loeser über das Problem der Reflexausbreitung und Reflexhemmung arbeitete, wandte sich Keller der weiteren Ausbildung an der Klinik von Morawitz in Leipzig zu, wo sein Interesse weiterhin vorwiegend Fragen neurologischer Art galt. Zahlreiche Publikationen aber, die er als Mitarbeiter von Morawitz und später von Bürger veröffentlichte, zeigen, daß er daneben vielfache Themen der inneren Medizin bearbeitet hat, in den letzten Jahren klinische Fragen der Hepatitis epidemica. Die vielleicht allerschwersten Aufgaben aber hatte er als Lagerarzt in Kriegsgefangenen- und Interniertenlagern zu bestehen, und wir wissen es, daß er sich durch seinen rückhaltlosen menschlich-ärztlichen Einsatz große Verehrung erworben hat. 1951 übernahm er die Leitung der inneren Abteilung des Krankenhauses St. Georg in Leipzig und stand diesem großen Arbeitsgebiet mit der ihm eigenen Verantwortung erfolgreich vor.

Herr Prof. Dr.-Ing., Dr. med. h. c. und Dr. rer. nat. h. c. Fritz Mietzsch, Direktor der Farbenfabriken Bayer, Mitglied auch unserer Gesellschaft, ist am 25. Januar 1958 im 62. Lebensjahre aus einem an fruchtbarer Arbeit reichen Leben geschieden. Er studierte in seiner Vaterstadt Dresden Chemie und promovierte dort bei König mit einer Arbeit über Polymethinfarbstoffe, einer Arbeit, die ihm den Weg zu den Farbenfabriken Bayer öffnete, an denen er 35 Jahre wirken konnte; hier galt seine Forschungsarbeit den Akridinverbindungen, unter denen in Zusammenarbeit mit Mauss und Kikuth das Atebrin der Malariatherapie hinzugefügt wurde. Sein Name ist mit der Entwicklung der antibakteriellen Chemotherapeutica eng verknüpft, denn zusammen mit Domagk sind die chemischen und tierexperimentellen Voraussetzungen für die in Deutschland erarbeitete Sulfonamidtherapie geschaffen worden. Seine Forschungsarbeit ging von hier weiter in Richtung der Thiosemicarbazone, des Contebens als des ersten synthetischen chemotherapeutischen Mittels im Kampfe gegen die Tuberkulose. Es ist kaum möglich, in wenigen Sätzen der ebenso umfangreichen wie erfolgreichen

1*

Arbeit dieses Mannes zu gedenken. Sein Name wird gerade auch von der medizinischen Welt nicht vergessen werden können, und die Deutsche Gesellschaft für innere Medizin darf und muß dieses Mannes besonders dankbar und ehrend gedenken.

Herr Prof. Dr. ADOLF HARTWICH, der in den letzten Jahren in Berlin lebte, ist gleichfalls im vergangenen Jahre gestorben. HARTWICH war einer der ältesten Schüler VOLHARDS, sein Mitarbeiter schon in Halle und später in Frankfurt. Seine Bedeutung auf wissenschaftlichem Gebiet liegt in seinen ganz wesentlichen experimentellen Arbeiten, die nicht nur für die Schule VOLHARDS, sondern für die weitere experimentelle und klinische Forschung auf dem Gebiete der Nierenpathologie richtung-gebend wurden. HARTWICH hat als erster experimentell beweisen können, daß lokalisierte Eingriffe am Gefäßapparat der Nieren eine reaktive Vaso-constriction und Hypertension auszulösen vermögen, und er hat zeigen können, daß in der ischämischen Niere ganz spezifische Stoffe, ,,nephro-gene Toxine'', wie er sie nannte, gebildet werden, die hämatogen die Blutdrucksteigerung auslösen. Seine experimentellen Ergebnisse wurden von GOLDBLATT und Mitarbeitern wenige Jahre später bestätigt.

Ferner haben wir den Verlust weiterer langjähriger Mitglieder zu beklagen, so von Prof. SLAUCK (Aachen), dessen Arbeitsgebiet besonders dem Rheumatismus zugewandt war, von Prof. TOENNIESSEN (Kassel), dessen Name mit dem Tebeprotin verbunden ist, und Prof. JANSEN (Bonn), der noch in den letzten Jahren maßgebende Aufgaben organi-satorischer Art im Rahmen des Chefarztverbandes und des Deutschen Krankenhaustages erfüllt hat.

Eine solche kurze Namensnennung und Aufzählung sachlich-wissen-schaftlicher Leistungen kann immer nur ein bescheidener Hinweis sein auf die Kontinuität wissenschaftlichen Lebens und auf die Verpflichtung, die der Nachwelt daraus zuwächst. Der 80jährige WIELAND hat es 1 Jahr vor seinem Tode mit den Sätzen ausgesprochen:

> ,,Das Leben im Andenken der Nachwelt ...... ist mit dem vor-hergegangenen sichtbaren Leben in der Mitwelt gleichsam aus einem Stücke, als *eine wirklich fortgesetzte* Persönlichkeit in der-selben zu betrachten.''

*Meine Damen und Herren!*

Wenn wir uns nach einem solchen ehrenden Rückblick auf die Männer, denen wir alle zu danken haben, der Gegenwart und den vor uns liegenden Aufgaben der Kongreßtage zuwenden, so darf ich einige Erklärungen über die Gründe abgeben, die mich bewogen haben, gerade ein solches Programm aufzustellen. Wir erleben mit einer bestürzenden Gewißheit, daß das Gebiet der inneren Medizin aufgeteilt und zerschlagen wird in Spezialfachgebiete, und wir erleben diesen Vorgang, ohne uns immer hinreichend Rechenschaft darüber zu geben, über die Gründe, die dazu geführt haben und offenbar auch weiterhin in dieser Richtung wirken werden.

Niemand kann bezweifeln, daß die innere Medizin nicht nur an Breite, sondern auch an Tiefe ganz erheblich gewonnen hat. Das war nur möglich durch Erweiterung experimentell-wissenschaftlicher Forschungsarbeit, die mit immer stärker differenzierten Apparaturen und Techniken neue und tiefere Zusammenhänge aufgedeckt hat. Und so kann es nicht anders sein und wird immer mehr so werden, daß ein Einzelner alle diese höchst verfeinerten Verästelungen aufgesplitterter Spezialgebiete und ihre ungeheure Literatur gar nicht mehr bewältigen kann. So ist ja auch nicht nur in der speziellen Forschungsarbeit, sondern auch innerhalb der Arbeit *einer* Klinik Teamwork längst zur Selbstverständlichkeit geworden. Von der inneren Medizin her gesehen, ist die Lage zu vergleichen mit einem breiten und wohlgegründeten Gebirgsmassiv, aus dem sich einzelne sehr steile Gipfel herausheben. Dem fundamentartigen Gebirgsmassiv, das möglichst breit und hoch zu denken und zu wünschen ist, sollte die innere Medizin entsprechen; erst aus diesem Massiv sollten sich die steilen Aufgipfelungen erheben, die dem höchstspezialisierten Einzelgebiet dieser oder jener Art zukommen mögen. Der inneren Medizin und damit dem kranken Menschen wäre ein schlechter Dienst erwiesen, wollten wir in der Ausbildung unseres ärztlichen und wissenschaftlichen Nachwuchses eine Medizin anstreben, die auf das fest gefügte, breite und tragfähige Fundament verzichtet zugunsten vereinzelter Gipfelleistungen, zugunsten einer allzu früh einsetzenden Spezialisierung. Dabei spreche ich noch nicht einmal von dem ärztlich-menschlichen Auftrag, von dem tragenden Grund ärztlich-menschlichen Seins, sondern ganz allein vom Wissenschaftscharakter der inneren Medizin im engeren Sinne. Wenn wir also der Technik mit ihren ständigen Verfeinerungen in Klinik und Laboratorien ganz Entscheidendes verdanken, so steht auf der anderen Seite für den wissenschaftlich ausgerichteten Arzt die Gefahr der Habitualisierung seines Tuns und damit des Virtuosentums; es könnte sein, daß der virtuosenhafte Spezialist nur das eigene Instrument im Gesamtorchester hört und die Verantwortung dem Werk gegenüber nicht spürt. Das Bewußtsein solcher Verantwortlichkeit gehört in die Zuständlichkeit der Person, und sie muß vom Individuum Arzt dem Gesamtwerk der inneren Medizin gegenüber empfunden werden und bewußt bleiben.

Von solchen besorgten Überlegungen um die innere Medizin ausgehend, schien es mir berechtigt, für die Rahmenthemen der drei ersten Kongreßtage Gegenstände zu wählen, die aus einer rein organgebundenen Betrachtung herausführen. So wurde für den ersten Tag der noch immer umstrittene Begriff der Kollagenkrankheiten in den Mittelpunkt gestellt, einmal, um ihn durch klarere Definitionen von theoretischer und klinischer Seite vor einer Entartung zum Schlagwort zu bewahren, andererseits, um den Bezug pathogenetisch höchst verschiedenartiger Reaktionen am Bindegewebe in ihren klinischen Manifestationen aufzudecken. Die Blickrichtung sollte auf ein ausgebreitetes System gerichtet bleiben, das in höchst verschiedener Dynamik zu reagieren imstande ist.

Gleichsam entgegengesetzt, und doch nur scheinbar entgegengesetzt ist die Betrachtung, die zum Thema des zweiten Tages der sekundären Niereninsuffizienz geführt hat; hier soll es darauf ankommen, von der

Physiologie, der Pathologie und der Klinik her die an den Nieren sich abspielenden Reaktionen aufzuzeigen, die durch mannigfachste Störungen extrarenal gelegener Funktionskreise an den Nieren zur Auswirkung kommen können.

Dem dritten Tag lag das Bemühen zugrunde, Fragen der klinischen Herz- und Kreislaufpathologie wieder einmal im Rahmen der Deutschen Gesellschaft für innere Medizin abzuhandeln, die in den letzten 10 Jahren an dieser Stelle als Hauptthema nicht erörtert wurden. Von klinischen Betrachtungen her schien es daher geeignet, auch hier ein in Klinik und Praxis gleich bedeutendes Symptom herauszugreifen, das ein Ausdruck höchst mannigfacher Bedingtheiten sein kann, die paroxysmalen Tachykardien.

Das letzte Verhandlungsthema der Grippe ist von so großer und immer neuartiger Aktualität in epidemiologischer und klinischer Hinsicht, daß es aus diesem Grunde wichtig schien, diesen in wissenschaftlichem und ärztlichem Sinne bedeutenden Gegenstand gesammelt darzustellen.

Zusammenfassend liegt also das Bestreben zugrunde, die zahlreichen Fakten des Analytisch-Besonderen zu sehen unter dem Blickpunkt des Synthetisch-Allgemeinen, beides zu einer möglichst heilen Einheit zu verschmelzen.

Wir stoßen hier an ein geisteswissenschaftliches Problem, und auch uns Ärzte sollte es nicht abschrecken, bei einer solchen einleitenden Betrachtung einen Augenblick wenigstens zu verweilen. Es handelt sich darum, daß in dem Bemühen, vieles Einzelne zu einem Ganzen zusammenzufassen, auch im Rahmen der inneren Medizin, wir mit einer reinen Addition naturwissenschaftlicher Fakten nicht auskommen. Das Problem des Ganzen als Gegensatz zu der Summe der Teile ist kein Problem erst unserer Zeit. In PLATONS Dialog Theaitetos ist ja vielleicht in größter Frische und Ursprünglichkeit diese Differenzierung in maieutischer Weise dargelegt worden. Es geht hier um das im Grunde erkenntnistheoretische Problem, inwieweit sich das *Ganze* (τὸ ὅλον) unterscheidet von dem *Gesamten* (τὸ πᾶν). Und wunderbar klar und durchsichtig wird dort entwickelt, daß das *Gesamte* aus der Summe der Teile bestehe, daß aber das *Ganze* nicht aus Teilen zusammengesetzt sei (τὸ ὅλον οὐκ ἔστιν ἐκ μερῶν). An HESIODS Beispiel von den „hundert Hölzern des Wagens" wird dies auseinandergesetzt, daß zur richtigen Kenntnis der einzelnen Teile des Wagens ja eben doch noch ein anderes Wissen hinzukommen müsse, der λόγος von der οὐσία des Wagens, das verstehende Erkennen seines Wesens, das als umgreifendes Band die eigentliche Erkenntnis und Erklärung bedeute. Das trifft auch für die innere Medizin zu. Man kann sie zerschlagen in einzelne Unterfächer und höchst subtile Spezialgebiete; es muß dann, wenn man nur die Summe dieser Einzelfächer sieht, verlorengehen das, was die οὐσία, das Wesen der inneren Medizin ausmacht, das Ganze, das möglichst Heile, möchte man sagen, das in seinem gesamten Umfang erkannt, also bewußt gemacht werden und bewußt bleiben muß.

Nicht zufällig und ohne Absicht ist bisher das Wort „heil" ausgesprochen worden, dieses Wort, das uns Ärzten bekannt und verwandt ist,
und dennoch in seiner letzten Wesenhaftigkeit so schwer zu greifen ist,
noch dazu, wenn man es anzuwenden versucht auf den Wissenschaftscharakter der inneren Medizin. Wenn wir Ärzte heilen oder zu heilen
meinen oder der Natur die besten Möglichkeiten der Heilung zu bieten
suchen, wissen wir freilich, daß im strengen Wortsinne „geheilt" und
„heil" nicht identische Begriffe sind. Der Vorgang des Geheiltwerdens
geht ja doch in der Regel mit einer Narbenbildung, einer — vielleicht
ganz bedeutungslosen — Funktionsstörung einher, und so betrachtet ist
das sanare des Arztes und das sanescere der Natur ein Vorgang, der das
ursprünglich Heile nur in den Zustand einer möglichst guten Wiederherstellung versetzt.

Geht man aber dem Problem noch mehr auf den Grund, so ist in den
Erscheinungen der Natur nichts heil, wenn wir nicht gleichsam Moment-
aufnahmen ausblenden. Alles ist dem Hinfall unterworfen, der Vergäng-
lichkeit, wenn wir es unter dem Gesichtspunkt der Zeitlichkeit sehen.
Nur wenn wir willkürlich aus dem zeitlichen Ablauf Bilder herausgreifen,
die uns vollkommen erscheinen, wenn wir die Blüte, die Frucht, das
Kind aus dem Wechsel der Abläufe herausnehmen, aus der Gesetzmäßigkeit des dem Ende Hinneigens, erkennen wir in ihnen, was heil ist.

Dafür hat die Weimarer Klassik ein eigenes Symbol geprägt, den
Schlangenkreis, d. h. im Bilde der Schlange, die sich in den Schwanz
beißt. In GOETHES Märchen ist der Leichnam des Jünglings so lange vor
dem Verfall geschützt, als er innerhalb des Schlangenkreises liegt, also
*jenseits* von Zeit und Zeitlichkeit heil bleibt. Und dasselbe Symbol des
Schlangenkreises ist in HERDERS Grabplatte gemeißelt als Ewigkeits-
symbol reinster Humanität. Dieses Symbol enthält den Auftrag des zu
Leistenden.

Der kreatürlich-biologischen Bestimmung in der Zeitlichkeit also
sucht der Mensch — im Gegensatz zum Tier — auszuweichen, und er
vermag es. Ihm ist grundsätzlich die Möglichkeit immanent, auf geistiger
Ebene, sei sie religiöser, künstlerischer oder wissenschaftlicher Natur,
diesem Bedürfnis zu einem Heilen, Geschlossenen und Vollendeten Form
und Gestalt zu geben und damit die Hinfälligkeit der Natur aufzuheben.
Alle großen Konzeptionen der Religion, der Kunst und prinzipiell auch
der Wissenschaft gehen von dieser Grundtendenz aus.

Es ist schwer, das Streben des Menschen nach einem solchen möglichst Heilen in einer Zeit aufzuspüren, in der Vorgänge der Trennung,
der Aufteilung, der Zerstückelung, der Gebrochenheit und selbst der Auflösung das äußere Bild zu bestimmen scheinen, und zwar nicht nur in den
Maßstäben von Ländern und Kulturen, sondern auch in Bezug auf den
menschlichen Wesenskern, auf seine geistige Welt. Man sollte dabei freilich nicht vergessen, daß die Erscheinungsformen des Zerbrechenden
*immer* leichter greifbar und darstellbar sind; viel schwerer zu fassen und
sichtbar zu machen ist jene andere Lebenstendenz zum Einfachen und
Geschlossenen, zum Ungetrübten, Reinen und Heilen, weil sie vielleicht

prinzipiell stärker begrifflicher Analyse und Definition ausweicht. Aber doch noch irgendwo und irgendwann gewußt geblieben ist eine Ahnung zum mindesten davon, daß das Leben geformt und gefügt werden möge nach Art eines aus vielen Steinen zusammengesetzten Mosaikbildes, in dem selbst heterogene Elemente ihren Platz finden, wenn der λόγος der οὐσία wirkt und damit das Ganze (τὸ ὅλον) letztlich heil bleibt oder wird.

In der Wissenschaft und in der Medizin im besonderen sollte ein solches *Streben* immer bewußt bleiben, auf manchen *rein* naturwissenschaftlichen Gebieten vielleicht lediglich als Arbeitshypothese; in der Medizin ist es anders, da ihr Gegenstand der Mensch ist; in der inneren Medizin vorzüglich sollte das Wissen darum erhalten bleiben, daß das Bild oder das *Vor*bild des Heilen implizit enthalten ist, auch wenn Aufteilungen in Fachgebiete ganz spezialisierter Art unvermeidlich sind. Sollte dieses Bild, dieses *Vor*bild, diese Forderung, verlorengehen, so müßte damit das Wesentliche unserer ärztlichen Aufgabe schwinden. Wir dürfen nicht übersehen, daß auch im kranken Menschen seine personale Tendenz zum Heilen liegt, daß er auch von uns fordert, ihn in dem großen Zusammenhange der Gesamtheit anthropologischer Gegebenheiten zu sehen und zu behandeln.

GOETHE hat in einem Brief an SCHLOSSER 1815 sein Glaubensbekenntnis, wie er selbst es nennt, ausgesprochen, das sowohl die Natur als Ganzes als auch das Subjekt des Menschen als Naturwesen und ihre Relation zueinander ausdrückt. Da heißt es ganz sachlich und ohne jegliche gefühlsmäßige Betonung:

„a. In der Natur ist alles, was im Subjekt ist
y. und etwas drüber.
b. Im Subjekt ist alles, was in der Natur ist
z. und etwas drüber."

Das bedeutet: das Subjekt kann die Natur erkennen, aber was über der Natur steht, kann nur durch das geahnt werden, was im Menschen seine eigene Natur übersteigt. Und GOETHE endet mit den Worten:

„Hieraus entsteht das Gleichgewicht der Welt und
unser Lebenskreis, in den wir gewiesen sind."

Wenn dieses Glaubensbekenntnis auch in der inneren Medizin in Zukunft gleichsam im Bewußtsein verantwortlicher transpersonaler Kontinuität Gültigkeit behielte, würde ihr Auftrag erfüllt werden und bleiben.

Und damit eröffne ich die 65. Tagung.

VERHANDLUNGEN DER

# DEUTSCHEN GESELLSCHAFT FÜR INNERE MEDIZIN

HERAUSGEGEBEN
VON DEM STÄNDIGEN SCHRIFTFÜHRER
PROFESSOR DR. **B. SCHLEGEL**
WIESBADEN

SECHSUNDSECHZIGSTER KONGRESS
GEHALTEN ZU WIESBADEN VOM 25.—28. APRIL 1960

MIT 379 ABBILDUNGEN UND 125 TABELLEN

Enthält u. a. folgende Referate:

1. **Die Erkrankungen der Schilddrüse.** Hedinger-Winterthur, Vannotti-Lausanne, Griesbach-Dunedin, Oberdisse-Düsseldorf, Doering-Göttingen, Bansi-Hamburg, Linder-Berlin.

2. **Physiologische, pathologische und klinische Bedeutung der Serumeiweißkörper.** Schultze-Marburg, Miller-Rochester, Felix-Frankfurt am Main, Grabar-Paris, Riva-Bern, Wuhrman-Winterthur, Klein-Düsseldorf, Lohss-Tübingen, Maurer-Köln, Pezold-Berlin, Grönwall-Uppsala, Barandun-Bern.

3. **Das Lymphgefäßsystem in seiner physiologischen und pathologischen Bedeutung für die Klinik.** Grau-München, Földi-Budapest, Rusznyak-Budapest

4. **Die Methoden der klinisch wichtigen Serumeiweißuntersuchungen.** Nitschmann-Bern, Scheurlen-Tübingen, Peeters-Brügge, Jahnke-Düsseldorf, Seitz-München, Sandkühler-Stuttgart, Isliker und Kluthe-Bern, Schettler-Stuttgart

5. **Die akuten Leukosen.** Seelentag-Augsburg, Begemann-Freiburg i. Brsg., Klinke-Düsseldorf

6. **Pathogenese und Klinik der Thrombocytopathien.** Gross-Marburg, Schulz-Düsseldorf

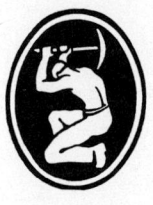

MÜNCHEN
VERLAG VON J. F. BERGMANN
1961

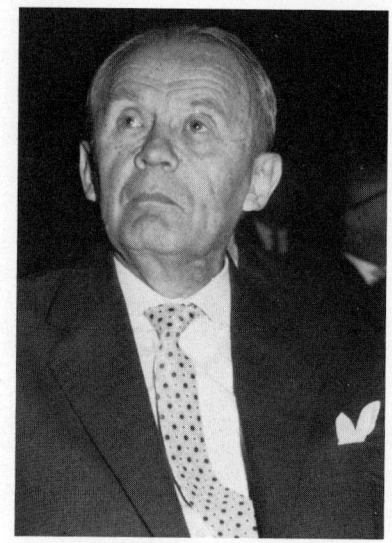

H. Bennhold, Tübingen
Vorsitz 1960

# Eröffnungsansprache des Vorsitzenden

## Montag, den 25. April 1960

### Von

### H. BENNHOLD (Tübingen)

*Meine sehr verehrten Damen und Herren, hohe Gäste,*
*verehrte Ehrenmitglieder und Mitglieder unserer Gesellschaft!*

Erlauben Sie, daß ich Sie alle aufs herzlichste willkommen heiße und daß meine Begrüßungsworte mit einem Dank beginnen, mit einem Dank an den neuen Oberbürgermeister der Stadt Wiesbaden, Herrn GEORG BUCH, der uns mit der gleichen Gastlichkeit empfangen hat, wie wir sie von jeher hier erleben durften. Ebenso danken wir Herrn Minister HEMSATH dafür, daß er trotz der Überfülle an Arbeit und Verantwortung, die auf ihm lastet, sich die Zeit nahm, an unserer Eröffnungssitzung teilzunehmen. Unser Dank gilt ferner den Gästen aus dem Ausland, welche weite Reisen — zum Teil um fast den halben Erdball — nicht gescheut haben, um uns hier über ihre neuesten Forschungen zu berichten und um an unseren Verhandlungen teilzunehmen.

Was könnte die Völker besser zusammenführen als die gemeinsame Arbeit am großen Gebäude der Wissenschaft, und *welche* Wissenschaft könnte die Menschen aller Nationen besser einigen als gerade die Medizin. Ist es uns allen nicht immer wieder ein Erlebnis, mit Kollegen aus fernen Ländern wissenschaftlich zu diskutieren: Wir finden bei ihnen dann die gleichen Sorgen um den kranken Menschen, die gleichen Enttäuschungen über Fehlschläge nach hoffnungsvoll begonnenen Experimenten, das gleiche Stocken einer Forschungsarbeit an einem bestimmten Punkte, vielleicht am gleichen Punkt wie bei uns, und andererseits die gleichen beglückenden Gefühle eines errungenen Fortschrittes, wenn einmal eine Forschungserwartung in Erfüllung ging. — Mit brüderlicher Liebe und Herzlichkeit möchte ich — und darin werden Sie alle mir zustimmen — die Kollegen und Freunde aus dem Osten unseres gemeinsamen Vaterlandes bei unserer Tagung willkommen heißen.

Unser Dank gilt auch der Deutschen Haematologischen Gesellschaft, an deren Spitze Professor HEILMEYER und Professor BOCK stehen, dafür, daß sie den Vorschlag, dieses Jahr mit ihnen gemeinsam zu tagen, so freudig aufgegriffen haben.

Zwischen die Bekundung der Freude über das Wiedersehen mit Kollegen und Freunden aus nah und fern und den Beginn der wissenschaftlichen Vorträge und Diskussionen muß auch heute wieder ein Gedenken an diejenigen treten, welche im vergangenen Jahr von uns gegangen sind. Es sind dies:

das Ehrenmitglied:

Herr Professor Dr. MAX NONNE, Hamburg,

die Mitglieder:

Herr Professor Dr. KURT BÖHMER, Düsseldorf,
Herr Professor Dr. ADAM MARIA BROGSITTER, Berlin,
Herr Dr. ALFONS DECK, Köln-Bayenthal,
Herr Dr. GERHARD FECHNER, Hamburg,
Herr Dr. OTTO GROSSMANN, Rastatt (Baden),
Herr Professor Dr. LOUIS R. GROTE, Glotterbad,
Herr Dr. FRITJOF HAGER, Coppenbrügge, Kr. Hameln-Pyrmont,
Herr Dr. WALTER HANEBUTH, Herrenalb (Schwarzwald),
Herr Dr. RUDOLF HOFMANN, Meiningen (Thüringen),
Herr Oberstabsarzt Dr. WOLFRAM HUSSEL, Braunsfels (Lahn)
Herr Dr. KURT KABITZSCH, Sonneberg (Thüringen),
Frau Dr. GERTRUD KAISER, Bautzen (Sa.),
Herr Dr. FRANZ KELLERSMANN, Osnabrück,
Herr Professor Dr. RUDOLF KOHLER, Rathenow a. d. H.,
Herr Chefarzt Dr. HERMANN LENHARTZ, Hamburg,
Herr Chefarzt Dr. HERBERT MAY, Lahr in Baden,
Herr Dr. EMIL MAYERLE, Karlsruhe,
Herr Dr. WILHELM MULL, Hildesheim,
Herr Dr. JULIUS NABER, Koblenz,
Herr Dr. PETER PEISER-FREY, Basel,
Herr Dr. WILHELM PAROW, Hamburg-Altona,
Herr Dr. EDUARD PLESMANN, Bad Salzuflen,
Herr Professor Dr. KARL ROHR, Zürich,
Herr Dr. JOACHIM SCHMIDT, Stade.

Unser Gedenken gilt ferner: Professor SCHLOSSBERGER, Frankfurt am Main und Stuttgart, und Professor WINDAUS, Göttingen. Diese Herren gehörten unserer Gesellschaft nicht an; sie haben jedoch durch ihre Arbeiten Großes auch für die Innere Medizin geleistet, so daß wir alle ihnen zu besonderem Dank verpflichtet sind.

Ich bitte Sie, sich zu Ehren der Toten von Ihren Plätzen zu erheben. Ich danke Ihnen.

Einem alten Brauch unserer Gesellschaft folgend, darf ich das Wirken einiger besonders geprägter und verdienter Persönlichkeiten hier kurz zur Darstellung bringen.

Am 12. August 1959 ging im 99. Lebensjahr MAX NONNE, Ehrenmitglied der Deutschen Gesellschaft für innere Medizin und international hoch angesehener Nestor der Neurologen von uns. NONNE begann seine ärztliche Laufbahn in Heidelberg und wurde dort Assistent bei dem großen Kliniker und Neurologen WILHELM ERB, einem Schüler von

FRERICHS, dem Gründer unserer Gesellschaft. ERB hatte wenige Jahre vorher als Erster kausale Beziehungen zwischen Tabes dorsalis und Syphilis behauptet. Das Erlebnis dieser so ausgerichteten Forschungsatmosphäre an der Heidelberger Klinik war maßgebend für NONNES wissenschaftliche Weiterentwicklung; 1896 wurde er Nachfolger von EISENLOHR, dem Neurologen im Eppendorfer Krankenhaus.

1902 erschien die erste Auflage seiner berühmten Monographie „Syphilis und Nervensystem", in welcher er Klinik und pathologische Anatomie der verschiedenen luischen Erkrankungen des Zentralnervensystems auf Grund eigener klinischer und pathologischer Untersuchungen ausführlich darlegte. In fünf Auflagen erschien dieses grundlegende Werk. NONNE gelang ferner die Abgrenzung der funiculären Myelose von den Myelitiden und vor allem auch die weitere Klärung der Beziehungen der ersteren zur perniziösen Anämie.

Der erste Weltkrieg warf neue Probleme auf. Die traumatischen Kriegsneurosen, insbesondere das Phänomen der Kriegszitterer, hatte der bekannte Berliner Neurologe OPPENHEIM in Zusammenhang mit Molekularerschütterungen innerhalb der Ganglienzellen gebracht. NONNE bewies demgegenüber, daß der Wunsch nach Entschädigung und Mitleidserregung die wirkliche Ursache dieser so eindrucksvollen Krankheitssymptome war. Auf der Neurologen-Psychiatertagung in München 1916 zeigte er in einem überzeugenden Referat, daß diese Krankheitserscheinungen durch Hypnose heilbar waren. Damit war die OPPENHEIMsche Hypothese widerlegt und ein Weg zur Ausheilung dieses Kriegsleidens angebahnt.

Wer die NONNESchen Krankendemonstrationen und seine Referate im Hamburger ärztlichen Verein miterlebte und sich zurückerinnern kann an sein großes Korreferat über die Encephalitis lethargica auf dem Kongreß der Deutschen Gesellschaft für innere Medizin 1923 in Wien. der bekam einen Begriff von der Exaktheit seiner Anamnesen und seiner sonstigen Untersuchungsbefunde, von dem Wissen und der Kombinationsfähigkeit dieses großen Klinikers.

Am 31. Januar 1960 verstarb der Chefarzt der Inneren Abteilung des St. Hedwig-Krankenhauses in Berlin, Professor ADAM MARIA BROGSITTER. Er war lange Jahre Assistent und später Oberarzt bei FRIEDRICH MÜLLER in München. Wertvolle wissenschaftliche Arbeiten auf dem Gebiete der Gicht und der heute so wichtigen rheumatischen Erkrankungen stammen von ihm. Nach dem Kriege setzte er seine Arbeitskraft und seine besonderen organisatorischen Fähigkeiten mit großem Erfolg für die Wiederherstellung seines zerstörten Krankenhauses ein.

Das Hinscheiden von LOUIS RADCLIFF GROTE am 19. März 1960 bedeutet für die wissenschaftliche Medizin und für die Ärzteschaft einen großen Verlust. GROTE war nicht nur ein großer Arzt und bedeutender Wissenschaftler, sondern auch ein großer Künstler in der Musik und in der Formung der deutschen Sprache. — Als Sohn eines deutsch-amerikanischen Zoologen wurde er 1887 in Bremen geboren. Er studierte zuerst Musik und wurde ein Pianist von hohen Graden. Schüler von

1a*

ANSORGE und von PEMBAUR. Den nachhaltigsten Einfluß auf GROTES
Entwicklung in der *Medizin* hatte sein Rostocker Universitätslehrer
FRIEDRICH MARTIN, dessen revolutionierende Arbeiten über Konstitution und Vererbung in ihren Beziehungen zur Pathologie damals
gerade erschienen waren. GROTES künstlerisch intuitive Begabung erfaßte
gerade *diese* Gedankengänge intensiv. Sie regten den jungen Privat-
dozenten GROTE zu seiner 1921 erschienenen Monographie „Grundlagen
ärztlicher Betrachtung" an, die noch heute viel Anregendes und Allge-
meingültiges enthält. Er habilitierte sich 1918 bei FRANZ VOLHARD in
Halle. Von 1924 bis 1934 hat er als Chefarzt an den LAHMANNSchen
Anstalten, in der berühmten NOORDENSchen Frankfurter Klinik und
zuletzt an der Inneren Abteilung der großen Zwickauer Krankenhauses
gearbeitet.

1934 wurde er dann vor eine schwere *Entscheidung* gestellt; einerseits
war er für einen bedeutenden Lehrstuhl in Aussicht genommen, andererseits wurde ihm eine der neuesten Dresdener Kliniken angeboten, wo er
in gemeinsamer Arbeit mit BRAUCHLE die naturheilkundliche und die
sog. Schulmedizin in ihren Wirkungsmöglichkeiten vergleichen sollte. Er
sah die letztere Aufgabe als die ihm gegebene an und hat seine großen
Fähigkeiten und seine ganze Arbeitskraft diesen Problemen gewidmet.
In zahlreichen Schriften und Vorträgen hat er das Verhältnis von Naturheilkunde und Schulmedizin — zum Teil gemeinsam mit BRAUCHLE —
abwägend dargestellt. — In den letzten Jahren im Sanatorium Glotterbad gewann das Künstlerische wieder besonders stark Raum in GROTES
Schaffen. Wer hätte wie er die Musik als Heilmittel für seine Kranken
einsetzen können. In den letzten 4 Jahren leitete er die Therapiekon-
gresse in Karlsruhe; seine Einleitungsvorträge hatten klassisches Format.
Auch dort wird er eine schwer zu schließende Lücke hinterlassen.

Im Alter von 77 Jahren starb Professor RUDOLF KOHLER, Schüler von
WILHELM HIS. Von 1925 an hatte er die Rathenower Innere Abteilung
ärztlich und organisatorisch vorbildlich geleitet. In zwei Weltkriegen hat
er lange Zeit in Seuchenlazaretten gearbeitet und dabei sowohl als Arzt
der Kranken als auch in der organisatorischen Abwehr der Epidemien
voller Aufopferung Besonderes geleistet.

Professor HANS SCHLOSSBERGER, zuletzt Ordinarius der Hygiene in
Frankfurt am Main, verschied am 27. Januar 1960 im 73. Lebensjahr.
Er war noch kurze Zeit Schüler von PAUL EHRLICH, dann von NEISSER,
BEHRING und KOLLE. Seine hauptsächlichen Arbeiten beschäftigten sich
mit der Chemotherapie und mit Immunitätsvorgängen bei Infektionskrankheiten. Zuletzt war sein Hauptarbeitsgebiet die Erforschung der
Leptospirosen. Als Neuherausgeber des KOLLE-HETSCH und Mitherausgeber mehrerer hochangesehener Zeitschriften ist er vielen von
uns bekannt und in dankbarer Erinnerung.

Die Lebensarbeit von KARL ROHR-Zürich wird in der Donnerstags-
sitzung von Herrn BOCK gewürdigt werden.

Von jedem von uns durch sein großes und erfolgreiches Schaffen
dankbar anerkannt, ist Professor ADOLF WINDAUS, Direktor des Chemischen Instituts in Göttingen, von uns gegangen. Die Medizin verdankt

ihm und seinen Göttinger Mitarbeitern auf mehreren Gebieten Grundlegendes; es sei erwähnt die Entdeckung der Konstitution des Cholesterins (seine Habilitationsarbeit); die Entdeckung des Ergosterins, dessen Bestrahlung mit UV-Licht das wirksame antirachitische Prinzip ergab; ferner die Entdeckung des Vitamins $D_2$ und $D_3$, welch letzteres dem natürlichen Vitamin D entspricht und von BROCKMANN am Göttinger Institut dargestellt wurde; die Entdeckung des AT 10 durch F. HOLTZ; die Entdeckung und Aufklärung der Konstitution des Histamins und des Colchizins sowie des Vitamin $B_1$. In seinem Institut gelang dann auch die Isolierung und Konstitutionsaufklärung der Sexualhormone durch seinen Schüler ADOLF BUTENANDT. 1928 erhielt WINDAUS für seine Ergosterinarbeiten den Nobelpreis. BUTENANDT hat in einer Gedenkfeier für seinen großen Lehrer die Bedeutung dieser WINDAUSschen Ergosterinarbeiten folgendermaßen charakterisiert: ,,Wir vermögen nicht zu entscheiden, wo die größere Bedeutung dieser Arbeiten liegt, die 1928 mit der Verleihung des Nobelpreises für Chemie an ADOLF WINDAUS ausgezeichnet wurden: in der *Konstitutionsermittlung* eines Vitamins, im Auffinden der Beziehungen *dieses* Vitamins zu den *Sterinen*, in der Analyse der *Photoreaktionskette* oder aber in der *praktischen Auswirkung*, die sie in der Bekämpfung der Rachitis durch reine Vitamin-D-Präparate erfuhren. Wir wissen", sagte BUTENANDT weiter, ,,daß ADOLF WINDAUS, der sich nach seinen eigenen Worten ,nie um praktische Erfolge, sondern um wissenschaftliche Erkenntnisse' bemühte, jedes dieser Ergebnisse in der ihm eigenen Bescheidenheit gleichermaßen als Geschenk empfand."

Die Wahl der Themen der diesjährigen Tagung ist naturgemäß wesentlich beeinflußt durch die freundschaftliche Zusammenarbeit mit der Deutschen Haematologischen Gesellschaft, welche ja am Donnerstagvormittag mit uns in der Rhein-Main-Halle tagt und anschließend bis Freitagnachmittag ihren eigenen Kongreß im Museumssaal abhalten wird. Am Donnerstag sollen die *akuten Leukosen* und die *Thrombocytopathien* gemeinsam besprochen werden, beides Themen, die uns am Krankenbett immer wieder vor schwerste ärztliche und menschliche Probleme stellen; besonders gilt dies für die akuten Leukosen, deren rätselhafte Zunahme im letzten Jahrzehnt und deren auch heute noch fast aussichtslose Therapie uns immer wieder erschüttert.

Anläßlich der gemeinsamen Tagung mit den Haematologen schien es von seiten der Inneren Medizin geboten, die *nächste Nachbarschaft* der von den Haematologen so *speziell* erforschten *corpusculären Elemente* des Blutes in den Rahmen unserer Betrachtung aufzunehmen: nämlich die Bluteiweißkörper, welche ja in vielen Beziehungen gleichartige Transportaufgaben zu erfüllen haben wie die cellulären Elemente des Blutes. — Ähnliches gilt auch für die Lymphströmung; sie ist von der Forschung der meisten Kliniken und Institute Europas und Amerikas sehr stiefmütterlich behandelt worden; um so notwendiger erschien es, von Forschern, welche sich jahrzehntelang mit dieser schwierigen Materie beschäftigt haben, über ihre neuesten Forschungen unterrichtet zu werden. Die Zeit scheint reif zu sein, dieses Gebiet mit den Ergebnissen

1b

der neueren pathologischen Physiologie und Klinik zu konfrontieren und es andererseits mit immer neueren Methoden weiterer Erforschung zugängig zu machen.

Am *heutigen* Tag nun werden wir uns — fern von aller hämatologischen Thematik — mit der Schilddrüse beschäftigen. Auf diesem Gebiet ist durch die chemisch-endokrinologischen Forschungen, durch die Entdeckung der verschiedenartigen Thyreostatica, durch den Einsatz der Isotopen in Diagnostik und Therapie ein so umfangreiches Beobachtungsgut zusammengetragen worden, daß ein Überblick einmal wieder nötig erschien, um echten Fortschritt und enttäuschende Rückschläge sichten zu können.

Einigen unter Ihnen mag dieses Programm als zu somatisch, vielleicht auch zu technisch-methodologisch erscheinen. Erlauben Sie mir deshalb, von dieser Stelle aus mit einigen Worten auf ein Thema zu sprechen zu kommen, welches genau am anderen Ende des Spektrums der medizinischen Leistungen zu stehen scheint — ganz ohne Apparatur und deshalb wohl zu Unrecht im Hintergrund! Ich möchte die Frage aufwerfen: Welche Rolle spielt in der heutigen Medizin mit ihren vielen Apparaten und Laboratoriumsuntersuchungen noch die *Anamnese* ?

In den mit modernsten Apparaten und Laboratorien eingerichteten Kliniken und Krankenhäusern wird man bei selbstkritischer Einstellung immer wieder beobachten, daß bei einem sehr großen Prozentsatz der unklar bleibenden oder fehldiagnostizierten Erkrankungsfälle die Ursache des Versagens in einem mangelnden Kontakt zwischen Arzt und Patient und vor allem in der zu kurz geratenen Anamnese liegt.

Das Erheben einer Anamnese wäre ja streng wörtlich übersetzt nur ein Erwecken der Rückerinnerung des Patienten an den Beginn seiner Krankheit, vielleicht auch noch an frühere Krankheiten, gewissermaßen ein Retropolieren aus seinem jetzigen Zustand heraus.

Diese rein sprachlich abgeleitete Interpretierung wäre aber außerordentlich eng. Als Symptom, wie sehr gerade das *Problem der Anamnese und der ersten Begegnung zwischen Arzt und Patient* sich heute im Brennpunkt der Diskussion befindet, sei erwähnt, daß vor wenigen Monaten in einem deutschen Bericht betont wurde, wie sehr sich gerade die Anamnese zur Auswertung mit elektronischer Apparatur eigne. Dies sei in Amerika bereits mit Erfolg erprobt. Zum Lösen rechnerischer und mathematischer Aufgaben oder von Preisrätseln und Quiz-Fragen ist eine elektronische Apparatur auf Grund des Vorliegens eindeutig klarer Zahlen oder Fakten wohl geeignet. Die *Übertragbarkeit auf ein elektronisches System würde aber im Sonderfall der Anamnese ganz bestimmte stereotype Fragebogendaten und rein bürokratisch einordenbare Produkte voraussetzen*, wie sie vereinzelt auch bei der Anamnese mit anfallen (z. B. Angaben über den zeitlichen Beginn von Fieber, Exanthem, Unfallgeschehnisse und anderes mehr). *Niemals* könnte aber auf solchem Wege ein lebendiges Gespräch zwischen Arzt und Patient, *ein echtes Gespräch*, bei dem die jeweilige Frage des Arztes sich auf der Antwort oder dem Gebaren des Patienten, auf seiner Haltung, seinem

Minenspiel, auf seiner emotionalen Reaktionsart aufbaut, in irgendeiner Form wiedergegeben und ausgewertet werden. Hier müßte die reine Maschinenexaktheit falsche Werte ergeben, weil von Individuum zu Individuum die Maßstäbe, resp. die Koordinatensysteme wechseln würden.

Das erste Gespräch zwischen Arzt und Patient dient auch beim Erheben der Anamnese vom ersten Augenblick an *sowohl der Diagnostik als der Therapie*, resp. der Schaffung notwendiger Ansatzpunkte für die Therapie. Es ist das, was der Franzose DUHAMEL als „Colloque singulier" bezeichnete. Wir wollen also in unseren weiteren Darlegungen die Anamnese-Erhebung gleichsetzen einem ersten ärztlichen Gespräch mit dem Patienten, einem Gespräch, welches ja über die speziellen, auf die Krankheitssymptome bezüglichen Angaben hinaus dem Arzt ein Bild geben soll von der Gesamtpersönlichkeit des Patienten; innere Anteilnahme des Arztes wird seine Beobachtungsgabe schärfen; der Gang des Patienten, seine Haltung, sein Händedruck, die emotionalen Akzente seiner Antworten betreffs Schmerzen, Sorgen, persönlicher Interessen (Sport, Musik), Stellung zum Beruf, zur Familie, Einordnung in die soziale Struktur werden das rein Verbale entscheidend ergänzen und eigentlich *erst die Maßstäbe liefern*, welche den rein sachlichen Angaben zugrunde gelegt werden müssen. — Das ist nur die eine Seite der Arzt-Patient-Beziehung, welche sich im Anamnesestadium der Krankenuntersuchung auswirken soll: *Gleichzeitig soll der Patient durch die einfühlende Art des Fragens, durch die Hinwendung zum Patienten* (SIEBECK) das Gefühl und die Sicherheit bekommen: „Dieser Arzt kann etwas; er versteht mich, und er wird auch alles daran setzen, mir zu helfen."— Damit sind wir schon mitten in der Therapie darin. Nur so kann die physiologische Egozentrizität des ratlosen Patienten in ein vertrauensvolles „Mitmachen" gewandelt werden. Hier wird der Grund gelegt zu dem *Vertrauen*, welches die *Basis der ganzen weiteren Führung* in Diagnostik und Therapie ist, einer Führung, die sowohl die Bereitschaft zu allem diagnostisch und therapeutisch Notwendigen enthält, die aber andererseits auch einem Abgleiten des Patienten — nach all den vielen und vielleicht komplizierten Untersuchungen — in die Neurose vorbeugt. — Was in diesem ersten Gespräch versäumt wurde, läßt sich oft nur sehr schwer wieder gutmachen. — Dieses für Diagnostik und Therapieansatz gleich wichtige Verfahren der Anamnese im weitesten Sinne ist in den letzten Jahrzehnten nun durch eine Reihe von Faktoren außerordentlich erschwert, vielleicht sogar gefährdet worden. Das rechtfertigt wohl eine Besprechung des Themas an dieser Stelle.

Die *Hindernisse* liegen einerseits in der *veränderten Situation und Psyche des Patienten*, andererseits *in der des Arztes*. Mit folgenden Faktoren muß der Arzt beim heutigen Patienten rechnen:

1. Fehlender Halt im Religiösen und damit Verlust einer eventuell dem Arzt und dem Patienten gemeinsamen geistigen Ebene.

2. Verlust der engen familiären oder freundschaftlichen Bande, die dem Patienten in früheren Zeiten Beistand in Krankheitsnöten boten.

1b*

Wohnungsansprüche und befürchtete Wohnungseinschränkung, sowie Abhängigkeit vom Besitz technischer Errungenschaften mit ihren obligaten Kosten (Automobil!) engen die Opferbereitschaft für die Kranken in der Familie oftmals weiter ein. Das Automobil sprengt oft alle bisherigen Maßstäbe und schafft neue Zielvorstellungen, wobei oftmals *dem Ziel die Gegenwart* geopfert wird (JASPERS). Der Kranke empfindet diese Vereinsamung besonders verbitternd.

3. Krampfhaftes Streben nach *Gelderwerb*, um Anteil zu bekommen an *möglichst vielen förderlichen technischen Möglichkeiten*. Dadurch oft Maßlosigkeit in der Arbeit und Neigung, Krankheitssymptome zu dissimulieren, die eine lästige Arbeitsunfähigkeit verraten könnten. Eine Krankheit kann diesen Zielstrebigen ein besonderes Erlebnis werden, dadurch daß die als selbstverständlich empfundene Allegorie des menschlichen Körpers als Maschine plötzlich entthront zu sein scheint. (Eine klare ärztliche Führung ist hier besonders wichtig!)

4. Sind solche technischen Möglichkeiten errungen (z. B. das Auto), dann tritt sehr oft *an die Stelle der Intensität* die *Extensität des Erlebens*, welche sehr bald zur Zersplitterung der Persönlichkeit und zur *fundamentalen Langweile* führen kann. Das technisch Mögliche überfordert *den* Menschen, der sich diesem Strudel des Erreichbaren ausliefert.

5. Verlust der eigenständigen, verweilenden Phantasie und Muße durch diffus ablenkende Einflüsse, wie sie von der illustrierten Presse, von Radio und Fernsehen ausgehen.

6. Durch letzteres auch Heranbildung plastischer, *oft unrichtiger Vorstellungen auf medizinischem Gebiet*, so daß durch diese Engramme eine naive Einstellung zur eigenen Krankheit und zu den Fragen des Arztes oft sehr erschwert ist. *Früher* waren es nur *bestimmte Berufsgruppen* (nämlich Ärzte, Biologen, Apotheker, Drogisten, Krankenschwestern), welche bei eigener Krankheit mit solch unwillkürlicher Neigung zur Abgabe deformierter Anamnesen zu uns kamen. Jetzt müssen wir bei einem großen Kontingent von Patienten aus ganz anderen Berufsgruppen mit solchen Fehlerquellen in den anamnestischen Angaben rechnen.

7. *Begehrlichkeitsregungen mancher Sozialversicherter*, die ja häufig die von ihnen eingezahlten Beiträge — bewußt oder unbewußt — als ihnen zum Teil noch gehörig ansehen und geneigt sind, auch aus inadäquaten Situationen heraus Ansprüche daraus abzuleiten.

8. Die labile Einordnung vieler Menschen in die *soziologische Struktur des industriellen Zeitalters* trägt häufig dazu bei, „funktionelle Syndrome" (nach THURE von UEXKÜLL) auszulösen, welche einerseits die Erhebung der Anamnesen erschweren, andererseits gerade ein sorgfältiges, einfühlendes und Vertrauen erweckendes Gespräch höchst notwendig erscheinen lassen; dies trifft besonders dann zu, wenn der somatische Befund keine hinreichende Erklärung für die Klagen ergibt. Das Letztere ist in dem Krankengut des Amerikaners KAUFMAN bei 81,4% seiner Kranken, in demjenigen von CURTIUS bei 40% und in dem Krankengut von UEXKÜLL bei etwa 25% seiner internistischen poliklinischen Patienten der Fall.

Praktisch die *gleichen Faktoren beeinflussen,* wie wir zugeben müssen, *auch die Situation des Arztes* selbst; dazu kommt aber noch folgendes sehr Schwerwiegende, welches jeder, der — wie ich selbst — einige Jahre hindurch Kassenarzt war, besonders nachempfindet.

1. Das gigantische *Anschwellen des medizinischen Schrifttums.* ARTELT berichtet zum Beispiel, daß in der Zeit um 1950 jährlich etwa 40 000 Bücher und Artikel allein über Penicillin und 300 000 Neuzugänge über Tuberkulose im internationalen Schrifttum erschienen. Dies sei nur als Symptom erwähnt. Inzwischen ist das medizinische Schrifttum unzweifelhaft noch sehr stark weiter angewachsen. — Irgendeinen Weg muß der Arzt nun suchen, wie er aus der großen Menge anflutender neuer Mitteilungen das seinem Tätigkeitsbereich Wesentliche in sein Wissen und in seine ärztlichen Dispositionen einordnet, um in seinen therapeutischen Entschlüssen nicht allzusehr und ohne abwägendes kritisches Urteil von der umfangreichen Reklame der pharmazeutischen Industrie bestimmt zu werden. Dies sind Aufgaben und Belastungen, deren Schwere der Außenstehende kaum ermessen kann.

Das gleiche gilt von dem *Urwald technischer Möglichkeiten* auf medizinischem Gebiet, und zwar sowohl was Diagnostik als auch was Therapie anlangt.

2. Die bürokratische Belastung im Rahmen der Sozialversicherung; der „Käfig der Termine".

Aus alledem resultiert also gerade ein Mangel an *dem,* was der Arzt für das Gespräch mit dem Patienten haben sollte: Zeit.

*Meine sehr verehrten Damen und Herren!*

Die große Sorge, die aus dieser ungeschminkten Darstellung spricht, hat sowohl von seiten der Ärzte, der medizinischen Theoretiker, der Kliniker und der Soziologen verschiedenartige Ausdeutungen und Abhilfevorschläge hervorgerufen (ich nenne Namen wie JASPERS, CORTH und SCHMIDT, KÖNIG und TÖNNESMANN, SCHÄFER, SCHELSKY, VON UEXKÜLL und andere).

Wie wirken sich nun diese gewaltigen Veränderungen in der Situation sowohl des Arztes wie des Patienten auf die Art und auf die Bedeutung der Anamnese im oben besprochenen Sinne aus? Wie weit haben wir uns von dem — oft allerdings retrospektiv etwas zu sehr idealisierten — Bild des Hausarztes und seiner Patienten entfernt? (Bei jedem soziologischen Strukturwechsel stellen sich mannigfaltige restaurative Sehnsuchtsbilder ein!)

*Einem veränderten Arzt sitzt ein veränderter Patient gegenüber.* Es wäre absurd, etwas anderes zu erwarten in einer Zeit, in welcher außer den großen technischen Umwälzungen die grundlegenden Wandlungen in Literatur, Kunst, Architektur und Religion eindrucksvolle Dokumente des großen Umschichtungsprozesses darstellen; wäre es wirklich denkbar, daß in diesem Allgemeingeschehen ausgerechnet Patient und Arzt ausgespart blieben? Die sozialkulturelle Konditionierung der menschlichen Person greift tief in die Situation Arzt-Patient ein. Und nun kommt die kardinale Frage: *Was kann bei dieser Situationsänderung von der Idee des Arztes erhalten bleiben ?* SCHELSKY, der auf dem Kölner Ärztetag ein vielbeachtetes Hauptreferat hielt, präzisiert die Frage mit großer Schärfe; er fragt zum Beispiel, was denn nun einer *planenden Veränderung der Sozialstruktur unseres Gesundheitswesens* weitgehend *entzogen* werden müsse; was also unter allen Umständen als integrierender Bestandteil des Ärztlichen erhalten bleiben müsse. Die Fachspezialisierung, der naturwissenschaftlich forschende Unterbau der Medizin, ihre Organisation in klinischen Teams, die Stützung der Patienten durch kollektive Sicherungsorganisationen scheinen ihm irreduzible Tatbestände des modernen Gesundheitswesens zu sein. Für uns spitzt sich das Problem nun darauf zu: soll auch der Verfall der Anamnese im obigen Sinne in die Rubrik der nun einmal irreduziblen Tatbestände abgleiten oder sollte beides durch alle soziologischen Formänderungen hindurch als unaufgebbar — wie eine Zitadelle — verteidigt werden ? Handelt es sich dabei wirklich um durch die soziologische Strukturwandlung überholte diagnostische und therapeutische Methoden ? Soll die anteilnehmende Befragung und Führung des Patienten einer rein rationalen, naturwissenschaftlichen Zuweisung zu bestimmten Apparaten und Laboratorien weichen ?

In überraschend scharfer Weise äußern sich einige ärztliche Stimmen in diesem Sinne. Die Begegnung des Kranken mit seinem Arzt habe nach der Intention der modernen Medizin und des fortschreitenden Sozialstatus überflüssig zu werden; die *Metamorphose zum „Gruppenarzt"* führe dazu, daß dieser jener berufsethischen Verbindlichkeiten enthoben sei, welche dem *Individualarzt* auferlegt seien. Das gleiche gelte für den *Krankenhausarzt*, dem anzuraten sei, sich nach einer neuen Amtsbezeichnung, z. B. Gesundheitsfürsorger, umzusehen. Das Krankenblatt habe eine Anamnese nach Art eines Verhörs (!) zu enthalten. Die komplizierten und objektivierenden Untersuchungsmethoden würden an sich schon eine Distanz schaffen, die einer personalen Begegnung zumindest nicht förderlich sei. Man dürfe durchaus zufrieden sein, wenn *ein solcher Arzt ein guter Facharbeiter, ein korrekter Angestellter* oder ein *loyaler Beamter* sei. — Das bedeutet eine radikale Absage an die obige Anamneseform und an die Kontaktnahme zu dem Kranken. — Würde das nicht ein Einfrieren der zentralen Quelle ärztlichen Wirkens bedeuten ? Ein ärztlicher Funktionär, ein sich entziehender oder ein beherrschen wollender Arzt wäre nach DEBIDOUR das Ergebnis. Noch krasser ist der Vergleich, den JASPERS 1958 auf dem Naturforscherkongreß zog: Er sagte damals (zitiert nach „Klinische Wochenschrift 1958", Heft 22, Seite 1037): „Ist nicht jederzeit die Behandlung von zweifacher Art gewesen, die PLATO (Gesetze 720 St.) zuerst und für immer geschildert hat ? Er sagt: Es gibt Sklavenärzte für Sklaven, freie Ärzte für Freie. Die *Sklavenärzte* laufen in der Stadt herum und warten in den Heilstätten auf die Kranken. Sie geben nie den Grund irgendeiner Krankheit eines dieser Sklaven an, lassen sich nicht vom Kranken darüber aufklären. Jedem verordnet ein solcher Arzt sofort, was ihm nach seiner Erfahrung gut dünkt, eigenmächtig wie ein Tyrann, um dann in voller Eile wieder zu einem anderen kranken Sklaven zu laufen. — *Der freie Arzt* dagegen gibt sich mit der Behandlung der Krankheiten von *freien Leuten* ab, die er von Grund aus ihrem Wesen nach zu erforschen sucht, indem er den Kranken wie auch dessen Freunde darüber befragt. Er belehrt, soweit ihm das möglich ist, den Kranken selbst und trifft seine Verordnung nicht eher, als bis er ihn bis zu einem gewissen Grade zu seiner Ansicht gebracht hat. Dann erst versucht er den durch die Kraft der Überredung beruhigten Kranken durch unablässige Bemühung zur Gesundheit zu führen."

SCHELSKY läßt von seinem Standpunkt als Soziologe aus diese ärztliche Detailproblematik offen und verlangt nur, daß in der neuen sozialen Wirklichkeit die *normative ärztliche Qualität und Substanz neu zu finden und neu zu gestalten sei.* Er mag hierin recht haben; in der modernen Gesellschaft wird sich das berufliche Leitbild des Arztes in manchen Punkten ändern müssen. Zum Beispiel: die gerecht abwägende Haltung des Arztes in Gutachtenfragen aller Kategorien hat eine neue Facette im Leitbild des modernen Arztes entstehen lassen. Der alte Hausarzt kannte diese Problemstellungen kaum. Der heutige Arzt muß sich mit ihnen auseinandersetzen: *gerecht gegen den Patienten, gerecht gegen den Staat* und *gegen die Sozialversicherungsinstanzen!* —

Aber gerade die *erste Begegnung, Anamnese* und *Kontaktnahme zum Patienten* erscheint heute trotz aller aufgezeigter Schwierigkeiten *notwendiger als je. Gerade weil* wir zur exakten Diagnosestellung komplizierte, für den Patienten vielleicht sogar unheimliche Apparate und Laboratorien brauchen, auf die wir eben unter gar keinen Umständen verzichten können, *muß* der Kranke einen Arzt haben, der seine innere Struktur, seine Ängste und Nöte kennt und sein Vorstellungsvermögen abschätzen kann; einen Arzt, der sein Vertrauen besitzt und der dem Patienten die Notwendigkeit und den Segen dieser Prozeduren überzeugend klar zu machen in der Lage ist. Die Aufsplitterung der Medizin in zahlreiche Spezialfächer mit den vielfältigen Apparaturen und Spezialisten wird *aus der Sicht des Patienten nur dann verständlich und integrierbar* erscheinen, wenn *ein Arzt,* zu dem er von dem Initialgespräch her Vertrauen hat und dessen Führung er sich daraufhin anvertraut, *ihm diese Notwendigkeiten nahe bringt.* Gerade die Distanzierungsgefahr durch die Laboratorien und die Apparatewelt macht eine klare, Vertrauen weckende Führung aus dem Initialgespräch und aus den daran anknüpfenden späteren Unterredungen heraus unabdingbar nötig; in diesen Schwierigkeiten kann ein guter „Facharbeiter", ein „korrekter Angestellter" oder „loyaler Beamter" nicht genügen. Man wird also im Gegenteil zu dem Schluß kommen, daß *gerade die so komplizierte, naturwissenschaftlich unterbaute Medizin eine kontaktstarke, Vertrauen weckende Führung doppelt notwendig macht*; also kein resignierender Abbau dieses Kernstücks des ärztlichen Handelns, sondern eine Schwerpunktsgestaltung daselbst!

Was kann nun zu der *Erreichung des Zieles* beitragen? Zunächst die *gerechte Würdigung und Wertung dieser ältesten, ehrwürdigsten* und oft an das Künstlerische grenzenden *ärztlichen Leistung* seitens aller Instanzen. Dann aber auch einiges praktisch Institutionelle: Frühzeitiges und viel

ausgedehnteres *Heranbringen des Studenten an das Krankenbett*! Nacht-
dienstzimmer für Famuli und Medizinalassistenten in den Kliniken.
Kleinere Abteilungen in Kliniken und Krankenhäusern. Jede Kranken-
station muß ein ruhig gelegenes *Arbeitszimmer* haben, wo der Stationsarzt Anamnesen aufnimmt und wo er auch die Zwischengespräche und
das Schlußgespräch vor der Entlassung des Patienten ohne Störung
durch gleichzeitige andere Verwendung des Raumes stattfinden lassen
kann. Auch dem sparsamsten Geldgeber sollte bei Krankenhausbauten
ein solches akustisch ruhiges, einfach, aber harmonisch eingerichtetes
Zimmer auf jeder Pflegeeinheit abgerungen werden.

Die Güte und Wirksamkeit der anamnestischen Begegnung ist nicht
proportional dem Minutenaufwand; sie darf nur nicht zu einer ,,Schein-
begegnung'' (GABRIEL MARCEL) werden. Die überzeugende Kraft einer
richtig dosierten humorvollen Formulierung mit plastischen Bildern
kann z. B. einer schwunglosen, langatmigen Darlegung von vielfacher
Dauer weit überlegen sein. Sogar unter den Psychotherapeuten gibt es
viele, denen die entspannende Wirksamkeit gütigen Humors und plastischer Bilder aus dieser Atmosphäre heraus fremd ist.

Diese Hinwendung zum Kranken soll in der Ausbildung der Ärzte
gepflegt werden; sie soll aus innerer Anteilnahme kommen und soll
gekonnt sein. Der *schlimmste Wechsel des ärztlichen Leitbildes* käme zustande, wenn man gerade *hier* die Axt anlegen würde und durch Sanktio-
nierung eines in Wandlungszeiten vielleicht erklärbaren Abweges entscheidende Kernpunkte des ärztlichen Handelns für lange Zeit preis-
geben würde.

Die Schwierigkeiten wurden oben aufgezeigt und sind unverkennbar.
In Zeiten soziologischer Wandlung sollte man sich aber darüber klar
sein, was unter allen Umständen herübergerettet werden muß — ans
andere Ufer.

VERHANDLUNGEN DER

# DEUTSCHEN GESELLSCHAFT FÜR INNERE MEDIZIN

HERAUSGEGEBEN
VON DEM STÄNDIGEN SCHRIFTFÜHRER
## PROFESSOR DR. B. SCHLEGEL
WIESBADEN

SIEBENUNDSECHZIGSTER KONGRESS
GEHALTEN ZU WIESBADEN VOM 10.—13. APRIL 1961

MIT 327 ABBILDUNGEN UND 115 TABELLEN

**Enthält u. a. folgende Referate:**

1. **Angeborene und erworbene Herzfehler.** Linzbach-Göttingen, Zdansky-Basel, Grosse-Brockhoff-Düsseldorf, Derra und Loogen-Düsseldorf, Reindell-Freiburg i. Brsg., van Ruyven-Utrecht, Lind-Stockholm.

2. **Durchblutungsstörungen des Gehirns und der Extremitäten.** Doerr-Kiel, Bürger-Prinz-Hamburg, Bodechtel-München, De Bakey-Houston/Texas, Ratschow-Darmstadt, Delius-Bad Oeynhausen, Merlen-Lille.

3. **Nebenwirkungen und Gefahren der modernen Therapie.** Martini-Bonn, Uehlinger-Zürich, Hoff-Frankfurt a. M., Kimmig-Hamburg, Jores und Nowakowski-Hamburg, Meythaler-Nürnberg, Budelmann-Hamburg, Remde-Jena, Hein-Tönsheide, Gülzow und Bibergeil-Rostock.

4. **Aktuelle Ernährungsprobleme.** Kraut-Dortmund, Holle-Leipzig, Kühnau-Hamburg, Mark-Halle, Lambling, Bernier, Trémolières und Kaess-Paris, Oberdisse und Jahnke-Düsseldorf, Wenger-Wien.

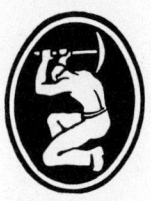

MÜNCHEN
VERLAG VON J. F. BERGMANN
1962

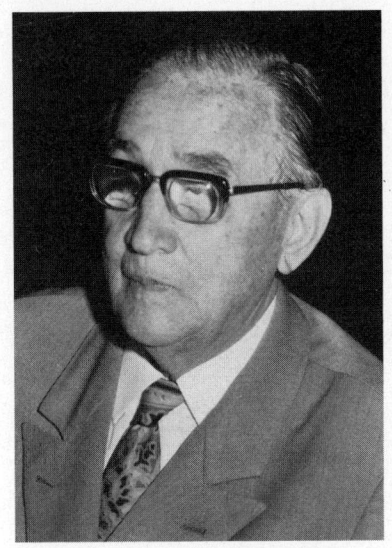

J. Jacobi, Hamburg
Vorsitz 1961

# Eröffnungsansprache des Vorsitzenden

## Montag, den 10. April 1961

### Von
### J. JACOBI (Hamburg)

*Meine Damen und Herren!*

Ich habe die Ehre, Sie in unserer Kongreßstadt willkommen zu heißen.

Der Deutschen Gesellschaft für innere Medizin bedeutet Wiesbaden den Höhepunkt des Jahres. Hier bietet sich Gelegenheit, Vergangenes rückblickend zu wägen, Gegenwärtiges zu überprüfen und der Zukunft Fragen zu stellen, deren Lösung wir uns und den Nachfolgenden aufgeben.

Wir sind erfreut, daß Herr Ministerialrat Dr. MEYERINGH vom Bundesministerium für Arbeit und Sozialordnung uns die Ehre seines Besuches schenkt, ebenso Herr Ministerialrat Dr. VON MANGER-KÖNIG vom Hessischen Arbeitsministerium.

Ein besonderer Gruß gilt dem Hausherrn, dem Oberbürgermeister der Stadt Wiesbaden, Herrn BUCH und seinen Mitarbeitern. Wenn noch nicht alle unsere Wünsche — wir denken an den zweiten Vortragssaal in diesem Hause — so hat er doch zu unserer großen Befriedigung viele schon erfüllen können. Wir bitten Sie, verehrter Herr Oberbürgermeister, diesen Dank für sich und diejenigen entgegenzunehmen, die, ob planend am Schreibtisch, ob praktisch gestaltend am Werke geholfen haben.

Ich begrüße ferner Herrn Regierungspräsidenten Dr. SCHUBERT, viele Chirurgen, die Kollegen von der Bundeswehr, Herrn Professor Dr. Dr. h. c. Dr. h. c. GOTTRON: Präsident des Deutschen Zentralausschusses für Krebsbekämpfung und Präsident der Therapiewoche.

Zu unseren Gästen gehört ferner als Repräsentant der Deutschen Krankenhausgesellschaft Herr Prälat MÜHLENBROCK.

Von unseren Ehrenmitgliedern darf ich hier besonders begrüßen die Herren BERG, KAUFFMANN, MARTINI, SCHMIDT, SPRINGER.

Ich bin Ihrer Zustimmung, meine Damen und Herren, gewiß, daß ich die am Kommen verhinderten Ehrenmitglieder telegraphisch unserer Treue versichere, das sind die Herren BÜRGER, DOMAGK, DALE, FREY, JOSLIN, KLEE, DE LANGEN, LÖFFLER, L. R. MÜLLER, OEHME, ROSTOSKI, SIEBECK, SCHWENKENBECHER, THANNHAUSER, ALBERT SCHWEITZER, STEPP, WEBER, WEITZ.

Die Medizin kennt nur ein ungeteiltes Deutschland. Gerade deshalb ist es mir Herzenssache, die Kollegen aus dem Osten unseres Vaterlandes, die zu unserer Freude auch in diesem Jahre mit ihren Damen in großer Zahl erschienen sind, mit einem Sondergruß willkommen zu heißen.

Sehr herzlich begrüße ich auch die verehrten Kollegen aus Belgien, England, Frankreich, Ghana, Griechenland, Italien, Jugoslavien, den Niederlanden, Österreich, Schweden, der Schweiz, Spanien, Tanganjika, der Türkei, Ungarn und den USA. Gern stelle ich fest, wie zahlreich die Presse heute bei uns erschienen ist. Sie, meine Herren, dokumentieren damit die Bedeutung unseres Kongresses für die Öffentlichkeit.

Das Wiedersehen mit alten Freunden ist immer beglückend. In jedem Jahre gewinnen wir neue dazu, aber, das ist unser aller Schicksal: ein kleiner Ring umschließt unser Leben. Manche haben inzwischen ihren Weg vollendet, das andere Ufer erreicht. Sie bleiben uns jedoch wie Glieder einer nie endenden Kette verbunden. Ich bitte Sie, meine Damen und Herren, mit mir derer zu gedenken, die im letzten Jahre von uns schieden, die alle, jeder an seiner Stelle, bis zum Tode in Treue ihrer Pflicht gedient haben, der Herren Kollegen

Dr. ANTON ALBACHT, Chefarzt des Marienhospitals in Siegen.

Professor Dr. FERDINAND BERTRAM, einer der Forscher, die die Behandlung der Zuckerkrankheit aus drückenden Fesseln befreiten.

Dr. GUSTAV BEUTEL, Berlin-Lichtenberg,

Professor Dr. KURT FELIX, Direktor des Instituts für vegetative Physiologie in Frankfurt, der auf dem Gebiet der Eiweißforschung Bahnbrechendes geleistet hat.

Dr. FRANZ GROSS-HARDT, Chefarzt am St. Josefs-Hospital in Duisburg-Laar.

Dr. JOSEF HAMMERSCHLAG, ehemaliger Chefarzt des Krankenhauses Maria-Hilf in Harburg.

Dr. STEPHAN HETENYI, Primarius der Charité-Poliklinik in Budapest.

Professor Dr. HERBERT HIRSCH-KAUFFMANN, ehemaliger Chefarzt der Kinderklinik in Worms.

Professor Dr. PAUL HUEBSCHMANN, ehem. Direktor des Pathologischen Instituts der Medizinischen Akademie in Düsseldorf, der, ungebeugt und geistig rüstig bis ins höchste Alter, seine Umwelt davon überzeugte, daß das entzündliche Geschehen der Tuberkulosekrankheit lediglich aus dem Aspekt einer allgemeinen Krankheits- und Entzündungslehre heraus verstanden werden kann.

Dozent Dr. KURT IMHÄUSER, Chefarzt des Städtischen Krankenhauses in Wetzlar.

Professor Dr. Dr. h. c. RUDOLF JÜRGENS, ehem. Leiter der Medizinischen Forschungsabteilung der Hoffmann La Roche A. G., einer der ersten und erfolgreichsten Forscher auf dem Gebiet der Gerinnungsphysiologie.

Dr. AUGUST KESSELER, Düsseldorf.

Dr. HELMUT KUHN, Chefarzt am Kreiskrankenhaus Kirchheimbolanden.

Professor Dr. FRITZ LANGE, Schüler von RICKER und ROMBERG. In capillarmikroskopischen und anatomischen Arbeiten zeigte er die verschiedene Ansprechbarkeit der Capillaren bei essentieller Hypertonie und bei Arteriosklerose. Als einer der ersten studierte er die essentielle Hypertonie der Lungenstrombahn.

Professor Dr. FRITZ LICKINT, Chefarzt des Stadtkrankenhauses Friedrichstadt in Dresden.

Professor Dr. FRITZ MAINZER, Schüler von LICHTWITZ und HANS CURSCHMANN, bekannt durch seine Arbeiten über den Säurebasenhaushalt, ferner über die Euphyllinbehandlung des Schlaganfalls, worüber er zu unserem diesjährigen Kongreß einen Vortrag angemeldet hatte, verschied vor wenigen Tagen in Alexandrien, wohin er schon 1932 emigrieren mußte. Wegen seiner bedeutenden Arbeiten über Bilharziose ernannte ihn die Ägyptische Regierung zum Ehrenbürger.

Dr. WILLY MAUEL, Chefarzt am Dreikönigshospital in Köln-Mülheim.

Dr. A. HERMANN MÜLLER, Wideshausen.

Professor Dr. ALFRED NITSCHKE, Direktor der Universitätskinderklinik Tübingen, der als erster die frühkindliche interstitielle Pneumonie entdeckte, dadurch, daß er die klinischen Besonderheiten dieser Krankheit erkannte. In den letzten Jahren galt sein Interesse besonders der kindlichen Ausdrucksmotorik.

Professor Dr. EDMUND RANDERATH, Direktor des Pathologischen Instituts der Universität Heidelberg, der, ausgestattet mit seltener Fähigkeit und Neigung zu kritischer Betrachtung, dazu einer umfassenden naturwissenschaftlichen Bildung Bleibendes in der Tuberkuloselehre, der Nierenpathologie und auf dem Gebiet der Eiweißstoffwechselstörungen hinterlassen hat.

Dr. GEORG RODENACKER, Berlin-Zehlendorf.

Professor Dr. VIKTOR SCHILLING, ehem. Direktor der Medizinischen Universitätsklinik Rostock, der große Blutmorphologe, der schon als junger Wissenschaftler das heute jedem Arzt in der Welt geläufige Hämogramm konzipierte.

Dr. HUGO VON SCHWEDLER, Duisburg.

Professor Dr. RUDOLF STICH, ehem. Direktor der Chirurgischen Universitätsklinik Göttingen, der schon vor dem ersten Weltkrieg die Organtransplantation mit Hilfe der Gefäßnaht untersuchte. Damit hat er eine Pioniertat auf einem Gebiet vollbracht, das heute mitten in der Diskussion steht.

Professor Dr. VRHOVHC, Direktor des Instituts für klinische Endokrinologie an der Universität Zagreb.

Dr. HANS WEISSBECKER, Heiligenhaus.

Dr. WERNER WÜLFINGHOFF, Chefarzt am Krankenhaus Maria Stern, Remagen.

Sehr schmerzlich trifft uns der Verlust unseres Ehrenmitgliedes Professor Dr. Dr. h. c. GERHARD KATSCH, ehem. Direktor der Medizinischen Universitätsklinik in Greifswald, Direktor der Anstalt zur Erforschung der Zuckerkrankheit Garz/Rügen und Karlsburg. Mit ihm ging einer der bedeutendsten Kliniker der Zeit von uns, der immer den Glanz einer überragenden Persönlichkeit ausstrahlte. Sein großes Wissen umfaßte nicht nur medizinische Gebiete. Seine Publikationen waren weitumgreifend in der Themenwahl. Das Feld, das er am eingehendsten theoretisch wie praktisch bestellte, waren Erkrankungen des Magens,

1*

des Darms, des Pankreas und der Leber. Ganz neue Wege wies er der Diabetesbehandlung durch die Einrichtung von Diabetikerheimen.

Voll Dankbarkeit gedenken wir auch der heimgegangenen Gattin eines großen Internisten, des Geheimrats MORITZ. Diese bedeutende Frau hat in ihrem Werk: „Die deutschen Kliniker um die Jahrhundertwende" einen wichtigen Beitrag zur Geschichte der inneren Medizin gegeben. Daß sie eine große Stiftung zur Förderung wissenschaftlicher Arbeiten errichtet hat, beweist, wie sehr sie in unserer und für unsere Welt gelebt hat.

Sie haben sich zu Ehren der Verstorbenen erhoben, ich danke Ihnen.

*Meine Damen und Herren!*

Der Vorsitzende gibt dem Kongreß das Gesicht. Satzungsgemäß trägt er die alleinige Verantwortung für die Auswahl der Themen wie der Referenten. Als Krankenhausarzt stehe ich gewissermaßen zwischen Universitätsklinik und Praxis. Daher war es mein Bemühen, von Schwerpunkten meiner eigenen klinischen Abteilung ausgehend, das Programm zu gestalten.

Als Thema des *ersten Tages* habe ich die *Herzfehler* gewählt, meines Lehrers CARL HIRSCH aus der Schule HEINRICH CURSCHMANNS gedenkend. Die erworbenen Herzfehler sind seit 23 Jahren, die angeborenen seit 12 Jahren nicht mehr als Referatthemen auf unserem Kongreß behandelt worden. Gerade auf dem Gebiet der Herz- und Kreislauferkrankungen — damit wird thematisch der zweite Kongreßtag zur Fortsetzung des ersten — sind in den Jahren nach dem letzten Kriege ganz neue Erkenntnisse gewonnen worden. Die Herzfehler, ein wichtiges Gebiet der Kardiologie, die für uns das Herzstück der inneren Medizin ist und bleibt, haben uns Internisten in enge Kooperation mit den Chirurgen gebracht, wo wir uns gegenseitig ergänzen — mit nur dem einen Ehrgeiz, dem Kranken zu helfen. Betont sei jedoch, daß die operablen Herzleiden nur eine Minderzahl unter den immer mehr zunehmenden Herzkrankheiten darstellen, welche zu erkennen und zu behandeln weiterhin Aufgabe des Internisten und des praktischen Arztes bleibt.

Auch die *cerebralen und peripheren Durchblutungsstörungen* — seit 22 Jahren — außer einem Teilgebiet vor 7 Jahren — nicht mehr auf unserem Kongreß in Referaten behandelt — haben im letzten Jahrzehnt eine ganz neue Sicht und Bedeutung bekommen: nicht zuletzt auch deshalb, weil die Herz- und Kreislauferkrankungen infolge der erhöhten durchschnittlichen Lebensdauer als Todesursache an die erste Stelle gerückt sind. So hoffe ich, werden wir auch am *zweiten Tage*, der gleichfalls zeigen wird, wieviel Türen zwischen innerer Medizin und Chirurgie sich öffnen, manche Neuerkenntnisse zum Wohle unserer Kranken gewinnen.

*Nebenwirkungen und Gefahren der modernen Therapie*, ein für unseren Kongreß neues Thema — von einem 1954 behandelten begrenzten Ausschnitt abgesehen — appellieren am *dritten Tage* in ganz besonderem Maße an unser ärztliches Gewissen. Jeder von uns kennt das Risiko, das allem Fortschritt anhaftet, nicht nur in der Medizin! Gerade hier soll offene Kritik zu Worte kommen, denn: Das Ärztliche wird nie in der Therapie auf seinen Führungsanspruch gegenüber Chemie und Labor verzichten dürfen.

Das gilt auch für die Diagnose. Ich bin meinem Lehrer PAUL MARTINI dankbar, daß er, der einmal das Gewissen der deutschen Medizin genannt wurde, am dritten Tage das Prolegomenon sprechen will.

Der Vormittag des *vierten Kongreßtages* steht als Gemeinschaftstagung mit der Deutschen Gesellschaft für Ernährung unter dem Leitgedanken: *Aktuelle Ernährungsprobleme*, das als Referatthema seit 24 Jahren nicht mehr auf unserem Programm war. Dieser vierte Kongreßtag ist symbolhaft für die Rückbesinnung der Spezialgesellschaften auf ihren Ausgangspunkt, die innere Medizin, von der sie ausgegangen.

Meine Damen und Herren! Für den heutigen Kongreß haben Sie das Amt des Vorsitzenden, wie alle 4 Jahre üblich, einem Krankenhausarzt anvertraut. Pars pro toto wurde damit die Bedeutung der über 600 leitenden Krankenhausärzte, zum großen Teil ehemaliger Hochschullehrer, durch unsere Gesellschaft anerkannt. Zum ersten Mal haben Sie in diesem Jahre Ihren Vorsitzenden aus einem Privatkrankenhause berufen, vielleicht in Ansehen der Tatsache, daß fast 40% der Gesamtkrankenbettenzahl von freien gemeinnützigen Kostenträgern gestellt werden. Mit 90% dieser Betten rangieren Caritas und Innere Mission an der Spitze.

Gestatten Sie mir einen knapp gerafften Rückblick.

Das abendländische Arzttum wurzelt in der griechischen Welt. Noch heute gilt für uns der hippokratische Eid, alles, was in unseren Kräften steht, helfend und heilend für den Kranken zu tun. Jedoch erst aus der Sublimierung dieser Idee in der christlichen Lehre von der Person als Geschöpf Gottes erwuchsen die ersten Krankenhäuser, die unserer Sicht entsprechen. Sie stellten bewußt in den Mittelpunkt ihrer Arbeit den Armen, den Notleidenden, den Sklaven, ganz unabhängig von seiner sozialen oder wirtschaftlichen Bedeutung. Sie wollten gerade dem Schwachen beistehen. Den heutigen ,,Privatpatienten" kennen die früheren Spitäler noch nicht.

Die religiöse Orientierung gab den Krankenhäusern durch die Jahrhunderte das Gepräge. Der Spitalraum gehörte zur Kirche. Der Kranke sollte seelisch wie leiblich betreut werden und ständig in der Gegenwart Gottes leben. So erklären sich die Bauformen der frühen christlichen Spitäler, wo die Kirche sich weit zum Krankenraum öffnete, das Religiöse dem Pflegerischen also übergeordnet war.

Bedeutende Persönlichkeiten der frühchristlichen Jahrhunderte haben sich gerade hier bewährt. In Caesarea schuf im 4. Jahrhundert der große Bischof BASILIUS ein Krankenhaus von den Ausmaßen einer kleinen Stadt, das zum Vorbild vieler späterer Gründungen wurde. Die Arbeit richtete sich aus im Sinne der Forderung GREGORS VON NYSSA, des Bruders des Basilius: ,,Wir können die Barmherzigkeit als eine liebevolle Teilnahme des Herzens bezeichnen, denen gegenüber, welche von schwerem Ungemach heimgesucht sind." Damit wird eine Charakteristik des Pflegedienstes gegeben, die auch heute noch gültig ist. Genau so wie die Regel des Hl. *Benedikt* von 529, in der es Kapitel 36 ,,von den Kranken" heißt: ,,Die Sorge für die Kranken gehe vor allem und über alles. Man soll ihnen so dienen wie *Christus*, dem man ja wirklich in ihm dient. Doch mögen auch die Kranken bedenken, daß man ihnen Gott zu Liebe dient und deshalb die pflegenden Brüder nicht durch übergroße Ansprüche betrüben..."

Wir sehen, daß diese Regel bei aller religiösen Grundhaltung sehr genau die alltäglichen Begebenheiten des Krankenhauses mit ihren Schwierigkeiten erfaßt. Das galt vor mehr als einem Jahrtausend, das gilt auch heute!

Noch in der Regel des ritterlichen *Johanniter-Ordens* (1099 nach der Einnahme von Jerusalem) heißt es, der Kranke sei zu behandeln „quasi dominus", also als ob er *Christus*, der Herr, sei.

*Johanniter* und *Malteser* sind noch heute Träger dieser Tradition. Die nach christlicher Auffassung als „Dienst" am Kranken geleistete Pflege wurde bestimmend für das gesamte abendländische Krankenhauswesen. Parallel zum geschichtlichen Geschehen wandelte sich wohl die Baugestalt, doch blieb der grundsätzliche Charakter bis ins 18. Jahrhundert erhalten, wenn auch das Niveau der pflegerischen Betreuung nach Leitung und Organisation sehr unterschiedlich war.

Neue Aspekte ergaben sich dann aus der staatlichen und gemeindlichen Entwicklung. Fortschreitende medizinische Erkenntnisse über Hygiene, Infektionskrankheiten führten zur Umgestaltung der architektonischen Formen wie des inneren Betriebes. Waren im Mittelalter die Spitäler in erster Linie religiös-kirchlich orientiert, so bringt die weltanschaulich, wirtschaftlich und sozial sich differenzierende moderne Welt eine breite Streuung an neue Aufgabenträger: Hochschulen, Länder, Städte, heute auch Berufsgenossenschaften.

Den Säkularisierungstendenzen neuerer Zeit war die Bindung an kirchliche Institutionen nicht mehr selbstverständlich, wohl aber eine aus der christlichen Caritas entwickelte Humanitas als Leitbild der ärztlich-pflegerischen Tätigkeit. So blieb als tragende Idee immer und überall wirksam: Helfen und Heilen als Kernaufgabe, wobei die zentrale Aufgabenstellung nicht mehr Sache der Seelsorger, sondern des Arztes wurde, der die medizinisch-sachgemäße Behandlung und damit die Hauptverantwortung übernahm. Wie diese jedoch in unserer heutigen Welt erfüllt werden kann, ohne den einzelnen als Patienten zur Nummer zu entwerten, ihn seiner Dignität als Person zu berauben, scheint mir heute *das* Zentralproblem aller Krankenhaus- und Kliniktätigkeit überhaupt zu sein.

Soziologisch ist das moderne Krankenhaus in seiner Vielschichtigkeit ein Spannungsfeld von hoher Empfindlichkeit. Ein wichtiger Teil des Einzellebens wird ihm überantwortet, das ist weitgehend Folge der sich wandelnden Umwelt. Bei begrenztem Wohnraum, ohne die Möglichkeit sachgemäßer Pflege, wächst zwangsläufig die Inanspruchnahme der Krankenhäuser. Geburt und Tod werden mehr und mehr aus der privaten Sphäre ins Krankenhaus verlegt. Heute ist es der Ort, wo jeder seinen Wunsch nach Heilung erfüllt sehen möchte, um, in seiner Gesundheit wiederhergestellt, in seine „echte" Welt zurückzukehren. Damit wird das Haus Schnittpunkt vieler Disziplinen. Die Zielsetzung, der es sowohl in seiner äußeren wie inneren Gestalt entsprechen soll ist: bestmögliche ärztlich-pflegerische Betreuung kranker Menschen in angemessenem Rahmen und in Anerkennung eines jeden als Individuum.

Der Patient von heute — psychisch labil und daher besonders an- und aussprachebedürftig — spiegelt die Brüchigkeit unserer Zeit, ein Lockerwerden zwischenmenschlicher Beziehungen, bestürzend oft auch den

Zerfall der Familie. Er braucht einen Arzt, der diese seelischen Vorgänge verständnisvoll auffängt, er braucht und verlangt aber auch die besten Methoden moderner Behandlung. Das gibt der Tätigkeit gerade des Krankenhausarztes ihre polare Spannung: wissenschaftlich sich immer auf dem höchsten Stand zu erhalten, in Diagnose und Therapie alles Erreichbare zu leisten — gleichzeitig aber auch menschlich-verstehender Helfer zu sein. In der angestrengten Wirklichkeit des Berufes wird eine derart komplexe Idealforderung zum Problem jedes Alltags, von dem gerade ein Krankenhausarzt ein Lied zu singen weiß.

Aber die Fülle der klinischen Erfahrungen und Fragestellungen, die er jeden Tag kritisch sichtet, gibt ihm eine noch größere Verpflichtung: eine Arbeit zu leisten, die weniger dem Heute als dem Morgen dient. Es versteht sich von selbst, daß hier nicht der Universität ihre Vorrangstellung als Zentrum aller Forschung bestritten werden soll. Wohl aber soll dem Krankenhaus der Raum zugestanden werden, der seinen Möglichkeiten zur Forschung entspricht. Hier konnte es sich gerade in den letzten Jahrzehnten im steigenden Maße bewähren. Das hängt wesentlich auch damit zusammen, daß in unseren großen Krankenhäusern manches Ärzteteam in seiner Zusammensetzung Hochschulrang erreicht. Diese immer nur den Kranken dienenden Leistungen würden — davon bin ich überzeugt — bald absinken, wenn man daran ginge, die Krankenhausabteilungen auf eine Größenordnung von 100 oder noch weniger Betten aufzuteilen. Noch viele andere Gründe lassen diese Tendenz als bedenklich erscheinen.

In den leitenden Stellungen der Krankenhäuser finden wir zahlreiche ehemalige Hochschullehrer. Leider haben sie bis heute nur vereinzelt die Möglichkeit, wissenschaftlich qualifizierte und bewährte Mitarbeiter zum Dr. habil. oder zur Dozentur vorzuschlagen und damit sowohl der Fachwelt wie vor dem Publikum zu bestätigen. Dankbar sei hier der *Deutschen Forschungsgesellschaft* gedacht, die durch finanzielle Stützung seit langem die Krankenhäuser als bedeutsam für die Forschung anerkennt.

Für uns alle, wo immer wir tätig sind, gibt es kein Stillestehen in unserem Bemühen zu helfen und zu heilen. Ein Fertigwerden kennen wir nicht. Nur das „Was" unserer Aufgabe bleibt sich gleich, das „Wie" — die Methode — ist in ständigem Wandel. Ob die Konzeption eines neuen Weges uns um ein Geringes weiterbringt oder im Leeren versickert, weiß niemand im voraus zu sagen. Immer wieder erwartet uns neue Unsicherheit.

Diese Grundproblematik allen Forschens hat wohl keiner gültiger formuliert als SIEGMUND FREUD in einem Brief an STEFAN ZWEIG, in dem er schreibt: „Von der Forschung ist der Zweifel unablösbar, und mehr als ein Bruchstückchen der Wahrheit hat man bestimmt nicht herausbekommen."

Meine Damen und Herren! Dem Unendlichen gegenüber bleiben wir immer hoffnungslose Schuldner. Sollte es uns gelingen, uns ein wenig näher an noch unerforschte Räume heranzutasten, neue Fragen zu erfragen, so erblicke ich darin die schönste Erfüllung unseres Kongresses.

Hiermit eröffne ich die 67. Tagung der Deutschen Gesellschaft für innere Medizin.

# VERHANDLUNGEN DER

# DEUTSCHEN GESELLSCHAFT FÜR INNERE MEDIZIN

HERAUSGEGEBEN
VON DEM STÄNDIGEN SCHRIFTFÜHRER
## PROFESSOR DR. B. SCHLEGEL
WIESBADEN

ACHTUNDSECHZIGSTER KONGRESS
GEHALTEN ZU WIESBADEN VOM 30. APRIL — 3. MAI 1962

MIT 257 ABBILDUNGEN UND 102 TABELLEN

Enthält u. a. folgende Referate:

1. **Vegetative Anfälle:** Broser-Würzburg, Umbach und Schmidt-Freiburg i. Brsg., Gänshirt-Düsseldorf, Schulte-Tübingen, Behrend-Köln und Gastaut-Marseille, Hauss-Münster, Franke-Würzburg, Schrade-Frankfurt a. M.

2. **Carcinoid und Serotonin:** Feyrter-Wien, Hedinger-Winterthur, Lembeck-Tübingen, Waldenström-Malmö.

3. **Autoantikörper und ihre klinische Bedeutung:** Witebsky-Buffalo, Letterer-Tübingen, Schubothe-Freiburg i. Brsg., Scheiffarth-Erlangen, Pfeiffer-Frankfurt a. M., Otto-Frankfurt a. M., Schrader-München, Rümke-Amsterdam, Emmrich-Leipzig, Vorlaender-Bonn, Beickert-Dresden.

4. **Aldosteron und Aldosteronismus:** Wettstein-Basel, Muller-Genf, Hökfelt-Stockholm, Wolff-Homburg/Saar, Buchborn und Koczorek-München.

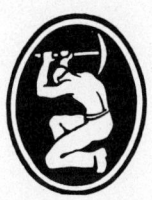

MÜNCHEN
VERLAG VON J. F. BERGMANN
1962

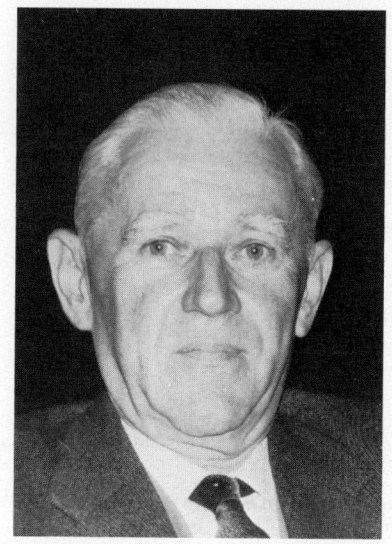

F. Hoff, Frankfurt (Main)
Vorsitz 1962

# Eröffnungsansprache des Vorsitzenden

## Montag, den 30. April 1962

### Von

### F. HOFF (Frankfurt a. M.)

*Meine Damen und Herren!*

Es ist immer wieder ein festlich erregendes Erlebnis, wenn wir im Frühling in dieser schönen Stadt und in diesem weiträumigen Saal zusammenkommen. Für uns Internisten und für viele Kollegen der ärztlichen Praxis und anderer Spezialgebiete ist der Wiesbadener Kongreß der wissenschaftliche Höhepunkt des Jahres, getragen von einer großen Tradition und aufgeschlossen für neue Ergebnisse der Forschung. So kommen wir alle mit großen Erwartungen, und keiner wünscht mehr, als der Vorsitzende, daß die Erwartungen sich erfüllen möchten.

Ich begrüße Sie alle sehr herzlich. Mit besonderer Freude begrüße ich hervorragende Vertreter hoher Behörden und Dienststellen, die uns die Ehre ihres Besuches schenken.

So begrüße ich den Hessischen Minister für Arbeit, Volkswohlfahrt und Gesundheitswesen, Herrn HEMSATH.

Herrn Ministerialrat Dr. MEYERINGH vom Bundesministerium für Arbeit und Sozialordnung.

Herrn Ministerialrat Dr. VON MANGER-KÖNIG vom Hessischen Ministerium für Arbeit, Volkswohlfahrt und Gesundheitswesen.

Herrn Regierungspräsident Dr. SCHUBERT.

Den Chef des Gesundheitswesens der Bundeswehr, Herrn Generalstabsarzt Dr. JOEDICKE, der mit einer größeren Zahl von Sanitätsoffizieren der Bundeswehr unter Führung des Herrn Flottenarzt Dr. TIDOW erschienen ist.

Ein besonders herzlicher Gruß gilt Herrn Oberbürgermeister BUCH, unserem Gastgeber in dieser schönen Stadt, mit der unsere Gesellschaft, so darf ich vielleicht sagen, seit 80 Jahren in glücklicher Ehe lebt.

Dann ist es für uns alle eine Freude, daß eine stattliche Zahl unserer Ehrenmitglieder unter uns weilt. So kann ich begrüßen die verehrten Herren Kollegen BERG-Hamburg, KAUFFMANN-Wiesbaden, KLEE-Wuppertal, DE LANGEN-Utrecht, LAUDA-Wien, SCHÖN-Göttingen und STEPP-München.

Mit besonderer Freude begrüße ich die vielen Kollegen, die aus dem Ausland zu uns gekommen sind. Unter uns weilen Gäste aus England, Frankreich, Italien, Japan, Jugoslawien, Luxemburg, den Niederlanden, Österreich, Schweden, der Schweiz, der Türkei, Ungarn und den Vereinigten Staaten von Amerika.

Daß Wissenschaft sich nur in weltweitem Austausch voll entfalten kann, kommt auch in unserem Programm zum Ausdruck. Wir werden Referate und Vorträge von Kollegen aus Frankreich, Japan, den Niederlanden, Österreich, Schweden, der Schweiz, Ungarn und den Vereinigten Staaten von Amerika hören.

Wenn uns alle die medizinische Wissenschaft über Länder und Meere hinweg verbindet, so erfüllt uns Schmerz und Entrüstung darüber, daß unsere Freunde und Kollegen aus dem Osten unseres deutschen Vaterlandes zum ersten Mal auf unserer Tagung fehlen müssen. Wir können und wollen uns nicht damit abfinden, daß uns eine Mauer von unseren Brüdern trennt und den menschlichen und wissenschaftlichen Austausch mit ihnen verhindert. Wir wollen auch nicht auf ihre wissenschaftlichen Beiträge verzichten. Ich werde deshalb die Referate der Kollegen aus dem Osten unseres Vaterlandes, die diese hier nicht selbst vortragen können, verlesen lassen.

Bevor wir uns den Aufgaben unserer Tagung zuwenden, gedenken wir in Ehrfurcht und in Trauer derjenigen Mitglieder unserer Gesellschaft, die uns seit der letzten Tagung der Tod entrissen hat. Folgende Herren Kollegen sind gestorben:

Prof. Dr. ARTHUR BÖHME, Chefarzt am Evangelischen Augusta-Krankenhaus in Bochum.

Dr. WERNER DISSE, Bad Kissingen.

Prof. Dr. WILHELM EWIG, Chefarzt in Göttingen-Weende.

Dr. LEO FÜRSTENAU, Wiesbaden.

Dr. WALTER GIESE in Hennen.

Dr. JOSEF HEMMERLING, Chefarzt des Marienkrankenhauses in Düsseldorf.

Prof. Dr. Dr. FRITZ HILDEBRANDT, Ordinarius für Pharmakologie in Gießen. Sein wissenschaftliches Werk hat auch die innere Medizin sehr bereichert.

Prof. Dr. ELLIOT P. JOSLIN. Er war unser Ehrenmitglied, und sein Verlust hat uns besonders schmerzlich betroffen. Er ist in Boston am 28. Februar 1962 im 93. Lebensjahr gestorben. Dieser große amerikanische Arzt ist noch ein Schüler von NAUNYN in Straßburg gewesen. Er hat der deutschen Medizin durch alle Wirrnisse der Zeitläufte hindurch unverbrüchlich die Treue gehalten. Seine Leistungen auf dem Gebiet des Diabetes mellitus, seine einmalige reiche Erfahrung und seine unermüdliche Fürsorge für die Zuckerkranken haben ihn zur unbestritten größten Autorität in der Diabetesforschung gemacht. Die ärztliche Tätigkeit JOSLINS war getragen von einem tätigen Christentum. Es ist wie ein Symbol, daß der 93jährige auf dem Wege zur Kirche starb.

Dr. HELLMUT JUNKER, Chefarzt der inneren Abteilung des St. Martinus-Hospitals in Olpe (Westfalen).

Dr. HANS-WERNER LANGENDORFF, Krankenhausdirektor i. R. in Konstanz.

Primararzt Dozent Dr. FRITZ LASCH, Wirklicher Hofrat, Direktor des Landeskrankenhauses in Villach in Kärnten. Ich war mit diesem hervorragenden Krankenhausarzt seit vielen Jahren freundschaftlich verbunden.

Dr. RICHARD VON LIPPMANN, Frankfurt a. M.

Obermedizinalrat Dr. WILFRIED LOEWENSTEIN, Wien.

Frau Dr. EVA MÖWIUS, Berlin-Wilmersdorf.

Dr. LEO MÜLLER, Krankenhausdirektor i. R. Baden-Baden.

Prof. Dr. ALFRED NITSCHKE, Direktor der Universitäts-Kinderklinik in Tübingen. Er hat uns viele wertvolle Arbeiten geschenkt, die für die innere Medizin ebenso wichtig sind wie für die Kinderheilkunde.

Dr. J. RAFFAUF, Chefarzt i. R. in Aachen.

Prof. Dr. OTTO ROSTOSKI. Auch er war unser Ehrenmitglied und wir werden ihn besonders schmerzlich vermissen. Er ist am 10. Januar 1962 im 90. Lebensjahre in Dresden verstorben. Er ist noch ein Schüler von LEUBE in Würzburg gewesen, war also noch ein Zeuge der klassischen Zeit der deutschen Klinik. Fast 30 Jahre lang hat er die Kliniken in Dresden-Johannstadt und zeitweilig in Dresden-Friedrichstadt geleitet. Noch mit 83 Jahren wurde er an die neugegründete Dresdner Medizinische Akademie berufen. Seine Leistungen auf dem Gebiet der Gewerbekrankheiten und besonders seine Arbeiten über den Schneeberger Lungenkrebs und über den Diabetes mellitus werden seinem Namen Dauer verleihen. Seiner Zeit vorauseilend, hatte er schon 1924 eine mustergültige Diabetikerambulanz geschaffen.

Dr. WALTER SCHOPPE, Siegburg.

Dr. WERNER SCHULTES, Elmshorn.

Dr. PHILIPP SPRENGER. Oberhausen (Rhld.).

Dr. WILLI WEIS, Krankenhausdirektor i. R. Kaiserslautern.

Dr. RICHARD WERNER, Chefarzt der inneren Abteilung am Evangelischen Krankenhaus in Bergisch-Gladbach.

Wir wollen auch in dankbarer Verehrung einiger verstorbener bedeutender Ärzte gedenken, die nicht zu unseren Mitgliedern gehörten, deren Werk aber die innere Medizin bedeutend bereichert hat.

Prof. Dr. Dr. med. h. c. GEORG HERZOG, Ordinarius der Pathologie an der Universität Gießen, ist im 78 Lebensjahr am 2. April 1962 gestorben. Er ist auch für uns ein anregender Lehrmeister gewesen, dem wir viel zu verdanken haben.

Prof. Dr. PAUL HOFFMANN, der Physiologe der Universität Freiburg, ist im 77. Lebensjahre verstorben. Ihm verdanken wir Internisten wichtige theoretische Grundlagen unseres Faches.

Prof. Dr. KARL KISSKALT, der emeritierte Ordinarius für Hygiene und Bakteriologie, ist im 86. Jahre in München gestorben. Dieser verehrungswürdige Nestor der deutschen Hygieniker war ein würdiger Nachfolger auf dem Lehrstuhl, den ein PETTENKOFER eingenommen hatte.

Prof. Dr. OTTO LOEWI ist im 88. Lebensjahre in New York gestorben. Er stammte aus Frankfurt a. M. und nahm lange Jahre den Lehrstuhl der Pharmakologie in Graz ein. Für die Entdeckung der chemischen Übertragung der Nervenerregung wurde ihm 1936 der Nobelpreis verliehen. Ein unmenschliches System hatte auch diesen großen Gelehrten zur Emigration gezwungen. Vor nicht allzu langer Zeit konnte ich unvergeßliche Stunden mit ihm in New York verbringen und mich an seiner

1*

abgeklärten Weisheit, in der er sich ohne Verbitterung zur deutschen
Wissenschaft bekannte, erfreuen. Er war ein Großer der medizinischen
Wissenschaft.

Prof. Dr. BERNHARD DE RUDDER, der Frankfurter Kinderkliniker.
Dieser führende Kopf der deutschen Pädiatrie war für jeden, der ihn
kannte, ein Vorbild als Arzt und als Forscher. Seine Arbeiten über
Meteorobiologie sind auch für uns von grundlegender Bedeutung. Der
Verlust meines verehrten Fakultätskollegen hat auch mich persönlich
sehr hart getroffen.

Nach dieser Liste großer ärztlicher Namen, die für uns so schwere
Verluste bedeuten, wollen wir jetzt noch einer Persönlichkeit gedenken,
die unserer Deutschen Gesellschaft für innere Medizin ihre Lebensarbeit
gewidmet hat.

Fräulein GERTRUD ELISABETH WEPPEL ist am 2. September 1961
gestorben. Sie hat 38 Jahre hindurch in treuer Pflichterfüllung das
Sekretariat der Deutschen Gesellschaft für innere Medizin versehen und
dieser Aufgabe ihre ganze Liebe und Schaffenskraft gewidmet. Wir werden
ihr in Dankbarkeit ein ehrendes Andenken bewahren.

Wir trauern um die Dahingegangenen. Sie haben sich zu ihren Ehren
von Ihren Plätzen erhoben.

Unsere Aufgabe ist es nun, das Werk der Medizin fortzusetzen, dem
die Lebensarbeit der Verstorbenen gegolten hat.

Wir wenden uns nunmehr unserer wissenschaftlichen Tagung zu.

Unsere Gesellschaft begeht mit der heutigen Sitzung ein Jubiläum.
Es sind gerade 80 Jahre verstrichen, seitdem die Deutsche Gesellschaft
für innere Medizin hier in Wiesbaden gegründet wurde. Da ist wohl ein
kurzer Rückblick angebracht.

FRERICHS, der erste Vorsitzende, hat damals in seiner Eröffnungsrede
einige Gedanken ausgesprochen, die oft von späteren Vorsitzenden
wiederholt wurden, da man in ihnen einen Auftrag und ein Vermächtnis
der großen Kliniker sah, die damals unsere Gesellschaft gründeten.
FRERICHS sagte: ,,Man entfernt sich immer mehr und mehr von der
durch die innere Medizin vertretenen Einheitsidee des menschlichen
Organismus." — ,,Die innere Medizin ist berufen, diese Einheitsidee festzuhalten und auszubauen."

Diese Worte sind gerade in unseren Tagen von so spannender Aktualität, als wären sie heute gesprochen. Ich verweise nur auf die Neuorganisation der Universitäten nach den Vorschlägen des Wissenschaftsrates.
Hierbei stehen wir wiederum vor dem Problem, das schon für FRERICHS
Anlaß zur Sorge war. Wir müssen spezialistische Forschungsstätten
schaffen, weil nur so Höchstleistungen in den immer verzweigteren Teilgebieten der Medizin erzielt werden können, und wir müssen die Einheit
der inneren Medizin bewahren, die dadurch gefährdet ist, daß die Spezialforschung die Lehre von der Krankheit in zahlreiche Einzelfragen zerlegen muß.

Aber können wir noch die Einheit wahren? Diese Frage ist von
manchen Seiten verneint worden, etwa mit der Feststellung, daß es heute

keinen Kliniker mehr geben kann, der die innere Medizin in ihrer Gesamtheit noch übersieht. Deshalb sei die Aufteilung der inneren Medizin auf mehrere Spezialkliniken notwendig. Die verantwortlichen Männer unseres Faches und des Wissenschaftsrates haben aber die Ansicht vertreten, daß Spezialabteilungen freilich nötig seien, die Einheit der inneren Medizin aber zugleich erhalten werden müsse, und ich teile in voller Überzeugung diese Ansicht.

Weshalb müssen wir auch heute an der Einheit der inneren Medizin festhalten? Der mit Krankheit beladene Mensch, der zum Arzt kommt, ist der ganze Mensch in seiner körperlich-seelischen Einheit, er bringt alle Organe und damit alle medizinischen Probleme mit, welche die Spezialforscher unter sich aufgeteilt haben. Es ist notwendig, daß der Arzt, zu dem dieser Kranke kommt, eine praktisch tragfähige Gesamtkonzeption der Medizin hat, die ihm seine Aufgabe ermöglicht. Das gilt besonders für den Allgemeinpraktiker, den immer noch wichtigsten Typ des Arztes. Diese medizinische Gesamtkonzeption kann natürlich nicht das gesamte Inventar der heutigen Medizin mit allen Einzelheiten enthalten; dieses kann von einem Einzelnen wirklich nicht mehr übersehen werden. Seine Konzeption muß aber das Wesentliche enthalten. Die Hochschule hat die Aufgabe, eine solche Ausbildung zu vermitteln. Das bedeutet nicht Vollständigkeit des Lehrstoffs, sondern eine wertende Auswahl und damit den bewußten Verzicht auf unzählige spezielle Einzelheiten. Ich glaube, daß unser heutiges Studium für dieses Ziel zu viel entbehrliches Einzelwissen und zu wenig an unentbehrlichen Grundlagen bringt. Eine der wichtigsten Grundlagen ist die innere Medizin.

Wenn nun schon der praktische Arzt eine einheitliche Konzeption der gesamten Medizin haben muß, so muß ganz gewiß auch der innere Kliniker eine einheitliche Idee der Medizin haben, insbesondere muß er die innere Medizin als Einheit überschauen. Er wird nicht die innere Medizin in allen Einzelheiten beherrschen können, das ist richtig. Aber er muß die wesentlichen Grundlagen übersehen, er muß auch von den Spezialgebieten so viel wissen, daß er ihre Möglichkeiten und ihre Grenzen kennt, ohne daß er die wissenschaftlichen Einzelheiten oder gar die Technik der Laboratorien selbst völlig beherrscht. Ja, ich möchte es offen aussprechen, er wird nur das Wesentliche der gesamten inneren Medizin übersehen können, wenn er auf die Kenntnis vieler Einzelergebnisse der Spezialforschung bewußt verzichtet.

Es handelt sich hier um das Grundproblem, daß ein gewisses Ausschließungsverhältnis zwischen dem ärztlich-medizinischen Denken mit dem Ziele des Helfens am Krankenbett und andererseits dem theoretisch-analytischen Denken der Spezialforschung mit ihren hochentwickelten technischen Methoden besteht. Wer mit dem Elektronenmikroskop den Zellkern untersucht, sieht den Menschen nicht mehr. Auch wer sich mit Spezialgebieten, wie Hormonforschung, Kardiologie, Hämatologie usw. beschäftigt, verliert den Blick für die gesamte innere Medizin, wenn er sich völlig dieser Aufgabe widmet. Und das muß er, wenn er auf diesen Spezialgebieten Höchstleistungen erzielen will. Das bedeutet keine Abwertung solcher Spezialforschung. Im Gegenteil, die entscheidenden

Fortschritte der letzten Jahre sind durch eine solche Spezialisierung entstanden. Das weiß auch der begabte Nachwuchs unseres Faches. Das Neue wird gefunden und wissenschaftliches Ansehen wird am sichersten erzielt, wenn man sich mit den neuen Methoden des Laboratoriums befaßt, etwa der Isotopenforschung, der Elektronenmikroskopie oder der Hochspannungselektrophorese. Die rein klinischen Bestrebungen etwa in der Diagnose oder Therapie sind kaum noch so erfolgversprechend.

Die medizinische Wissenschaft ist in stürmischer Fortentwicklung. Wir wissen, daß jeder Entwicklungsprozeß eine Differenzierung, eine Herausbildung spezieller Leistungen aus vielfältigeren Anlagen mit sich bringt, und das bedeutet zugleich spezielle Höchstleistung und Einseitigkeit. Der Mensch, die Krankheit, das Objekt unserer Forschung, hat unzählig viele Aspekte. Die Natur ist der wahre Proteus, ihr Bild ändert sich je nach der angewandten Forschungsmethode, sie antwortet stets in der Sprache, in der wir sie befragen. Fragen wir mit der Methode der Morphologie, so erhalten wir eine rein morphologische Antwort, auf die chemische Frage erfolgt eine chemische Antwort. Fragen wir in der Sprache der Psychologie, wie die heutige Psychosomatik, so erhalten wir eine rein psychosomatische Antwort. Alle diese Antworten sind in ihrer Begrenzung richtig, sie sind aber einseitig und deshalb für eine medizinische Gesamtkonzeption unzureichend. Diese Einseitigkeit belastet nicht nur die Theorie, sie bedeutet eine Gefahr für die ärztliche Praxis. Wir kennen alle die Schäden, die durch einseitige Anwendung spezialistischer Methoden entstehen, wenn etwa das ärztliche Urteil sich nur auf das Elektrokardiogramm, auf den Röntgenbefund, auf das Laboratorium stützt, oder wenn eine einseitige psychosomatische Beurteilung Platz greift. Der Segen der Spezialisierung kann sich nur ohne Gefahr für den Kranken entfalten, wenn gleichzeitig die Integration der Spezialergebnisse in der Einheitsidee der Medizin gelingt. Und dazu ist in erster Linie die innere Medizin berufen.

Wie ist diese Verbindung von Analyse und Synthese möglich? Das ist auch heute die Schicksalsfrage der Medizin, die bereits vor 80 Jahren FRERICHS gesehen hat. Hier möchte ich einige praktische Hinweise andeuten. Wir müssen darauf hinwirken, daß junge Forscher, die ein Spezialgebiet wählen wollen, zunächst einen genügenden Überblick über die gesamte innere Medizin gewinnen. Sie sollen nach meiner Meinung genügend lange eine allgemeine klinische Station führen, bevor sie ihre Haupttätigkeit auf ein Spezialgebiet verlegen. Das ist nicht so leicht zu erreichen, denn begabte junge Kräfte stürzen sich mit Ungeduld auf das Neue, welches die modernen Forschungsmethoden versprechen. Sie halten die Beschäftigung mit der alten klinischen Tätigkeit für einen Zeitverlust. Sie sollten erkennen, daß nur eine breite klinische Grundlage ihrer Spezialforschung letzten Wert und Sinn geben kann. Auch kann man nur am Krankenbett Arzt werden, nicht in der Spezialforschung. Wer Arzt sein will, auch auf einem Spezialgebiet, wer an der Hochschule angehende Ärzte lehren will, sollte auch die Aufgaben der praktischen Ärzte außerhalb der Klinik kennen. Eine längere Tätigkeit z. B. als Vertreter praktischer Ärzte ist für ein wirkliches Verständnis der ärztlichen

Berufsaufgaben überaus segensreich, wie ich aus eigener Erfahrung weiß. Eine poliklinische Tätigkeit kann ein gewisser Ersatz hierfür sein. Ich halte die Polikliniken für außerordentlich wichtig, wiederum aus eigener Erfahrung.

Das Wichtigste in der modernen inneren Klinik ist aber das *klinische Gespräch*, an dem alle Spezialforscher teilnehmen müssen, damit die Möglichkeiten der spezialistischen Spitzenleistungen und zugleich der Integration zu einem einheitlichen klinischen Gesamtbild ausgeschöpft werden.

Die Aufgabe unserer Gesellschaft für innere Medizin und ihrer Kongresse sehe ich ebenfalls in der Führung eines solchen klinischen Gesamtgespräches, und zwar auf höherer Ebene. Nur so können wir die Ernte aus allen Gebieten der Spezialforschung in die gemeinsame Scheuer der inneren Medizin einbringen und Einseitigkeiten vermeiden.

Dafür gab schon der erste Kongreß vor 80 Jahren, auf den wir noch einmal zurückblicken wollen, ein klassisches Beispiel. Damals hielt der Medizinalrat Dr. ROBERT KOCH sein berühmtes Referat über die Ätiologie der Tuberkulose, er zeigte die von ihm gerade entdeckten Tuberkelbacillen vor. Aus der Versammlung erhoben sich Stimmen, welche den großen Fortschritt voll anerkannten, aber betonten, daß auch andere Faktoren in der Pathogenese der Tuberkulose von Bedeutung sein müßten, die Erbanlage, die Disposition, das soziale Milieu usw. So entstand anstatt einer einseitigen rein bakteriologischen Auffassung der Tuberkulose eine umfassende klinische Lehre, die sich bis heute bewährt hat.

In jener Zeit vor 80 Jahren bestand aber noch eine sehr wesentliche Spaltung der gesamten Medizin, die von der damaligen Generation nicht überwunden wurde und die erst in unserer Zeit langsam mehr und mehr überbrückt wird. Ich meine die Spaltung, die durch das *Leib-Seele-Problem* begründet ist. Vor 80 Jahren hatten die seelischen Probleme der Krankheit in der wissenschaftlichen Medizin keinen anerkannten Platz. Diese für die Medizin so verhängnisvolle Entwicklung begann vor 300 Jahren damit, daß große Philosophen die natürliche Einheit von Körper und Seele, die wir am lebenden Menschen immer vor Augen haben, gedanklich in zwei verschiedene Teile zerlegten. DESCARTES hatte den seelischen Bereich, die res cogitans, von dem materiellen Bereich, der res extensa unterschieden, und der Leidener Philosoph GEULINCX hatte das Axiom aufgestellt, daß zwischen diesen beiden Seinsbereichen keine Beziehungen bestehen könnten. Nur der körperliche Bereich unterläge der Kausalität der physikalischen Gesetze und sei meßbar und wägbar, der seelische Bereich sei immateriell und deshalb nicht meßbar und nicht wägbar. Damit galt allein der körperliche Bereich als Objekt der Wissenschaft, und da die Medizin Wissenschaft sein wollte, schloß sie für Jahrhunderte alles Seelische aus ihrem Wissenschaftssystem aus.

Dieser gedankliche Ansatz, welcher die körperlich-seelische Einheit des Menschen in zwei unvereinbare Teile zerlegte, hat erstaunlicherweise bis in unsere Zeit weiter gewirkt, das einheitliche Bild des Menschen zerstört und das Seelische aus der medizinischen Wissenschaft verbannt.

Große Ärzte, die wie GEORG ERNST STAHL vor 250 Jahren und CARUS vor 100 Jahren dem Seelischen seinen Platz in der Medizin zurückgewinnen wollten, konnten sich nicht auf die Dauer durchsetzen. Auch bedeutende Kliniker unserer Zeit, welche als Ärzte die Macht des Seelischen im Krankheitsgeschehen sehr wohl erkannten, fanden über die Kluft nicht hinweg, daß zwischen Seelischem und Körperlichem keine Beziehungen möglich seien. So schrieb noch GUSTAV VON BERGMANN, er könne sich „nicht damit abfinden, den Begriff der Seele als einer immateriellen geistigen Abstraktion kausal mit dem physikalischen Begriff des Mechanismus, also als auf den Körper einwirkend zu denken", und THURE VON UEXKÜLL und ROTHSCHUH haben sich ähnlich geäußert. Es blieb bei der alten These über das Verhältnis von Körper und Seele: „Eines wirkt nicht auf das Andere" (ROTHSCHUH).

Nun erhebt sich aber die Frage, ob diese alte Trennung des physikalisch-materiellen Körpers und der immateriellen keiner kausalen Beeinflußbarkeit zugänglichen Seele heute noch denknotwendig ist, oder ob nicht vielmehr, um ein bitteres Wort GOETHES zu zitieren, die „Autoritäten die hauptsächliche Ursache sind, daß die Menschheit nicht vom Flecke kommt".

NICOLAI HARTMANN, dessen „Philosophie der Natur" die Medizin viele Einsichten verdankt, wendet sich sehr streitbar gegen die Lehre der fehlenden kausalen Beziehungen zwischen Körperlichem und Seelischem mit folgenden Worten: „Diesem kritiklosen Getue gegenüber steht ein überwältigendes Material von Tatsachen, die eindeutig auf psychophysische Kausalität hinweisen. Auf der ganzen Linie des Erlebens erfahren wir die ständige Einwirkung der Außenwelt auf das Seelenleben und umgekehrt. Und zwar erleben wir sie teilweise in größerem Realitätsgewicht als die Einwirkung von Dingen auf Dinge, Zuständen auf Zustände der Außenwelt. Denn sie ist uns in vielen Fällen in dem direkten Modus des Betroffenseins gegeben."

Auch auf eine Äußerung unseres großen Physikers MAX PLANCK zu diesem Problem möchte ich hinweisen. Er sagt: „Körperliche und seelische Vorgänge sind gar nicht verschieden voneinander. Es sind die nämlichen Vorgänge, nur von zwei entgegengesetzten Seiten betrachtet" ... „Damit erweist sich das Leib-Seele-Problem als ein Scheinproblem."

Ich halte es nicht für denknotwendig, daß das Seelische nur etwas Immaterielles sei, so fein gesponnen, daß es nicht von der Kausalität der materiellen Welt berührt werden könnte. Ich nehme vielmehr an, daß es nichts Seelisches gibt, dem nicht auch zugleich ein materieller Vorgang zugrunde läge. Das Seelische ist an den anatomischen Bau des Nervensystems, besonders des Gehirns und des Vegetativums gebunden. Bei seelischen Erregungen laufen nervöse Innervationen ab, auch findet dabei eine Freisetzung von humoralen Wirkstoffen statt, z. B. von Adrenalin bei Schreck und Angst. Körperliche Reaktionen sind mit seelischen Reaktionen unlösbar verbunden, die Träne mit der Trauer, das Herzklopfen mit der Angst; wir werden davon heute noch hören. Man könnte vielleicht sagen: Das Seelische ist das subjektive Erleben bestimmter materieller Vorgänge im Großhirn und im Vegetativum..

Es könnte sich nur noch die Frage erheben, ob vielleicht die reinen Gedanken, Vorstellungen und Assoziationen, die ohne äußere Ursache im Gehirn ablaufen, etwas nur Immaterielles seien. Ich glaube, daß auch dieses nicht zutrifft. Gedanken und Vorstellungen bauen sich aus Bestandteilen auf, die früher einmal als Erlebnisse durch die Pforten der Sinnesorgane ins Gehirn eingedrungen sind. Sie haben hier bleibende Eindrücke, Engramme, hinterlassen, die wir uns als materiell in ganz bestimmten Hirngebieten lokalisiert vorstellen müssen. Im Zeitalter des Tonbandes und der Einbringung von Informationen in elektronische Rechenmaschinen sollte eine solche Vorstellung nicht mehr befremden. Mir scheinen in diesem Zusammenhang die Beobachtungen von grundlegender Bedeutung zu sein, welche PENFIELD und JASPER bei elektrischer Reizung von Großhirnrindenfeldern bei Hirnoperationen in lokaler Betäubung mit erhaltenem Bewußtsein machen konnten. Bei Reizung der Hörsphäre kamen Vorstellungen akustischer Art zustande, z. B. die Melodie eines bekannten Liedes, so daß der Patient es mitsingen konnte, oder eine Mutter hörte eines ihrer Kinder sprechen; bei Reizung der Sehsphäre traten optische Vorstellungen auf, so sah ein Junge eine Szene mit einigen Spielgefährten vor Augen. Solche durch elektrische Reizung der Rindenareale ausgelöste Vorstellungen beweisen doch offenbar, daß diese Vorstellungen an die betreffenden Hirnregionen lokal gebunden sind, und daß sie durch die elektrische Reizung aktiviert und dadurch bewußt werden können. Damit liegt der experimentelle Beweis dafür vor, daß seelische Vorgänge physikalisch-kausal hervorgerufen werden können. Die alte These, daß zwischen Körper und Seele keine kausalen Beziehungen bestehen können, ist also widerlegt. — Das ist nicht nur von theoretischem Interesse, sondern von außerordentlicher Bedeutung für die praktische Medizin. Hierdurch findet die psychosomatische Medizin ihre wissenschaftliche Basis.

Natürlich wird durch die kausal-physikalische Analyse allein das Rätsel der menschlichen Existenz nicht gelöst. Viele besonders für das ärztliche Denken unentbehrliche Begriffe, die teleologische Frage nach Zweck und Sinn, die wertenden Begriffe im Sinne von nützlich und schädlich und damit auch gesund und krank ergeben sich nicht aus der kausalphysikalischen Analyse; sie stehen freilich auch nicht im Gegensatz dazu, sondern haben die physikalisch-naturwissenschaftliche Analyse zur Voraussetzung. Noch weniger sind die höchsten Leistungen des menschlichen Geistes und der menschlichen Gesittung, die erst dem Menschen seine Würde verleihen, durch naturwissenschaftlich-physikalische Analyse allein zu erklären. Ich möchte mit JASPERS sagen: ,,Der Mensch ist stets mehr, als er von sich weiß.''

Die Medizin findet also zur körperlich-seelischen Einheit zurück, die lange Zeit zugunsten einer rein somatischen Medizin ungenügend beachtet wurde. Die große Leistung SIGMUND FREUDS gab hier den entscheidenden Anstoß. Die psychosomatische Betrachtung setzt sich ganz allgemein als unentbehrliches Glied des ärztlichen Denkens durch. Auch diese Forschungsrichtung ist nicht ohne bedenkliche Einseitigkeit entwickelt worden. Die ungenügende Berücksichtigung des Somatischen ist ebenso gefährlich wie die Vernachlässigung des Seelischen. Wir haben bedenkliche Übertreibungen erlebt, etwa wenn HUEBSCHMANN die Lungentuberkulose zur Organpsychose stempeln will und die Tuberkulose, auch wenn Kavernen vorliegen, rein psychotherapeutisch ohne Chemotherapie behandelt. Auch werden manche Behandlungstechniken einseitig überschätzt. Wir können dies auf sich beruhen lassen, weil die notwendige Kritik erfreulicherweise aus den Kreisen der Psychotherapeuten selbst gekommen ist. Das war sehr deutlich auf dem internationalen Kongreß für Psychotherapie in Wien im Jahre 1961 erkennbar. Von maßgebenden Rednern wurde dort betont, daß „keine Psychotherapiemethode mehr einen Exklusivanspruch stellen darf", daß eine „Entmythologisierung der Psychotherapie nötig" sei, und VIKTOR FRANKL verkündete in seinem Schlußwort „die Heimholung der Psychotherapie in die Medizin".

Das würde einen großen Schritt zur Einheitsidee der Medizin bedeuten. — Lassen Sie mich diesen Teil meiner Darlegungen mit einem Zitat abschließen, das uns zeigt, wie alt dieses Zentralproblem der Medizin schon ist. PLATO sagte vor fast $2^1/_2$ Jahrtausenden in seinem Charmides: „Das ist der große Fehler bei der Behandlung der Krankheiten, daß es Ärzte für den Körper und Ärzte für die Seele gibt, wo beides doch nicht getrennt werden kann. — Aber gerade das übersehen die griechischen Ärzte, und nur darum sind sie gegen so viele Krankheiten machtlos, sie sehen nämlich niemals das Ganze."

Von den Überlegungen aus, die von FRERICHS Forderung der Einheitsidee der Medizin ausgingen, wollen wir nun einen Blick auf das *Programm unserer Tagung* werfen. Wir wollen versuchen, einige heute besonders wichtige Themen der ärztlichen Praxis und der theoretischen Forschung so zu erörtern, daß wir von Spezialforschern belehrt werden und doch eine Synthese für unsere klinischen Aufgaben gewinnen. Es werden zu diesem Ziele als Referenten Chemiker, Serologen, Pharmakologen, Physiologen, Pathologen, Psychiater, Hirnchirurgen und natürlich innere Kliniker zusammenwirken. Ich danke schon jetzt den Herren Kollegen, die auf meine Bitte bereitwillig die Referate übernommen haben, besonders denen, die aus fernen Ländern zu uns gekommen sind.

Die vier Hauptthemen unseres Programms erscheinen auf den ersten Blick sehr unterschiedlich, sie haben aber insofern etwas Gemeinsames, als sie alle das Gebiet der nervös-humoralen Regulation betreffen. Das aber sind die Einrichtungen, welche die einzelnen Organfunktionen zur sinnvollen Einheit des Gesamtorganismus verbinden.

Das erste Thema „*Vegetative Anfälle*" ist von großer praktischer Bedeutung. Vegetative Störungen sind ja überaus häufig. Die Vorstellungen darüber sind oft recht unklar; viel gebrauchte Ausdrücke wie etwa „Vegetative Dystonie" täuschen nur eine Diagnose vor. Es sind Schlagworte, „denn eben, wo Begriffe fehlen, da stellt ein Wort zur rechten Zeit sich ein". Es ist freilich sehr schwierig, hier Ordnung zu schaffen. Es ist zunächst einmal festzustellen, was wir wirklich wissen und welche klinischen Sonderformen abgrenzbar sind. Das soll innerhalb des großen Gebietes der vegetativen Störungen wenigstens für das Teilgebiet der vegetativen Anfälle versucht werden. — Da das vegetative Nervensystem aufs Innigste mit der Psyche verbunden ist, kann eine psychosomatische Medizin nur bei genügender Kenntnis der vegetativen Regulationen fruchtbar sein. Ein besonders wichtiges Referat zu unserem ersten Thema befaßt sich deshalb mit der Psychologie und der Psychotherapie dieser vegetativen Störungen.

Das zweite Thema lautet „*Carcinoid und Serotonin*". Der erste Referent zu diesem Thema wird zunächst seine Lehre von den peripheren endokrinen Drüsen darstellen. Ich halte diese Konzeption, welche unsere bisherige Kenntnis von den altbekannten kompakten Hormondrüsen wesentlich ergänzt, für einen sehr wichtigen Fortschritt. Die Entdeckung des Carcinoidsyndroms ist die erste reife Frucht dieser neuen Lehre. Es handelt sich um die Neuentdeckung einer Krankheit mit einem ebenso eindrucksvollen klinischen Bild, wie bei den klassischen Krankheiten der inneren Sekretion, etwa dem Morbus Basedow oder Addison. Die Entdeckung des im Carcinoid gebildeten Wirkstoffes Serotonin ist nicht nur für die Pathogenese des Carcinoidsyndroms von entscheidender Bedeutung, sie hat noch viele andere Probleme der biologischen Bedeutung dieses Wirkstoffes aufgeworfen.

Das dritte Thema, die „*Autoantikörper*", ist das problematischste unserer Tagung. Wir werden damit in eines der erregendsten Gebiete der heutigen Forschung eintreten. Die Bedeutung des pathogenetischen Prinzips der Autoantikörperbildung ist nur auf dem Gebiet der Autoimmunerkrankungen des Blutes gesichert und hier schon heute von großer praktisch-klinischer Bedeutung. Wie weit auch bei anderen Krankheiten solche Autoaggressionsvorgänge mitwirken, ist vielfach noch umstritten. Ich hoffe, daß die Referate uns manche Klarheit bringen werden. Ich selbst möchte bekennen, daß ich das Vorliegen eines Autoaggressions-Mechanismus bei vielen chronisch fortschreitenden Krankheiten für wahrscheinlich halte. Das Fortschreiten einer akuten Nephritis zur chronischen Schrumpfniere habe ich schon vor 20 Jahren so zu erklären versucht. Wir werden hierbei und bei manchen anderen Krankheiten zu prüfen haben, was nur Vermutung, was Irrtum und was bewiesen ist.

Das letzte Thema „*Aldosteron und Aldosteronismus*" vereinigt uns zu unserer Freude mit der deutschen Gesellschaft für Endokrinologie. Herr Kollege JORES, der Präsident dieser Gesellschaft, und ich waren uns sofort einig, daß dieses Thema das geeignetste für unsere gemeinsame Tagung sei. Es macht uns nicht nur mit dem neuesten Stand unserer Kenntnisse über dieses wichtige neu gewonnene Hormon, das Aldosteron, bekannt, sondern hat über die spezielle Endokrinologie hinaus sehr wichtige Ausstrahlungen in die gesamte innere Medizin.

Dieses Programm der Hauptthemen wird durch zahlreiche Einzelvorträge ergänzt, die sich zum Teil an die Hauptthemen anschließen, zum Teil aber auch ganz andere Probleme anschneiden und so das Blickfeld unserer Tagung noch wesentlich erweitern.

So hoffe ich, daß wir uns mit dieser Tagung des Vermächtnisses der großen Kliniker würdig erweisen, die vor 80 Jahren unsere Gesellschaft gründeten. Denn für jede neue Generation gilt die Forderung: „Was Du ererbt von Deinen Vätern hast, erwirb es, um es zu besitzen."

Hiermit eröffne ich die 68. Tagung der Deutschen Gesellschaft für innere Medizin.

VERHANDLUNGEN DER

# DEUTSCHEN GESELLSCHAFT FÜR INNERE MEDIZIN

HERAUSGEGEBEN
VON DEM STÄNDIGEN SCHRIFTFÜHRER
PROFESSOR DR. **B. SCHLEGEL**
WIESBADEN

NEUNUNDSECHZIGSTER KONGRESS
GEHALTEN ZU WIESBADEN VOM 22. APRIL—25. APRIL 1963

MIT 424 ABBILDUNGEN UND 114 TABELLEN

Enthält u. a. folgende Referate:

1. **Beobachtungen bei Kranken unter den Bedingungen der Vita reducta:** Neuhaus-Berlin, Bücherl-Berlin, Masshoff-Berlin, Schliack-Berlin, Kubicki-Berlin, Remmer-Berlin.

2. **Indikation und Wert moderner Verfahren in der Lungen- und Nierendiagnostik:** Loeschcke-Göttingen, Hertz-Malente, Haubrich-Karlsruhe, Giese-Münster, Schwab-Göttingen, Rotter-Frankfurt a. M., Kleinschmidt-Lübeck, Olsson-Lund.

3. **Coronare Durchblutungsstörungen:** Hockerts-Würzburg, Bernsmeier-Kiel, Hauss-Münster, Biörck-Stockholm, Bretschneider-Köln, Schettler-Berlin, Schaede-Bonn.

4. **Milz:** Grundmann-Freiburg/Brsg., Fischer-Mainz, Duesberg-Mainz, Weinreich-Lübeck.

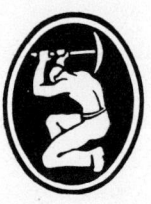

MÜNCHEN
VERLAG VON J. F. BERGMANN
1963

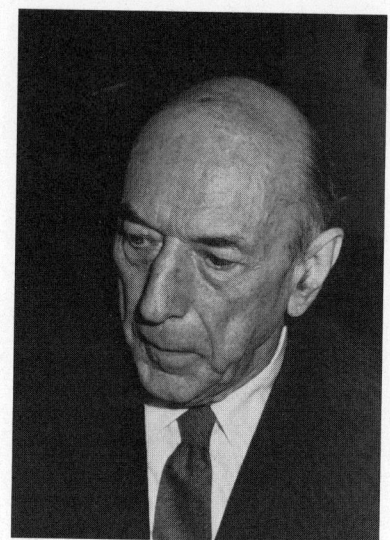

H. Frhr. v. Kress, Berlin
Vorsitz 1963

# Eröffnungsansprache des Vorsitzenden

## Montag, den 22. April 1963

Von

### H. Frhr. VON KRESS (Berlin)

*Hohe und willkommene Gäste,*
*verehrte Ehrenmitglieder und Mitglieder unserer Gesellschaft,*
*meine sehr verehrten Damen und Herren!*

Wiesbaden, die uns längst zur Heimat gewordene Kongreßstadt, hat Mitglieder und Gäste unserer Gesellschaft wieder in großer Zahl aufgenommen. Der Herr Oberbürgermeister dieser gastlichen Stadt gibt uns auch dieses Mal die Ehre seiner Anwesenheit bei der Eröffnung unseres Kongresses. Ihm gilt unser verehrungsvoller und dankbarer Gruß ebenso wie dem Herrn Stadtverordnetenvorsteher FUCHS, dem Herrn Regierungspräsidenten WITTROCK, der Frau Ministerialdirektorin Dr. DAELEN vom Bundesministerium für Gesundheitswesen, der Frau Ministerialrätin Dr. v. BILA vom Hessischen Kultusministerium und dem Herrn Ministerialrat Dr. v. MANGER-KÖNIG vom Hessischen Ministerium für Arbeit, Volkswohlfahrt und Gesundheitswesen. Wir freuen uns über das Erscheinen unserer Kollegen des Sanitätswesens der Bundeswehr, an ihrer Spitze Herr Oberfeldarzt Dr. v. DRIGALSKI. Zur Befriedigung gereicht es uns jeweils, wenn Gäste aus anderen Ländern unseren Beratungen beiwohnen, und so grüße ich mit betonter Herzlichkeit die verehrten Kollegen aus Belgien, Frankreich, Groß-Britannien, Holland, Italien, Japan, Jugoslawien, Luxemburg, Österreich, Schweden, der Schweiz und den Vereinigten Staaten von Nordamerika.

*Meine Damen und Herren!*

In die Freude über das Wiedersehen und die sich eröffnende Möglichkeit fruchtbringender Gespräche geht jedes Jahr die Trauer mit ein um diejenigen, die wir schmerzlich vermissen, weil sie aus diesem Dasein abberufen worden sind. Wir gedenken zu Beginn unserer Zusammenkunft ehrerbietig der Toten des vergangenen Jahres, unter denen fünf hochgeschätzte, um die Belange unserer Gesellschaft besonders verdiente Ehrenmitglieder sich befinden. Wir beklagen den Verlust der Herren KARL HANSEN, ERNST LAUDA, LUDWIG ROBERT MÜLLER, FRIEDRICH ALFRED SCHWENKENBECHER und SIEGFRIED THANNHAUSER.

Kongreß für innere Medizin, LXIX

1

Aus der Reihe unserer Mitglieder haben wir verloren

Professor Dr. Dr. h. c. ERNST BAADER, Hamm (Westf.),
Dr. ENGELHARD BELLENDORF, Zeitz, Bez. Halle a. d. Saale,
Professor Dr. JOSEF V. BOROS, Saarbrücken,
Dr. HANS CHRISTA, Bergisch-Gladbach,
Oberstarzt a. D. Professor Dr. HELLMUTH DEIST, Ludwigsburg,
Dr. ELISABETH FRANCK, Bad Godesberg,
Dr. GOEPEL, Landshut (Bayern),
Dr. HEMMERLING, Düsseldorf,
Dr. WILHELM HICKEL, München,
Dr. WILHELM KEMPMANN, Rheine (Westf.),
Obermedizinalrat Dr. DIETRICH KOCH VAN DEN BOSCH, Wiesbaden,
Dr. BENNO KRÜGER, Wuppertal-Elberfeld,
Dr. RUDOLF KÜHNE, Leipzig,
Dr. LUDWIG LAJOS LEVY, London,
Dr. KARL LIEBERMEISTER, Neunkirchen (Saar),
Professor Dr. KARL MATTHES, Heidelberg,
Dr. FRANZ MESCHEDE, Hamm (Westf.),
Ministerialrat a. D. Dr. HANS MEYER, Koblenz,
Dr. RICHARD ODENWALD, Bad Harzburg,
Professor Dr. OCTAVIO MAX OTTEN, Wernigerode (Harz),
Dr. NIELS POCZKA, Berlin,
Medizinalrat Dr. Dr. KARL POEHLS, Schwanebeck,
Professor Dr. HELLMUTH REICHEL, Bad Pyrmont,
Professor Dr. WERNER SCHRADE, Kelkheim i. Taunus,
Dr. WALTER STAUDACHER, Speyer,
Privatdozent Dr. KARL THIEL, Oberhausen,
Professor Dr. FRIEDRICH KARL TÜNNERHOFF, Bad Godesberg,
Dr. HANS WÖRNER, Weißenfels (Saale).

Sie haben sich zu Ehren der Verstorbenen von Ihren Sitzen erhoben und damit bekundet, daß Sie unseren Toten ein treues Andenken bewahren werden. Ich danke Ihnen.

Es entspricht dem Brauch einer wissenschaftlichen Gesellschaft, daß im Gedenken an die Toten auf die Leistung der wissenschaftlich besonders intensiv und erfolgreich tätig gewesenen Mitglieder hingewiesen wird, wenn auch nur in der zeitlich gebotenen Kürze.

KARL HANSEN ist Ihnen allen bekanntgeworden als führend auf dem Gebiet der allergisch-hyperergischen Krankheiten. Wir verdanken ihm neue Erkenntnisse und fruchtbringende Impulse in diesem Bereich. Sein durch breites Wissen fundiertes Interesse für die Nahtstellen, die die innere Medizin und die Neurologie verbinden, regte ihn zu physiologischen Forschungsarbeiten am Nerven an und befähigte ihn zur meisterhaften und der Diagnostik großen Gewinn gebracht habenden Darstellung der reflektorischen und algetischen Krankheitszeichen der inneren Organe. Wir verdanken ihm eine als klassisch zu bezeichnende Schilderung der einheimischen Sprue und ihrer Folgen. In einer Art und Weise, die als Beispiel dienen möge und nur immer wieder zur Nachahmung empfohlen werden kann, hat er in Lübeck ein allgemeines städtisches Krankenhaus zur bedeutsamen Forschungsstätte ausgebaut. Unserem KARL HANSEN steht das Prädikat der Einmaligkeit in der Harmonisierung von Wissen und Wirken zu.

ERNST LAUDA, ein treuer Bewahrer und markanter Vertreter der großen Wiener klinischen Tradition hat uns wichtige neue Erkenntnisse auf dem Gebiet der Kreislaufkrankheiten beschert. Er hat sich besonders mit den Fragen der Pathogenese der Angina pectoris befaßt. Unter seinen zahlreichen, weite Gebiete der inneren Medizin berührenden Publikationen seien diejenigen über die Funktion der Milz hervorgehoben. Das Andenken an ihn wird uns bei den Verhandlungen des dritten und vierten Kongreßtages besonders bewegen.

LUDWIG ROBERT MÜLLER ist hochbetagt nach einem Leben, das man als vollendet bezeichnen darf, von uns geschieden. Ihm verdanken wir wesentliche Einblicke in die vegetativen Steuerungsvorgänge sowie in das Zusammenspiel des Vegetativums mit den höheren Gehirnleistungen. Seine grundlegenden Werke über die Lebensnerven und die Lebenstriebe und seine Studien über den Schlaf sind Marksteine, weil von weitestreichender Bedeutung. Sein hervorstechendster Charakterzug war das Pflichtbewußtsein.

FRIEDRICH ALFRED SCHWENKENBECHER, dem auch ein gesegnetes Alter zuteil geworden ist, war unserer Universität Marburg aufs engste verbunden, an der er als Polikliniker und nach kurzer Unterbrechung als Kliniker geforscht und gelehrt hat und ärztlich tätig gewesen ist. Er gehörte noch derjenigen Generation an, die in ihren wissenschaftlichen Arbeiten die Dermatologie und die Pädiatrie mit einzubeziehen in der Lage war. Arbeiten über den Wasserhaushalt, über die Temperaturregulierung, über Klimaeinflüsse auf Krankheiten, über physikalisch-therapeutische Probleme, Arbeiten über die Tuberkulose und Arbeiten über endokrinologische Fragen kennzeichnen die Weite seiner Forschungsleistungen. Er war ein ungewöhnlich befähigter Diagnostiker und das Ärztliche lag ihm, wie Herr BOCK es einmal ausgedrückt hat, im Blute. So war und bleibt er ein ärztliches Vorbild für die, die ihn gekannt und erlebt haben.

SIEGFRIED THANNHAUSER ist von RUDOLF NISSEN mit vollem Recht als Wegbereiter der biochemischen Forschungsrichtung bezeichnet worden, die durch ihn und nach ihm eine so beispiellose Befruchtung der inneren Medizin zeitigte. Er war Mediziner und Chemiker zugleich und hat unser Wissen auf den Gebieten des Eiweiß-, Kohlenhydrat-, Cholesterin-, Lipoid- und Nucleinsäurestoffwechsels gewaltig bereichert. Sein Lehrbuch des Stoffwechsels und der Stoffwechselkrankheiten war ein Standardwerk, und wir sind Herrn ZÖLLNER aufrichtig dankbar, daß er sich um eine Neuauflage, auch in deutscher Sprache, verdient gemacht hat. THANNHAUSER ist 1934 zur Auswanderung gezwungen worden und fand in den Vereinigten Staaten treue Freunde und Helfer. Aber er, der in einer Gesellschaftsschicht aufgewachsen war, die ihm Ordnung bedeutete, hat die Sehnsucht nach der Heimat nie überwunden. Die Kennzeichnung liebenswert wird ihm keiner von uns versagen.

1*

ERNST BAADER, der führende Kenner des gerade für die innere Medizin so wichtigen Gebiets der Berufskrankheiten und der Arbeitsmedizin hat wertvollste Studien über die Gewerbepathologie veröffentlicht. Er war der Gründer des Universitäts-Instituts für Berufskrankheiten in Berlin, ein Mann von weltweitem Ansehen.

Das wissenschaftliche Werk unseres Kollegen JOSEF VON BOROS ist vielseitig. Der Kreislauf beim Sport, Fragen der Digitalis- und Strophanthintherapie, die Probleme der Durchblutungsnot des Herzens sind erfolgreich von ihm angegangen worden. Sein bevorzugtes Forschungsgebiet war die Hämatologie, innerhalb derer er Messungsmethoden des Erythrocytendurchmessers und der Erythrocytendicke erarbeitete, die Therapie der Anämien befruchtete und eigenständige Meinungen über Hämoblastosen äußerte.

Mitten aus gewinnbringendem wissenschaftlichen Schaffen, aus einem intensiven Streben heraus, durch Reformen die medizinische Forschungsarbeit in unserem Lande zu fördern, ist uns KARL MATTHES genommen worden. Seine richtungweisenden Kreislaufuntersuchungen mit Hilfe fortlaufend registrierender Methoden und seine glänzenden Handbuchbeiträge sind vielen von Ihnen bekannt. Als letztes Werk hinterließ er uns seine tiefschürfende Eröffnungsrede auf der Tagung der Gesellschaft Deutscher Naturforscher und Ärzte im vergangenen Jahr. Er hat darin die Prinzipien der klinischen Forschung umrissen und auf die Notwendigkeit einer Ergänzung durch eine psychologisch-sozial orientierte Medizin mit entsprechend andersartiger wissenschaftlicher Methodik hingewiesen. Als kritischer Wissenschaftler und gerecht denkender, immer der Wahrheit verpflichteter und für seine Mitarbeiter treusorgender Mann wird er uns unvergessen sein.

Mit WERNER SCHRADE, einem besonders bewährten Mitarbeiter unseres Kollegen FERDINAND HOFF ist ein verdienter, auf dem Gebiet des Fett- und Lipoid-Stoffwechsels weithin bekannt gewordener Forscher vorzeitig abberufen worden. In bewundernswerter Tapferkeit hat er die immer wieder rezidivierenden Erscheinungen seiner schließlich tödlichen Krankheit aus der geistig-seelischen Sphäre heraus zu kompensieren vermocht.

Meine Damen und Herren, auch in diesem Jahr gedenken wir in freundschaftlicher Verbundenheit unserer in der Sowjetischen Besatzungszone ansässigen Kollegen, auf deren Teilnahme und Mitwirkung wir leider verzichten müssen, denen die Tür verschlossen worden ist, die der zwischenmenschlichen Begegnung und der Hilfe dient. Von den Diskussionen in ihrem Fach die Ärzte eines Gebietes auszuschließen, bedeutet für diese einen empfindlichen Verlust. Wie wichtig ist es doch, die Möglichkeit des direkten Gedankenaustausches über Ergebnisse wissenschaftlicher Forschung zu haben und die Mitteilung vereinzelter Erfahrungen entgegennehmen zu können, was gar nicht ausnahmslos in der Diskussion im Kongreßsaal zu erfolgen braucht, sondern in Einzelgesprächen sich ergebnisreich auszuwirken vermag.

Bei aller Problematik, welche den großen Kongressen im Zeitalter der zunehmenden Spezialisierung innewohnt, halten wir doch ganz bewußt und mit guten Gründen an ihnen fest, nicht nur um der Tradition, sondern um des Erfordernisses willen. Auch derjenige, der den spezialistischen Darlegungen nicht in allen Einzelheiten zu folgen in der Lage ist, hat den berechtigten Wunsch und Anspruch darauf zu erfahren, was in der Wissenschaft passiert, in welcher Richtung die Wissenschaft zu gehen sich anschickt.

Die neuzeitliche Medizin hat uns instand gesetzt, da und dort zur Erhaltung des Lebens therapeutische Pfade zu beschreiten, die vorher noch nicht gangbar waren. Durch die Verfahren der künstlichen Beatmung und der extrakorporalen Dialyse können wir über kürzere oder längere Zeit hinweg lebenswichtige Funktionssysteme ersetzen, beispielsweise bei Kranken, die durch eine exogene Intoxikation oder im Zustand eines akuten Nierenversagens oder nach einem schweren Schädel-Hirntrauma an der Schwelle des Todes sich befinden. Mit Fug und Recht darf man diese Maßnahmen als einen Fortschritt in unseren ärztlichen Möglichkeiten bezeichnen, weil menschliches Leben, das ohne derartiges aktives Vorgehen zu diesem Zeitpunkt würde erlöschen, in manchen Fällen zur höchst beglückenden Restitution ad integrum geführt werden kann, in anderen Fällen immerhin das Leben, wenn auch unter Inkaufnahme eines Defektes, erhalten wird. Natürlich bleiben auch hier Enttäuschungen nach vergeblichem Bemühen nicht aus.

Am 1. Tag dieses Kongresses sollen die funktionellen und morphologischen Befunde dargestellt werden, wie sie an Kranken zur Beobachtung gelangen, deren Leben in der Nähe des Todes künstlich verlängert wurde, bei denen meist ein Schwinden der Lebenserscheinung des Bewußtseins gegeben ist und bei denen ein Ausfall wichtiger zentraler Steuerungseinrichtungen bzw. ein grobes Versagen von Kreislauf, Atmung oder Ausscheidung ein spontanes Überwinden der bedrohlichen Phase nicht mehr haben erwarten lassen. Einbezogen in unsere Betrachtungen werden auch, vornehmlich aus chirurgischer Sicht, die eine Vita reducta bedingenden Methoden des extrakorporalen Kreislaufs und der kontrollierten Hypothermie. Es handelt sich bei den zur Erörterung gelangenden Zuständen um bestimmte Formen einer Vita reducta. Die Aufstellung dieses Begriffs im Programm unserer Tagung hat der Kongreßleitung von Ärzten und medizinischen Laien zahlreiche Anfragen eingebracht, was hierunter zu verstehen sei. Für die Gruppe der Referenten wird deshalb Herr MASSHOFF einleitend eine Begriffsdefinition geben und Sie werden daraus ersehen, daß es sich nicht um die Auswirkungen von Entwicklungsvorgängen handelt, wie sie uns etwa entgegentreten bei dem allmählich sich einstellenden Altersschwund der höchst differenzierten und nach ihrem Untergang nicht mehr ersetzbaren Ganglienzellen, soweit sie Träger der regulierenden Funktionen unseres Organismus sind. Nicht gemeint ist auch die Symptomatologie in den Endstadien chronischer Krankheiten mit dem schließlichen Versagen der lebenswichtigen Zentren und der großen Funktionssysteme, sondern gemeint ist die akute Krise mit nicht mehr möglicher spontaner Restitution.

Die früher in solchem Umfang nicht gegebene, sondern unserer Zeit eigene Zunahme der Verfügungsmacht des Arztes über die Verlängerung des Lebens zahlreicher Kranker ist über die hier zu besprechenden Zustände hinaus ein Sachverhalt, der das ärztliche Gewissen in gesteigertem Umfang aufrufen muß. Die gewonnenen Erkenntnisse bedürfen keiner Rechtfertigung vor unserem Gewissen, aber das auf solchen Erkenntnissen beruhende Handeln stellt uns im Einzelfall vor die Frage, wo die Grenzen der Erlaubtheit seines Vollzugs liegen. Die Vorhersage, ob nach der Behebung einer kritischen Phase durch den Einsatz der genannten Verfahren ein zumutbares Weiterleben, wenn auch mit Defekt, als im Bereich der Möglichkeit liegend erachtet werden kann, ist außerordentlich schwer, vielfach überhaupt nicht möglich. Die Mannigfaltigkeit der Reaktionen des Lebendigen auf einen schädigenden Reiz hin ist groß und im Einzelfall sind sämtliche Auswirkungen keineswegs voraussehbar. Wir besitzen in den akuten Phasen der Vita reducta in unserem Sinne bisher kaum verwertbare Tests, die uns eine Aussage darüber gestatten, ob Restitution oder Ersatzfunktionen hinreichend sich einstellen werden. Auch die elektroencephalographische Untersuchung läßt uns, wie die Erfahrung lehrt, oft im Stich hinsichtlich der Vorhersage, ob mit einer Wiederansprechbarkeit zentraler Steuerungseinrichtungen gerechnet werden darf.

Es ist selbstverständlich klar, daß aktives ärztliches Handeln zur Pflicht wird, wenn überhaupt die Möglichkeit der Reversibilität eines schweren Versagenszustandes denkbar ist. Daß wir uns dabei vielfach mit einer Defektheilung abfinden müssen, kann am Zwang zum Handeln nichts ändern. Als besonders krasses Beispiel darf die irreversible Halsmarkschädigung nach Verletzung oder infolge einer Poliomyelitis mit bleibender Tetraplegie und bleibender Lähmung der Atemmuskulatur erwähnt werden. Der Einsatz des künstlichen Respirators erlaubt bisweilen ein unter Umständen noch langes Leben, und wir stehen bei diesen Kranken bewundernd vor der Erfahrungstatsache, daß dem geistig-seelisch gesunden Menschen die Möglichkeit gegeben ist, selbst mit solch schwerstem Defekt sich abzufinden, das behinderte Leben zu bejahen und sogar weiterhin am Leben zu hängen, ja dieses Leben ausfüllen zu können durch ein Respekt erheischendes Bemühen. Ärztliches Handeln mit der Tendenz, eine Verlängerung des Lebens zu erzwingen, kann aber nicht mehr Pflicht sein, wenn durch Reanimationsmaßnahmen nur noch ein ganz kurz befristetes und qualvolles Dasein resultiert. Im finalen Stadium einer Schrumpfniere, bei der wir doch wissen, daß die Verödung der Glomeruli nicht rückgängig zu machen ist, wiederholte extrakorporale Dialysen anwenden zu wollen, im Fall fortgeschrittener chronischer organischer Nervenkrankheiten mit bulbären Ausfallserscheinungen den künstlichen Respirator einzuschalten, nur um qualvolles Leben um Stunden oder Tage zu verlängern, widerspricht einer vertretbaren ärztlichen Grundhaltung. Diese Aussage läßt sich auch ausdehnen auf etwa noch mögliche andersartige therapeutische Maßnahmen

bei hoffnungslosen Endzuständen von Krankheiten, wie sie uns beispielsweise bei den metastasierenden, schwerste Schmerzen erzeugenden
malignen Neoplasmen begegnen. Von einzelnen und jeweils begründ-
baren Ausnahmen abgesehen ist dem Arzt in solch trostlosen Fällen aufgegeben, den Mut zu haben auf jenes Prinzip zu verzichten, das uns vor-
schreibt, menschliches Leben zu verlängern, solange es in menschlichen
Kräften steht. Angesichts der eindeutig erkennbaren Irreversibilität
eines durch progrediente Krankheit hervorgerufenen Devitalisierungs-
vorgangs möge der Versuchung widerstanden werden, die uns heute zur
Verfügung stehenden lebensverlängernden Maßnahmen zur Anwendung
zu bringen. Die ärztliche Tätigkeit wird sich hier lediglich auf die Linderung des subjektiven Krankseins beschränken. Jede Entscheidung, die
wir in dem heute uns ungleich viel häufiger als früher auferlegten Konflikt zwischen Können und Dürfen treffen, fußt auf Einsicht und wird
gelenkt vom Gewissen. Jegliche Verfehlung im ärztlichen Wissensbe-
reich schädigt den Kranken, und jegliche Verfehlung in den Fragen des
ärztlichen Gewissens setzt sich in Widerspruch zur Humanität, von der
KARL JASPERS so nachdrücklich gesagt hat, daß sie ein integrierender
Bestandteil des ärztlichen Berufes ist. Durch Wünsche des in depressiver
Stimmungslage sich befindlichen Kranken darf das ärztliche Gewissen
ebenso wenig beeinflußt werden wie durch die Meinung seiner Angehörigen oder durch irgendwelche Interessen der Öffentlichkeit. Das
ärztliche Gewissen zwingt zur Einhaltung von Regeln, die die medizinische Wissenschaft aufzustellen in der Lage war. Bei den hier zur Rede
stehenden schweren Entscheidungen aber, für die es keine Regeln,
sondern nur den individuellen Fall gibt, ist der Arzt einsam auf
sich allein gestellt. Die Verantwortung für sein Handeln oder Nichts-
tun kann nur ein gleichfalls Sachverständiger mit ihm gemeinsam
übernehmen, jedoch abnehmen kann ihm die Verantwortung niemand, auch kein Gebot, kein Gesetz und keine Organisation. Die
Verantwortung für seinen Entschluß kann er auch nicht mit dem
Kranken teilen, um nicht den Kranken in der auswegslosen Situation
jeglicher Hoffnung zu berauben und ihn der Verzweiflung anheim-
zugeben. Eine wohltätige Selbsttäuschung zu zerstören kann niemand
verpflichtet sein.

Der Suicidant erfordert in jedem Fall den Einsatz aller der Wieder-
belebung dienenden Maßnahmen, nicht nur, wie es RUDOLF KAUTZKY
einmal ausgedrückt hat, um Sterben, sondern auch um Töten nach Möglichkeit zu verhindern. Wir können nie wissen, wie der Suicidant nach der
Behebung der Vita reducta, in die er eben besonders häufig durch eine
Intoxikation geraten ist, über sein oft im Affekt vollzogenes Handeln
denkt. Auf Grund ausgedehnter, noch im Gang befindlicher Nachfor-
schungen glauben wir heute schon aussagen zu dürfen, daß Wiederholungen eines Selbstmordversuchs gar nicht so zahlreich sind, wie man
bisher anzunehmen geneigt war. Jeder Suicidant soll nach seiner Wiederherstellung noch einmal die Möglichkeit erhalten, seine Ansicht bezüglich der Fortführung des Lebens zu überprüfen, gegebenenfalls unterstützt durch eine Therapie mit seelischen Mitteln.

KARL HANSEN, dessen wir soeben ehrend und dankbar gedacht haben, äußerte von dieser Stelle aus den Wunsch, daß die innere Medizin ihre zusammenfassende und zusammenfügende Aufgabe innerhalb der gesamten Heilkunde auch in Zukunft erfahren und erfüllen möge. Ein Reanimationszentrum — dies wird aus der Schilderung der dort zur Anwendung gelangenden Verfahren hervorgehen — führt verschiedene Teildisziplinen der Medizin zusammen, die sich von der inneren Medizin irgendwann einmal abgespalten haben, weil die Masse des Stoffs und die Kompliziertheit der Methodik spezielle Kenntnisse, Erfahrungen und Fähigkeiten voraussetzen. Die enge Zusammenarbeit des Internisten mit dem Chirurgen, dem Anaesthesisten, dem Neurologen, dem Laryngologen und dem Pharmakologen wird unter ständiger Beratung durch den Pathologen in solchem Zentrum gute Ergebnisse erwarten lassen. So ist im Zeitalter der Spezialisierung die Wiedervereinigung der ursprünglich zur Selbständigkeit tendierenden Teildisziplinen ein bemerkenswerter und dem Ziel dienender Sachverhalt.

Die Entwicklung in unserem Fach der inneren Medizin hat es mit sich gebracht, daß diagnostische Methoden ersonnen und zunehmend ausgebaut wurden, die zum Teil gebunden sind an große technische Apparaturen und auch teilweise besonderes Geschick und langjährige Erfahrung des sie Ausführenden im Manuellen erfordern. Manche dieser, für den Kranken nicht ganz risikofreien diagnostischen Verfahren — denken Sie an den Herzkatheterismus, die Angiokardiographie, die Organpunktionen und die Luftencephalographie — benötigen den spezialistisch ausgebildeten und geübten Arzt, einige sogar eine spezialisierte Ärztegruppe mit dem zugehörigen technischen Hilfspersonal. Zwangsläufig ist deshalb die eine oder andere dieser aufwendigen diagnostischen Methoden an apparativ entsprechend ausgestattete und personell hinreichend bestückte Krankenanstalten gebunden. Wir können nicht umhin, dem Tatbestand Rechnung zu tragen, daß die in Einzelfällen angezeigte neuzeitliche Diagnostik nicht nur die Grenzen der Möglichkeiten des in freier Praxis tätigen Facharztes für innere Krankheiten, sondern auch des in kleineren Krankenhäusern beschäftigten Internisten überschreitet. Es ist unser Anliegen und muß unser Anliegen bleiben, welches gerade in den Eröffnungsansprachen unseres Kongresses immer wieder mit sehr guten Gründen herausgestellt wurde, nämlich im Interesse des Patienten die Einheit des Faches der inneren Medizin zu wahren. Das Ziel des Studiums an der Universität ist die wissenschaftliche und praktische Grundausrüstung für den praktischen Arzt, dessen gewichtigstes, weil umfangreichstes Betätigungsfeld die Erkrankungen oder Funktionsstörungen der inneren Organe sind. Die fachärztliche Ausbildung dient der Gewinnung spezialistischer Kenntnisse und Fähigkeiten auf dem Gebiet der inneren Medizin. Sicherlich wird der Internist sich besonders wirkungsvoll betätigen können, wenn er die gängigen Laboratoriumsuntersuchungen, die elektrokardiographischen Untersuchungen und die einschlägigen Röntgenuntersuchungen in eigener Praxis durchzuführen in der Lage ist, wenn er selbst die Technik der Augen- und Ohrenspiegelung und der Erhebung eines neurologischen Status beherrscht.

Würden die vorhandenen Möglichkeiten des niedergelassenen Internisten noch weitgehender als bisher ausgeschöpft, dann könnte hierdurch eine wirksame Entlastung der Krankenhäuser eintreten und die vorhandene Krankenhausbettennot, gerade auf den inneren Abteilungen, eine Eindämmung erfahren. Diese Aussage mag als Appell an die zuständigen Gremien aufgefaßt werden, den Belangen des niedergelassenen Internisten, dessen wissenschaftlicher Höhe und technischen Fertigkeiten auch das Bemühen unserer Gesellschaft dient, ein wohlwollendes Interesse zuzuwenden. Es möge im Zusammenhang mit den Reformbestrebungen innerhalb der Sozialversicherungsgesetzgebung die sicher richtige Bemerkung von KARL JEUTE immer wieder bedacht werden, der von einer Stimulierung des Krankenhausbettenbedarfs durch unsere Sozialversicherungsgesetzgebung gesprochen hat. Sehr des Überlegens wert dürfte die Einrichtung von Langliegeabteilungen in weiterem Umfang sein, die sich in ihrer Struktur von den aufwendigen, einer optimalen Diagnostik dienenden Anstalten erheblich unterscheiden würden, bei denen das Schwergewicht auf die Durchführung langfristiger rehabilitiver Maßnahmen zu legen wäre.

Für die Zwecke der freien Praxis, auch für die Zwecke der Unterrichtung der Studierenden ist unser Fach auch heute noch für den Einzelnen bei intensivem Bemühen überschaubar. Es ist nach wie vor jeder gründlich ausgebildete und fortgebildete Internist in der Lage zu wissen, welche diagnostischen und therapeutischen Methoden es gibt, und zu beurteilen, in welchen Fällen die Zuziehung von hochspezialisierten Kollegen zum Zweck der technischen Durchführung des entsprechenden Verfahrens notwendig ist. Sie ist nicht notwendig, wenn, wie doch recht oft, weniger eingreifende und vor allem risikofreie Untersuchungen die hinreichende Klärung des jeweiligen Krankheitszustandes herbeizuführen vermögen. Ohne Zweifel liegen die Dinge ganz anders im Bereich der Forschung, die in der Gegenwart erfolgreich nur dann vorangetrieben werden kann, wenn sehr eng spezialisierte Forscher und Forschergruppen sich ihr in entsprechend ausgestatteten Institutionen widmen.

Im Hinblick auf die für Einzelfälle in Frage kommende komplizierte und nicht ganz ungefährliche Diagnostik unserer Zeit ist an die großen wissenschaftlichen Gesellschaften, wie sie die unsrige für das Fach der inneren Medizin darstellt, zu den bisherigen Aufgaben doch wohl eine neue Verpflichtung hinzugetreten, nämlich der wissenschaftlich fundierten Erörterung nicht auszuweichen, unter welchen Indikationen neue und nicht völlig gefahrlose diagnostische Verfahren am kranken Menschen ausgewertet werden sollen und dürfen. Entscheidend für die Indikationsstellung ist die Überlegung, ob auf Grund der Ergebnisse solcher diagnostischer Maßnahmen eine therapeutische Konsequenz sich ergeben könnte. Ohne die wertenden Begriffe des Nutzens und der Schädlichkeit für den Kranken geht die praktische Medizin an ihrem Ziel vorbei. Sie muß der Betrachtung der Sachwelt die Berücksichtigung der Wertwelt folgen lassen. Schädlich ist sicher die grundlose, weil keine therapeutischen Folgerungen zeitigende Belästigung des Kranken durch ein diagnostisches Verfahren. Eine mit einem Wagnis behaftete diagnostische Maßnahme, die nur die Sammlung bereits bekannter wissenschaftlicher Ergebnisse vergrößert, kann am kranken Menschen, dem das Motiv des Arztes unbekannt ist, nicht gerechtfertigt werden.

Es ist die Absicht des zweiten Kongreßtages, daß die modernen Lungen- und Nierenfunktionsprüfungen besonders bezüglich ihrer Indikation und ihres Wertes abgehandelt werden, um nicht zuletzt dem niedergelassenen und an kleineren Krankenhäusern tätigen Internisten eine selbständige Urteilsbildung zu ermöglichen, wann die Anwendung solches, der Diagnostik dienenden Verfahrens als Voraussetzung für die einzuschlagende Therapie im Interesse des Patienten liegt.

Der dritte Kongreßtag ist der Darlegung neuer Erkenntnisse über das Wesen der coronaren Durchblutungsstörungen gewidmet. Die früher nicht gekannte Häufigkeit dieser Krankheitszustände, besonders auch beim weiblichen Geschlecht, die dazu geführt hat, daß man sie als Krankheit unserer Zeit zu bezeichnen geneigt ist, stellt uns vor verschiedene Fragen, auch epidemiologischer und soziologischer Art, die in unsere Betrachtungen mit einzubeziehen dem Vermächtnis von KARL MATTHES entspricht. Der Beschreibung von Krankheitsvorgängen pflegt der Versuch zu folgen, ein Urteil über ihre Genese zu erlangen. Dem im Menschen liegenden Drang zum Erklären, zum Urteilen, zum Bewerten wohnen die Möglichkeiten des Irrtums, der Einseitigkeit, der Überbewertung erkannter und der selbstverständlichen Vernachlässigung noch nicht bekanntgewordener pathogenetischer Faktoren inne. Wir werden also unsere Einsichten über das Wesen einer krankhaften Störung immer wieder zu überprüfen haben, wenn die Aufdeckung neuer Tatsachen erfolgt ist eingedenk eines Ausspruchs des Münchener Philosophen ERICH BECHER, demzufolge die Wissenschaft die unübersehbare komplexe Wirklichkeit durch Abstraktion zu vereinfachen Gefahr läuft. Die auf gewonnenen Erkenntnissen sich aufbauenden unterschiedlichen Therapiearten sollen an diesem Tag bevorzugt zur Geltung kommen, und zwar hinsichtlich ihrer Wirkungsweise, ihres Nutzens, ihrer möglichen Nebenerscheinungen und der Notwendigkeiten einer laboratoriumsmäßigen Überwachung.

Der Schlußtag unseres Kongresses führt uns wieder zusammen mit der uns fachlich besonders eng verbundenen Deutschen Hämatologischen Gesellschaft. Ich begrüße heute schon auf das Herzlichste ihren Vorsitzenden, Herrn Kollegen DUESBERG, und die bereits anwesenden Mitglieder dieser Gesellschaft. Auf Ihr Verständnis glaube ich wohl stoßen zu dürfen, wenn ich meine Freude darüber nicht verhehle, daß in dem Jahr, in dem DUESBERG der Deutschen Hämatologischen Gesellschaft präsidiert, diese Gemeinschaftssitzung veranstaltet werden kann. Es verbindet uns beide die Herkunft aus der Schule FRIEDRICH V. MÜLLERS und jeder, dem die Ehre des Vorsitzes in einer unserer Gesellschaften zuteil wurde, wird gerade im Augenblick der Eröffnung des Kongresses zutiefst dankbar seines Lehrers gedenken, wenn auch mit dem beklommenen Gefühl, ob das aufgestellte Programm und er selbst vor den Augen des verehrten und unvergeßlichen Lehrers würden bestehen können.

Die spezielle Einführung zum Programm dieser Gemeinschaftssitzung wird Herr DUESBERG am Donnerstag vornehmen. Es handelt sich um die Erörterung des derzeitigen Standes unseres Wissens über den Bau, die Funktion und die Erkrankungen der Milz sowie um das schwierige und viel umstrittene Kapitel der Indikationen zur Splenektomie. Es wird dieser Tag sehr eindrucksvoll zeigen, wie beglückend es für uns Ärzte ist, dem Wesen krankhafter Lebenserscheinungen immer näher kommen zu dürfen, um daraus heute oder morgen die Therapie zum Nutzen unserer Patienten ableiten zu können. Damit eröffne ich die neunundsechzigste Tagung der Deutschen Gesellschaft für innere Medizin.

# VERHANDLUNGEN DER
# DEUTSCHEN GESELLSCHAFT FÜR INNERE MEDIZIN

HERAUSGEGEBEN
VON DEM STÄNDIGEN SCHRIFTFÜHRER
## PROFESSOR DR. B. SCHLEGEL
WIESBADEN

### SIEBZIGSTER KONGRESS
GEHALTEN ZU WIESBADEN VOM 6. APRIL — 9. APRIL 1964

MIT 448 ABBILDUNGEN UND 157 TABELLEN

Enthält u. a. folgende Referate:

1. **Herzdynamik:** Wezler-Frankfurt a. M., Gebhardt-Freiburg/Brsg., Lüthy-Zürich, Fleckenstein-Freiburg/Brsg., Reindell-Freiburg/Brsg.

2. **Stoffwechsel des Eisens und anderer Schwermetalle:** Schäfer-Hamburg, Keiderling-Freiburg/Brsg., Waldenström-Stockholm, Verloop-Utrecht, Möschlin-Solothurn, Wöhler-Freiburg/Brsg., Cotzias-Upton, Lange-Gummersbach, Wolf-Homburg, Werner-München.

3. **Enzymopathologie und Enzymdiagnostik:** Kaudewitz-Berlin, Holzer-Freiburg/Brsg., Waller und Gross-Tübingen, Löhr-Tübingen, Stich-München, Baitsch-Freiburg/Brsg., Laurell und Erikson-Lund, Linneweh-Marburg, Wieland-München, Braunsteiner-Wien, Haemmerli, Kistler, Auricchio und Prader-Zürich, Mattenheimer, Pollak, Muehrcke und Kark-Chicago, Linke-Ludwigshafen, Wilmanns und Hamfelt-Tübingen, Butenandt-Tübingen, Hartmann-Marburg, Hess-Heidelberg, Schmidt-Marburg.

4. **Pankreatitis:** Doerr-Heidelberg, Bartelheimer-Hamburg, Sarles-Marseille, Creutzfeldt-Freiburg/Brsg., Werle-München, Heinkel-Erlangen, Schultis und Rick-Giessen, Witte-Erlangen.

5. **Nuklearmedizin:** Keiderling-Freiburg/Brsg., Vannotti-Lausanne, Horst-Zürich, Hoffmann-Freiburg/Brsg., Emrich-Freiburg/Brsg., zum Winkel-Heidelberg, Hug-München, Bay-Hamburg.

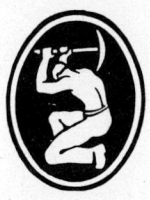

MÜNCHEN
VERLAG VON J. F. BERGMANN
1964

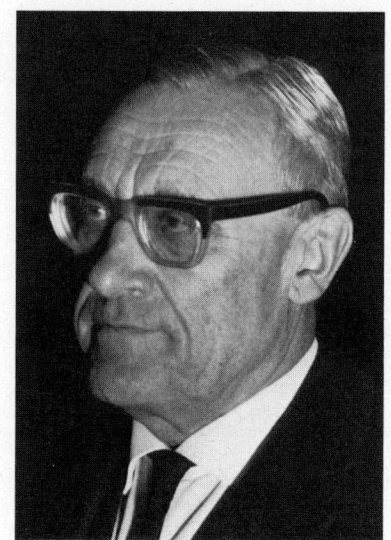

L. Heilmeyer, Freiburg
Vorsitz 1964

# Eröffnungsansprache des Vorsitzenden

## Montag, den 6. April 1964

Von

L. Heilmeyer (Freiburg)

*Hohe Gäste, verehrte Ehrenmitglieder und Mitglieder, meine sehr verehrten Damen und Herren!*

Mit dem etwas zögernd erwachenden Frühling hat uns unsere Mutter, die Stadt Wiesbaden, wiederum in ihre Arme genommen. Ich darf dem Vater der Stadt, dem Herrn Oberbürgermeister, zuerst meinen herzlichen Gruß und Dank entbieten, weil er uns in seiner Stadt wiederum eine so schöne Herberge gegeben hat. Ich begrüße weiterhin den Präsidenten des hessischen Landtags, Herrn Fuchs, den Herrn Staatsminister des hessischen Ministeriums für Arbeit, Volkswohlfahrt und Gesundheitswesen, Herrn Hemsath in Begleitung von Herrn Ministerialrat Dr. Carl, den Herrn Inspekteur des Sanitäts- und Gesundheitswesens der Bundeswehr, Herrn Generalstabsarzt Dr. Albrecht, ferner als alte getreue Teilnehmerin unseres Kongresses Frau Ministerialrätin von Bila vom hessischen Kultusministerium, ferner Frau Ministerialrätin des Bundesministeriums für Gesundheitswesen, Dr. Daelen, Herrn Ministerialrat Dr. Meyeringh vom Bundessozial- und Arbeitsministerium, sowie Herrn Regierungspräsident Dr. Wittrock. Mein besonderer Gruß gilt ferner den Vorsitzenden der beiden wissenschaftlichen Gesellschaften, die diesmal mit uns gemeinsam tagen und damit die Verbundenheit mit der inneren Medizin so sichtbar zum Ausdruck gebracht haben, Herrn Prof. Dr. Becker, dem Präsidenten der Deutschen Röntgengesellschaft, und Herrn Prof. Dr. Mark, dem Präsidenten der Medizinischen Gesellschaft für Verdauungs- und Stoffwechselkrankheiten.

Es ist uns eine ganz besondere Freude, auch die zahlreichen aus dem Ausland erschienenen Gäste aus Äthiopien, Belgien, Dänemark, Frankreich, Großbritannien, Griechenland, Holland, Italien, Japan, Jugoslavien, Luxemburg, Österreich, Schweden, Schweiz, Türkei, Ungarn und den Vereinigten Staaten von Amerika herzlichst willkommen heißen zu dürfen. Ihr zahlreiches Erscheinen zeigt uns, daß die deutsche wissenschaftliche Medizin allmählich ihre alte Anziehungskraft und Bedeutung zurückgewinnt. Mit besonderem Schmerz jedoch verzeichnen wir wiederum das Fehlen unserer Freunde und Kollegen aus dem Osten unseres Vaterlandes. Der freien Welt erscheint es unverständlich, daß unseren deutschen Kollegen die Teilnahme an einer wissenschaftlichen

Tagung verwehrt wird, deren Ergebnisse dem Wohle der ganzen Menschheit dienen. Um so mehr freuen wir uns über die zahlreichen Dankschreiben, welche unsere Kollegen aus der Sowjetzone an uns für den Empfang unseres Kongreßberichtes vom Jahre 1963 gerichtet haben. So konnten wir wenigstens auf diesem Wege ihnen einen kleinen Ersatz für ihr Fernbleiben bieten. Wir wollen das auch in diesem Jahre wiederum so halten.

*Meine Damen und Herren!* Auch in diesem vergangenen Jahr hat der Tod eine große Reihe unserer Mitglieder aus unserem Kreis abberufen. Wir beklagen das Hinscheiden der folgenden Ehrenmitglieder und Mitglieder unserer Gesellschaft:

Dr. HORST ARNOLD, Biberach-Riß,
Prof. Dr. WILHELM BEIGLBÖCK, Buxtehude b. Hamburg,
Prof. Dr. THEODOR BRUGSCH, Berlin,
Dr. ERNST ESKUCHEN, Hamburg-Großflottbek,
Prof. Dr. GRÜTZ, Bonn,
Dr. HANS HÖPFNER, Hameln/Weser,
Obermedizinalrat, Primarius Dr. SIEGFRIED HUBER, Linz a. d. Donau,
Prof. Dr. KLEWITZ, Marburg a. d. Lahn,
Prof. Dr. FRANZ KÜLBS, Hoffnungsthal b. Köln,
Prof. Dr. H. KUNSTMANN, Hamburg-Lemsahl,
Dr. JOACHIM MAHN, Arnsdorf bei Dresden,
Priv.-Doz. Dr. KARL NEIDHARDT, Ludwigsburg b. Stuttgart,
unser Ehrenmitglied Prof. Dr. CURT OEHME, Heidelberg,
Dr. ERICH PILLING, Wiesbaden,
Prof. Dr. MAX RATSCHOW, Darmstadt,
Prof. Dr. ANDREAS REUTER, Duisburg,
Dr. HUBERT SEMRAU, Krefeld,
Prof. Dr. KURT SCHEER, Frankfurt a. M.,
Dr. EMIL WILLEMS, Köln-Riehl.

Sie haben sich zu Ehren der Verstorbenen von Ihren Plätzen erhoben; ich danke Ihnen.

Von den Verstorbenen haben mehrere das Gebäude unserer Wissenschaft ganz wesentlich erweitert. Ihrer Arbeit darf ich ein paar kurze Worte widmen.

Der Altmeister THEODOR BRUGSCH hat entscheidend mitgewirkt, die deutsche innere Medizin aus der Phase der reinen Empirie in eine Stufe einer naturwissenschaftlich fundierten Wissenschaft zu erheben. Er war ungeheuer vielseitig und war der letzte literarische Enzyklopädist unseres Faches. Sein Lehrbuch der inneren Medizin hat 14 Auflagen erlebt und wurde in drei Fremdsprachen übersetzt. Er gab das 22bändige Werk der Ergebnisse der gesamten Medizin heraus, ferner gemeinsam mit FRIEDRICH KRAUSS das Werk über die spezielle Pathologie und Therapie innerer Krankheiten in 16 Bänden, die Biologie der Person mit LEWI in vier Bänden, ferner eine Diätetik innerer Krankheiten, ein Lehrbuch der klinischen Diagnostik, Vorlesungen über Infektionskrankheiten, eine

Sammlung klinischer Fälle und eine allgemeine Prognostik. Bereits diese Titel zeugen von der enormen Weite seines Blickfelds. Es gibt kaum ein Gebiet der inneren Medizin, zu dem er nicht selbst Wichtiges beigesteuert hätte.

CURT OEHME, der langjährige Polikliniker Heidelbergs, unser verehrtes Ehrenmitglied und Vorsitzender unserer Gesellschaft im Jahre 1949, Mitglied der Heidelberger Akademie der Wissenschaften, war ein glänzender Lehrer mit Vorlesungen von hervorragender Prägnanz. Zur Lehre vom Wasser- und Mineralhaushalt hat er wichtige Fundamente gelegt. Neben VOLHARD und LICHTWITZ war er der beste Kenner der Nierenkrankheiten. Er hat aber auch in manche Kapitel des Stoffwechsels und der Endokrinologie bedeutsam hineingeleuchtet.

MAX RATSCHOW hat mit ungeheurer Zielstrebigkeit in Deutschland die Lehre der Angiologie begründet und ausgebaut. Sein Buch über die peripheren Durchblutungsstörungen hat fünf Auflagen erlebt, und kurz vor Abschluß seines reichen erfüllten Lebens erschien das Krönungswerk seiner Arbeiten, das klassische Buch über Angiologie, das er mit zahlreichen Schülern und Forschern herausgab. RATSCHOW hat große internationale Anerkennung gefunden und reiche Ehrungen erfahren.

FRANZ KÜLBS, der langjährige Kölner Kliniker hat als junger Assistent bei QUINCKE die erste Lumbalpunktion durchgeführt. Welch eine Welt liegt seitdem hinter uns! Sein wissenschaftliches Hauptinteresse galt der Kardiologie. Die Beziehungen zwischen Herzmuskulatur und Skeletmuskulatur, Fragen des Sportherzens, Nicotin als Herzgift, die Anatomie des Reizleitungssystems und seine embryonale Entwicklung sowie seine Phyllogenese waren seine Hauptarbeitsgebiete. Er hat sein Lebenswerk im Handbuch der inneren Medizin von MOHR-STAEHELIN 1928 mit dem großen Beitrag über Herz- und Kreislauferkrankungen niedergelegt. Wir sind erstaunt über die Breite seines Blickfeldes, von der Anatomie, Physiologie und Klinik bis zur Neurosenlehre der Kreislaufstörungen; sie sind von ihm nicht nur nach der Literatur bearbeitet, sondern durch eigene Studien lebendig gemacht.

FELIX KLEWITZ, bis 1951 Polikliniker von Marburg, hat sich durch zahlreiche Arbeiten aus dem Gebiete der Ernährungslehre einen Namen gemacht. Neben einem Lehrbuch der Ernährungskrankheiten hat sein Praktikum der Diätküche zahlreiche Auflagen erlebt. Außer der Ernährungslehre haben ihn schon frühzeitig die Allergieprobleme der inneren Medizin gefesselt, besonders die Frage des Pollenasthmas, über das er eine Monographie veröffentlicht hat.

WILHELM BEIGLBÖCK, der langjährige Oberarzt von EPPINGER, zuletzt Chefarzt der inneren Abteilung des Krankenhauses Buxtehude, war ein echter Schüler EPPINGERS, reich an fruchtbringenden Gedanken, die in seinen zahlreichen Arbeiten über Leberstoffwechsel, über die Stoffwechselwirkung der Vitamine und Hormone ihren Niederschlag fanden. Sein glanzvoller Aufstieg an der Wiener Klinik wurde durch das Unglück seiner Abkommandierung zur Durchführung der sog. Meerwasserversuche unverdienterweise jäh unterbrochen. Es muß an dieser Stelle nochmals gesagt werden, daß die unter Vorsitz von Herrn OEHME erfolgte

1*

Nachprüfung dieser Versuche durch eine Kommission der Deutschen
Gesellschaft für innere Medizin ihn von jeder Schuld freigesprochen hat.
BEIGLBÖCK verdient als Mensch, Arzt und Forscher unsere volle Aner-
kennung und Verehrung.

*Meine Damen und Herren!* Es ist eine alte Sitte, daß der Vorsitzende
zur Einleitung der wissenschaftlichen Sitzungen noch einige programmatische Gedanken ausspricht, und so darf ich jetzt meinen Einleitungs-
vortrag beginnen.

## Das naturwissenschaftliche Denken in der Medizin und die klinische Forschung

BERNHARD NAUNYN hat einmal den Satz geprägt: „Medizin wird
Naturwissenschaft sein oder sie wird nicht sein." Dieser Satz repräsentiert das Denken einer ganzen Epoche, welche etwa in der Mitte des
19. Jahrhunderts begann und bis in unsere Zeit hineinreicht. In dieser
Zeit bricht das naturwissenschaftliche Denken mit unerhörter Dynamik
in die Ideenwelt der Heilkunde ein und beherrscht sie. In derselben Zeit
entwickelt sich die Technik und gestaltet das Leben der Menschen neu.
Der Mensch wird Beherrscher von Wasser und Luft, von Raum und Zeit.
Sein rationaler Geist dringt über die Erde hinaus in ferne Welten. Auf
diesem Hintergrund erscheint der Organismus des Menschen als eine
erforschbare Maschine. Man zergliedert sie, sucht die letzten Bausteine,
sucht ihre Zusammenhänge und Funktionen. Niegeahnte Erfolge sind die
Früchte dieses Bemühens. Der Weg ist klar vorgezeichnet. Nichts erscheint unerforschbar. Der Glaube an die Wissenschaft wird unerschütterlich. Dieser ungeheure Geisteswandel wird besonders deutlich,
wenn wir uns eine Vorstellung davon machen, welche phantastischen
Ideen die Medizin noch zu Beginn des 19. Jahrhunderts beherrschten.
Sie standen stark unter dem Einfluß SCHELLINGS, dessen „Entwurf eines
Systems der Naturphilosophie" eine unwiderstehliche Anziehungskraft
auf die Ärzte ausübte. SCHELLING selbst gab damals zusammen mit dem
Bamberger Arzt MARKUS die Jahrbücher der Medizin heraus. Daraus
einige Leitsätze:

1. „Die Entzündung ist das Ergriffensein des elektrischen Moments
in den Dimensionen. In einer jeden Dimension sind drei Momente: das
magnetische, das elektrische und das chemische. Eines dieser Momente
ist in jeder Dimension das vorherrschend bestimmende, so in der Repro-
duktion das Magnetische, in der Irritation das Elektrische, in der Sensibilität das Chemische."

Mit solchen Sätzen glaubte man das Wesen der Lebensprozesse
erklärt zu haben. Der naturphilosophische Arzt HOFFMANN findet die
Krankheiten als Rückfall des Menschen auf eine tiefe Stufe des tierischen
Lebens. Die Skrophulose, also die kindliche Drüsentuberkulose, stehe
auf der Stufe der Insekten, die Rachitis auf derjenigen der Mollusken.
Der Arzt KIEFER erklärte im Jahre 1812 ernsthaft, daß die exanthema-
tischen Erkrankungen, wie die Pocken, Masern und Scharlach, nur Ausdruck der inneren Metamorphose des Menschen seien, um zur höheren

Vollkommenheit zu gelangen, etwa wie die Raupe sich zum Schmetterling metamorphosiere. Er warnte daher vor der Ausrottung der Pocken und anderer Exantheme, weil dadurch die Erhöhung des Menschengeschlechts zurückgehalten werde. Diese wenigen Beispiele mögen genügen, zu zeigen, wohin das romantische Denken der vornaturwissenschaftlichen Ära in der Medizin führte. Es ist der Triumph der Phantasie über die Nüchternheit der Tatsachenforschung. Das auf Experiment und scharfe Beobachtung gegründete naturwissenschaftliche Denken, das unsere Epoche der Medizin beherrscht, wurde nicht plötzlich geboren. Anfänge davon finden sich bereits im Altertum, besonders in der hellenistischen Zeit. Die mittelalterliche Mystik hat es zum Teil wieder verdrängt, aber dann bricht in den großen Geistern der Renaissance die naturwissenschaftliche Idee wieder neu hervor. Da studierte VIROLAMO FRACASTORO um 1540 die Übertragung der Infektionskrankheiten und kommt zu Ergebnissen erstaunlicher Treffsicherheit, PARACELSUS VON HOHENHEIM wird zum Reformator der Zeit und ruft zur Beobachtung am Krankenbett auf. VESALIUS schafft auf Grund eigener Forschung die menschliche Anatomie neu, AMBROIS PARRÉ erarbeitet zur selben Zeit die Grundlagen der Feldchirurgie, WILLIAM HARVEY schenkt 1628 die Entdeckung des Kreislaufs der medizinischen Welt, und SANTORIO SANTORIO mißt die Perspiratio insensibilis und erfindet das erste Fieberthermometer. Das alles sind Männer, die ihrer geistigen Struktur nach auch heute in jeder Klinik oder in jedem Physiologischen Institut wirken könnten. Aber es waren Ausnahmen. Noch hat die Zeit ihre Denkmethode nicht allgemein anerkannt. Das naturwissenschaftliche Denken war noch nicht das allgemeine Instrument der Forschung geworden, das es heute ist. Die Lichtblitze einiger weniger großer Geister wurden immer noch vom Nebel magischen Denkens oder von einer wild überwuchernden Phantasie beherrscht, welche unkontrollierte gedankliche Systeme einer Heilkunde erzeugte, die sich in bunter Folge abwechseln.

Am Anfang des 17. Jahrhunderts ließ der etwas zwielichtige englische Philosoph FRANCIS BACON den Ruf nach einem naturwissenschaftlichen Denken propagandistisch erschallen. Er sprach von den vier Idolen als Quellen des Irrtums in der Wissenschaft, die ausgemerzt werden müssen. Als *Idol des Stammes* bezeichnet er das anthropomorphe Denken in der Deutung wissenschaftlicher Ergebnisse, als *Idol der Höhle*, das, was etwa BLUELER mit dem autistischen Denken in der Medizin meint. Das *Idol des Marktes* ist das propagandistisch wirkende Schlagwort, das den Geist der reinen Wissenschaft verdirbt, und sein *Idol des Theaters* bezieht sich auf philosophische Systeme, welche das Denken in ihren Bann ziehen, wofür ich eingangs das Beispiel der Naturphilosophie SCHELLINGS aufgezeigt habe. Noch heute fällt es nicht schwer, trotz des Siegeszuges der naturwissenschaftlichen Denkweise da und dort eine der Idole BACONS in klinischen Arbeiten aufzufinden, doch will ich dafür keine Einzelbeispiele geben.

Meine Damen und Herren! Wenn wir uns fragen, worin nun eigentlich das naturwissenschaftliche Denken besteht, so hat die beste Antwort darauf der Biologe MAX HARTMANN gegeben, indem er mit großem

Scharfsinn das methodische Gedankengefüge analysiert hat, das der
Naturforscher zur Aufdeckung der Wahrheit anwendet. Es besteht aus
den vier Vorgängen der Analyse, Synthese, Induktion und Deduktion.
Jede Naturerscheinung muß, um die wesentlichen, für ihren Aufbau
bestimmenden Merkmale und Elemente klarzulegen, eine weitgehende
Analyse erfahren. Nur dadurch wird die Naturerscheinung scharf und
eindeutig bestimmbar. Eine möglichst exakte Analyse muß immer der
erste Schritt in der Forschung sein. Von der Vollständigkeit der primären
Analyse hängt in hohem Maße die Erreichung einer Erkenntnis ab.
Die Synthese ist das der Analyse entgegengesetzte Methodenelement,
durch das die Zusammenfügung der durch die Analyse ermittelten Teile
zur begrifflichen Einheit eines Naturgegenstandes oder Naturvorganges
erfolgt. Durch Synthese geschieht die Begriffsbildung nur von einfachen
Naturdingen bzw. Naturvorgängen. Durch komplexe Synthese kommt
man zu einer Begriffsbildung auf einer höheren Ebene. Letztere ist aber
ohne die weiteren Elemente der Induktion und Deduktion nicht erreichbar. Der Weg der Induktion führt von der Betrachtung des Einzelfalles
zur Erkenntnis allgemeiner Begriffe oder Gesetzmäßigkeiten. Die
Induktion erlaubt die Aufstellung von Klassifikationen und Ordnungs-
systemen auf Grund der Summe von Einzelgegenständen oder Einzeler-
scheinungen. MAX HARTMANN unterscheidet dabei zwei verschiedene
induktive Wege, die *generalisierende Induktion*, die durch Vergleich von
Ähnlichkeiten oder Verschiedenheiten der Naturgegenstände bzw. Naturvorgänge diese in ein System von allgemeinen Begriffen oder Aussagen
bringt (vergleichende Induktion). Die dadurch erhaltenen Gesetzlich-
keiten sind nicht absolut sicher bewiesen und stellen deshalb nur Regeln
mit großer Wahrscheinlichkeit dar. Der eindeutige Beweis erfolgt erst
durch die *exakte Induktion*, die auf dem Wege des *Experiments* aus Einzelbeobachtungen sich ihre Gesetzmäßigkeiten aufbaut. Während die
Induktion auf die geschilderte Weise zu allgemeinen Gesetzmäßigkeiten
gelangt, stellt die *Deduktion* den Schluß vom Allgemeinen auf das Besondere dar. Der Schluß erscheint um so sicherer, je besser das allgemeine
Gesetz, die Prämisse fundiert ist. Während die Prämisse auf dem Gebiete
der Mathematik von absoluter Sicherheit ist, trifft dies auf dem Gebiet
der organischen Naturwissenschaften nicht in gleicher Weise zu. MAX
HARTMANN hat an zahlreichen Beispielen aus Physik, Chemie und
Biologie demonstriert, wie diese vier Grundelemente wissenschaftlichen
Denkens auf das innigste miteinander verflochten ein Methodengefüge
darstellen, das die großen Erkenntnisse auf diesen Gebieten der Wissenschaft ermöglicht hat. Ich selbst konnte zeigen, daß dasselbe Denkgefüge
auch in der modernen klinischen Forschung gilt. So hat die Medizin
durch das naturwissenschaftliche Denken fortschreitend an Sicherheit
gewonnen und damit den Charakter einer echten Naturwissenschaft,
wenigstens in ihren somatischen Bereichen erhalten. Ein Prüfstein für
den echten naturwissenschaftlichen Charakter einer Wissenschaft bildet
die Voraussagbarkeit künftiger Ereignisse. Diese ist auch im Bereiche der
klinischen Medizin in einem großen Ausmaß erreicht worden. Die durch
generalisierende und meist auch durch exakte Induktion gewonnenen

Krankheitsbegriffe erlauben eine weitgehende Voraussagbarkeit des Verlaufs. Sie erlauben zudem häufig eine Voraussagbarkeit des Erfolgs therapeutischer Maßnahmen mit einer Zuverlässigkeit, die in der Zeit des vor-naturwissenschaftlichen Denkens in der Medizin niemals möglich war. Insofern können wir HELMHOLTZ voll zustimmen, wenn er am Schluß seiner Rede über das „Denken in der Medizin" im Jahre 1877 sagt: „Um endlich unsere Konsultation über den Zustand der Dame Medizin rite mit der Epikrisis zu schließen, so meine ich, wir haben alle Ursache mit dem Erfolg der Behandlung zufrieden zu sein, die ihr die naturwissenschaftliche Schule hat angedeihen lassen, und wir können der jüngeren Generation nur empfehlen in derselben Therapie fortzufahren."

Freilich erhält die *klinische* Forschung durch ihre Beziehung zum kranken Menschen ihr besonderes Gepräge. Die klinische Forschung nimmt ihren Ausgang vom Krankenbett. Hier ist die Quelle unerschöpflicher Anregungen zur Lösung zahlreicher Fragen, die nicht immer nur die Klinik im engeren Sinne, sondern auch die Physiologie des Menschen betreffen. Die vielseitigen Probleme des diesjährigen Kongresses sind sämtlich am Krankenbett entsprungen. Aus der Betrachtung der Herzgröße und seiner Beziehung zur Volumleistung bei manchen Klappenfehlern und ihrer Beziehung zur Druckleistung bei pathologischer Blutdrucksteigerung sind die von meinem Mitarbeiter REINDELL und seiner Schule erarbeiteten Grundlagen einer *neuen Herzdynamik* entstanden. *Angeborene Gendefekte* sind ein Experimentum naturae, das neue Einblicke in die Wirkungsweise eines Gens und davon abhängiger *Fermente* vermittelt. Mangelzustände an wichtigen Schwermetallen haben neue Erkenntnisse über die Bedeutung der *Spurenelemente* gebracht, und die Hyper- und Hypofunktionszustände der *Schilddrüse* haben die Bedeutung dieses Organs für die verschiedensten Stoffwechselbeziehungen erhellt.

Es erscheint uns die *klinische Forschung* als ein Gebiet, das seiner Bedeutung nach im Zentrum der wissenschaftlichen Arbeit einer medizinischen Fakultät stehen müßte. Aber jede biologische Forschung — und dazu gehört auch die klinische Forschung — ist heute außerordentlich kompliziert geworden und erfordert ein hohes Maß naturwissenschaftlicher theoretischer Schulung. Während noch vor 20 bis 30 Jahren der wissenschaftliche Assistent einer Klinik unbeschwert und voraussetzungslos ein klinisches Forschungsproblem angehen konnte und dabei Erfolge hatte, ist dies heute kaum mehr möglich. Wer auf einem klinischen Forschungsgebiet etwas Hervorragendes leisten will, muß sich Jahre in ein bestimmtes Gebiet einarbeiten, muß eine oft Jahre erfordernde Vorbildung in Pathologie, Pharmakologie, Physiologie, Biochemie oder Biophysik betrieben haben. Mit stets wechselnden Assistenten, die nur 4 bis 6 Jahre an einer Klinik arbeiten, kann auf die Dauer keine fruchtbare klinische Forschung betrieben werden. Selbst wenn sie erfolgreich ein Problem in Angriff genommen haben, bricht ein solches Forschen mit dem Weggang von der Klinik oft wieder zusammen. Es fehlt an der *Aufrechterhaltung der Kontinuität der Forschung*. Wir müssen deshalb nach neuen Wegen suchen, wenn wir die deutsche klinische

Forschung wieder an die Spitze bringen wollen, wo sie einmal war. Die Fähigkeiten dazu sind — trotz der Abwanderung bedeutender Köpfe im dritten Reich — immer noch vorhanden. Aber die Mittel fehlen für die moderne Forschung, die sehr viel aufwendiger ist als früher, noch sehr. Als ich nach dem 2. Weltkriege die Leitung der Medizinischen Universitätsklinik in Freiburg übernahm, betrug das wissenschaftliche Aversum für die klinische Forschung etwa 6000 DM jährlich. Kurze Zeit danach habe ich in Amerika selbst erlebt, daß für *eine* Medizinische Fakultät in *einem Jahr* 2,5 Millionen Dollar für reine Forschungszwecke verteilt werden konnten.

Gewiß sind diese Dinge in den letzten 10 Jahren auch bei uns in Deutschland besser geworden. Die wissenschaftlichen Aversen wurden erhöht. Aber selbst die jetzt von meiner Freiburger Klinik erreichte Zahl von 30000 DM ist ein winziger Tropfen für die Forschung, welche 50 wissenschaftliche Assistenten in einem Jahre leisten sollen. Gewiß unterstützt die Deutsche Forschungsgemeinschaft kleinere und größere Forschungsaufträge, aber meist nicht länger als 2 bis 3 Jahre für ein Problem. Es fehlt die Möglichkeit zur Durchführung einer kontinuierlich, über viele Jahre bis Jahrzehnte gehende spezialisierte Forschung, wenn es nicht gerade das Forschungsgebiet des Klinikleiters selbst ist. Hier hat nun der Wissenschaftsrat mit seinen Empfehlungen eingegriffen. Durch Ausbau des sog. Mittelbaus sollen in den Kliniken wissenschaftliche Spezialforscher für Lebenszeit in gesicherter Stellung arbeiten können. Im Bereiche der klinischen Forschung soll an den neu zu errichtenden Fakultäten ein Forschungszentrum gebildet werden, in welchem Grundlagenforschung, wie Biochemiker, Physiologen, Biophysiker in eigenen Forschungsabteilungen lebenslänglich tätig sein können und ihre Arbeit völlig in den Dienst der klinischen Forschung stellen. In diesen Forschungszentren sollen auch genügend Arbeitsplätze für Assistenten der verschiedenen Kliniken zur Verfügung stehen. Auch innerhalb der Klinik ist es möglich, einige spezialisierte klinische Forschungsabteilungen, wie etwa eine endokrinologische oder hämatologische Abteilung oder eine Abteilung für klinische Pharmakologie einzurichten. Dies ist gewiß ein wichtiger Fortschritt. Aber es werden 5 bis 10 Jahre vergehen, bis in den neuen Fakultäten, die jetzt an den verschiedenen Stellen Deutschlands geplant werden, solche Forschungszentren arbeiten können. Was nötig ist, ist eine rasche und wirksame Hilfe. Sie kann nur dadurch kommen, daß den Medizinischen Fakultäten und hier besonders den so lange vernachlässigten Kliniken für Forschungszwecke Geldmittel mit möglichst freier Verwendung laufend zugeteilt werden. Dies ist eine dringende Bitte an alle Kultusminister der Länder. Aber auch das Wissenschaftsministerium des Bundes sollte in den Stand gesetzt werden, über die nucleare Forschung hinaus andere Forschungszweige und besonders auch die klinische Forschung für bestimmte Forschungsprobleme kontinuierlich zu unterstützen. Es erscheint auf die Dauer gesehen unmöglich, daß in den Universitätskliniken mangels genügender Forschungsmittel von der pharmakologischen Industrie gewünschte und gelenkte Forschung stattfindet, so wichtig auch diese ist.

Die Vertiefung der klinischen Forschung, die immer mehr Spezialisten notwendig hat, bringt die große Gefahr einer Zersplitterung der großen klinischen Fächer mit sich. Die immer größere Mehrung des Wissens führt dazu, daß ein großes Fach, wie etwa die Chirurgie, besonders aber die innere Medizin, nicht mehr von einem Einzelnen in seinem ganzen Umfang übersehen werden kann. Die Konsequenz, die viele daraus ziehen, ist die Aufteilung der großen Fächer in Spezialitäten. Was hier für die Forschung von Vorteil ist, ist für die Versorgung der Kranken und für die Ausbildung der Ärzte von Nachteil, der unbedingt vermieden werden muß. Wenn jeder Arzt seinen Kranken nurmehr durch die Röhre eines eingeengten Spezialistentums erblickt, entstehen schwerwiegende Fehler, die den Vorteil eines hochgezüchteten spezialisierten Wissens wieder zunichte machen können. Mit gutem Recht stehen deshalb die Vertreter der inneren Medizin auch heute noch und gerade heute wieder auf dem Standpunkt, daß *die innere Medizin als ungeteiltes Fach in Lehre und Krankenbehandlung erhalten bleiben muß.* Unser verstorbener Kollege MATTHES hat noch kurz vor seinem Tode in einer bedeutsamen Rede auf der Versammlung Deutscher Naturforscher und Ärzte gerade dieses Problem eingehend erörtert und gezeigt, daß der Gedanke, die innere Medizin aufzuteilen, bereits an dem Problem, wie die Aufteilung erfolgen soll, scheitert. Denn auf der einen Seite haben sich in der heutigen inneren Klinik bereits verschiedene spezialisierte Funktionsgruppen herausgebildet, wie die Gruppe der Blutgerinnungsforschung, der Mineralstoffwechselforschung, der Immunpathologie, der Chemotherapie, der Isotopenforschung, der Hormonforschung, der internistischen Röntgenologie u. a. Sie alle sind nicht für ein bestimmtes Organ zuständig, sondern für ein mit besonderer Methodik zu handhabendes Funktionssystem. Ihre Arbeit muß also bei den verschiedensten Organerkrankungen eingesetzt werden. Ein Spezialist für die Regulation des Wasserhaushalts und ihre hormonale Steuerung wird sowohl bei Herzkrankheiten, wie bei Leberkrankheiten, beim Diabetes und anderen endokrinen Erkrankungen, besonders auch bei Nierenkrankheiten mit eingesetzt werden müssen, um nur ein Beispiel zu nennen. Die von MORGAGNI stammende Aufteilung der Krankheiten nach Organen erscheint uns schon heute nicht mehr als besonders wünschenswert. Die Entwicklung ist bereits darüber hinaus fortgeschritten. Wie arm ist heute ein Magenspezialist oder ein Leberspezialist, wenn ihm nicht alle die genannten Funktionsspezialisten zur Seite stehen. Deshalb ist ein solcher Organspezialist nur im Rahmen einer großen Klinik der inneren Medizin möglich. Noch mehr gilt dies, wenn wir dieses Problem von der Lehre her betrachten. Soll der Student, statt der großen zusammenfassenden synthetischen Vorlesung über die Klinik innerer Krankheiten zu hören, sein Wissen bei 15 Spezialisten für Organkrankheiten erwerben? Wie sähe es dabei um die Erfassung der großen Zusammenhänge aus, auf die es am Krankenbett in erster Linie ankommt? Wieviel spezialistischen Ballast müßte er in sich aufnehmen, um schließlich den Wald vor lauter Bäumen nicht mehr zu sehen. Dasselbe gilt für die Ausbildung der Assistenten und ihre Heranbildung zu Fachärzten der inneren Medizin, die einmal die inneren Abteilungen

Städtischer Krankenhäuser zu leiten haben. Sollten auch diese Ärzte 14 Spezialabteilungen besuchen und mit unendlich methodischem Spezialistentum vertraut gemacht werden, das sie selbst später niemals anwenden? Wo bliebe die Zusammenschau, wo bliebe die Fähigkeit, das Wesentliche zu erkennen. Trotzdem ist Spezialistentum dringend notwendig, und die innere Medizin kann es nicht mehr entbehren. Aber wie soll diese schwierige Frage von Zusammenschau und Spezialisierung gelöst werden?

Ich sehe eine mögliche Lösung des Problems darin, die gesamte innere Medizin in einem großen Hause zu betreiben, in welchem sämtliche Speziallaboratorien untergebracht sind, welche mit ihren Leitern allen dort tätigen Ärzten zur Verfügung stehen. In diesem großen Hause müßte auch die Poliklinik als Ambulanz untergebracht werden. Dazu vielleicht zwei Lehrstuhlinhaber für klinische Medizin mit streng geschiedenen Aufgaben, wobei der eine vielleicht mehr die Klinik von der theoretischen Seite, der klinischen Pathologie, sieht, der andere mehr die praktische Medizin zu lehren hat. Die Lehrstuhlinhaber können sich gegenseitig aber vertreten, und die Einrichtungen des großen Hauses stehen allen, ebenso wie die dort untergebrachten Patienten für Lehre und Forschung zur Verfügung. Die Einrichtung kleiner getrennter Kliniken, die alle für sich arbeiten und ein Eigenleben führen und dabei aufs Ganze gesehen insuffizient sein müssen, weil sie nicht alle Fächer der inneren Medizin mehr beherrschen können, halte ich für unglücklich. Die Vereinigung in einem großen Hause ist bedeutend wirtschaftlicher und erspart viele doppelte Ausgaben. Die gegenseitige engste Zusammenarbeit verschiedener Lehrstuhlinhaber ist eines der wesentlichen Erfordernisse der Anpassung der Hochschule an die Bedürfnisse der modernen wissenschaftlichen Medizin. Ich kann diese Gedanken hier nur andeuten, und es gibt vielleicht verschiedene Wege, sie zu realisieren. Aber die zunehmende Ausweitung des Wissens, das ein einzelner nicht mehr beherrschen kann, zwingt zu einer Zusammenführung der Köpfe, die ein solches Wissen nurmehr gemeinsam beherrschen. Für den künftigen Lehrstuhlinhaber, der das große Fach noch in der Lehre vertreten soll, ist ein weiter Gesichtskreis, eine Fähigkeit zur Integration und zur Erkennung des Wesentlichen zu fordern.

*Meine Damen und Herren!* Wir haben bisher vom naturwissenschaftlichen Denken als einer Bemühung um Objektivität in unserer Wissenschaft gesprochen. Die Medizin umspannt aber ein Feld, das mehr ist als nur Naturwissenschaft. Diese Tatsache findet ihren Ausdruck in dem Begriff der Heilkunst. Diese hat den Kranken in seiner gesamten Menschlichkeit zum Gegenstand. Bereits die Begegnung zwischen Arzt und Patient ist ein wesentlicher Inhalt dieser Heilkunst. Jede Medizin, die diese Seite vernachlässigt, wäre unvollständig. Die moderne medizinische Wissenschaft hat auch diese Seite der Medizin zu erforschen. Neben der Erhaltung allgemeingültiger Gesetze der menschlichen Krankheiten gilt es, die Individualität des kranken Menschen in die Forschung mit einzubeziehen. Die Pflege der Kasuistik, die Art der Krankengeschichtsschreibung, die Anamnesestellung und besonders die Herausarbeitung der biographischen Anamnese, welcher mein Mitarbeiter CLAUSER kürzlich eine Monographie gewidmet hat, sind für das ärztliche Handeln ebenso bedeutungsvoll, wie die Kenntnis allgemeiner Gesetze. In diesem Zusammenhang hat auch die Psychologie als eine Grundlagenwissenschaft neben den naturwissenschaftlichen Fächern eine feste Stellung in der medizinischen Lehre und Forschung einzunehmen. Es ist erfreulich, zu sehen, daß auch in diese sog. geisteswissenschaftlichen Fächer heute mehr und mehr naturwissenschaftliche Denkmethoden eindringen und die Ergebnisse dadurch sicherer gestalten. Ich erlebe zu meiner großen Freude in meiner eigenen Klinik, in der sicher die naturwissenschaftliche Richtung dominiert, wie sich allmählich nicht ohne einige innere Kämpfe, die psychosomatische Arbeit mehr und mehr fugenlos in die innere Klinik einordnet. Das bedeutet mehr als eine Notwendigkeit für die Praxis der Krankenbehandlung. Sie erscheint mir als ein wesentliches Glied zur Erreichung der Vollständigkeit der Forschung in der klinischen Medizin.

*Meine Damen und Herren!* Mögen Sie aus dem Gesagten die Bedeutung der Spannweite der klinischen Forschung entnehmen. Sie ist es, die uns in den Stand setzt, den kranken Menschen stets besser und erfolgreicher zu behandeln. Hierin liegt ihr objektiver Wert. Die wissenschaftliche Forschung hat aber neben ihrer objektiven auch eine subjektive Bedeutung für den Forscher selbst, die niemand besser ausgedrückt hat als der große Cusaner NIKOLAUS VON CUES, als er um das Jahr 1430 schrieb: „Wissen und Denken, mit den Augen des Geistes die Wahrheit sehen, macht immer Freude. . . . Wie das Herz Wahrheit nur in der Liebe erlebt, so der Geist in dem Ringen um Erkenntnis um Wahrheit. Mitten in den Stürmen der Zeit, in den Arbeiten des Tages, in allen Bedrängnissen und Widerwärtigkeiten soll man seinen Blick frei und kühn in die lichten Räume des Himmels erheben und die ganze uns umgebende Natur immer tiefer zu erfassen und zu ergründen versuchen, dabei aber niemals aus den Augen verlieren, daß nur die Demut groß macht und daß alles Wissen und Erkennen nur demjenigen Nutzen bringt, der danach lebt und handelt."

*Meine Damen und Herren!* Ich darf nun die Reihe der Vorträge eröffnen. Sie werden aus dem Programm bereits ersehen haben, daß der diesjährige Kongreß durch Tischgespräche und Symposien etwas aufgelockert worden ist. Die Erweiterung unserer Kongreßhalle hat diese neuen Möglichkeiten gegeben, und ich glaube, daß der Kongreß dadurch an Lebendigkeit gewinnt. Das Thema des 1. Tages steht im Zeichen der Herzdynamik, im besonderen des Herztonus. Dies sind scheinbar sehr theoretische Fragen; aber für die Beurteilung der Herzgröße und der Herzleistung sind sie von grundsätzlicher praktischer Bedeutung. Hier haben sich vor allem durch die Arbeiten meiner kardiologischen Abteilung wesentlich neue Erkenntnisse ergeben. Was den Herztonus betrifft, so gehört er zu den umstrittensten Fragen der Kardiologie. SCHWIEGK und RIECKERT schreiben darüber in der letzten Auflage des Handbuchs der inneren Medizin 1960: „Da echte Tonusänderungen des Herzmuskels beim Menschen nicht bewiesen und auch kaum beweisbar sind, so ist es am zweckmäßigsten, auf den Begriff Tonus in bezug auf

Herzmuskelveränderungen in der Klinik *vollständig zu verzichten*. In den meisten Fällen, bei denen in der Klinik von schlecht tonisiertem Herzmuskel gesprochen wird, liegen Veränderungen der Füllung aus peripheren Ursachen oder Änderungen der Kontraktilität im Sinne der Herzinsuffizienz vor.

Die neuen Vorstellungen über die Herzdynamik haben ihren Ausgangspunkt von den Forschungen meines Mitarbeiters HERBERT REINDELL über das Sportherz genommen. Auch über dieses Problem herrschen bis heute sogar in der amerikanischen Medizin höchst seltsame Vorstellungen. So lesen wir in einem der Standardwerke der amerikanischen Kardiologie von FRIEDBERG folgende Auffassung über das Sportherz: „Das sog. Sportherz, d. h. Herzdilatation und Herzhypertrophie, das früher auf ausgedehnte sportliche Betätigung zurückgeführt wurde, wird jetzt als Folgeerscheinung einer unabhängig davon bestehenden rheumatischen und syphilitischen Herzkrankheit sowie angeborener Herzfehler angesehen." Das mag genügen. Wollen wir nun hören, wie sich die Dinge entwickelt haben. Ich darf damit den 70. Kongreß der Deutschen Gesellschaft für innere Medizin als eröffnet erklären.

VERHANDLUNGEN DER

# DEUTSCHEN GESELLSCHAFT FÜR INNERE MEDIZIN

HERAUSGEGEBEN
VON DEM STÄNDIGEN SCHRIFTFÜHRER
PROFESSOR DR. **B. SCHLEGEL**
WIESBADEN

EINUNDSIEBZIGSTER KONGRESS
GEHALTEN ZU WIESBADEN VOM 26. APRIL — 29. APRIL 1965

MIT 394 ABBILDUNGEN UND 84 TABELLEN

Enthält u. a. folgende Referate:

1. **Die hypothalamische Steuerung des Hypophysenvorderlappens:** Hoff-Frankfurt a. M., Engelhardt-Würzburg, Szentágothai-Budapest, Kovach-Budapest, Guillemin-Houston, Greer-Portland/Oregon, Weissbecker-Kiel, Herrmann-Bonn, Schönberg und Bierich-Hamburg.

2. **Skeletmuskelerkrankungen:** Ruska-Düsseldorf, Bücher-München, Portzehl-Bern, Buchthal-Kopenhagen, v. Eiff-Bonn, Becker-Göttingen, Mertens-Hamburg, Erblöh-Gießen, Oosterhuis-Amsterdam.

3. **Calciphylaxie:** Selye-Montreal, Seifert-Münster, Gerlach und Themann-Münster, Creutzfeldt und Schmidt-Göttingen.

4. **Osteoporose:** Eger-Göttingen, Jesserer-Wien, Haas-Basel, Krüskemper-Bonn, Heuck-Stuttgart, Krokowski-Berlin.

5. **Schlaf und Schlafstörungen:** Jung-Freiburg i. Brsg., Baust-Heidelberg, Jovanović-Göttingen, Richter-Surrey, Selbach-Berlin, Michaelis-Kiel, Herberg-Heidelberg, Remmer-Berlin.

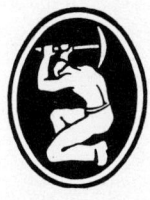

MÜNCHEN
VERLAG VON J. F. BERGMANN
1965

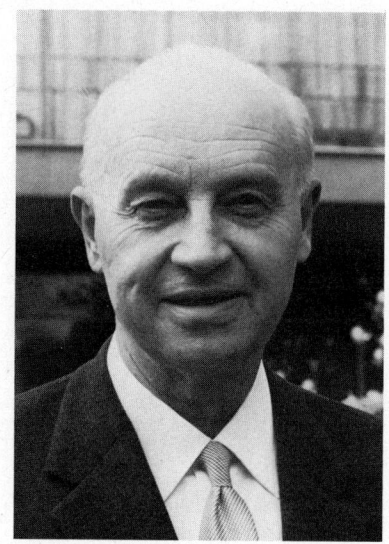

A. Sturm, Wuppertal-Barmen
Vorsitz 1965

# Eröffnungsansprache des Vorsitzenden

## Montag, den 26. April 1965

Von

A. STURM (Wuppertal)

*Meine Damen und Herren!*

Es ist mir eine große Ehre, Sie heute zur 71. Tagung der Deutschen Gesellschaft für innere Medizin begrüßen zu können.

An den Anfang dieser Tagung stelle ich den Ausdruck der Freude darüber, daß nach 3jähriger Trennung Kollegen der Universitäten Jena, Leipzig und Rostock sowie der Medizinischen Akademie Erfurt wieder unter uns weilen.

Die geistig wissenschaftlichen und freundschaftlichen Bande zu den vorgenannten deutschen Hochschulen haben sich in den Jahren der Trennung nicht etwa gelockert, sondern sind nur noch fester und uns bewußter geworden. Die gemeinsame wissenschaftliche Arbeit auf diesem Kongreß möge dazu beitragen, daß alles, was uns heute noch trennt, mehr und mehr abgebaut wird, daß in den kommenden Jahren noch ein weit größerer Ärztekreis als heute wieder den Weg zu uns finden kann.

Man möge mir verzeihen, daß ich, den besonderen Umständen Rechnung tragend, von dem üblichen Begrüßungsprotokoll abgewichen bin und nunmehr erst unserer hohen Gäste gedenke, deren Anwesenheit auf diesem Kongreß uns eine besondere Ehre ist.

Ich begrüße den Präsidenten des Hessischen Landtages, Herrn FUCHS, Wiesbaden, Herrn Staatsminister HEMSATH, Wiesbaden, Herrn Regierungspräsident Dr. WITTROCK, Wiesbaden, den Präsidenten der Bundes-Ärztekammer, Dr. FROMM, Köln.

Mein besonders herzlicher Gruß gilt dem Hausherrn dieser Kongreß-halle, dem Herrn Oberbürgermeister BUCH. Er hat uns wieder für 4 arbeitsreiche Tage in die Mauern der schönen Stadt Wiesbaden, in der wir uns allmählich fast wie zu Hause fühlen, aufgenommen.

Zu unseren Gästen, die ich begrüßen darf, gehören weiterhin: Herr Stadtverordnetenvorsteher RYWOLL, Wiesbaden, Herr Polizeipräsident Dr. jur. ENDER, Wiesbaden, Herr Generalarzt Prof. Dr. med. FINGER als Vertreter des Inspekteurs des Sanitäts- und Gesundheitswesens der Bundeswehr, Frau Ministerialdirigentin Dr. v. BILA vom Hessischen Ministerium für Erziehung und Volksbildung Wiesbaden, Frau Ministerialrätin Dr. DAELEN vom Bundesministerium für Gesundheitswesen, Herr Ministerialrat Dr. MEYERINGH vom Bundesministerium für Arbeit und Sozialordnung und Herr Oberregierungs-Medizinalrat Dr. BRIESKORN vom Bundesministerium für wissenschaftliche Forschung.

Wie in jedem Jahre weilen wieder zahlreiche Ehrenmitglieder der Gesellschaft unter uns. So kann ich begrüßen die verehrten Herren Kollegen BENNHOLD, BERG, KAUFFMANN, KLEE, DE LANGEN, REINWEIN, SCHOEN.

Wiederum beehren unsere Tagung zahlreiche Gäste aus dem Ausland, so aus *Argentinien, Belgien, Brasilien, Dänemark, Finnland, Frankreich, Großbritannien, Holland, Italien, Japan, Jugoslawien, Kanada, Österreich, Peru, Schweden, Schweiz, Spanien, Türkei, Tschechoslowakei, Ungarn, USA, Zypern.*

Die Anwesenheit der ausländischen Kollegen beweist uns ihre Verbundenheit mit der deutschen Medizin, wofür wir ihnen ganz besonders danken. Ich heiße unsere Gäste aus dem Ausland herzlichst willkommen.

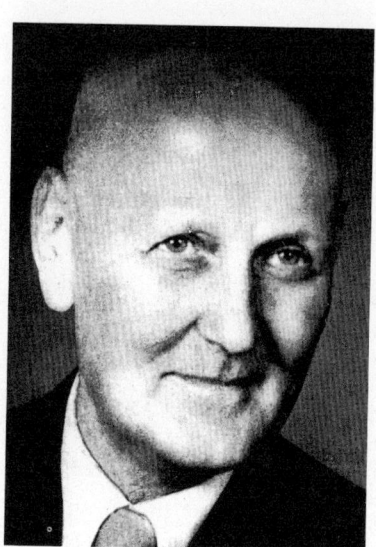

Gerhard Domagk

Seit der letzten Tagung hat der Tod besonders tiefe und schmerzliche Lücken in die Reihen unserer Mitglieder gerissen.

Wir betrauern den Tod von 5 Ehrenmitgliedern, 1 Vorstandsmitglied und 33 ordentlichen Mitgliedern.

Am 24. April 1964 starb im 69. Lebensjahr Prof. Dr. GERHARD DOMAGK, Inhaber des Nobelpreises für Medizin 1939, Vizekanzler der Friedensklasse des Ordens „Pour le mérite", Inhaber der höchsten Auszeichnungen der ganzen Welt.

Er war den hohen Zielen seiner Forschung unbeirrbar verschworen. Als junger Privatdozent ging er davon aus, die unspezifischen Abwehrkräfte des Organismus gegen Infektionen aufzuklären und wurde dabei zum Begründer der spezifischen Chemotherapie der vor ihm fast unbeeinflußbaren bakteriellen Krankheiten einschließlich der Tuberkulose. Als Pathologischer Anatom gelang ihm, wie keinem anderen seiner Zeitgenossen, die Synthese mit dem Pharmakologen, Bakteriologen, Tuberkulose- und auch Krebsforscher am Krankenbett, tief erfüllt von innerem Arzttum. Aber nicht der Welterfolg seiner wissenschaftlichen Arbeiten, sondern seine schlichte Bescheidenheit, sein fröhlicher Optimismus, seine kameradschaftliche Geselligkeit, seine Aufgeschlossenheit für alles Schöne in der Welt, machte ihn allen, die ihn näher kennen lernten — und auch ich durfte mich dazu zählen — besonders liebenswert. Wenn Sir ALEXANDER FLEMING freimütig bekannte „ohne DOMAGK keine Sulfonamide, ohne Sulfonamide kein Penicillin", dann verstehen wir erst, wie recht OTTO WARBURG hatte, als er 1963 sagte „DOMAGK hat mehr Menschenleben gerettet als die Granaten und Bomben zweier Weltkriege zu vernichten vermochten". Das ist wohl das Höchste und Schönste, was man von einem Menschen sagen kann, den wir heute schon als Heros der Medizin im allgemeinen, der deutschen Medizin im besonderen verehren dürfen.

Am 8. September 1964 starb, 75jährig, Prof. Dr. PAUL MARTINI. Er kämpfte von seiner Bonner Lehrkanzel, die er 28 Jahre lang innehatte, für Wahrheit, Klarheit und Zuverlässigkeit in der wissenschaftlichen Medizin, für christliches Arzttum am Krankenbett. Sein Werk ,,Methodenlehre der therapeutisch-klinischen Forschung" wurde fast zur Bibel einer klinischen Pharmakologie, die an das Gewissen jedes Arztes appelliert. Wenn man seinen Lehrer, FRIEDRICH VON MÜLLER, den getreuen Ekkehard der deutschen Medizin nannte, so darf man heute wohl auch ihm diesen Ehrentitel geben.

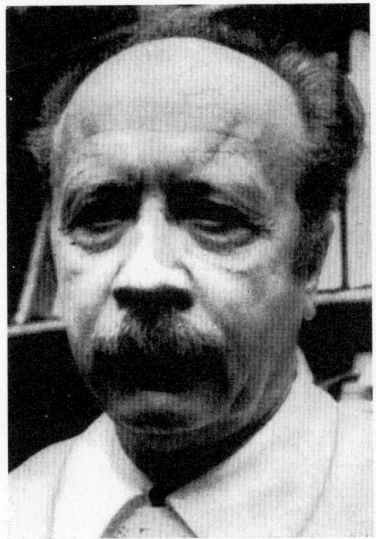
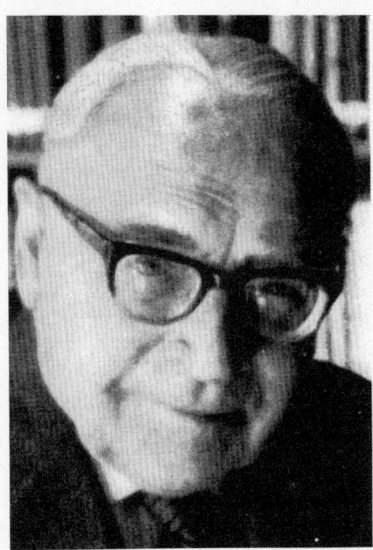

Paul Martini     Heinrich Pette

Unerwartet plötzlich starb am 2. Oktober 1964 im 77. Lebensjahr Prof. Dr. HEINRICH PETTE. Er war der bedeutendste Schüler NONNES, dessen Nachfolger im Hamburger Lehramt er auch wurde. Er war als Neurologe ganz besonders innig mit der inneren Medizin verwurzelt, so daß er, trotzdem er eine andere Fachdisziplin der Medizin vertrat, immer zu den Unseren gerechnet wurde und daher auch für 1955 zum Präsidenten der Deutschen Gesellschaft für innere Medizin gewählt wurde. Schon in seiner Habilitationsarbeit beschäftigte er sich mit der Encephalitis, einem Problem, das er immer wieder aufnahm und dem er besonders in der Form der Entmarkungsencephalomyelitis bzw. der multiplen Sklerose neue Wege erschloß. Mit bewundernswertem Schwung hat er noch, fast 70jährig, ein großes Poliomyelitis-Forschungsinstitut in Hamburg aufgebaut, dem er bis zum letzten Lebenstag seine Arbeitskraft gewidmet hat.

1*

Im hohen Alter von 82 Jahren starb am 20. April 1964 Prof. Dr. WILHELM STEPP. Er gilt als der Vater der Lehre von den Vitaminen, hat durch seine Forschungen eine neue Epoche in der Medizin eröffnet und sich selbst damit unsterblich gemacht. Als Nachfolger der großen Kliniker STINTZING in Jena, MINKOWSKI in Breslau und v. ROMBERG in München war er ein begeisterter akademischer Lehrer voll sprühender Lebendigkeit bis ins hohe Alter hinein. Als Sohn eines Arztes gab er sich von früher Jugend an ärztlichen Aufgaben am Krankenbett mit ganzer Seele hin und sah hierin den Schwerpunkt seiner Persönlichkeit.

Vor wenigen Tagen, am 12. April 1965, starb im 84. Lebensjahr unser Ehrenmitglied Dr. med. h. c. Dr. phil. h. c. FERDINAND SPRINGER, Ehrensenator der Universitäten Würzburg, Freiburg, Heidelberg und

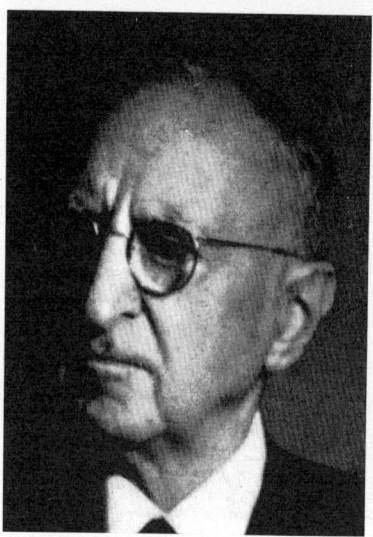 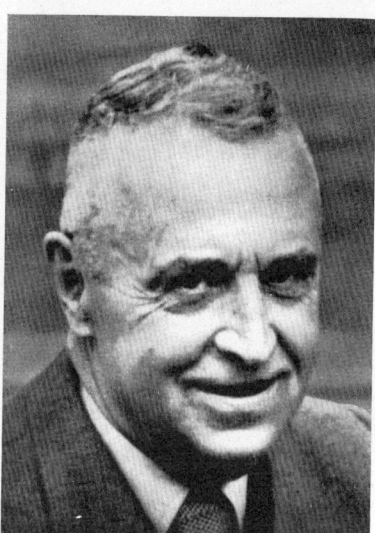

**Wilhelm Stepp**　　　　　　　　　　　　**Ferdinand Springer**

München. Er war der Seniorchef des in der ganzen Welt bekannten wissenschaftlichen Verlages, der durch ihn zu hoher internationaler Geltung gebracht wurde. Die Deutsche Gesellschaft für innere Medizin verdankt ihm bzw. dem von ihm geleiteten Springer-Verlag seit Jahrzehnten wertvollste Unterstützung für ihre Tagungen, vor allem aber für die wissenschaftliche Arbeit ihrer Mitglieder sowohl hinsichtlich der Information über das wissenschaftliche Weltschrifttum als auch hinsichtlich der Drucklegung eigener wissenschaftlicher Publikationen.

Der Vorstand der Deutschen Gesellschaft für innere Medizin wurde durch die Nachricht vom Tode unseres verehrten Vorstandsmitgliedes Prof. Dr. HANS SCHULTEN in tiefe Trauer versetzt. Prof. SCHULTEN ist am 5. März 1965 im Alter von 65 Jahren seinem, mit bewundernswerter innerer Haltung getragenen, schweren Leiden erlegen.

Nicht nur seine grundlegenden wissenschaftlichen Arbeiten über die Klinik und Therapie der Blutkrankheiten, sondern vor allem seine ärztlich-klinische Tätigkeit machte ihn weit über Deutschlands Grenzen hinaus bekannt. Sein, das ärztliche Gewissen aufrüttelnde Buch ,,Der Arzt" war ein mutiges persönliches Bekenntnis zu den ethischen Pflichten des Arztes am Krankenbett. Als kritischer Berater in Berufsverbänden und Standesorganisationen erwarb er sich hohe Verdienste. Es wurde ihm die Paracelsus-Medaille der deutschen Ärzteschaft verliehen. Die Kölner Universität, deren Rektor er 1955 war, verlor einen ihrer profiliertesten akademischen Lehrer. Daß es ihm nicht mehr vergönnt war, den Wiesbadener Internisten-Kongreß 1967 als Präsident zu leiten, bedeutet für die Deutsche Gesellschaft für innere Medizin einen schweren Verlust.

Voll Trauer gebe ich weiterhin den Tod folgender Mitglieder unserer Gesellschaft bekannt:

Dr. Jakob Becker in Arnsberg (Westfalen),
Dr. Ernst Brinkmann, Leitender Arzt der Medizinischen Abteilung des Marienstiftes Braunschweig,
Dr. Jakobus Büssemaker in Kassel,
Prof. Dr. Rudolf Cobet, langjähriger Direktor der Medizinischen Universitätsklinik Halle: Als Schüler von Morawitz, Stintzing und Stepp entwickelte er sich schon in jungen Jahren zu einer ausgesprochenen klinischen Arztpersönlichkeit, die auch in vielen wertvollen wissenschaftlichen Arbeiten über klinisch-ärztliche Fragenstellungen aus dem Gebiet der Tuberkulose und des Kreislaufs zum Ausdruck kam. Die moderne deutsche Angiologie, die von seinem Schüler Max Ratschow begründet und ausgebaut wurde, nahm von vielen, von Cobet erhobenen Befunden ihren Ausgang.
Dr. Rudolf Dautwitz in Tensfeld, Kreis Segeberg (Holstein),
Prof. Dr. Hans Demme, ehemaliger Leiter der Neurologischen Abteilung des Krankenhauses Hamburg-Harburg; er gab mit seinen Arbeiten über die Liquordiagnostik und über traumatische Hirnschäden viele wertvolle wissenschaftliche Anregungen.
Dr. Carl Feldhoff, Chefarzt a. D. in Essen-Borbeck,
Dr. Walter Glose in Duisburg,
Dr. Walter Hensle, leitender Arzt der Inn. Abteilung des Krankenhauses Donaueschingen,
Dr. Josef Kayser, Chefarzt der Inn. Abteilung des Dreifaltigkeit-Hospitals in Lippstadt,
Dr. Dr. phil. Gustav Keysselitz in Aachen,
Dr. Caspar Krüskemper, Chefarzt der Inn. Abteilung des St. Bernwards-Krankenhauses Hildesheim,
Dr. Hermann Lechleitner in Innsbruck,
San.-Rat Dr. Wilhelm May, Leitender Arzt der Krankenanstalt Kreuth b. Tegernsee,
Dr. med., Dr. h. c. Hans Meyer, Honorar. Prof. für Radiologie an der Universität Marburg, Herausgeber bzw. Mitherausgeber der

wissenschaftlichen Zeitschriften: „Strahlentherapie" und „Fortschritte auf dem Gebiet der Röntgenstrahlen",

Dr. CURT MOELLER, Oberarzt, Hamburg-Wandsbek; er hat sich um die Entwicklung der künstlichen Niere große Verdienste erworben,

Priv. Doz. Dr. ARVID MOENCH in Bremen,

Dr. VIKTOR OBERBECK, Chefarzt der Inn. Abteilung des Kreiskrankenhauses Urach/Kreis Reutlingen,

Dr. ALEXANDER REMUS, Generalstabsarzt a. D., Kassel, Wilhelmshöhe,

Dr. ADOLF REUPKE, in Hamburg-Billstedt,

Dr. WOLFGANG RIEGER, in Schömberg,

Dr. ALFRED SCHRANK, Chefarzt des Heiligen-Geist-Hospitals Wiesbaden,

Dr. FRITZ SOMMER in Augsburg,

Dr. PAUL STERZING, Chefarzt der Städt. Krankenanstalten Krefeld,

Dr. RUDOLF STURM in München,

Dr. WERNER SZONELL, Chefarzt in Ebersberg b. München,

Dr. IRENE VON TROSSEL in Alfter bei Bonn,

Dr. FRITZ VOLLMAR, Chefarzt des Krankenhauses Geislingen/Steige,

Dr. CARL WEISS, Vertrauensarzt in Berlin,

Dr. RICHARD WERNER, Leitender Arzt der Inn. Abteilung am Evangelischen Krankenhaus Bergisch-Gladbach,

Dr. JULIUS WIEDEMANN in Halle

Prof. Dr. HANS WOLF, Leiter der Inn. Abteilung des Städtischen Krankenhauses in Bielefeld; sein propädeutisches Lehrbuch für innere Medizin war bei den Studenten sehr beliebt, Prof. WOLF hat sich besonders um die klinische Erprobung der von Prof. DOMAGK hergestellten cytostatischen Stoffe bemüht.

Ich bitte Sie, sich zu Ehren unserer Toten von Ihren Plätzen zu erheben. Ich danke Ihnen.

Wenn ich nunmehr über das Thema

**Der kranke Mensch im Wandel des wissenschaftlichen Krankheitsbegriffes**

zu Ihnen spreche, so berühre ich damit ein Problem, das vielen von uns in bezug auf das damit eng verbundene Arzt-Patientenverhältnis mehr und mehr Sorge bereitet.

Ihnen allen sind die Meilensteine der Medizingeschichte im Wandel des Krankheitsbegriffes bekannt. Bei der uralten babylonisch-asyrisch-ägyptischen Vorstellung von der *Krankheit als Werk der Dämonen oder als Strafe der Götter* flüchteten sich die Patienten in den Schutz ihrer Priesterärzte, die mit vorwiegend suggestiven, die leibseelische Einheit ihrer Patienten achtenden Methoden (wie Tempelschlaf usw.) gar manche Heilerfolge erzielen konnten. Die Ärzte von Kos mit HIPPOKRATES gaben im 5. Jahrhundert v. Chr. den entscheidenden, über mehr als 2000 Jahre hin fortwirkenden Anstoß, die *Krankheit als eine Naturerscheinung*, als ein Geschehen im Leib des Menschen als Teil des Kosmos zu erkennen; dem Arzt wurde aus tief ethischer Verpflichtung zum hilfesuchenden, kranken Menschen der Weg der Behandlung von der eigenen Beobachtung am Krankenbett vorgezeichnet. Die mangelhaften Kenntnisse der menschlichen Anatomie und Physiologie führten im Laufe der Zeit aber

zu spekulativ-mystischen Ausdeutungen der beobachteten Krankheitssymptome, so daß der kranke Mensch zum Objekt pseudowissenschaft-
licher Gelehrtheit wurde und die Wege der Therapie sich in ärztlichen
Streitgesprächen sehr zum Schaden der Kranken selbst verwirrten.
Autoritäre Meinungen voll Hybris machten humoralpathologische Vorstellungen in Form der sog. 4-Säfte-Lehre zu einem sakrosankten Uni-
versal-Evangelium, das erst nach 1500 von PARACELSUS durch Rückkehr
zur unvoreingenommenen Krankenbeobachtung und zum demutsvollen
,,Inwendig-Arztsein'' aus Liebe zum Patienten zu Fall gebracht wurde.
Einen neuen wichtigen Meilenstein setzte dann die Entwicklung der
Pathologischen Anatomie, die MORGAGNI 1760 zu einer kausalen Verknüpfung bestimmter Krankheiten mit bestimmten Organen veranlaßte.
Wohl kam ein Rückschlag durch naturphilosophische und wiederum
spekulativ-mystische Umwertung organpathologischer Erkenntnisse,
aber mit CLAUDE-BERNARDS *experimenteller Pathophysiologie* wurde um
die Mitte des letzten Jahrhunderts das *Fundament der modernen Medizin*
gelegt. Sie führte über die *Cellular-Pathologie* VIRCHOWS durch die geradezu atemberaubenden biochemischen, biophysikalischen und genetischen
Forschungen der letzten Jahrzehnte, besonders der letzten Jahre, zu einer
*Molekular-Pathologie*. Das rein naturwissenschaftlich kritische Denken,
das sich heute uneingeschränkt in der Krankheitsforschung durchgesetzt hat, erbrachte als letzte Erkenntnis, daß die *Gesundheit eine*
*geregelte und gesteuerte, geformte Bewegung von sich ständig erneuernden*
*Makromolekülen* ist, während die *Krankheit als Störung der geformten*
*Bewegung und der Strukturordnung mit Verlust der Differenziertheit und*
*Strukturvermassung* deutbar ist. Mit diesen Erkenntnissen eröffneten sich
zugleich Wege der unmittelbaren oder mittelbaren Einflußnahme auf
makromolekuläre Bewegungsäußerungen bis in die chromosomalen
Strukturen der Gene hinein. Die heute gegebenen und sich in rapider
Steigerung fortentwickelnden technischen Voraussetzungen für die
Diagnostizierbarkeit subtilster krankhafter Organveränderungen im
menschlichen Körper schufen auch therapeutische Voraussetzungen ungeahnten Ausmaßes, d. h. ungeahnte Heilungsmöglichkeiten kranker
Menschen. Es bedeutet also das *Zeitalter der naturwissenschaftlichen*
*technischen Medizin*, deren Erfolge uns wahrlich mit Stolz erfüllen können, einen *objektiven, riesenhaft großen Segen für den Kranken.* Jene
Kliniken, die technisch in der Lage sind, die neuesten Erkenntnisse der
modernen medizinischen Forschung praktisch zu verwerten, müßten
daher geradezu zum Mekka der Patienten werden, da dort die beste Gewähr für echte Hilfe nach dem derzeitigen Stand der Wissenschaft
gegeben ist.

Aber die Erfahrung lehrt, daß *dem nicht immer so ist*. Mit Erstaunen
müssen wir feststellen, daß viele Patienten nicht diese hochentwickelten
Kliniken bevorzugen, sondern daß sie sich nicht selten lieber in technisch schlecht ausgerüsteten, in ihren Baulichkeiten veralteten kleinen
Krankenhäusern behandeln lassen, namentlich, wenn dort ein Pflegepersonal tätig ist, dem die praktische Nächstenliebe zum religiösen
Lebensinhalt geworden ist. Mehr und mehr wird sogar Kurpfuschern

1a*

und jenen Ärzten das Vertrauen geschenkt, die als sog. Außenseiter oder „Gegner der Schul-Medizin" sich in geradezu mittelalterlicher Hybris ihres nicht-geschulten, daher diffusen medizinischen Denkens, ihres Verharrens in monomaner Mystik, rühmen.

Die Frage nach dem „warum" wirft Grundprobleme der Medizin im allgemeinen und der gegenwärtigen Lage der deutschen Medizin im besonderen auf.

*Medizin ist mehr als nur angewandte Naturwissenschaft*, der die Begriffe „Sorge", „Güte", „Liebe", „Krankheit als subjektives Erlebnis einer veränderten Situation zur Umwelt" wesensfremd sind. PAUL MARTINI sagte einmal mit Recht: „In keiner Wissenschaft führt der Forschertrieb so leicht an die Grenze des Konfliktes mit den Verpflichtungen gegenüber den Mitmenschen als in der Medizin".

Seit vielen Jahrzehnten haben sich große Ärzte und Forscher von der Zeit FRERICHS über KREHL, MORAWITZ, SIEBEK, WEISZÄCKER bis zu den Gegenwartsklinikern immer wieder mit der Frage „Technik bzw. technische Spezialisierung der Medizin und Arzttum" auseinandergesetzt. Es fehlt mir leider die Zeit, die vielen guten und schönen gedanklichen Formulierungen zu erwähnen, die mich besonders angesprochen haben und mein eigenes Anliegen unterstreichen.

Warum führten bisher diese so gewichtigen, überaus zahlreichen und aus berufenstem Munde kommenden Hinweise auf die *Gefährdung des Arzttums und damit der Medizin durch die naturwissenschaftliche Technik* bisher zu keinen realen Ergebnissen und blieben Kassandrarufe? Wohl deshalb, weil sie im Dilemma, in dem sich die derzeitigen medizinischen Institutionen befinden, gar *kein Echo finden können*! Vor welcher Situation steht heute der Arzt und damit auch sein Patient?

Der in der Alltagspraxis überlastete Arzt ohne Möglichkeit einer hinreichenden Urlaubsvertretung findet kaum noch Zeit, sich mit der „äußeren Wirklichkeit" der Krankheiten, die ihm entgegentreten, zu beschäftigen; ihm wird die zeitfordernde Analyse der „inneren Wirklichkeit" im Sinne von JORES, die für so viele Krankheiten bestimmend ist, mehr und mehr unmöglich; der resignierte Verzicht auf eine gediegene ärztliche Weiterbildung in der im Eilschritt sich fortentwickelnden Medizin schafft eine immer tiefere Kluft zwischen dem aktuellen Wissen des Arztes und dem Stand der wissenschaftlichen Erkenntnisse.

Der in die Klinik eingewiesene Patient trifft hier auf Ärzte, die in jeder Hinsicht überfordert sind: Der klinische Universitätsassistent ist nicht nur Stationsarzt mit allen seinen Verpflichtungen zu Patientenuntersuchungen, täglicher Patientenbetreuung und Erledigung des Schriftverkehrs, sondern soll auch wissenschaftlicher Forscher sein, der mit sehr komplizierten Methoden im Laboratorium experimentell arbeitet, wobei vielfach schwierige biochemische, mathematische und physikalische Probleme zu meistern sind, deren theoretische Grundlagen mangels entsprechender Vorbildung erst erarbeitet werden müssen. Dazu kommt die Beschäftigung mit dem einschlägigen, sich immer mehr ausweitenden wissenschaftlichen Weltschrifttum, die schriftliche Fixierung der Forschungsergebnisse zu einer publikationsfähigen wissenschaftlichen

Arbeit, die Vorbereitung der Vorlesungen, die Ausarbeitung eigener Vorträge auf wissenschaftlichen Kongressen usw.

Für den Krankenhaus-Assistenten kommt zwar die Belastung durch das wissenschaftliche Labor weit weniger oder überhaupt nicht in Betracht, dafür ist ihm aber infolge des gerade in den Krankenhäusern besonders starken Assistentenmangels ein unverhältnismäßig großes Krankengut anvertraut, — nicht selten ohne entsprechende Anleitung und hinreichende eigene ärztliche Erfahrung.

Dem Klinikchef geht es keineswegs besser als seinen Assistenten. Von ihm wird nicht nur die ärztliche und oft auch organisatorische Leitung seiner vielfach zu großen Klinik verlangt, sondern auch eigene wissenschaftliche Arbeit mit Überwachung und Anregung der wissenschaftlichen Arbeiten seiner Assistenten, eine umfangreiche Lehr- und Prüfungstätigkeit, Vorträge im In- und Ausland und dazu noch eine privatärztliche Konsiliarpraxis. Der einzelne Patient in der Klinik sieht daher den Klinikchef nur noch bei flüchtigen Visiten und hat keine Möglichkeit, zu ihm in ein echtes Patienten-Arztverhältnis zu kommen. *Trotz hervorragender Diagnostik und Therapie kann dem Kranken, der sich im ruhigen Gespräch offenbaren möchte, vielfach nicht mehr sein Recht ganz gegeben werden, auch bei objektiv bester Krankheitsbetreuung.* Der Patient wird einbezogen in die Unrast, in der die klinischen Ärzte leben.

Die Verstrickung der Ärzte in die technische Medizin ist tragisch; denn die paracelsische Sehnsucht, „innwendig Arzt" zu sein, ist sicherlich heute nicht weniger groß als bei den Ärzten aus der Zeit eines Hufeland. Aber diese Sehnsucht wird durch die technische Organisation der Klinik erstickt oder muß in den jungen Ärzten verkümmern, die schon als Studenten technisch überladen und in den menschlichen Beziehungen ungenügend vorgeschult wurden. Über der Freude am Spiel mit der Technik mag auch mancher junge Arzt den kranken Menschen selbst aus dem Auge verlieren. Aber die laienhafte Vorstellung vom sog. kalten Naturwissenschaftler am Krankenbett kann nicht energisch genug zerstreut werden. Das lebenslange Tragen der Fron der ärztlichen Berufslast ist nur verständlich aus der großen inneren Verpflichtung des Arztes zu seinen Patienten, also aus dem *ärztlichen Ethos, das auch heute in der sog. Schulmedizin, die es an sich gar nicht gibt, im alten hippokratischen Sinne unverändert lebendig ist.*

Wie ist diese tragische ärztliche Verstrickung in der technischen Medizin zu lösen? Zunächst mag das Rezept mit der Forderung „mehr Ärzte" sehr einfach erscheinen. Die Verteilung der Berufslast auf viele Schultern würde dem einzelnen Arzt wieder mehr Zeit für den kranken Menschen geben. Also *Förderung des Medizinstudiums* durch Werbung!

Damit stoßen wir aber auf neue, fast unüberwindlich scheinende Schwierigkeiten. Die medizinischen Hochschulen sind, wie Sie wissen, bereits so überfüllt — wenn sie auch damit keineswegs den objektiven Nachwuchsbedarf zu decken vermögen —, daß die Ausbildung der Studenten zu Ärzten ernstlich gefährdet ist. Es fehlen die Institute, vor allem im vorklinischen Sektor, es fehlt das Patientenlehrgut im klinischen Sektor, es fehlen die notwendigen Dozenten. Mit Recht ist daher die

Hochschulreform heute in aller Munde. Die Bestrebungen des Wissenschaftsrates führten, unterstützt durch die medizinischen Fakultäten und gefördert durch die zuständigen Ministerien, zu großzügigen Planungen neuer Hochschulen. Aber bei allem Respekt vor dem ernsten Willen der maßgebenden Stellen zur Realisierung dieser Planungen, eine Hilfe für die gegenwärtige Notlage sind sie nicht, da sie erst in Jahrzehnten, also erst in einer späteren Generation wirklich zum Tragen kommen werden. Trotz der umfangreichen Reformdiskussion ist *fast nichts* geschehen, was in absehbarer Zeit eine Beseitigung der riesenhaft großen Notlage in Aussicht stellen würde. Da diese Notlage der Hochschule zwangsläufig sich in einer Notlage des Ärztestandes auswirkt und damit auch zu einem *allgemeinen Notstand* führen könnte, *der in erster Linie den Patienten trifft*, ist *jeder von uns* aufgerufen, sich Gedanken darüber zu machen, durch welche Maßnahmen man dieser Notlage möglichst rasch wirksam begegnen könnte. Aus der subjektiven und daher sicherlich korrekturbedürftigen Schau des Einzelnen möchte ich stichwortartig folgende Programmpunkte zur Notlagenbekämpfung anführen:

Der größte Engpaß scheint mir im vorklinischen Medizinstudium zu liegen. Um die unbedingt notwendige Studentenvermehrung erreichen zu können, sollte der finanzielle Schwerpunkt des Hochschulprogramms mit den vielen, von Bund und Ländern bereitgestellten Millionen auf die Errichtung vorklinischer Lehrinstitute verlagert werden. Der Studienplan selbst bedarf der *Revidierung der Grundbegriffe und strukturgewandelter neuer Fundamente*. Das Studium hat nicht die Aufgabe, Spezialisten in biologischen, anatomischen, physiologischen und biochemischen Kenntnissen auszubilden, sondern, wie WERNER KNIEHAHN von der Technischen Universität Berlin (zitiert aus einer Rede von BUTENANDT) sagte: ,,Man soll in einem Studium nicht ein Gefäß füllen, sondern ein Feuer anfachen''. Durch sorgfältige *Ausarbeitung eines programmierten Unterrichts*, d. h. Vermittlung des systematisch geordneten Lehrstoffes in kleinen, logisch entwickelten Lehrsätzen mit ständiger Überprüfung des Wissensstandes der Studenten, könnte man sogar die vorklinische Studienzeit so verkürzen, daß die unentbehrliche zusätzliche Heranführung der Studenten schon in der vorklinischen Zeit an das Krankenbett möglich wird. Der Student, der Arzt werden will, muß *so früh wie möglich mit den leiblichen und auch seelischen Nöten des kranken Menschen im Krankenhaus konfrontiert* werden, damit er überhaupt weiß, ob er zum Arztberuf befähigt ist. Die Konfrontierung könnte erfolgen in Form eines erweiterten Krankenpflegedienstes mit Ausbildung in der allgemeinen Krankenbetrachtung unter ausschließlicher Anwendung seiner fünf Sinne, mit Ausbildung in der ersten Hilfe bei Notfällen, mit zusätzlichen Vorlesungen über die Grundbegriffe der Vererbung bzw. der Gen-Forschung und über anthropologische Fragestellungen, um die innere Situation des Menschen in der Krankheit verstehen zu können. *In der vorklinischen Zeit muß dem Medizinstudenten das richtige Leitbild des Arztes geprägt werden.*

Die Überwindung der Notlage im klinischen Sektor erscheint mir relativ leichter und kurzfristiger lösbar, wenn die weiten und durchaus

fruchtbaren Gefilde der Studentenausbildung, wie sie in den den Universitätskliniken nahen und in ihren Einrichtungen vollwertigen Krankenhäusern vorhanden sind, nicht weiterhin Brachland bleiben. Es sollte ein
edler Wettstreit der einzelnen Landes-Universitäten einsetzen, welche am
raschesten in der Lage ist, durch solche Ausnutzung des vorgenannten
Brachlandes die Unterrichtung einer großen Zahl klinischer Studenten
am Krankenbett zu intensivieren. Die finanziellen Zuschüsse vom Land
würden sich in relativ kleinen Grenzen halten können, wenn man den Mut
auch für improvisierte Maßnahmen zur akuten Überbrückung der Notlage aufbringen könnte, wobei die zuständigen Ministerien das Signal
für solche Maßnahmen auf „Grün" stellen müßten und nicht durch Rot-
licht blockieren dürften.

*Ein für alle deutschen Hochschulen einheitlich gültiger programmierter
Unterricht in bestimmten Teilen der medizinischen Lehre, unterbrochen
durch Gruppenausbildung am Krankenbett*, wie sie bereits in der von der
Tübinger Universität versuchten Neuordnung des klinischen Studiums
vorgesehen ist, würde eine wesentliche Hebung des Wissenstandes der
klinischen Studenten herbeiführen können. Der Ausbau eines solchen
programmierten Unterrichtes könnte auch eine sehr dankbare Aufgabe
der großen wissenschaftlichen Gesellschaften der einzelnen Fachdisziplinen der Medizin und damit auch der Deutschen Gesellschaft für innere
Medizin sein; er müßte durchaus nicht den ohnehin überlasteten
medizinischen Dekanaten aufgebürdet werden. Der programmierte
Unterricht, der auch einschließlich der Examina auf viele junge Dozenten-
schultern verteilt werden kann, würde eine wesentliche Entlastung für
den Klinikchef selbst bedeuten.

Was durch den programmierten Unterricht an der sog. deutschen
akademischen Studentenfreiheit verlorengeht, könnte durch die den
Studenten einzuräumende Möglichkeit einer sachlichen Kritik am Unterricht und einer aktiven Mitarbeit im Aufbau des Unterrichtsprogramms
durch Aufstellung freiwilliger Testgruppen gewonnen werden.

Der programmierte Unterricht ist aber kein Rezept zur Entlastung
des klinischen Universitäts-Assistenten. Diese könnte meines Erachtens
nur durch eine *Zweiteilung der Funktionen* erfolgen: alternierende Tätigkeit als rein klinischer Assistent nur mit Stationsführungsaufgaben und
dann als wissenschaftlicher Assistent für $1/_2$ oder 1 Jahr oder auch länger
ins Labor beurlaubt mit der Verpflichtung. noch an den Stationsvisiten
teilzunehmen, um die Verbindung zum Patienten lebendig zu erhalten.
Voraussetzung dieser Regelung wäre natürlich eine wesentliche Vermehrung der Assistentenstellen.

Nicht nur die Hochschullehrer unter Ihnen und die Deutsche Gesellschaft für innere Medizin als solche mögen sich durch meine bisherigen
Ausführungen angesprochen fühlen; auch Sie, meine Herren der Praxis,
müssen sich einschalten in die Reformbewegung der deutschen Medizin.
Mehr denn je muß Ihnen Ihre ärztliche Fortbildung am Herzen liegen,
um zum Wohl Ihrer Patienten Schritt halten zu können mit den Fortschritten der naturwissenschaftlichen Krankheitsforschung. Um diese
Fortbildung erfolgreicher und auch attraktiver zu gestalten, sollte man

eine staatlich organisierte, von den führenden fachärztlichen Gesellschaften thematisch gelenkte *Akademie der ärztlichen Fortbildung*
gründen, deren Mitgliedschaft zur Ehrensache jedes Arztes werden
müßte. Die Berechtigung, die Mitgliedschaft auch im Arztschild anzu-
zeigen, würde nicht nur den Patienten richtig orientieren, sondern könnte
ein Anreiz zur gewissenhaften Durchführung der ärztlichen Fortbildung
sein. Man könnte auch erwägen, ob man nicht die Erhaltung des Fach-
arzttitels an den Nachweis der regelmäßigen Teilnahme bei Akademie-
kursen knüpfen sollte. Auf alle Fälle müßte ein allgemeiner, den neuzeitlichen Ergebnissen der medizinischen Forschung angepaßter fachärzt-
licher Wissensstand mehr als bisher gesichert werden.

Die Krankenhausärzte unter Ihnen sollten sich innerhalb ihrer
lokalen Wirkungsbereiche mehr und mehr in den Dienst der ärztlichen
Fortbildung stellen! Denn sie haben die schöne und wichtige Aufgabe,
Vermittler zwischen der Universität und der freipraktizierenden Ärzteschaft zu sein. *Das deutsche Krankenhaus*, das nach wie vor das Grund-
element jeder Universitätsklinik ist, soll *auch weiterhin das Kernstück
der deutschen Medizin* sein und bleiben.

Erfolgreiche und rasch wirksame Reformbestrebungen sind aber nur
möglich, wenn Presse und Parlamente immer wieder den staatlichen Stellen
die notwendigen Impulse geben und die Dringlichkeit der Reformen *im
Interesse und im Dienste des kranken Menschen zur öffentlichen Meinung
machen;* denn für uns alle ist als *oberstes und letztes* Gesetz das Wohl des
Kranken verpflichtend.

----

Wir wollen uns nunmehr dem wissenschaftlichen Programm der
71. Tagung der Deutschen Gesellschaft für innere Medizin, *die ich hiermit
als eröffnet erkläre*, zuwenden!

Das Problem im Thema des 1. Tages ,,*Die hypothalamische Steuerung
des Hypophysenvorderlappens*" tauchte in der Geschichte der Medizin
erstmalig in mystischer Form bei GALEN, dem Leibarzt des römischen
Kaisers Marc Aurel, im 2. Jahrhundert n. Chr. auf. GALEN beschrieb ein
den Hirnstiel, d. h. das Infundibulum, umgebendes Organ, das er ,,rete
mirabile" bezeichnete und als die ,,wunderbare Übergangsstelle des
Lebensgeistes auf den Tiergeist", d. h. der Hirnzellfunktionen auf die
peripheren Organzellfunktionen betrachtete, wobei er im Gehirn sekre-
torische Leistungen vermutete. Auf den Kongressen unserer Gesellschaft
wurde das Problem erstmalig 1930 von LICHTWITZ berührt, in dem er auf
Grund eines großen und sorgfältig ausgewerteten Krankengutes auf die
funktionelle Einheit von Hypophyse und Zwischenhirn hinwies. Als auf
dem Karlsruher Kongreß 1948 die Bedeutung des vegetativen Nervensystems für Organpathologien im lebhaften Streit der Meinungen erörtert wurde, da unterstrich JORES in seinem Referat über ,,Das vegetative und hormonale System" die Lichtwitzschen Vorstellungen. 1955
präzisierten sich in Wiesbaden die hypothalamo-hypophysären Beziehungen durch klare anatomische und tierexperimentelle Befunde über
eine die Hypophysenfunktionen steuernde hypothalamische Neuro-
sekretion, die zuerst von SCHARRER und GAUPP JR., später vor allem von

BARGMANN nachgewiesen werden konnte. Heute — 10 Jahre später — stellen die komplizierten und innig verflochtenen funktionellen Beziehungen bestimmter hypothalamischer Kerngebiete zu bestimmten endokrinen Funktionen der Hypophyse festgefügte naturwissenschaftliche Erkenntnisse dar.

Über der Fülle der Ergebnisse der neuzeitlichen anatomischen und experimentellen Forschung sollte man aber nicht vergessen, daß der *erste Anstoß* zu dieser Forschung *aus der klinischen Beobachtung am Krankenbett* kam. Wenn ich daher Herrn HOFF bat, das Kongreßthema des 1. Tages mit einem Referat über die klinische Problematik einzuleiten, so bewegte mich ein Ausspruch von CLAUDE BERNARD, der sagte: ,,Man muß *zuerst das medizinische Problem stellen*, welches durch die Krankheit gegeben ist und versuchen, die Erklärung zu finden. Handelt man anders, so setzt man sich der Gefahr aus, den Kranken aus dem Auge zu verlieren und die Krankheit zu entstellen''.

Das zweite Hauptthema ,,*Muskelerkrankungen*'' wird zum erstenmal auf einem Kongreß unserer Gesellschaft zur Diskussion gestellt. Es ist dies um so überraschender, als die Muskulatur in ihrer Gesamtheit ein Organ darstellt, das zwei Fünftel des menschlichen Körpergewichts ausmacht und Sitz fundamentaler energetischer Lebensäußerungen ist. Nachdem die neuzeitliche anatomische, biochemische und physiologische Forschung die funktionellen Beziehungen der Skeletmuskelfasern zum Mineral- und Kohlenhydrathaushalt in immer neuen, man möchte fast sagen, in immer großartigeren Perspektiven aufzeigte, scheint es mir an der Zeit zu sein, daß auch wir Internisten mit den Ergebnissen dieser Forschung, die auch die klinische Pathologie außerordentlich befruchtet, bekanntgemacht werden.

Der Begriff ,,*Calciphylaxie*'' wird vielen von Ihnen unbekannt sein — wohl in erster Linie deshalb, weil er in die klinische Medizin noch nicht Eingang gefunden hat. Die Calciphylaxie ist zunächst ein tierexperimentell beobachtetes Phänomen, dessen Bedeutung für die klinische Pathologie sich erst in noch unsicheren Konturen abzuzeichnen beginnt. Als ich vor 3 Jahren einen Vortrag von Herrn SELYE über seine Calciphylaxie-Experimente hörte, fand ich diesen so interessant, daß ich nicht versäumen wollte, auch Sie meine Damen und Herren, mit dem Problem ,,Calciphylaxie'' bekanntzumachen. Ich bin daher Herrn SELYE sehr dankbar, daß er zu uns gekommen ist, um uns über seine Beobachtungen am Tier zu berichten.

Das vierte Hauptthema ,,*Osteoporose*'' scheint mir von großer aktueller Bedeutung zu sein. Osteoporosekranke Frauen suchen außerordentlich häufig die ärztlichen Sprechstunden auf und werden vielfach unter der Fehldiagnose ,,Rheuma'', ,,Lumbago'', ,,Spondylarthrose'' oder ,,Bandscheibenschaden'' mehr oder minder erfolglos behandelt. Klare Vorstellungen über die der Osteoporose zugrunde liegenden Krankheitsvorgänge, die nicht allein eine Frage der Kalkarmut des Knochengewebes, sondern in erster Linie ein Problem des von den anabolen Geschlechtshormonen abhängigen Eiweißstoffwechsels der Knochenmatrix ist, können daher die ärztliche Alltagspraxis bereichern.

VERHANDLUNGEN DER

# DEUTSCHEN GESELLSCHAFT FÜR INNERE MEDIZIN

HERAUSGEGEBEN
VON DEM STÄNDIGEN SCHRIFTFÜHRER
## PROFESSOR DR. B. SCHLEGEL
WIESBADEN

ZWEIUNDSIEBZIGSTER KONGRESS
GEHALTEN ZU WIESBADEN VOM 18. APRIL — 21. APRIL 1966

MIT 473 ABBILDUNGEN UND 124 TABELLEN

Enthält u. a. folgende Referate:

1. **Der Schmerz in der inneren Medizin:** Haßler-Frankfurt a. M., Hensel-Marburg, Struppler-München, Kolle-München, Lendle-Göttingen, Marguth-München.

2. **Die Stoffwechselstörungen des Gehirns im Rahmen innerer Erkrankungen (intern bedingte Encephalopathien):** Stochdorph-München, Debuch-Köln, Riecker-München, Bauer-Göttingen, Störring-Kiel, Knauff-Marburg, Gottstein-Kiel, Froesch, Bühlmann und Rossier-Zürich, Schwarz und Scriba-München.

3. **Cor pulmonale:** Giese-Münster, Rossier und Bühlmann-Zürich, Bernsmeier-Kiel, Reindell und Doll-Freiburg, Rudolph und Fruhmann-München, Valentin-Erlangen.

4. **Probleme der modernen Diabetes-Forschung:** Zahn-Aachen, Pfeiffer-Frankfurt a. M., Gepts-Brüssel, Renold-Genf, Jahnke, Daweke und Schilling-Düsseldorf.

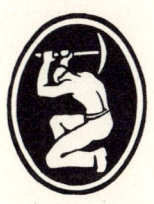

MÜNCHEN
VERLAG VON J. F. BERGMANN
1967

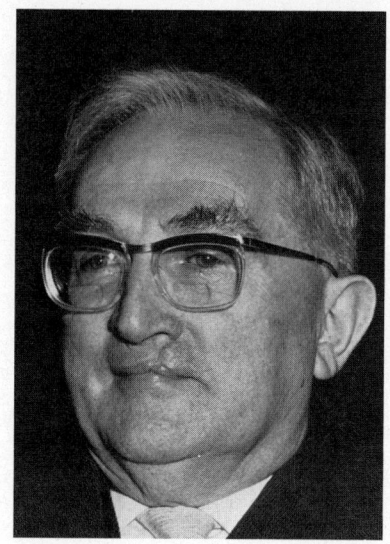

G. Bodechtel, München
Vorsitz 1966

# Eröffnungsansprache des Vorsitzenden

## Montag, den 18. April 1966

### G. Bodechtel (München)

*Hohe Gäste, verehrte Ehrenmitglieder und Mitglieder unserer Gesellschaft,
meine sehr verehrten Damen und Herren!*

Zur Eröffnung des 72. Kongresses heiße ich ehrerbietig Sie alle willkommen. Unsere Eröffnungssitzung erfährt durch die Anwesenheit hoch-
gestellter Persönlichkeiten des öffentlichen Lebens eine besonders fest-
liche Umrahmung. Die vielen Gäste aus dem Ausland beleuchten eindrucksvoll die Tatsache, welch weltweite Bedeutung unserer Tagung zukommt; auch beweist ihr zahlreiches Erscheinen die kosmopolitische Verbundenheit, die wir Ärzte von jeher hochgehalten haben; denn unser
Beruf begründet weltbürgerlichen Sinn.

Es ist mir eine besondere Ehre, Herrn Staatsminister Hemsath begrüßen zu dürfen. Die Anwesenheit des Präsidenten des Hessischen Landtages, Herrn Fuchs, ist für uns eine große Auszeichnung, ebenso das
Erscheinen des Herrn Regierungspräsidenten Dr. Wittrock.

Herzlich begrüße ich Herrn Oberbürgermeister Buch und sage ihm
unseren Dank für die gastliche Aufnahme, die wir auch dieses Jahr hier
gefunden haben. Ich darf Ihnen und Ihren Herrn Stadtverordneten
außerdem unseren herzlichen Dank aussprechen für den weiteren Ausbau
des der Stadthalle angegliederten Ausstellungsgeländes, das heuer um
2000 qm erweitert worden ist.

Weiterhin begrüße ich ehrerbietig den Vorsteher der Stadtverordneten, Herrn Krekel, Herrn Polizeipräsident Dr. Ender und Herrn
Generaloberstabsarzt Dr. Albrecht von der Bundeswehr.

Als Vertreter vom Hessischen Kultusministerium heiße ich Frau Dr.
von Bila und vom Bundesministerium für Gesundheitswesen, Frau Dr.
Daelen herzlich willkommen, desgleichen Herrn Ministerialrat Dr.
Meyeringh vom Arbeits- und Sozialministerium.

Mit besonderer Freude stelle ich fest, daß auch in diesem Jahr zahlreiche Gäste aus dem Ausland erschienen sind. Unser Willkommensgruß
gilt den Kollegen aus Argentinien, Belgien, Bulgarien, Frankreich, Holland, Italien, Jugoslawien, Österreich, Schweiz, Türkei, Ungarn und USA.

Besonders herzlich willkommen heiße ich die Kollegen von der
Humboldt-Universität Berlin, von den Universitäten Greifswald, Halle,
Leipzig, Rostock und der Akademie Erfurt und die Kollegen aus dem
übrigen Mitteldeutschland, mit welchen wir uns immer eng verbunden
fühlen.

1    Kongreß f. innere Medizin, LXXII

Ich begrüße ehrerbietig als unsere Ehrenmitglieder die Herren: BENNHOLD, BERG, KAUFFMANN, KLEE, NÖRR, REINWEIN und SCHOEN. Wir tagen nach altem Brauch auch diesmal mit anderen Gesellschaften. Ich heiße deshalb den Vorsitzenden der Deutschen Gesellschaft für Neurologie, Herrn Kollegen KALM und die Mitglieder dieser Gesellschaft herzlich willkommen. Desgleichen begrüße ich die Mitglieder der Deutschen Diabetes-Gesellschaft und der Deutschen Gesellschaft für Endokrinologie und ihren derzeitigen Vorsitzenden, Herrn Kollegen OBERDISSE, und bin überzeugt, daß die gemeinsamen Sitzungen zu einer ersprießlichen Arbeit führten.

In die Freude des Wiedersehens mit alten Freunden und Bekannten mischt sich die Trauer um jene, die uns im Laufe des vergangenen Jahres verlassen haben: Es waren dies die Mitglieder:

Dr. med. CURT EMIL ANDING, Berlin,

Regierungsobermedizinal-Direktor Dr. med. PAUL M. BACKERT, leitender Arzt am Versorgungsamt Bayreuth,

Dr. med. KURT-OTTO BECKER, Dresden,

Dr. med. HELMUT BERGMANN, Oberarzt der Med. Klinik am Krankenhaus Nordwest, Frankfurt,

Dr. med. GEORG BIRK, Chefarzt des St.-Franziskus-Hospitals Ahlen,

Dr. med. Erich BORRIS, Hamburg,

Prof. Dr. MAX BÜRGER, ehemaliger Direktor der Leipziger Medizinischen Universitätsklinik, den unsere Gesellschaft im Jahre 1957 zum Ehrenmitglied ernannte. Mit BÜRGER verlieren wir einen der großen Kliniker alten Stils, dem wir grundlegende Arbeiten über die Ödemkrankheit und über den Lipoidstoffwechsel verdanken. BÜRGER hat das Glukagon entdeckt und wies uns neue Wege der Diabetesbehandlung. Besondere Verdienste hat sich BÜRGER um die Geriatrie erworben, als deren eigentlicher Begründer er anzusehen ist. Eine faszinierende Persönlichkeit, ein Forscher großen Formats und ein aufrechter Mann, der es für selbstverständlich hielt, in Leipzig auszuharren. Seine Arbeit ist aus der Geschichte der deutschen Medizin nicht wegzudenken. Der über 80jährige war bis zuletzt geistig rege und stellte die Tatsache unter Beweis, daß das Altern keinen kalendarischen Vorgang, sondern ein biologisches Problem darstellt und daß geistige Regsamkeit den Menschen länger jung erhält. In seinem bekannten Werk „Altern und Krankheit" zitiert B. aus der Akademierede des 75jährigen JAKOB GRIMM: „Warum soll der Greis weniger arbeiten? Seine Rüstkammern stehen ja angefüllt, an Erfahrungen hat er jahrein jahraus immer mehr in sie hineingetragen. Soll eingesammelter Schatz nur in fremde Hände fallen?" MAX BÜRGER war das Glück zuteil, bis zuletzt aus diesen Rüstkammern zu schöpfen und andere an seiner großen Erfahrung teilhaben zu lassen!

Dozent Dr. med. M. CARSTENS, Chefarzt der inneren Abteilung des Knappschafts-Krankenhauses Recklinghausen,

Dr. med. WILHELM DIEL, Chefarzt der inneren Abteilung des Krankenhauses Oberwesel,

Prof. Dr. med. HERMANN EITNER, Direktor des Physikalisch-Therapeutischen Institutes der Universität Jena,

Dr. med. HANS FELDMANN, Darmstadt,

Sanitätsrat Dr. med. WILHELM FRIES, Chefarzt der inneren Abteilung des Städtischen Krankenhauses Pirmasens,

Dr. med. E. GRIMM, Saarbrücken,

Prof. Dr. med. JARISCH, langjähriger Leiter des Pharmakologischen Institutes der Universität Innsbruck, jedem bekannt durch den nach ihm und BEZOLD benannten Reflex,

Dr. med. FRITZ LADE, Essen,

Dr. med. FR. P. LÜCKHOFF, Erfurt,

Prof. Dr. med. KURT MECHELKE, Direktor der III. Med. Klinik der Städt. Krankenanstalten Nürnberg, ein hoffnungsvoller jüngerer Kollege, Schüler von MATTHES, der durch einen tragischen Unfall ums Leben kam.

Dr. med. ERICH MEYER-BÖRNECKE, Oldenburg,

Prof. Dr. GERHARD MOHNIKE, Direktor des Instituts für Diabetesforschung in Karlsburg bei Greifswald. Er war Schüler von KATSCH und hat sich in Greifswald habilitiert. Im Jahre 1965 erhielt er den Lehrstuhl für Endokrinologie und Stoffwechselkrankheiten an der Universität Greifswald. Der Ausbau und die Erweiterung des von KATSCH gegründeten international anerkannten Forschungs- und Behandlungszentrums für Diabetes war sein Lebenswerk.

Dr. med. HANS MÜHLICH, Dresden,

Prof. Dr. med. H. PAAL, habilitiert bei OEHME in Heidelberg, bis 1946 in Freiburg, zuletzt Chefarzt des Kreiskrankenhauses Wangen im Allgäu. Wir verdanken ihm gute Arbeiten über den Salz- und Wasserhaushalt.

Sanitätsrat Dr. med. BRUNO POPP, leitender Arzt der inneren Abteilung des Josef-Krankenhauses Dessau,

Prof. Dr. med. ERICH SCHILLING, Facharzt in Duisburg,

Prof. Dr. med. SCHOENBORN, 91jährig, Schüler von ERB, hatte bis 1919 das Ordinariat in Posen. Von 1919 bis 1947 war er Chefarzt der inneren Abteilung des Kreiskrankenhauses Remscheid. Von ihm stammt einer der ersten Leitfäden über den Liquor cerebro-spinalis.

Obermedizinalrat Dr. med. HANS SCHULTZE-HEUBACH, zuletzt leitender Arzt des Städt. Krankenhauses Wilhelmshaven,

Prof. Dr. med. et phil., Dr. theol. ALBERT SCHWEITZER, der berühmte Urwalddoktor, der hervorragende Organist und Bachkenner, der bedeutende Kulturphilosoph, war unser Ehrenmitglied. Er hat zwar an keinem unserer Kongresse persönlich teilgenommen; aber wir verehren in ihm einen großen Menschenfreund, der die Ethik der Ehrfurcht vor allem Lebendigen gepredigt hat und von dem der Satz

1*

stammt: „Auf die Füße kommt unsere Welt erst wieder, wenn sie sich beibringen läßt, daß ihr Heil nicht in Maßnahmen, sondern in neuen Gesinnungen besteht."

Prof. Dr. med. RICHARD SIEBECK, der ehemalige Direktor der Heidelberger Klinik, aus der Krehlschen Schule hervorgegangen. SIEBECK war eine einmalige Persönlichkeit, ein großer Arzt. Seine erste Lehrkanzel war die Medizinische Poliklinik in Bonn, dann übernahm er die Nachfolge KREHLS in Heidelberg und schließlich die Leitung der I. med. Klinik der Charité, der er aber nur relativ kurz vorstand. 1941 kehrte er an seine geliebte Heidelberger Klinik zurück, wo er in selbstloser Weise ganz seinen Kranken und seiner Wissenschaft lebte. SIEBECK wurde 1958 zum Ehrenmitglied unserer Gesellschaft gewählt. 20 Jahre vorher leitete er den 49. Kongreß. In seiner Eröffnungsrede sprach er die für die damalige Zeit mutigen Worte: „Was not tut sind tatkräftige Männer, die aufgeschlossen und fest im vollen Leben stehen. Nur wenn die Universitäten ihre besondere Aufgabe im Volke wirklich erfüllen, wenn ihnen dann von allen maßgebenden Stellen die hohe Geltung, die ihnen gebührt, zuerkannt wird; ... nur dann kann der Beruf des Hochschullehrers und des Gelehrten wieder die Besten an sich ziehen." Wer sein wundervolles Buch „Medizin in Bewegung" einmal gelesen hat, wird es immer wieder zur Hand nehmen und jedesmal Gewinn davon haben. Seine hohe Auffassung des ärztlichen Berufes, nach welcher die Heilkunde ihre Kraft aus den Naturwissenschaften, aber auch aus den geistigen und seelischen Bereichen zieht, wird seinen Hörern und Schülern unvergeßlich bleiben.

Obermedizinalrat Dr. med. habil. HARALD SIEMS, ärztlicher Direktor und Chefarzt der intern-neurologischen Abteilung des Städt. Krankenhauses Elmshorn.

Sanitätsrat Dr. med. HANS STEIN, Koblenz,

Prof. Dr. med. SZERREICKS, zuletzt Facharzt für innere Medizin in Tölz, ursprünglich Schüler von ASSMANN, in Königsberg habilitiert, als Militärarzt in den 30er Jahren an der Krehlschen Klinik 3 Jahre gearbeitet.

Dr. med. ROLF THOMAE, Frankfurt a. M.,

Dr. med. JOHANN-BAPTIST UHLES, leitender Arzt des Herz-Jesu-Hospitals in Bonn,

Prof. Dr. med. HANS WILFRIED WEDLER, bei SIEBECK habilitiert, zuletzt Chefarzt der Städt. Krankenanstalten Braunschweig, dem wir kritische Beiträge über die Auswirkung von Hirnverletzungen auf die inneren Organe verdanken,

Obermedizinalrat Prof. Dr. med. JOHANNES WEICKSEL, ursprünglich bei STRÜMPELL in Leipzig habilitiert, hatte er sich schließlich ganz der Arbeits- und Sozialmedizin zugewandt und gilt als einer ihrer Pioniere. Aus seiner Feder stammt, zusammen mit ICKERT, das bekannte Lehrbuch der Sozialmedizin.

Prof. Dr. med. RUDOLF WIGAND, Hildesheim.

Sie haben sich zu Ehren unserer Toten von Ihren Plätzen erhoben, ich danke Ihnen.

Wir kommen heute als Gesellschaft für innere Medizin zum 72. Male zusammen. Viele Jahre sind seit der Gründung im Jahre 1882 verflossen, umwälzende Ereignisse haben sich seitdem abgespielt; aber wir haben Wiesbaden die Treue gehalten. Denn von 71 bisherigen Tagungen fanden 54 hier statt.

Alljährlich wenn die Älteren unter uns den Kongreß im anbrechenden Frühling besuchen, denken wir an jene Zeit, als wir zum ersten Mal als jüngste Assistenten mit Erfurcht die Halle betraten und uns flüsternd die damaligen Größen der inneren Medizin gezeigt wurden: LUDOLPH BRAUER, LUDOLPH KREHL, FRIEDRICH MÜLLER, ERNST ROMBERG, GUSTAV BERGMANN, FRANZ VOLHARD, ALFRED SCHITTENHELM, um nur einige zu nennen, die der deutschen inneren Medizin ihr damaliges großes Ansehen haben vermehren helfen. Als dann im zweiten Weltkrieg das Paulinenschlößchen den Bomben zum Opfer fiel und wir uns erst allmählich wieder sammelten, fanden wir uns mit den beengten Verhältnissen ab, arbeiteten tagsüber im Landestheater, wo uns abends die holden Musen zerstreuten. Nur einmal (im Jahre 1954) sind wir in dieser auch für die Stadt Wiesbaden so schweren Zeit der Tradition untreu geworden und trafen uns gemeinsam mit den Chirurgen in München, das mit seinem weiträumigen Ausstellungsgelände diesen Monsterkongreß unterbringen konnte. Schon hörte man vereinzelte Stimmen, die, angeregt vom Beispiel der Chirurgen, an München als zukünftigen Tagungsort unserer Gesellschaft dachten. Wir müssen rückblickend der damaligen Vorstandschaft und den Ausschußmitgliedern heute noch dankbar sein, daß sie Wiesbaden die Treue hielten, die ja dann auch von seiten der Stadtväter entsprechend großzügig belohnt wurde durch den Aufbau der Rhein-Main-Halle mit ihren Nebenräumen, die allen unseren Anforderungen gerecht wird.

Denn mächtig hat sich unser Kongreß entwickelt. War die erste Versammlung im Jahre 1882 von 180 Teilnehmern besucht, die 16 Vorträge anhörten, so stieg die Zahl immer weiter, entsprechend der Ausweitung, die unsere Wissenschaft im Lauf der Jahrzehnte erfahren hat. Der höchste Stand wurde im Jahre 1954 mit über 200 Vorträgen bei etwa 3600 Besuchern erreicht; die Besucherzahl von etwa 4500 im vorigen Jahr dürfte allerdings die Spitze darstellen.

In der Gründungssitzung im Jahre 1882 hatte FRERICHS in seiner Eröffnungsrede die Befürchtung ausgesprochen, „daß man sich immer mehr und mehr entferne von der durch die innere Medizin vertretenen Einheitsidee des menschlichen Organismus, von den allgemeinen Gesetzen, welche die Lebensvorgänge des Individuums bestimmen, nach welchen deren Bestehen und Vergehen geregelt wird". Das sollte aber nicht heißen: keine Sonderfächer; denn die waren ja notwendig geworden angesichts der exzentrischen Entwicklung, welche die Medizin innerhalb der letzten 80 Jahre genommen hatte. War diese auch in den Gründerjahren nicht so rasant wie während der letzten Jahrzehnte unseres Jahrhunderts, so folgten doch Entdeckungen auch schon damals Schlag

1a    Kongreß f. innere Medizin, LXXII

auf Schlag. Nach dem Triumphzug der Morphologie und dem der Bakteriologie setzte die Vormachtstellung der Naturwissenschaften ein; in einer unvergleichlichen Evolution entstand die Chemotherapie und drängte den noch bis ins 2. Jahrzehnt unseres Jahrhunderts andauernden therapeutischen Nihilismus an die Wand. Die Mahnung FRERICHS blieb das Leitmotiv fast aller Eröffnungsreden, die bald in Dur, bald in Moll (LÖFFLER), immer denselben Tenor, dieselbe Mahnung enthielten: ,,Bewahrt die Einheit der inneren Medizin, erhaltet ihren Universalcharakter!"

Als FRIEDRICH MÜLLER im Jahre 1908 das Präsidium innehatte, führte er in seiner Eröffnungsrede folgendermaßen aus: ,,Es läßt sich nicht leugnen; das Gebiet der inneren Medizin ist so groß geworden, daß keiner von uns imstande ist, es in allen Teilen gleichmäßig und gründlich zu beherrschen, und jeder, der unser Fach durch eigene Forschung zu fördern bestrebt ist, wird sein Arbeitsgebiet auf einen Teil oder einige wenige beschränken müssen.

Wir begrüßen die Ausbildung von Spezialfächern und rechnen ihre Vertreter als zu uns, zur großen inneren Medizin, gehörig. Wir bekämpfen aber, wenn die Spezialärzte den Zusammenhang mit der inneren Medizin verlieren.

Wir brauchen eine starke zentrale innere Klinik, in welcher die Übersicht über die Erkrankungen des ganzen Körpers und die Wechselwirkungen der einzelnen Organkrankheiten gelehrt wird, eine Klinik, in welcher der praktische Arzt, der Hausarzt, gebildet wird." So FRIEDRICH MÜLLER!

Mehr als 50 Jahre sind seitdem vergangen; die Spezialisierung hat sich immer mehr durchgesetzt, wenn man auch eingedenk der Mahnungen unseres Gründers und seiner Nachfolger immer bestrebt ist, die Zusammenschau zu betonen, eine Korrelation der einzelnen Spezialitäten im Sinne der Ganzheitsbetrachtung aufrecht zu erhalten. Aber ist es nicht so, daß FRERICHS recht hatte, als er die Spezialfächer mit den Bächen und Nebenflüssen eines Stromnetzes verglich, die in ewigem Kreislauf ihre Wasser immer in den Urstrom, in die innere Medizin, zurückgelangen lassen? Erlebten wir doch im Laufe der Weiterentwicklung der Sondergebiete, daß sie letztlich auf einmal wieder Anschluß an ihre Mutter fanden. Denken Sie doch an ein Beispiel aus der Dermatologie, an den Lupus erythematodes, der, als wir Studenten waren, uns lediglich als ätiologisch unbekannte Dermatose demonstriert wurde, ohne daß man seinerzeit ahnte, welche Rolle er im Bereich der inneren Organe spielt! Dasselbe zeigt sich auch am Beispiel des Boeckschen Sarkoids.

Was die Neurologie angeht, so waren es Internisten, welche die zunächst als atypische Tabes angesprochene funikuläre Spinalerkrankung zur Biermerschen Krankheit gehörend herausstellten. Erlauben Sie, daß ich etwas länger bei der Neurologie verweile! Es gab Zeiten, wo sie im Rahmen der inneren Klinik eine besondere Rolle spielte. FRIEDREICH, ERB, STRÜMPELL, FRIEDRICH SCHULTZE, LICHTHEIM, NONNE u. a. haben als Internisten sehr viel zum Ausbau dieses Teilgebietes beitragen. Als wir Älteren Studenten waren, wurden die organneurologischen Erkrankungen im Kolleg des Internisten so einprägsam demonstriert, daß ihnen meistens eine Wochenstunde gewidmet war. Noch heute gibt es medizinische Kliniken, die sich „Klinik für innere und Nervenkrankheiten" nennen. Eine kleine Episode, die mir ein Augenzeuge berichtet hat, mag die frühere Bedeutung der Neurologie innerhalb der inneren Klinik beleuchten: FRIEDRICH MÜLLER hatte in den 20er Jahren zusammen mit SPATZ und HILLER die alten Strümpellschen Hirn- und Rückenmarkstafeln neu entwerfen lassen. Anläßlich eines Besuches seines jüngeren Bruders, meines verehrten Lehrers L. R. MÜLLER, fragte der letztere, warum denn auf allen Tafeln, insbesondere auf jenen des Hirnstamms, keinerlei Hinweislinien oder Bezeichnungen angebracht wären, die dem vorlesenden Dozenten doch die Orientierung wesentlich erleichtern würden? Darauf FRIEDRICH MÜLLER: „Wieso, was heißt hier Hinweislinien oder Bezeichnungen? Die brauchts nicht! Das hat ein Ordinarius der inneren Medizin zu wissen!"

In Deutschland ist die Neurologie inzwischen, aber erst Anfang des Jahrhunderts, ebenso wie in anderen Ländern selbständiges Lehr- und Forschungsfach geworden. Das hat bei uns verhältnismäßig lange gedauert; denn bis zu den 20er Jahren gab es nur drei selbständige neurologische Kliniken, in Hamburg, Breslau und Heidelberg. In Österreich, d. h. in Wien z. B. erfolgte die Trennung 1882 und führte zu einer bei uns damals noch nicht üblichen Fusion mit der Psychiatrie. In der Schweiz wurde der erste neurologische Lehrstuhl gegen den heftigen Widerstand gewisser Internisten 1894 errichtet. Der Lausanner Internist MICHAUD ging damals soweit, zu erklären: die Neurologie sei nicht nur als Lehrfach unbedingt abzulehnen, sondern einem Neurologen könne das Vorrücken in der akademischen Laufbahn nur im Rahmen der „inneren Klinik" gewährt werden.

Im Jahre 1955 auf dem 61. Kongreß ging mein verehrter Lehrer PETTE auf die Stellung der Neurologie in seiner Eröffnungsrede ausführlich ein. Er zitierte ERB, der gefordert hatte, daß die Neurologie zur inneren Klinik gehören müsse!

Es kam aber anders; denn im Jahre 1933 wurde den Psychiatern ministeriell zugestanden, daß die Neurologie fachgemäß grundsätzlich im Rahmen der psychiatrisch-neurologischen Kliniken zu lehren sei. 1934 faßte daraufhin die Deutsche Gesellschaft für innere Medizin eine Resolution, in der gegen diese Entscheidung protestiert wurde. Man verlangte vielmehr eine Gleichschaltung: „Unter gegenseitiger und kollegialer Würdigung der örtlichen Verhältnisse und persönlicher Qualitäten sollten innere Medizin und Psychiatrie Anspruch auf die Neurologie haben." Aber es blieb bei dieser Resolution!

Die Entwicklung ging in eine andere Richtung; denn zu den schon bestehenden selbständigen Lehrstühlen für Neurologie in Breslau, Hamburg, Heidelberg und Würzburg kamen noch weitere Ordinariate in Freiburg, Düsseldorf, Gießen, Göttingen und Tübingen hinzu, und es steht zu erwarten, daß sich die übrigen Universitäten diesem Modus in Bälde anschließen werden.

Trotzdem muß man auch den Psychiatern einräumen, neurologische Affektionen zu beforschen, zu behandeln und zu lehren. Schließlich haben

1a*

Männer wie WESTPHAL, MEYNERT, GUDDEN, WERNICKE, MENDEL, HITZIG und OTFRIED FOERSTER wesentlich dazu beigetragen, die deutsche Neurologie auf jenen hohen Stand zu bringen, den sie in der ersten Hälfte unseres Jahrhunderts erreicht hat. KRAEPELIN, der Schöpfer der modernen Psychiatrie hat zwar auf die Neurologen seiner Zeit, die sich ja vorwiegend mit dem Rückenmark beschäftigten, mit einem gewissen Spott herabgesehen. Er hat sie als Leute charakterisiert, die von einem bösen Geist innerhalb der verwirrenden Bahnen des Rückenmarks herumgeführt, die „ringsum liegende schöne grüne Weide der psychiatrischen Probleme gar nicht sehen würden".

Aber auch dem Internisten darf man die neurologischen Affektionen nicht völlig wegnehmen wollen. Kein Geringerer als LUDO VAN BOGAERT, der Gründer der Weltföderation für Neurologie, hat in der Einführung seines umfassenden Programms geschrieben: Es sei an der Zeit, daß die Neurologie wieder mehr zurückfindet zur inneren Medizin, aus der sie herkomme. Dort sind die starken Wurzeln ihrer Kraft.

So wie wir als Internisten den Augenspiegel täglich benutzen — ohne dem Ophthalmologen den Rang streitig machen zu wollen — ebenso müssen wir uns auch mit den Affektionen des Zentralorgans im Rahmen der inneren Erkrankungen auseinandersetzen, ohne damit die Berechtigung der Neurologie als Sonderfach in Frage zu stellen. Die Zirkulationsstörungen des Gehirns, die häufigsten Affektionen des Zentralorgans z. B. sind eigentlich die Domäne des Internisten; denn wo ein Herd sitzt, ist weniger interessant als die Frage, wie er zustande kommt. Diese pathogenetischen Gesichtspunkte richtig würdigen kann nur der, den die Gesetze der Hämodynamik bei Herz- und Gefäßerkrankungen täglich beschäftigen. Auch entzündliche Affektionen wie die Polyneuritiden sollten dem Internisten wenigstens gezeigt werden; denn abgesehen von den toxischen Polyneuritiden sind die Schäden der peripheren Nerven, wie sie uns beim Diabetes, bei Leber- und Nierenaffektionen, bei internen Carcinomen oder bei Blutkrankheiten begegnen, in pathogenetischer Hinsicht nur vom Internisten richtig zu deuten. Das gleiche gilt für die Meningitiden und Encephalitiden, die uns im Rahmen der Infektionskrankheiten beschäftigen.

Es gibt keine scharfe Trennung der einzelnen Spezialitäten! Die Zusammenarbeit der Disziplinen muß noch mehr als früher an den Anfang der Diskussion über die Zugehörigkeit einer speziellen Erkrankung gestellt werden. Dann lernt auch der Spezialist die Beherrschung der Grenzgebiete seines Faches, die schließlich das beinhaltet, was FRERICHS meinte, als er in der so oft zitierten Rede von der Einheitsidee des menschlichen Organismus sprach.

In Zukunft wird es noch mehr Spezialfächer geben. Das bringt die Entwicklung mit sich; denn neue Entdeckungen bringen neue Fragestellungen. Für den Lehrer der Heilkunde aber bildet die Zusammenschau, das Aufdecken der großen Zusammenhänge, die Richtlinie. Selbst der Spezialist auf diesem oder jenem Gebiet wird über dem Téil das Ganze nicht vergessen. Man erzählt sich von NÄGELI, unserem ehemaligen Ehrenmitglied, daß er als der bedeutendste Hämatologe seiner Zeit im

Kolleg nur ungern über Blutkrankheiten sprach, sondern alles andere als Vorlesungsstoff vorzog.

Der eine oder andere unter uns blickt vielleicht mit einer gewissen Sorge um die Einheit unseres Faches nach reformerischen Bestrebungen, die noch mitten im Flusse sind, deren Verwirklichung aber in Bälde zu erwarten ist. Ich denke hier vor allem an die Schaffung einer medizinisch-naturwissenschaftlichen Hochschule in Ulm oder an die Umorganisation der Frankfurter Medizinischen Klinik. Dort will man nach Art des amerikanischen Department-Systems eine Organisationsform schaffen, in welcher die einzelnen Spezialfächer zu einem Klinikzentrum vereinigt werden sollen, an dessen Spitze ein Vorstand als primus inter pares, nicht im Sinne des alten hierarchischen Klinikdirektors alten Stils, sondern als Koordinator der Spezialisten fungieren soll. Ohne auf Einzelheiten einzugehen — Herr HEILMEYER hat ja vor kurzem in der Medizinischen Klinik ausführlich darüber berichtet — scheint mir der Versuch, wenn man die geeigneten Persönlichkeiten beruft, begrüßenswert, weil die Einheit der inneren Medizin sowohl als Lehr- wie auch als Forschungsfach erhalten bleibt. Man kann nur wünschen, daß die Realisierung der sorgfältig ausgearbeiteten Pläne so zum Tragen kommt, wie es sich der Gründungsausschuß gedacht hat. Dann wird es sich allerdings erst nach Jahren herausstellen, in welchem Grade dieses System dem jetzt noch allgemein gültigen überlegen ist.

Schon in Matthäus 7, Vers 16, steht geschrieben: ,,An ihren Früchten sollt ihr sie erkennen!"

Es gehört nicht viel Scharfblick dazu, um zu sehen, wohin uns die Zukunft führt: Die animalische Physiologie und die pathologische Physiologie, vor allem aber die Biochemie als Grundlagen werden für das Verständnis der inneren Erkrankungen die tragenden Säulen bleiben. Nicht das Spezialgebiet wird den Trumpf in der Hand halten, sondern die Grundlagenwissenschaften, deren Ausbau im vorklinischen Studium auch bei uns mit Energie immer weiter betrieben wird.

Ohne die Errungenschaften der modernen Grundlagenwissenschaften ist die innere Medizin gar nicht mehr zu denken! Aber vor einem müssen wir uns hüten: Unsere Diagnostik bei dem weiteren Ausbau der Labor-, Röntgen- und Isotopenuntersuchung zur nichtsymptomorientierten Diagnostik — wie sie HANS HEINRICH BERG einmal genannt hat — werden zu lassen! Vor Jahren hat mir einmal ein offenherziger Patient gesagt: ,,Wissen Sie, was mich am modernen Internisten stört? Daß er bei den Visiten immer nur in die Kurven schaut und scheinbar darüber ganz den vor ihm im Bett liegenden Kranken vergißt, der darauf wartet, als Objekt endlich einmal in Erscheinung zu treten!"

Seitdem werden in meiner Klinik die Kurven nicht mehr zur Visite mitgenommen, sondern die Befunde vorher besprochen!

Wir feiern in diesem Jahr auch ein besonderes Jubiläum, nämlich das *100jährige Bestehen* des *Deutschen Archivs für klinische Medizin*, zu dem ich im Namen unserer Gesellschaft herzlich gratuliere. FRIEDRICH ALBERT ZENKER und HUGO ZIEMSSEN haben das Archiv begründet und im ersten Vorwort die zentrale Stellung der inneren Medizin innerhalb der übrigen

klinischen Fächer ganz in den Vordergrund gestellt und ihre engste
Anlehnung an die Naturwissenschaften als ein Postulat der Zeit angesehen. Der neuerdings durchgeführte Zusammenschluß des *Deutschen
Archivs für klinische Medizin* mit der *Zeitschrift für klinische Medizin*
stellt keine Wiedergeburt dar, sondern eine glückliche Vereinigung zweier
Zeitschriften, die sich das gleiche Ziel schon immer gesetzt hatten:
nämlich ein Bollwerk zu sein zum Schutze der Erhaltung der Einheit der
inneren Medizin, die wir bei der Gründung unseres Kongresses auf unsere
Fahne geschrieben haben.

Der letzte Kongreß unter Leitung von Herrn STURM zeigte, wie weit
der Bogen gespannt ist, der die innere Medizin umfaßt. Von den Beziehungen des Hypothalamus zur Hypophyse, von den Muskelerkrankungen, von der Osteoporose und dem Schlaf wurde in eingehenden
Referaten berichtet, und welches Spezialgebiet wurde dabei nicht angesprochen! Dieser letzte Kongreß hat gezeigt, daß der Brennpunkt der
verschiedensten Disziplinen, auch wenn sie sich verselbständigt haben,
die innere Medizin ist und bleiben muß.

Die Themenwahl unseres diesjährigen Kongresses ist ebenfalls unter
diesem Aspekt erfolgt.

Der 1. Tag ist dem *Schmerz* gewidmet, einem Thema, das auffallender-
weise bis heute noch nie ausführlich auf einem der vielen Kongresse
unserer Gesellschaft behandelt worden ist. Zwar waren spezielle Schmerz-
symptome wie die Neuralgie und ihre Behandlung schon eingehender
behandelt und diskutiert worden, so im Jahre 1907. Auch den Sensibili-
tätsstörungen war 1925 ein eingehendes Referat gewidmet.

Als REIN vor etwa 25 Jahren auf einem Gynäkologenkongreß ein
Referat über die Physiologie des Schmerzes hielt, bedauerte er einleitend, daß er zu leichtfertig der Bitte des Vorsitzenden, das Referat zu
übernehmen, nachgekommen wäre. Denn je tiefer er sich in das Schrifttum der letzten 10 Jahre hineingewagt habe, um so mehr wäre das Bild,
das er sich an Hand eigener Beobachtungen und Experimente über das
Schmerzproblem gemacht hatte, durch diese Lektüre getrübt worden.
Ich hoffe, daß die von mir gebetenen Herren Referenten ihre Zusage nicht
auch bedauern.

Schon viele große Geister: Dichter, Philosophen, Theologen und
Ärzte, haben sich mit dem Sinn des Schmerzes auseinandergesetzt.
EUGEN ROTH schreibt mit seinem köstlichen Humor: ,,Damit man doch
zum Doktor geh', schuf Gott den Schmerz; denn tät's nicht weh, säß wohl
der erste Arzt noch immer allein im eigenen Wartezimmer." Das ist die
*eine* Seite unseres Problems. Aber wir Ärzte kennen auch Zustandsbilder,
wo die Schmerzempfindung fehlt, z. B. bei wichtigen inneren Organ-
affektionen, auch bei vielen Carcinomen, wo das Fehlen des Schmerzes den
Kranken nicht zwingt, den Arzt aufzusuchen oder bei Nervenkrankheiten
wie bei der Syringomyelie, bei der Lepra oder bei der Tabes. Es gibt
aber auch Menschen mit einer angeborenen Unempfindlichkeit, einer
konnatalen Analgesie, gegenüber Schmerzreizen bei erhaltener Tast- und
Temperaturempfindung. Sie sind ihr Leben lang bedroht von Luxationen,
Frakturen und Verletzungen anderer Art.

Unser 2. Tag ist den *Stoffwechselstörungen des Gehirns* im Rahmen der intern bedingten Encephalopathien, also den verschiedensten Komaformen gewidmet. Dabei soll weniger das Klinische in den Vordergrund gestellt werden — denn für uns alle handelt es sich dabei um altes Wissensgut — sondern der gestörte Hirnstoffwechsel als Grundlage der nervösen Störungen. Welch tiefgreifende Wandlungen haben die früheren Anschauungen über das Zentralorgan erfahren! Wurden noch vor 2 Jahrhunderten die damaligen Kenntnisse über das Gehirn mit dem bündigen Ausspruch des italienischen Anatomen FANTONI: obscura textura, obscuriores morbi, functiones obscurissimae abgetan und glaubte noch SOEMMERING, der Entdecker der Substantia nigra, vor 130 Jahren, daß der Ventrikelliquor der Sitz des Bewußtseins sei, so erfolgte doch in raschem Zuge mit dem Ausbau der Morphologie und Physiologie die allmähliche Aufklärung über die Rolle des Zentralnervensystems im gesunden und kranken Organismus. Allerdings hat es im Vergleich zu anderen Organen relativ lange gedauert, bis die allgemeine Pathologie sich um dieses Organ mehr kümmerte. Das lag zum Teil daran, daß sich makroskopisch gerade bei den morgen zur Debatte stehenden Encephalopathien nichts vorfand, und auch die feingewebliche Untersuchung wenig Charakteristisches aufdeckte, obwohl man mit Eifer danach gesucht hatte.

Erst innerhalb der letzten Jahrzehnte sind wir etwas tiefer eingedrungen in den Hirnstoffwechsel und seine Störungen. Zum Teil war dies erst möglich durch Analysen an supravitalen Gewebsschnitten, zum andern hatte KETY und SCHMITT eine Methode erarbeitet, die es gestattet, am Gesunden und am Kranken die Ein- und Ausfuhr, nicht nur des Sauerstoffs und der Kohlensäure, sondern auch aller möglichen Nährstoffe zu kontrollieren.

Am 3. Tag kommt das *Cor pulmonale* zur Sprache. Zwar ist vor nicht allzu langer Zeit, nämlich am 62. Kongreß unter dem Vorsitz von Herrn SCHOEN über das Emphysem und über die chronische Bronchitis ausführlich referiert worden; aber damals standen mehr die Gasaustauschstörungen im Vordergrund, während im Rahmen des 3. Tages in erster Linie die Folgen der Lungenerkrankungen auf den Lungenkreislauf diskutiert werden sollen.

Welche ungeheure soziale Rolle diese Erkrankungen spielen, dafür gibt es eindrucksvolle statistische Belege! Die im Jahre 1960 erfaßten Männer, die wegen Berufs- und Erwerbsunfähigkeit eine Rente bekamen, litten zu 17% an den so häufigen Gefäßkrankheiten, in 16% aber an Erkrankungen der Atmungsorgane, die Tuberkulose ausgenommen. Im Jahre 1962 waren 28% der Arbeitsunfähigen durch Erkrankungen der Atmungsorgane ausgefallen. Von 7,52 Millionen Pflichtmitgliedern der Ortskrankenkassen litten 2,21 Millionen an Erkrankungen der Atmungsorgane, wodurch allein ein Arbeitsausfall von 35,3 Millionen Arbeitstagen entstand. Das sind beredte Zahlen! Sie zeigen, in welchem Maße die akuten und chronischen Erkrankungen der Luftwege und damit das Cor pulmonale in der Sprechstunde, nicht nur des Internisten, sondern des Praktikers vertreten sind.

Der letzte Vormittag ist den *modernen Problemen des Diabetes* gewidmet. Ich gebe der Hoffnung Ausdruck, daß diese gemeinsame Tagung mit der Deutschen Diabetes Gesellschaft und der Deutschen Gesellschaft für Endokrinologie beweist, wie eng verknüpft die Beziehungen der inneren Medizin zu diesem in jüngster Zeit immer mehr hervortretenden Teilgebiet sind. Der eine oder andere unter uns denkt gewiß in diesem Augenblick an die Anfänge der speziellen Endokrinologie, als die ersten Auflagen des Biedlschen Lehrbuchs rasch vergriffen waren und wir uns mit Neugier und Bewunderung auf das bald folgende, rasch anwachsende Schrifttum stürzten. Was gerade auf diesem Sektor innerhalb der letzten Jahrzehnte neu entdeckt und gefunden worden ist, ist erstaunlich; aber es zeigt sich auf der anderen Seite, wie mannigfaltig die Zusammenhänge der einzelnen Organe sind, wie innig verkettet ihre Zusammenarbeit ist, die in viel größerem Maße, als wir früher glaubten, hormonellen als nervösen Einflüssen unterliegt.

Vor einem Jahr hat in der Schlußsitzung des letzten Kongresses Herr HOFF, nachdem er Herrn STURM den Dank aller für seine Kongreßleitung ausgesprochen hatte, in scherzhafter Weise gesagt: „Und nun sinkt die Deutsche Gesellschaft für innere Medizin wieder in den Dornröschenschlaf, aus welchem sie in einem Jahr durch Herrn BODECHTEL mit einem Kuß wiedererweckt wird!" Diesen symbolischen Kuß kleide ich in die Worte ein: „Zu neuen Ufern lockt ein neuer Tag!" Und damit eröffne ich den 72. Deutschen Kongreß für innere Medizin.

Prof. Dr. Dr. G. Bodechtel
II. Med. Univ. Klinik
8 München 15
Ziemssenstraße

# VERHANDLUNGEN DER

# DEUTSCHEN GESELLSCHAFT FÜR INNERE MEDIZIN

HERAUSGEGEBEN
VON DEM STÄNDIGEN SCHRIFTFÜHRER
### PROFESSOR DR. B. SCHLEGEL
WIESBADEN

## DREIUNDSIEBZIGSTER KONGRESS
GEHALTEN ZU WIESBADEN VOM 3. APRIL — 6. APRIL 1967

MIT 365 ABBILDUNGEN UND 128 TABELLEN

Enthält u. a. folgende Referate:

1. **Methodologie in der Psychosomatik**: Groen-Jerusalem, Meyer-Hamburg, v. Kerékjártó-Hamburg, v. Eiff-Bonn, Levi-Stockholm, Künzler-Heidelberg, Pflanz-Gießen, Christian-Heidelberg.

2. **Klinik und Therapie der „Kreislaufstörungen"**: Gadermann-Hamburg, Donat-Hamburg, Michaelis-Kiel, Richter und Beckmann-Gießen, Halhuber-Bernried/Obb., Jungmann-Hamburg.

3. **Hormone und Krebs**: Mühlbock-Amsterdam, Tamm-Hamburg, Kracht-Hamburg, Martz-Zürich, Nowakowski-Hamburg, Marberger-Innsbruck, Bahne-Bahnson-Philadelphia, Ansohn-Berlin.

4. **Chronophysiologie und Chronopathologie**: Bünning-Tübingen, Hellbrügge-München, Hildebrandt-Marbug/L., v. Mayersbach-Nijmegen/Holl., Menzel-Hamburg, Reindl-München, Stamm-Gießen, Retiene, Schulz und Frohns-Ulm.

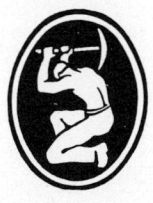

### MÜNCHEN
## VERLAG VON J. F. BERGMANN
1967

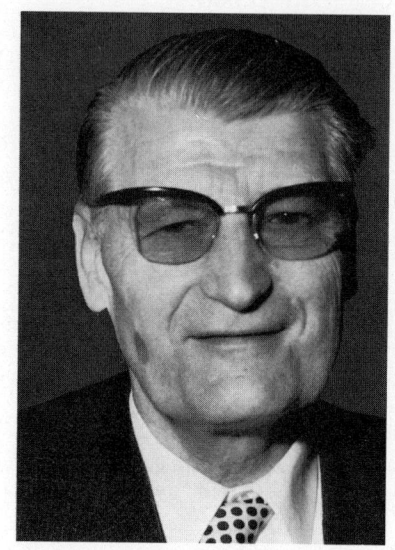

A. Jores, Hamburg
Vorsitz 1967

# Eröffnungsansprache des Vorsitzenden

## Montag, den 3. April 1967

A. Jores (Hamburg)

*Sehr verehrte Gäste, liebe Kolleginnen und Kollegen!*

Ich begrüße zunächst als unsere Gäste:

Staatsminister Hemsath, Landtagspräsident und Oberbürgermeister Buch, Stadtverordnetenvorsteher Krekel, Polizeipräsident Dr. Ender.

Als Vertreter der Sanitätsinspektion der Bundeswehr Herrn Oberstarzt Doz. Dr. Dr. Wünsche.

Als Vertreter des Hess. Kultusministeriums Frau Dr. von Bila, als Vertreter des Bundesministeriums für das Gesundheitswesen Herrn Staatssekretär Prof. Dr. von Manger-König, als Vertreter des Bundesministeriums für Arbeit und Sozialordnung Herrn Dr. Meyeringh, als Vertreter des Bundesgesundheitsamtes Herrn Direktor Prof. Dr. Kärber.

Präsident der Bundesärztekammer Prof. Dr. Fromm, Präsident der Landesärztekammer Hessen Prof. Dr. Theopold, Landtagspräsident i. R. Herrn Fuchs.

Die Ehrenmitglieder, die Herren Henning, Hoff, Hittmair, Voit, Kauffmann.

Herrn Dr. Schwidder als Geschäftsführenden Vorsitzenden der Deutschen Gesellschaft für Psychotherapie und Tiefenpsychologie.

Ferner unsere Kollegen aus dem Ausland: Aus Belgien, England, Frankreich, Israel, Italien, Jugoslawien, Luxemburg, den Niederlanden, Österreich, Schweden, der Schweiz, der Tschechoslowakei, der Türkei und den USA.

## Totenliste

Dr. med. Rolf Ahlenstiel, Leit. Arzt der Inn. Abt. des Krankenhauses Hamburg-Alsterdorf, Mitglied seit 1950, verst. 3. März 1966.

Dr. med. Ernst Altenburger, Versorgungsamt I, München, Mitglied seit 1956, verst. 21. August 1966.

Prof. Dr. med. Walter Alwens, Frankfurt (Main), Mitglied seit 1941, verst. 27. Juli 1966.

Dr. med. Edmund Beck, Steyr (Österreich), Mitglied seit 1954, verst. 7. September 1966.

Dr. med. Kurt Behrenhoff, Oberarzt am Allg. Krankenhaus Hamburg-Harburg, Mitglied seit 1944, verst. 3. Februar 1966.

Prof. Dr. med. et phil. nat. H. Bohn, Frankfurt (Main), Mitglied seit 1941, verst. 22. Oktober 1966.

Dr. med. CURT FÖRSTER, Sanitätsrat, Radebeul, Mitglied seit 1960, verst. 24. Oktober 1966.

Dr. med. HANS GARMSEN, Wiesbaden-Sonnenberg, Mitglied seit 1950, verst. 22. Juli 1966.

Prof. Dr. med. HANS GESSLER, Berchtesgaden, Haus Gessler, Mitglied seit 1941, verst. 3. Juni 1966.

Prof. Dr. med. HEINZ-ADOLF HEINSEN, Chefarzt am Martin-Luther-Krankenhaus Zeven, Mitglied seit 1941, verst. 18. Mai 1966.

Prof. Dr. med. GOTTFRIED HOLLER, Direktor d. Wilhelminenspitals und Vorstand der I. Med. Klinik Wien (Österreich), Mitglied seit 1941, verst. 12. August 1966.

Dr. med. FRITZ JELITO, ehem. leit. Arzt der Inn. Abt. des Diakonissen-Hauses Mannheim, zuletzt wohnh. Oberflockenbach, Mitglied seit 1931, verst. 18. Februar 1967.

Chefarzt Dr. med. KARL KAUFMANN, Todtmoos (Schwarzwald), Leit. Arzt des Sanatoriums Wehrawald, Mitglied seit 1951, verst. 3. Dezember 1966.

Dr. med. habil. JOHANNES KNOBLOCH, Facharzt f. inn. Krankheiten Karlsruhe, Mitglied seit 1957, verst. 6. Februar 1967.

Dr. med. habil., Dr. phil. HANS FRED KÜRTEN, München, Mitglied seit 1954, verst. 13. April 1966.

Prof. Dr. med. HEINZ KÜRTEN, Mitglied seit 1930, verst. 16. Dezember 1966.

Dr. med. Werner MARTINS, Köln, Mitglied seit 1948, verst. 1. April 1967.

Prof. Dr. med. RICHARD MEYER-LIST, Vorstand des Paulinenhospitals Stuttgart, Mitglied seit 1941, verst. 10. August 1966.

Dr. med. MANFRED MÜLLER, Frankfurt (Main), Mitglied seit 1960, verst. 4. März 1966.

Prof. Dr. med. HELMUT REINWEIN, Gauting, Ehrenmitglied seit 1963, Mitglied seit 1923, verst. 17. November 1966.

Prof. Dr. med. HANS-GEORG RIETSCHEL, Chefarzt der Inn. Abt. des Stadt- und Kreiskrankenhauses Herford, Mitglied seit 1948, verst. Frühjahr 1966.

Dr. med. HELMUT ROOS, Sanatorium Wolf, Bad Krozingen, Mitglied seit 1963, verst. 7. November 1966.

Dr. med. WERNER SCHEMENSKY, Wuppertal-Elberfeld, Mitglied seit 1941, verst. 12. September 1966.

Dr. med. ADOLF SCHNEIDER, Mannheim, Mitglied seit 1934, verst. 19. Februar 1967.

Prof. Dr. med. OTTO SPÜHLER, Chefarzt der Med. Abt. des Stadtspitals Waid, Zürich (Schweiz), Mitglied seit 1939, verst. Ende Juli 1966.

Prof. Dr. RITTER VON STOCKERT, Ordentl. Professor für Kinderpsychiatrie, verst. 25. Februar 1967.

Dr. med. ALFRED STRAUCH, Wiesbaden, Mitglied seit 1941, verst. Juni 1966.

Dr. med. JOACHIM ULBRICHT, Leit. Arzt der Spezialklinik Professor Kalk f. Leberkrankheiten Bad Kissingen, Mitglied seit 1963, verst. 13. März 1966.

Prof. Dr. med. ALBERT M. WALTER, Farbenwerke Bayer Wuppertal-Elberfeld, Mitglied seit 1957, verst. 3. November 1966 in Mexico City.
Doz. Dr. med. GEORG WALTHER, Chefarzt der Inn. Abt. des Kreiskrankenhauses Westerstede, Mitglied seit 1941, verst. 4. Oktober 1966.

Von diesen Toten möchte ich besonders gedenken zunächst HANS BOHNS. Den Älteren von uns wird er noch lebhaft in Erinnerung sein aus der Zeit als er als Assistent von VOLHARD hier auf diesem Kongreß erstmalig über den Nachweis pressorischer Substanzen im Blut von Hochdruckkranken berichtete. Schwung und Begeisterungsvermögen, gepaart mit einem großen Wissen — BOHN verfügte auch über eine abgeschlossene chemische Ausbildung — kennzeichneten ihn während seines ganzen Lebens. Zweimal wurde er vor die Aufgabe gestellt, eine Klinik neu zu installieren und den akademischen Unterricht einzurichten, 1939 in Danzig und 1950 in Gießen. Er bewältigte diese großen und schweren Aufgaben meisterhaft. Auch der wissenschaftlichen Forschung blieb er immer treu. Aus seiner Danziger Zeit verdient Erwähnung die in der Zusammenarbeit mit dem Pathologen FEYRTER hervorgegangenen Studien über die nervös endokrinen Enteropathien mit ihren engen Beziehungen zu dem heute so aktuellen Thema des Carcinoidsyndroms. Aus der Gießener Zeit verdient Erwähnung die erste Beschreibung der Mucoviscidosis beim Erwachsenen und der möglichen Beziehungen dieses Krankheitsbildes zur chronischen Bronchitis und zum Ulcus duodeni. Wir werden ihn und sein Werk gewiß in ehrendem Andenken behalten.

Mit HELMUTH REINWEIN ist eine Arztpersönlichkeit von uns gegangen, die jedem, der ihn kennenlernte, unvergessen sein wird. Nach wissenschaftlichen Lehrjahren in den Biochemischen Instituten von Rohna und Ackermann wurde er Assistent bei KREHL und Oberarzt bei GRAFE in Würzburg. Nach kurzer Tätigkeit am Henrietten-Stift in Hannover folgte er einer Berufung nach Gießen und später nach Kiel. Seine wissenschaftlichen Verdienste lagen auf dem Gebiet der Stoffwechselkrankheiten, besonders des Diabetes, der Endokrinologie und der Erkrankungen des Magen- und Darmtraktes. Er war ein ungemein gewissenhafter Forscher und Arzt mit einem Ernst bei seiner beruflichen Aufgabe, der schlechthin vorbildlich war. Besondere Verdienste erwarb er sich um die Weiterbildung des praktischen Internisten. Seit ihrem Bestehen war er der Herausgeber der Zeitschrift „Der Internist", und wir alle, die wir diese Zeitschrift kennen, wissen um das ausgezeichnete Niveau und die hohe Qualität der dort publizierten Übersichten zu den aktuellen Fragen in der inneren Medizin. Im Jahre 1958 leitete er diesen Kongreß. In seiner Eröffnungsansprache fand ich einen Satz, von dem ich glaube, daß er REINWEIN ganz besonders charakterisiert. Er sagte dort im Hinblick auf seine beiden Lehrer ACKERMANN und GRAFE, die bei diesem Kongreß zugegen waren: „Wenn ich bedenke, wie man wenig ist, und was man ist, das blieb man anderen schuldig". In dieser bescheidenen und demütigen Haltung war er ein Diener der Wissenschaft und ein Diener für die Kranken.

1*

Auch des bedeutenden Internisten Otto Spühler möchte ich gedenken, der zuletzt das Kantonsspital in Zürich leitete. Sein Name wird auch immer verbunden sein mit dem sehr wichtigen Begriff der interstitiellen Nephritis und den möglichen Schädigungen der Niere durch Phenacetin. Wer ihn wie ich persönlich gekannt hat, wird ihn auch als Mensch und als Arzt hoch einschätzen.

Es ist ein alter und guter Brauch in unserer Gesellschaft, daß der jeweilige Vorsitzende in der Gestaltung des Programmes weitgehend freie Hand hat und daß er naturgemäß solche Themen wählen wird, die ihn selber im Laufe seines ärztlichen und wissenschaftlichen Lebens beschäftigt haben. So ist es verständlich, daß ich als erstes und wichtigstes Thema die Psychosomatik gewählt habe, zumal dieses praktisch so eminent wichtige Gebiet zuletzt im Jahre 1949 in dieser Gesellschaft ausführlicher behandelt worden ist. Auf dem jetzigen Kongreß möchte ich zeigen, daß der gewiß im Jahre 1949 noch etwas schwankende Boden der Psychosomatik inzwischen wesentlich fester geworden ist. Deswegen ist der 1. Tag der Methodologie in der psychosomatischen Forschung gewidmet. An diesem Tage hoffe ich, zu zeigen, daß auch in der psychosomatischen Forschung, sei es durch die Auswertung von Testen und Fragebogen unter Verwendung der modernen mathematisch-statistischen Methoden, einschließlich der Faktorenanalyse, sei es durch das Experiment bei Mensch und Tier, oder durch die Erfahrung der modernen Epidemiologie der psychosomatischen Krankheiten psychosomatische Hypothesen geprüft und mit derselben Zuverlässigkeit wie in den Naturwissenschaften erhärtet oder verworfen werden können.

Das Thema des 2. Tages ist der „Kreislaufschaden", eine Diagnose, die im wissenschaftlichen Sinne keine Diagnose ist, heute aber von unendlich vielen Ärzten immer wieder gestellt wird. Es hat praktisch eine sehr große Bedeutung und soll hier auf diesem Kongreß als ein Beispiel dafür dienen, daß man in einer modernen Medizin einem Problem sowohl diagnostisch als auch therapeutisch nur dann gerecht werden kann, wenn man es wirklich von allen Seiten, d. h. auch von der psychologischen Seite her anpackt.

Ein weiteres Gebiet, mit dem ich mich in meiner wissenschaftlichen wie klinischen Tätigkeit immer wieder beschäftigt habe, ist die Endokrinologie. Sie ist auf diesem Kongreß verhältnismäßig häufig behandelt worden, zuletzt erst durch meinen Vorgänger Herrn Bodechtel. So habe ich aus der endokrinologischen Thematik etwas herausgegriffen, das sehr modern und von großer praktischer Bedeutung ist, das sind die Möglichkeiten endokriner Therapie beim Mamma- und Prostatacarcinom und eine praktisch zwar nicht so bedeutsame, aber theoretisch doch sehr interessantes Thema, nämlich die ektopischen hormonbildenden Tumoren. Dieser Vormittag wird abgeschlossen durch einen Vortrag von Herrn Bahne Bahnson, einem dänischen Arzt, der in den USA arbeitet und dort zu einer besonderen Forschergruppe über die Psychologie des Krebskranken gehört. Im vergangenen Jahr hat diese Gruppe in der New York Academy of Sciences eine sehr bemerkenswerte Tagung abgehalten, in der über die ersten Forschungsergebnisse berichtet wurde. Mit diesem Vortrag wollte ich zum Ausdruck bringen, daß das Wort psycho-somatische Medizin wirklich ernst genommen werden muß insofern, als es im Grunde genommen keine Krankheit gibt, bei der nicht auch der psychologische Aspekt von Bedeutung ist bzw. sein kann.

Der Vormittag des letzten Tages ist dann Gemeinschaftstagung mit der Internationalen Gesellschaft für Biologische Rhythmusforschung, deren derzeitiger Vorsitzender ich selbst bin. Der erste Teil dieses Vor-mittages ist mehr allgemein theoretisch-biologischen Fragen gewidmet, der zweite Teil mehr den praktischen.

Ich möchte diese Vorschau schließen mit einem Zitat von BUTENANDT, das ich im Jahre 1965 in der „Universitas" zitiert fand: „Wir glauben, Wesentliches zur Erkenntnis des Lebens beitragen zu können. Doch bleiben wir uns dessen bewußt, daß wir mit diesem Vorgehen nur einen Ausschnitt der Wirklichkeit, nicht die ganze Wirklichkeit des Lebens zu erfassen vermögen. Das liegt von vornherein in der Wahl der Methodik und gilt für eine jede. Verwenden wir zur Beantwortung irgendeiner uns entgegentretenden Frage die Methodik der Chemie, so wird die Antwort nur aus dem Bereich chemischer Vorgänge zu erwarten sein. Definiert man das Leben als chemische Bewegung, so liegt darin bereits eine von jeder naturwissenschaftlichen Betrachtung vollzogene Abstraktion, in diesem Bilde sind naturgemäß alle mit individuellem Leben verbun-denen Persönlichkeitswerte nicht mehr enthalten.

Wollen wir die ganze Wirklichkeit, die Erscheinungen des Lebens ins-gesamt umfassen, so bleibt uns nur übrig, auf dem Wege der Integration zahlreicher Einzelergebnisse vorzugehen, die mit den verschiedensten Methoden der Natur- und Geisteswissenschaft erzielt werden können. Jede wissenschaftliche Disziplin gibt das ihre zum Bilde vom Leben, keine ist entbehrlich, und alle miteinander sind immer auf dem Wege."

# VERHANDLUNGEN DER

# DEUTSCHEN GESELLSCHAFT FÜR INNERE MEDIZIN

HERAUSGEGEBEN
VON DEM STÄNDIGEN SCHRIFTFÜHRER
## PROFESSOR DR. B. SCHLEGEL
WIESBADEN

## VIERUNDSIEBZIGSTER KONGRESS
GEHALTEN ZU WIESBADEN VOM 22. APRIL — 25. APRIL 1968

MIT 626 ABBILDUNGEN UND 231 TABELLEN

Enthält u. a. folgende Referate:

1. **Niere und endokrines System:** Schadewald-Düsseldorf, Gross-Basel, Bohle-Tübingen, Kaufmann-Tübingen, Remmele-Kiel, Kimmelstiel-Oklahoma, Oberdisse-Düsseldorf, Harders-Hamburg, Bartelheimer-Hamburg, Nieth-Tübingen.

2. **Intensivpflege akuter Krankheitszustände:** Schölmerich-Mainz, Effert-Aachen, Wolter-Heidelberg, Frey-Mainz, Kuhlendahl-Düsseldorf, Dürr-Tübingen, Markoff-Chur, Gerok-Mainz, Eggstein-Tübingen, Herzog-Basel, Erbslöh-Gießen, Lasch-Gießen, v. Oldershausen-Tübingen, Naumann und Auwärter-Hamburg, Moeschlin-Solothurn, Neuhaus-Berlin, Buchborn-Köln, Jores und Freyberger-Hamburg.

3. **Klinische Immunpathologie:** Kallós-Helsingborg, Schultze-Teneriffa, Vorländer-Bonn, Riethmüller-Tübingen, Scheurlen-Köln, Freerksen-Borstel, Rother-Freiburg, Hartl und Genth-Tübingen, Scheiffarth-Erlangen.

4. **Störungen der Arzneiwirkung durch kompetitive Mechanismen:** Netter-Mainz, Bennhold-Tübingen, Aly-Tübingen, Dettli-Basel, Wilmanns-Tübingen, Dengler-Gießen, Waller-Tübingen.

5. **Spezielle Rheumaprobleme:** Hartmann-Hannover, Ott-Bad Nauheim, Gerlach-Münster, Missmahl-Tübingen, Jesserer-Wien.

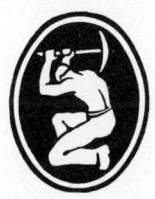

## MÜNCHEN
### VERLAG VON J. F. BERGMANN
1968

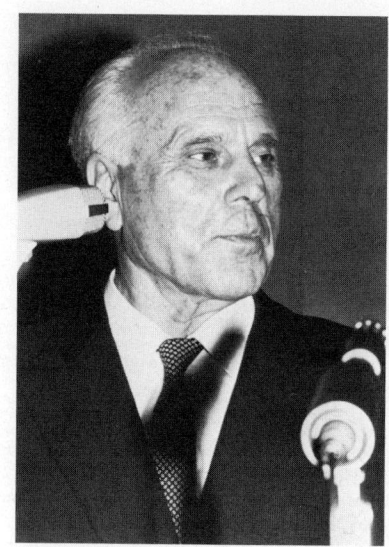

H. E. Bock, Tübingen
Vorsitz 1968

# Eröffnungsansprache des Vorsitzenden

## Vom Wandel ärztlichen Tuns — aus internistischer Sicht

H. E. Bock (Med. Univ.-Klinik, Tübingen)

*Meine Damen und Herren!*

Die jährliche Wiederkehr unseres Internisten-Kongresses verlangt mehr als die Rückschau auf die Leistungen der früheren Generationen; sie fordert kritische Umschau in der Gegenwartsmedizin. Der Panoramawandel, den Hans Heinrich Berg beschrieben hat, dauert an. Ein Klimawandel droht.

Im hellen Licht sehen wir als neueste der geglückten Polypeptidsynthesen nach Insulin die des Bürgerschen Glucagon (Wünsch). Neue und wirksame Antibiotica sind entwickelt. Eine immunsuppressive Differentialtherapie ist entstanden. Hochdruckmechanismen sind genauer analysiert. Vielfältige perorale Korrektur endokriner Erkrankungen ist praxisreif geworden. Diätrestriktionen sind durch Medikamente oder Synthesehemmer *ersetzbar.*

Wie eine Eruption aber brach die Marburger Affenseuche herein, die nicht nur die Virologen, sondern vor allem die vielen Ärzte stimulierte, die heute das Gegenwartsproblem Infektion *unter*schätzen.

Von den Anthropozoonosen und von den Virusreservoiren werden wir noch manches Beben zu erwarten haben, ebenso sicher wie uns das Resistenzproblem noch schwer lösbare Rätsel aufgeben wird.

Zu nuclearenergetischen Gewittern sind dunkle Wolken geballt. Schon zeichnen sich auch Schatten der genetischen Manipulation ab.

Der genetische Code ist entziffert. Viele Krankheiten sind auf molekularer Ebene analysiert worden. Als einen Erkenntnisgipfel naturwissenschaftlicher Lebensforschung — und als Beweis der Evolution — sehen wir, daß ,,die Regeln des genetischen Spiels offenbar für alle Lebewesen, vom Bakterium bis zum Menschen, dieselben sind" wie der Nobel-Preisträger Jacob sagte. Kornberg gelang 1967 die Synthese einer biologisch vollaktiven DNS. — *Naturforscher* fragen: Läßt sich der Mensch verbessern, indem man ihm durch Nucleinsäurezufuhr neue Eigenschaften verleiht? Was an Zuwachs im Falle des Gelingens zu erwarten wäre, kann man vielleicht abschätzen, was an Verlusten durch Störungen eines evolutiven Establishments eintreten könnte, vermag niemand zu sagen. Uns *Ärzte* muß aufhorchen lassen, mit welcher *Retortennüchternheit* solche Fragen behandelt werden.

Ist es wirklich überall gewiß, was Löffler auf unserem Kongreß 1954 noch als unser aller Überzeugung sagte: ,,*Eines hat Bestand, das Wesen des Arztes*"? Hat sich nicht die *Humanitätsschwelle* geändert? Droht nicht ein *Bedeutungswandel* des ärztlichen Tuns, das in der Tat sich von den *Genen* bis über das *Ende hinaus* erstreckt? Verweilen wir zunächst beim *Vordergrund* unseres Panoramas. Im grellen Schlaglicht sehen wir die erste überlebte Herztransplantation des Prof. Barnard, einen geglückten Husarenritt eines sicheren Reiters. Er war vorauszusehen. Bedauerlich aber, wie die Öffentlichkeit — und nicht nur diese! — darauf reagierte: Mit dem ,,Hosianna" wie mit dem ,,Kreuziget ihn" war man sofort zur Stelle. Unser publizistisches Klavier war nicht wohltemperiert.

Ohne Zweifel darf da, wo die Zusammenarbeit von Chirurgen und Immunologen den modernsten Stand erreicht hat, auch das Wagnis einer Herztransplantation bejaht werden.

Längst hat das Herz seinen poetischen wie auch seinen kriminellen Stellenwert eingebüßt; „auch in des Gauklers Brust schlägt" .... nur eine eigenartig benervte, stoffwechselmäßig angepaßte, vor- wie rückgesteuerte vielseitige Muskelpumpe. Gerade wir Internisten sind aufgerufen, bei der Lösung der noch offenen Fragen der gesamten Immunologie mit größter Gewissenhaftigkeit und Schnelligkeit mitzuarbeiten. Das war ein Grund für die Wahl des Themas „Immunpathologie".

## Die Manipulation des Todes

Verfolgen wir den Schlagschatten der Organtransplantation bis zum Hintergrunde, so sehen wir den manipulierten Tod, der oft nicht mehr als ein präzises terminales *Ereignis*, sondern als ein teilweise oder vollständig rückgängig zu machendes *Geschehen* verläuft — „umkehrbar" (PÜLLMANN). MASHOFF, VON KRESS u. NEUHAUS haben 1963 auf unserem Kongreß über solche Vita reducta vorgetragen. Auch hier scheint das *Herz* entthront und der *Gehirn*tod das Entscheidende zu sein. Differenzierend hat man gefragt, *wie* sterbend der Mensch seinen *eigenen* Tod haben darf — und wie *tot* er sein muß, damit man seine Organe zur Transplantation entnehmen dürfe.

Nachdem der Präsident der Deutschen Gesellschaft für Chirurgie 1967, WACHSMUTH, die Dringlichkeit des Problems betont hatte, sind unter der Federführung LINDERS von einer Kommission der Deutschen Gesellschaft für Chirurgie, deren Präsident 1968 RUDOLF ZENKER ist, Kriterien ausgearbeitet worden, die ich verkürzt hier wiedergebe:
Der *Gehirn*tod ist schon *vor* dem Aussetzen der Herzaktion bewiesen,
1. wenn es über 12 Std lang zu Bewußtlosigkeit, fehlender Spontanatmung, beidseitiger weiter Lichtstarre und isoelektrischem EEG während 1stündiger kontinuierlicher Beobachtungsdauer kommt, wobei nach 12 Std nochmals der Nachweis einer isoelektrischen EEG-Linie geführt werden muß, oder
2. wenn es zu einem angiographisch nachgewiesenen intrakraniellen Kreislaufstillstand von wenigstens *30 min* gekommen ist.
Demgegenüber: Der Gehirntod ist *noch nicht* anzunehmen, wenn es zwar zu einem Herzstillstand kommt, aber das Zentralnervensystem bis dahin intakt oder erfahrungsgemäß erholungsfähig war.

*Mir* erscheint die Verantwortung viel zu groß für einen *einzelnen* Arzt. Bei aller Anerkennung der höchst individualistischen Arzt-Patientenbeziehung, meine ich, gehörten hier *Konsiliarentscheidungen* her.

Manchmal schiebt der Arzt mit ambivalenten Gefühlen seine Verantwortung zu lange vor sich her, Technik und Pharmazeutik — wie um ihrer selbst willen — weiterführend. Solange dies Gebiet noch keine strenge juristische Grenzziehung hat, sollte der Arzt vom Leitbild dessen ausgehen, was ein *Mensch* ist. Nicht einige dissoziierte Stammfunktionen künstlich zu erhalten, kann unsere Aufgabe sein. Der Mensch ist ein *integriertes* Leib-Seele-Geistwesen; die Entfaltung der Großhirn-*rinde* hat ihn dazu gemacht; geregelte Korrelationen bewahren seine Einheit. Wieviel von einer Persönlichkeit noch übriggeblieben ist, oder wieviel — gemessen an ihrer prämorbiden Individualität und etwaiger Willenserklärung — nach ernster Prüfung aller Möglichkeiten übrigbleiben würde, *das* scheint mir entscheidend für den unbegrenzten Dauereinsatz der künstlichen Mittel. Sorgfältigster Pflege muß ein solcher Kranker gewiß sein. Ich glaube, daß die Gefahr nicht überbewertet werden darf, es könne sich durch gewissenlose Manipulation des Todes das Wesen des Arztes — auf Bewahrung anvertrauten Menschenlebens gerichtet — ändern. Immanent ist sie aber.

## Der Arzt und sein Handwerk

Unscheinbarer, aber auf die Dauer bedeutungsvoller, ist die Gefahr einer *Wandlung*, wenn sich der Arzt im Alltag seines Tuns womöglich noch weiter vom Handwerklichen seiner Kunst und seiner Wissenschaft entfernt, also die Einheit von „selbstgezimmerter" Anamnese, Diagnostik und Therapie fahrlässig aufgibt, oder unter Preisgabe seines somatopsychischen Auftrags nur technisch überspezialisiertes Erwerbshandwerk betreibt. Wir dürfen nichts von dem *Humanum*, das uns durch Handeln und Behandeln mit dem Patienten verbindet, verlieren. — Tatsächlich ist die Neigung vieler jüngerer Kollegen bedenklich, *vor* Stellung der Diagnose, ja sogar vor der gründlichen Untersuchung erst einmal die Röntgenologie und das gesamte große Labor zu befragen. Sie vertrauen anscheinend jedem Apparat mehr als ihrem eigenen Befund. Hier fehlt weithin die Prägekraft der Famulatur, für die schon immer 12 Ferien-Arbeitsmonate während des klinischen Studiums als „Internatsjahr im Nebenschluß" zur praktischen Ausbildung zur Verfügung standen. Wer diese Ausbildungsmöglichkeit nicht nutzt, das Handwerkliche seines Berufes zu erlernen und *lieben* zu lernen, der wird urteilsschwach und von Hilfskräften abhängig. Anamneseerhebung und Krankenblattführung als Voraussetzung einer auswertbaren Dokumentation werden von Jüngeren oft als Knechtsarbeit betrachtet. Verlaufskurven zu zeichnen steht nicht hoch im Kurs, obwohl es doch an der Zeit wäre, 100 Jahre, nachdem der große Reformer WUNDERLICH, einer meiner Tübinger Amtsvorgänger, die Fieberkurve eingeführt hat, nun auch klinisch-pharmakologisch-biochemische Verlaufskurven obligatorisch zu machen.

Wir brauchen Ärzte, die nicht nur Lehrbuchintellektuelle sind, sondern, die aus der Erfahrung ihrer Hände, Hirne und Herzen stets und überall zur Wägung von Symptomen und zur kritischen Bewertung auch außergewöhnlicher Situationen fähig sind. Wer nicht positiv empfindet, daß selbstherangeschaffte diagnostische Bausteine und selbstbeobachtete Verlaufskriterien zu dem *Wesentlichen* unseres Berufes gehören, der möge aus dem Negativum lernen, daß viele *Entwicklungs*länder an der *Dissoziation* von Theoretischem und Handwerklichem scheitern, wie das z. B. RAHMAN für Indien darlegte. Bitte, seien Sie sich, meine verehrten Kollegen aus den Krankenhäusern, bei der Famulantenausbildung der Wichtigkeit Ihrer Anleitung und Ihres Vorbildes für die Erhaltung unseres Arzttums bewußt.

## Das Profil der modernen Medizin

Zweifellos wird das *Profil der modernen Medizin* noch technischer werden. Es kann Heil wie Unheil bedeuten. Ich will keine Jeremiade über das technische Zeitalter anstimmen, nur Eines als sicher herausheben: Nicht die Technik an sich, sondern der *Mensch mit* der Technik ist die Gefahrenquelle. Auf automatische Methoden im weitesten Sinne des Wortes werden sich alle Ärzte mehr verlassen, und *auch auf den Computer* als Auskunftsquelle so weit wie möglich. Wir haben hier leider industriell einen erheblichen Rückstand. Der „Herr Dr. Computer" (EHLERS) ist ein kenntnisreicher und gedächtnisstarker Kollege. Leider ist er sprachlos, wenn alle Räder stillstehen oder Krankheit am unrechten geographischen Ort auftritt, draußen in der Notfallsituation. Unerreichbar ist er für die verschwiegene Seelenpein eines verstummten Gemütes — und mitleidlos — auch gegenüber dem Geldbeutel seines Patienten. Er erwartet eine ziemlich luxuriöse Diätfütterung mit Daten, selbst da, wo ein guter Arzt schon längst mit der Diagnose (und auch mit der Verdauung grober differentialdiagnostischer Brocken) fertig wäre. Die Qualität seiner Lieferanten ist ihm weitgehend gleichgültig; Laborwert ist ihm gleich Laborwert. Was er *gelernt* hat, kann er jederzeit reproduzieren, schneller als der Arzt, aber auch viel geschwätziger, — penetrant taktlos vor allem prognostisch. — Mit Therapievorschlägen gefüttert, könnte er auch diese sinnge-mäß ausdrucken. All das ist möglich, ja Traum mancher Mediziner, aber keine ärztliche Behandlung in unserem Sinne, höchstens ihr *Vorfeld*, viel wahrschein-licher aber ein bald entarteter, diagnostisch-therapeutischer Selbstbedienungs-laden. Wer mit einem Auge ständig nur nach dem Computer schielt, wird auf dem anderen sehuntüchtig.

Den Computer als ein modernes Hilfsmittel zu preisen, habe *ich* allen Grund, da in meiner Klinik unter EGGSTEIN erstmals Labordokumentation und Plau-sibilitäts-prüfungen durch die *Volkswagenstiftung*, der hier öffentlich gedankt sei, ermöglicht worden sind. Im modernen Großlabor, wo — wie in unserer Klinik — jährlich 270000 chemische Analysen anfallen, und bei der prophylaktischen oder rehabilitativen Durchuntersuchung ganzer Bevölkerungsgruppen ist der Einsatz solcher Automation sinnvoll.

In Zusammenhang mit dem Gesundheitsamt und den Kollegen HOFFMANN, STEUER, EGGSTEIN, ALLNER u. KNODEL wurden die *über* 30jährigen der 8000 Einwohner großen Ge-meinde Mössingen — bei 92%iger Beteiligung: 3071 Personen — untersucht.

36000 Analysen ergaben:

2% hatten mehr als 1,4 mg-% Kreatinin,

6% hatten pathologisch erhöhten Harnsäurewert,

7% eine Erythrocytensenkung über 15 mm BSG,

9% einen pathologischen Glutamatpyruvat-Transaminase-(SGPT)-wert.

Eisenmangel fand sich in weniger als 1%.

Manchen mögen solche Zahlen *klein* erscheinen. Sie sind es aber vergleichsweise nicht, denn *bei Schirmbildkontrollen* fand DIETZ 1,04% *neue Tuberkulosen*.

Von 1973 *Blutspendern* in Tübingen — einer Selektion —, hatten 4% erhöhte SGPT-Werte.

Die erste deutsche Reihenuntersuchung unserer Nachbarstadt Herrenberg, 1964 von meinen Assistenten DÜRR und GLOGNER gestartet, ergab 1,5% Glykosurien, davon 0,4% „neue" Dia-betiker.

Die von STOCKHAUSEN gestartete Großenquete der Bundesärztekammer deckte 2,9% Glykosurien und 1,8% unerkannte Diabetiker auf.

## Die junge Medizinergeneration

*Unsere junge Generation* hat den Vorzug einer größeren *technischen* Befähigung und eine ganz andere Informationsfülle. An Hand guter in- und ausländischer Lehr-bücher und einer — gegenüber früher — viel intensiveren Begegnung am Kranken-bett — auch mit Dozenten und Assistenten — könnte man beste Ärzte und mo-dernste Forscher heranbilden.

Unsere junge Generation verdient es auch, ob ihres Kampfes gegen das Unrecht, der ihr heiliger Ernst ist, gelobt zu werden.

Keinem Studenten bestreite ich das Recht, Vorlesungskritik zu üben. Wir Lehrer selbst müssen uns fragen, was am Unterricht, auch an der großen Vorlesung, verbesserungsfähig ist. Jeder von uns wird sich aber zumindest einiger ganz großer Sternstunden seiner medizinischen Vorlesungen erinnern, in denen ihm ein großer Lehrer Unverlierbares für sein Arzttum gab.

Die große Vorlesung darf keinesfalls verschwinden, so wenig wie (aus anderen Gründen) die Doktordissertation mit erhöhten Ansprüchen.

Es scheint, daß der Wind an unseren hohen Schulen zur Zeit nicht geeignet ist, so selbstverständlich wie bisher aufopferungsbereite und hingebungsvoll tätige Praktiker zu formen. Mir drängt sich die Frage auf, ob eigentlich die Universität dem Studenten oder der Student der Universität mehr zu bieten habe. Der

Sinn für Proportionen ist verlorengegangen. Über eine mysteriöse politologisch-soziologische Diffusion dringt arztfremdes Gedankengut ein. Im Schlepptau der Denkfächer, die an harter Substanz, an täglicher folgenschwerer Entscheidungspflicht und an experimentellem Fundament ärmer sind, übersehen selbst Mediziner, daß doch alles in der belebten Natur „geworden und gewachsen" ist, wobei es sich zu arrangieren, zu formieren, zu adaptieren galt unter Herausbildung natürlicher Rangordnungen. *Mediziner* sollten an provozierenden bewußten Unrechtsakten das Pathologische solcher geistigen Mutation und an der Choreomanie der Sit-ins und Happenings, die weder ihrem Lebensalter, noch ihrer ernsten Berufswahl, *noch ihrem Rechtsempfinden entsprechen können, das Unphysiologische oder gar Krankhafte erkennen. „Maße der eigenen Einsicht zu bilden"* (THEODOR HEUSS) — *und vorzuleben, ist auch akademische Aufgabe.* Der Arzt, der die psycho- und soziologischen Faktoren der Krankheit kennt und anerkennt, ist der natürliche Anwalt aller Armen (das hat VIRCHOW schon gesagt), — aber auch der Bedrängten und Vernachlässigten. Der Arzt erfüllt seinen gesellschaftspolitischen Auftrag am wirkungsvollsten durch sein Vorbild am Krankenbett, durch seine Dienstauffassung in der Praxis und durch seine Hilfsbereitschaft in den Familien seiner Patienten.

*Skepsis* gehört zur Wissenschaft, Infragestellung des Gebotenen und des Geforderten — zur Wahrheitssuche. Warum aber die Skepsis in alle Bereiche der Universitäts*struktur* hineintragen? Mir scheint

1. eine beträchtliche *Über*schätzung des Eigenwertes von Struktur und Organisation vorzuliegen — kaum eine Reform ist so schlecht, daß nicht ein guter *Organisator* Gutes daraus machen könnte! — und

2. eine bedauerliche *Unter*schätzung der positiven Seiten traditionellen Wachstums.

Wenn junge Mediziner im Kampf gegen *alles* Traditionelle und Autoritäre nicht nur „Verzopfung und Verstaubung" bekämpfen, die ohnehin bei der alltäglichen Lebensnähe praktizierender Ärzte und Kliniker so groß nicht sein können, sondern auch — wie SCHULTE sagt — ihre Professoren als potentielle Gegner ins Schußfeld nehmen, so wäre nach meiner Meinung ein flammender Protest — zumindest der Betroffenen, eigentlich auch aller Redlichen und Einsichtigen — am Platze. Wir bemerken aber eine befremdende Verhaltensunsicherheit. Ich gestehe, daß ich eine Pädagogik, die *jede* Frustration vermeidet, für irreal halte. Das Leben besteht aus *bewältigten* Frustrationen.

Ich möchte nicht mißverstanden werden: Reformen und Verbesserungen sind möglich und auch nötig. Sie stellen aber in einem gesunden und wachsenden Organismus ein *evolutives Perpetuum* dar, kein Signal für revolutionären Umbruch.

Im Hinblick auf die *Fülle der Fakten* einer medizinischen Ausbildung sollte man mit der *Zeit* geizen. Die neuerlangten Rechte werden eine ganz außergewöhnliche Zeitvergeudung bedeuten — oder in einer *Abstinenz* enden, in der die fachschaftlichen Belange schließlich durch gesellschaftsphilosophische Redner vertreten werden.

Die ärztliche Ausbildung wird auch weiterhin einer Informationskette gleichen. Wenn sich in einer Metabolitenkette bereits das erste Enzym der Beeinflussung durch das Endprodukt entzieht, werden unnütze Produkte aufgebaut. Lassen Sie uns darum ringen, daß unsere gegenseitige Beeinflussung, sinnvoll und vertrauensvoll, weiter zum „Endprodukt" eines kenntnisreichen, gewissenhaften, einsatzfreudigen und gütigen Arztes führt.

Kein anderes Fach kennt wie das der klinischen Medizin eine solche permanente horizontale und vertikale Umweltkontrolle seiner Lehrer. Der jüngste Famulus und Medizinalassistent ist Zeuge jeden Falles, jeder Komplikation, jeder Leistung und Fehlleistung, denn der Patient wird auf offener Konferenz von der Aufnahme bis zu seiner Entlassung und gegebenenfalls auch nach seiner Sektion besprochen, wobei der Kliniker seine Ansicht vor allen seinen Assistenten und Famulis und auch denen des Pathologischen Institutes vertreten muß. Und das ist gut so.

Welcher andere Beruf, frage ich, läßt sich von seinen Schülern so in die Karten sehen und in seinen Fehlern kontrollieren? Wo hat hier das anscheinend prinzipielle, kollektive und permanente Mißtrauen einer jungen Generation eigentlich Ansatzpunkte? Wenn uns *Arzt*ausbildung mehr als die Übermittlung naturwissenschaftlicher Laborwerte und Krankheitssymptome bedeutet, so müssen wir uns um die Erhaltung einer Schüler-Lehrerbindung, wie sie seit dem hippokratischen Eid auf uns wirkt, auch weiterhin sehr sorgen. Wechselseitig Lernende und Fortbildungspflichtige sind wir als Ärzte doch bis ans Ende unserer Tage! Nie habe ich anders gefühlt als mein Lehrer VOLHARD, der offen bekannte: ,,Ich kann auch vom Medizinalpraktikanten lernen.''

## Zur Situation klinischer Forschung

Der Kliniker kämpft um jede Autopsie; *wir* erreichen sie in 76% unserer Todesfälle, und wir erfahren in drei von vier Fällen irgendeine zusätzliche Bereicherung (wie BURCK u. DOLD an 1000 bis September 1967 Verstorbenen unserer Klinik gerade zusammengestellt haben). In 28% stand nicht oder nicht mehr das angenommene Grundleiden, sondern anderes im klinischen Vordergrund. Hier ist therapiebedingter Bildwandel mitbeteiligt, aber auch traurige Fehldiagnostik. In 7% bleiben zwischen Klinikern und Pathologen Diskrepanzen. In 10% ergaben sich Konstellationen eines wissenschaftlich besonders interessanten Falles. Ich möchte unserem Pathologen, Herrn Kollegen BOHLE, und seinen Mitarbeitern für die bereitwillige Zusammenarbeit herzlich danken.

Aus erzieherischen Gründen für uns selbst und für den Nachwuchs versuchen wir — notfalls durch multiple postvitale Organpunktionen — unsere Diagnostik zu kontrollieren und zu schärfen. Wir erleben dabei erstaunliche Unterschiede zwischen der Vital- oder Supravitalhistologie — und den sich aus Krankheit, Therapiewirkung, Reanimationsversuchen und Fäulniseffekten schließlich darbietenden Bildern.

Es lohnte sich, in einer Zeit, da die Krankheitsforschung in Molekulardimensionen denkt, auch die Struktureinzelheiten in der Größenordnung von 1 : 1 000 000, d. h. elektronenmikroskopisch, viel systematischer zugänglich zu machen. Das *präagonale biochemische* Muster ist zum Vergleich der frühen Mikro- mit der späteren Makrosektion natürlich heranzuziehen.

,,*Pathologie und Biochemie am Lebenden*'' sind uns durch Organpunktionen und Funktionsproben ermöglicht. Will man sie weiter ausbauen, müssen die Grundlageninstitute viel mehr Konsiliarii und Nachwuchsassistenten für die Kliniken zur Verfügung stellen können; vorläufig fehlt es an attraktiven Stellen, vielleicht auch an klinisch genügend interessierten Biochemikern. Wir erhoffen uns von der vom Wissenschaftsrat empfohlenen Gliederung des medizinisch-biochemischen Studienganges Besserung.

Dank ihrer Ausbildung in theoretischen Instituten bringen uns die jungen Nachwuchskräfte eine gedankliche und methodische Mitgift mit, die unsere moderne klinische Forschung beflügelt. Was wir auf diesem Gebiet der Deutschen Forschungsgemeinschaft, der Volkswagen- und der Thyssenstiftung und über sie dann auch in- und ausländischen Ausbildungsstätten zu danken haben, ist beträchtlich. Daß die *Deutsche Forschungsgemeinschaft* seit 1960 etwa 2,4 Millionen DM für medizinische Forschungs- und Ausbildungsstipendien und 2 Millionen DM für Informations- und Kongreßreisen zur Verfügung gestellt hat, verdient hier festgestellt zu werden — und es ist mir ein aufrichtiges Bedürfnis, ihr und ihrem Präsidenten Professor Dr. SPEER vor diesem Forum geziemend zu danken. Auch das ist Brut- und Nachwuchspflege, von der die Geförderten oft weniger Notiz nehmen als die Förderer, Gutachter und Lenker der Ausbildung. Auch ohne Laborprestigedenken als Imponiergehabe und ohne Apparatefülle als Statusbeweis benötigt der moderne Wissenschaftler immense Summen. Die heutigen Mittel sind sicher zu gering — und sie fließen zu viscös.

Wir wollen dankbar sein, daß wir einen so aktiven *Wissenschaftsminister* haben. Wir müssen aber auch vorbehaltlos und dankbar anerkennen, mit welchem Idealismus, mit welcher familiären und individuellen Selbstverleugnung unsere *Ärzte* neben ihrer schweren Krankenbettarbeit Forschung betreiben.

Auch die rein *klinische* Forschung ist teurer geworden, und es wäre ein Unglück, wenn man nur die Grundlagenfächer, nicht aber die Bereiche der klinisch angewandten Forschung aufstockte. Physiker, Chemiker, Mathematiker, Programmierer gehören auch in die klinische Forschung, denn diese hat ihre eigenen Problemstellungen, die man nicht vom Krankenbett in das Laboratorium beliebig umtopfen kann. Wohl aber brauchen wir schnell den Ausbau von Abteilungen oder Instituten für klinisch-experimentelle Medizin.

Wie die *Forschungskosten* unser klinisch-wissenschaftliches Tun, so beschränken die *Arzneikosten* oft der Internisten *praktisches* Handeln. Die moderne Therapie ist in meiner Klinik von 1962 bis 1967 um 60% teurer geworden. Man muß auch den niedergelassenen Ärzten ermöglichen, moderne Therapie zu betreiben.

Wenn ich vom Wandel ärztlichen Tuns spreche, so muß ich auf eine bedrohliche Situation hinweisen:

### Die Schwesternnot

Der katastrophale *Schwestern*mangel wird uns zu einer Preisgabe mancher prinzipiellen ärztlichen Forderung und zu einem gefährlichen Verzicht auf pflegerischen Sollzustand zwingen. Durch nichts anderes als durch eine gesetzliche Fundierung und schnelle *Realisierung eines mindestens halben „Pflichtjahres für Krankenpflege und Altenbetreuung"* kann hier geholfen werden. Alle Einreden, das seien Ideen des Dritten Reiches, halte ich für verfehlt gegenüber dem Ernst der Situation überflüssigen oder unwürdigen Sterbens. Weil Schwestern *fehlen, sind*

1. neuerbaute Klinikabschnitte nicht in Betrieb zu nehmen,

2. Intensivpflegestationen nur behelfsmäßig z. T. mit Studenten zu betreiben,

3. für Nachtwachen zu wenig und oft nur ungeeignete Kräfte einzusetzen,

4. die Diätmöglichkeiten nicht voll auszuschöpfen.

Schon heute *kann* die Schwester

5. ihrer eigentlichen *Aufgabe* der Krankenpflege sich nicht genügend widmen,

6. ihrer *Pflicht*, jedem Patienten jede Arznei darzureichen, nicht nachkommen, sondern sie muß oft die ganze Tagesration auf einmal ausgeben, was bei der heutigen Vielzahl der Medikamente und bei der beträchtlichen Zahl ausländischer Hilfskräfte und Patienten kaum zu verantworten ist.

Und schließlich: Schon heute arbeiten Schwestern, die längst invalidisiert sein müßten, selbst mit metastasierenden Tumoren und anderen progredienten Leiden aufopfernd weiter im Dienst am Kranken. *Tausende von Mark werden* nutzlos in Annoncen angelegt, ohne daß der Schwesternmangel zu beheben wäre.

Weil der Schwesternberuf einer der fraulichsten ist, ist auch seine Schwundrate nach vollendeter Ausbildung größer als die aller anderen Frauenberufe.

Gestatten Sie, daß ich noch ein anderes aktuelles Problem kurz erwähne. Nach GOLDSCHNEIDER hat unsere Therapie *vier* einander ergänzende, zum Teil sich sogar *ersetzende* Komponenten: Physikalische, chemisch-medikamentöse, diätetische und psychotherapeutische Methoden. Wie soll der *Nicht*arzt ihre Indikation beherrschen? Die öffentliche Gesundheitsfürsorge muß auf den Mißstand aufmerksam gemacht werden, daß heute unter der Leitung von Masseuren und Bademeistern physiotherapeutische Institute aufgemacht werden, die ohne ärztliche Verordnung physikalische Therapie betreiben.

## Die Einheit der Inneren Medizin

Um die *Einheit* der Inneren Medizin ist noch auf jedem Internistenkongreß gerungen worden. Sie ist auch *mein* Anliegen. *Proklamation* dieser Einheit ist aber leichter als *Realisation*.

Spezialisierung ist unser Schicksal, unentrinnbar für den Forscher. Sie sollte aber nicht etwa auf Kosten der Einheit der Inneren Medizin erfolgen. Die Modelle von MATTHES, von HARTMANN, von HEILMEYER und v. UEXKÜLL, die Empfehlungen des Wissenschaftsrates und die Denkschrift der DFG von FISCHER und BRUNS bemühen sich — in z.T. unterschiedlicher Weise — darum. Spezialgebiete sollten sich auch des ständigen Fluktuierens ihrer Grenzen und ihrer Abhängigkeit von immer erneuerter Methodik bewußt bleiben. Wirtschaftlichkeit liegt eher bei der Zentralisierung. Die Vitalität jeder klinischen Medizin hängt von dem verjüngenden Wechsel der Forscher und Methoden ab. Wo Institutionen geschaffen werden, frage man immer, was wohl aus den Schülern der Schüler werden könne. Manche Überspezialisierung ist nur der Ausdruck momentaner Bequemlichkeit.

Ich glaube: Nur wenn man genügend universelle, starke und erfahrene Kliniker sich heranbilden und genügend lange, d. h. nicht nur jeweils 2 oder 3 Jahre, in Führung läßt, können wir eine starke zentrale Innere Klinik am Leben erhalten, wie sie nötig und möglich ist.

Wir *brauchen* die Einheit der Inneren Medizin, um gute Hausärzte, gute Internisten und gute Krankenhauschefs heranzubilden.

Das Verschwinden des Hausarztes in den Vereinigten Staaten, so hat uns VON UEXKÜLL 1954 hier vorgetragen —, ist einer der Gründe für die große Rolle, die heute die Psychotherapie drüben spielt. Ich denke, daß es kein Vorteil ist, wenn *Psychoanalytiker Verbrauchsgut* der Wohlstandsgesellschaft werden.

Spezialisierung für intermedizinische Teilgebiete sollte nur auf einer *breiten* Basis allgemeiner Innerer Medizin aufbauen dürfen. Auf breiter Front muß die Medizin vorwärtsstreben, nicht nur mit Suchsonden oder Stoßkeilen, damit nicht zwischen den Spezialitäten Gebiete diagnostisch-therapeutischen Niemandslandes entstehen, deren *Brachliegen* der *Patient* zu entgelten hat.

Die Einheit der Inneren Medizin steht und fällt *nicht* mit dem Weniger oder Mehr an Detailkenntnissen, sondern mit der Überzeugung oder der Leugnung ihrer Notwendigkeit. Es wird *nicht* bequem sein, sie zu erhalten.

Die Innere Medizin habe keine *Mitte*, ist gesagt worden. Das stimmt nicht. Ihre Mitte ist und bleibt der *ganze kranke Mensch*. Charakteristisch ist ihr Interesse an der Dynamik des Krankheitsgeschehens — zunächst einmal ganz unabhängig davon, *ob* das Leiden und *wie* es (apparativ oder operativ) heilbar sei, wofür sich organgebundene Fächer (mit den Schwerpunkten „Zustandsdiagnostik" und „Standardtherapie") interessieren. So liegt in der internistischen Differentialdiagnostik wie in der Therapie selbst ein viel größeres Überraschungs- und Forschungsfeld als bei anderen Fächern.

Charakteristisch ist auch die Forschungsweise des Internisten, pathophysiologisch, und in Zukunft noch biochemischer.

*Pragmatisch* könnte man die Einheit der Inneren Medizin sehr leicht feststellen, indem man fragt: Was alles *untersucht* ein Internist? Wofür fühlt er sich dem Patienten gegenüber *verantwortlich*? Was alles erkundet er — über Klage und Befund *hinaus* von Familie, Beruf, Lebensweise, Stellung und Einstellung des Individuums?

Daß jemand den diagnostischen Drang zur *Überschau* und den therapeutischen Imperativ für die Heilung des *ganzen* Menschen persönlich verspürt, wenn ein Kranker zu ihm kommt, *das* ist das *entscheidende* Kriterium des Internisten.

### Zur Thematik des 74. Kongresses

Zur Thematik unseres Kongresses brauche ich nicht viel zu sagen. Hinter der Wahl jeder größeren Kongreßthematik verbirgt sich nicht nur der Wunsch nach Darstellung der stillen Größe des Erreichten, sondern auch der nach Erregung von fortschrittlicher Unruhe. Mit Recht fragt man, warum gerade *diese* Gebiete und warum gerade unter *jenem* Präsidenten. Im Kräfteparallelogramm der Motivationen resultiert eine Thematik, von der wohl jeder Vorsitzende sich fragt, ob sie wohl auch vor dem Urteil seiner Lehrer würde bestehen können.

Das *erste* Thema — ein VOLHARD-Thema — bietet sich wegen seiner Polarität an: ,,Niere als innersekretorisches Organ", 2. ,,Niere als Erfolgsorgan innersekretorischer Erkrankungen". Durch die Renin- und Erythropoetinforschung sind neue Gesichtspunkte gegeben. Beispielhaft soll der Tag durch ein *medizinhistorisches* Referat durch Prof. SCHADEWALDT eingeleitet werden. Nebenschilddrüsenerkrankung und Diabetes verdienen besondere Beachtung, denn beide haben weitreichende Nieren-Folgeerscheinungen. Ich begrüße Prof. PAUL KIMMELSTIEL (Oklahoma), nach dem das Krankheitsbild der diabetischen Glomerulosklerose benannt ist. Ich danke ihm für sein Kommen und gedenke dabei unseres gemeinsamen Lehrers, des Hamburger Pathologen FRIEDRICH WOHLWILL.

Die Polarität des *zweiten Themas* ,,*Intensivpflege*" liegt auf *anderer* Ebene; es hat eine sehr technische und eine sehr menschliche Seite, zwischen denen sich die Fülle des Internmedizinischen abspielt. Prof. SCHÖLMERICH (Mainz) danke ich für die Planung.

Das *dritte Thema* ,,*Störungen der Arzneimittelwirkung* durch kompetitive Mechanismen" ist ein Jubiläumsthema der ,,*klinischen Pharmakologie*", die nach dem Vorantritt des FRAENKEL-HEUBNER-Schülers STAUB vor 40 Jahren in Basel mit der Habilitation des BORNSTEIN-Schülers BENNHOLD ,,für klinische Pharmakologie" vor 30 Jahren in die Innere Medizin einzog. Ein pharmakologisches Referat (Prof. NETTER-Mainz) leitet es ein, ein pharmakogenetisches über erbliche Varianten in der Enzymausstattung des Organismus als Erklärung für Arzneinebenwirkungen (Prof. D. H. WALLER) schließt es ab.

Das Thema ,,*Klinische Immunpathologie*" klingt nur neu auf unserem Kongreß. Vor 12 Jahren hat SCHOEN, vor 9 Jahren BREDNOW, vor 8 Jahren BERG, vor 6 Jahren HOFF Fragen dieses Gebietes behandeln lassen. Angesichts des Aufschwungs der Immunbiologie und der Transplantationswissenschaft mußte es erneut besprochen werden. Dr. P. KALLOS (Helsingborg), Prof. H. E. SCHULTZE (Teneriffa), deren Kommen ich dankbar begrüße, und Dr. RIETHMÜLLER (Tübingen), werden uns die modernen Grundlagen auseinandersetzen. Morbus Hodgkin und Morbus Boeck (Prof. FREERKSEN) sind als Prototypen bevorzugt gewählt, aber auch die perniziöse Anämie. In Kurzreferaten wird über den Stand der immunpathologischen Problematik bei Nieren- und Leberkrankheiten berichtet. Die Frage der

*Immunsuppression* wird am letzten Tage, wenn wir gemeinsam mit der Deutschen Rheumatologischen Gesellschaft unter ihrem Präsidenten Prof. OTT tagen, unter therapeutischem Blickwinkel Prof. MIESCHER (New York) behandeln. Grundsätzliches des Bindegewebsstoffwechsels, wie es Kliniker (Prof. HARTMANN) und pathologischer Anatom (als Gast Prof. LINDNER, Hamburg) sehen, soll ausführlich erarbeitet werden. Das Praktische der Rheumatherapie in den gegenwärtigen Grenzen wird Prof. OTT selbst aus reichster Erfahrung darstellen. Die eigentlichen rheumatischen Themen werden dann am Donnerstag nachmittag von der Rheumatologischen Gesellschaft — auch für unsere Mitglieder — weitergeführt werden.

Unsere drei *Podiumsgespräche* betreffen:

Die Therapie bei Insulinresistenz,

Die Fragen der unterschiedlichen Laboranforderungen,

Aktuelle Klinische Virologie.

Ich bin den Leitern Prof. PFEIFFER, Prof. EGGSTEIN und Prof. HAAS ebenso wie den virologiekundigen Gästeteilnehmern (Frau Dr. ENDERS-RUCKLE, Prof. KRECH (St. Gallen), Prof. SCHEID (Köln), Prof. SIEGERT (Marburg) besonders dankbar für Planung und Belehrung.

Über *Dokumentation* wird unter der Leitung von Prof. FRITZE (Bochum) auch in diesem Jahre wieder verhandelt.

Die große Zahl der Vorträge ist in vier Sälen gerade unterzubringen, wenn wir pünktlich und konzentriert sind. Ich bitte Sie um Ihr Verständnis, daß ich die Redner genau an die ihnen mehrfach mitgeteilte Zeit binde.

Den Tagespräsidenten danke ich für ihre verzichtvolle Bereitschaft, in den Sälen B, C und D zu präsidieren, ganz besonders.

*Nach einem Kongreß,* der wie der vorjährige bis zu den *Unwägbarkeiten* seelischer Krankheitsverursachung vordrang und aus biographischer und soziologischer Sicht neue Anregungen und Fakten zu den Krankheitszusammenhängen lieferte, soll dieser Kongreß — bei einer gleich leidenschaftlichen Suche nach dem Wesen der menschlichen Krankheit — besonders den Blick auf die *harten Daten* bestimmt umschreibbarer Krankheitssituationen und -stationen richten, da ohne deren Klarstellung unsere vielseitige und heilbringende Therapie nicht unheilfrei praktiziert werden kann.

Der 74. Kongreß der Deutschen Gesellschaft für Innere Medizin ist eröffnet.

# DEUTSCHEN GESELLSCHAFT FÜR INNERE MEDIZIN

HERAUSGEGEBEN
VON DEM STÄNDIGEN SCHRIFTFÜHRER
## PROFESSOR DR. B. SCHLEGEL
WIESBADEN

## FÜNFUNDSIEBZIGSTER KONGRESS
GEHALTEN ZU WIESBADEN VOM 14. APRIL — 17. APRIL 1969

MIT 490 ABBILDUNGEN UND 185 TABELLEN

Enthält u. a. Referate zu folgenden Hauptthemen:

**I. Hauptthema:**
Leberinsuffizienz und Eiweißstoffwechsel

**II. Hauptthema:**
Funktionelle Abhängigkeiten im Gastrointestinaltrakt

**III. Hauptthema:**
Fortschritte der Virologie

**IV. Hauptthema:**
Interne Grundprozesse mit psychiatrischer Symptomatik
(Gemeinschaftliche Tagung mit der
Deutschen Gesellschaft für Psychiatrie und Nervenheilkunde)

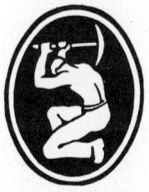

MÜNCHEN
VERLAG VON J. F. BERGMANN
1969

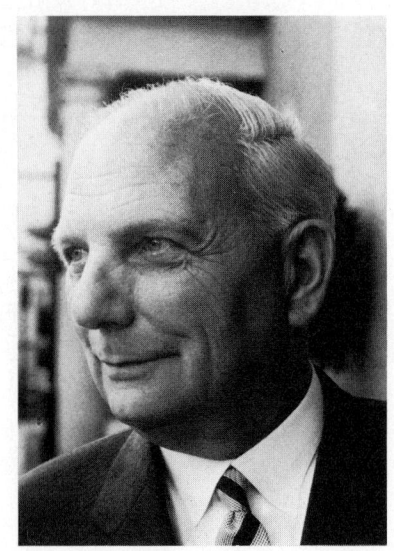

D. Jahn, Höfen
Vorsitz 1969

# Eröffnungsansprache des Vorsitzenden

Jahn, D. (Höfen)

Wir stehen am Beginn des 75. Kongresses der Deutschen Gesellschaft für innere Medizin. Die zur Traditionspflege anregende Zahl läßt die 75-Jahrfeier des Bestehens unserer Gesellschaft im Jahre 1957 in die Erinnerung treten, die unter der Präsidentschaft Karl Hansens abgehalten wurde. Es war der erste Kongreß, für den die Stadt Wiesbaden der Gesellschaft die Rhein-Main-Halle zur Verfügung stellen konnte. 10 der 12 kongreßlosen Jahre weisen auf die Erschütterungen hin, die Deutschland durch zwei Weltkriege erlitten hat. Die deutsche Wissenschaft ist durch sie und ihre Jahre nachwirkenden Folgen auf das schwerste getroffen worden.

Geschichte und Leistungen sind im Jahre 1932 anläßlich der 50-Jahrfeier unter der Präsidentschaft von Paul Morawitz in einer Schrift durch Georg Klemperer und anläßlich der 75-Jahrfeier durch einen Festvortrag von Walter Brednow dargestellt worden.

Wertvoller als zu irgendeiner Zeit des Bestehens der Gesellschaft scheint es bei der immer rascher vor sich gehenden Entwicklung der medizinischen Wissenschaft angezeigt zu sein, über Mittel und Wege des Werdens und Wachsens orientiert zu bleiben. Zusammen mit der Stadt Wiesbaden, der pharmazeutischen sowie der elektromedizinischen Industrie habe ich dem 75. Kongreß unserer Gesellschaft eine Festschrift gewidmet, die der Friedrich-Karl Schattauer-Verlag den Teilnehmern als Jubiläumsschrift überreicht.

Es ist eindrucksvoll zu sehen, daß die vor dem Umbruch des Jahres 1945 entstandenen Arbeiten zum größten Teil schon nicht mehr bekannt und die gefeierten Vertreter der damaligen Zeit nicht mehr zur Kenntnis genommen werden. Und doch war die Medizin dieser Zeit hoch entwickelt, ideenreich und der Praxis stärker verbunden als sie es heute ist. Dieser offenbare Schnitt erklärt sich durch die zu totaler Herrschaft gelangte naturwissenschaftliche Methode, deren Annäherung vor 3 und 4 Jahrzehnten durch die Beschwörung der Krise in der Medizin ein aktuelles Vortragsthema war. Die besten Köpfe, wie Ludolf von Krehl, Richard Siebeck, Gustav von Bergmann, von den Chirurgen Ferdinand Sauerbruch, haben sich mit Nachdruck für die humanitäre, individualisierende, künstlerische, intuitive Ausübung der ärztlichen Tätigkeit eingesetzt. Aber die Konsequenz der technischen Entwicklung ist dabei, romantische Züge aus unseren Vorstellungen zu beseitigen. Gustav von Bergmann warnte, daß die neue Zeit gar zu gerne die psychischen Phänomene aus unserer Eigenwahrnehmung herausnehmen möchte: um sie wie mechanische, physikalische Phänomene in jene Außenwelt einzuordnen, in der das Subjekt und erst recht das psychische Erleben entthront ist. Und aus der neuen Richtung erklärt heute der Kybernetiker Karl Steinbuch: ,,Wir betrachten den Menschen nicht aus der emotionell verfälschten Perspektive des Individuums, sondern als Teil des physikalischen Geschehens. Diese Betrachtung zeigt uns zuverlässiger als die subjektive Beurteilung, was zum Überleben und zur Weiterentwicklung unserer Art notwendig ist.''

Der Weg bis zu einer solchen Konfrontation ist lang. Nach Alfred Weber vollzog sich die Technisierung stufenweise seit der Mitte des 18. Jahrhunderts. Durch die Teilmechanisierung im Übergang zur maschinellen Fabrikation am Ende des

6

19. Jahrhunderts ist die Gesellschaftsstruktur in Bewegung geraten. In den Naturwissenschaften breitete sich die durch den technischen Fortschritt möglich gewordene Methodisierung der Forschung aus. In der Medizin — und die ältere Generation ist darin aufgewachsen — wurde in dieser Zeit gesucht, Lehrmeinungen, die als eine Konzeption bedeutender Kliniker von ihren Schülern verteidigt wurden, durch die nun zur Verfügung stehenden physikalischen oder chemischen Methoden unter Beweis zu stellen. Als Friedrich von Müller auf der Versammlung deutscher Naturforscher und Ärzte in Meran im Jahre 1905 seine Meinung über die degenerativen Nierenerkrankungen unter der Bezeichnung „Nephrose" vortrug, fand er in der Versammlung viele Widersacher, so daß man sich im Streit über Begriffe auf die Bezeichnung „Nephropathie" einigte. Franz Volhard ist später immer für die Sonderstellung der von ihm wieder als Nephrose benannten Krankheit eingetreten, da er die Nephritis durch eine Durchblutungsstörung der Nieren verursacht sah, nicht aber die Nephrose. Für Ernst von Romberg gab es keinen Bluthochdruck ohne ursächliche Beteiligung der Nieren. In der Müllerschen Klinik wurde aus den Befunden von Monakows der Begriff der genuinen, also nicht renal bedingten Hypertension entwickelt. Für Eppinger war die Lactacitämie der Herzkranken peripher bedingt und das Herz wurde durch die Bewältigung der damit entstandenen Sauerstoffschuld insuffizient. Von Romberg stellte nachdrücklich das Herz in den Mittelpunkt des Geschehens. Seiner Schule gelang der Beweis hierfür durch Nachweis der Stoffwechselstörung am operativ durch Klappendefekt insuffizient gemachten Hund. Immer handelte es sich um eine oft geniale Betrachtungsweise großer Ärzte, die in kritischer Auswertung ihrer jahrzehntelangen Erfahrungen ihre Lehre vertraten und die heraufkommenden Methoden der Naturwissenschaft, der chemischen wie der physikalischen, durch ihre Assistenten untermauern ließen.

Heute befinden wir uns in der schon verwirklichten Stufe der Gesamttechnisierung durch Elektrifizierung und Vollautomation. Die von Naturwissenschaft und Technik entwickelten Apparate analysieren, registrieren, verwerten und ordnen die Befunde statistisch. Es bildet sich ein System des Untersuchungsganges mit genormter Anordnung, deren regelmäßige Anwendung den Normbereich sicher erkennen und das Krankhafte mit einer außerordentlichen Präzision registrieren läßt. Hier ist der Arzt durch den Gesundheitsingenieur ersetzt. Eine solche Fassung klingt abwegig. Sie ist es aber ebenso wenig wie der Roman der Zukunft von Aldous Huxley. Der dort erscheinende und alles in Frage stellende „ursprüngliche Mensch" ist hier der betrachtende Arzt, dem die Voraussetzung, wir könnten das biologische Wirken programmieren, vermessen vorkommt. Könnten wir es, wäre die Technik der Diagnostik aufwendig aber von hoher Zuverlässigkeit. Im letzten Jahrzehnt hat sich die Weite des Weltraums dem forschenden Geist ebenso zugänglich gezeigt wie das Geheimnis biologischer Strukturen. Was in der Molekularbiologie erreicht wurde, ist den spektakulären Erfolgen der Raumforschung ebenbürtig. Aber die biologischen Errungenschaften berühren uns unmittelbarer, hinter der bisher philosophischen Kompliziertheit die einfache Schrift des Lebendigen, ja die Verbindung mit dem anorganischen Teil des Materiellen in der schlichten Sprache des Experimentes zu sehen, ist geeignet, unsere geistige Haltung neu zu gestalten. Aber wir erkennen auch die unendliche Vielgestaltigkeit, welche die Natur mit offenbar einfachen Grundregeln entwickelt, durch die die Lichtempfindlichkeit der Sehzelle alles technisch Erreichbare weit hinter sich läßt, und das Gehirn im Fassungsraum des knöchernen Schädels von einem Liter eine Programmierung bewältigt, die für die informationsverarbeitende Maschine bei winziger Schrift mehrere Quadratkilometer Papier erforderlich machen würde. Das veranlaßt den Arzt, bei aller Bewunderung des Erreichten für seine Aufgabe die Grenzen zu erkennen und am Überlieferten festzuhalten, die Erfahrung zu pflegen

7

und jede naturwissenschaftlich gesicherte Tatsache zu benutzen, den Inhalt der Erfahrung zu begreifen.

Mein Lehrer Ernst von Romberg hat 1929 zur Feier des 100. Geburtstages Hugo von Ziemssens in seinem Vortrag „Über Lehre und Lernen der inneren Medizin" unsere heutige Situation mit den Worten umrissen:

„Aber auch ausgedehnte Erfahrung vermag ebenso wenig wie noch so reiches Wissen einen Arzt zu den höchsten Möglichkeiten seines Wirkens zu führen. Dazu ist nur die wissenschaftliche Ausübung der Medizin imstande. Erst sie liefert das einigende Band, das die einzelnen der Erfahrung zugänglichen Teilerscheinungen verknüpft. Der Krankheitszustand wird dadurch zum lebendigen Geschehen, das nach seinen Gesetzen abläuft, das ebenso wenig stillsteht wie das lebendige Leben. Wenn ich so die wissenschaftliche Ausübung unseres Berufes als das höchste Ziel rühme, so verstehe ich unter Wissenschaft selbstverständlich nicht einen auch noch so großen Schatz an geordnetem Wissen. Wissenschaft nenne ich mit Claude Bernhard das Fragen nach dem Zusammenhang der Erscheinungen."

So richtungweisend ein solches Bekenntnis ist, so sehr entfernt sich heute die naturwissenschaftlich-forschende von der praktischen Medizin. Das Stethoskop und der perkutierende Finger sind zugunsten graphischer arbeitender Methoden verlassen. Perkussion und Auskultation werden noch gelehrt aber nicht mehr geübt, obwohl sie für die Praxis unentbehrlich sind. Aber das soll nur zur Verdeutlichung gesagt sein. Gemeint ist, daß Krankheitsbild und Krankheitsablauf nicht mehr als ein zu beobachtendes Geschehen gesehen und eingeprägt werden, sondern daß eine Folge von Daten chemischer, physikalischer, cytologischer Untersuchungen erlernt wird, die dem Arzt und zum großen Teil auch dem Facharzt nie zur Verfügung stehen wird. Man kann sich den Abstand von der klinischen zur praktischen Medizin nicht groß genug vorstellen. Die Lehre im klinischen Hörsaal ist in Gefahr, durch die fortschreitende Spezialisierung für die Praxis wirklichkeitsfremd zu werden. Die Aufteilung der inneren Medizin in spezielle Arbeitsgebiete aber nimmt ihren Fortschritt, und die Abneigung der Spezialisten, über ihr Sondergebiet hinaus zu lehren, nimmt zu. Die Ausübung von Lehre und Forschung wird an der Aufgabe, eine berufliche Grundausbildung zu bieten, scheitern. Unter dem Eindruck unseres wissenschaftlichen Rückstandes wird auf den Universitäten und in allen Reformmodellen die Forderung der Forschung hervorgehoben, Fachgruppen sollen die durch die Kompliziertheit der Forschungsaufgaben erforderliche Gruppenarbeit erleichtern. Der Freiburger Politologe Wilhelm Hennis aber erinnert: „Die erste deutsche Universität in ihrer Existenz und in ihrem Ursprung begründete Aufgabe ist nicht Forschung und Lehre, sondern die Ausbildung junger Menschen für die sog. akademischen Berufe." Sie werden durch Fakultäten repräsentiert. Nur sie sind in der Lage, dies für ihre in ihrem Ursprung außerhalb der Wissenschaften liegenden Gebiete zu tun. Die Medizin ist die einzigste, die für Forschung und Lehre den Beruf auf dem Boden der Universität praktiziert. Wissenschaft und Praxis fordern ihr Recht. Die von Frerichs beschworene Einheitsidee ist uns nicht näher, sondern ferner gerückt, sie unterliegt dem wissenschaftlichen Fortschritt und ist doch das Ziel jeder Krankenbehandlung. Die Klinik besitzt daher zwei Fronten, um deren Gleichgewicht sie kämpft, wissenschaftlich, institutionell und personell. Im Fortschritt der medizinisch-technischen Entwicklung kommt der inneren Medizin wegen ihrer außerordentlichen Erfahrung und ihres Wissens um die Subtilität der Zusammenhänge im Organismus in dem Stadium des vielfach grundsätzlichen Wechsels der Auffassung, des Urteils und des therapeutischen Vorgehens auch eine beharrende, überlegende und das stehende Fundament nutzende Aufgabe zu. Das große, in unseren Händen liegende Kapital muß mit seinen reichen Zinsen zum Fortschritt beitragen, ohne dabei aufgezehrt zu werden.

8

Eine hier anstehende Arbeit wäre, den Indikationsbereich für die gefahrvolle Herztransplantation zu erarbeiten, deutlicher als es schon getan ist, die Prognose der Herzkrankheiten zu definieren und sich der Chirurgie auch hier als Partner an die Seite zu stellen.

Der Student verläßt die Universität mit dem Erlebnis einer in weiten Teilen unausgewogenen Medizin! Aus diesem Grunde hat sich in den letzten 20 Jahren die ärztliche Fortbildung zu einem bedeutenden Element der beruflichen Orientierung in Wissenschaft und Praxis entwickelt. Ihr Inhalt ist längst nicht mehr der Nachholbedarf, der uns in den ersten Kriegsjahren beschäftigt hat. Der Fortschritt der diagnostischen und therapeutischen Methoden ist das nicht endende Thema. 10 Jahre, in einigen Gebieten 5 Jahre, genügen, um eine Darstellung im Rahmen der Fortbildung veraltet erscheinen zu lassen. Aber die ernsteste Aufgabe der Fortbildung ist, die Kompetenzen der praktischen Medizin auf der Grundlage der gelehrten, gelernten und erfahrenen Heilkunde den neuen Erkenntnissen anzupassen und dabei die Verantwortung nicht aus den Augen zu verlieren, die mit der Empfehlung neuer, höchst wirksamer, aber um so differenterer Verfahren verbunden ist. Die Fortbildung übernimmt von den Universitäten, aus der Fülle der Informationen ein Aktivprogramm zu formen, das dem Arzt die Sicherheit des Handelns vermittelt. Müssen wir nicht mit Ernst von Romberg auch hier sagen, daß es dabei nicht mit einem auch noch so großen Schatz geordneten Wissens getan ist? Auf der Grundlage des Wissens bedarf es vielmehr einer ständigen Erneuerung bedürftiger Anregung des erlebten Inhalts unserer ärztlichen Aufgabe. Fortbildung ist auch das Anbieten von Kontakten mit Forschern, Klinikern und Ärzten, um in der Aussprache mit ihnen den Stellenwert des Neuen zu ermitteln.

Das Regensburger Fortbildungsmodell verfügt über einen Stamm von Teilnehmern, die jahrelang an den Veranstaltungen des Kollegiums teilnehmen und jedesmal an einer abendlichen Aussprache mit den Referenten und Kollegiumsmitgliedern eine solche Orientierung suchen. Es steht ihnen auch außerhalb der Veranstaltungen die persönliche Inanspruchnahme eines jeden Mitgliedes des Kollegiums offen. Hier entwickelt sich ein Vertrauen, das die heute allgemeine Isolierung des Arztes, die bedrückend, hindernd und unter Umständen gefährlich sein kann, aufzulösen imstande ist. Nichts anderes schwebt wohl dem Wissenschaftsrat vor, wenn er dem beruflich tätigen Akademiker zum Zwecke der ständigen Information den Weg zu seiner Universität im Rahmen des Kontaktstudium offen halten wollte.

Eine Kontaktpflege ist keine Rückkehr zur Altherrenschaft, sondern bei der Spezialisierung der Medizin, der Differenzierung der Arbeitsbereiche in der inneren Medizin im besonderen, das Gebot der Stunde! Dabei ist es kein Unterschied, ob es das Teamwork der Forschergruppe, die Gemeinschaftspraxis oder die Konsultation ist. Die aus verschiedenen Quellen stammende gemeinsame Überlegung erhöht die Sicherheit der Entscheidung. Bei der Forschung ist erkennbar, daß die Spezialisierung die Einheitsidee der inneren Medizin eher fördert, da der echte Spezialist sich sowohl durch die Kenntnis der letzten erkennbaren Einzelheit seines Faches als auch durch das Bewußtsein der Begrenztheit seiner Ansichten auszeichnet. Wo das eine und das andere unscharfe Begriffe sind, ist die Unsicherheit am größten. Wie selten sind die Konsilien geworden! Gründe sind die Schwierigkeiten der Kassenverrechnung und die hohe Liquidation der Privatpraxis. Aber die gewünschte gemeinsame Überlegung trägt auch keine rechten Früchte, weil der Konsilarius sich ohne methodisches Rüstzeug keine Entscheidung zutraut, so daß der Kranke auch ohne weiteres dem Krankenhaus überwiesen werden kann. Aber wie eindrucksvoll kann die Erfahrung des Geübten sein, so als ich meinem Lehrer von Romberg eine eben zugegangene Patientin als Typhus vorstellte, er aber nach

9

kurzer Untersuchung des Abdomens entschied, daß es eine peritoneale Carcinose sei, und die sofort angesetzte Probelaparotomie seine Diagnose bestätigte.

Heute liegt noch das ganze Bestreben des Arztes darin, im ungeteilten Besitz der psychischen Führung seiner Patienten zu bleiben.

Moderner wirkt dagegen Hypokrates:

,,Es ist durchaus keine Schande, wenn ein Arzt in Verlegenheit über den augenblicklichen Zustand bei einem Kranken und infolge mangelnder Erfahrung im unklaren sich befindend auch das Beiziehen anderer Ärzte verlangt, um durch gemeinsame Besprechung die Verhältnisse des Kranken zu erörtern, und wenn so auch diese anderen Ärzte Mithilfer werden zu einem glücklichen Ausgang der Genesung."

Aber obwohl ich hoffe, das Gute, was wir während unserer Lehrjahre hatten, aus dem Strudel der jetzigen Ereignisse gerettet zu sehen, stehe ich nicht an, einen der Gründe für die Abkapselung des Arztes in der Art des autoritären Unterrichts der Studenten zu sehen, die weniger zu diskutieren, als sich lernbedürftig zu erweisen hatten. Die Technik aber, die in den Schwerpunkten ganz neuartige Möglichkeiten zur Verfügung stellt, duldet nicht, daß wir warten! Sie wird zum Schrittmacher, dessen Rhythmus wir übernehmen müssen.

Ich greife hier die Probleme der Intensivpflege auf. Fortlaufend registrierende Methoden erlauben heute eine Krankenbeobachtung, um die aus der Eigenkontrolle geratenen, lebenswichtigen Funktionen rechtzeitig zu erkennen. Die jetzt drohende Gefahr kann durch substituierende oder eliminierende Maßnahmen unter Einsetzung apparativ-technischer Methoden noch in Stadien abgewendet werden, die die Todesgrenze streifen. Ein neues Gebiet ärztlicher Wirksamkeit hat sich überraschend schnell entwickelt. In diesen Notfallsituationen stehen das Überwinden des Versagens der Herz- und Kreislaufleistung, die Kontrolle des Herzrhythmus durch den Schrittmacher, die Übernahme der Nierenfunktion durch die Hämodialyse, die künstliche Beatmung durch Respirationsapparate bei zentraler Schädigung, die künstliche Einstellung der Körpertemperatur zur Schonung von Herz- und Kreislauf im Vordergrund. Die Organtransplantation tritt als letzte Konsequenz in das Stadium der technischen Möglichkeit und beginnt, ihre Indikationsbereiche abzustecken.

Alle Disziplinen der Medizin haben zu diesen Erfolgen beigetragen, nach den physiologischen Vorarbeiten vor allem die Chirurgen, die Neurochirurgen, Anästhesiologen und Internisten. Man erkennt sofort die Vielfalt der Überlegungen, die zu einer solchen Intensivbehandlung nötig sind. Ich glaube, die schwierigste Aufgabe ist das Überführen der künstlich bewältigten Funktionen in die Eigenkontrolle des Kranken, für den nach der Wiederherstellung der somatischen die der psychischen Ordnung nach so viel überstandenen Gefahren noch entscheidend werden kann. Das alles sind Aufgaben einer Ärztegruppe, die unter Berücksichtigung aller Spezialkenntnisse als Kollegium über den Gang der Therapie entscheidet. Es ist nutzlos, hier über das Zustandekommen von Entschließungen nachzudenken. Das Eingliedern spezialistischer Meinungen in die gesamtärztliche Verantwortung bewältigt allein die gestellte Aufgabe. Sie ist ein Beispiel moderner wissenschaftlich-ärztlicher Arbeitsmethode, geeignet als Vorbild für das vertrauensvolle Zusammenarbeiten einer zukünftigen Generation von Ärzten, die durch uns Vorbilder für ihre Tätigkeit in einer modernen Medizin erwartet.

Die andere gleich faszinierende Entwicklung liegt weit entfernt auf der anderen Seite der klassischen Medizin in dem Bestreben, den Ursprung der Krankheiten zu erkennen. Ihre Entstehung wird hier zur Kernfrage wissenschaftlicher Forschung. Äußere Ursachen sind bereits weitgehend geklärt, die bakteriellen Erkrankungen erscheinen besiegt, schon spricht man — und Sie hören das im Fachprogramm aus berufenstem Munde — von der Ausrottung der Viruskrankheiten. Jetzt werden

10

mit großen Erfolgen die Brücken zum Verständnis der inneren Ursachen der Krankheiten geschlagen. Die Frage der Konstitution, eine Zeitlang scheinbar für unergiebig gehalten, tritt wieder in den Mittelpunkt der Erörterung. Ernst Kretschmers mit klugen ärztlichen Betrachtungen verbundene Typisierung bedeutet einen eindrucksvollen Auftakt, von dem er selbst sagte: „Wenn der Bau fertig ist, haben die Typen ihren Dienst getan." Konstitution ist nicht Statik, sondern Funktion. Hier führt der Weg in die Stoffwechselabläufe und Regelsysteme. Auf diesem Gebiet ist bereits viel Arbeit geleistet worden, die jetzt die Möglichkeiten ergeben hat, zu den Enzymsystemen vorzustoßen, deren Konstellation für die Funktionsabläufe verantwortlich ist. Die „Ein-Gen-Ein-Enzym-Hypothese" liefert die überzeugende Verbindung zu den Erbträgern der Zellkerne und bietet die gesicherte Grundlage für die Erfahrung von der Erbgebundenheit der Konstitutionen. Hier liegen letzte Gründe für innere Ursachen der Krankheiten.

Aber wir verstehen unter Konstitution das Resultat aus Erbe und Umwelt! Wir Ärzte haben diese Umwelt im allgemeinen, wenn auch wechselvoll, so doch in einem herkömmlichen Rahmen untergebracht. Mit der Industrialisierung der Gesellschaft aber vollziehen sich hier Entwicklungen, vielleicht Umwälzungen, die die Lebensbedingungen des einzelnen und der Gemeinschaft von Grund auf verändern. Die älteste und die einzige natürliche unter allen gesellschaftlichen Vereinigungen ist die Familie. In ihr und durch sie ist dem Menschen eine Eigenständigkeit vorgegeben. Die zwischenmenschlichen Beziehungen vermitteln einen Bestand in der seelischen Verbundenheit wie der Ort eine räumliche mit dem Gefühl des Zugeordnetseins mit der Gesellschaft und Landschaft. Vor unseren Augen vollzieht sich in der Neuordnung der industriellen Gesellschaft die Aufzehrung der natürlichen Gemeinschaften, ein Verlust der Eigenständigkeit durch Rationalisierung und Funktionalisierung des Menschen, eine Verkümmerung und Denaturierung der nicht auf dem rechnenden Denken beruhenden Formen des Handelns, wie es der Münchener Soziologe Hermann Mayer bezeichnet. Der für uns alle irgendwie wesentlich gewordene, in seinen Zentren zu unumschränkter Macht gelangte Positivismus verfolgt das Ziel einer totalen Rationalisierung und Technisierung des menschlichen Daseins. Das bedeutet den Eingriff in die zwischenmenschlichen Beziehungen, in denen der einzelne als unvertretbare Person lebt. Sie sind in Gefahr, organisiert und in Verwaltung genommen zu werden. Durch die Loslösung der Gesundheitsfürsorge aus der persönlichen Verantwortung wird ein persönlichstes Anliegen des einzelnen erfaßt und verwaltet, es hat sich zu einem gesellschaftlichen Anspruch auf eine Leistung gewandelt. Das bedeutet einen Schritt auf dem Wege zur Kollektivierung.

Ihr Ziel ist, den Menschen auf seinen Funktionswert für die Gesellschaft zu reduzieren. Sein Leben ist angefüllt mit Leistungsquoten und Teilnahmeverpflichtung. Die bisherigen Fundamente seines Daseins, sein unvertretbares persönliches Handeln, das individuell-sittliche Leben sind in den regulierten Formen einer Sozialstruktur aufgegangen, die die industrielle Gesellschaft als notwendiges Ergebnis ihrer Welthaltung geschaffen hat.

Die Szene, in der der Arzt wirksam werden soll, hat sich geändert. Die Menschen haben sich geändert. Zwar leben sie als Glieder einer vom anthropozentrischen Optimismus beherrschten Wohlstandsgesellschaft, deren Angebote sie unbeherrscht wahrnehmen. Zwar hat der Sozialstaat und das Versicherungswesen die Vorsorge für alle Wendungen des Lebens getroffen, und doch — so definiert es Karl Jaspers — ist eine vielleicht so noch nie gewesene Lebensangst der unheimliche Begleiter des modernen Menschen. Angst um sein vitales Eigendasein, Angst um seine Persönlichkeit, die er zwar durch die Gesetze des Staates verteidigt, die er aber nirgends mehr geborgen weiß. Gesundheit ist nicht ein Geschenk, sie ist im

11

Wandel von der Jenseits- zur Diesseitsgläubigkeit und der Hinwendung zum Glauben an die Technik und den Fortschritt ein wesentlicher Inhalt des Anspruchs an die Gesellschaft. Ihm entspricht der Arzt nicht immer durch seine objektive Feststellung, weil der Anspruch eine subjektive Wurzel besitzt. In das Arzt-Patientverhältnis ist die Funktion der ärztlichen Treuhänderschaft gegenüber den sozialen Institutionen getreten. Der Funktionswert für die Gesellschaft konkurriert mit der menschlichen Individualität. Kranksein heißt, das eigene Milieu mit dem Krankenhaus zu wechseln, Altwerden bedeutet, das eigene Heim aufzugeben, sich zu erholen, an einem bevorzugten Ort sich in einer Kuranstalt einzuordnen.

Aber der Fortschrittsglaube, der der autonomen Vernunft unbeschränkte Geltung einräumt, ist auf die Gewißheit gerichtet, daß der Fortschritt von Naturwissenschaft und Technik die Menschheit notwendig einem höheren und vollkommeneren Zustand zuführt. Er erwartet von der Atomtechnik und der Automatisierung eine Welt ohne Arbeit, ein Paradies materiellen Überflusses und, wie Hans Freyer sagt, den Vollzug der Weltgeschichte im Fortschritt von der Unfreiheit zur Freiheit.

Im Materiellen enttäuscht der Fortschrittsglaube nicht, im Persönlichen fordert er empfindliche, wenn nicht entscheidende Einbußen. Die Soziologie bezeichnet als Reduktion die Summe aller Schwundvorgänge, die unvermeidlich mit dem technischen Fortschritt verbunden sind. Nutzbarmachung und Nivellierung sind untrennbar verbunden.

Es könnte z. B. die Schwierigkeit der Verständigung auf aller Welt durch das Gewirr der Sprachen durch eine Sofortübersetzung durch elektronische Systeme überwunden werden. Aber der Computer braucht dazu eine Systematisierung und Vereinfachung der Sprachen, sie werden entzaubert. Werden wir es fertigbringen, zwei Sprachen zu benutzen oder im Gebrauch der entzauberten Verständigung versanden?

Die Technik ist von unentrinnbarer Konsequenz! Ihr Fortschritt trägt die Gefahr der Unfreiheit in sich, und diese Gefahr wird um so akuter, je mehr sich die Technik der Perfektion nähert. Im Prinzip der Gleichheit, geboren in der französischen Revolution, war die Eingliederung des einzelnen in die egalitäre Industriegesellschaft vorweggenommen. Der Mensch als Gesellschaftwesen ist den Bedürfnissen der Allgemeinheit ausgeliefert, der Weg zu dem von uns gefürchteten Totalitarismus ist offen!

Die Personalität des Menschen bedarf im vereisenden Strom dieser Entwicklung eines unausgesetzten Schutzes, die sorgsame Pflege der zwischenmenschlichen Beziehungen ist eine beständige Verpflichtung. Dies zu wissen und überzeugend anzuwenden, gehört in den Wirkungsbereich des Arztes. Die hier angedeuteten strukturellen Wandlungen der Lebensbedingungen, des Selbstverständnisses und der Wertbeurteilung der Eigensituation sind in solchem Wandel begriffen, daß mit körperlichen und seelischen Manifestierungen gerechnet werden muß. Medizin und Soziologie sind nicht in Randproblemen, sondern in Kernfragen ihrer Forschung zu gemeinsamer Arbeit aufgerufen.

Die geschilderte Entwicklung aber macht vor dem ärztlichen Stand nicht Halt! Mit der Spezialisierung verdichtet sich die Gefahr, die Beziehung zur subjektiven Welt zu verlieren. Die Demontage der Persönlichkeit ist durch die chirurgischen Fortschritte in vollem Gange. Man erinnert sich, daß der Chirurg Erich Lexer in Königsberg eine Schwesternschaft aus seiner Klinik entließ, weil sie sich weigerte, bei der Transplantation nichtchristlicher Spender auf christliche Empfänger mitzuwirken. Wie viele Organe sind auswechselbar ohne Beeinflussung der Personalität? Die Arbeiten für ein künstliches Gehirn sind in der Erwartung aufgenommen, daß eines Tages eine wirklich künstliche Intelligenz möglich ist. Ist die physische Existenz höher zu schätzen als der Bestand der unersetzlichen

Individualität? Von Nietzsche stammt das Wort: „Der Mensch ist das noch nicht festgestellte Lebewesen." Sein Schicksal als Person hängt davon ab, daß Biotechnik, Psychotechnik und Gesellschaftstechnik keine unumschränkte Herrschaft gewinnen.

Der manipulierte Mensch der modernen Industriegesellschaft mag als Technikgläubiger in seiner Welt das größtmögliche Glück der größtmöglichen Zahl in der Hand zu halten meinen, letztlich bleibt das Verständnis für den menschlichen Faktor, menschliche Motivationen und Verhaltungsweisen doch eine unverlierbare Aufgabe des Arztes, und sie ist es in einer Zeit der Kontaktverluste und der Lebensangst in besonderem Maße. Ärzte gehören mit Vertretern anderer freier Berufe noch zu der zusammenschmelzenden Gruppe von Menschen, deren Selbstverständnis in Beurteilung und Einblick in die Positionen der modernen Gesellschaftsstruktur den geringsten Beschränkungen unterliegt. In der Art seiner Begegnung mit den Patienten vollzieht sich eine der letzten Hilfen für die Freiheit und den Wertbegriff der Person.

Arzttum und technisierte Medizin entfernen sich mit beängstigender Beschleunigung. Schon geraten Teilgebiete außer Sichtweite. Wenigen gelingt es, nach beiden Richtungen zu folgen und in einer Synthese einen gesicherten Standpunkt zu gewinnen.

Goethe, der die Anfänge der naturwissenschaftlich-technischen Welt noch selbst erlebte, sah Forscher und Arzt noch vereint in Naturbetrachtung und Naturverständnis. Die apparative Technik, deren Entwicklung ihm durch die praktische Anwendung der Mechanik vor allem durch die Konstruktion optischer Geräte bekannt war, erschien ihm als gut bereitete Hilfe zur Erklärung sinnlicher Wahrnehmungen.

Ich schließe mit seinen Worten:

> „Bewährt den Forscher der Natur
> ein frei und ruhig Schauen,
> so folge Meßkunst seiner Spur
> mit Vorsicht und Vertrauen.
> Zwar läßt in einem Menschenkind
> sich beides auch vereinen,
> doch däß es zwei Gewerbe sind,
> das läßt sich nicht verneinen."

13

VERHANDLUNGEN DER

# DEUTSCHEN GESELLSCHAFT FÜR INNERE MEDIZIN

HERAUSGEGEBEN
VON DEM STÄNDIGEN SCHRIFTFÜHRER
PROFESSOR DR. **B. SCHLEGEL**
WIESBADEN

SECHSUNDSIEBZIGSTER KONGRESS
GEHALTEN ZU WIESBADEN VOM 6. APRIL — 9. APRIL 1970

MIT 563 ABBILDUNGEN UND 211 TABELLEN

Enthält u. a. Referate zu folgenden Hauptthemen:

**I. Hauptthema:**
Diabetes und diabetogene Faktoren

**II. Hauptthema:**
Die organisch bedingten Störungen der männlichen Sexualfunktion

**III. Hauptthema:**
Die internistische Therapie der Schilddrüsenerkrankungen

**IV. Hauptthema:**
Das Risiko in der Pharmakotherapie

**V. Hauptthema:**
Die Sympathicushemmung als therapeutisches Prinzip in der Inneren Medizin

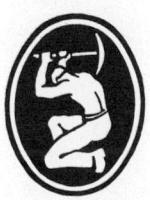

MÜNCHEN
VERLAG VON J. F. BERGMANN
1970

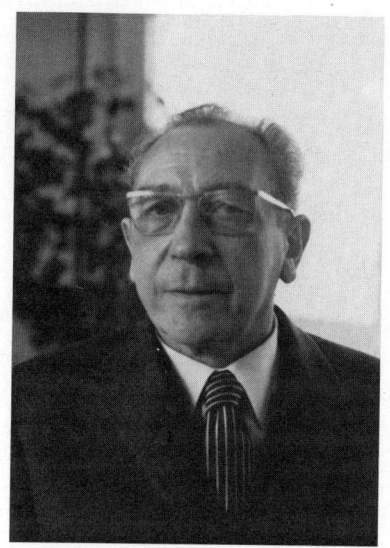

K. Oberdisse, Düsseldorf
Vorsitz 1970

# Eröffnungsansprache des Vorsitzenden

Oberdisse, K. (Düsseldorf)

Seit dem ersten Kongreß unserer Gesellschaft im Jahre 1882 ist es ein ernstes Anliegen des Vorsitzenden gewesen, sich zu den drängenden Problemen der Gegenwartsmedizin zu äußern. In stets neuen Auseinandersetzungen wurden an dieser Stelle Fragen, die uns als Ärzte zutiefst angehen, die man manchmal nur aufzeigen, aber nicht lösen kann, erörtert:

Naturwissenschaftliches Denken und intuitive Medizin.

Das jeden Arzt bewegende Leib-Seele-Problem.

Einheit der inneren Medizin und ihre Zersplitterung in einzelne Disziplinen.

Die Medizin und ihre fortschreitende Technisierung.

Die Kluft zwischen klinischer und praktischer Medizin.

Die Vereinigung von Arzttum, Lehre und Forschung im Laboratorium.

Erlauben Sie mir, daß ich mich heute, in einer äußerst unruhigen Zeit, in gedrängter Kürze, die dem wissenschaftlichen Teil dieses Vormittags seinen Vorrang läßt, zu einigen sehr konkreten, aber, wie mir scheint, brennenden Fragen äußere, von denen ich weiß, daß sie uns alle bewegen.

## *Akademische Lehrkrankenhäuser*

Die neue Approbationsordnung, die in diesem Jahr wahrscheinlich rechtskräftig wird, stellt uns vor schwerwiegende Probleme. Die Medizinalassistentenzeit fällt fort und damit ein für uns wichtiger Dienst auf den Stationen. Stattdessen wird das Studium mit einem praktischen Jahr abgeschlossen, das die vorläufige Bezeichnung „Internatsjahr" trägt. In dieser Zeit soll der Student fast ausschließlich am Krankenbett arbeiten. Nach der folgenden Abschlußprüfung ist unmittelbar die Approbation vorgesehen.

.Die Überlegungen zum Internatsjahr sind noch sehr in Fluß; aber es ist sicher an der Zeit, schon jetzt Vorbereitungen zu treffen. Denn im Jahre 1975 müssen genügend Krankenbetten für diesen äußerst intensiven Unterricht am Krankenbett zur Verfügung stehen.

Es ist völlig ausgeschlossen, daß die Universitätskliniken diese außerordentliche Unterrichtsbelastung allein auf sich nehmen können. Es bedarf vielmehr externer Krankenhäuser, der akademischen Lehrkrankenhäuser.

Rechnet man mit 5000 neu immatrikulierten Medizinstudenten im Jahr und mit einer Studentenzahl von 10 auf 100 Betten im Internatsjahr, so werden etwa 2 bis 3 Lehrkrankenhäuser pro Fakultät notwendig sein, wenn der Unterricht das einzelne Krankenhaus nicht übermäßig belasten soll.

Nach vorläufigen Vorstellungen sollen die Studenten 4 Monate in der Inneren Medizin, 4 Monate in der Chirurgie und in der übrigen Zeit in klinischen Wahlfächern arbeiten. Praktische Übungen im Laboratorium und in Seminaren kommen hinzu. In jedem Fall wird der Unterricht sehr intensiv sein.

Es ist verständlich, daß die Fakultäten oder Fachbereiche, die im Einvernehmen mit den obersten Gesundheitsbehörden für die Auswahl der akademischen Lehrkrankenhäuser verantwortlich sind, gewisse Mindestanforderungen stellen müssen. Dazu gehört das Vorhandensein einer Prosektur, einer für Lehrzwecke gut ausgestatteten Bibliothek, eines leistungsfähigen Laboratoriums und einer guten Krankenblattdokumentation. Ein Laboratorium für Lehrzwecke, ein Seminarraum und Aufenthaltsräume für Studenten und Lehrassistenten müssen vorhanden sein. Ferner soll das Krankenhaus in größtmöglicher Nähe zur Universität liegen. Allerdings brauchen die Studenten nicht im Krankenhaus selbst zu wohnen.

5

Ein solches Krankenhaus wird einen erheblichen Mehraufwand erfordern, den die Träger unmöglich selbst aufbringen können und auch nicht sollen. Nach vorläufigen Vorstellungen wird auf 5 bis 10 Studenten zusätzlich ein Lehrassistent entfallen. Dem Lehrpersonal müssen Arbeitsräume zur Verfügung stehen. Dabei scheint es mir wichtig, daß das Lehrpersonal in den klinischen Betrieb voll integriert wird, damit es auf dem neuesten Stand der medizinischen Erkenntnisse bleibt. Ein Rotationsprinzip mit den Assistenten der Universitätskliniken würde das Interesse aufrecht erhalten.

Es kann kein Zweifel darüber bestehen, daß die Einrichtung eines Lehrkrankenhauses eine erhebliche Belastung des Personals und natürlich auch der Patienten darstellt. Insofern werden Träger der Krankenhäuser, Ärzte und Schwesternschaft sehr genaue Überlegungen anstellen müssen. In Düsseldorf und Umgebung sind wir bisher auf viel Verständnis und Bereitschaft gestoßen. Jedoch möchte man verhindern, daß gruppenpolitische Entscheidungen in der Betreuung der Kranken in diesen Lehrkrankenhäusern Platz greifen.

Den Belastungen stehen auch erhebliche Vorteile gegenüber. Systematischer Unterricht ist für Ärzte und Personal ein ungewöhnliches Stimulans. Docendo discimus. Außerdem bedeuten, da die Medizinalassistenten wegfallen und die Anhänglichkeit der Studenten an ihre Krankenhäuser bekannt ist, die Studenten des Internatsjahres ein Reservoir, aus dem man die künftigen Assistenten auswählen kann.

## Die Lage der Medizinischen Fakultäten

Nun noch einige Worte zur aktuellen Situation an den Medizinischen Fakultäten, die uns so außerordentlich bewegt.

Den Äußerungen mancher Politiker zufolge wird die Universität in Zukunft nur noch eine Art Zubringerdienst für die Gesellschaft ausüben und sich auf die Produktion akademisch gebildeter Staatsbürger beschränken. Jedenfalls müssen wir damit rechnen, daß der Unterricht massiv in den Vordergrund rückt.

Damit wird für die Wissenschaft an der Universität wenig Raum bleiben. Vielmehr ist zu befürchten, daß sie an außeruniversitäre Einrichtungen auswandert. Dies mag bei theoretischen Fächern beklagenswert sein, aber noch angehen; für uns Ärzte an der Universität ergeben sich damit kaum zu lösende Probleme, da wir auf die Beobachtung des kranken Menschen und somit auf klinische Einrichtungen angewiesen sind.

In jedem Fall müßte man mit einem Absinken auf das Niveau einer medizinischen Schule rechnen. Denn nur der Lehrer, der sich selbst wissenschaftlich betätigt, wird auf kritischem höchstem Niveau unterrichten und sich zudem den neuesten Erkenntnissen anpassen können. Wahrscheinlich wird uns nur das Heranziehen gut ausgestatteter Lehrkrankenhäuser auf breiter Basis von einer völligen Verschulung des medizinischen Unterrichtes bewahren.

Diese Entwicklung ist um so unverständlicher, als sich alles, was Wissenschaft heißt, in unserer Gesellschaft scheinbar hohen Ansehens erfreut und es auch ganz offensichtlich ist, daß wir in einer Welt leben, die ohne Wissenschaft und ihre technologische Anwendung (dies gilt auch für die Medizin) nicht existieren könnte, und daß wir uns ohne sie in unserem Lebensstandard nicht von den Entwicklungsländern unterscheiden würden.

An der Universität haben dogmatische und utopische Auseinandersetzungen, die allem wissenschaftlichen Denken strikt zuwiderlaufen, in einem Ausmaß Platz gegriffen, das wir uns vor wenigen Jahren noch nicht vorstellen konnten. Deshalb ist es so wichtig, sich den hohen Bildungs- und Erziehungswert stets von neuem vor Augen zu führen, der in jeder Art wissenschaftlicher Betätigung liegt, und den jungen Studenten frühzeitig an Wesen und Methodik wissenschaftlichen Denkens

6

deranzuführen. Frühzeitig sollte der Student erkennen, daß die Wahrheitsfindung an

nachprüfbare Sachverhalte,

an die Rationalität des Denkens und

an einen sich asymptotisch der Wahrheit nähernden Erkenntnisprozeß gebunden ist, der nur in echter und sachbezogener Diskussion zustande kommt.

Dabei folgt der Erkenntnisprozeß in den Geisteswissenschaften im wesentlichen den gleichen Prinzipien wie in den Naturwissenschaften, denen die Medizin in ihrem Wesen zutiefst verbunden ist. Jedoch kann man schon jetzt deutlich erkennen, daß die Verwirrung um so größer ist, je geringer das Ausmaß nachprüfbarer Sachverhalte am Beginn des Erkenntnisprozesses ist.

Hört man die weltanschaulich gefärbten Forderungen unserer Kommilitonen, so kann man nur darauf hinweisen, daß die erfolgreiche Auseinandersetzung mit wissenschaftlichen Problemen eine geistige Grundhaltung voraussetzt, die durch

immer während Kritik und

Vorurteilsfreiheit

gekennzeichnet ist,

die frei ist in der Wahl der Methoden und Ziele und die keine weltanschaulichen oder ethischen Gegengründe in der Wahl ihrer Forschungsobjekte kennt (Diemer).

Letzten Endes ist es das Ziel universitärer Ausbildung — wie Ruegg einmal gesagt hat — Entscheidungen in Unsicherheit auf rationaler Basis zu ermöglichen. Dies setzt eine Schärfung des kritischen Bewußtseins voraus. Es sollte dem Studenten frühzeitig klar werden, daß Dogma, Utopie und weltanschauliche Vorurteile keinen Platz im wissenschaftlichen Denken haben.

So sehr wir die demokratische Staatsform im politischen Leben, und zwar uneingeschränkt, bejahen, so nachdrücklich muß man darauf hinweisen, daß sie zwar in den sozialen Strukturen ihren Platz hat, nicht aber im eigentlichen Gebiet der wissenschaftlichen Betätigung. Objekte und Ziele der Forschung können niemals durch parlamentarische Beschlüsse festgelegt werden. Hier handelt es sich stets um eine höchstpersönliche Entscheidung, entweder eines einzelnen oder einer Gruppe, um einen Entschluß, der in unserer Wissenschaft oft am Krankenbett gefaßt wird.

Natürlich können solche persönlichen Entscheidungen durch äußere Umstände eingeschränkt werden, so durch die Begrenztheit finanzieller Mittel und die Notwendigkeit, sich einer Gruppe einzufügen, da eine Einzelbetätigung in unserem Wissenschaftsbereich kaum noch erfolgversprechend ist.

Als sinnwidrig ist aber anzusehen, daß Entscheidungen über Forschungsprogramme durch Gremien, die gruppenpolitisch gefärbt sind, gefällt werden. Hier sollte nur das sachverständige Urteil maßgebend sein, das allerdings nicht nur bei den Ordinarien zu finden ist. Sachverstand und Mitspracherecht durch persönlich zu tragende, und zwar langfristige Verantwortung scheinen mir unerläßlich zu sein.

Dürfen wir die Hoffnung hegen, daß sich in einem so lädierbaren Bereich wie der Universität das Verständnis der Öffentlichkeit langsam dafür durchsetzen wird, daß Erfahrung und Sachverstand die Voraussetzung für Entscheidungen sind und daß über Prüfungen, Promotionen und Habilitationen nur solche Persönlichkeiten befinden können, die sich diesem Verfahren selbst schon mit Erfolg unterworfen haben?

Die Wünsche nach Strukturänderung der Universität sind berechtigt und werden auch jetzt allgemein anerkannt. Sicher ist aber es höchst gefährlich, die notwendigen Reformen mit radikalen gesellschaftspolitischen Ideen und Utopien zu verbinden. Hier sollte man mit Nachdruck daran erinnern, daß der medizinischen Fakultät eine Sonderstellung gegenüber anderen Fakultäten zukommt,

7

in denen es sich *nur* um Forschung und Lehre handelt. Bei uns steht der kranke Mensch unbestritten an erster Stelle. Die Universitätskliniken haben fast alle die Aufgabe, die Kranken ihrer Stadt und der weiteren Umgebung zu versorgen, und zwar mit dem Zwang zur Notaufnahme. Das ist kein Fehler. Wissenschaftliche Arbeit und Umgang mit dem Kranken sind nicht zu trennen. Auch der klinische Unterricht kann sich nicht vom Krankenbett distanzieren; er soll im Gegenteil näher an das Krankenbett herangeführt werden.

Eine weitere, sehr wesentliche Aufgabe der Universitätskliniken ist die Ausbildung von Fachärzten und ihre Fortbildung. Dabei ist zu bedenken, daß der größte Teil unserer wissenschaftlichen Mitarbeiter nicht an der Universität bleibt, sondern eine Facharztausbildung anstrebt, mit dem Ziel, sich später in einem Krankenhaus außerhalb der Universität oder in der Praxis zu betätigen. Die Situation ist also ein wenig anders als an den geisteswissenschaftlichen Fakultäten. Dabei muß allerdings der hohe Wert der Beteiligung der Assistenten an Forschung und Lehre nachdrücklich betont werden, eine Beteiligung, auf die man keinesfalls verzichten könnte.

Von entscheidender Bedeutung scheint mir die Entwicklung in den künftigen Fachbereichen, die an die Stelle der Fakultäten treten, zu sein. Wenn hier die Berufungen, die Ernennungen der Oberärzte und der wissenschaftlichen Assistenten aus nicht sachlichen und gruppenpolitischen Gesichtspunkten erfolgt, kann niemand eine Garantie für die ordnungsgemäße Behandlung der Kranken und die Ausbildung der Fachärzte in den Kliniken übernehmen. Hier stehen nicht nur große materielle Werte, sondern auch die Gesundheit unserer Patienten und die Ausbildung der jungen Kollegen auf dem Spiel.

Über diesen Diskussionen ist nicht zu vergessen, daß die Beseitigung des Numerus clausus und die Beschaffung neuer Studienplätze, die die Anstauung vor den Practica vermindern, den Durchfluß erhöhen und die Studienzeit letzten Endes verkürzen würde, mindestens ebenso wichtig sind und die Voraussetzung für die Effektivität des Studiums bilden, die ja früher einmal bestanden hat.

Hoffen wir, daß die jetzt weit verbreitete Skepsis unbegründet ist.

### Und nun zu unserem Kongreß und seiner Thematik!

Jedem Vorsitzenden und auch vielen Teilnehmern drängt sich die Frage auf: Ist ein Kongreß, der sich in 88 Jahren aus kleinsten Anfängen zu riesenhaften Ausmaßen entwickelt hat, noch zeitgemäß? Kann er neben den vielen Spezialveranstaltungen mit Kurzvorträgen und ausgiebiger Diskussion, neben Symposien, Meetings und Fortbildungskursen noch bestehen?

Dennoch bin ich überzeugt, daß wir diese Frage bejahen müssen und daß wir die Form unseres Kongresses, so wie sie sich entwickelt hat, nicht abändern sollten und können.

Denn eine der wesentlichen Aufgaben der Vorträge in diesem Saal ist die Information der Teilnehmer, die auf hohem wissenschaftlichen Niveau, aber trotzdem (im Idealfalle) für alle Zuhörer verständlich, vermittelt werden soll.

Die zweite wichtige Aufgabe der Hauptreferate ist es, den Weg in die Öffentlichkeit zu bahnen und diese über unsere Probleme und die Entwicklungslinie unserer Wissenschaft zu unterrichten.

Spezialfragen von besonderer Aktualität werden zudem in den Nebensälen unter der Leitung von Sektionsvorsitzenden abgehalten, so daß sich hier kleine, wohl abgegrenzte Symposien entwickelt haben, die auch Diskussionswünsche voll zu ihrem Recht kommen lassen.

Die Akzente dieses Kongresses sind durch Diabetes, Endokrinologie und klinische Pharmakologie gesetzt.

8

Das Thema Diabetes mellitus wurde zuletzt im Jahre 1966 in einigen ausgewählten Punkten behandelt, nachdem 1924 die ersten Erfahrungen über die Insulinbehandlung vorgetragen und 1951 der Diabetes im Rahmen der Regulationspathologie behandelt wurde. In den wenigen Jahren seit 1966 hat sich wiederum gezeigt, wie sehr sich dieses Gebiet in Bewegung befindet.

Mit einer gewissen Berechtigung hat man den Diabetes als eine Zivilisationskrankheit bezeichnet. Die diabetische Anlage mag in zurückliegenden Zeiten, als es auch bei uns noch echte Nahrungssorgen gab, eine Überlebenschance durch Förderung der Bildung von Fettdepots infolge von Fehlleitung der Insulinwirkung dargestellt haben. Seit unsere Nahrung im Überfluß angeboten wird, treten die Nachteile, die mit einer solchen Anlage verbunden sind, deutlich in Erscheinung.

Die Vorträge werden mit einem Bericht über den Wirkungsmechanismus des Insulins eröffnet. Vorträge über das so aktuelle Proinsulin, die spontandiabetischen Tiere als Modell des menschlichen Diabetes schließen sich an. Der Fettsucht als einem diabetogenen Faktor ersten Ranges ist ein besonderes Thema gewidmet. Das Gebiet wird am Dienstagnachmittag in Fortsetzung behandelt.

Das zweite Hauptthema, die organisch bedingten Störungen der männlichen Sexualfunktion, „Die Andrologie", wurde gewählt, weil es bisher wenig in das Bewußtsein der Ärzte getreten und vielerorts in den Fachbereich der Dermatologie geraten ist und bei den Wiesbadener Kongressen überhaupt noch nicht behandelt wurde. Sehr zu Unrecht! Denn diese Störungen sind keineswegs selten, werden aber vom Patienten subjektiv oft nicht empfunden, weil die Libido gleichzeitig erlischt. Im Mittelpunkt stehen die Ausführungen über den männlichen Hypogonadismus. Hormon-, Gen- und Chromosomenanalysen haben die Erkenntnis in den letzten 2 Jahrzehnten gefördert, ebenso die Erforschung der Antiandrogene.

Das dritte Hauptthema, die internistische Therapie der Schilddrüsenerkrankungen, hat einen vorwiegend therapeutischen Aspekt und knüpft an frühere Wiesbadener Kongresse an. Zuletzt wurden die Schilddrüsenerkrankungen in extenso 1960 unter dem Vorsitz von Herrn Bennhold behandelt. Damals ließen sich die Ergebnisse der Isotopentechnik, die erst nach dem Kriege in Deutschland eingeführt wurde, zu einem Gesamtbild mit zahlreichen neuen Erkenntnissen auswerten. Die Klinik der Schilddrüsenerkrankung soll deshalb diesmal im Hintergrund stehen. Sie darf als bekannt vorausgesetzt werden. Dagegen soll der Pathogenese und Pathophysiologie als Voraussetzung der therapeutischen Möglichkeiten ein breiterer Raum gewidmet werden. Im Mittelpunkt des Vormittags stehen die Immunerkrankungen der Schilddrüse, über die man vor 10 Jahren noch nicht viel wußte. Eingehende Erörterungen über die Therapie erscheinen mir wichtig, weil Unsicherheit und Widersprüche in der Behandlung noch weit verbreitet sind.

Ein Podiumgespräch über diagnostische Fragen wird erweisen, daß neben isotopentechnischen Untersuchungen die unmittelbare Hormonanalyse im Blut zunehmende Bedeutung gewinnt. Dies gilt für die gesamte Endokrinologie.

Das vierte Hauptthema, das Risiko in der Pharmakotherapie und die Aufgaben der klinischen Pharmakologie, geht davon aus, daß die Zahl der Arzneimittel, über die wir nur sehr unzureichend informiert sind, in beunruhigendem Maße angestiegen ist und mit ihnen die Gefahr der Nebenwirkungen, einschließlich der teratogenen. Gesetzgebung und Forschung entsprechen noch keineswegs den zu stellenden Anforderungen. Bei dieser Gelegenheit soll auch das Problem des klinischen Pharmakologen, der eine Mittlerstellung zwischen pharmakologischem Laboratorium und Klinik einnimmt, als vieldiskutierte Frage erörtert werden.

Zuletzt das fünfte Hauptthema, ein Thema der klinischen Pharmakologie: Die Sympathicushemmung als therapeutisches Prinzip in der Inneren Medizin,

9

das z. T. von Pharmakologen, z. T. von Klinikern bestritten wird und das sich vorwiegend dem aktuellen Gebiet der Beta-Receptorenblocker zuwenden wird.

Sechs Podiumgespräche sollen praktisch wichtige Aspekte erläutern, die in den Hauptreferaten nicht ausreichend behandelt werden können.

Den Referenten und Vortragenden spreche ich schon jetzt unseren herzlichen Dank aus, ebenso Herrn Kollegen Wolff, Mainz, der sich intensiv um die Öffentlichkeitsarbeit für diesen Kongeß bemühte.

Der 76. Kongreß der Deutschen Gesellschaft für innere Medizin ist eröffnet.

10

VERHANDLUNGEN DER

# DEUTSCHEN GESELLSCHAFT FÜR INNERE MEDIZIN

HERAUSGEGEBEN
VON DEM STÄNDIGEN SCHRIFTFÜHRER
PROFESSOR DR. B. SCHLEGEL
WIESBADEN

SIEBENUNDSIEBZIGSTER KONGRESS
GEHALTEN ZU WIESBADEN VOM 19. APRIL — 22. APRIL 1971

MIT 672 ABBILDUNGEN UND 196 TABELLEN

Enthält u. a. Referate zu folgenden Hauptthemen:

**I. Hauptthema:**
Myokardiopathie — Myokarditis

**II. Hauptthema:**
Aktuelle Probleme der antibiotischen, antimykotischen und antiviralen Therapie

**III. Hauptthema:**
Aktuelle Probleme der Pathogenese und Therapie verschiedener Schockformen
in der inneren Medizin

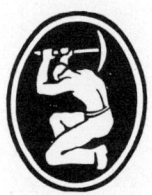

MÜNCHEN
VERLAG VON J. F. BERGMANN
1971

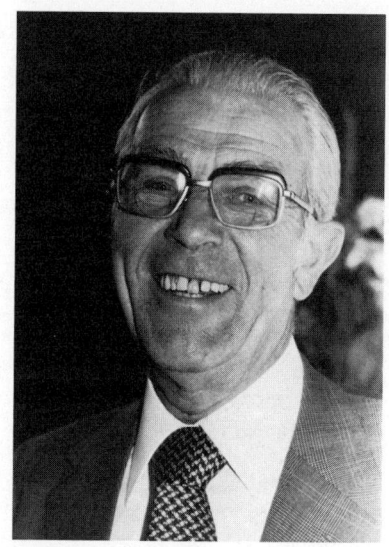

F. Grosse-Brockhoff, Düsseldorf
Vorsitz 1971

# Eröffnungsansprache des Vorsitzenden

GROSSE-BROCKHOFF, F. (Düsseldorf)

In der Festschrift zur 75. Tagung der Deutschen Gesellschaft für innere Medizin hat Dietrich Jahn vor 2 Jahren eine Zusammenstellung von wesentlichen Teilen der Eröffnungsansprachen früherer Vorsitzender gegeben, in denen sich eine ständige Auseinandersetzung mit den Grundfragen unserer Wissenschaft und den Fundamenten des ärztlichen Berufs, mit dem ethischen Inhalt unseres Handelns, mit den stetigen Wandlungen der Aufgaben unseres Fachs in Forschung und Lehre widerspiegelt. In diesem Abschnitt der Festschrift mit dem Thema „Aufgabe und Inhalt der inneren Medizin" sehe ich einen Rückblick auf eine vergangene Epoche unserer Kongresse. Die Leitmotive, die in diesen Ansprachen anklangen, waren getragen vom Selbstverständnis der inneren Medizin, die sich trotz aller Beschwörungen der Gefahr ihrer Zersplitterung als eine Einheit begriff. Hiermit bin ich bereits an dem Punkt angelangt, der heute das Anliegen meiner Ansprache sein soll. Ich bin mir bewußt, daß das Reden über die Einheit und Zersplitterung unseres Fachs schon abgebraucht erscheinen mag, vernehmen wir doch bereits in der Eröffnungsansprache von Frerichs zum ersten Kongreß der Deutschen Gesellschaft für innere Medizin 1882 die Kassandrarufe einer Aufspaltung der inneren Medizin. Trotzdem sehe ich mich als derzeitiger Vorsitzender unserer Gesellschaft dazu verpflichtet, diese Probleme noch einmal anzusprechen, da es meiner Ansicht nach noch keine Zeit vorher gegeben hat, in der die Aufsplitterung der inneren Medizin so forciert betrieben wurde wie jetzt.

Zunächst ein kurzer Rückblick in die Vergangenheit, um die gegenwärtige Situation klarer zu sehen. Versuchen wir einmal einige der markantesten Meilensteine zu kennzeichnen, die den Weg der medizinischen Forschung des letzten halben Jahrhunderts säumen. Von der Organpathologie führten die Pfade zur Cellularpathologie. Aus der mikroskopischen Sicht der Zelle gelang der Vorstoß in die Erkenntnis der Strukturen des Lebendigen jenseits des Sichtbaren mit Hilfe des Elektronenmikroskops. Von hier aus eröffnete sich das Reich der molekularen Strukturen. Biophysik und Biochemie, Physiologie, physiologische Chemie und Pharmakologie spürten den stofflichen Gegebenheiten der elementaren Strukturen des Lebendigen nach und fanden so die vielfältigen Möglichkeiten ihrer Beeinflußbarkeit. Damit wurden gleichzeitig die biophysikalischen und biochemischen Grundlagen der Therapie aufgedeckt. Als eine der letzten Etappen dieses Wegs hat die Entdeckung der Enzyme zu gelten. Die Enzyme wurden als die Schlüssel zur Erkennung der molekularen Struktur der lebenden Substanz erkannt. Störungen der Enzymkonstellation wurden als Begleiterscheinungen oder gar als Ursache einer Reihe von Krankheiten aufgedeckt. Angeborene Stoffwechselanomalien wurden als Enzymdefekte erkannt. Von hier aus wurde die Brücke zur Genetik geschlagen. Die neuen Erkenntnisse auf diesem Gebiet und die innigen Beziehungen der Gene zu den Enzymen lassen erkennen, welche Fortschritte auf diesem Gebiet bereits durch die enge Zusammenarbeit der biologischen Disziplinen, der Genetik und der Klinik erzielt wurden und noch zu erwarten sind. Vergegenwärtigen wir uns einmal, welche Dimensionen von der Forschung im Bereich des Lebendigen während des letzten halben Jahrhunderts durchlaufen wurden. Im Jargon der Schlagzeile würde es heißen: „Von der Organpathologie zur Molekularpathologie".

Die prophetischen Sätze von Johannes Müller: „Die Medizin kann wahre Fortschritte nur dadurch machen, daß die ganze Physik, Chemie und alle Naturwissenschaften auf sie angewendet, und daß sie auf die gegenwärtig erstiegene Höhe derselben gestellt und mit ihren glänzenden Fortschritten in Übereinstimmung gebracht werde", sind weitgehend in Erfüllung gegangen. Neue

5

Entwicklungen und Umwälzungen finden vielfach erst im „theoretischen Bereich" ihren Niederschlag, um dann mit um so größerer Vehemenz in die praktische Lebenssphäre einzudringen und sie umzugestalten. Dies gilt in hohem Maße für die innere Medizin. Zunächst waren es die einzelnen großen Forscherpersönlichkeiten, die das Antlitz der medizinischen Wissenschaft ihrer damaligen Zeit formten. Die neuen Entdeckungen dieser Männer erlangten eine immer ausgedehntere Breitenwirkung. Immer größer wurde die Zahl von Forschern mit Spezialkenntnissen, die benötigt wurden, um einmal die Forschung voranzutreiben, zum anderen aber auch die wissenschaftlichen neuen Erkenntnisse für die praktischen Belange nutzbar zu machen. Niemand wird bezweifeln, daß diese Entwicklung den Kranken zu hohem Segen gereiche. Auch wird jeder von uns für die Zukunft erwarten, daß sich weitere Differenzierungen in unserem Fach entwickeln werden, die für die Praxis ebenfalls ihre Früchte tragen werden. Ergibt sich aus einer solchen Entwicklung nicht automatisch die Konsequenz, daß sich die innere Medizin in eine Reihe von selbständigen Spezialgebieten aufsplittert? Bietet sich hier nicht eine Unterteilung nach den inneren Organen als zweckmäßig an? Bei solchen Überlegungen dürfen wir aber einige gewichtige Schwierigkeiten nicht übersehen, die sich in den Weg stellen: Die Lehre von der inneren Medizin umfaßt mehr als die Summe der Erkrankungen einzelner Organe des menschlichen Körpers. Die innere Medizin umspannt vor allem die Funktionsstörungen der Organe in ihren vielfältigen wechselseitigen Beziehungen. Die Erkrankung eines Organs hat in der Regel entsprechende Rückwirkungen auf andere Organe zur Folge. Eine Reihe von Erkrankungen im Bereich unseres Fachs, die oft lange Zeit diagnostisch unklar bleiben, können einem bestimmten Organ gar nicht zugeordnet werden, sondern manifestieren sich als Systemerkrankungen mit großer Variabilität der Symptomatik.

Mit der gestiegenen Lebenserwartung ist die Zahl der Patienten stetig gewachsen, bei denen mehrere Erkrankungen vorliegen, die in der Diagnose und Therapie entsprechende Berücksichtigung erfahren müssen.

Schließlich können und dürfen wir dem Problem der personalen Bezogenheit unseres ärztlichen Handelns nicht ausweichen. Auch im Zeitalter des Computers wird der Patient uns als Person in seiner Einmaligkeit gegenübertreten und wenig Verständnis für eine Verzettelung der ärztlichen Verantwortung unter dem Vorwand unterschiedlicher Zuständigkeit haben. Der Kranke, der sich von einem inneren Leiden betroffen glaubt, wird sich zunächst hilfesuchend *einem* Arzt, in unserem Fall einem Internisten anvertrauen. Für diesen allerdings ist es zwingende Verpflichtung, in allen Zweifelsfällen den Rat derjenigen in Anspruch zu nehmen, die von den Details, die für seinen Patienten wichtig sind, mehr verstehen als er.

Das Dilemma, in dem wir stecken, lautet: Stetig fortschreitende Differenzierung von Diagnostik und Therapie auf der einen Seite, Notwendigkeit der Integration auf der anderen Seite. Gibt es Möglichkeiten, diesen Hiatus — wenn nicht zu beseitigen — so doch zu überbrücken?

Bei der Erörterung dieser Frage haben die Bedürfnisse der Praxis den Vorrang. Hier wird es zur Zeit und auch für die nächste und nähere Zukunft nach wie vor der Facharzt für innere Medizin (der Allgemeininternist) sein, der für die Betreuung der Kranken mit inneren Leiden in der Niederlassungspraxis und in den Krankenhäusern am häufigsten benötigt wird. Die inzwischen ins Leben gerufenen Subspezialitäten unseres Fachs, die Gastroenterologie, die Kardiologie und die Pulmonologie stellen einen sehr ernst zu nehmenden Versuch dar, der Differenzierung im obigen Sinne einerseits und der Integration andererseits Rechnung zu tragen. An der Bewährungsprobe dieser Einrichtungen wird sich zeigen und erweisen, inwieweit ähnliche Formen auch auf anderen Sektoren der inneren Medi-

6

zin Anwendung finden werden. Hierbei können nicht die Bedürfnisse der Forschung wegweisend sein. Für die Forschung gibt es keine organ- oder systemgebundenen Begrenzungen. Ihre Erfordernisse zum Maßstab weiterer Unterteilungen unseres Fachs zu machen, würde den Vollzug der völligen Atomisierung der inneren Medizin bedeuten.

Grundsätzlich gilt für die Universitätskliniken und die Lehrkrankenhäuser das gleiche, wie es bereits ausgeführt wurde. Allerdings liegen die Verhältnisse hier wesentlich komplizierter, da es nun einmal zum besonderen Aufgabenbereich dieser Kliniken, insbesondere der Universitätskliniken, gehört, Forschung zu treiben. Fortschritt in der Forschung von heute heißt: Neues Handeln in der Praxis von morgen. Wir dürfen aber diese Dinge nicht einseitig aus der Perspektive der Forschung oder des Forschers betrachten. Forschung und ärztliche Tätigkeit müssen aufeinander abgestimmt werden. Was nützt all unser neues Erkennen, wenn es dem Kranken nicht zum Heile wird. Ohne Spezialisierung in der Forschung kein Fortschritt, ohne Koordinierung und Integrierung keine innere Medizin, die für den Kranken optimal ist.

Der in der Forschung tätige Internist wird vor der Wahl stehen, ob er sich mit ganzer Kraft einer methodisch hochspezialisierten Forschungstätigkeit widmen will, um damit am Krankenbett konsiliarisch und für sein Spezialgebiet verantwortlich tätig zu sein, oder ob er außer seinem speziellen wissenschaftlichen Aufgabenbereich noch eine allgemein-internistische Tätigkeit in eigener voller Verantwortung ausüben will. Die Entscheidung wird unterschiedlich sein. Sie wird von seiner Persönlichkeitsstruktur, von den Entfaltungsmöglichkeiten sowie vom notwendigen Aufwand seines Forschungsgebietes abhängen. Solche Entscheidungen müssen nicht alternativ getroffen werden. Es gibt hier durchaus die Möglichkeiten einer periodischen Fluktuation der Tätigkeit. Definitive Entscheidungen für die reine Forschung werden innerhalb von medizinischen Kliniken meines Erachtens nicht zur Regel werden. Je differenzierter die Wege in der Forschung unseres Fachs werden, je stärker die Parzellierung voranschreitet, je mehr sich der einzelne im eigenen Forschungsbereich begrenzen muß, um so dringlicher wird das Streben, den Blick für das Ganze zu behalten und ihm möglichst nahezukommen. Auch die internen Universitätskliniken werden nur gedeihen können, wenn die auf einem Teilgebiet in der Forschung tätigen Ärzte sich in der inneren Medizin zu Hause fühlen. Zudem wird die Weiterbildung zum Facharzt neben den Krankenhäusern auch fürderhin eine der wesentlichen Aufgaben der medizinischen Universitätskliniken bleiben. Die in ihr tätigen Ärzte müssen nicht nur Zugang zu einer möglichst großen Zahl unterschiedlicher Erkrankungen haben, sondern sich auch in der allgemeinen inneren Medizin praktisch betätigen. Um eine solche Forderung zu realisieren, müssen die allgemeinen Abteilungen in der inneren Medizin (sog. Kernkliniken) eine adäquate Ordnungsstruktur und Größe behalten, die im wesentlichen den inneren Abteilungen eines Krankenhauses mit 120 bis 150 Betten entsprechen sollten. Je nach der Größe der inneren Klinik bzw. der Zentren für innere Medizin würden diese Abteilungen doppelt oder mehrfach vorhanden sein. In diesen allgemeinen Abteilungen für innere Medizin müssen die verschiedenen wissenschaftlichen Spezialgebiete vertreten sein. Dazu bedarf es einer adäquaten personellen und sachlichen Ausstattung. Doch muß unter allen Umständen vermieden werden, daß durch eine Abkapselung spezialistischer Gruppen Schrebergärtensysteme entstehen, in denen neue Zäune aufgerichtet, statt daß die alten abgerissen werden. Auch sollten wir nicht übersehen, daß die Schaffung selbständiger Miniaturabteilungen für die nachfolgende Generation kaum förderlich und attraktiv sein kann. Nichts erscheint mir in unserer Zeit der immer noch voranschreitenden Spezialisierung in unserem Fach notwendiger als die tägliche Begegnung und das Gespräch der verschiedenen Ar-

7

beitsgruppen untereinander. Außer der Verpflichtung zur Konsiliartätigkeit muß die Teilnahme an klinischen Demonstrationen und Konferenzen für alle Mitglieder eines internen Klinikums obligat sein.

Für den wissenschaftlichen Fortschritt wird sich die Entwicklung von Schwerpunkten der klinischen Forschung als immer dringlicher erweisen. Konzentration der Forschung wird schon aus ökonomischen Gründen immer notwendiger werden, erst recht aber, um für die Diagnostik und Therapie neue Erkenntnisse zu erschließen und auch im internationalen Wettbewerb bestehen zu können. Wie man diese Forschungsschwerpunkte mit einer für klinische Schwerpunktforschung notwendigen Bettenzahl in die Zentren der inneren Medizin integriert bzw. sie ihnen angliedert, wird sehr von der Art der Schwerpunktforschung und den jeweiligen örtlichen Bedingungen abhängen.

Bei der Errichtung solcher Schwerpunkte, die ja seit Jahren vom Wissenschaftsrat und von der Deutschen Forschungsgemeinschaft dringlichst empfohlen und mittlerweile z. T. auch als sog. Sonderforschungsbereiche finanziell gefördert werden, sind Planungen und Absprachen auf regionaler und überregionaler Ebene notwendig.

Die Schaffung möglichst optimaler Bedingungen für die Krankenversorgung und die Forschung läßt sich im Bereich der Universitätskliniken und Lehrkrankenhäuser nicht glücklich verwirklichen, wenn wir bei unseren Planungen nicht die ebenso wichtige Verpflichtung in Rechnung stellen, unsere Aufgabe als Institution der Lehre zu erfüllen. Unter keinen Umständen dürfen wir in der Ausbildung unseres ärztlichen und wissenschaftlichen Nachwuchses auf das festgefügte, breite und tragfähige Fundament des Gesamtfaches verzichten zugunsten einer zu früh einsetzenden Spezialisierung. Wie aber sollten Universitätskliniken und Lehrkrankenhäuser die Forderungen der neuen Approbationsordnung erfüllen, wenn ihnen nicht eine allgemeine innere Abteilung zur Verfügung steht, in der die Studenten die praxisnahen Grundlagen unseres ärztlichen Denkens und Handelns erlernen? Gestatten Sie mir in meiner Eigenschaft als klinischer Lehrer einen Hinweis: Das moderne naturwissenschaftliche Denken ist seinem Wesen nach auf Abstraktion gerichtet. Wir haben auch in der Medizin, besonders in unserem Fach mehr und mehr gelernt, in Kurven, Diagrammen und mathematischen Funktionen zu denken. Es ist meine Überzeugung, daß die sich aus einer naturwissenschaftlichen Analyse ergebenden Abstraktionen erst die Grundlage für das Verständnis einer modernen Krankheitslehre, erst recht aber für weitere wissenschaftliche Fortschritte darstellen. Mit Nachdruck muß ich allerdings auf der anderen Seite betonen, daß die klinische Medizin eine sehr gegenständliche Kunst ist. Die unmittelbare Beobachtung des Kranken mit Hilfe unserer Sinnesorgane ist und bleibt nach meiner Überzeugung das tragende Fundament unserer Krankheitslehre.

Um nicht mißverstanden zu werden: Die unmittelbare Untersuchung kann selbstverständlich nur das Grundgerüst sein, auf dem sich das moderne naturwissenschaftliche Gebäude der internen Medizin aufrichtet. Abgesehen davon stellt die unmittelbare Untersuchung aber auch die gemeinsame Sprache dar, die alle Ärzte verstehen und die uns in den Notfallssituationen, vor die sich der praktizierende Arzt draußen, wie auch der Arzt im Aufnahmedienst eines Krankenhauses gestellt sieht, als einzige Hilfe verbleibt. Um so notwendiger ist es, daß die Ausbildung der Studenten der Medizin in den klinischen Semestern darauf besonders ausgerichtet ist.

Ich bin mir durchaus bewußt, wie unvergleichlich leichter es ist, über Programme zu sprechen, als sie zu realisieren. Aber wir brauchen Richtmarken, um neue Ziele möglichst ohne große Umwege oder gar Irrwege zu erreichen. Die Deutsche Gesell-

8

schaft für innere Medizin will neuen Entwicklungen in ihrem Bereich Rechnung tragen und betrachtet es als ihr besonderes Anliegen, dem wissenschaftlichen Fortschritt in seiner Vielfältigkeit und Differenziertheit zu dienen, aber auch die innere Medizin als Ganzes lebendig zu erhalten. Ist nicht unser jährlicher Kongreß gewissermaßen ein Symbol für dieses Streben? In diesem Saal werden die Hauptthemen in ihrer Bedeutung für die allgemeine innere Medizin abgehandelt. In den Nebensälen werden in elf Sektionen neue Detailerkenntnisse in Kurzvorträgen mitgeteilt und zur Diskussion gestellt.

In einer Zeit stürmischer Entwicklungen im Bereich unseres gesellschaftlichen Lebens wäre noch viel zu den aktuellen Problemen zu sagen, die sich auch für die Medizin stellen. Aber hier eröffnet sich ein so weites Feld der Diskussion, daß sie hier nicht geführt werden kann. Nur so viel sei angemerkt: In der Medizin geht es um die Gesundheit der Menschen! Hier sind den Strukturexperimenten an den Universitäten Grenzen gesetzt. Nicht Ideologien, sondern Realitäten — Können, Sachverstand und Erfahrung — entscheiden über das Schicksal der uns anvertrauten Kranken und über den Fortschritt in der Forschung. Allein zur Aufrechterhaltung der Krankenversorgung bedarf es im Rahmen der erlassenen oder noch zu erwartenden Hochschulgesetze für die Medizin eines Sonderstatutes, das eine eigenständige Personal- und Wirtschaftsverwaltung sicherstellt sowie Entscheidungen nichtsachverständiger Gremien, die den Patienten gefährden können, verhindert.

Lassen Sie mich abschließend noch einige Worte zu der stetig wachsenden Verantwortung der wissenschaftlichen Gesellschaften sagen. Wer von uns wäre nicht von den Fortschritten der Wissenschaft tief beeindruckt, die wir als Ärzte rückhaltlos bejahen, sofern sie den Zielen des Helfens und der Menschlichkeit dienen. Wir haben aber auch erfahren müssen, daß autonom gewordenes Fortschrittsstreben nur allzuleicht die Grenzen dessen durchbricht, was den Menschen und der menschlichen Gesellschaft zum Wohle dient und statt zu helfen, sich zerstörend auswirkt.

Das zwiespältige Gesicht wissenschaftlichen Fortschritts begegnet uns schon jetzt in unseren ärztlichen Bereichen nicht so selten. Ich denke an die Grenzsituationen, mit denen wir in der Intensivmedizin und Wiederbelebungstherapie konfrontiert werden, an die ungelösten Fragen der Organtransplantationen, die nicht nur vom technischen und immunologischen sowie juristischen Standpunkt aus zu betrachten sind, sondern die aus der Perspektive der Anthropologie im weitesten Sinne gesehen werden müssen. Ich erinnere daran, daß im Zusammenhang damit neue Definitionen des Todesbegriffs entstanden sind. Ich denke an die Zukunftsprobleme, die uns aus den Erkenntnissen der Genetik und den Einwirkungsmöglichkeiten auf das menschliche Erbgut erwachsen werden, ganz zu schweigen von den Zukunftsvisionen der Schaffung künstlichen Lebens. Die Forschung wird unaufhaltsam voranschreiten. Die Probleme, die damit der menschlichen Gesellschaft neu erwachsen, werden nicht nur immer größer und schwerwiegender, sie werden zunehmend in den Verantwortungsbereich der Biologie, der Anthropologie und der Medizin einbezogen. Welcher Forscher oder auch welche Forschergruppe könnte auf sich allein gestellt die Verantwortung für die Auswirkung ihrer neuen Entdeckungen tragen, wenn diese tiefgreifende Folgen für unser Leben haben können? Mehr und mehr werden den wissenschaftlichen und ärztlichen Gesellschaften Entscheidungen darüber aufgebürdet, welche Anwendung neuer wissenschaftlicher Erkenntnisse erlaubt oder unerlaubt ist. So wird auch unserer Gesellschaft eine große Verantwortung auferlegt werden. In diesen Bereichen werden die Worte Walter Gerlachs eine bleibende Geltung haben: ,,Das Wissen und Können ist das wunderbare Werk des Verstandes, Nützen und Handeln verlangt Vernunft und Ethik".

9

## Zur Thematik des Kongresses

Meines Wissens waren die Myokardiopathien bisher kein Hauptverhandlungsgegenstand unseres Kongresses. Das wäre noch kein Grund für die Wahl des Themas. Maßgeblich war hierfür die Erfahrung der letzten 10 Jahre, daß diese Erkrankungen eine immer größere Bedeutung erlangt haben. Auch der praktizierende Internist wird zunehmend mit den Myokardiopathien konfrontiert und muß sie von den coronaren, hypertensiven, valvulären oder angeborenen Fehlbildungen als Ursache von Erkrankungen des Myokards abgrenzen. Je mehr sich unsere Kenntnisse über vermeintlich seltenere Krankheiten verbreiten, um so größer wird erfahrungsgemäß die Zahl der diagnostizierten und damit der zu behandelnden Krankheitsfälle. Ich brauche als Beispiel nur die angeborenen Herzfehler anzuführen, die vor unserem Kongreß 1949, auf dem sie ein Hauptthema bildeten, als außerordentlich selten galten und bis dahin diagnostisch kaum zu differenzieren waren. Mittlerweile beläuft sich die Zahl der erfolgreich operierten Patienten mit angeborenen Kardiopathien allein bei uns zu Lande auf viele Tausend. So soll auch dieser Kongreß einen Anstoß zur weiteren Erforschung der Myokardiopathien bilden. Sicher werden auf diesem noch wenig beackerten Gebiet nach den Referaten und Diskussionen noch viele Fragen der Ätiologie, der Pathogenese und der Therapie offenbleiben oder sich neu stellen und uns Anregungen zur weiteren Arbeit geben.

Unter den Myokardiopathien verdienen die Myokarditiden unsere ganz besondere Beachtung. Das ätiologische Spektrum dieser Erkrankungen ist in letzter Zeit wesentlich vielschichtiger geworden. Es dürfte an der Zeit sein, den Stand der Dinge sowohl in pathologisch anatomischer wie in klinischer Sicht zu umreißen, zumal die Myokarditiden, insbesondere die laviert verlaufenden subakuten oder chronischen Formen keine seltenen Erkrankungen sind und auch praktisch eine größere Rolle spielen als ihnen bisher zugesprochen wurde.

Das Thema „Myokardiopathie" erhält dadurch einen um so aktuelleren Akzent, als es im biologischen Forschungsinstitut in Boston 1965 gelungen ist, einen Inzuchtstamm von syrischen Goldhamstern zu züchten, der durch das Auftreten degenerativer Prozesse in allen quergestreiften Muskeln gekennzeichnet ist. Es entwickelt sich bei diesen Tieren eine generalisierte Myopathie mit Myokardhypertrophie. Der Erkrankung liegt ein genetisch verankerter Stoffwechseldefekt mit recessiv autosomalem Vererbungsmodus zugrunde. In über 90% ist eine myokardiale Insuffizienz die vorzeitige Todesursache der Tiere. Es liegt auf der Hand, daß dieses Tiermodell der hereditären Myokardiopathien inzwischen nach vielen Richtungen hin experimentell bearbeitet wurde. Auf die bisherigen Forschungsergebnisse kann ich hier nicht eingehen. Nur möchte ich noch bemerken, daß die herdförmigen Myolysen des Herzmuskels mit ähnlichen Veränderungen im Skeletmuskel korreliert sind, die enge Beziehungen zwischen Myopathie und Myokardiopathie beim Inzuchtstamm der syrischen Hamster und bei ähnlichen Erkrankungen des Menschen erkennen lassen. Zudem ist dieses Modell sehr geeignet, den Einfluß exogener Faktoren auf die Manifestation und die Progredienz eines genetisch determinierten Leidens zu analysieren. Jedenfalls kopiert dieses Tiermodell die menschliche „primäre" Myokardiopathie in wesentlichen Punkten und läßt die Einordnung bestimmter Myokardiopathien in die Enzymopathien gerechtfertigt erscheinen.

Die Myokardiopathien sind naturgemäß in besonderer Weise mit Störungen der Kontraktilität des Herzmuskels verbunden. Der Begriff der Kontraktilität hat in den letzten Jahren eine beachtliche Bereicherung erfahren. Unsere Kenntnisse über die gesetzmäßige Arbeitsweise des Herzens sind durch die Möglichkeiten, die Kontraktilität des Herzmuskels exakten Messungen zugängig zu machen,

10

in wesentlichem Maße erweitert worden. Sie mit diesen — derzeit noch mehr theoretischen aber auch in den Folgerungen für die Praxis bereits erkennbaren wichtigen neueren Erkenntnissen vertraut zu machen, war ein weiteres Anliegen der Programmgestaltung des 1. Verhandlungstages.

Die neuen Vorstellungen über die chemo-mechanische Koppelung im contractilen System des Myokards bilden sozusagen die Voraussetzung zum Verständnis des Kontraktionsvorgangs der Muskelfaser. Sie sollen daher im ersten Referat behandelt werden.

Ein Kardinalsymptom der Myokardiopathien ist die Hypertrophie des Herzmuskels. Die Hypertrophie als Adaptationsphänomen (oder auch als autochthoner Vorgang) ist ein allgemein biologisches Problem, das uns Ärzte bei Erkrankungen des Herzens im speziellen interessiert und das in seinen morphologischen, dynamischen und biochemischen Aspekten dem Referat über „Autoimmunvorgänge bei Myokardiopathien" und der Darstellung der klinischen Krankheitsbilder vorangestellt werden soll.

Der erste Teil des zweiten Hauptthemas ist den Antibiotica zugedacht, die mit Recht zu den wertvollsten Arzneischätzen zählen, über die wir verfügen. Die grandiosen ersten Erfolge der antibiotischen Therapie wurden durch die Entwicklung resistenter Keime, durch Veränderungen der Keimbesiedlung und deren Pathogenität ernsthaft bedroht. Immer neue Stoffklassen wurden entwickelt und zum Einsatz gebracht, um diese Gefahren erfolgreich zu bannen. So verfügen wir heute über ein sehr breites Spektrum von Antibiotica mit sehr verschiedener Wirkung. Von uns, die wir diese Pharmaka täglich verordnen, werden sehr differenzierte Kenntnisse und gezieltes Handeln verlangt. Um aus der Fülle der verschiedenen Antibiotica im jeweiligen Erkrankungsfall das aussichtsreichste einzusetzen, bedarf es einer systematischen Übersicht. Ebenso gilt es, die Risiken des Einsatzes gegenüber dem zu erwartenden Erfolg abzuwägen, um zu entscheiden, ob und wann der Einsatz von Antibiotica notwendig bzw. lohnenswert ist oder nicht. So schien es mir an der Zeit, durch mehrere Grundsatzreferate und ein Rundtischgespräch der notwendigen Systematisierung und Rationalisierung dieser Therapie in Theorie und Praxis Rechnung zu tragen.

Nachfolgend soll die Therapie der Pilzerkrankungen, die eine zunehmende Aktualität erhalten haben, besprochen werden. Dabei sollen nicht etwa die unendlich vielen Möglichkeiten des Pilzbefalls abgehandelt werden. Zur Diskussion stehen nur die Systemerkrankungen, die für den Internisten bedeutungsvoll sind, die zu diagnostizieren um so wichtiger sind, als sich auch auf diesem Gebiet neue therapeutische Möglichkeiten erschlossen haben.

Und schließlich die Therapie der Viruserkrankungen. Ihre therapeutischen Beeinflussungsmöglichkeiten stecken noch ganz in den Anfängen. Um so wichtiger für uns, von kompetenter Seite zu erfahren, was als bewiesen und unbewiesen zu gelten hat und welche Perspektiven einer wirksamen Therapie der Viruserkrankungen sich für die Zukunft eröffnen.

Ziel der Abhandlung des dritten Hauptthemas ist es, deutlich zu machen, daß die Pathogenese derjenigen Schockformen, die in der inneren Medizin eine besondere Bedeutung haben, recht verschiedenartig sein kann und daß davon auch unsere therapeutischen Maßnahmen entscheidend abhängig sind. Die Frage lautet: Was ist den verschiedenen Schockformen gemeinsam, was unterscheidet sie pathogenetisch und welche therapeutischen Konsequenzen ergeben sich daraus? Erfolg oder Mißerfolg unserer Intensivtherapie werden entscheidend von der Prophylaxe und Therapie des Schocks bestimmt. Um so mehr erscheint mir die Behandlung dieses Themas ein Gebot der Stunde, zumal sich die Anschauungen über das Zustandekommen des Schocks, die Möglichkeiten seiner Verhütung und

11

seiner Beseitigung in wesentlichen Punkten geändert haben. Um der Vielschichtigkeit der Fragen, die hierbei anstehen, Rechnung zu tragen, erschien mir die Form eines Symposiums geeignet, wobei die einleitenden Referate die Grundlage für das anschließende Podiumgespräch und die allgemeine Diskussion bilden sollen.

Die Hauptthemen des Kongresses werden umrahmt von Podiumsgesprächen, in denen praktisch wichtige und besonders aktuelle Fragen zur Debatte stehen. In den Nebensälen wird unter Leitung von Sektionsvorsitzenden in Kurzvorträgen über die neuesten Forschungsergebnisse aus unserem Fach berichtet. Hier werden Spezialfragen besonderer Aktualität abgehandelt, wobei Dank der Mithilfe der Sektionsvorsitzenden eine Ordnung der so vielfältigen Thematik angestrebt wurde. Gerade in diesen Sektionssitzungen spiegelt sich der wissenschaftliche Fortschritt in der inneren Medizin wider. Bei der an sich erfreulichen, jedoch angesichts der räumlichen Beengung überreichlichen Fülle von Vortragsanmeldungen muß ich um Verständnis bitten, daß manche Kompromisse in der Einordnung der Vorträge nicht vermeidbar waren und hier und da auch eine zeitliche Bedrängnis zustande kommen wird. Trotzdem hoffe ich auf eine fruchtbare Diskussion der Sachkenner untereinander.

Der 77. Kongreß der Deutschen Gesellschaft für innere Medizin ist eröffnet.

12

# DEUTSCHEN GESELLSCHAFT FÜR INNERE MEDIZIN

HERAUSGEGEBEN
VON DEM STÄNDIGEN SCHRIFTFÜHRER

## PROFESSOR DR. B. SCHLEGEL

WIESBADEN

ACHTUNDSIEBZIGSTER KONGRESS
GEHALTEN ZU WIESBADEN VOM 9. APRIL — 13. APRIL 1972

MIT 852 ABBILDUNGEN UND 305 TABELLEN

Enthält u. a. Referate zu folgenden Hauptthemen:

Onkologie, Cytologie, Molekularbiologie, Angiologie,
Hämatologie und Gerinnung, Immunpathologie, Plötzlicher Herztod und Kardiologie,
Arteriosklerose, Lipid- und Lipoprotein-Metabolismus, Gastroenterologie,
Nephrologie und Endokrinologie, Drogenmißbrauch, Pharmakologie,
Kommunikation zwischen Klinik und Praxis

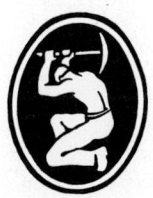

MÜNCHEN
VERLAG VON J. F. BERGMANN
1972

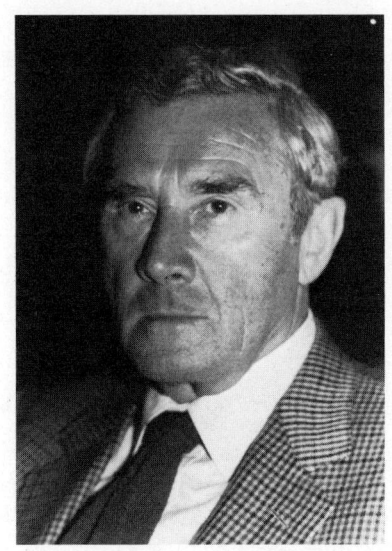

G. Schettler, Heidelberg
Vorsitz 1972

# Eröffnungsansprache des Vorsitzenden

Schettler, G. (Med. Univ.-Klinik, Heidelberg)

Meine Damen und Herren!

Dem Gesundheitswesen kommt in unserem Staat eine immer größer werdende Bedeutung zu. Soziale, wirtschaftliche und politische Faktoren haben die ärztlich-menschlichen und ethischen Probleme in dieser Zeit offensichtlich zurückgedrängt. Damit ist die Gefahr heraufbeschworen, rationelle, technokratische und politische Überlegungen den eigentlichen Aufgaben des Arztes, dem Fürsorgen und Heilen, überzuordnen. Es ist daher heute wichtiger denn je, das Selbstverständnis des Arztes, seine Aufgaben und Ziele, damit seine Stellung in der Gesellschaft, zu definieren. Ich werde versuchen, dies an den vordergründigsten Fragen der Krankenversorgung in Praxis und Klinik zu tun. Probleme der Ausbildung und Weiterbildung, der Strukturen und Organisationsformen sind damit eng verbunden. Es wird zu untersuchen sein, welche Kräfte heute in der Krankenversorgung wirken, welche Ziele angesteuert werden und welche Aspekte sich daraus für die Zukunft auch unseres Faches ergeben.

Erlauben Sie mir zuvor einige Hinweise auf das Kongreßprogramm.

## Bemerkungen zur Thematik des Kongresses

Einem vielfach geäußerten Wunsche der Kollegen entsprechend wurde erstmals der Versuch gemacht, ein breit gefächertes Programm für die wissenschaftliche *Fortbildung* getrennt von der *Grundlagenforschung* durchzuführen. Unser Kongreß hatte seit eh und je die Aufgabe, dem praktisch tätigen Internisten neue Kenntnisse zu vermitteln, und er ist daher im eigentlichen Sinne ein Fortbildungskongreß auf hohem wissenschaftlichen Niveau. Die Entwicklung zahlreicher Forschungseinrichtungen und die von der Grundlagenforschung mitbestimmten Themen der Klinischen Forschung brachten es mit sich, daß sich auch unter den Internisten kleine und sehr spezifische Arbeitsgruppen bildeten, die ihre eigene Sprache sprechen. So wurde in den letzten Jahren versucht, Arbeitskreise zusammenzufassen, die nach Art von Symposien getrennt tagten. Unter der Leitung sachverständiger Vorsitzender wurde wertvolle Arbeit geleistet. Es ließ sich aber nicht vermeiden, daß hier Ergebnisse vorgetragen wurden, welche auf den Tagungen der Fachgesellschaften behandelt oder in den Zeitschriften bereits veröffentlicht waren. Andererseits wurden manche wichtigen Originalergebnisse Wiesbaden zugunsten speziellen Fachsymposien entzogen, auf denen auch die internationalen Spezialisten zugegen sind. Wir versuchten daraus Konsequenzen zu ziehen.

Dem Hauptsaal haben wir Themen der wissenschaftlich fundierten Fortbildung vorbehalten, welche den Internisten aller Richtungen und darüber hinaus auch den Spezialisten anderer Fachgebiete einen Überblick des Wissensstandes geben sollen. Wir wollen mit diesem Programm auch den Arzt für Allgemeinmedizin ansprechen, dessen Arbeit ja in immer stärkerem Maße intern-medizinisch bestimmt wird.

Trotz der angestrebten Praxisnähe blieb es nicht aus, daß früher manche Kollegen den Einführungsreferaten der Grundlagenforschung nicht folgen konnten. Es wurde daher angeregt, die Basisreferate auf wenige übergreifende Einführungsvorträge zu beschränken, welche Morphologie *und* Funktion behandeln. Wir haben dies berücksichtigt.

Um die Kommunikation mit ausländischen Wissenschaftlern zu verbessern, welche die deutsche Sprache nicht sprechen, haben wir in dem Programm der wissenschaftlichen Grundlagenforschung auch englische Referate angeregt, die zwischen die deutschsprachigen Vorträge eingebaut wurden. Die Referenten kom-

13

men aus 17 Ländern (Belgien, Kanada, Dänemark, Finnland, Frankreich, Großbritannien, Israel, Italien, Jugoslawien, den Niederlanden, Norwegen, Österreich, Schweden, der Schweiz, der UdSSR, Ungarn und den USA). Die Diskussion wird zwangsläufig in Englisch zu führen sein, und hier ergeben sich schwierige Aufgaben für die Moderatoren und Tagespräsidenten. Es war uns ein Anliegen, die ausländischen Gäste an die Ergebnisse der jüngeren Kollegen heranzuführen und umgekehrt diese direkteren Kontakte auch unseren Mitarbeitern zu vermitteln. Die internationale Wissenschaft bedient sich heute eben vorwiegend der englischen Sprache. Viele Spezialisten waren für unseren Kongreß nur durch eine solche Neuorganisation zu gewinnen. Wir sind uns der Risiken bewußt. Aus diesem Versuch wird man sicher Erfahrungen für die Zukunft sammeln können. Das gilt auch für die sog. stop-press-conference zur Mitteilung wichtiger neuester Forschungsergebnisse. Hierdurch sollen die langen Anmeldefristen wissenschaftlicher Vorträge überbrückt werden.

Wir haben uns ferner bemüht, den Kongreß von vornherein thematisch zu begrenzen und die freien Themen einzuschränken. Trotz dieser Reduktion wurden so viele Vorträge angemeldet, daß wir gezwungen waren, etwa ein Drittel zurückzuweisen, darunter wertvolle Beiträge. Dafür bitten wir um Nachsicht. Eine Sachverständigenkommission hat sich die Auswahl nicht leicht gemacht. Generell hat die Zahl der eingesandten Manuskripte von Jahr zu Jahr zugenommen. Es wäre zu begrüßen, wenn die Forschergruppen selbst eine kritische Vorauswahl treffen würden. Herr Krebs hat ja soeben über die Effizienz von Forschung und Publikationen gesprochen. Multum ist besser als multa!

Auf die Hauptthemen gehe ich hier im einzelnen nicht ein. Nach Häufigkeit und Bedeutung der in der Praxis zu behandelnden Krankheiten haben wir Fragen der Krebskrankheiten und der arteriellen Verschlüsse sowie die höchst aktuellen Probleme des plötzlichen Herztodes zur Diskussion gestellt. Für die Praxis bestimmt sind auch die beigeordneten Rundtischgespräche, welche ergänzt werden durch das gesellschaftlich wichtige Thema der Rauschmittelsucht. Am Rundtischgespräch über die Kommunikation zwischen Praxis und Klinik beteiligen sich hoffentlich viele Kollegen aus dem Auditorium. Schließlich sind Themen der Cytologie in ihrer Bedeutung für die Diagnose innerer Krankheiten ausgewählt. Das Leitthema des Programms der wissenschaftlichen Grundlagenforschung ist die *Molekularbiologie*. Herr Kollege Grosse-Brockhoff hatte im letzten Jahre den Wandel von der Organpathologie zur Molekularpathologie angesprochen. Diese schwierigen, alle Sparten der Medizin betreffenden Fragen werden von Sachkennern, darunter Mitglieder der Max-Planck-Institute und internationaler Forschungsinstitute unterstützt. Das am Donnerstagmorgen beginnende Programm über die molekularbiologischen Grundlagen der Lipoproteinosen wird in einem Symposium der Europäischen Atherosklerosegruppe mit einer Forschungsgruppe für Diabetes fortgesetzt.

Angeregt haben wir eine gemeinsame Veranstaltung mit dem Berufsverband der Internisten, welche nach dem offiziellen Schluß des 78. Kongresses Fragen der Früherkennung in ihrer Auswirkung auf Prävention und Rehabilitation innerer Krankheiten behandeln wird. Die Ergebnisse dieser Gespräche sollen den Teilnehmern frühzeitig ausgehändigt werden.

Ich komme nun zu den eingangs aufgeworfenen Fragen:

## Die Ausbildung zum Arzt

Sie wurde durch die Approbationsordnung 1971 reformiert. Das vorklinische und klinische Studium werden besser koordiniert, die Basisfächer in die Klinik integriert, das klinische Studium wird in drei Abschnitten durchgeführt. Die Abschnitte „Klinische Grundlagenfächer" und „Spezialfächer" werden, wie die

14

vorklinischen Fächer durch schriftliche Examina abgeschlossen. Am Ende des dritten klinischen Abschnittes, dem Internatsjahr, folgt eine mündliche Kollegialprüfung. Nach erfolgreichem Abschluß wird die Approbation erteilt. Die Realisierung der anspruchsvollen und aufwendigen Reformen wird nicht zuletzt davon abhängen, welche Mittel von Bund und Ländern bereitgestellt werden. Der Ausbau der bisherigen Lehrstätten wird sicher nicht genügen, sondern es werden zahlreiche neue Ausbildungsplätze einzurichten sein. Die Bereitschaft der Krankenhausträger und Krankenhausärzte zur Durchführung akademischer Lehrveranstaltungen wird auch davon abhängen, wie sich die Lehraufgaben mit denen der Krankenversorgung vereinbaren lassen. Die 1957 hier in Wiesbaden formulierten Forderungen der Lehrstuhlinhaber der inneren Medizin sind in der neuen Approbationsordnung 14 Jahre später größtenteils realisiert worden. Das sind:

Wesentliche Verstärkung des praktischen Unterrichts, Durchführung von Kursen, Seminaren, Konferenzen mit kleinen Teilnehmerzahlen, Neuordnung des sog. Bettenschlüssels, wobei auf die mehrfachen Aufgaben der Universitätskliniken in Krankenversorgung, Lehre und Forschung hingewiesen wurde. Bemängelt wurden seinerzeit: Überforderung dieser Kliniken, aber auch der Institute durch zu große Studentenzahlen und unangemessen geringe Zahl des Personals, fehlende räumliche Voraussetzungen für Kurs- und Aufenthaltsräume sowie Übernachtungsmöglichkeiten für Studenten in der klinischen Ausbildung, ungenügende Präsenzbüchereien, Lesesäle, Schreibzimmer und vor allem Untersuchungsboxen. Gefordert wurden die Koordination der einzelnen Fächer und Studienpläne für sinnvolle Studentenzahlen. Der Medizinische Fakultätentag hat in den letzten Jahren die Materialien für die Durchführung der neuen Approbationsordnung erarbeitet. Ein ganz großes Anliegen ist die Schaffung einer Medizinischen Ausbildungsstätte nach dem Campus-System. Die Studenten sollten nicht nur im Internatsjahr mit den Kranken in der Krankenhausgemeinschaft leben. Warum sollte nicht eine Modelleinrichtung auch in der Bundesrepublik möglich sein? Warum nicht auf private Initiative? Die Stiftung Rehabilitation Heidelberg-Langensteinach bietet sich hierfür z. B. an. Neben den benötigten Personal- und Sachmitteln erfordern Unterricht, Planung und Koordination die Einrichtung neuer Fakultätsgremien. Sie haben neue Lehr- und Lernmethoden bis zum programmierten Unterricht zu entwickeln, die den Studenten die Selbstkontrolle des Wissensstandes erleichtern und gleichzeitig den Erfolg des Lehrers beurteilen lassen. Die Studenten sollen in diesen Kommissionen wichtige Funktionen ausüben. Das Gebiet der Hochschuldidaktik ist bisher bei uns vernachlässigt worden. Das gilt auch für die Ausarbeitung objektiver Prüfungskataloge zur Durchführung schriftlicher Examina. Wir werden hier auf ausländische Erfahrungen, etwa des National Board of Examiners, zurückgreifen können, in welchem Pädagogen, Psychologen und Mediziner zusammenarbeiten. *Das ist Hochschulreform!*

Die Forderung nach Aufhebung aller Examina, von Mitgliedern der Basisgruppen beim Hearing des Bundesgesundheitsministeriums am 3. Februar 1970 und anderenorts immer wieder vorgebracht, ist für die Medizin schlechthin utopisch und unverantwortlich. Wenn man schon auf Pflichtkollegs und Präsenznachweis verzichtet, so sind Leistungskontrollen unerläßlich. Die amerikanischen Elite-Universitäten wie Duke oder Cleveland, überlassen dem Studenden völlig, was oder wen er hören will, aber nach jedem Studienabschnitt erfolgen harte Prüfungen. Der Student kann sie bei Nichtbestehen einmal wiederholen, scheidet aber bei erneutem Mißerfolg aus. Interessant ist, daß gerade dort die Nachfrage nach Studienplätzen außerordentlich groß ist, obwohl der Student erhebliche Kosten aufwenden muß. Wichtig auch für die Gestaltung des Unterrichts ist die Neuordnung der Lehrkörperstruktur, die im Bundesrahmengesetz vorgesehen ist. Am akademischen Unterricht sollten sich jedoch nicht allein die Hochschullehrer beteiligen,

15

sondern es müssen viel intensive Versuche gemacht werden, die Kollegen der Praxis in die studentische Ausbildung einzubeziehen. Das ist leichter gesagt als getan. Dies wird eine besondere Aufgabe der Polikliniken neuen Stils sein, welche in Zusammenarbeit mit den Praktikern aller Fachrichtungen der medizinischen Ausbildung neue und so dringend benötigte Impulse geben können. Wenn man der deutschen Hochschulmedizin oft mit Recht den Vorwurf machte, sie sei zu wenig praxisnahe, so bietet die neue Approbationsordnung gute Möglichkeiten und Ansätze, dies zu verbessern. An verschiedenen Universitäten werden bereits erfolgreiche Lehrveranstaltungen von Praktikern durchgeführt. Die innere Medizin hat hier eine zentrale Bedeutung. Wenn die Zusammenarbeit zwischen Praxis und Klinik dadurch auf eine neue Basis gestellt wird, so werden sich daraus auch positive Rückwirkungen für die ärztliche Versorgung der Bevölkerung ergeben.

### Das Leistungsprinzip in der ärztlichen Ausbildung

Die studentische Linke läuft auch dagegen Sturm. Die vom Gesetz vorgeschriebenen Leistungsnachweise sollen abgeschafft und z. B. durch Diskussionen abgelöst werden. Die Lernzielkataloge sollen durch studentische Gruppen entscheidend beeinflußt werden. Dies ist nicht etwa auf die Fachbereiche der Politologen oder Soziologen beschränkt, sondern derartige Forderungen wurden auch bereits von Medizinischen Fachschaften erhoben. An einigen Fakultäten wurde versucht, sie mit Gewalt durchzusetzen. Vorlesungsstreik, Sprengung von Klausuren, Ablehnung von Testaten, Go-ins und Teach-ins mit oder ohne Gewaltanwendungen wurden verschiedentlich berichtet, u. a. aus Berlin, Hamburg, Erlangen, Heidelberg, Freiburg, Köln, Frankfurt. Solange der Gesetzgeber in seiner Approbationsordnung von jedem Medizinstudenten genau vorgeschriebene Mindestleistungen verlangt, können Fachbereiche diese Mindestforderungen nicht durch Mehrheitsbeschluß reduzieren. Wiederholt wurden auch im Bereich der Medizin Hochschullehrer, die ihren gesetzlichen Verpflichtungen im Ausbildungs- und Prüfungswesen nachkommen, studentischem Terror ausgesetzt. Hilfe von den Gerichten oder vom Staat wird ihnen in der Regel nicht gewährt. Was nützen aber die feierlichen Bekenntnisse zum Leistungsprinzip von seiten der verantwortlichen Politiker, wenn es in der täglichen Arbeit nicht gewährleistet wird? Auch wenn verhältnismäßig wenige Vorlesungen gestört werden, wenn sich daran nur wenige Studenten beteiligen, so sollte nicht die allgemeine Verunsicherung unterschätzt werden. Man vergesse ferner nicht, daß Ruhe sich vor allem da wieder eingestellt hat, wo klassenkämpferische oder andere marxistische Ziele bereits erreicht wurden. Manche Fachbereiche in Berlin sind hierfür traurige Beispiele. Der Herr Bundesminister für Bildung und Wissenschaft von Dohnanyi hat das Leistungsprinzip im Bildungswesen kategorisch gefordert. Er hat darüber hinaus von der neuen Linken heftig angegriffene Maximen aufgestellt:

„Die Bildungspolitiker müssen selbst den Mut aufbringen, klar zu sagen, wo und warum sie das Angebot Bildung aus Überlegungen gesellschaftlichen Bedarf quantitativ und qualitativ abgrenzen wollen. Eine klare Antwort, gerade der Bildungspolitiker auf die *Bedarfsfrage* ist aber wichtig für die Überzeugungskraft unserer Argumente und damit für das Durchsetzen notwendiger Reformen. Angesichts allgemeiner Finanzknappheit bleibt auch für jede Ausgabe auf dem Bildungssektor die Bedarfsfrage politisch der kritische Test".

Er führte ferner in seinem Artikel in DIE ZEIT vom 20. August 1970 aus: „Im Augenblick sieht es daher so aus, als ob wir schließlich langfristig den Hochschulzugang nicht durch Abschlußnoten, sondern durch die Eingangsprüfung steuern müssen, und zwar ohne gesellschaftliche Entwicklungen rigide zu beschneiden. Über diese kritische Frage müssen wir in aller Offenheit diskutieren. Ähnliches gilt für die Länge der Studienzeit. Akademische Ausbildungsplätze sind teuer. Eine Medizinerausbildung kostet den Staat heute im Jahr 43 000 DM. Studienplätze müssen also sinnvoll ausgenutzt werden. Da sie kostenlos nur begrenzt zur Verfügung stehen, ist unbegründete Studienzeitverlängerung unsozial gegenüber nachfolgenden

16

Jahrgängen und Steuerzahlern. Unbestritten: Erst Studienreform, dann Studienzeitbegrenzung."

Diese Feststellungen hat er im Februar 1972 erneut getroffen. Die neue Approbationsordnung bietet die Reformen für das Medizinstudium an. Werden sie realisiert, so ergeben sich die eben diskutierten Konsequenzen. Die Bundesrepublik kann nicht aus der Reihe tanzen, wenn die Ausbildungsordnungen aller Kulturstaaten vom Leistungsprinzip und Nachweis der Effizienz ausgehen!

## Bedarf an Ärzten und Zulassung zum Studium

Bekanntlich hat die Bundesrepublik eine große Arztdichte. In Berlin kommt auf 391 Einwohner 1 Arzt, in Niedersachsen auf 775. Interessant ist, daß zwischen 1961 und 1969 die Zahl der hauptamtlichen Krankenhausärzte um 9 % zugenommen hat, während die Zahl der frei praktizierenden Ärzte seit 1962 bei etwa 50 000 stagniert. 1961 zählte man 87 frei praktizierende Ärzte auf 100 000 Einwohner. Infolge des Wachstums der Bevölkerung kamen 1969 auf 100 000 Einwohner nur noch 82 Ärzte. Die absolute Zahl der praktischen Ärzte ist seit 1963 deutlich zurückgegangen. Fast die Hälfte der berufstätigen Ärzte ist älter als 50 Jahre, 62 % der frei praktizierenden Ärzte waren 1968 über 50 Jahre alt. Nur 16 % der niedergelassenen Ärzte sind jünger als 45. Für die Internisten fehlen mir entsprechende Angaben. Die in der Praxis Arbeitenden sind mit 5590 (1968) nur wenig stärker vertreten als die Krankenhausinternisten mit 4355. Der Rückgang der Zahl der frei praktizierenden Ärzte wurde nun verschiedentlich dem Numerus clausus der Hochschule angelastet. Es wurde wiederholt behauptet, daß die Zahl der Studienanfänger immer weiter zurückgehe. Es wurde befürchtet, in den nächsten Jahren müßten die Folgen dieses rigorosen Numerus clausus bemerkbar werden. Die tatsächlichen Zahlen geben keinen Hinweis für derartige Vermutungen. Nach einer sorgfältigen Erhebung der Westdeutschen Rektorenkonferenz wurde die seit 1960 rückläufige Tendenz aufgefangen. Im Studienjahr 1971/72 wurden an den Deutschen Hochschulen 6300 Humanmediziner zugelassen. Das sind dreimal so viel wie die Richtzahlen des Wissenschaftsrates vorsahen, der von einem jährlichen Nachwuchsbedarf von etwa 2000 ausging. Diese Zahl ist zweifellos viel zu niedrig. Immerhin sieht der Gesamtbildungsplan der Bundesregierung als Zielvorstellung für 1985 6000 Studienplätze für Humanmedizin vor. Diese Kapazität ist also heute bereits überschritten. Das sollte uns nicht hindern, weitere Studienplätze zu fordern. Die Zahl dieser Studienplätze wird aber nicht nur bestimmt von Einrichtungen der Vorklinik, sondern in erster Linie von der Zahl der für den Unterricht verfügbaren Lehrkräfte und nicht zuletzt von der Zahl der Patienten! Man sollte sich hier nicht von der Gesamtkrankenzahl eines Klinikums leiten lassen. Zahlreiche Patienten sind weder für den Unterricht geeignet, noch sind sie gewillt, sich zur Verfügung zu stellen. Das gilt vor allem für die praktischen Untersuchungskurse, die ja z. T. mit erheblichen Belastungen für den Patienten verbunden sind.

Es wird bei uns auch in Zukunft so sein, wie überall in der Welt: Nicht jeder Studienbewerber für Medizin kann zugelassen werden. Im Wintersemester 1970/71 bewarben sich 11 000, im Sommersemester 1972 9100 Studienwillige. Aus diesen Zahlen geht nicht hervor, wieviel Erstbewerber darunter sind. Es kann angenommen werden, daß sich zwei Drittel der Gesamtzahl schon einmal beworben haben. Es ist anzustreben, die Zulassung für vorklinisches und klinisches Studium getrennt zu erfassen. Wesentlich ist ferner die Berechnung der Effizienz nach Studiendauer und erfolgreichem Abschluß. Nach der Zahl der erteilten Approbationen darf man pro Jahr derzeit ca. 5500 Ärzte annehmen. Damit ist der Bedarf gerade gedeckt. Man muß aber davon ausgehen, daß er weiter ansteigen wird. Die moderne Medizin ist komplizierter und aufwendiger geworden, das Gesundheitsbewußtsein der Menschen ausgeprägter, neue Schwerpunkte haben sich gebildet, wie Früherkennung, Vorsorge- und Rehabilitationsmedizin. Nicht zu vergessen ist auch der viel höhere Bedarf an akademischen Lehrern.

## Die Weiterbildung zum Facharzt

Seit 1882 ist immer wieder die Einheit der inneren Medizin beschworen worden. In Anbetracht der immer weiter greifenden Spezialisierung unseres Faches fragt es sich, ob der schlichte Facharzt für innere Medizin noch eine Chance hat, oder ob er durch den Subspezialisten für je eine von 16 bis 20 wissenschaftlichen Fachrichtungen abgelöst werden soll. Das wird insbesondere von Kollegen der großen Zentren angestrebt. Jeder ist sich darüber im klaren, daß solche Subspezialisten allein in der freien Praxis nicht existieren können. Selbst die bisher in Übereinstimmung mit der EWG definierten Fachärzte mit der Teilgebietsbezeichnung Gastroenterologie, Kardiologie, Lungen- und Bronchialheilkunde sind auf ein großes Einzugsgebiet angewiesen. Sie werden von den niedergelassenen Kollegen nur für spezielle Fragen herangezogen. Hämatologie, Gerinnungsstörungen, Rheumatologie und Physikalische Therapie, Endokrinologie, Nephrologie, Stoffwechselkrankheiten, Onkologie, Immunologie, Angiologie, Cytologie und Geriatrie müssen in den großen Zentren vertreten sein, doch lassen sich schon von der Organisation her diese Fächer *nicht* in eigenen Spezialstationen führen. Der Bedarf an Fachärzten für innere Medizin wird auch in Zukunft jenen an Subspezialisten erheblich überschreiten. Weitaus die meisten der eingewiesenen Kranken gehören nicht auf Spezialstationen. Beherzigen wir den Appell Ferdinand Hoffs, daß stets der ganze Mensch krank ist! Wir können daher nicht auf die *Kern-Zentralabteilung für Allgemeine innere Medizin* verzichten, welche auch den Hauptanteil der Facharztweiterbildung trägt, für die Koordination der Fachrichtungen unerläßlich ist und die Basis auch für die Subspezialisten darstellt. Es ist mir unverständlich, daß aus Kreisen der BAK die Tendenz geäußert wurde, die Universitätskliniken von der Facharztweiterbildung auszuschließen. Hat man das Gros unserer Klinikärzte hierzu befragt? Auch die Weiterbildung wird durch die EWG beeinflußt werden. Wichtige Punkte sind die Qualifikationsmerkmale des Internisten, auch für die Freigabe der Niederlassung, und die Facharztordnungen. Der Facharzttitel muß mit einem vergleichbaren Leistungsstandard gekoppelt sein. Sicher wird sich die Frage nach dem *Facharztexamen* stellen, vor allem nach dem Beitritt Großbritanniens. Sie sollte uns nicht unvorbereitet treffen. Ich sehe mehr Vorteile als Nachteile in der Einrichtung eines solchen Examens, bin mir aber der Problematik bewußt.

## Die Fortbildung des Internisten

Unser Kongreß ist ein Beispiel für die großen Fortbildungsveranstaltungen vom Typ Davos-Gastein-Grado, Karlsruhe, Nürnberg oder Berlin. Referate und Vorträge stehen im Mittelpunkt. Seminare, Praktika und Diskussionen werden immer aktueller, vor allem weil sie mit den für jeden Arzt daheim verfügbaren audiovisuellen Programmen konkurrieren. So wird der Stil der Fortbildungsveranstaltungen zu überprüfen sein. Für unser Fach müssen wir die klinische Weiterbildung intensivieren. Sie kann an jedem Krankenhaus betrieben werden, z. B. durch gemeinsame Visiten. Schwerpunkte bis zu Akademien im Sinne des angelsächsischen „postgraduate training" sollten gebildet werden. Hier sollten die Fortbildung auch für Krankenhausärzte, z. B. in Intensivmedizin, sowie Programme für Subspezialisten, angeboten werden. Sie können sinnvoll für die Weiterbildung von Funktionsschwestern, medizinisch-technischem Personal, Diätassistentinnen usw. genützt werden. Es wird zu überlegen sein, ob solche Kurse mit Zertifikaten aus-

18

zustatten sind. Vom immer wieder postulierten Fortbildungs*zwang* halte ich nichts. Man wird dadurch das Leistungsniveau nicht verbessern.

## Die Fachpraxis der Zukunft

In immer stärkerem Maße ist unter den Assistenten eine Tendenz festzustellen, lange Jahre oder möglichst auf Lebenszeit am Krankenhaus zu verbleiben. Mit 46 500 Krankenhausärzten hat sich die Zahl seit 1961 verdoppelt. Dieser Drang zur Krankenhausmedizin und die Scheu vor der freien Praxis hat verschiedene Ursachen. Hierzu gehören in der Klinik die gewohnte Umgebung, die Verfügung über alle Hilfsmittel, die Arbeit im eingespielten Team, das damit verbundene geringere Risiko infolge geteilter Verantwortung, ferner die geregelte Arbeitszeit und Urlaubsvertretung. Manche Krankenhausärzte haben ferner Zweifel an der Leistungsfähigkeit der niedergelassenen Kollegen. Man kann gelegentlich sogar in der Anonymität der Klinik eine arrogante Überschätzung der eigenen Fähigkeiten feststellen. Die Scheu vor dem finanziellen Risiko der Niederlassung gab es immer. Dabei wurden aber gerade auf diesem Gebiet in den letzten Jahren durchaus beachtliche Unterstützungen und Anreize gewährt. Es wird ein Ziel auch der berufsständischen Arbeit sein müssen, die freie Praxis wieder attraktiver zu machen.

Wie wird die Praxis der Zukunft aussehen? Sie wird zu rationalisieren sein. Die mit der notwendigen Programmierung von Diagnose und Therapie, der Datenverarbeitung und modernen Kommunikation verbundenen Kosten können nur durch Zusammenarbeit aufgebracht werden. Gruppenpraxis und Praxisgruppen werden auch die Ansiedlung solcher Subspezialisten, die über die Ausbildungsbreite des ganzes Faches verfügen, erleichtern. Sehr aktuell ist die Forderung nach medizinisch-technischen Zentren, die vor allem von Sozialpolitikern erhoben werden. [Ich verweise auf die jüngsten Stellungnahmen von J. Doehring, H. J. Frank-Schmidt und F. Prill, E. Fromm, W. Hemmer, J. Mattern, G. Muhr; ,,Die Welt" 41, 11 (1972)]. Dadurch wird die freie Praxis niemals zu ersetzen sein. Sie hat in der Bundesrepublik einen durch Leistung erwiesenen festen Platz. E, ist ein Trugschluß, wenn man annimmt, daß durch die Einführung von Ambulanzen das Problem der ärztlichen Versorgung gelöst sei. Diesen durchsichtigen Argumentationen muß man entgegenhalten, daß Ambulanzen, noch dazu staatliche, absolut nicht rationeller oder effektiver arbeiten als der freie Praktiker. Hier muß nachdrücklich auf die bekannten Erfahrungen in Großbritannien und Schweden hingewiesen werden. Man vergesse nicht, daß mit der Zahl der in den Ambulanzen benötigten Ärzte auch der Bedarf am gesamten Hilfspersonal erheblich ansteigt. Hat man je darüber nachgedacht, warum Großbritannien jährlich 400 Ärzte durch Emigration verliert? In immer stärkerem Maße drängen Ärzte aus den Entwicklungsländern, insbesondere des Commonwealth, nach Großbritannien, das nach Oscar Gish (,,Die medizinische Emigration") ein Beispiel für das ,,chaotische Durcheinander im Gesundheitswesen der Welt" ist. Gish hält es für unsinnig, daß hunderte einheimischer Ärzte abwandern und durch überseeische Ärzte ersetzt werden, die in ihren Heimatländern fehlen. Im gleichen Zuge ist die Gewinnung ausgebildeter Schwestern aus Ländern der dritten Welt abzulehnen. Wurden sie durch Entwicklungshilfe gefördert, um dann aus ihren Heimatländern abgezogen zu werden? Der Einsatz dieser Schwestern ist nur vertretbar, wenn hiermit gleichzeitig eine intensive Weiterbildung verbunden ist. Dann sind auch die nicht unerheblichen Transportkosten zu verantworten. Indien und Pakistan erwägen bereits, ausgebildeten Schwestern, aber auch Ärzten, die Ausreise zu verweigern. Selbst in Universitätskliniken werden graduierte Schwestern, z. B. aus Korea oder Taiwan, vor allem aus sprachlichen Gründen weit unter ihrem Leistungsniveau beschäftigt.

2*

19

## Die Struktur der inneren Abteilungen

In der Bundesrepublik gibt es etwa 3600 Krankenhäuser mit ca. 700 000 Betten. 37% der Kliniken mit 56% aller Betten gehören der Öffentlichen Hand, etwa ein Drittel aller Kliniken und Betten werden von gemeinnützigen Stellen getragen. 27% der Kliniken mit 9% der Betten sind privat finanziert. Die Krankenhäuser haben sehr unterschiedliche Größen und Strukturen.

Die Deutsche Gesellschaft für innere Medizin und der Berufsverband der Internisten haben im letzten Jahre Empfehlungen zur Neugliederung der Inneren Abteilungen bzw. Medizinischen Kliniken ausgearbeitet. Die Grundeinheit einer großen Abteilung hat demnach etwa 100 bis maximal 150 Betten. Je nach Größe und Aufgabenbereich der Klinik werden ihr fachlich selbständige Abteilungen beigeordnet. Angesprochen werden ferner die Möglichkeiten des Belegsystems. Als durchgehendes Prinzip gilt die Erhaltung der Allgemeinen Inneren Medizin für alle Krankenhausstufen. Diese Ordnung halten wir aus ärztlichen, sozialmedizinischen, gesundheitspolitischen und aus wirtschaftlichen Gründen für notwendig. Wir glauben damit die Basis für moderne und funktionsgerechte Strukturen gelegt zu haben. Die Zielvorstellungen mancher Assistenten, die Krankenanstalten auf Stationsbasis mit dem nur sich selbst verantwortlichen Stationsarzt zu organisieren, sind nicht zu verantworten. Der junge Arzt wäre überfordert, wenn er als einzige Auflage die freiwillige Verpflichtung zum Konsiliarprinzip hätte. Wir können in der Krankenversorgung nicht von der Forderung nach abgestuften Verantwortungsbereichen abgehen. Wir stellen mit Befriedigung fest, daß der Gesetzgeber im Entwurf eines Krankenhausfinanzierungsgesetzes auf die Einarbeitung vorgeschriebener Strukturen verzichtet hat. Er erwartet von den Ärzteorganisationen sicher Vorschläge. Unsere Gesellschaft hat sie gemacht, die Deutsche Gesellschaft für Chirurgie wird eigene auf ihrer Jahrestagung diskutieren. Es scheint mir sinnvoll, mit den anderen Fachgesellschaften, den Standesvertretungen, Gesundheits- und Sozialpolitikern, Krankenhausträgern, Finanz- und Planungs-Sachverständigen Gruppen zu bilden, welche praktikable, moderne Vorschläge erarbeiten sollen.

Mit der Neugliederung der Abteilungen müssen Veränderungen der inneren Strukturen verbunden sein. Nach der Approbation soll der junge Arzt sich bald entscheiden, welche Laufbahn er einschlagen will. Er ist oft überfordert, weil er die Möglichkeiten gar nicht kennt. So ist die Einrichtung von Graduiertenstellen auch für die Medizin zu fordern. Auf diese Weise kann man die notwendigen Freiräume für die Forschung schaffen, aber auch die Entscheidung für die praktischen Fachrichtungen erleichtern. Die Ausbildungsstipendien, z. B. von der Deutschen Forschungsgemeinschaft, sind wertvolle Hilfen für den wissenschaftlichen Nachwuchs. Dann aber gibt es oft erhebliche Probleme: Eine sehr wichtige, eine unerläßliche Maßnahme wird es sein, die Ausbildungs- und Aufstiegsmöglichkeiten auch unserer jungen Mediziner zu verbessern und damit attraktiver zu machen. Für die großen Kliniken und speziell für die Universitätskliniken bedeutet das: Mehr gut bezahlte Stellen für Klinische- und Grundlagenforschung! Diese Stellen müssen dem qualifizierten Forscher auf Dauer und nicht etwa auf Zeit zur Verfügung stehen. Ich möchte die Berliner Regelung strikt ablehnen, auch in den klinischen Fächern Abteilungsleiter auf Zeit einzustellen, die dann nach Ablauf von 5 oder 7 Jahren verlängert werden können. Das verleitet zu personalpolitischen Pressionen der für die Einstellung und Verlängerung zuständigen Gremien. — Über die Hälfte ihrer Mitglieder sind nicht sachverständig! — und zwingt den Stelleninhaber zu Wohlverhalten gegenüber diesen Gruppen. Es ist auch eine nicht zu vertretende Geldverschwendung, wenn Hochschulspezialisten nach einigen

20

Jahren ausscheiden: Sie sollen groteskerweise ihre Stellung als Hochschullehrer behalten, ihre Position als klinische Abteilungsleiter aber verlieren.

Wenn man gleichzeitig fordert, die Stellen des sog. Mittelbaus auf Lebenszeit einzurichten, so wird die ganze Absurdität dieser Vorschläge sichtbar. Kostenüberlegungen werden heute offenbar in diesen Gremien nicht angestellt.

Notwendig ist auch die Neuordnung des Liquidationswesens im Krankenhaus, aber meines Erachtens nicht mit einer automatischen Beteiligung aller Ärzte, sondern nach den Prinzipien einer leistungsgerechten Abgeltung. Ich meine, daß der Schematismus der Mitbestimmungsparitäten bei der Verteilung gemeinsam verdienter Gelder nicht angewandt werden kann. Wir sollten uns um eine freiwillige Verpflichtung bemühen. Verbindliche Patentlösungen werden bei der Vielfalt bestehender Dienstverträge nicht zu finden sein. Ich empfehle die Einsetzung einer Kommission zur Erarbeitung von Leitlinien für mögliche Regelungen, wobei die vom Hamburger Senat gefundenen Lösungen ein beachtliches Modell sind.

### Die Krankenversorgung an den Universitätskliniken

Unsere Krankenhäuser, auch die Universitätskliniken, müssen nach den vom Gesetzgeber geforderten betriebswirtschaftlichen Grundsätzen geführt werden. Universitätskliniken sind Großbetriebe mit jährlichen Betriebskosten von durchschnittlich 80 Millionen Mark, mit 3000 bis 4000 Bediensteten. Daraus ergibt sich die Notwendigkeit einer eigenständigen Personal- und Wirtschaftsverwaltung. Die gegenüber dem Aufwand für Forschung und Lehre unverhältnismäßig rascher steigenden Kosten für die Krankenversorgung verlangen die Trennung der Haushaltsposten, damit der Gesamtetat nicht verzerrt erscheint. Diese Vorstellungen sind in die Beratungen zum Hochschulrahmengesetz einbezogen worden. In dem bisherigen Entwurf ist ferner festgehalten, daß ärztliche Entscheidungen nicht zur Zuständigkeit von Gremien gehören. Selbstverständlich ist dies so zu verstehen, daß die Krankenversorgung keinesfalls von Gruppen organisiert werden kann, welche die notwendige Qualifikation nicht besitzen. Man muß darauf bestehen, daß die ärztliche Tätigkeit auch an den Hochschulkliniken und -instituten frei von ideologischen und politischen Einflüssen im Dienst einer optimalen Krankenversorgung ausgeübt werden kann. Die Unterstellung der ärztlichen Leitung und der Verwaltung unter viertel- bzw. fünftelparitätisch zusammengesetzte Gremien kann nicht hingenommen werden. Das bedeutet, daß die vom Gesetzgeber für die Festlegung der Forschungs- und Lehrprogramme vorgesehenen paritätisch zusammengesetzten Gremien nicht maßgeblich an der Organisation der Krankenversorgung beteiligt werden dürfen. Die Erfahrung zeigt, daß derartige Systeme nicht funktionieren können. Die Einrichtung derartiger Gremien wird von der sog. Bundesassistentenkonferenz gefordert. Am 19. März 1972 verabschiedete sie ihre Beschlüsse zur Organisationsstruktur für medizinische Fachbereiche. 5 bis 10 solcher Fachbereiche lösen die Kliniken und Institute ab. Der Fachbereichsrat ist das allseitige Entscheidungsorgan. Er besteht aus 6 bis 10, etwa drittelparitätisch bestimmten, Mitgliedern, unter ihnen 1 bis 2 berufenen Ärzten. Er entscheidet über alle Personalangelegenheiten, prüft die Einstellungsqualifikationen einschließlich der Berufungen, erstellt den Haushaltsvoranschlag und verteilt die Mittel. Klinikdirektoren und Oberärzte werden abgeschafft. Die Abteilungsleiter, auf Zeit vom Fachbereichsrat gewählt, beschränken sich auf die Koordination von Krankenversorgung, Forschung und Lehre und sind dabei immer auf die Zustimmung der gesamten Abteilungskonferenz angewiesen. Der Abteilungsleiter, z. B. für Neurochirurgie, Kardiologie oder Strahlentherapie, ist nicht weisungsberechtigt, sondern nur zum Konsilium verpflichtet. „In der Versorgung der Kranken tritt an die Stelle der tradierten Verantwortungshierarchie

21

das diagnostisch-therapeutische Team" von Ärzten und Pflegepersonen. Die personengebundene Weisungsbefugnis entfällt. Entscheidungsebene in der Krankenversorgung ist das Stationsteam mit dem Stationsarzt, Schwestern, Pflegern, Sozialarbeiterinnen, Krankengymnastinnen usw. Ein sog. Direktorium, wiederum etwa drittelparitätisch mit Ärzten, Pflege- und nicht wissenschaftlichem Personal sowie Studenten besetzt, koordiniert im Auftrag des Fachbereichsrat „Räume, Betten und Geräte". Alles wird demokratisch abgestimmt, keine Gruppe hat die absolute Mehrheit. Immerhin wird der Stationsarzt auf eigenen Antrag vom Fachbereichsrat bestellt. Qualifikationsmerkmale sind nirgends fixiert. Diese Vorschläge sind keine Utopie, sondern sind u. a. bereits von der Fachgruppe Psychiatrie Heidelberg akzeptiert worden. Wer die Mehrheiten in Universitätsgremien einiger Länder kennt, muß diesen Vorstellungen eine Chance einräumen. Sie sind überdies nicht allein für die Universitätskliniken vorgesehen, sondern auch für die als Lehrkrankenhäuser in Aussicht genommenen. Ich meine, man soll nicht nur die Ärzte, sondern vor allem die Patienten auf diese Pläne aufmerksam machen. Wenn man noch die Forderungen der BAK kennt, die Universitätskliniken aus der Facharztweiterbildung auszuschließen, es dürfe dort keinen Arzt geben, der sich ausschließlich der Krankenversorgung widmen will, so weiß man, wohin die Reise gehen soll.

Der Gesetzgeber kann sich in den medizinischen Bereichen nicht auf den guten Willen der von ihm eingerichteten „Stände" zur Zusammenarbeit verlassen. Die Erfahrung der letzten Jahre zeigt, daß der Gesetzgeber nicht selten selbst an der beklagenswerten Polarisation, an den starren Fronten, schuld ist, wenn er in Lehre und Forschung die parlamentarische Demokratie einführt. Wir können nicht nachdrücklich genug davor warnen, sie auch in der Krankenversorgung zu praktizieren! Ausländische Ärzte und Wissenschaftler stehen solchen Modellen sprachlos gegenüber. Es gibt sie nirgendwo auf der Welt. Ich darf auf die Berichte aus dem Bundesministerium für Bildung und Wissenschaft und den Erfahrungsbericht des Bundestagsabgeordneten Gölter und Pfeifer über die studentische Mitbestimmung im Ausland verweisen. Man muß sich freilich genau darüber informieren, was die einzelnen Gruppen wollen. Wenn der Bundesminister für Bildung und Wissenschaft, Herr Dr. v. Dohnanyi, den Spartakus für den Krebsschaden an den Universitäten hält, so hat er dafür gewiß handfeste Gründe. Spartakus und politisch vergleichbare Gruppen haben aber nicht wenige der Studentenvertretungen und Fachschaften, auch der Mediziner, übernommen. Die an einigen Hochschulen auf Grund entsprechender Gesetze bereits bestehende Drittelparität mit gleichem Stimmrecht der Gruppen wurde vom Vorsitzenden des Bundestagsausschuß für Wissenschaft, Kulturpolitik und Publizistik, Herrn Kollegen Ulrich Lohmar, im Dezember 1968 wie folgt abgelehnt: „Die Forderung nach Demokratisierung ist eine politische Forderung", die nicht angelegt werden kann an eine Institution, die von der funktionalen Leistungsdifferenzierung abhängt. Leistung ist gebunden an Wissen und Erfahrung, und insoweit haben die Professoren ein natürliches Übergewicht gegenüber den Assistenten und erst recht gegenüber den Studenten. Es kann nicht das Ziel einer Hochschulausbildung sein, den Assistenten und noch mehr den Studenten das Recht zu geben, in diese ureigene Funktion der Hochschullehrer einzudringen und auf diese Weise, ohne das erforderliche Wissen und ohne die notwendige Erfahrung an Entscheidungen mitzuwirken, auf die sie nicht vorbereitet sein können. Wenn man trotzdem an dieser Forderung nach einer mißverstandenen Demokratisierung festhält, dann wäre sie nur zu begründen mit dem Gedanken, daß es eine Austauschbarkeit von Funktionen gebe, und zwar unabhängig von Wissen und Erfahrung. Diese bei Lenin angelegte Vorstellung ist selbst von den Kommunisten längst beiseite gelegt worden, weil sie undurchführbar ist. Und der Vergleich mit der berechtigten Forderung der Gewerkschaften nach Mitbestim-

22

mung ist abwegig. Der Gewerkschaftsbund ist nie auf den Gedanken gekommen, die Arbeitnehmervertreter zu je einem Drittel aus Lehrlingen oder Gesellen zu rekrutieren." Herr Professor Lohmar schreibt weiter:

„Im Grunde würde deswegen die Hinnahme der Forderung der Drittelparität oder auch nach einer Relation 5:3:2 bedeuten, daß man die Universitäten einer Umfunktionierung im Sinne der außerparlamentarischen Opposition ausliefert."

Inzwischen sind über 3 Jahre ins Land gegangen. Die verantwortlichen Bildungspolitiker sollten überprüfen, was von seinen bemerkenswerten Forderungen inzwischen im Hochschulgesetz eingegangen ist, was für das geplante Hochschulrahmengesetz zu berücksichtigen ist und welche Konsequenzen diese sog. Demokratisierung für die Krankenversorgung nach sich zieht und bedeuten kann. Hinweise auf diese, jeden Bürger angehenden Sachzwänge werden von interessierten Gruppen als „Geschäft mit der Angst" apostrophiert. Die Motive sind durchsichtig. Wir hoffen, daß Herr Kollege Lohmar auch als Vorsitzer der Ausschusses Bildung und Wissenschaft unter der Regierung der sozial-liberalen Koalition zu seinen Forderungen steht. Man soll uns Ärzten und Hochschullehrern nicht den Vorwurf machen, wir hätten angesichts einer vielerorts bereits eingetretenen Umfunktionierung oder Bedrohung geschwiegen. Derartige Vorwürfe wurden gegen die Hochschullehrer der 30er Jahre erhoben. Wir sind heute in einer ungleich besseren Situation, da die politische Lage mit 1933 überhaupt nicht vergleichbar ist. Es sind in der Tat heute Minderheiten, welche die Entwicklung auch auf dem Gebiet der Krankenversorgung — nicht nur an den Universitäten, sondern in allen Bereichen — ins Chaos zu steuern versuchen. Man muß die Parolen dieser Gruppen lesen und ernstnehmen. Man gebe sich keinen Illusionen hin, daß die klassenkämpferisch geprägten Studenten nach Abschluß des Staatsexamens oder mit erteilter Approbation nun gewandelt und geläutert seien. Auch hier gibt es bereits zahlreiche Beispiele, daß die Ziele gleich bleiben, wenn auch die Wege zu ihrer Durchsetzung verdeckter und verschlungener sind. Heute ist der Ruf nach Reformen überall zu vernehmen. Sie sind auch für die Medizin notwendig. Sie dürfen aber nicht zum Selbstzweck werden. Jeder Fortschritt muß vom Bestehenden ausgehen. Die Heilkunde als Praxis und Wissenschaft muß dieses Bestehende verbessern. Nützliche Reformen sind nur im Sinne von Edmund Burkes' Forderungen an einen guten Staatsmann zu vertreten, der das Geschick haben muß, zu bewahren und die Kraft, zu verbessern. Es gibt sehr viel in der Medizin unseres Landes, das erhalten bleiben muß. Das Gute unserer Sozialversicherung einschließlich der ärztlichen Versorgung darf nicht um der bloßen Veränderung willen aufs Spiel gesetzt werden. Der Drang nach Veränderung ist nicht selten mit Nivellierung und Verlust der Individualität verbunden. Wo aber steht die Heilkunde, wenn sie auf starke Vorbilder verzichtet, wenn die Persönlichkeit des seiner Aufgabe verhafteten Arztes, des überlegenen Forschers und des engagierten Lehrers als konservativer Popanz verschrien wird! Wer kann es den Älteren von uns verdenken, wenn sie im Widerstreit zwischen Idee und Gewalt, zwischen Glauben und Anmaßung verzagen, mutlos und enttäuscht aufgeben wollen! Die ärztliche Handlung muß immer erst unpolitisch sein. Der hilfsbedürftige Kranke ist zu versorgen, politisch neutral, unbeschadet eines Freund-Feind-Verhältnisses, ohne Reflexion und ohne moralische Wertung. So ist unser Auftrag zu verstehen. Bei unserer technisierten Lebensweise wird der einzelne Mensch weithin auf Schienen geführt, aber entscheidet doch in hohem Maß auch selber für sich. Die enormen Fortschritte der Wissenschaft und Technik bekommen der Heilkunde nicht immer gut. Die Ziele ärztlichen Handelns sind heute nicht wissenschaftlich anzusteuern, sondern mehr denn je sozial gesetzt. Die rein wissenschaftliche Medizin führt uns in eine Weltverlorenheit, wie sie Husserl lange vor der technischen Manipulation

23

mit Computern, Transistoren, mit der Veränderung der genetischen Matrix, mit der hormonellen Steuerung der Fortpflanzung formuliert hat.

Die Medizin darf sich nicht als eine Technik der Biologie im Sinne Gerlachs verstehen, welche das Leben verkürzen oder verlängern kann, Geburt oder Sterben kontrolliert, das Bewußtsein verändert, die Persönlichkeitsstrukturen verwandelt. Die Heilkunde würde sich selbst in Frage stellen, wenn sie sich nicht der Forderung Immanuel Kants unterwürfe, daß der rein praktische Gebrauch der Vernunft in der Befolgung des moralischen Gesetzes besteht! „Das Wesentliche alles sittlichen Werts der Handlungen kommt darauf an, daß das moralische Gesetz unmittelbar den Willen bestimme" (Kritik der reinen Vernunft, I, I, 3). Das moralische Gesetz des Arztes aber fordert nach wie vor von uns nichts anderes als die jeweils größte Anstrengung, den Kranken, wer es auch sei, welchen Beruf er auch ausübe, zu schützen, zu pflegen und zu heilen. Das *ist* schon die Definition unserer „Stellung in der Gesellschaft." Wir können nicht die Moral unserer Tätigkeit von gesellschaftlichen Zwecken abhängig machen, das würde zu einer Perversion unserer Aufgabe führen. Sondern umgekehrt müssen wir festhalten, daß der gesellschaftliche Sinn des ärztlichen Handelns nur dann erfüllt wird, wenn wir diesem unserem „moralischen Gesetz" folgen. Daran kann kein Fortschritt in den Organisationen, Einrichtungen, Verfahrensweisen, Apparaten und Medikamenten etwas ändern. „Veränderung" ist eine Parole, die uns heute überall entgegenschallt: Es ist an uns, das Unveränderliche und *Unverrückbare* fest im Auge zu behalten.

24

VERHANDLUNGEN DER

# DEUTSCHEN GESELLSCHAFT FÜR INNERE MEDIZIN

HERAUSGEGEBEN
VON DEM STÄNDIGEN SCHRIFTFÜHRER

### PROFESSOR DR. B. SCHLEGEL

WIESBADEN

NEUNUNDSIEBZIGSTER KONGRESS

GEHALTEN ZU WIESBADEN VOM 29. APRIL — 3. MAI 1973

MIT 688 ABBILDUNGEN UND 261 TABELLEN

Enthält u. a. Referate zu folgenden Hauptthemen:

Die zivilisierte Umwelt als krankmachender Faktor, Physiologie und Pathologie des lymphatischen Systems, Grundlagen einer optimalen Arzneimitteltherapie, Aktuelle Leukämieprobleme, Hämatologie, Neuere Erkenntnisse der Virusforschung

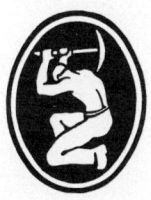

MÜNCHEN
VERLAG VON J. F. BERGMANN
1973

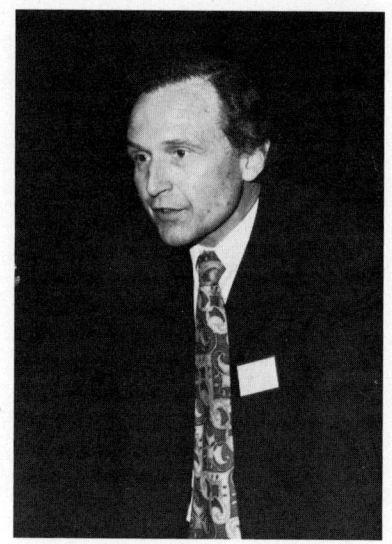

H. Begemann, München
Vorsitz 1973

# Eröffnungsansprache des Vorsitzenden

BEGEMANN, H. (Krankenhaus Schwabing, München)

Die Stellung des Arztes in der Gesellschaft, die von Herrn Baier behutsam analysiert wurde, wird nicht allein durch die realen gesellschaftlichen Entwicklungen bestimmt sondern weitgehend durch das ärztliche Selbstverständnis. Dieses ist bei einem Berufsstand, der sich selbst als wissenschaftlich orientiert sieht, nicht zu trennen von der Tragfähigkeit dieser wissenschaftlichen Basis. Wir erinnern uns, daß ein namhafter Vorsitzender der Internisten-Tagung zu Beginn dieses Jahrhunderts den programmatischen Satz prägte: „Die Heilkunde wird Naturwissenschaft sein oder sie wird nicht sein". Diese These hat — zumindest tendenziell — als Leitbild die medizinische Forschung und die therapeutischen Handlungsweisen beeinflußt. Die Richtigkeit des allein auf dem Empirismus aufgebauten Konzepts der Medizin wurde bereits durch die Arbeiten Freuds und der „psychosomatischen Schulen" in Frage gestellt. Doch erst die Auseinandersetzung mit individual- und sozialpsychologischen Denkansätzen auf breiterer Basis machte die enge Verzahnung somatischer und psychosozialer Bezüge allgemein sichtbar. Diese Abhängigkeiten sollen an zwei Beispielen verdeutlicht werden.

Zu den bedeutendsten und richtungsweisenden biochemischen Entdeckungen gehört die Aufklärung der Struktur des Sichelzellhämoglobins durch Linus Pauling, der mit Recht für diese Leistung mit dem Nobelpreis ausgezeichnet wurde und als der Begründer der Molekularpathologie gilt. Seither wissen wir, an welcher Stelle des Hämoglobinmoleküls diese schwere genetische Störung sitzt und kennen den pathogenen Defekt dieser schweren Erkrankung. Würde ein unbefangener medizinischer Forscher aber den Versuch machen, allein aufgrund der Kenntnis der biochemischen Alteration im roten Blutfarbstoff das Krankheitsbild der Sichelzellanämie, gewissermaßen deduktiv, abzuleiten, so wäre er zum Scheitern verurteilt. Das Krankheitsbild ist komplexer als seine simple Ursache. Eine Fülle von Varianzmöglichkeiten schränkt jede Voraussagbarkeit ein bzw. erweitert das Spektrum der somatischen Symptomatologie infolge unterschiedlicher Kompensation von den Extremen des frühkindlichen Todes bis zum symptomenarmen Erwachsenendasein. Ob der biochemische Defekt zur Milzvergrößerung führt oder nicht, ob und in welchem Ausmaß Herz, Nieren, Knochen und Nervensystem Funktionsstörungen zeigen, inwieweit Haut und Gewebe betroffen sind, ja selbst ob sich überhaupt eine faßbare Anämie entwickelt oder nicht, — kurz die gesamte Gestaltung des Krankheitsbildes ist von individuellen Faktoren abhängig und daher nicht voraussehbar.

Mit naturwissenschaftlichen Methoden könnte noch versucht werden, die Spielbreite der Reaktionen des Organismus auf seinen Defekt zu erfassen. Vollends versagen wird diese Methode, wenn es gilt, die weiteren Konsequenzen für den Betroffenen zu verfolgen, wie dieser sich mit seiner Krankheit arrangiert, wie er zu seinen Mitmenschen und wie seine Umgebung zu ihm steht. Empfindet er sich als krank oder kann er — wie so erstaunlich oft — seine Anämie über lange Zeit subjektiv kompensieren, sieht er sich als Außenseiter oder fühlt er sich integriert, schreibt ihn seine Umgebung (ihrerseits wieder von seinem Selbstverständnis abhängig) ab oder rechnet sie mit ihm ? Welche dieser Alternativen realisiert wird, mag von mancherlei Zufällen abhängen, doch wird davon das Krankheitsgeschehen im humanen Sinne bestimmt. Nicht erst die Einstellung von Hb-S-Trägern in die Air Force und die fatale Manifestation der Erkrankung im Kampfflugzeug machen diesen organischen Defekt zur Krankheit infolge seiner sozialen Implikationen.

Das zweite Beispiel knüpft an Untersuchungen an, die bereits mehrere Jahrzehnte zurückliegen, deren Aussagen inzwischen aber mehrfach bestätigt und experimentell verfeinert wurden. Bei Negern der Antillen und der benachbarten südamerikanischen Küste ist der sogenannte Voodootod bekannt, der fast regelmäßig bei Individuen eintritt, die ein Tabu übertreten haben, für dessen Verletzung Todesfolge angedroht ist. Derartig Gekennzeichnete verweigern meist sofort nach der Übertretung die Aufnahme von Speise und Trank, verlieren ihre Vitalität, werden depressiv und sterben schließlich. Genauere Untersuchungen von Cannon ließen eine übermäßige Ausschüttung von adrenergen Substanzen mit Gefäßkontraktion und Steigerung des Blutdrucks sowie verschiedene Symptome erkennen, die wir heute als „Streß"-Folge bezeichnen würden.

Noch eingehender wurden die Folgen schwerer psychosozialer Belastungen in den letzten Jahren von Zoo-Ökologen untersucht (z. B. von Holst, der morgen an unserem Rundtischgespräch teilnehmen wird). Manipulationen im sozialen Milieu bestimmter Versuchstiere (z. B. Übervölkerung des Käfigs, ständige Wahrnehmung eines unangreifbaren Gegners) führen zu schweren Störungen des Allgemeinbefindens mit Nachlassen von Freßlust und Fertilität sowie schließlich zum Tod der Tiere. Analysiert man die somatische Todesursache, so stellt man Endokrinopathien, Nierenkrankheiten und Erkrankungen der Verdauungsorgane fest, Störungen, die uns größtenteils aus den Experimenten Selye's als Streßfolge gut bekannt sind.

Die beiden hier vorgetragenen Beispiele markieren gewissermaßen die äußersten Grenzpunkte kontroverser pathogener Situationen. Zuerst (Sichelzellanämie) eine sicher als somatogen zu klassifizierende Krankheit, die „natürlich" ihre somatischen Symptome hat, in ihrer Ausprägung aber letztlich von psychosozialen Faktoren abhängt, darüber hinaus auch psychische und soziale Veränderungen für das betroffene Individuum zur Folge hat.

An zweiter Stelle (Voodootod) eine primäre extreme psychosoziale Belastung, die zu schweren körperlichen Veränderungen bis zum Tod des Gesetzesübertreters führt. Aus diesen Beispielen lassen sich folgende allgemeine Rückschlüsse ziehen:

1. Krankheiten können verursacht werden durch Belastungen und Störungen in allen Bereichen menschlicher Existenz (somatisch, psychisch, sozial).

2. Jede Krankheit hat, gleichgültig wodurch und in welchem Bereich sie entstanden ist, somatische, psychische und soziale Auswirkungen. Diese können bei Querschnittsuntersuchungen zu jedem Zeitpunkt der Erkrankung in verschiedener Ausprägung erfaßt werden.

3. Auch eine sehr exakte deskriptive Schilderung der Krankheit läßt meist keine Rückschlüsse auf die auslösende Ursache zu. Unsere Hypothesen über die Ätiologie einzelner Krankheiten sind methodologisch bestimmt und daher vom wissenschaftlichen Standpunkt des jeweiligen Untersuchers abhängig.

Der naturwissenschaftliche Ansatz ist zweifellos nicht geeignet, menschliche Existenz in allen Ebenen zu erkennen. Da sich Krankheit nicht auf die den Naturwissenschaften zugängliche somatische Ebene beschränkt, kann auch die Medizin, soweit sie wissenschaftliche Bereiche tangiert, sich nicht allein auf die Naturwissenschaften stützen und sich schon gar nicht als Naturwissenschaft definieren.

Grob schematisch kann man die einzelnen Objekte medizinischen Forschens auf horizontal angeordneten parallelen Ebenen denken, beginnend mit dem molekularen Bereich über den cellulären bis hin zum psychischen und sozialen. Wissenschaftstheoretisch gesehen, ist der Bestätigungsgrad der einzelnen Befunde auf den verschiedenen Ebenen sehr unterschiedlich. Er ist in der Regel um so größer, je kleiner die untersuchte Einheit ist. So sind die Ergebnisse der Molekularbiologie ebenso exakt reproduzierbar, wie diejenigen der klassischen exakten Naturwissenschaften, während Aussagen, die an Organen oder Organsystemen gewonnen wurden, nur Wahrscheinlichkeitsschlüsse zulassen und daher nach den Regeln der allgemeinen Wissenschaftstheorie nur bedingt richtig sind. Diese Überlegungen lassen erkennen, daß Aussagen über psycho- und soziopathogene Zusammenhänge einen noch geringeren Bestätigungsgrad haben müssen und daher weniger evident sind als solche im somatischen Bereich. Das besagt aber keineswegs, daß die psychosoziale Ebene der wissenschaftlichen Erkenntnis grundsätzlich nicht zugänglich sei.

Die eingangs vorgetragenen Beispiele sollten u. a. verdeutlichen, daß eine Störung an *einem* Punkt innerhalb des menschlichen Lebensgefüges zu einer Veränderung vieler anderer Funktionen auf verschiedenen Ebenen führt. Das wurde vor allem deutlich bei dem Versuch, die psychosozialen Implikationen der Sichel-zellenanämie pathogenetisch zu klassifizieren. Es zeigte sich, daß diese einerseits unmittelbare Folge der molekularbiologischen Störung, andererseits Ursache der aus dieser Störung erwachsenden Krankheit sind. Ganz allgemein wird der Klärungsversuch nosologischer Abhängigkeiten, ja bereits die Analyse physiologischer und pathophysiologischer Zusammenhänge erkennen lassen, daß eine linear-kausale Beziehung nur in Ausnahmefällen zu konstruieren ist. Vielmehr herrschen Gesetzmäßigkeiten vor, die nur mit Hilfe der aus der Logik übernommenen allgemeinen Systemtheorie beschrieben werden können. Daß derartige, eher kreisförmig denkbare Abhängigkeiten dem naturwissenschaftlich-analytischem Zugriff prinzipiell zugänglich sind, wurde durch die Entdeckung der Rückkopplung und die Formulierung der Kybernetik demonstriert.

Inzwischen sind Selbststeuerungsvorgänge nach dem Feed-back-Prinzip nicht mehr aus unseren biologischen Vorstellungen wegzudenken. Dabei können sich die Regelkreise auf *eine* Zelle beschränken oder auf den gesamten Organismus ausdehnen (z. B. in der Endokrinologie). Schon jetzt ist abzusehen, daß regulative Abhängigkeiten ähnlicher Art über den somatischen Bereich hinausgehen und die psychosoziale Umwelt in ihr Gefüge einbeziehen. Es wäre denkbar, daß damit eine wirklich anthropologische Wissenschaft initiiert wird, die alle Ebenen menschlichen Daseins einbezieht.

So ist die Medizin keine eigenständige Wissenschaft. Zur wissenschaftlichen Erfassung der für die Medizin relevanten Fragestellungen sind Denkansätze nötig, die allen Bereichen der kognitiven Wissenschaften entnommen sind. Medizin kann vorerst definiert werden als ein zwischenmenschliches Handlungsgefüge, das die Beseitigung von Krankheit zum Ziel hat. Diese Definition impliziert den therapeutischen Imperativ. Ohne diesen wird Medizin jeweils Teil der biologischen, psychologischen oder soziologischen Wissenschaften. Nahziel unseres Handelns wird sein, geeignete psycho- und soziotherapeutische Maßnahmen auch in die bisher exklusiv somatisch orientierte Klinik einzubauen, um auf diese Weise eine anthropologische Therapie anzuvisieren.

Meine Damen und Herren! Ziel dieser Tagung ist — wie immer — die Vermittlung neuer Forschungsergebnisse und eine selektionierte Bestandsaufnahme im wissenschaftlichen Bereich unseres Faches. Darüberhinaus soll der Kongreß erneut das Bewußtsein für die Priorität therapeutischer Belange schärfen. Wissenschaftliche Forschung kann sich nie auf die Anwendung und die reflektierende Formulierung ihrer Ergebnisse beschränken. Sie muß ihre methodologischen Ansatzpunkte im Hinblick auf den von ihr erfragten Gegenstand ständig kritisch überprüfen.

Jeder Forscher sollte von einer metawissenschaftlichen Ebene aus die methodologisch bedingten Grenzen seines Forschens erkennen. Es ist an der Zeit, daß dieser selbstkritische Prozeß auch in der naturwissenschaftlichen Medizin zu Wort kommt. Wenn die heute beginnende Tagung neben ihren übrigen Aufgaben auch einen Anstoß dazu gäbe, dann wäre ihr Ziel erreicht.

VERHANDLUNGEN DER

# DEUTSCHEN GESELLSCHAFT FÜR INNERE MEDIZIN

HERAUSGEGEBEN
VON DEM STÄNDIGEN SCHRIFTFÜHRER

PROFESSOR DR. B. SCHLEGEL

WIESBADEN

ACHTZIGSTER KONGRESS

GEHALTEN ZU WIESBADEN VOM 21. — 25. APRIL 1974

MIT 914 ABBILDUNGEN UND 325 TABELLEN

Enthält u. a. Referate zu folgenden Hauptthemen:

Arterielle Hypertonie, Aktuelle Probleme der Gastroenterologie, Nephrologie, Lebens-
bedrohliche Störungen des Wasser- und Elektrolythaushaltes

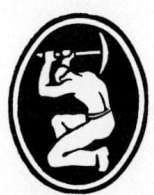

MÜNCHEN
VERLAG VON J. F. BERGMANN
1974

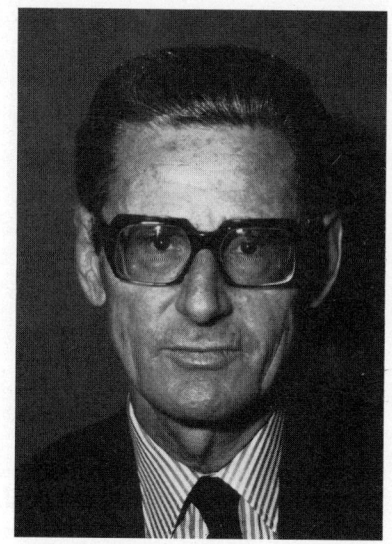

H. P. Wolff, Mainz
Vorsitz 1974

# Eröffnungsansprache des Vorsitzenden

## Zur Lage der klinischen Forschung

WOLFF, H. P. (I. Med. Univ.- u. Poliklinik, Mainz)

Die Öffentlichkeit erwartet von den Universitätskliniken die Erfüllung dreier gleichrangiger Aufgaben: Forschung, Lehre und Ausübung der praktischen Medizin auf höchstem Niveau. Klinische Leistungen sind die Grundlage einer hochqualifizierten Ausbildung und zugleich Schrittmacher und Kontrollinstrument der Forschung. Umgekehrt ist eine leistungsfähige klinische Forschung Voraussetzung für die Gewinnung von Methoden und Erfahrungen, auf die sich klinische Leistungen gründen. Ich möchte heute einige Worte zur Lage und zu den Zukunftsproblemeu der klinischen Forschung sagen.

Herr Cramer hat in seinem Vortrag auf die absehbaren „Grenzen des Wachstums" hingewiesen und die Notwendigkeit begründet, hieraus auch Konsequenzen zu ziehen. Vielen von uns haben Warnzeichen der jüngsten Zeit — mag ihre Interpretation auch noch umstritten sein — das Bewußtsein für diese Probleme geschärft: ich denke hier beispielsweise an den Bericht des „Club of Rome" oder an das Gewitter am ökonomischen Horizont, das auch den Forschungsbudgets nichts Gutes verheißt. Die Trends der wirtschaftlichen und gesellschaftlichen Entwicklung zwingen uns immer mehr dazu, die Möglichkeiten, Prioritäten und Organisationsformen der klinischen Forschung neu zu überdenken. Zwei Konsequenzen dieser Überlegungen zeichnen sich schon heute ab:

### Erste Konsequenz

Eine koordinierte Lenkung und Schwerpunktförderung wird aus Gründen der finanziellen und arbeitstechnischen Ökonomie unvermeidbar. Es ist zu hoffen, daß sich hierfür Organisationsformen finden lassen, welche die legitime Richtlinienkompetenz des Staates in der Gesundheitspolitik streng von der Entscheidungskompetenz wissenschaftlicher Gremien über die Auswahl der Förderungsprojekte und Förderungsmethoden trennen; innerhalb der Forschungsthematik muß sich der Wissenschaftler uneingeengt von Vorschriften betätigen können. Die Forschungsstrategie in England liefert ein gutes Beispiel für ein nahezu reibungsloses Ineinandergreifen von staatlicher Gesundheitsverantwortung[1] und dezentralisierter wissenschaftlicher Entscheidung[2]. Diese wird allerdings durch den 1971 veröffentlichten und z. Z. sehr umstrittenen Rothschildreport in Frage gestellt, der die Möglichkeit dirigistischer Eingriffe in die Forschungsplanung durch die oberste Gesundheitsbehörde[3] vorsieht. Die Auswahl der Forschungsprioritäten und Förderungsprojekte erfolgt in England durch sachverständige Manager der Wissenschaftspolitik, die sich in der Forschung selbst bewährt haben. Eine derartige Planungsweise setzt allerdings die Existenz entsprechender Positionen an Ministerien, Hochschulen und Förderungsorganisationen voraus, die hinsichtlich ihrer Dotation und der Aufstiegsmöglichkeit ein akzeptables Äquivalent für ein vorzeitiges Verlassen der konventionellen akademischen Laufbahn bieten. In Deutschland sind derartige Stellungen noch selten, selten ist aber auch die Bereitschaft des Forschers zum wissenschaftspolitischen Engagement.

---

[1] Hier getragen von dem Department of Science and Education.
[2] Hier ausgeübt durch das Medical Research Council.
[3] Hier das Department of Health and Social Security.

14

Bei der Auswahl der Forschungsprioritäten kann man schon heute zwei Gegebenheiten nicht mehr übersehen: *einmal* ist es die gesellschaftlich motivierte Forderung — etwa im Sinne Edmund Burkes — daß die Forschung einen größeren Nutzen für eine größere Anzahl von Menschen bringen müsse als bisher und *zweitens* die Erkenntnis, daß in Zukunft der für das Gesundheitswesen verfügbare Anteil des Nationaleinkommens nicht ausreichen wird, um alle durch den wissenschaftlichen und technologischen Fortschritt angebotenen Möglichkeiten zu realisieren. Lord Zuckerman, ein ebenso anerkannter Wissenschaftler wie erfahrener Wissenschaftspolitiker, hat der biomedizinischen Forschung folgende Prioritäten empfohlen: Geburtenkontrolle, Zuverlässigkeit von Arzneimitteln, Infektions-, Alters- und Abnutzungskrankheiten, Schmerzbekämpfung. In diesem Rahmenkatalog lassen sich auch wichtige Forschungsthemen der Genetik, Epidemiologie, Geriatrie, Präventiv- und Sozialmedizin sowie aus dem Bereich derjenigen Leiden einordnen, die wie Krebs-, Kreislauf- und Stoffwechselkrankheiten die häufigsten Todesursachen stellen. Die genannten Beispiele machen Folgendes klar: Die Ziele der Gesundheits- und damit auch der Forschungspolitik werden sich — nicht zuletzt unter dem Druck ökonomischer Gegebenheiten — stärker als bisher an dem Wunsche nach einer Verbesserung der qualitas vitae orientieren, ein klassischer von Sallust geprägter Wertbegriff, der den leiblichen und seelischen Aspekt einschließt und den ich deshalb dem zunehmend konsumorientierten Wort von der Lebensqualität vorziehen möchte. Diese aus ärztlicher Sicht zu begrüßende Zielsetzung wird allerdings den Forschungspolitiker vor schwierige Aufgaben stellen; nämlich: die Herstellung eines vernünftigen Gleichgewichtes zwischen Grundlagenforschung und angewandter Forschung, die Abwehr ideologischer Motivationen bei der Relevanzbeurteilung von Förderungsprojekten und schließlich, die Verteidigung der schöpferischen Freiheit des Forschers, wobei unter Freiheit allerdings auch die Fähigkeit zur Beschränkung aus Einsicht verstanden werden muß. Die Wissenschaftsgeschichte zeigt eindrücklich, daß der intuitive Einfall des Forschers wie auch der objektive Zufall zu den folgenreichsten Entdeckungen führen können.

### Zweite Konsequenz

Der stärker werdende Zwang zum ökonomischen Einsatz von Forschungsmitteln wird eine Verbesserung der Arbeitseffizienz zur Voraussetzung für den Erfolg und damit das Überleben von Forschungsprojekten machen. Obwohl kein Zweifel daran besteht, daß die deutsche klinische Forschung während der beiden letzten Jahrzehnte große Fortschritte gemacht hat, sind doch nicht wenige aktive Wissenschaftler der Meinung, daß ihr Niveau nicht das der auf diesem Gebiete führenden Länder erreicht hat. Objektiv wird diese Ansicht durch das Phänomen bestätigt, daß in unseren anspruchsvolleren klinisch-wissenschaftlichen Publikationen fast alle Quellen, die aus Gründen der Originalität und der Priorität zitiert werden müssen, aus angelsächsischen und skandinavischen Ländern stammen. Sucht man nach Ursachen, die über den Rückgang der einst führenden deutschen Medizin in den Jahren 1930—1950 hinausgehen, so scheiden einige Erwägungen sogleich aus, nämlich: ein geringeres Niveau an Bildung, an intellektueller und kulturschöpferischer Potenz, ungenügende technologische und ökonomische Rahmenvoraussetzungen sowie eine geringere Bevölkerungszahl, wenn man einen simplen per-capita-Vergleich der wissenschaftlichen Produktion vornehmen wollte. Was zur Erklärung übrigzubleiben scheint, sind zwei Komplexe:

### 1. Gegebenheiten im organisatorischen und administrativen Bereich

Sie berühren die Fragen der wissenschaftlichen Ausbildung, der Projektplanung und -koordination, des Einsatzes von Personen und Mitteln sowie der Verteilung von Kompetenzen und Funktionen.

15

## 2. Eigentümlichkeiten der Mentalität und des Arbeitsstils

Hierher gehören die Wahl wissenschaftlicher Leitbilder, die Kooperationsfähigkeit, das Augenmaß bei der Relevanzbeurteilung wissenschaftlicher Fragestellungen sowie bei der Einschätzung problemadäquaten Aufwandes und der eigenen Möglichkeiten.

Das der deutschen Universität eigentümliche Wunschbild der Einheit von Forschung und Lehre ist auch im Bereich der Medizin hinfällig geworden, da der Expansionsbedarf der Lehre in zunehmendem Maße auf Kosten der Forschungsentwicklung befriedigt wird. Auf die Gründe und die langfristigen Auswirkungen dieser bildungspolitischen Entscheidung soll hier nicht eingegangen werden. Bisher hat aber auch die angestrebte Qualitätsverbesserung der Lehre nicht mit ihrer Expansion Schritt gehalten. Zu den in der Approbationsordnung 1971 neu definierten Ausbildungszielen des Medizinstudiums gehört neben der Vermittlung medizinischer Kenntnisse und ärztlichen Verhaltens auch — und damit sei die Beziehung zu unserem Hauptthema wiederhergestellt — die Induktion eines kritisch-wissenschaftlichen Denkens. Die hierdurch angestrebte Immunisierung gegen die unreflektierte Übernahme von Daten und Informationen ist für den zukünftigen Arzt ebenso bedeutsam wie für den zukünftigen Wissenschaftler. Die Verwirklichung von diesem wie von anderen Ausbildungszielen setzt jedoch eine Verstärkung des Unterrichts in kleinen Gruppen, Seminaren und Kolloquien voraus. So wie die Dinge heute liegen, muß diese Forderung an dem Mißverhältnis zwischen dem Zeitanspruch der Lernenden und der de facto verfügbaren Zeit der Lehrenden, die durch zahlreiche andere Aufgaben beansprucht sind, scheitern. Die Qualitätsverbesserung der Lehre, die man durch Vermehrung der Hochschullehrerstellen anstrebt, ist an den meisten Universitäten durch eine maximale, gesetzlich erzwungene Kapazitätsausweitung in Frage gestellt worden. Die Auswirkungen, die diese Sachlage auch auf die Entwicklung der klinischen Forschung hat, lassen sich voraussagen.

Im Bereich der Forschungsplanung haben die meisten Universitäten bis heute weder eigene Konzepte noch sachliche Kriterien oder Organisationsformen zur Entscheidung über Förderungsprioritäten entwickeln können. Die ermüdenden Reformdiskussionen sind in dieser Hinsicht leider fruchtlos geblieben. So hat die Erfahrung gelehrt, daß am lokalen Machtkampf akademischer Gruppen aber auch an der mangelhaften Kooperation der Universitäten bzw. Kultusministerien Forschungsvorhaben scheitern können, die von Förderungsorganisationen angeboten oder auf Antrag finanziert werden. Erfolgversprechende und dankbar zu begrüßende Modelle der Schwerpunktförderung bzw. der regionalen und nationalen Koordination von fachspezifischen und interdisziplinären Forschungsprojekten sind die Schwerpunktsprogramme und Sonderforschungsbereiche der Deutschen Forschungsgemeinschaft, die Förderungsvorhaben der Stiftung Volkswagenwerk sowie die Rahmen-Programme des Bundesministeriums für Forschung und Technologie. Durch die Anregung zum Erfahrungsaustausch sowie zur Abstimmung von Methoden und Beurteilungskriterien helfen sie auch, die fast traditionelle Isolation der auf den gleichen Gebieten wissenschaftlich arbeitenden Kliniker und Gruppen zu überwinden.

Lassen Sie mich jetzt auf einige, z. T. nicht erst neue Probleme des einzelnen Forschers eingehen. Diese zeichnen sich schärfer ab, wenn man seine Arbeits- und Entwicklungsbedingungen auf verschiedenen Stufen der akademischen Laufbahn untersucht. Die zunehmende thematische und methodische Differenzierung der klinischen Forschung macht eine Spezialausbildung des wissenschaftlichen Nachwuchses zur Voraussetzung für eine erfolgversprechende Forschungstätigkeit. Die Ausbildungsstipendien hierfür werden von der Deutschen Forschungsgemeinschaft

16

in allen gut begründeten Fällen gewährt. Leider lehrt jedoch die Erfahrung, daß sich die so eingeleitete wissenschaftliche Entwicklung in der Klinik nicht immer folgerichtig fortsetzen läßt. Zwei Gründe hierfür seien besonders hervorgehoben: *Erstens:* Startschwierigkeiten infolge sofortiger Eingliederung des Rückkehrers in die Klinikroutine. Angesichts der kurzen Halbwertszeit wissenschaftlicher Erkenntnisse und Methoden besteht hierbei die Gefahr, daß der Ausbildungsinhalt ohne sofortige Umsetzung in die wissenschaftliche Produktion schnell veraltet. Aber auch später ist der Freiraum für eine wissenschaftliche Weiterentwicklung meist beengt; eine turnusmäßige Freistellung für Forschungsarbeiten ist aufgrund vorrangiger Ansprüche der Krankenversorgung nur in wenigen Kliniken möglich. *Zweitens* ein Fehlen des wissenschaftlichen Milieus, das für die erfolgreiche Fortsetzung der in der Spezialausbildung begonnenen Forschungsarbeit erforderlich ist. Als wichtigste Komponenten eines solchen Milieus seien genannt: ausreichende räumlich-apparative Voraussetzungen, wozu auch die an deutschen Kliniken meist fehlenden Stoffwechseluntersuchungsstationen (metabolic wards) gehören, eine ausreichende Anzahl auf dem gleichen Forschungsgebiete tätigen Wissenschaftler als Mitarbeiter und Gesprächspartner sowie besonders die institutionalisierte, enge Zusammenarbeit mit Vertretern anderer akademischer Disziplinen, z. B. Biochemikern, Physiologen, klinischen Pharmakologen, Epidemiologen, Biotechnikern etc. Die Schwierigkeiten bei der Verwirklichung dieser, aufgrund der wissenschaftlichen Entwicklung immer wichtiger werdenden Forderung liegen zum Einen am Fehlen entsprechender Planstellen und Laufbahntypen für theoretische Mediziner an Kliniken, zum Anderen daran, daß sich die Kluft zwischen Grundlagenforschung und klinischer Forschung ständig vergrößert. Der Kliniker muß dem Spezialisten ein adäquates Problem bieten und dessen Bedeutung verständlich machen können. Er muß aber auch der Entwicklung der Grundlagenforschung auf dem von ihm gewählten Arbeitsgebiet soweit kritisch folgen, daß das zur Kooperation angebotene Problem der Gedankenwelt und den methodischen Möglichkeiten des Theoretikers entspricht. Dieser muß wiederum in der Lage und gewillt sein, das Problem des Klinikers zu sehen und aufzugreifen.

Ein traditionelles Dilemma des arrivierten klinischen Forschers liegt in seinem ambivalenten Verhältnis zur Wissenschaft. Ambivalent deshalb, weil er sich während seiner gesamten akademischen Entwicklung Optionen für den Übergang in eine praktische Tätigkeit freihalten muß. Ursache hierfür ist, daß wir es bis heute nicht verstanden haben, zwei gleichwertige, in der Anlage und Zielsetzung aber verschiedene Laufbahntypen zu entwickeln: nämlich den Typ des klinischen Wissenschaftlers, Lehrers und hochspezialisierten Arztes einerseits, den eine akademische Endposition die produktive Einseitigkeit als Forscher ermöglicht und andererseits den Typ des in der klinischen Ausbildung und Erfahrung breit angelegten zukünftigen Chefarztes, als dessen Qualifikationsnachweis eine langjährige, in die Habilitation einmündende Forschungstätigkeit nicht mehr verlangt werden sollte. Hierdurch ging oftmals ein in jahrelanger Arbeit aufgehäuftes wertvolles Spezialwissen und nicht selten auch eine erhebliche materielle Investition ungenützt verloren. Oft zitiertes Symbol dieses wissenschaftlichen und ökonomischen Mißstandes ist die im Klinikkeller verstaubende Ultrazentrifuge als Relikt einer durch Überwechseln in die Praxis abgebrochenen Forschungstätigkeit.

Erlauben Sie mir noch auf einige effizienzmindernde Eigentümlichkeiten der Arbeitsmentalität und des Arbeitsstils einzugehen. Die meisten Probleme der klinischen Forschung sind nur noch durch eine Kooperation mehrerer Wissenschaftler zu lösen. Obwohl wir in den letzten Jahrzehnten hierin erhebliche Fortschritte gemacht haben, zeigen doch wieder andere Beispiele, daß es Einzelforschern bei uns schwerfällt, Gruppen zu bilden oder sich in diese einzuordnen. Ein Teil der Ursachen mag — verglichen mit der angelsächsischen Medizin — in einem

Mangel an sozialem know how, d. h. an Kooperationserfahrung liegen. Das kann allerdings kaum für jüngere Kliniker gelten, die gerade in der inneren Medizin ein bis zwei Jahre mit Forschergruppen in den USA zusammen arbeiteten. Über andere tieferliegende Ursachen lassen sich nur Spekulationen anstellen. So könnte man sich fragen, ob in unserem historischen Unterbewußtsein noch immer die Persönlichkeit des genialen Einzelforschers, etwa eines Koch oder Virchow als Leitbild fortlebt, oder ob nach wie vor das böse Apercu des schweizerischen Psychiaters Bleuler vom autistischen Denken in der Medizin Geltung hat, das den Sinn der wissenschaftlichen Betätigung am Vorankommen des Wissenschaftlers mißt.

Im Zusammenhang mit Gedanken über die Motivation kann eine wichtige Feststellung nicht unerwähnt bleiben, die sich aus einer Umfrage bei klinischen Hochschullehrern aller Altersstufen mehrheitlich ergab: Danach ist unsere klinische Forschung von Stagnation bedroht, als eine der Hauptursachen hierfür wird die Abnahme des wissenschaftlichen Engagements angesehen. Hört man nicht auf die emotionellen Obertöne, die angesichts mancher örtlicher Gegebenheiten verständlich sind, so bleibt doch eine Reihe sachlicher begründeter Argumente. Nämlich, ich zitiere: „Blockierung der Aufstiegs- und Endpositionen durch frühzeitige Zuweisung auf Lebenszeit oder durch Hausberufungen, abnehmende Honorierung wissenschaftlicher Arbeit und Qualifikation, Aufstiegsmöglichkeit aufgrund hochschulpolitischen Engagements ohne adäquate akademische Leistungen, Zeit- und Energieverschleiß durch Bürokratisierung administrativer und wissenschaftlicher Entscheidungsprozesse, Abnahme des Sozialprestiges des Forschers und Hochschullehrers". Nicht selten mündete die Stellungnahme sinngemäß oder wörtlich in das Fazit ein: „Die akademische Laufbahn ist nicht mehr attraktiv". Auch wenn diese, gerade von Jüngeren getragene Einstellung noch nicht für alle Universitäten repräsentativ ist, muß man in ihr ein besonders schwerwiegendes Warnungszeichen sehen.

Die Aufstellung dieses Negativkatalogs sollte nicht als ressentimentgetönte Kritik sondern als Ausdruck der Sorge um die klinische Forschung verstanden werden, die vielen von uns am Herzen liegt. Zahlreiche problemgerechte und praktikable Verbesserungsmaßnahmen sind in den letzten Jahren empfohlen worden und z. T. auch realisiert worden. Bund und Länder haben ihre Zuwendungen an die Universitäten erheblich erhöht. Die eingangs erwähnte Prämisse von den erkennbaren Grenzen des Wachstums sollte uns veranlassen, weitere Investitionswünsche in erster Linie an den Möglichkeiten zur Effizienzverbesserung zu orientieren. Im Einklang mit diesen Überlegungen stehen folgende Empfehlungen:

*1. Maßnahmen zur Vermehrung der Zeit, die dem Klinikassistenten für Forschungszwecke zur Verfügung steht*

Hierher gehört von seiten der Universität eine Anpassung des Stellenplanes an einen Bettenschlüssel, der neben den Aufgaben der Lehre und Forschung auch die schnelle Expansion der personalintensiven Spezialfunktionen der Krankenversorgung berücksichtigt. In dieser Hinsicht ist der von dem Wissenschaftsrat 1970 empfohlene Bettenschlüssel bereits überholt. Diese Tatsache zwingt uns aber auch, die Expansionsgrenzen kosten- und personalintensiver Spezialfunktionen in unseren Kliniken zu überdenken, soweit sie nur wenigen Patienten zugute kommen. Von seiten der Förderungsorganisationen wäre die Einführung von carrier development awards oder von Stellvertreterpositionen zu begrüßen, die es ermöglichen, talentierte junge Wissenschaftler zeitweilig von der Klinikroutine für Forschungsarbeiten freizustellen. Jüngste Diskussionen in den Gremien der DFG lassen hoffen, daß dort die Probleme gesehen und Mittel zu ihrer Lösung gefunden werden.

18

## 2. Maßnahmen zur endzieladäquaten Trennung und Organisation der beiden klinischen Laufbahntypen,

der akademischen einerseits und der auf eine Chefarztposition ausgerichteten andererseits. Eine wichtige Erfolgsvoraussetzung der ersten ist es, begabten Nachwuchskräften den nötigen Freiraum zur Entwicklung und Bewährung als Forscher und Hochschullehrer zu geben. Die Assistenzprofessur erfüllt diesen Zweck, für den sie begrüßenswerterweise konzipiert wurde, bisher vielerorts nicht. Als Gründe seien hier nur genannt: Überwiegender Einsatz der Assistenzprofessoren in die Klinikroutine dort, wo ihre Positionen durch ersatzlose Umwandlung von Assistentenstellen geschaffen wurden, ferner Fehlbesetzungen mit Bewerbern, denen die vom Hochschulrahmengesetz ausdrücklich geforderten (§ 45) „hohen Qualifikationen in Forschung und Lehre" fehlte oder die eine Hochschullaufbahn garnicht anstreben. Um die Aufstiegsmöglichkeiten in akademische Endpositionen zu verbessern und gleichzeitig die Existenzbasis zur Berufung oder nach deren Ausbleiben zu sichern, sollten die neugeschaffenen Professorenstellen auf Lebenszeit nach Möglichkeit nur an solche Kandidaten gegeben werden, deren Qualifikation für den Hochschullehrer- und Forscherberuf international üblichen Maßstäben genügt. Akademische Positionen mit vergleichbarer Aufstiegsmöglichkeit für die in der klinischen Forschung dringend benötigten Spezialisten anderer Disziplinen wurden bereits in einzelnen Bundesländern geschaffen, in der Mehrzahl fehlen sie noch. Dies gilt auch besonders für das in Deutschland vernachlässigte Gebiet der Epidemiologie. Als Aufstiegsposition des zweiten, praktisch orientierten Laufbahntyps sollte die Stellung des klinischen Oberarztes in einer allgemeinen Bettenabteilung von ausreichender Größe erhalten bleiben. Sie gibt dem durch seine hohe klinische Qualifikation legitimierten Inhaber bis zur Bewerbung um eine leitende Krankenhausposition Gelegenheit, breit angelegte internistische und organisatorisch-administrative Erfahrungen zu sammeln. Die praktische Verwirklichung dieser Maßnahmen ist im Rahmen solcher Modelle zur Umstrukturierung der Kliniken möglich, die sowohl eine angemessene Entwicklung der Spezialfunktionen als auch deren fachliche Integration in das Gesamtgebiet der inneren Medizin zum Ziele haben. Derartige Modelle wurden in den Empfehlungen des Wissenschaftsrates und durch die Deutsche Gesellschaft für innere Medizin angeboten.

## 3. Verstärkte Förderung der Schwerpunktforschung unter besonderer Berücksichtigung interdisziplinärer Programme

Als Stimulus für eine Verbundforschung bietet sich neben der Ausschreibung von Schwerpunkts- und Rahmenprogrammen durch die Förderungsorganisationen auch eine Zuteilungsmodalität von Forschungsmitteln an, welche die Individualforschung von Kliniken und Instituten nur dann berücksichtigt, wenn diese sich zusätzlich an einem Verbundprojekt beteiligen. Eine Erhöhung der oft ungenügenden Leistungen der Länder bei der klinischen Grundausstattung größerer, von den Förderungsorganisationen getragener Forschungsprojekte, sei als weiterer Wunsch erwähnt.

Meine Damen und Herren! Ob und wieweit es in Zukunft sachlichen Bemühungen gelingen wird, Qualität und Effizienz unserer klinischen Forschung in Fortsetzung der nach dem Kriege begonnenen Entwicklung weiter zu verbessern, wird maßgeblich von zwei bisher nicht genannten Voraussetzungen abhängen: nämlich *einmal* davon, welchen Freiraum die staatliche Bildungspolitik der Forschung an den Kliniken belassen wird und *zweitens* davon, ob es gelingt, die Konflikte innerhalb der Universität ohne weiteren Effizienzverlust zu lösen und in eine neue Phase akademischer Produktivität einzutreten. Voraussetzung für diese Produktivitätssteigerung ist allerdings auch die Wiedergewinnung akademischer Rahmenvoraussetzungen, die die Forscherlaufbahn und die wissenschaftliche Betätigung um ihrer selbst willen des persönlichen Einsatzes wert erscheinen lassen. Die Diskussion des Hochschulrahmengesetzes im Bundesrat erweckt in dieser Hinsicht einige Hoffnungen.

Meine Damen und Herren! Wenn wir auch in manchem umdenken und die materiellen Grenzen unserer Wunschträume respektieren lernen müssen, so wird ebenso wie jetzt auch in Zukunft gelten: Der menschliche Geist hat keine andere Wahl, als den nicht erst mit Galilei begonnenen Weg fortzusetzen, denn ohne eine unvermindert leistungsfähige Forschung wird die Menschheit ihre Probleme sicher *nicht* lösen können.

20

VERHANDLUNGEN DER

# DEUTSCHEN GESELLSCHAFT FÜR INNERE MEDIZIN

HERAUSGEGEBEN
VON DEM STÄNDIGEN SCHRIFTFÜHRER
## PROFESSOR DR. B. SCHLEGEL
WIESBADEN

EINUNDACHTZIGSTER KONGRESS
GEHALTEN ZU WIESBADEN VOM 6.—10. APRIL 1975

MIT 934 ABBILDUNGEN UND 351 TABELLEN

Enthält u. a. Referate zu folgenden Hauptthemen:

Rhythmusstörungen des Herzens, Kardiologie; Interstitielle Lungenerkrankungen; Normbereiche und Befundmuster in der klinischen Chemie; Labormedizin; Der infektgefährdete Patient

Symposien: Schocklunge; Biomembran und ihre Defekte als pathogenetisches Prinzip; Arterioskleroseprobleme; Paraproteinosen (Gammopathien)

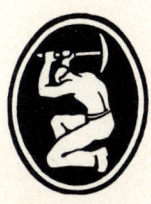

## J. F. BERGMANN VERLAG MÜNCHEN 1975

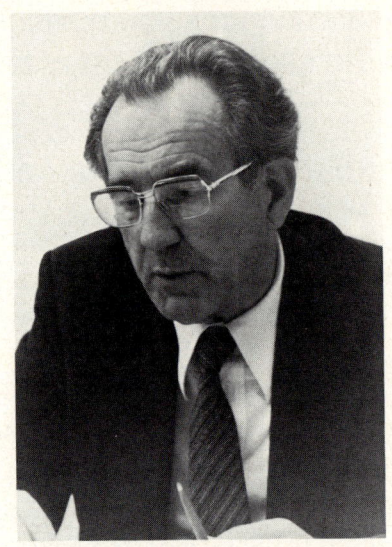

P. Schölmerich, Mainz
Vorsitz 1975

# Eröffnungsansprache des Vorsitzenden

Schölmerich, P. (II. Med. Univ.- u. Poliklinik, Mainz)

Meine sehr verehrten Damen und Herren!

Es ist eine lange Tradition unserer Gesellschaft, anläßlich der Eröffnung des Kongresses mit einigen Strichen die Landschaft der Inneren Medizin, ihre Probleme, ihre Stellung in der Gesellschaft, in Forschung und Lehre zu charakterisieren. Herr Professor Staudinger, dem ich für seinen Vortrag auf das herzlichste danke, hat Bedeutung, aber auch Grenzen der naturwissenschaftlich orientierten Medizin dargelegt. Seine Analyse kommt zu dem Schluß, daß die Medizin in ihrem praktisch-ärztlichen Teil durch Leitbilder des Handelns bestimmt wird, deren Grundlage Erfahrung, Verstehen, Zuwendung darstellen. Diese wiederum finden ihre Fundierung in dem Gesamtbereich der Medizinischen Wissenschaft, zu dem Naturwissenschaft, Psychologie und Sozialwissenschaften gehören. Ich möchte versuchen, der Frage nachzugehen, in welchem Umfang die gegenwärtige Innere Medizin diesem Bild entsprechen kann, wobei das Selbstverständnis des internistisch tätigen Arztes, die Projektion unseres Faches nach außen, Forschungsprioritäten, Ausbildungsprobleme und Strukturfragen zur Diskussion stehen. Es ist nicht zu übersehen, daß in den letzten Jahren die Darstellung der Inneren Medizin in der Öffentlichkeit kein einheitliches Bild ergab. Von manchen Seiten wurde der Vorwurf erhoben, die Innere Medizin, ja die Medizin überhaupt verkenne, geblendet durch die spektakulären Erfolge der naturwissenschaftlich-technischen Methoden die Bedeutung des Subjektes, des Menschen in der Welt der Krankheiten. Sie werde damit ihrem humanen Auftrag nicht genügend gerecht. Der Vorwurf richtet sich auch gegen das Ausbildungssystem in der Medizin, das nur in naturwissenschaftlichen Kategorien lebe und den anthropologischen Aspekt vernachlässige. Die Kritiker beziehen sich dabei gelegentlich auf den eben von Professor Staudinger zitierten Ausspruch Naunyns, der Medizin mit Naturwissenschaft identifizierte. Diese 75 Jahre alte These ist aus dem Fortschrittserlebnis der damals jungen, erstmals erfolgreich mit wissenschaftlichen Methoden arbeitenden Medizin zu verstehen, die sich gegen die Nachwehen spiritualistisch-romantischer Medizintheorie durchgesetzt hatte. Die These bezieht sich zudem auf die wissenschaftliche Methodik, nicht auf das ärztliche Handeln. Viktor von Weizsäcker hat 50 Jahre später die Gegenthese formuliert: „Die medizinische Zukunft wird eine psychosomatische sein — oder sie wird nicht sein." Auch dieses Wort verleugnet den emanzipatorischen Akzent nicht, diesmal unter dem Aspekt der für notwendig gehaltenen Befreiung der Medizin aus vermeintlich rein naturwissenschaftlicher Bindung. Wir haben uns zu fragen, ob diese Polarisation heute noch wirklich besteht, ob unterschiedliche pathogenetische Ansätze, ob differente Konsequenzen für die Therapie als in sich geschlossene Systeme vorhanden sind, oder ob beide Thesen für die Gegenwart Abstraktionen darstellen. Lassen Sie mich zu diesem Problem einige Bemerkungen machen, wobei aus Gründen der Übersichtlichkeit naturwissenschaftliche Probleme, psychosomatische Aspekte und sozialwissenschaftliche Ansätze getrennt, wenn auch nur aphoristisch beleuchtet werden.

### Naturwissenschaftliche Perspektiven in der Medizin

Die Bedeutung der Naturwissenschaften bedarf keiner besonderen Betonung. Ein Blick in die acht Hauptverhandlungsgegenstände des Kongreßprogramms läßt erkennen, wie bedeutsam die Fortschritte sind, die in wenigen Jahren die medizinische Szene verwandeln können. Die Analyse des kranken Sinusknotens und die Erfassung von His-Bündel-Potentialen lassen uns Rhythmusstörungen des

Herzens heute sehr viel besser verstehen als je zuvor und haben bedeutende therapeutische Konsequenzen hervorgerufen. Immunologische Fortschritte vermögen einen Teil der bisher schwer einzuordnenden interstitiellen Lungenerkrankungen zu erklären und einer, wenn auch nur symptomatischen, Therapie zugänglich zu machen. Neue Labormethoden und bestimmte Konstellationen von Laborbefunden lassen genauere prognostische Aussagen und sogar neue nosologische Differenzierungen, z. B. bei Leberkrankheiten, zu. Die Schocklunge ist als ernste Barriere in der Therapie des Schocks jenseits von Herz-, Kreislauf- und Nierenversagen erkannt. Die Arteriosklerose hat sich als, unter bestimmten Bedingungen, rückbildungsfähig nachweisen lassen. Wirksamere Methoden der Infektbekämpfung machen aggressive therapeutische Verfahren, z. B. bei Transplantationen und Tumortherapie, möglich. Die Erforschung von Morphologie und Funktion der Biomembran eröffnet ein weites Feld klinischer und vor allem therapeutischer Anwendung. Professor Staudinger hat soeben am Einzelbeispiel des Diabetes Möglichkeiten einer zukünftigen Entwicklung erörtert. In ähnlicher Weise läßt sich für jeden Organbereich oder für jedes übergreifende System des Organismus eine futurologisch orientierte Perspektive entwerfen. Dabei sind aber Unsicherheit und eine gewisse Skepsis nicht zu verdrängen, wohin die Entwicklung insgesamt führen mag, eine Frage, die für die Gesamtsituation der technisierten Welt zur Zeit gestellt ist. Die Antworten sind im Augenblick vom Club of Rome über Theo Loebsack bis Iwan Illich überwiegend von Pessimismus bestimmt. Wir haben aber keinen Grund zu zweifeln, daß die Anwendung und Weiterentwicklung naturwissenschaftlicher Methoden auch für eine absehbare Zukunft größte Bedeutung für das Grundanliegen der Medizin haben wird, vor Krankheit zu schützen und zu heilen. Ethische Normen, vielleicht auch neue Wertsetzungen werden die Grenzen der technisch-medizinischen Manipulierbarkeit festlegen müssen.

### Psychosomatische Aspekte

Das Verhältnis der Inneren Medizin zur psychosomatischen Lehre war in Deutschland lange Zeit nicht frei von Spannungen. Eine Ursache für diese sicher vielfach motivierte Sprödigkeit lag wohl in der gestörten Beziehung zwischen akademischer Medizin und Psychoanalyse als einer Wurzel der Psychosomatik, der in den ersten drei Jahrzehnten dieses Jahrhunderts der Eingang in die Lehrinstitutionen der Medizin verwehrt wurde. Die Psychoanalyse trat mit dem Anspruch völlig neuer Wertungen krankhafter Phänomene auf die Szene und begegnete einer in ihrer Grundhaltung auf Bewahren eingestellten Medizin. Zudem entzogen sich die Methoden der Erforschung krankhaften Verhaltens, nämlich Hermeneutik, Symboldeutung, Traumanalyse, freie Assoziationen als individualpsychologische Verfahren den experimentell reproduzierbaren Nachweismethoden kausal-analytischer Verfahren. Einer großen Resonanz im öffentlichen, vor allem im künstlerischen Leben, stand eine bemerkenswerte Reserviertheit der Medizin gegenüber.

Diese Haltung wurde durch teilweise abstruse Theorien verstärkt, die aus dem Kreis der Schüler Freuds vertreten wurden. Hierzu gehört Groddecks Symbollehre, die vordergründige Assoziationen zur Grundlage einer Pathogenese machte. Intuitive Erfassung ersetzte, wie von Uexküll kritisch bemerkt hat, den wissenschaftlichen Beweis.

Gegen diese Ausuferungen richtete sich Oswald Bumkes anzügliche Bemerkung auf dem Kongreß der Deutschen Gesellschaft für Naturforscher und Ärzte 1930; ich zitiere: „Was ich an der Psychoanalyse bekämpfe, ist die Methode, ist ihre Gepflogenheit, Dinge zu behaupten, die niemand widerlegen kann, nicht weil sie wahr sind, sondern weil niemals ein Beweis auch nur versucht worden ist, ist ihr Anspruch, fernliegende und unwahrscheinliche Erklärungen als Tatsachen hinstellen zu dürfen, und ist ihre Verachtung selbst der einfachsten Regeln der Logik. Bitte widerlegen Sie mich, wenn ich behaupten wollte, die Elektronen, die um einen Atomkern kreisen, flüsterten ihm inzwischen zotige Bemerkungen zu."

Die politische Situation 1933 beendete die Diskussion in Deutschland.

Inzwischen hatte sich aber eine andere Entwicklungslinie gebildet, die einen wesentlichen Anteil am heutigen Bild der Psychosomatik gewinnen sollte. Sie ist an die Namen Krehl, Kraus, v. Bergmann, Siebeck, v. Weizsäcker geknüpft, deren Schüler heute unter uns sind. Dieser theoretische Ansatz ging von den körperlichen Begleiterscheinungen seelischer Prozesse aus und führte schließlich zur Frage des Selbsterlebnisses des Kranken in seiner Krankheit. Die Frage nach dem Sinn der Krankheit, nach der Bedeutung in der Biographie des Kranken war damit gestellt. Diese zweite Basis der Psychosomatik ist ohne Zweifel ein legitimes Kind der Inneren Medizin. Auf dieser Stufe der Entwicklung wird die Beziehung zur Psychoanalyse mit dem Versuch der Sinngebung von Krankheit deutlich. Der bedeutende Internistenkongreß 1949 unter Oehme, der erste nach dem letzten Krieg, spiegelt diesen Prozeß wider. Paul Martini hat damals nach den großen Referaten von v. Weizsäcker, Mitscherlich, Oehme, Zutt, Rossier und Jores darauf hingewiesen, daß sich die Psychosomatik aus der Phase der Botanisierarbeit, also der reinen Kasuistik befreien und zu statistischen Sicherungen ihrer pathogenetischen Ansätze und therapeutischen Methoden kommen müsse. Diesem Anspruch hat 18 Jahre später der Kongreß 1967 unter Jores mit mehreren Referaten über psychosomatische Modelle, auch im Tierversuch, zu entsprechen versucht.

Wenn man die Situation heute übersieht, so hat die Psychosomatik, was der Psychoanalyse lange verwehrt war, akademischen Rang. Es gibt nur wenige Universitäten, an denen sie nicht als Lehrstuhl oder Abteilung, oder zumindest als Arbeitsgruppe vertreten ist. Sie ist als Unterrichtsfach etabliert. Viel wichtiger ist aber, daß im Zuge der ständigen Auseinandersetzungen und trotz aller Einseitigkeit und Übersteigerungen sich zahlreiche Ergebnisse der psychosomatischen Forschung in die Therapie der Medizin und vor allem in ärztliches Handeln haben einfügen lassen, mehr als manche Psychosomatiker wahrhaben wollen. Wenn diese Integration nicht mehr geleistet hätte, als die Anamnese zum ärztlichen Gespräch zu erweitern, so wäre der Beitrag schon bedeutend genug. Die Ärzte haben aber gelernt, den Kranken in seinen biographischen Bezügen, in seinem sozialen Hintergrund im weitesten Sinn zu erfassen, und jeder weiß heute, daß es auch Krankheiten gibt aus Dissonanzen zwischen Sein und Sollen, zwischen Ich und Es, zwischen Individuum und Gesellschaft. Niemand übersieht auch, daß Krankheit, gleich welchen Ursprungs, Folgewirkungen im sozialen Kontakt haben kann.

Was in Klinik und Praxis fehlt, ist die Entwicklung einfacher Methoden der Analyse und therapeutischen Umsetzung. Der Internist sollte Verfahren zur Verfügung haben, die für die Mehrzahl der leichteren oder mittelschweren Formen gestörter Befindlichkeit anwendbar sind. Konfliktzentriertes Gespräch, psychotherapeutische Führung, psychotherapeutische Kurztherapien, analytische Standardverfahren, Gruppenpsychotherapie, suggestive Verfahren, Hypnose, autogenes Training sind ein weiterer Bereich möglicher therapeutischer Anwendungen, deren Einzelindikation und Durchführung zum überwiegenden Teil nur in der Hand des Psychotherapeuten selbst möglich ist. Es sollten aber Verfahren entwickelt werden, die ein abgestuftes System therapeutischer Intensität in Anpassung an den Schweregrad einer gestörten Befindlichkeit möglich machen. Hier läge die Aufgabe des Internisten, der aus dem Spezialgebiet der psychosomatischen Medizin allgemein-verwendbare Verfahren übernehmen müßte, so wie er auch aus anderen Spezialgebieten allgemeine diagnostische und therapeutische

21

Verfahren anwendet und hochspezialisierte Methoden, etwa in der Kardiologie oder Gastroenterologie, der Spezialdisziplin überläßt.

## Psychosoziale Ansätze

Die biographischen Gesichtspunkte der Psychosomatik sind schon früh auch auf den sozialen Hintergrund des Patienten bezogen worden. Im Zusammenhang mit gesellschaftskritischen Tendenzen, dem Ruf nach Emanzipation, der Befreiung von Zwängen der modernen Gesellschaft sind im letzten Jahrzehnt psychosoziale Faktoren als Krankheitsursache aber stark in den Vordergrund der Diskussion getreten, teilweise beschwingt vom missionarischen Pathos und stark von eschatologischen Erwartungen beflügelt. Hartmann hat in seiner bemerkenswerten Darstellung der ärztlichen Anthropologie diese Grenzüberschreitung charakterisiert. Ich zitiere: ,,Aus der Einsicht, daß es soziale Krankheit und soziale Gesundung (Begriffe von Viktor von Weizsäcker) gibt, wird verallgemeinernd gefolgert, daß alles Krankwerden gesellschaftlicher Prozeß ist und alles Gesundwerden ebenso." Nach einer historischen Betrachtung kommt er zum Schluß, daß ,,Gesellschaft" neuerdings die Stelle des antiken Fatum eingenommen habe.

Nun wird niemand bezweifeln, daß es eine psychosoziale Ursache von Krankheiten gibt. Umstritten aber ist ihr Stellenwert. Problematisch ist häufig auch die anzuwendende Therapie. Die Schwierigkeiten sind hier noch viel größer als in der biographisch analysierenden Psychosomatik. Die Ursache dafür liegt in der vielfachen Konditionierung menschlichen Verhaltens und Fehlverhaltens. Der Mensch ist nicht eindimensional, und er läßt sich nicht in das Verhaltensmuster einer Graugans fügen. Portmann hat davon gesprochen, daß wir nurmehr über Instinktfragmente verfügen, woraus sich Dissonanzen zwischen Ich und Umwelt, zwischen Sein und Sollen erklären.

Wenn man die Situation kritisch betrachtet, so findet sich meines Erachtens die Lehre von der psychosozialen Krankheitsentstehung weitgehend in der Phase der Faktensammlung. Eine große Schwierigkeit liegt in der Definition der Einzelkomponenten dessen, was man summarisch als psychosozialen Streß bezeichnet. Eine solche Erfassung ist aber Voraussetzung für die Anwendung epidemiologischer und statistischer Verfahren, um nach Möglichkeit spezifische Korrelationen zwischen den Komponenten des psychosozialen Streß und bestimmten Krankheiten zu gewinnen. Erst danach lassen sich therapeutische Konsequenzen diskutieren. Hierbei wird man pathogenetisch wirksame Schlüsselphänomene suchen müssen, deren Eliminierung die Krankheit mildern oder beseitigen kann.

Zwar ist vielfach auch bei therapeutischen Eingriffen auf der Ebene naturwissenschaftlich-kausalen Denkens die Konditionierung auf molekularer Ebene vielfältig. Nehmen wir das Beispiel der Herzinsuffizienz, so läßt sich ein sehr kompliziertes System morphologischer und funktioneller Störungen definieren, die die Herzinsuffizienz bestimmen. In der Therapie haben Glykoside aber die Eigenschaft, einen Schlüsselprozeß in diesem komplizierten Ablauf zu beeinflussen, der den weiteren Verlauf determiniert, so daß ein positiv inotroper Effekt resultiert. Auch die Hypertonie läßt sich als Beispiel anführen, um zu verdeutlichen, wie schwierig die therapeutische Umsetzung bei sicher psychosozial mit bewirkten Krankheiten ist. Der Versuch, die einzelnen Komponenten zu bestimmen, ist trotz jahrelanger Bemühungen noch nicht abgeschlossen, also auch eine wirksame Therapie auf dieser Ebene nicht möglich, wenn man nicht an die allgemeinen Empfehlungen denkt, sich dem Streß zu entziehen. Eine solche Empfehlung hat aber häufig platonischen Charakter, da ihre Befolgung neue Störphänomene in der Anpassung an die soziale Umwelt auslösen kann.

22

Die Umsetzung von Erkenntnissen über psychosoziale Krankheitsentstehung in therapeutischen Verfahren ist nicht überall so problematisch wie bei der Hypertonie. Die Sozialpädiatrie und ebenso die Sozialpsychiatrie haben bedeutende Beiträge zu diesem Bereich geleistet. Ich bin fest überzeugt, daß es sehr bald auch in der Inneren Medizin eine Sozialgeriatrie geben wird. In der Altersphase vereinfacht sich das sonst so komplizierte Beziehungssystem des Menschen. Krankheitssymptome als Ausdruck von Vereinsamung, Entfremdung, Rollenverlust werden daher besser definierbar. Hauss und Oberwittler haben in ihrem jüngst erschienenen Buch über Geriatrie bezeichnenderweise die ersten vier Kapitel der Soziologie des Alterns, psychologischen Problemen, der Wohnungsfrage und sozialgesetzgeberischen Hinweisen gewidmet.

Man könnte vielfache Einzelbedingungen aufführen, bei denen sozialmedizinische Gesichtspunkte auch heute schon therapeutisch umsetzbar sind. Noch viel größer sind aber die Fragen, die in Zukunft gelöst werden müssen.

### Morbidität und Leistungsanspruch

In der Kritik an der naturwissenschaftlich orientierten Medizin spielt die Tatsache eine große Rolle, daß trotz der bedeutenden Fortschritte auf fast allen Gebieten der Medizin die Zahl der Leidenden immer größer geworden ist. Statistisch gesehen und gemessen an ärztlicher Inanspruchnahme ist diese Aussage gewiß richtig. Die Schwierigkeit liegt in der Definition von Gesund und Krank. Wenn man die Gesundheit nach der Definition der WHO als einen Zustand körperlichen, geistigen und sozialen Wohlbefindens ansieht, so ist die Grenze unscharf zu den Bereichen, in denen Störungen der Befindlichkeit nichts anderes sind, als subjektiv empfundene Auslenkungen oder Übersteigerungen in der Reizbeantwortung innerhalb des physiologischen Regelsystems, etwa bei besonderer emotionaler oder körperlicher Belastung. Zum Teil ist Krankheitsgefühl auch nur Ausdruck sozialen Unbehagens. Dieses läßt sich aber nicht unabhängig von den Faktoren des Anspruchs an die Gesellschaft einerseits und der Bereitschaft zur Leistung für die Gesellschaft andererseits und damit auch nicht unabhängig von der Fähigkeit zu sozialer Anpassung und Einordnung definieren. Diese Einschränkung macht klar, daß die Definition der WHO eine utopische Definition ist.

Hier muß die Frage nach den Beziehungen zwischen sozialer Fürsorge und eigener Leistungsbereitschaft gestellt werden. Dieses Problem ist lange verdrängt worden in einer Phase, in der expansives Wachstum des Bruttosozialproduktes eine sogar überproportionale Vermehrung von Sozialleistungen möglich gemacht hat. Die Frage des Umfangs dieser Leistungen stellt sich aber heute unabweisbar. Hans Schaefer hat kürzlich, übrigens an dieser Stelle, in einem Vortrag über Forschungsprobleme in der Medizin gesagt, ich zitiere wörtlich: „Wenn einmal die Mehrheit der Menschen nur noch vom sozialen Schutz lebt, wenn Goethes und Nietzsches Wort, daß eines Tages jeder jedes anderen Krankenwärter sein könnte, Wirklichkeit wird, dann geht diese Gesellschaft schutzlos unter, ungeachtet der dann nur noch papierenen Gesetze der sozialen Sicherung. Es gibt nirgends einen Topf, aus dem die Ansprüche einer leistungsunwilligen Gesellschaft auch nur für kurze Zeit gespeist werden können." Soweit das Zitat. Das Problem der Anspruchshaltung des Bürgers und andererseits seines unmittelbaren eigenen Beitrags zur Erhaltung der Gesundheit, seiner Eigeninitiative, wird in der Öffentlichkeit bei aller Kritik an Wirksamkeit und Stellung der Medizin und ihrer Vertreter merkwürdig wenig diskutiert. Ebenso spielt die Tatsache, daß Selbstschädigung durch bestimmte Faktoren wie Übergewicht, Zigarettenkonsum, Alkoholabusus allein wahrscheinlich 20 bis 30 % aller somatischen Krankheiten ausmachen, eine bemerkenswert geringe Rolle. Hier liegt aber eines der Schlüsselprobleme der gegenwärtigen Situation.

23

Bei der großen Empfindlichkeit, die im Hinblick auf den Umfang der sozialen Sicherung allenthalben herrscht, muß betont werden, daß hierbei nicht an den Abbau des Schutzes der Bedürftigen gedacht werden darf. Es sollen also nicht die großen Errungenschaften der deutschen Sozialgesetzgebung in Frage gestellt werden. Man muß auch bedenken, daß das Verständnis für undifferenzierte Appelle an das Gesundheitsbewußtsein der Bevölkerung sehr abhängig ist von sozialer Schichtung der Angesprochenen und einem gewissen Ausmaß an Präventivbewußtsein. Es besteht aber kein Zweifel daran, daß auch in den Schichten, in denen Einsicht und Überblick erwartet werden können, die Leistungsbereitschaft geringer und die Anspruchshaltung komplementär ausgeprägter worden sind. Die Ansprüche steigen dabei verständlicherweise mit größeren Pflichtbeiträgen, die der einzelne für die soziale Sicherung zu leisten gezwungen ist.

Zur Zeit werden zahlreiche Rezepte der Kostensenkung im Gesundheitswesen diskutiert. Rationalisierung im Krankenhauswesen, Abstufung der Pflegeintensität, von Intensivpflege auf der einen Seite, bis zu Selfcare-System auf der anderen Seite, prä- und poststationäre Behandlung, Belegarztverfahren, Selbstbeteiligung der Patienten sind einige Schlagworte, die hier im Für und Wider nicht erörtert werden können. Die Gesellschaft vermag aber dem Problem nicht länger auszuweichen.

### Prävention als Methode der Kostensenkung

Wenn man die Morbiditätsstatistiken und die hauptsächlichen Ursachen für Frühberentung studiert, so ist leicht erkennbar, daß ein Großteil der Erkrankungen durch Prävention vermieden oder durch Frühbehandlung in den Auswirkungen begrenzt werden könnte. Denken wir nur an die rechtzeitige Erfassung und, wo nötig, Frühbehandlung der sechs Millionen Hypertoniker in der Bundesrepublik, an diätetische Verfahren zur Reduktion des Übergewichtes, an die Früherkennung des Krebses, die Erfassung nicht bekannter Diabetiker, an die durch Labortests mögliche Früherfassung von Leberkrankheiten, an die prophylaktischen und therapeutischen Möglichkeiten der Langzeitbehandlung der Pyelonephritis und so weiter und so weiter. Hier hat die Medizin der Praxis ein großes Aufgabenfeld, das systematisiert und rationalisiert einen wesentlichen Beitrag zur Kostensenkung auf längere Sicht zu leisten im Stande ist.

Ich halte es deshalb für falsch, die Vorsorgeprogramme einzuschränken oder nicht zu erweitern, wie von mancher Seite jetzt vorgeschlagen wird, und sich auf die kurative Medizin zu beschränken, zumal die für Vorsorge notwendigen Aufwendungen in keinem Verhältnis zu denen der kurativen Medizin stehen. Sie machen zur Zeit 4,5% der Ausgaben der gesetzlichen Krankenversicherung aus. Der Arzt ist dabei ohne Zweifel auch als Erzieher in Pflicht genommen. Alle Versuche, seine Expertenfunktion durch das Infragestellen seiner Rolle der Partnerschaft mit dem Patienten einzuschränken, werden diese Wirksamkeit eher mindern. Dies muß kritisch zu mancher Forderung und Erwartung aus dem Bereich der medizinischen Soziologie der Gegenwart gesagt werden. Um so wacher müßten allerdings Reflektion und Selbstkritik des Arztes vor sich selber sein.

### Aufgaben ärztlicher Versorgung

Wenn wir die Aufgaben des Internisten, die häufig mit denen des Allgemeinarztes identisch sind, zu bestimmen versuchen, so ist kein Zweifel, daß sein Aufgabengebiet sich in den letzten Jahrzehnten erweitert hat. Parson hat die Rollen des Arztes definiert. Ihm kommt die medizinische Rolle des Heilers zu, die soziale Rolle des Wächters der Gesundheit und die psychologische Rolle des Beraters.

Nach wie vor sind Diagnostik und Therapie von Organ- oder organischen Systemkrankheiten in der Klinik die Hauptaufgabe. Sie werden es auch in der

24

Praxis bleiben. Soweit sie als Akuterkrankungen auftreten, läßt eine rasche und wirksame Therapie Probleme psychosozialer Folgewirkungen, die heute als Rollenverlust, Entfremdung, Deprivation soviel diskutiert werden, kaum zu. Langdauernde oder gar chronische Krankheiten bedürfen aber in höherem Maße der Berücksichtigung somatischer und psychischer Einflußfaktoren, rehabilitativer Maßnahmen, der Sorge für eine berufliche Einordnung auf einer Ebene, die der verbleibende Funktionsrest zuläßt. Funktionelle Syndrome machen das konfliktzentrierte ärztliche Gespräch, übende oder psychotherapeutische Kurzverfahren notwendig.

Dazu kommt die bedeutende Rolle des Arztes in der Wahrnehmung präventiver Aufgaben, die ihn auch als Erzieher in Pflicht nimmt. Das Wort vom mündigen Patienten muß auch bedeuten, daß der Patient sich als aktiver Partner im Prozeß der Genesung begreift.

Andererseits darf man vom Arzt der Gegenwart eine besondere Sensibilität gegenüber psychischen und sozialen Problemen erwarten.

Wahrscheinlich wird aber der einzelne Arzt bald überfordert sein, all diesen Ansprüchen gerecht zu werden. Hier bieten sich arbeitsteilige Verfahren, Konsiliarfunktion, Gemeinschaftspraxis, aber auch die Einbeziehung sozialer Hilfsfunktionen an, die in der Klinik schon lange in Anspruch genommen werden. Es wird notwendig sein, solche Formen der Kooperation auch für die Praxis zu entwickeln. Diese Hilfen sollten aber die Grundsituation nicht verdecken, daß ein in Not Befindlicher Hilfe von einem Ratgeber erwartet. Die Infragestellung der eigenen Rolle als Arzt im Verhältnis zum Patienten wird nur in sehr seltenen Ausnahmefällen die therapeutische Aufgabe erleichern können. Krankheit ist auch Einengung der Freiheit, Heilung also ein Beitrag zur Emanzipation, die Schleiermacher mit Selbstentfaltung, Selbstverwirklichung und Selbstvollendung identifiziert.

### Prioritäten der Forschung

Ich möchte mich auf einige wenige Bemerkungen zu dieser Problematik beschränken, die sich aus unseren bisherigen Überlegungen ergeben. In der Regel wird die Priorität unter dem Gesichtspunkt der gesellschaftlichen Relevanz der Forschung festgelegt und neuerdings im Bereich des Gesundheitswesens nicht selten mit gesellschaftlicher Bedingtheit von Krankheiten identifiziert. Damit erhält die Erforschung der Soziogenese eine höhere Priorität als etwa ein Problem der naturwissenschaftlichen Grundlagenforschung. Der Kurzschluß in dieser Wertung ist offensichtlich. Niemand vermag vorauszusagen, welche Ergebnisse der Forschung aus dem Bereich der Soziogenese von Krankheiten oder aus dem Sektor physikalischer, biochemischer oder morphologischer Analyse gesellschaftlich relevant sein werden. Wenn es gelänge, eine Immunprophylaxe oder -therapie des Krebses oder ein Virostatikum zu entwickeln, das die Hepatitis beseitigt, so hätte eine solche Entwicklung ungeheuerliche Bedeutung für das größtmögliche Glück einer größtmöglichen Zahl von Menschen, womit im allgemeinen gesellschaftliche Relevanz im Gesundheitswesen definiert ist. Wenn es möglich wäre, die Negativwirkungen unserer technisierten Umwelt auf die Menschheit zu mildern, so wäre dies von epochaler Bedeutung für die Beseitigung von Leidensdruck. In beiden Bereichen ist Forschung notwendig und unerläßlich, wobei die Methoden nicht einmal prinzipiell sehr unterschiedlich sein müssen. Hans Schaefer hat kürzlich darauf hingewiesen, daß auch der psychosoziale Streß sich in seiner Umsetzung in Störungen der Befindlichkeit physiologischer Mechanismen bedient, die unter dem Ansatz einer Soziophysiologie definiert und weiter erforscht werden können. Hierhin gehören z. B. Katecholaminfreisetzung, hormonale Reaktionen, Störungen der sekretorischen Funktionen, um nur einige wenige zu nennen. Die Entscheidungen fallen notwendigerweise daher mehr unter pragmatischen Gesichtspunkten. Ein Kriterium ist der Nachholbedarf bei Rückstand der Forschung im Vergleich zu dem Niveau in anderen entwickelten Ländern. Dieser Gesichtspunkt gilt in Deutschland in einem gewissen Umfang für die Krebsforschung, wie kürzlich die Deutsche Gesellschaft für Krebsforschung in einem Memorandum ausführlich belegt hat. Dabei ist zu bemerken, daß die Investitionen für diesen Sektor sich in den Vereinigten Staaten und der Bundesrepublik wie etwa 100:1 verhalten. Auch für die Sozialmedizin einschließlich ihrer wichtigsten methodischen Grundlagen der Epidemiologie kann man unter diesem Aspekt eine höhere Priorität begründen. Andere Schwerpunkte ergeben sich, wenn man an die Probleme der unterentwickelten Länder denkt, für die Geburtenkontrolle, Bekämpfung von Infektionskrankheiten und Elementarprobleme der Ernährung höhere Prioritäten besitzen. Unter dem Aspekt der gegenwärtigen Situation in der Bundesrepublik haben sicherlich Geriatrie, besonders Sozialprobleme des Alterns, Prävention von Herz- und Gefäßkrankheiten und damit Arterioskleroseforschung sowie Genetik besondere Bedeutung. Hierher gehören auch Früherkennung von Stoffwechselabweichungen und Frühbehandlung des entzündlichen Rheumatismus. Ebenso stellt die klinische Pharmakologie ein bedeutendes Gebiet zukünftiger Forschung dar, um so mehr als die Anforderungen an die Arzneimittelsicherheit deutlich gestiegen sind.

So vordergründige Probleme sollten aber nicht vergessen lassen, daß sich aus scheinbar noch so praxisfernen Ansätzen naturwissenschaftlicher Forschung therapeutische oder prophylaktische Konsequenzen ergeben, die, wie Antibiotika oder Antidiabetika, ganze Bereiche der Therapie sehr schnell zu revolutionieren vermögen.

### Ausbildungsprobleme

Neue Akzente im Selbstverständnis der Medizin, induziert durch Wandlungen des Krankheitspanoramas in einer sich ständig immer rascher wandelnden technisierten Welt machen Anpassungen des Ausbildungssystems und der Struktur der Fächer notwendig. Die Aufnahme zahlreicher neuer Fächer trägt zu einem Teil diesen verwandelten Bedingungen Rechnung. Hierher gehören medizinische Psychologie, medizinische Soziologie und Biomathematik in der Vorklinik sowie Sozialmedizin, Arbeitsmedizin, Humangenetik und Psychotherapie im klinischen Studium, um nur einige zu nennen. Die Hochschulen sind damit vor zahlreiche Probleme gestellt, die bisher nur zum Teil gelöst werden konnten. An vielen Stellen fehlen adäquate Ausbildungsmöglichkeiten für diese Fächer, d. h. Institute, Lehrstühle oder geordnete Unterrichtsvermittlungen überhaupt. Zum Teil ist deren Inhalt auch noch nicht genügend fixiert, es fehlen verbindliche Konzepte. Sozialmedizin ist in München etwas anderes als in Berlin, und die medizinische Soziologie wird in Frankfurt sicher unter anderen Gesichtspunkten gelehrt als in Kiel.

Die bisherigen Erfahrungen in den Unterrichtsveranstaltungen lassen in diesem Zusammenhang eine Gefahr deutlich erkennen, die die größeren Fächer, die Innere Medizin besonders, berührt: die veränderte Gewichtung der Ausbildungsfächer durch den Zwang, in allen Disziplinen scheinpflichtige Kurse zu absolvieren. Eine solche Regelung führt notwendigerweise zu einer Reduktion der Inanspruchnahme von Lehrvermittlung in den klinischen Grundlagenfächern zugunsten der Spezialfächer. Zudem enthält die Approbationsordnung in der zeitlichen Einordnung der Unterrichtsvermittlung Fehler, die in einer Novellierung korrigiert werden müssen. Am meisten wird von uns eine Einführung in die Symptomatologie vermißt, die sich auf Pathophysiologie, Pathobiochemie und psychophysische Bezüge stützen muß. Ohne diese Grundlagen sind weder Untersuchungsmethoden

26

noch Pathologie oder Mikrobiologie mit genügendem Lernerfolg zu vermitteln. Hier darf allerdings betont werden, daß die Fakultäten in ihrem Ausbildungsprogramm die Freiheit haben, solche Fehler zum Teil zu korrigieren. Sie sollten auch den Mut haben, solche Korrekturen vorzunehmen.

Die größten Schwierigkeiten der Approbationsordnung liegen auf einem anderen Gebiet. Die neuen Bestimmungen zielen auf praktische Tätigkeit, auf Kurse statt großer Vorlesungen. Dies auf Grund der Erfahrung, daß aktives Lernen in der unmittelbaren Konfrontation mit dem Patienten eine höhere Effizienz hat, als rezeptives Verhalten im Hörsaal. Es ist dies sicher im Prinzip richtig, wenn an Anamneseerhebung, Untersuchungstechnik und die Einübung der Interaktion Arzt—Patient gedacht wird. Die große Vorlesung aber, aktualisiert durch Ergebnisse moderner Didaktik, hat den unschätzbaren Vorteil, den Studenten an der Entwicklung eines geistigen Prozesses, nämlich der erlebten Bewältigung ärztlicher Aufgaben, teilnehmen zu lassen. Zudem verhindert die große Zahl der Auszubildenden jetzt und für absehbare Zeit die Veranstaltung von Kursen als alleinige Unterrichtsvermittlung allein aus arbeitsökonomischen Gründen. Dabei ist nicht ein Defizit an Hochschullehrern, sondern in erster Linie ein Mangel an Patienten oder Rücksicht auf die Belastbarkeit der Patienten der limitierende Faktor. Die meisten hochentwickelten Länder haben denn auch Ausbildungszahlen pro Jahr, die von den an deutschen Universitäten üblichen zum Teil um das Vierfache überschritten werden. Man verstehe diese Ausführungen recht. Niemand wird den Vorschlag vertreten können, die Zahl der Medizinstudenten zu reduzieren. Wahrscheinlich wird die Zahl ja in Zukunft noch weiter ansteigen müssen. Das Problem ist die ausbildungsgerechtere Verteilung. Diese Frage stellt sich noch drängender für das Internatsjahr, das nicht Ersatz für die Medizinalassistentenzeit sein darf. Unterrichtsanforderungen, die in diesem Bereich definiert sind, lassen sich meines Erachtens nur in Großkliniken mit Unterrichtserfahrung und Ausbildungsmotivation der Lehrenden realisieren. Diese allen Beteiligten klar erkennbaren Schwierigkeiten haben zunächst zu einer zeitlichen Verschiebung des Inkrafttretens dieses Teiles der Approbationsordnung geführt.

Wenn man die Probleme für den Gesamtbereich der klinischen Ausbildung lösen, d. h. zu ausbildungsgerechten Zahlen kommen will, so muß die Frage der Neugründung selbständiger klinischer Ausbildungsstätten, etwa in Verbindung mit technischen Universitäten oder neugegründeten Hochschulen überdacht werden. Es mag unbequem sein und auch inopportun erscheinen, in einer Zeit allgemeiner Rezession solche Projekte zur Diskussion zu stellen. Wahrscheinlich ist aber eine solche Lösung billiger als die Finanzierung zahlreicher Lehrkrankenhäuser, sicher auf längere Sicht die Effizienz für die Gesamtausbildung größer.


*Strukturfragen der Inneren Medizin*

Zuletzt fragt sich, welche Auswirkungen die eingangs erwähnten Probleme auf die Struktur der Inneren Medizin haben. Die Frage ist so alt wie diese Gesellschaft. Frerichs hat die Einheit des Faches damals noch unter Einschluß von Pädiatrie, Dermatologie und Neurologie beschworen. Dieser Apell wiederholt sich im Längsschnitt der Geschichte unserer Gesellschaft an vielen Stellen. Das Problem ist, wie vor 100 Jahren, die Spezialisierung zu fördern und die Desintegration des Faches zu vermeiden. Je umfassender das Wissen sich vermehrt — die Latenz bis zur Verdoppelung unseres Wissens liegt, wie Rudolf Gross kürzlich betont hat, bei etwa acht Jahren — je differenzierter die Technik wird, um so problematischer erscheint eine solche Synthese. Man soll sich also hüten, Prognosen und programmatische Festlegungen für längere Zeiträume zu geben. Ich meine aber doch, daß die Erfahrungen der letzten Jahre in einer Phase ruhiger Analyse, die im Augenblick

27

erreicht zu sein scheint, resümiert werden könnten. Man sollte dabei auch die Klage über die Nichtachtung des Subjektes, die Abstrahierung der organbezogenen Krankheiten vom Kranken mit seinen persönlichen und sozialen Problemen im Auge haben, um zu verstehen, daß ein Großteil der mittleren und älteren Generation davor warnt, in der praktischen ärztlichen Tätigkeit ein zu enges Blickfeld zu haben. Einsicht und ökonomischer Zwang haben Lösungen bewirkt, die an den meisten Kliniken allgemein-interne Abteilungen mit definierten Schwerpunkten bevorzugen. Dieses System, das etwa in Tübingen, Freiburg, Homburg oder Hannover funktioniert, hat sich inzwischen auf größere Stadtkrankenhäuser ausgedehnt. Die jüngste Entwicklung zeigt, daß auch bei den niedergelassenen Kollegen Gemeinschaftspraxen immer häufiger mit Vertretern unterschiedlicher Schwerpunkte errichtet werden. Eine solche Schwerpunktabteilung erscheint für die Klinik günstiger als eine organbezogene Kleinabteilung, besonders unter dem Gesichtspunkt der Patientenbetreuung, aber auch im Hinblick auf die Weiterbildung der Assistenten und die Ausbildung der Studenten. Dabei muß auch bedacht werden, daß der Inneren Medizin die Weiterbildung nicht nur des späteren Facharztes, sondern auch des Arztes für Allgemeinmedizin im Rahmen der pflichtmäßigen internen Weiterbildungszeit zukommt, die diagnostisch breite Erfahrung und Gelegenheit zu therapeutischem Vergleich auf allen Gebieten, nicht aber differenzierte spezialistische Methodenkenntnis verlangt.

Eine klinische Abteilung in der Dimension von 80 bis 120 Betten, wie sie für die Innere Medizin z. B. in den entsprechenden Regelungen in Baden-Württemberg vorgesehen ist, erlaubt auch am ehesten, eine gewisse kritische Masse, ein wissenschaftlich effektives Potential an Mitarbeitern zu vereinigen. Sicher sind Einordnung und Erfolg der Forschung bei diesem System der problematischste Punkt. Die Forschung kann nicht Spitzenleistungen hervorbringen, wenn sie sozusagen im Nebenberuf betrieben wird, und ihr Erfolg hängt vom Ausmaß der Spezialisierung ab. Diese ist der wesentliche Grund für die Sonderstellung, die etwa die Institutionen am NIH in Bethesda in der Welt besitzen. Ein solches Prinzip kann aber bei den vielfältigen Aufgaben der Hochschulkliniken in Forschung, Lehre und Weiterbildung nicht generell anwendbar sein, wenn auch die Institutionalisierung in Einzelfällen überlegt werden sollte. Eine Lösung dieses schwierigen Problems der Vereinigung von breiterer klinischer Tätigkeit und spezialistischer wissenschaftlicher Arbeit ist an einigen Stellen durch eine besonders enge Zusammenarbeit mit biochemischen oder technischen oder physiologischen Institutionen gelungen. Ich denke etwa an Göttingen, Freiburg, Aachen, um nur einige zu nennen. Hier werden in den Institutionen dem klinischen Assistenten Arbeitsbereich, apparative Ausstattung, methodische Kontrolle, wissenschaftliche Diskussionsmöglichkeit und — bei zeitlich begrenzter Freistellung von klinischer Routine — auch Ruhe und Zeit zur Arbeit gegeben. Das Verbundsystem der Sonderforschungssysteme der Deutschen Forschungsgemeinschaft zielt auf solche Formen der Kooperation ab, die zwischen Kliniken und theoretischen Instituten an vielen Stellen zustandegekommen sind. Hie und da ist es auch gelungen, wissenschaftliche Sonderinstitutionen zu gründen, z. B. das Heidelberger Infarktzentrum, das enge Beziehung zur Klinik unterhält. Für andere Bereiche bieten sich experimentelle Abteilungen, pathophysiologische Institute wie in Essen, selbständige Bereiche klinischer Chemie oder Biochemie oder andere kliniknahe Positionen für Theoretiker an, z. B. für Immunologen, die Blutbank und Serologie leiten, oder für Pharmakologen, die in der klinischen Pharmakologie tätig sind. Die Fakultäten sollten den Mut haben, hier auch unkonventionelle Wege zu gehen, wobei die Kriterien der Qualifikation, nicht aber das Prinzip der Versorgung und sozialen Sicherstellung für solche Lebenszeitpositionen als Auswahlgesichtspunkt maßgeblich sein darf. In dieser Hinsicht haben einige Universitäten mit Gremien, in denen gruppenparitätische Interessen dominierten, ihre Bewährungsprobe weiß Gott nicht bestanden.

Meine Damen und Herren!

Niemand kann voraussagen, wie schnell sich unsere Welt wandeln wird und damit auch die Bedingungen unserer Tätigkeit verändert werden. Die Medizin muß darum in begrenztem Umfang ein offenes System sein, in das Informationen, neue Erkenntnisse aus Natur- und Geisteswissenschaft einfließen und in ärztliches Handeln transformiert werden. Dieser Prozeß ist nicht ohne Spannung im doppelten Sinn. Sie kann, wenn die Grenzen zur Destruktion des Gesamtgefüges durch sie nicht überschritten werden, durchaus fruchtbar sein und vermag uns zu wirksamerem, zu besserem Handeln zu führen.

Der 81. Kongreß der Deutschen Gesellschaft für innere Medizin ist eröffnet.

29

**Verhandlungen der**

# Deutschen Gesellschaft für innere Medizin

Herausgegeben
von dem ständigen Schriftführer
Professor Dr. B. Schlegel
Wiesbaden

Zweiundachtzigster Kongreß
gehalten zu Wiesbaden vom 25.–29. April 1976

Mit 952 Abbildungen und 403 Tabellen

---

## Teil I

Enthält u. a.

Referate zu folgenden Hauptthemen: Virushepatitis; Portale Hypertension; Neurogene Leitsymptome innerer Krankheiten; Der Weichteilrheumatismus; Diätetik in der inneren Medizin;

Symposien: Experimentelle Leberschäden; Bilirubin — Stoffwechsel; Neurogene Leitsymptome innerer Krankheiten, Ergebnisse für die Praxis und für die Forschung;

Freie Vorträge: Hepatologie; Internistische Neurologie; Rheumatologie; Diabetes; Stoffwechsel — Lipidstoffwechsel; Stoffwechsel — Varia; Gastroenterologie

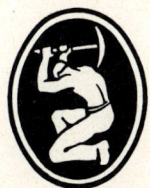

J. F. Bergmann-Verlag München 1976

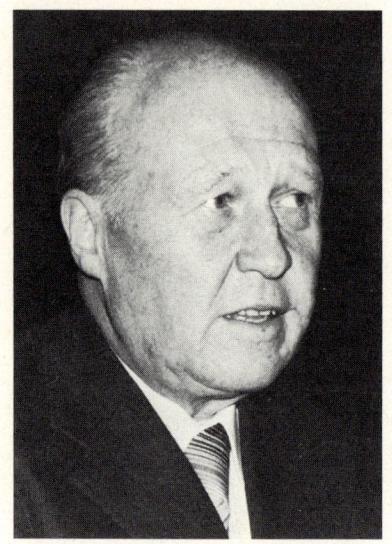

H. A. Kühn, Würzburg
Vorsitz 1976

# Eröffnungsansprache des Vorsitzenden

Kühn, H. A., Med. Univ.-Klinik, Würzburg

Meine Damen und Herren!
So wie die Welt, in der wir leben, einem stetigen Wandel unterworfen ist, so muß auch die Medizin als ein in ständiger Veränderung befindlicher Wissenszweig verstanden werden. Diese Wandlungen sind vornehmlich bedingt durch den unaufhaltsamen Fortschritt der Naturwissenschaft, der ja die Medizin ihre Erfolge der letzten 100 Jahre verdankt. Aber auch soziologische und politische Veränderungen können nicht ohne Auswirkungen auf das Bild der Medizin bleiben, wie es sich der Allgemeinheit, aber auch uns Ärzten heute darstellt. Es ist für den Vorsitzenden einer so großen und traditionsreichen medizinischen Gesellschaft wie der unsrigen nicht leicht, in einer so rasch sich wandelnden Welt verbindliche Aussagen zu all den Problemen zu machen, die sich für uns alle aus eben diesen Veränderungen ergeben. Es wird das auch schon deshalb nicht möglich sein, weil solche Aussagen immer mit der Einschränkung des Subjektiven behaftet sind, wie denn ja die Frage, ob es überhaupt eine objektive Wahrheit geben kann, uns in den Bereich der Philosophie und damit an die Grenzen dessen führt, was dem menschlichen Geist zu erkennen gegeben ist.

So müssen auch meine nun folgenden Ausführungen im wesentlichen als ein sehr subjektiv gefärbtes Bild der medizinischen Landschaft verstanden werden.

Blickt man in dieser Landschaft um sich, so sieht man den Horizont erhellt von flackernden Lichtern, wie sie Gewittern vorauszuleuchten pflegen. Gewitter können eine reinigende, erfrischende Wirkung entfalten, sie bergen aber auch die Gefahr der Zerstörung in sich. Wie sollen wir das Wetterleuchten ringsum am Horizont unserer medizinischen Landschaft deuten?

Es wäre wohl vermessen, alle Zeichen auslegen, alle Fragen beantworten zu wollen. Die Aufgabe einer solchen Betrachtung kann es nur sein, einige der vielen Probleme aufzuzeigen und einen Kommentar dazu zu geben, dem — wie eingangs betont — alle Unzulänglichkeiten der persönlichen Sicht anhaften. Und die gleiche Einschränkung gilt für die Auswahl der anzusprechenden Themen.

Manchem von Ihnen wird dieses oder jenes wichtiger erscheinen. Auch diese Beschränkung ist bei einem solchen Vortrag unvermeidlich.

Lassen Sie mich beginnen mit einem Problem, das uns alle mit wachsender Sorge erfüllt, der *Ausbildung unseres medizinischen Nachwuchses*. Ich glaube, daß dieses Thema nicht nur die unmittelbar Betroffenen, d. h. diejenigen, die selbst mit der Ausbildung befaßt sind, die Hochschullehrer, sowie die Auszubildenden, die Studenten, angeht, sondern daß Sie, meine Kolleginnen und Kollegen, letztlich nicht minder davon berührt werden. Nicht nur, daß Ihre Söhne und Töchter durch den verhängnisvollen Numerus clausus, oder besser gesagt: die stupiden Auswahlmethoden für die Zulassung zum Medizinstudium — die erbarmungslose Diktatur der Abiturnoten — daran gehindert werden, den Beruf ihrer Wahl zu ergreifen — nein, auch die von falsch beratenen Gesetzgebern beschlossene Neuordnung des Medizinstudiums — die neue Approbationsordnung für Ärzte — muß uns *alle* mit tiefer Sorge um die Zukunft der deutschen Medizin erfüllen. Schließlich kann es auch Ihnen nicht gleichgültig sein, wem Sie dereinst die Fackel übergeben, mit welchem Wissen — aber auch mit welcher Einstellung zum ärztlichen Beruf — diejenigen ausgestattet sind, die Ihr berufliches Erbe antreten sollen.

22

Herr Schölmerich hat bereits im letzten Jahr in seiner Eröffnungsansprache auf die Gefahren hingewiesen, die der ärztlichen Ausbildung durch diese neue Approbationsordnung drohen. Inzwischen ist ein weiteres Jahr ins Land gegangen, und unsere Sorgen sind nicht geringer geworden. Im Gegenteil: Nachdem jetzt auch über den zweiten klinischen Studienabschnitt die ersten Erfahrungen vorliegen, stellt sich die Situation eher noch bedrohlicher dar. Um einige Fakten für diesen Vortrag zu sammeln, habe ich 40 Lehrstuhlinhaber der inneren Medizin in Deutschland gebeten, mir ihre Erfahrungen mit dem ersten und zweiten klinischen Studienabschnitt mitzuteilen, indem sie mir einen Fragebogen mit wenigen Fragen beantworteten. Die Resonanz auf diese Aktion war überraschend groß, und ich möchte allen Kollegen, die mir damit geholfen haben einen Überblick über die derzeitige Situation zu gewinnen, an dieser Stelle meinen Dank sagen. Dieser Dank gilt insbesondere denen, die über die Beantwortung der im Fragebogen gestellten Fragen hinaus Kommentare dazu gegeben haben, zum Teil in Form langer Briefe mit ausführlicher Schilderung der Situation an ihren Hochschulen, was die Lehre in unserem Fach, die innere Medizin betrifft. In diesen Briefen spiegelt sich die Sorge um die Ausbildung unserer Studenten wider, zum Teil auch leider schon tiefe Resignation. Ein Satz aus einem dieser Briefe sei hier als beispielhaft zitiert: „Ich muß Ihnen gestehen, daß ich mich nach Einführung der neuen Approbationsordnung als Hochschullehrer frustriert und überflüssig fühle".

Was nun das Ergebnis meiner Umfrage betrifft, so möchte ich mich auf einige wesentliche Punkte hier beschränken, um diejenigen von Ihnen, die nicht mit der Lehre zu tun haben und demzufolge nicht so mit den Einzelheiten vertraut sind, nicht zu langweilen.

Meine Fragen bezogen sich auf die Erfahrungen im allgemeinen sowie die Erfahrungen mit den einzelnen Pflichtveranstaltungen, wobei als besonders wichtig für die Ausbildung in unserem Fach das sog. *„Praktikum der inneren Medizin"* hervorgehoben sei, das nach dem Fortfall der großen Vorlesung das gesamte Wissen der inneren Medizin „bedside", d. h. in kleinen Gruppen am Krankenbett vermitteln soll. Von den befragten Hochschullehrern hielten 19 diese Form der Wissensvermittlung für eine eindeutige Verschlechterung gegenüber dem alten Unterrichtssystem, 11 konnten keine Verbesserung erkennen, und nur 7 hielten diese Form des Unterrichts für gut. 3 glaubten die Frage in dieser Formulierung nicht beantworten zu können. Interessanterweise kamen die positiven Beurteilungen ausschließlich von Universitäten bzw. Medizinischen Hochschulen mit noch kleinen Studentenzahlen. Aus diesem einen Beispiel wird bereits deutlich, daß die neue Approbationsordnung — zumindest was die Lehre in der inneren Medizin betrifft, aber in anderen klinischen Fächern sieht es wohl im Prinzip nicht viel besser aus — an Universitäten mit großen Studentenzahlen nicht praktikabel ist. Darüber wird gleich noch zu sprechen sein.

Eine weitere Frage betraf den *Besuch der Vorlesungen*, die — wie erwähnt — heute ja nicht mehr zu den Pflichtveranstaltungen gehören, sondern — wie es nach § 2 Abs. 1 der neuen Approbationsordnung so schön heißt: „die Erreichung des Ausbildungszieles fördern" sollen, womit wohl gemeint ist, daß sie eigentlich von allen Studenten, die das „Praktikum der inneren Medizin" belegen, als begleitende — oder besser vorbereitende — Vorlesung gehört werden sollten. Wie sieht es nun damit in Wirklichkeit aus? Nur in 9 der befragten Universitätskliniken besuchen über 50% der das Praktikum absolvierenden Studenten die Vorlesung, in 7 Universitäten sind es 40 bis 50%, in 5 30 bis 40%, und in 15 Universitäten besuchen nur noch weniger als 30% die Vorlesung (in 7 sogar nur 10 bis 20%). Das heißt: Die überwiegende Mehrzahl der Studenten besucht heute nur noch die scheinpflichtigen Kurse bzw. Praktika der inneren Medizin. Das sind bei uns in Würzburg

2 × 2 Stunden Praktikum (über 2 Semester verteilt), in denen völlig unsystematisch am Krankenbett vom Dozenten bzw. älteren wissenschaftlichen Assistenten dieses oder jenes Krankheitsbild besprochen wird. Das ist — praktisch — heute die gesamte Ausbildung in innerer Medizin. Mehr Zeit für dieses doch immerhin zentrale Fach der Medizin gibt der Stundenplan nicht mehr her. Außerdem ist es für die Studenten — wer wollte ihnen das verübeln? — sicher sehr viel nützlicher, die verbleibende Zeit mit dem Auswendiglernen der sog. „Lernzielkataloge" zu verbringen — denn schließlich wollen sie ja in erster Linie das schriftliche Examen (in Form des Multiple-choice-Fragebogens) bestehen. Ein Grund für den Besuch der Vorlesungen — früher sicher zum Teil die bevorstehende mündliche Prüfung durch den Hochschullehrer — fällt ja durch das neue Prüfungsverfahren fort.

Auf eine weitere Schwierigkeit sei noch hingewiesen: Während bislang im Rahmen der Hauptvorlesung die Möglichkeit bestand, systematisch die einzelnen Gebiete der inneren Medizin abzuhandeln und auch nicht demonstrable Krankheitsbilder in die Besprechung einzubeziehen, ist man beim sog. „bedside teaching" auf die in der Klinik gerade befindlichen Patienten angewiesen. Erfahrungsgemäß ist aber nur ein relativ geringer Teil der Kranken für eine solche Form des Unterrichts geeignet. Auch hier möchte ich Ihnen die Zahlen aus meiner Umfrage nicht vorenthalten: Nur 6 der Befragten gaben an, daß mehr als 50% der Patienten ihrer Klinik für den Unterricht geeignet seien, 18 nannten 30 bis 50%, 16 sogar nur 10 bis 30%. Diese Zahlen machen die ganze Misere des neuen Unterrichtssystems deutlich. Sie bestätigen die von allen Kennern der Materie geäußerte Befürchtung, daß nur ein *relativ kleiner Kreis von Patienten* für diese Form der Lehre geeignet ist, und daß es immer wieder dieselben Patienten sind, die für den Unterricht am Krankenbett herangezogen werden müssen, was natürlich mit der Zeit zu einer unerträglichen Belästigung dieser Patienten führt. Dieser sog. Fortschritt geht also auf Kosten nicht nur unserer Studenten, sondern noch viel mehr unserer *Patienten*. Aus einer Universitätsklinik wurde mir berichtet, daß dort zwei klinische Praktika in der Mitte des Semesters abgebrochen werden mußten, weil die Patienten sich weigerten, sich weiterhin zur Untersuchung zur Verfügung zu stellen.

Ich kann aus Zeitgründen hier nur einige Teilergebnisse meiner Umfrage mitteilen. Nicht angesprochen habe ich den 3. klinischen Studienabschnitt, das sog. Internatsjahr, weil hierüber bislang noch keine Erfahrungen vorliegen. Dieser Studienabschnitt wirft eine noch nicht absehbare Fülle von Problemen, auch juristischer Art, auf, die Jakob kürzlich in einer eindrucksvollen Denkschrift zusammengestellt hat. Es ist meines Erachtens auch unverantwortlich, die studentische Famulatur im Krankenhaus abzuschaffen. Hierdurch bleibt ein großes Potential gerade der praktischen Unterweisung ungenutzt, nämlich die vielen Krankenhäuser, die nicht sog. akademische Lehrkrankenhäuser werden. Das widerspricht aber gerade dem Geist der neuen Approbationsordnung.

Meine Damen und Herren! In letzter Zeit mehren sich nun die kritischen Stimmen. Ich zitiere in diesem Zusammenhang die Veröffentlichungen von Hornstein, Jacob, Quadbeck, Schipperges, Bachmann, Förster u. a. Der Tenor all dieser sehr ernstgemeinten und fundierten Arbeiten ist einheitlich der: Die neue Approbationsordnung ist in *dieser* Form nicht praktikabel. Sie beruht auf einer völligen Fehleinschätzung der deutschen Verhältnisse mit ihren Massenuniversitäten und der Unmöglichkeit, die medizinische Ausbildung zu dezentralisieren, wie das in anderen Ländern, insbesondere in denen, die den Schöpfern der neuen AO offenbar als Vorbild gedient haben, der Fall ist. Es wäre durchaus sinnvoll, das klinische Studium in *der* Form zu absolvieren, daß die Studenten — nach einer entsprechenden theoretischen Vorbildung — auf den Stationen eingesetzt würden — etwa wie früher Famuli —, aber nur 2 oder 3 auf jeder Station einer Klinik. Das wären in einer großen Klinik etwa 30 pro Semester. Das würde *ich* unter „Unterrrricht am Krankenbett" verstehen. *Wir* (in Würzburg) müssen aber 160 Studenten ausbilden. Ich kann mich des Eindrucks nicht erwehren, daß wesentliche Teile der neuen AO einem Interpretationsfehler entstammen, nämlich der wörtlichen Übersetzung des Begriffes „bedside teaching". Sicher ist damit nicht gemeint, daß alle Einzelheiten — auch Schrekken — eines Krankheitsbildes „bedside", d. h. in Gegenwart des Kranken erörtert werden sollen. Das wäre ja eine wahrhaft barbarische Form des medizinischen Unterrichts! Eine sinnvolle Interpretation des Begriffes wäre die Integration des Studenten in den Stationsbetrieb — etwa am Vormittag, während am Nachmittag ein systematischer Unterricht in Seminarform erfolgte, wie das z. B. in den Vereinigten Staaten im 3. und 4. Studienjahr der Fall ist.

Wenn man in *dieser* Weise die medizinische Ausbildung hätte reformieren wollen — was ich für durchaus sinnvoll gehalten hätte —, dann hätten wir statt 5 Neugründungen (medizinische Akademien bzw. Hochschulen) 20 gebraucht. 20 — wohl verstanden — *klinische* Ausbildungsstätten, echte Lehrkrankenhäuser (teaching hospitals) nach amerikanischem Vorbild, ausgestattet mit allem, was für die klinische Lehre erforderlich ist, insbesondere auch für die Lehre von geeignetem ärztlichem Personal. Und — die Organisation des gesamten medizinischen Unterrichts hätte von Grund auf anders gestaltet werden müssen, als es die neue Approbationsordnung vorsieht. Sie besteht jetzt — das glaube ich meiner Umfrage entnehmen zu können — im Grunde doch nur aus Kompromissen, und im Endeffekt ist alles nur schlechter als zuvor!

Was ergibt sich nun als Konsequenz aus diesen Erkenntnissen? Da eine Dezentralisierung der klinischen Ausbildung in der geschilderten Form bei der gegenwärtigen Ebbe in den öffentlichen Kassen in den Bereich der Fabel verwiesen werden muß — leider —, bleibt m. E. gar nichts anderes übrig, als so schnell wie möglich zu einer Novellierung der Approbationsordnung zu kommen, mit dem Ziel, dem medizinischen, insbesondere klinischen Unterricht wieder den Realitäten an den deutschen Hochschulen anzupassen. Unabsehbarer Schaden für die ärztliche Ausbildung und damit letztlich für die ärztliche Versorgung unserer Bevölkerung ist sonst die Folge! Es soll der gute Wille der Reformer der 60er Jahre gar nicht grundsätzlich in Frage gestellt werden, nur — sie haben die Rechnung ohne den Wirt gemacht. Eine *echte* Reform — etwa in Angleichung an das amerikanische System — hätte das Fortschreiten auf dem damals begonnenen Wege, d. h. die Neugründung einer großen Zahl klinischer Ausbildungsstätten erfordert und damit Milliarden gekostet. Das hätte man damals bedenken müssen. Ich appelliere an dieser Stelle an alle Verantwortlichen, insbesondere an die Gesetze machenden Politiker, sich mit denen, die inzwischen eigene Erfahrungen sammeln konnten, zusammenzusetzen, um zu beraten, wie eine Novellierung der Approbationsordnung auf dem schnellsten Wege erreicht werden kann. Erste konkrete Vorschläge bietet eine in Heidelberg kürzlich erarbeitete Denkschrift, sie könnte m. E. zur Grundlage neuer Beratungen dienen. Viel Zeit ist nicht mehr zu verlieren: „Videant consules!".

Meine Damen und Herren!

Die Probleme der ärztlichen Ausbildung in der Sicht der neuen Approbationsordnung leiten über zu den Fragen der Weiterbildung, in unserem Falle der Weiterbildung zum *Internisten*, und damit letztlich zu dem Versuch einer Standortbestimmung unseres Faches der inneren Medizin. Die Frage, wie, d. h. in welcher Form und mit welchen Aufgaben die innere Medizin sich darstellt und wie ihr Weg in die Zukunft aussehen wird, hat uns Internisten seit jeher beschäftigt — ein Blick in die Bände unserer Verhandlungsberichte macht das deutlich: Je stärker die Spezialisierung fortschreitet, desto beschwörender werden die Warnungen vor einem Zerfall unseres Faches. In der Tat: Wenn wir uns das Programm unseres Kongresses zur Hand nehmen mit seinen 20 Sektionen, in dem die Forschungsergebnisse aus all den vielen Teilgebieten der inneren Medizin präsentiert werden, so muß man sich — zwangsläufig — die Frage vorlegen: Existiert dieses Fach „innere Medizin" überhaupt noch? Ist es nicht vielleicht schon so, daß wir einem Phantom nachjagen, daß die Entwicklung schon über uns hinweggegangen ist, daß unsere Gesellschaft, dieser Kongreß eigentlich Anachronismen sind, daß nur noch nostalgische Gefühle uns hier zusammenführen?

Nun — wie gesagt —, solche Gedanken sind nicht neu. *Frerichs* hat schon bei der Gründung unserer Gesellschaft ihre Hauptaufgabe darin gesehen, die in der inneren Medizin enthaltene Einheitsidee des menschlichen Organismus als geistiges Band zu erhalten und zu pflegen. Und *Hansen* hat 1957 seine Eröffnungsansprache auf dem 63. Kongreß unserer Gesellschaft, ihrem 75. Jubiläum, im wesentlichen diesen Problemen gewidmet. Er sah damals die Gefahr nicht so sehr in der Spezialisierung an sich, vielmehr in ihrer mißbräuchlichen Anwendung, und meinte – ich zitiere: „Ein nur nach technischen Gesichtspunkten orientiertes, sich selbst genügendes und durch kein Ganzheitsprinzip geleitetes Spezialistentum kann nur dienende, nicht führende Funktionen übernehmen oder gar erfüllen".

Hier wird m. E. das Kardinalproblem angesprochen. In den 19 Jahren seit Hansens Eröffnungsrede ist die Entwicklung von diagnostischen und therapeutischen Spezialmethoden weiter fortgeschritten. Immer neue Teilgebiete der inneren Medizin etablieren sich als sog. „Subspezialitäten", so daß die Forderung nach einem „von einem Ganzheitsprinzip geleiteten Spezialistentum" dringlicher denn je erscheint. Denn nichts wäre verhängnisvoller, als wenn der Spezialist nur noch seine Methode, sein Organ und dessen Störungen kennt, ohne deren Auswirkungen auf den ganzen Organismus zu bedenken.

Aber wie soll dieser Forderung genügt werden in einer Zeit, in der die Technik immer stärker in die Medizin einbricht, immer neue Methoden, immer neue Spezialfertigkeiten induzieren, und der Wissensbestand sich in einer Weise ausweitet, die an die Grenzen des vom menschlichen Geist zu Bewältigenden führt?

An diesen Tatsachen vorbeigehen zu wollen, wäre in der Tat widersinnig. Die Aufgabe kann nur darin bestehen, der Spezialisierung den angemessenen Stellenwert zu geben, wobei zwischen *Forschung*, d. h. der Neugewinnung von Wissen, und der *Anwendung* dieses Wissens in Diagnostik und Therapie unterschieden werden muß. Daß Forschung, nicht nur Grundlagenforschung, sondern auch im klinischen Bereich, ohne Spezialisierung — und zwar hochgetriebene Spezialisierung — heute keine Aussicht auf Erfolg mehr hat, bedarf wohl keiner Begründung. Auch ohne das Zusammenwirken verschiedener Spezialisten, d. h. *Teamarbeit*, ist erfolgreiche medizinische Forschung heute kaum noch denkbar. In diesem Bereich müssen wir die Spezialisierung uneingeschränkt bejahen.

Anders dagegen bei der *Anwendung* neugewonnener Erkenntnisse, Methoden und Techniken, sowohl in der Klinik als auch im Bereich der ärztlichen, insbesondere fachärztlichen Praxis. Ich glaube *hier* gelten auch heute noch die zitierten Worte Hansens, daß ein „nach technischen Gesichtspunkten orientiertes, sich selbst genügendes Spezialistentum keine führende Funktion übernehmen kann". Das heißt: Dem Spezialisten sollte nur dort die Führung in der Diagnostik oder Therapie eines Falles übergeben werden, wo es von der Sache, d. h. der Lage des Falles her unbedingt erforderlich ist. Bei Anlegung strenger Maßstäbe erweist sich die Zahl der diesbezüglichen Fälle als nicht so groß, daß eine hemmungslose quantitative Ausweitung des Spezialistentums gerechtfertigt wäre. Im

26

übrigen ist es doch auch so, daß viele neue Methoden, die in der ersten Zeit nach ihrer Entwicklung nur von Spezialisten ausgeübt werden, nach einiger Zeit in das Repertoire des Allgemeininternisten übergehen und dort routinemäßig ausgeübt werden. Natürlich wird es immer wieder Methoden geben, die in der Hand des Spezialisten bleiben müssen. Der Internist sollte wissen, wann bei solchen Fällen die Heranziehung des Spezialisten erforderlich ist, seine Aufgabe sollte sich bei diesen Fällen auf die *Indikationsstellung* beschränken. Wenn man Spezialistentum im Rahmen der inneren Medizin so versteht, lassen sich m. E. viele Probleme lösen, sowohl in der *Praxis* als auch in der Klinik. Für die erstgenannte bedeutet das, daß Spezialisten — ich denke jetzt an die bislang bestehenden Subspezialitäten — im wesentlichen nur im Rahmen der Überweisungspraxis in Anspruch genommen werden sollten. Wenn das in vernünftiger Weise geschieht, könnten viele Klinikeinweisungen gespart werden — zugleich ein Beitrag zur Kosteneinsparung im Gesundheitswesen.

In der *Klinik* sollte die grundsätzliche Anerkennung der Notwendigkeit der Spezialisierung nicht zur Einrichtung von Spezialbettenabteilungen führen, bzw. solche Abteilungen sollten auf bestimmte, unumgängliche Bereiche (z. B. Intensivmedizin, Dialyse) beschränkt bleiben. Im übrigen sollten die internistisch Kranken aber auf gemischten Stationen liegen, und der Spezialist sollte hinzugezogen werden, wenn es die Situation erfordert. Die entsprechenden diagnostischen Einrichtungen müssen ihm natürlich zur Verfügung stehen, in Universitätskliniken außerdem Möglichkeiten zur Forschung auf seinem Spezialgebiet. Unsere Gesellschaft hat bereits 1970 entsprechende Strukturvorschläge erarbeitet, die z. T. wiederum auf Empfehlungen des Wissenschaftsrates beruhten und — in vernünftiger Weise praktiziert — die mit der Spezialisierung im klinischen Bereich zusammenhängenden Probleme in einer Weise zu lösen gestatten, daß die innere Medizin als einheitliches Fach auch an großen Kliniken bestehen bleibt.

Es ist mir nicht recht verständlich, warum von diesen sorgfältig erarbeiteten und gut begründeten Vorschlägen von den Ministerien bei der per Dekret verordneten Neuordnung von Klinikstrukturen praktisch keine Notiz genommen wird. Glauben denn die Verwaltungsjuristen wirklich, mehr von den Gesetzen der Medizin zu verstehen als wir Mediziner? Daß das in Wirklichkeit nicht der Fall ist, beweisen ja die inzwischen völlig unterschiedlichen Klinikstrukturen in den einzelnen Bundesländern. Oder gehen vielleicht zu viele persönliche Interessen — auf welchen Schleichwegen auch immer in die Amtsstuben hineingebracht — in diese zum Teil abstrusen Entscheidungen mit ein?

Ein weiteres Argument gegen eine „Verteilung" aller Patienten unter die Spezialisten ist schließlich die im Zuge der zunehmenden Vergreisung unserer Bevölkerung immer mehr an Bedeutung gewinnende *Multimorbidität*. Von den 50- bis 60jährigen Patienten meiner Klinik leiden bereits 41% an zwei Krankheiten, 13% an 3 und weitere 13% an 4 Krankheiten. Bei den über 70jährigen — das sind 16% aller Patienten der Klinik — haben 39% zwei Diagnosen, aber bereits weitere 39% drei Diagnosen. Zu welchem Spezialisten sollen diese Patienten geschickt werden? Diese meist alten Patienten mit Arteriosklerose und ihren Folgekrankheiten, Altersdiabetes, malignen Geschwülsten bedürfen nur in den seltensten Fällen des Spezialisten. Was sie gebrauchen, ist ein gut ausgebildeter Allround-Internist. Auch die inneren Abteilungen an Krankenhäusern der Versorgungsstufe I, evtl. auch der Stufe II bedürfen im allgemeinen keiner Spezialabteilungen, da bei den heutigen Verkehrsverbindungen in unserem kleinen Vaterland Großkrankenhäuser bzw. Universitätskliniken in kurzer Zeit erreichbar sind.

So meine ich, daß der Internist auch heute nichts von seiner Daseinsberechtigung verloren hat. Er ist vielmehr für die medizinische Versorgung der Bevölkerung notwendiger denn je, und — ich zitiere aus den 1970 verabschiedeten Empfehlungen unserer

Gesellschaft: „Der Bedarf an Fachärzten für innere Medizin wird auch in Zukunft die Summe der internistischen Subspezialitäten erheblich überschreiten".

Meine Damen und Herren!
Ich habe – in Zusammenhang mit den Problemen der Spezialisierung – von dem zunehmenden Einbruch der Technik in die Medizin, insbesondere in die innere Medizin gesprochen. Ich möchte in diesem Zusammenhang noch ein paar Worte zu dem so brisanten Thema der Kostenexplosion im Gesundheitswesen anfügen. Da ich hier nicht für einen Berufsverband spreche, will ich mich aller berufspolitischen Erklärungen enthalten. Als Vorsitzender einer wissenschaftlichen Gesellschaft halte ich mich aber doch für verpflichtet, in diesem Zusammenhang auf zwei Umstände hinzuweisen. Der eine wurde bereits angesprochen: er betrifft die modernen technischen Verfahren, die zunehmend Eingang in Diagnostik und Therapie innerer Krankheiten finden. Ich möchte als Beispiel nur die Behandlung mit Herzschrittmachern und die Dialysetherapie der chronischen Niereninsuffizienz nennen. Die Zahl der Schrittmacherträger in der Bundesrepublik Deutschland wird heute auf ca. 50 000 geschätzt, bei jährlicher Implantation von ca. 10 000 bis 15 000 *neuen* Schrittmachern, wobei man etwa 3500,– DM pro Stück ansetzen kann. Hinzu kommt die gar nicht erfaßte Zahl von temporären Schrittmachern, von denen jedes Exemplar ebenfalls ca. 3000,– DM kostet. Die Zahl der im Dauerdialyseprogramm befindlichen Patienten in der Bundesrepublik betrug 1974 3500. Für jeden Dialyse-Patienten muß ein Kostenaufwand von 650,– DM/Tag veranschlagt werden. Im Jahr durchschnittlich 90 000,– DM. Dies nur als Beispiel. Jedenfalls kommen wir an der Tatsache nicht vorbei, daß die durch die modernen technischen Verfahren erreichte Lebensverlängerung für bestimmte Patientengruppen mit enormem finanziellen Aufwand erkauft werden muß. Dagegen kann natürlich im Grunde niemand ernstlich etwas einwenden. Dieses Geld ist sicherlich nicht schlecht investiert. Dagegen könnte auf anderen Gebieten wohl erheblich gespart werden. Krankenhauseinweisungen ohne zwingenden Grund: etwa nur zur Diagnostik, obgleich in einer guten Facharztpraxis, unter Umständen – wie erwähnt – unter Hinzuziehung niedergelassener Subspezialisten, ohne weiteres die gleichen Ergebnisse erzielt werden könnten, wochenlange Krankenhausaufenthalte von psychisch Kranken (Neurosen, endogene Depressionen) auf internen Stationen mit einer Unmenge von teuren diagnostischen Maßnahmen – nur weil die Kooperation mit dem Psychiater entweder von seiten des Arztes oder des Patienten nicht funktioniert –, schließlich die monatelangen Krankenhausaufenthalte von pflegebedürftigen Greisen in Krankenhäusern und Universitätskliniken mit den höchsten Pflegesätzen – weil nicht genügend Altersheime bzw. Alterskrankenhäuser zur Verfügung stehen, – ein infolge der bereits angesprochenen zunehmenden Vergreisung unserer Bevölkerung immer dringlicheres Problem –, dies sind nur einige Beispiele für Mißstände, deren Beseitigung erheblich zur Kosteneinsparung im Krankenhaussektor beitragen könnte. Von anderen Faktoren – etwa dem Kur-Unwesen – will ich gar nicht sprechen, zumal sich hier langsam unter der Diktatur der leeren Kassen vernünftigere Lösungen anzubahnen scheinen.

Aber ein Punkt, der uns Internisten besonders angeht, sollte zum Abschluß doch noch Erwähnung finden, wenngleich viele unserer Mitbürger daran nicht gern erinnert werden. Ich denke an den in unserer Wohlstandsgesellschaft immer mehr steigenden Anteil an internen Krankheiten, die durch die Lebensweise, das Verhalten der Menschen selbst verursacht – ich sage bewußt nicht verschuldet – werden. Diese Krankheiten umfassen ein weites Spektrum: von den Alkoholschäden über die Folgen des Zigarettenrauchens (Früharteriosklerose, arterielle Verschlußkrankheit, Herzinfarkt, Bronchialkarzinom) und der Überernährung wie Fettsucht mit allen ihren verhängnisvollen Folgen, Altersdiabetes, Gicht, schließlich die fast immer in suizidaler Absicht erfolgten Vergiftungen. Die Zahl dieser Kranken betrug an einem beliebigen Stichtag in meiner Klinik 41, d. h. ~ 16% aller belegten Betten. Auf der Intensivstation beträgt der Anteil dieser Fälle zeitweise bis zu 30%. Fürwahr eine erschreckende Zahl!

Hier, meine Damen und Herren, liegt sicher ein ganz wesentlicher Grund für die immer mehr steigende Zahl der Kranken — auch in unseren Krankenhäusern —, und hier liegt auch eine vordringliche Aufgabe der präventiven Medizin: In der immer wiederholten eindringlichen *Aufklärung* der Bevölkerung über die Gefahren des Genußmittelmißbrauches und der Überernährung, im energischen Durchsetzen des Vorranges der Gesundheitspolitik gegenüber wirtschaftlichen und parteipolitischen Interessen — aber nicht in der Bewilligung von „Vorbeugungs-Kuren", in denen nur weitergeraucht und weitergetrunken wird. In *dieser* Form der Prävention, d. h. in der Beratung und Belehrung unserer Patienten, können und sollten auch wir Internisten eine vordringliche Aufgabe sehen — dann könnten wir einen wesentlichen Beitrag zur Kosteneinsparung im Gesundheitswesen leisten. Diese Zusammenhänge sollten auch gewisse Politiker, Funktionäre und Volkstribunen begreifen und endlich aufhören, uns Ärzte zu diffamieren und uns allein die Schuld zuzuschreiben an Entwicklungen, an denen wir gewiß keinen Anteil haben.

Ich komme zum Schluß: Von den vielen Problemen, die sich rings um uns auftürmen, habe ich nur einige wenige herausgreifen können, und der Versuch ihrer Analyse hat wohl mehr beklemmende als befreiende Gefühle erweckt. Aber ich meine, mit dem Erkennen und Ansprechen der Probleme ist häufig auch ein erster Schritt zu ihrer Bewältigung getan. Damit stellen sich auch unserer Deutschen Gesellschaft für Innere Medizin immer wieder neue Aufgaben. Das sei als ihr geschichtlicher Auftrag verstanden, an dessen Erfüllung wir alle heißen Herzens mitarbeiten sollten.

Die 82. Tagung der Deutschen Gesellschaft für Innere Medizin ist eröffnet.

# Verhandlungen der Deutschen Gesellschaft für innere Medizin

Herausgegeben von dem ständigen Schriftführer
Professor Dr. B. Schlegel, Wiesbaden

Dreiundachtzigster Kongreß
gehalten zu Wiesbaden vom 17. – 21. April 1977

Mit 943 Abbildungen und 333 Tabellen

Referate zu folgenden Hauptthemen: Herzwirksame Glykoside, Die Wertigkeit von Meß-methoden in der klinischen Diagnostik, Immunpathologische Systemerkrankungen, Störungen der Schlaf-Wach-Funktion, Polyneuropathien als diagnostische und therapeutische Aufgabe

Symposien zu folgenden Themen: Alternativen zur Digitalistherapie?, Vigilanzstörungen im Alter und ihre Beeinflussung durch begründete Arzneitherapie, Therapie-Überwachung und Erfassung von Arzneimittel-Nebenwirkungen in Praxis und Klinik (Drug Monitoring), Arzneimittel-Interaktionen (Drug Interactions)

Freie Vorträge zu folgenden Themen: Kardiologie, Lipidstoffwechsel und Harnstoffwechsel, Gastroenterologie, Klinische Immunologie, Internistische Neurologie, Hämatologie, Hämo-staseologie, Onkologie, Nephrologie, Endokrinologie und Schilddrüse, Diabetes, Infektionskrankheiten, Pulmologie, Klinische Pharmakologie, Angiologie, Varia

J. F. Bergmann Verlag München 1977

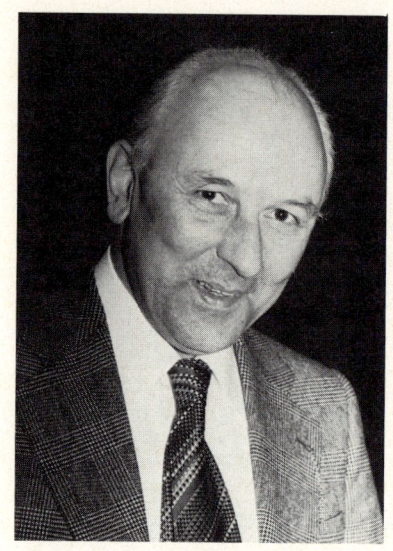

G. A. Neuhaus, Berlin
Vorsitz 1977

# Eröffnungsansprache des Vorsitzenden

Neuhaus, G. A., Berlin

Meine Damen und Herren!

Die Eröffnung der Jahrestagung unserer Gesellschaft gibt dem Vorsitzenden die Möglichkeit, sich zu Fragen zu äußern, die die Innere Medizin als wissenschaftliche Disziplin und als praktizierte Heilkunde bewegen:

„Wir wollen Erfahrungen austauschen, Ideen anregen und auch ausführen, wir wollen endlich auch unsere gemeinsamen berechtigten Interessen vertreten".

Diese programmatische Formulierung, die Theodor Frerichs am 20. April 1882 hier in Wiesbaden bei der Eröffnung der ersten Sitzung unserer Gesellschaft gebrauchte, beschreibt unverändert bis heute die Aufgabe unseres Kongresses: in wissenschaftlicher Offenheit neue Erkenntnisse und Entwicklungen der Forschung mit den ärztlichen Erfahrungen, die wir bei der Behandlung unserer Kranken erworben haben, in Einklang zu bringen, um diese nach kritischer Prüfung in Diagnostik und Therapie für den einzelnen Patienten nutzbar zu machen.

Unsere diesjährige Tagung stellt wichtige Aspekte der Klinischen Pharmakologie in den Mittelpunkt ihrer Verhandlungen. Die zur Behandlung der Herzinsuffizienz und gegen Schlafstörungen angewandten Arzneimittel stehen in ihrer Verordnungshäufigkeit an der Spitze der insgesamt abgegebenen Pharmaka. Gesundheitsstörungen im Zusammenhang mit der Verordnung von Arzneimitteln sind weltweit in ca. 5% Ursache von Krankenhauseinweisungen. Unter diesen stehen Nebenwirkungen durch herzwirksame Glykoside mit 18% an der Spitze (Altwein und Kewitz 1977). Die gedankenlose oder auch mißbräuchliche Verwendung von Schlaf- und Beruhigungsmitteln stellt ein Charakteristikum unserer Zeit dar. Bochnik (1967) hat darauf hingewiesen, „daß ... entgegen den Lehrbuchregeln Schlafmittel eben jenen Patienten vermehrt verordnet werden, die vergleichsweise weniger vernünftig im Umgang mit den Medikamenten sind, die den Arzt nicht nur bei ernstem Anlaß aufsuchen und die seltener der Krankheit gegenüber eine aktive, auf Überwindung abgestellte Haltung einnehmen".

Eine besonders schwierige therapeutische Aufgabe stellen uns die Störungen des Schlaf-Wach-Rhythmus bei betagten Menschen. Der hoch differenzierten, an neurophysiologische und biochemische Methoden gebundenen Forschung steht der ärztliche Alltag gegenüber, der auf die Befundschilderung der Kranken angewiesen ist. Nicht selten sind internistische Leiden Ursachen von Schlafstörungen, die durch eine entsprechende Therapie behoben werden können. Andererseits bedürfen larvierte psychiatrische Grunderkrankungen einer spezifischen Therapie mit Psychopharmaka. Es sei aber auch daran erinnert, daß gerade bei älteren Menschen die kritiklose „Ruhigstellung" mit Schlaf- und Beruhigungsmitteln Ursache von — nicht selten lebensbedrohenden — Komplikationen werden kann.

Eine umfassende Kenntnis der Wirkungsbeziehungen der Pharmaka mit dem menschlichen Organismus ist Voraussetzung für eine begründete, unbedenkliche und kostensparende Arzneitherapie.

Die Referate der beiden Hauptthemen „Herzwirksame Glykoside" und „Störungen der Schlaf-Wach-Funktion" werden die Bedeutung klinisch-pharmakologischer Untersuchungen am Patienten für eine rationelle Therapie exemplarisch darstellen. Die Berichte werden auch zeigen, daß unter krankhaften Bedingungen Modifikationen von Arzneimittelwirkungen auftreten, die durch pharmakologische Wirkungsbeziehungen alleine nicht zu erklären sind. Durch verfeinerte analytische Verfahren, die Arzneimittelkonzentrationen in therapeutischen Dosen in menschlichen Geweben zu messen gestatten, können klinisch-therapeutische Beobachtungen, auf denen schon immer die Behandlungserfolge erfahrener Ärzte beruhten, nun durch genaue Befunde gestützt werden.

Die ärztliche Kunst wird durch die Verbreiterung ihrer wissenschaftlichen Grundlage nicht aufgehoben, sondern treffsicherer in ihrer Anwendung.

Arzneimittelsicherheit und rationelle Therapie sind auch die Anliegen von Symposien, die die Hauptthemen ergänzen, und die alternative Möglichkeiten zur Glykosidtherapie, Arzneimittelinteraktionen, sowie die Erfassung von Arzneimittelnebenwirkungen nach erfolgter Ausbietung zum Gegenstand haben.

Die Deutsche Gesellschaft für innere Medizin will durch die Ausrichtung des zuletzt genannten Symposions als wissenschaftliche Fachgesellschaft ihren Teil zur Lösung anstehender Fragen im Zusammenhang mit dem Gesetz zur Neuordnung des Arzneimittelrechts beitragen. Die in Klinik und Praxis tätigen Internisten sollen mit den Problemen der nachgehenden Arzneimittelüberwachung vertraut gemacht und für eine aktive Mitwirkung gewonnen werden.

Die vielfältigen Verpflichtungen, die sich für die wissenschaftliche Medizin — aber auch für jeden praktizierenden Arzt aus den Bestimmungen des neuen Arzneimittelgesetzes ergeben, stellen uns vor die Notwendigkeit, den Belangen der Klinischen Pharmakologie in umfassenderer Weise als es bisher geschehen ist, gerecht zu werden. Das gilt für die Aus- und Weiterbildung ebenso wie für die Fortbildung, aber auch für die Institutionalisierung der Klinischen Pharmakologie an den Universitätskliniken und den größeren Krankenhäusern.

Ich halte es für ein unverständliches Versäumnis, daß in den neuen Empfehlungen des Wissenschaftsrates über den Medizinischen Bereich vom 9. Juli 1976 die Klinische Pharmakologie an keiner Stelle erwähnt worden ist. Es ist unbegreiflich, daß nicht einmal in den Ausbildungsempfehlungen des Wissenschaftsrates für den dritten Studienabschnitt klinisch-pharmakologische Veranstaltungen empfohlen worden sind. Wie soll der angehende Arzt — wie es die Approbationsordnung voraussetzt — nach dem dritten Studienabschnitt in der Lage sein, die Verantwortung für selbständiges ärztliches Handeln, hierzu gehören doch wohl auch fundierte Kenntnisse über die Grundlagen einer rationellen Arzneitherapie einschließlich deren möglicher Nebenwirkungen, zu übernehmen, und wie soll er den gesetzlichen Verpflichtungen zu Arzneimittelprüfungen nachkommen? Es kann der Öffentlichkeit gar nicht oft genug klar gemacht werden, daß neue und wirksame Arzneimittel klinische Prüfungen am Menschen voraussetzen, und daß für die Durchführung dieser Arzneimittelprüfungen besonders vorgebildete Ärzte — nicht nur an den Universitätskliniken, sondern auch an den Krankenhäusern und für besondere Fragestellungen auch in den Fachpraxen vorhanden sein müssen.

Die Ausbildung von Pharmakologen, deren vorwiegendes Interesse auf dem Gebiet klinischer Fragestellungen liegt oder die Förderung von Klinikern, die sich einer eingehenden pharmakologischen Zusatzausbildung unterziehen, ist seit Jahren in vorbildlicher Weise Anliegen der Paul-Martini-Stiftung und der Deutschen Forschungsgemeinschaft gewesen.

Diese fördernden Bemühungen werden aber immer wieder leerlaufen, solange es nicht gelingt, für diese klinischen Pharmakologen an den Kliniken eine Heimstatt und gesicherte Arbeitsmöglichkeiten bereitzustellen, wie es z. B. in Berlin und Heidelberg geschehen ist.

XLII

Franz Gross hat mit Recht festgestellt, daß der Staat bisher den an ihn gestellten Anforderungen nicht entsprochen und die aus privater Initiative geleistete Vorarbeit nicht in adäquater Weise fortgeführt hat. Der Staat ist durch seine Kultusminister an den Beratungen und den daraus resultierenden Empfehlungen des Wissenschaftsrates entscheidend beteiligt gewesen.

Die Referate des Hauptthemas „Die Wertigkeit von Meßmethoden in der klinischen Diagnostik" werden in einer kritischen Bestandsaufnahme die Aussagefähigkeit der in Klinik und Praxis auf den verschiedenen Versorgungsstufen angewandten Meßmethoden im Hinblick auf die notwendige Rationalisierung diagnostischer Verfahren und auf die Zumutbarkeit für den einzelnen Kranken untersuchen. Wir wollen durch die Wahl dieses Hauptthemas einen konstruktiven wissenschaftlich begründeten Beitrag zur Kostendämpfung leisten und gleichzeitig Nutzen und Sicherheit für den Kranken mehren.

Die Bedeutung immunologischer Faktoren für die Pathogenese bestimmter *Organ*erkrankungen wurde mehrfach in unseren Verhandlungen herausgestellt. Die klinische Immunologie hat in den letzten Jahren eine, die ganze Innere Medizin durchdringende wissenschaftstheoretische Bedeutung und zugleich hohe praktische Relevanz für Diagnostik und Therapie gewonnen.

Das dritte Hauptthema, das den immunpathologischen *System*erkrankungen gewidmet ist, bringt an den Beispielen der einschlägigen Krankheitsbilder diese aktuellen Ergebnisse in einen übergeordneten pathogenetischen Zusammenhang, wobei den therapeutischen Prinzipien der Immunsuppression und der Immunstimulation besondere Beachtung gezollt wird.

Es ist mir ein besonderes Bedürfnis, Herrn Professor Siegenthaler für die Ausgestaltung dieses Themas herzlich zu danken.

Die Rheumatologie, ursprünglich eine Domäne chronischer Gelenkerkrankungen mit vorwiegend symptomatischen Behandlungsverfahren, ist durch zahlreiche Fortschritte auf den unterschiedlichsten Gebieten der Inneren Medizin gefördert worden. Das Konzept des rheumatischen Fiebers war wegweisend für die Erfolge der präventiven Kardiologie, die klinische Immunologie hat dem Formenkreis der rheumatoiden Arthritis entscheidende diagnostische und therapeutische Möglichkeiten eröffnet. Die immunpathologischen Systemerkrankungen weisen vielfältige Verbindungen zu den rheumatischen Organmanifestationen wie auch zu zahlreichen anderen Spezialgebieten der Inneren Medizin auf. Nur unter Nutzung ihrer vielseitigen Verflechtungen mit der Inneren Medizin kann die moderne Rheumatologie ihren speziellen diagnostischen und therapeutischen Auftrag erfolgreich erfüllen. Das dritte Hauptthema ist als Beitrag der Deutschen Gesellschaft für innere Medizin zum „Weltjahr des Rheumatismus 1977" gedacht. Wir erweisen damit zugleich der Stadt Wiesbaden, die sich seit Jahren der Förderung der Rheumatologie und der Inneren Medizin gleichermaßen verpflichtet weiß, unsere dankbare Reverenz.

Das fünfte Hauptthema betont in besonders augenfälliger Weise noch einmal die Hauptanliegen dieses Kongresses:

Eine disziplinierte und logisch aufgebaute Diagnostik anhand eines einheitlichen pathogenetischen Konzeptes stellt die unabdingbare Vorbedingung für eine rationelle und erfolgversprechende Therapie der Polyneuropathien dar. Zahlreiche innere Krankheiten, toxische Schädigungen, Arzneimittelnebenwirkungen und genetische Defekte bilden ein breites Ursachenspektrum für die relativ uniforme Symptomatik der Polyneuropathien. Deren kausale Bedeutung in enger Zusammenarbeit zwischen dem Neurologen, dem

XLIII

Internisten, dem klinischen Pharmakologen und dem Neuropathologen in jedem einzelnen Krankheitsfall aufzuklären, ist unsere diagnostische Aufgabe.

Für die Vorbereitung dieses Themas, das die enge Verbindung der Inneren Medizin mit der klinischen Neurologie erneut und exemplarisch betont, bin ich Herrn Prof. Janzen zu großem Dank verpflichtet.

Wie in jedem Jahr werden in speziellen Sektionen neueste Forschungsergebnisse aus dem Gesamtgebiet der Inneren Medizin vorgetragen und zur Diskussion gestellt. Es wurde der Versuch gemacht, auch innerhalb der Sektionen Schwerpunkte zu bilden und besonders aktuelle Themen zusammenzufassen. Der wissenschaftliche Rang der freien Vorträge bildet die Grundlage für die zukünftige Entwicklung der Inneren Medizin.

Mein herzlicher Dank gilt allen Kolleginnen und Kollegen, die durch Übernahme von Referaten und durch die Ausarbeitung von Vorträgen zum Gelingen dieses Kongresses beitragen werden.


Meine Damen und Herren!

Die weite Gebiete der Heilkunde umspannende Innere Medizin war von Anfang an um ein Selbstverständnis bemüht, das von der „Einheitsidee des menschlichen Organismus" ausgehend, gleichwohl durch die Übernahme der jeweils wichtigsten Ergebnisse und Methoden verwandter wissenschaftlicher Disziplinen bestimmt war. Die Abwägung von Nutzen und Gefahren der vor allem auf methodischen Fortschritten in Teilbereichen beruhenden Spezialisierung für die Innere Medizin ist keineswegs erst ein Problem unserer Zeit. Schon 1851 hatte Frerichs dies erkannt, wenn er die verbindende Funktion der Inneren Medizin als ihre eigentliche Aufgabe bezeichnete: „Sie – die Innere Medizin – hat die Ergebnisse, welche auf verschiedenen Wegen der Forschung erzielt werden, in einem Brennpunkt zu konzentrieren, sie hat die Einseitigkeiten der Standpunkte, welche die Arbeitsteilung mit sich bringt, zu versöhnen und zu ergänzen". Die unter dieser Prämisse mit unterschiedlichen Funktionen in der Inneren Medizin tätigen Ärzte fühlten sich dennoch in erster Linie stets ein und derselben gemeinsamen Aufgabe, dem Dienst am Kranken verpflichtet.

Der Arzt schränkt durch die Übernahme seiner Berufspflichten freiwillig seinen Freiheitsraum (und den seiner Familie!) ein, um ihn im Dienst am kranken Mitmenschen in besonderer Weise wieder zu erweitern. „Freiheit und Notwendigkeit" stehen nicht im Widerspruch zueinander; sie machen vielmehr den Sinn ärztlicher Tätigkeit aus.

Helmut Thielicke hat darauf hingewiesen, daß Luther in seiner gegen Erasmus gerichteten Schrift über den „geknechteten Willen" eine bezeichnende Unterscheidung zwischen „Zwang" (coactio) und „Notwendigkeit" (necessitas) eingeführt hat.

Im Unterschied zum „Zwang", dem man ohne persönliche Sinngebung ausgeliefert sein kann, setzt die „Notwendigkeit" die freiwillige Übernahme sinnerfüllter Aufgaben voraus, in deren Erfüllung der Prozeß der menschlichen Selbstverwirklichung gefördert wird. Der Unterschied von „müssen" und „wollen", von Abhängigkeit und Freiheit ist hier angesprochen.

Es war den vergangenen Jahren der „Selbstherrlichkeit und der Selbstbedienung" (Robert Hepp) mit ihren Diskussionen, die sich nur vordergründig an Strukturfragen der inneren Kliniken entzündeten, vorbehalten, die Begriffe Zwang und Notwendigkeit bewußt zu verdrehen, um hieraus die ideologische Begründung für einen neuen Herrschaftsanspruch abzuleiten.

Helmut Schelsky hat den Weg treffend nachgezeichnet, der von der prinzipiellen Ablehnung von Sachverpflichtungen und Ordnungen als freiheitswidriger Zwang („Versagung"), über einen ideologisch überhöhten Anspruch auf personale Unabhängigkeit in die Forderung nach unbeschränkter „Emanzipation" mündet.

Der Emanzipierte ist sich selbst der Nächste, er erhebt sich zum „Subjekt seiner Selbstbestimmung" (H. Thielicke) und löst sich damit aus allen verpflichtenden Bindungen mit Ausnahme derjenigen, die ihm durch die Ideologie seiner Gruppe auferlegt werden. Für ihn wird persönliche Verantwortung zur unerträglichen Belastung.

Die so verstandene Emanzipation postuliert statt dessen einen *universellen* Verantwortungsanspruch, der zwar ein weites Feld für Planungsstäbe und Planungsaktivitäten eröffnet, der gleichzeitig aber den Zugang zur persönlich praktizierten Verantwortlichkeit verstellt.

Der mühsame Prozeß, der die Beziehung zwischen einem Kranken und seinem Arzt kennzeichnet, ist aber kein „Thema" für Planspiele und abstrakte „Diskussionen", er muß vielmehr von beiden Partnern als sinnvolle „Aufgabe" akzeptiert werden, deren Bewältigung beim Arzt Fachwissen, praktische Vernunft, Toleranz und ein hohes Maß an Einsatzbereitschaft voraussetzt.

Es ist meine Überzeugung, daß der Arzt die individuellen Bedürfnisse und als Voraussetzung hierfür den Freiheitsraum seiner Kranken gegenüber den „Ansprüchen der Gesellschaft" zu verteidigen hat. Er selbst kann nur als Staatsbürger für seine Person, nicht aber in seiner ärztlichen Beziehung zu seinem Patienten gesellschaftlichen Bedürfnissen verpflichtet sein.

Wenn ich von einer gemeinsam zu bewältigenden Aufgabe in der Beziehung von Arzt und Patient gesprochen habe, schließt das für den in einer Inneren Klinik tätigen Arzt die Notwendigkeit ein, sich auch als Spezialist der Einsicht zu stellen, daß Forschung und ärztliches Handeln geordnet aufeinander abgestimmt werden müssen. Die neuen Empfehlungen des Wissenschaftsrates vom 9. Juli 1976 über Verantwortlichkeit und Funktionsgliederung im Krankenhaus entsprechen dieser Auffassung.

Franz Grosse-Brockhoff hat in seiner akademischen Abschiedsvorlesung über „Einheit und Vielfalt der Inneren Medizin" darauf hingewiesen, daß ohne Spezialisierung kein Forschungsfortschritt möglich ist, daß aber eine für die Kranken optimale und zugleich humane Behandlung die Koordinierung und Integrierung der Spezialfächer voraussetzt.

Wer die Notwendigkeit einer geordneten Koordination und Integration zum Nutzen der Kranken mit Zwang gleichsetzt, dem mangelt es an einer wesentlichen Voraussetzung für den ärztlichen Beruf, an der Fähigkeit zur Selbstbeschränkung aus Einsicht.

Zudem ziehen Fortschritte in den Einzelwissenschaften keineswegs automatisch den allgemeinen Fortschritt nach sich, was sich auch an Beispielen aus der Medizin deutlich zeigen läßt. Demgegenüber steht das Fortschrittsziel des Arztes fest: Heilen — und wo heilen nicht mehr möglich ist, Beistehen und Trösten.

Trotz des unbestreitbaren Zuwachses an wissenschaftlichen Erkenntnissen, wodurch mehr und mehr Unvertrautes in Vertrautes und Unwissen in Wissen verwandelt wurde, ist zu fragen, inwieweit die heutige Medizin diesem ärztlichen Fortschrittsziel näher gekommen ist. Die Antwort auf diese Frage ist für den Bestand des Vertrauensverhältnisses zwischen Arzt und Patient von größter Wichtigkeit.

Es ist nicht zu übersehen, daß Teile der Öffentlichkeit der ärztlichen Tätigkeit kritisch gegenüberstehen: einerseits beobachten wir eine auffallende Anspruchshaltung dem Arzt und den medizinischen Institutionen gegenüber, alles nur mögliche (anstatt des Notwendigen!) in jedem Falle zu tun — andererseits macht sich eine immer aufdringlichere Publizistik zum Anwalt der Kranken gegenüber den Möglichkeiten und „besonderen Fertigkeiten der modernen Medizin" (H. Thielicke).

Nicht zu übersehen ist auch, daß nicht wenige Menschen Zuspruch und Heilung außerhalb der wissenschaftlich fundierten Medizin suchen.

Max Weber hatte eindringlich auf die Gefahren einer Überbewertung der ratio hingewiesen: der Zerstörung des Glaubens folge trotz oder wegen der Zunahme des allgemeinen Wissens ein Verlust spezifisch menschlicher Qualitäten.

Die wachsende Fülle wissenschaftlicher Erkenntnisse macht die Welt für den einzelnen Menschen immer unverständlicher: Die erkennende Vernunft entfremdet sich von ihren Bezügen, der bisher in seiner Umwelt Heimische fühlt sich hierdurch in seiner Autonomie und in seiner spezifischen Entfaltungsmöglichkeit gefährdet (M. Landmann).

Bei den weiteren Überlegungen über die Folgen dieses Entfremdungsprozesses für die Beziehung zwischen Arzt und Patient greife ich auf Gedanken zurück, die der Philosoph Michael Landmann 1976 zu diesem Thema vor der Berliner Wissenschaftlichen Gesellschaft entwickelt hat. Die zunehmende Kompliziertheit unserer technischen Welt, die aus Sachzwängen auf die weitere Vermehrung und Anwendung wissenschaftlicher Erkenntnisse angewiesen ist, fördert die Entwicklung von Eigengesetzlichkeiten, die von dem einzelnen Menschen häufig nicht mehr verstanden werden. Er gerät zusehends in die Abhängigkeit von einem für ihn undurchsichtigen „Apparat", in den er sich immer fester eingebunden fühlt. Auf diesen Apparat mit seinen „Spezialisten ohne Geist und Herz" ist er angewiesen. Er fühlt sich einer inhumanen Rationalität ausgeliefert und hierdurch in seiner personalen Würde bedroht; seine spezifisch menschlichen Bedürfnisse: Selbständigkeit, Glück und Selbstverwirklichung im privaten Bereich sind „Sand in der technischen Maschinerie des Funktionierens" (H. Thielicke).

Es fällt nicht schwer, aus dieser Analyse heraus die Ängste eines Kranken zu verstehen, der unvorbereitet in die von ihm als seelenlos empfundene, administrativ übersetzte Welt moderner Großkrankenhäuser gerät, in der er sich mehr geduldet als aufgehoben fühlt, oder die Situation eines Patienten nachzuempfinden, der in seiner Not individueller und damit verletzlicher reagiert, und der sich auf einer Intensivstation Personal ausgeliefert fühlt, das zwar die technischen Dienstleistungen mit hoher Perfektion ausführt, zu dem er aber wegen komplizierter Schichtdienste keinen persönlichen Kontakt herzustellen vermag.

Täuschen wir uns nicht: Das *gesamte Personal* in Großkliniken, Ärzte, Pflegekräfte, Dienstleistungs- und Verwaltungspersonal werden viel deutlicher als sie es wahrhaben wollen, von den Kranken mit einem System identifiziert, in dem jeder nur seinen „Job" — im ärztlichen und pflegerischen Sektor meist in perfekter Weise — ausfüllt.

Dienen, das ohne Einbuße an menschlicher Würde nur in sinnvoller Hinwendung an das menschliche Gegenüber ertragbar ist, gilt wenig in der modernen Welt arbeitsteiliger Funktionsabläufe! Diese Entwicklung ist nicht eigentlich Folge mangelnden Engagements. „Soziales Engagement" steht im Gegenteil heute hoch im Kurs, es zeigt sich aber in besonderen Formen, die dem „Dienen" diametral entgegengesetzt sind. Manche junge Menschen suchen auf der Flucht vor sich selbst und vor der individuellen Verantwortung Geborgenheit in Gruppen, in denen sie hinter politischen und beruflichen Diskussionen ihre ganz persönliche Unsicherheit verstecken. Nur hier fällt ihnen eine Kommunikation, meist unter dem zusätzlichen Schutz einer gruppenspezifischen Sprache leicht. Außerhalb solcher Gruppen bestehen Kontaktschwierigkeiten; man sperrt sich gegen den persönlichen Anspruch und reagiert gereizt und aggressiv denen gegenüber, die personale Zuwendung erwarten. Solche gruppenspezifischen Sprachen finden wir in Intensivpflegebereichen, aber auch bei hochspezialisierten Arbeitsgruppen. Ohne Verständnis für deren Schutzfunktion erscheinen solche Reduktionsidiome inhuman — aus der Sicht des Kranken sind sie es auch.

XLVI

Danach ist es nicht erstaunlich, daß sich der (real, zumindest in Krankheitstagen, gar nicht vorhandenen!) Gruppe der Kranken „Hermeneuten" andienen, die zu wissen vorgeben und öffentlich vertreten, was nach ihrer Ansicht den Patienten Not tut. Unter Vorspiegelung rationaler Analysen werden nicht selten vorrationale Kräfte mobilisiert.

Rainer Flöhl hat kürzlich darauf hingewiesen, daß den Marktwert einer naturwissenschaftlich-medizinischen Nachricht vor allem Angst und Hoffnung bestimmen. Wir beobachten ein scheinbares Paradoxon: Der potentielle Patient erliegt (solange er noch kein Patient ist!) den „Imitations- und Ansteckungsmechanismen" der Massenmedien, die Tag für Tag Tatsachen und Verfälschungen von Tatsachen über die Medizin publizieren, „wobei das Übel aller Kommunikationen darin liegt, daß sie mit der Darstellung von Wirklichkeiten selbst neue Wirklichkeiten schaffen".

Diese neuen Wirklichkeiten lauten: Mißtrauen und Angst, unbegründete Hoffnungen und mystischer Glaube an die Wunderkräfte der Natur.

Der gleiche Patient verläßt sich aber im Krankheitsfalle gleichwohl auf die naturwissenschaftlichen Kenntnisse und die von manchen Ideologen in Abrede gestellte ethische Haltung seines Arztes. Trotz allen Geredes über die Krise der Medizin erwartet der Kranke von seinem Arzt aber nach wie vor fundiertes Fachwissen, in gleichem Maße allerdings auch individuelle Zuwendung und Achtung vor seiner menschlichen Würde.

Solche in kranken Tagen am eigenen Leibe erfahrene oder während der Behandlung eines Angehörigen miterlebte ärztliche Haltung schafft in unseren Patienten tagtäglich neue Wirklichkeiten, aber positiver Qualität, deren Gewicht nicht unterschätzt werden sollte. Auch der wissenschaftlich orientierte Arzt und der Forscher darf, soweit er kranke Menschen behandelt, die entscheidenden Beziehungen von Mensch zu Mensch nicht vernachlässigen. Nicht wenige Kranke haben nämlich „Schulmedizin und Krankenhaus schon hinter sich, haben Vertrauen und Geduld verloren" (Erwin Liek), wenn sie sich irrationalen Therapieformen zuwenden. In diesen Fällen hat nicht die medizinische Wissenschaft versagt; gefehlt hat es dem einzelnen Arzt an den persönlichen Bemühungen um seinen Kranken.

Der Zulauf, den irrationale Behandlungsverfahren in den letzten Jahren bei der Bevölkerung unseres Landes erfahren haben, darf uns aus unserer Verantwortung für unsere Patienten als wissenschaftliche Fachgesellschaft nicht gleichgültig sein.

„Die heutige Welt ist entgöttert, und so wirft sich der Mensch verwirrt, haltlos hin- und hergerissen dem Wunder in die Arme; der Arme wie der Reiche, der Dummkopf wie der Gebildete". Diese Feststellung Erwin Lieks aus dem Jahre 1930 trifft auch unsere Situation. Sicherlich spielen heute und im Gegensatz zu den „unzünftigen Wunderheilern" (E. Liek) vergangener Zeiten handfeste wirtschaftliche Interessen, die von Verbandsfunktionären machtvoll vertreten werden und die in den Massenmedien eine unziemliche Resonanz erfahren, eine besondere Rolle. Erwin Liek hatte mit Recht darauf hingewiesen, „daß gerissene Geschäftsleute den Zauber des Wortes oft viel besser kennen als wir Ärzte". Werden irrationale Ansprüche auf therapeutischem Gebiet von den Massenmedien kritiklos aufgegriffen, können — wie wir es bei den Diskussionen über die orale Strophanthinbehandlung erleben mußten — ernste Gefahren für die Kranken eintreten. In einer solchen Gefahr ist unsere Gesellschaft verpflichtet, mutig und öffentlich für die wissenschaftliche Lauterkeit einzutreten. Sie hat in der Auseinandersetzung mit den Kernschen Spekulationen durch die Initiative von Gotthard Schettler unter Mitwirkung zahlreicher Fachgelehrter ihre Fähigkeit dazu überzeugend unter Beweis gestellt. Sie wird es auch in Zukunft tun.

Ich halte es deswegen als Vorsitzender der Deutschen Gesellschaft für Innere Medizin auch für meine Pflicht, die in letzter Zeit gegen die Arzneimittelkommission der deutschen Ärzteschaft und ihren Vorsitzenden von verschiedenen Seiten erhobenen unsachlichen und unqualifizierten Vorwürfe energisch zurückzuweisen.

Wenn z. B. in einem Verbandsblatt (Gesundheitspolitische Rundschau, Heft 12, 1976, 247–248), das Ärzten kostenlos und unaufgefordert zugeschickt wird, unter der Überschrift „Rache der Verlierer" die Arzneimittelkommission der deutschen Ärzteschaft als Teil einer „Mafia" tituliert wurde, wirft schon dieses Vokabularium ein bezeichnendes Licht auf Niveau und Beweggründe der Autoren und ihrer Hintermänner, denen es doch angeblich sonst in ihrer Argumentation nur um das Wohl des Kranken geht. Zu unserem Bedauern sind unsachliche Kritiken an der Arzneimittelkommission nicht nur von Vertretern bestimmter Therapierichtungen, sondern auch von offiziellen Stellen erhoben worden. Ohne mich mit jeder Formulierung gelegentlicher Stellungnahmen von einzelnen Mitgliedern der Arzneimittelkommission zu identifizieren, stelle ich demgegenüber fest: Die Arzneimittelkommission der deutschen Ärzteschaft hat sich seit ihrer Gründung durch die Deutsche Gesellschaft für innere Medizin im Jahre 1911 unermüdlich um die wissenschaftlichen Grundlagen einer rationalen Therapie bemüht und im internationalen Verbund die Arzneimittelsicherheit gefördert. Die Deutsche Gesellschaft für innere Medizin ist stolz darauf, daß an dieser Leistung über die Jahre hinweg bedeutende Gelehrte aus ihrer Mitte beteiligt waren.

Ich habe meinen Bericht mit der programmatischen Erklärung von Theodor Frerichs begonnen, der zu unseren Aufgaben ausdrücklich auch die *Vertretung gemeinsamer berechtigter Interessen* zählte.

Es scheint in jüngster Zeit als Ausdruck „fortschrittlicher Gesinnung" zu gelten, ärztliche Handlungen und ärztliche Gesinnung generell in Zweifel zu ziehen. Solche ideologisch untermauerten Antipathien sind schon von Kierkegaard als das „Argument der Tonscherben gegen jeden Besseren" entlarvt worden. In seiner Untersuchung über den Neid zitiert Helmut Schoeck im Zusammenhang mit der Gefahr der Werttäuschung im sozialen Bereich Nicolai Hartmann: „Der Unterdrückte, Arbeitende, Ausgebeutete — oder derjenige, der sich dafür hält — lebt unvermeidlich in dem Glauben, der Bemittelte sei der glücklichere. Er sieht, daß dieser alles hat, wonach er selbst sich vergebens sehnt. Er sieht in der anderen Lebensform nur den Glückswert". Hartmann fährt dann fort: „Daß es in Wirklichkeit ganz andere Werte sind, die sich dahinter bergen — Bildung, Kultur, Wissen —, und daß diese Werte auch teuer mit Unlust bezahlt werden, sieht er nicht. Er erkennt nicht die Schwere geistiger Arbeit und höherer Verantwortung" ... „Wenn der gemeine Mann solcher Täuschung unterliegt, so ist das begreiflich. Wenn der Demagoge die Täuschung als Mittel seiner Ziele benutzt, so ist das Mittel ein zweischneidiges Schwert in seiner Hand; aber es ist sinnvoll — von ihm aus gesehen. Wenn aber der Philosoph" — und ich möchte hinzufügen, auch derjenige, der in Staat und Gesellschaft Verantwortung trägt — „sich verleiten läßt, der Täuschung auch noch Begründung und Autorität zu verleihen, so ist das entweder gewissenlos oder tiefste sittliche Unbildung" (N. Hartmann, Ethik).

Die besondere Verantwortung der Jurisdiktion auch und gerade in einer „tief bedauerlichen und gefährlichen Vertrauenskrise" zwischen Recht und Medizin hat Werner Wachsmuth 1976 in einem Vortrag über „Chirurgie zwischen Gesetz und Gewissen" betont und verallgemeinernde Behauptungen über mangelnde wissenschaftliche und sittliche Unabhängigkeit medizinischer Gutachter energisch zurückgewiesen.

Ein kürzlich gegen einen Internisten ergangenes — noch nicht rechtskräftiges — Urteil des Amtsgerichts Passau (Ls1Js 730/76) beleuchtet eine andere Seite solcher Tendenzen in bestürzender Weise. Abgesehen von der materiell-rechtlichen Seite des Verfahrens, hat das Gericht alle seine Vorurteile gegenüber Ärzten, da sich ihm nun einmal die Gelegenheit dazu bot, in die Form eines Urteils gekleidet. Statt Sachverhalte objektiv zu werten und sie unter die gesetzlichen Vorschriften zu subsumieren, wurden in unverantwortlicher Weise allgemeine moralische Werturteile gegen die Ärzteschaft formuliert. Kurt Tucholsky — selbst Jurist — hat schon 1927 solche emotionalen juristischen Entgleisungen leider nur zu treffend glossiert. Es sollte aber 1977 selbstverständlich sein, daß nicht nur der Patient sondern auch der Arzt rechtlichen Schutzes gegen unbegründete sachliche und ideologische Angriffe bedarf, von welcher Seite auch immer sie kommen mögen.

Lassen Sie mich mit einigen Gedanken über die Ursachen des gesunkenen öffentlichen Ansehens der Wissenschaftler (nicht nur unseres Faches) schließen. Dabei ist festzustellen, daß gerade dieser Personenkreis in den vergangenen Jahren ein häufig kaum noch erträgliches Maß an persönlicher Belastung auf sich genommen hat, um trotz der Widersinnigkeiten, die manche Reformgesetze den Kliniken und Instituten gebracht haben, ihre Pflichten als Ärzte und Wissenschaftler, nicht selten in zunehmender Isolierung, zu erfüllen.

Grosse-Brockhoff hat in seiner Abschiedsvorlesung auf die „ins Ungeheure" gewachsene Zahl der „Forscher" auch im medizinisch-klinischen Bereich hingewiesen, die naturgemäß nicht alle erstklassig sein können. Sinkende Qualitätsforderungen führen automatisch zu einer Minderung des öffentlichen Ansehens aller im Wissenschaftsbereich Tätigen.

Es kommen weitere Gründe hinzu. Die komplizierter gewordenen Strukturen der Kliniken und Institute mit dem hochschulpolitisch erklärtermaßen beabsichtigten Zwang, je nachdem für sich selbst, für die Klinik oder die Arbeitsgruppe Etatmittel und Personal gegen andere durch zahlreiche Gremien hindurch immer wieder erneut erkämpfen zu müssen, begünstigt auch unter den Wissenschaftlern Funktionäre, die Aufgaben auf allen Ebenen der neu geschaffenen Organisationen und Verwaltungen suchen. Sie unterwerfen sich den damit verbundenen Zwängen und Abhängigkeiten und geraten in die Gefahr, ihre persönliche und wissenschaftliche Unabhängigkeit aufzugeben. In unsicheren Zeiten diesen Weg einzuschlagen, war wohl immer schon verlockend!

Theodor Mommsen bezieht sich in einem Brief an Gustav Freytag auf die Zeit von 1848, als er junger Professor für Rechtswissenschaft in Leipzig war. Er schrieb: „Sie wissen ja, wie es in jenen Jahren der Wirren und Irren herging, jeder traute sich alles zu, und wenn man einen Professor neckte: wollen Sie nicht Kultusminister werden, so sagte er gewöhlich zu".

Ich möchte nicht mißverstanden werden, in einer Zeit, in der für die Öffentlichkeit häufig genug die Qualität des wissenschaftlichen Arguments weniger wiegt als die Quantität der Meinungen, ist es notwendig, daß sich auch Ärzte und Wissenschaftler in ihren Berufsverbänden organisieren, um ihrem Anliegen politisches Gewicht zu verschaffen. Es ist auch unsere Pflicht, unseren wissenschaftlichen Sachverstand denjenigen staatlichen Stellen zur Verfügung zu halten, die ihn suchen.

Es mindert aber unser öffentliches Ansehen, wenn wir uns als Ärzte und im Bereich der Wissenschaft als Gelehrte den Politikern als rastlose Lobbyisten andienen, um je nach Bedarf und politischer Zweckmäßigkeit zu funktionieren. Keinem Politiker, der wirkliche Entscheidungshilfe sucht, ist hiermit gedient.

Gottfried Benn hat die allgemeine Gefahr des Opportunismus erkannt, als er 1948 schrieb: „Das Abendland geht nicht zugrunde an den totalitären Systemen . . ., auch nicht an seiner materiellen Verarmung . . ., sondern an dem hündischen Kriechen seiner Intelligenz vor den politischen Begriffen".

Walter Brednow wußte um solche Gefährdung, als er sich 1973 in einer kleinen Schrift „Zur Anthropologie des Schwindels" auf Herder bezog und mahnte: „Die Waage des Guten und Bösen, des Falschen und Wahren hängt an ihm — dem Menschen — er kann forschen, er soll wählen"; und er fuhr fort: „Diese Waage ist es, sein letztverantwortliches Gewissen, das nach Kleinheit und Größe zu richten vermag. Auf die Freiheit der Entscheidung, auf die Freiheit kommt es an".

Folgen wir, jeder an seiner Stelle, diesem Aufruf zur Aufrichtigkeit und unterwerfen wir uns den Notwendigkeiten unseres ärztlichen Berufes in Freiheit.

Es ist meine sichere Überzeugung, daß sich unser wissenschaftlicher Nachwuchs — wie die Jugend zu allen Zeiten — durch Begeisterungsfähigkeit und Willen zur selbständigen Leistung auszeichnet. Sie hat aber auch die Sehnsucht, sich dem Vorbild mutiger Persönlichkeiten anzuvertrauen, die ihre persönliche Freiheit aus ihrer Verantwortung für den Fortbestand der Wissenschaft höher achten als vorübergehende, geborgte Würden.

Enttäuschen wir Älteren diese Jugend nicht!

Die 83. Tagung der Deutschen Gesellschaft für innere Medizin ist eröffnet.

# Verhandlungen der Deutschen Gesellschaft für innere Medizin

Herausgegeben von dem ständigen Schriftführer
Professor Dr. B. Schlegel, Wiesbaden

Vierundachtzigster Kongreß
gehalten zu Wiesbaden vom 2.–6. April 1978

Mit 799 Abbildungen und 277 Tabellen

Referate zu folgenden Hauptthemen: Pathologie und Klinik des Eisenstoffwechsels, Diagnostik und Therapie mit Vernunft, Lungenembolie, Infektion und Resistenz: Neuere Entwicklungen, Frühdiagnostik maligner Tumoren

Symposien und Podiumsgespräche zu folgenden Themen: Muskelschwäche als Leit- und Warnsymptom, Die Haut als Ausdruck innerer Erkrankungen, Das chronische Cor pulmonale, Die larvierte Depression als Differentialdiagnose innerer Erkrankungen, Das aplastische Syndrom

Freie Vorträge zu folgenden Themen: Hämatologie, Pulmonologie, Onkologie, Kardiologie, Hypertonie, Infektionskrankheiten, Gastroenterologie, Hepatologie, Stoffwechsel, Diabetologie, Nephrologie, Immunologie, Hämostaseologie, Angiologie, Endokrinologie, Klinische Pharmakologie, Rheumatologie, Intensivmedizin, Psychosomatik, Neurologie, Allgemeine Innere Medizin

## J. F. Bergmann Verlag München 1978

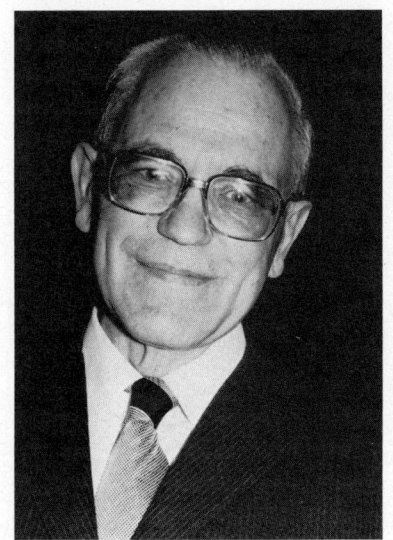

R. Gross, Köln
Vorsitz 1978

# Der Arzt zwischen Naturwissenschaft und Humanität

## Festvortrag von R. Gross (Köln)

### I. Kranke und Krankheiten

Lassen Sie mich mit einer provokativen Frage beginnen: Bernhard Naunyn wird das berühmte Wort zugeschrieben: „Die Medizin wird Naturwissenschaft sein, oder sie wird nicht sein! Stimmt das, oder, besser formuliert „Stimmt das heute noch"? Hier wird der *Januskopf der Medizin* angesprochen, das Dilemma zwischen dem naturwissenschaftlichen Erkennen, Ordnen, Abstrahieren vom Einzelfall einerseits, der Zuwendung zum leidenden Kranken, der Betonung seiner Subjektivität und Einmaligkeit andererseits [24]. Mit diesem *Dualismus* werde ich mich auch heute vorzugsweise beschäftigen. Das Problem ist übrigens nicht neu: Es unterscheidet schon Hippokrates und die Schule von Kos von Platon und der Schule von Knidos. Der große französische Kliniker Armand Trousseau hat es auf die kürzest mögliche Formel gebracht. Es gibt nur Kranke — bzw.: Es gibt nur Krankheiten [23]. Moderne Entwicklungen haben aber die alte Frage in neuem Gewand erstehen lassen, nur mit viel schärferen Konturen. Während die großen Diagnostiker, vor allem der Wiener und der Pariser Schule um die Jahrhundertwende, mit ihrem *therapeutischen Nihilismus* ihren Ehrgeiz darin sahen, den späteren Autopsie-Befund möglichst genau vorauszusagen [6a, 54], hat der Fortschritt der naturwissenschaftlich orientierten Medizin zu einer völligen Umkehr geführt: Zu einer *therapeutischen Überaktivität,* zum ethischen Problem: „Darf die Medizin, was sie kann?" [74].

Ist die heutige Medizin — um den Hamburger Medizingeschichtler Lichtenthaeler [46] zu zitieren — eine Medizin der Zukunft, eine Medizin im Aufbruch — oder ist sie eine Ingenieursmedizin, eine Medizin der Utopien?

Deshalb nochmals die Frage: Muß die Medizin Naturwissenschaft sein oder bedarf es, wie ihre modernen Kritiker sagen (ich zitiere beispielhaft hier den Heidelberger Medizinhistoriker Schipperges [70]) der „Morgenröte einer neuen Theorie als Ersatz für die abgewirtschaftete naturwissenschaftliche Medizin?"

Zunächst sollten wir Frerichs, Naunyn und ihren Zeitgenossen nicht Unrecht tun. Fritz Hartmann [28], dem ich wertvolle Anregungen zu diesem Vortrag verdanke, hat immer wieder mit Recht betont, daß das Originalzitat lautet: „Die Medizin wird Wissenschaft sein oder sie wird nicht sein". Von Natur ist dabei nicht die Rede. Ich habe auch bei eingehender Durchsicht der Werke von Frerichs und von Naunyn [14, 56, 57] nirgends anderes gefunden. Im Gegenteil: Diese großen Kliniker waren sich der Spannung zwischen Naturwissenschaft und Arzttum wohl bewußt. Der späte Naunyn sagte sogar: „Der Arzt muß hier seinen Stolz der Berufspflicht der Humanität unterordnen, sich an der Wahrheit vorbeidrücken, um ein guter Mensch zu bleiben" [57].

Das berühmte Naunynsche Zitat: „Die Medizin wird Wissenschaft sein oder sie wird nicht sein" wurde aber in der Folge und wohl auch ganz folgerichtig immer wieder umgemünzt auf die Naturwissenschaften und noch 1977 von einem unserer angesehensten Medizinjournalisten Naunyn mit dem Wort „Naturwissenschaften" in den Mund gelegt [9]. Selbst Hartmanns Fakultätskollege Kisker [41] schrieb dazu 1975. „Um ihre Auftraggeber zu befriedigen, greift sie (die Medizin, Verf.) zu den jeweils probatesten Verfahren. Seit 1950 hat es sich eingebürgert, daß die Resultate exakter Naturwissenschaften in solche probaten Verfahren umgemünzt werden". Wenn wir die Arbeiten der Väter unserer Gesellschaft für Innere Medizin studieren, so stoßen wir immer wieder, ausgesprochen oder unausgesprochen, auf jenen Wissenschaftsoptimismus des Positivismus, mit dem ich mich im zweiten Teil meines Vortrages beschäftigen werde.

Lassen sie mich noch mit zwei Zitaten den Horizont erhellen: Helmholtz sagte 1877: „Um endlich unsere Konsultation über den Zustand der Dame Medizin rite mit der Epikrise zu schließen, so meine ich, haben wir alle Ursache, mit dem Erfolg der Behandlung zufrieden zu sein, die ihr die naturwissenschaftliche Schule hat angedeihen lassen, und wir können der jüngeren Generation nur empfehlen, in derselben Therapie fortzufahren" [32]. Umgekehrt schrieb Mendelsohn 1894, also keine 20 Jahre später: „Die Wissenschaft der Medizin schreitet ständig weiter . . . die Kunst der Medizin jedoch, die etwas ganz anderes ist als die medizinische Wissenschaft, ist herabgesunken" [51].

## II. Zur Philosophie der Medizin

Gestatten Sie mir im zweiten Teil meines Vortrages einen *Exkurs in die Philosophie,* die gerade für den Arzt mit dem Ruf nach einer neuen Theorie der Medizin plötzlich von höchster Aktualität geworden ist. Ein Arzt ohne den Hintergrund einer soliden Allgemeinbildung ist in meiner Sicht auf niedriger Ebene ein Handwerker, auf höherer Ebene ein Technokrat oder Gesundheitsingenieur. Für ihn könnte das verächtliche Wort von Brody [6] gelten: „Die Medizin wird praktiziert von Hybriden aus Wissenschaft und Handwerk". Nur eine philosophisch orientierte Allgemeinbildung gestattet heute noch, die Fülle der Informationen kritisch zu sichten. Dies gilt trotz der boshaften Sätze von Bertrand Russell [67]: „Wissenschaft ist, was wir wissen, Philosophie, was wir nicht wissen". Der amerikanische Genetiker Murphy [55] bemerkte kürzlich, daß die Medizin als Kunst eine lange und erschöpfende, als Wissenschaft eine kurze und stürmische, als Philosophie überhaupt noch keine Entwicklung habe. Gerade hier liegen künftige Ansätze; hier liegt auch der Kern meiner heutigen Ausführungen. Ich will dabei nicht mehr und nicht weniger, als die vordergründigen Probleme und Schwierigkeiten unserer derzeitigen Medizin auf ihren philosophischen und zeitgeschichtlichen Hintergrund reduzieren, damit

1. die Grundlagen heutiger Fehlentwicklungen erkannt werden;
2. unser aller gemeinsame Schuld an solchen Fehlentwicklungen deutlich wird;
3. die Möglichkeiten für Abhilfen geschaffen werden.

Wenn wir nämlich die exponentiell anschwellende Literatur über eine *Krise in der Medizin* studieren, so stoßen wir auf ein überraschendes Phänomen: Die vordergründigen Symptome unseres angeblich kranken Faches werden mit großer Dinglichkeit und Dringlichkeit geschildert, aber kaum je der geistesgeschichtliche Hintergrund. Mit anderen Worten und in medizinischer Terminologie: Es wird viel gesprochen über die *Pathogenese* – über die unmittelbare Entstehung – höchst selten aber über die *Ätiologie* – die tieferen Ursachen. Meine Darlegungen sind der *Versuch einer Synopsis,* selbstverständlich ohne Anspruch auf Vollständigkeit oder gar Ausschließlichkeit.

Wenn wir das *Christentum,* in dem sich progressive und regressive Erscheinungen zu einer gewissen Stagnation mischen, außer Betracht lassen, so bleiben drei schwer vereinbare Grundformen des heutigen weltanschaulichen Denkens:

1. Der *Rationalismus und Idealismus* mit seinem Merkmal von Wissen a priori, d. h. von Sinneswahrnehmungen unabhängiger Erkenntnisse. Er beruht auf der überwiegend akzeptierten Feststellung, daß unsere Kenntnis von der Erfahrungswirklichkeit immer beschränkt sein wird, ja, daß wir nicht einmal sicher sein können, ob unser Erfahrungswis-

sen identisch ist mit der objektiven Wahrheit. Wie Sie wissen, haben bereits Kant und nach ihm viele andere mit Erfolg, aber ohne eine den anderen Grundpositionen vergleichbare Breitenwirkung, versucht, „a priorische" Kategorien und Erfahrungswissen, das sog. Wissen „a posteriori" zu verbinden.

2. Wäre zu nennen der auf Marx zurückgehende *dialektische Materialismus,* der die offizielle Lesart aller kommunistischen Länder ist. Er soll im Rahmen meines heutigen Vortrags nicht diskutiert werden.

3. Der *Positivismus und Empirismus,* nach denen, grob gesprochen, nur erfahrbare Wissenschaft Anspruch auf Gültigkeit hat, nach denen es keine Kenntnisse außerhalb von Beobachtungen gibt. Der damit streng antimetaphysische Positivismus hat aus äußeren und inneren Gründen das Denken in den westlichen Ländern lange Zeit beherrscht. Es gilt zwar unter den Philosophen selbst, jedenfalls in seinen radikalen Formen, schon als passé, beherrscht aber m. E. als *Scientismus,* als Wissenschaftsgläubigkeit, ungebrochen das Denken unserer Politiker und Wissenschaftler. Politisch äußert er sich heute und hier, im Gegensatz zum Christentum ebenso wie zum kollektivistischen Marxismus, meist als liberaler Progressismus [46].

Ich möchte hier in aller Vorsicht den Schluß wagen, daß der Positivismus noch heute mit seinem Vertrauen in die Wissenschaft, in das letztlich überall Machbare, in den unaufhaltbaren Fortschritt — bewußt oder unbewußt — hinter den Entscheidungen der politischen Parteien, der Regierungen ebenso wie der Forschungsorganisationen steht. Vor diesem Hintergrund müssen wir den Fortschritt, aber auch die Fehlentscheidungen und die zunehmende Skepsis — schon immer einer Begleiterin jedes radikalen Empirismus — sehen.

Die Mentalität, die hinter dieser Weltanschauung steht, läßt sich kennzeichnen mit zwei Zitaten aus der Blüte des Positivismus: Der Göttinger Mathematiker David Hilbert, der Lehrer einer Generation weltberühmt gewordener Physiker und Nobelpreisträger, soll gesagt haben: „Wir müssen wissen, und wir werden wissen" [62]. Nach zwei Weltkriegen, in der heutigen Wirtschaftskrise und vor dem Elend der dritten Welt klingt es fast wie ein Hohn, wenn Werner von Siemens 1886 vor der Versammlung deutscher Naturforscher und Ärzte ausführte: „So können wir mit stolzer Freude an dem Aufbau des Zeitalters der Naturwissenschaften weiterarbeiten, in der sicheren Zuversicht, daß es den Menschen moralischen und materiellen Zuständen zuführen werde, die besser sind als sie je waren und heute noch sind" [73]. Wir sollten hier allerdings nicht verschweigen, daß es auch schon am Ende des 19. Jahrhunderts Skeptiker gab wie etwa den Berliner Physiologen du Bois-Reymond [5] mit seinen Aufsehen erregenden Mahnworten: „Ignoramus-ignorabimus-dubitemus!" („Wir wissen nichts — wir werden nichts wissen — wir sollten zweifeln").


*Was hat den Siegeszug des Positivismus ermöglicht?*

Zunächst drei *äußere* und unabhängige *Bedingungen:*

1. Die großen Erfolge der Naturwissenschaft und der Technik in den letzten 150 Jahren;

2. Die gewaltige Industrealisierung;

3. Das ökonomische Prinzip der Einfachheit.

So ist nach dem in England lebenden marxistischen Theoretiker Leszek Kolakowski [42] der Positivismus das Produkt einer bestimmten Kultur, in der technologische Fähigkeiten als dominierendes Prinzip angesehen werden, und die — wie Sie jetzt leicht erkennen werden — in allen industriealisierten Ländern bis heute fordauert. Zu diesen 3 äußeren Bedingungen kommen 3 für die Ausbreitung dieser Denkweise im historischen und ökonomischen Kontext äußerst günstige Entwicklungen:

1. Der *sozialkritische Positivismus* eines Auguste Comte oder J. St. Mill, der in den Grundlagen heute in vielen Ländern staatstragender Parteien fortwirkt.

2. Der von Spencer inaugurierte, glücklich mit Darwins Entdeckungen zusammenfallende *Evolutionspositivismus.* Auch diese Grundlage besteht fort, selbst wenn Darwins Theorien nach neuesten Veröffentlichungen inzwischen in Teilen als unzutreffend erwiesen wurden, in anderen strittig sind [47].

3. Der sog. *Empiriokritizismus* des Wiener Kreises in Verbindung mit der Berliner und der Polnischen Schule um 1930 [43]. Die 1933—1940 fast durchweg ausgewanderten Vertreter dieser Richtung besetzten nach und nach fast alle maßgeblichen Lehrstühle in den USA und haben entscheidend zur Entwicklung der modernen mathematischen Logik beigetragen. Sie trafen in *England* auf einen seit den drei großen Vorläufern Locke, Berkeley und Hume schon immer gepflegten reinen *Empirismus,* in den *USA* auf den vor und nach dem 2. Weltkrieg tonangebenden *Pragmatismus,* mit denen sie eine Legierung bildeten, die eben heute noch das Denken hierzulande beherrscht.

Die neueste westliche Kreation ist, wenn ich das so sagen darf, der *Strukturalismus.* Er anerkennt, außer den mit den Sinnesorganen erfaßbaren sogen. Oberflächenstrukturen, tiefere, der direkten Beobachtung nicht zugängliche Strukturen. Sein erster und bisher bedeutendster Vertreter war zweifellos Sigmund Freud. Mann kann wohl ohne Übertreibung sagen, daß Freud als Positivist antrat, wie Glaube an die sog. „Wissenschaftsreligion", seine der Physik entlehnte Nomenklatur von Kräften, Verdrängungen usw., sein Satz von der „Konstanz der Erregungssumme" u. a. erkennen lassen. Aber er stieß eben zu den tieferen Schichten des Unterbewußten vor.

Alle mehr rationalistischen oder (wie der Existenzialismus) irrationalen Anschauungen haben einen Schönheitsfehler gemeinsam, daß sie sehr plausibel sein mögen, aber — da außerhalb reproduzierbarer Erfahrungen angesiedelt — nicht zu beweisen sind. Gerade deshalb dürfte ihre Ausbreitung außerhalb staatlicher oder politischer Einflußnahmen begrenzt sein. Wir tun bis auf weiteres gut daran, wenigstens im Westen den Empirismus, Positivismus und Scientismus unverändert als die tragenden Grundlagen unserer Forschungspolitik im ganzen, ebenso wie der Medizin im besonderen, zu erkennen.

Drei Fehlhaltungen widersprechen dieser Grundströmung nur scheinbar:

1. Daß sich parallel dazu ein neuer *Mystizismus* entwickelt. Staat und Universitäten sind die neuen Kirchen, die Glück und Wohlstand versprechen [46]. Dort herrschen — auch darin dem Vorbild der Römischen Kirche getreu — mehr und mehr die Dogmen, die auf Glauben und nicht auf nachprüfbaren Beweisen beruhen. Deshalb sind — etwa an den Hochschulen der Bundesrepublik — ihre Lehrer und Anhänger auch so intolerant, weniger gegen die vermeintlich Unwissenden, die hochmütig beiseite geschoben werden, als vor allem gegen die Andersdenkenden.

2. Daß, in der Formulierung von Freerksen [12, 13], eine Mischung von *Kulturpessimismus und Nostalgie* zur Schau gestellt wird, dazu schwärmerisch-romantische Unklarheiten, gouvernantenhafter *Belehrungs- und Bekehrungseifer* bis hin zu ziellosen *Aggressionen.*

3. Daß speziell in der Medizin ein *archaischer,* nur auf eigenen Erfahrungen aufgebauter *Empirismus* sich breit macht, der nicht so sehr weltanschaulichen Zweifeln an der Tragfähigkeit der Naturwissenschaften als vielmehr einem Verlust an Orientierung, einer Informationskrise entspringt [46, 69].

Wir dürfen diese Fehlentwicklungen getrost als Früchte des Positivismus und einer allgemeinen Skepsis auffassen, zu der jeder radikale Empirismus früher oder später, wie schon betont, gelangen muß.

## III. Naturwissenschaften und Medizin

Wie Sie wissen, war Wissenschaft zunächst ein Versuch des Menschen, dem Zufall und der Unvorhersehbarkeit zu entrinnen [21, 27]. Diese ursprünglichen Grundlagen wurden in den modernen Wissenschaftstheorien mehr und mehr verlassen. Die Naturwissenschaften und die Mediziner des 19. Jahrhunderts hatten indentisch: Eine Wissenschaftlichkeit und eine (wie ich eben ausführte: positivistische) Philosophie. Heute haben sich diese beiden Komponenten getrennt. Aber mit der Trennung endet auch eine Periode, die Lichtenthaeler [46] als „Die eigentliche Moderne" bezeichnet hat.

Der französische Molekularbiologe Wilhelm Bernhard [3] unterscheidet die folgenden Qualitäten:
Wissenschaft,
Wissenschaftsglaube,
Wissenschaftsaberglaube,
Wissenschaftsmythos,
Antiwissenschaft.

Mit den letzten Positionen haben wir uns im Rahmen dieses Vortrages ausreichend beschäftigt. Es bleiben *Bemerkungen zur Stellung der Wissenschaft in der Medizin*. Ich werde damit zugleich konkreter werden. Nach Arnold Gehlen [19, 21] wird die Technik vom Menschen beansprucht:
einerseits wegen seiner Organmängel,
andererseits wegen seiner Kenntnis der Naturgesetze.

Die reinen *Naturwissenschaften* sind aber für den Arzt Hilfswissenschaften. Mit anderen Worten: Die angewandte Medizin bedient sich der Naturwissenschaften, aber sie kann selbst nicht zu diesen gezählt werden. Oder, in streng logischer Formulierung: Naturwissenschaft und Technik sind eine notwendige, aber keine hinreichende Bedingung der Medizin.

Während alle Leute von der Krise oder vom Versagen der naturwissenschaftlichen Medizin reden, dehnt sich diese nach Breite und Tiefe ständig und unaufhaltsam aus. Kein unvoreingenommener Beobachter wird bestreiten, daß unsere diagnostischen und therapeutischen *Erfolge* letzlich auf die Anwendung naturwissenschaftlicher Methoden zurückgehen — gegenüber denen die Ergebnisse aller anderen Verfahren mehr oder weniger kümmerlich sind. Wir brauchen dabei nicht zu übersehen, daß die naturwissenschaftliche Medizin mit der heutigen mittleren Lebenserwartung von rd. 70 Jahren der Schallgrenze der natürlichen Lebenserwartung schon recht nahe gekommen ist, so daß in Zukunft mehr die Qualität als die Quantität der Jahre zählen dürfte. Die echten Fragen liegen aber auf anderen Ebenen.

Da ist zunächst das *Verhältnis von Naturwissenschaften und Technik*. Unübersehbar bringt heute die Technik die Naturwissenschaft voran. Immer weniger ermöglichen die Ergebnisse der Naturwissenschaften — wie früher ausschließlich — technische Entwicklungen. Die heutige Medizin wird auf einen *Technizismus* hingetrieben. Fuchs [15] spricht vom technologischen Imperativ, dem Ärzte und Krankenhäuser einfach unterworfen sind. Die verfügbare Technologie bestimmt auch den wissenschaftlichen Fortschritt. Überspitzt formuliert: Wer heute den entsprechenden — immer kostspieliger werdenden — Apparat besitzt, löst auch das jeweils aktuelle Problem. Gerade in der Medizin tritt auch der problemorientierte Spezialist mehr und mehr zurück gegenüber dem Inhaber einer neuen Technik, der das Feld damit abgrast, oder eines neuen Gerätes, mit dem er die reifen Äpfel von Bäumen pflückt, mit denen er sich früher überhaupt nicht beschäftigt hatte. Sie werden manche Beispiele auf unserem Kongreß hören, von den Methoden her etwa bei der Computer-Tomographie oder beim Radio-Immunassay, von den Problemen her etwa in der Immunologie oder in der Onkologie. Im wissenschaftlich weniger anspruchsvollen, ärztlich aber umso wichtigeren Bereich der angewandten Medizin gehören hierher die Sets von Laborergebnissen und Daten, die Vielkanalschreiber mit Computer-Unterstützung heute ausgeben oder die digital-analoge Auswertung biophysikalischer Signale ebenso wie die programmierte Vorsortierung zytologischer Präparate.

Dazu führten die *Standardisierung der Leistung* und deren *Abrechnung im ärztlichen Beruf*, die *Steuerung finanzieller Hilfen durch Gutachterkommissionen in der Wissenschaft*, auch zu einem Standardtyp von Leistung. Originalität ist weniger als je gefragt. Das *Denken in Modellen* [75, 77, 78] — etwa vergleichbar den Paradigmen von Thomas Kuhn [44] — ist die Antwort des menschlichen Gehirns auf die zunehmende Komplexizität des erforderlichen Wissens und auf die Standardisierung der geforderten Leistung. Dabei dürfen wir uns in der Medizin keine Illusionen darüber machen, daß — etwa parallel zum Fortschritt der Naturwissenschaften — die Abwanderung großer Bevölkerungsteile zu Heilkünstlern anderer Art, „erschreckende Ausmaße" angenommen hat [6a].

Wie weit reicht also die *Tragweite der modernen Technologie* in der Medizin? Nach den schönen Ausführungen meines zu früh verstorbenen Kölner Kollegen Lukowsky [49] kann die Naturwissenschaft ohne *kausalanalytische, d. h. mechanistische Gedankengänge* nicht auskommen. Dies gilt, selbst wenn der betreffende Naturforscher weltanschaulich auf ganz anderem Boden steht. Dies gilt, obwohl Mechanismus als Forschungsmethodik und Materialismus als Weltanschauung oft verwechselt werden. Allerdings gehen Biophysik und Biochemie von der Annahme aus, daß in den Lebensvorgängen gleiche physikalische und chemische Gesetze wirksam sind wie in der unbelebten Natur. Wir wissen das bis heute nicht, und wir sollten bis dahin mit so namhaften Wissenschaftstheoretikern wie etwa Gustav Hempel [33] oder Max Hartmann [30] oder Walter Heitler [31] die mechanistische Erklärung zunächst als Ordnungsprinzip, als heuristische Maxime auffassen.

Dazu kommt, daß in der Biologie das strenge *Kausalgesetz:* „Eine Ursache — eine Wirkung" nicht oder bis heute nicht nachweisbar gilt. Es gibt in der Biologie einschl. der Medizin selten oder nie nur eine Ursache. Fast immer handelt es sich um komplexe Situationen. Die Biologie und die Medizin sind eben gerade deshalb nicht nur angewandte Physik oder Chemie. Den Mediziner interessiert die an den Determinismus gebundene Vorhersagbarkeit von Ereignissen als Grundlage ärztlicher *Prognosen.* Sie kann scheitern an subjektiven Ursachen wie dem Mangel an ausreichenden Informationen oder an der Unfähigkeit des Beobachters, daraus die richtigen Schlüsse zu ziehen. Sie kann aber auch an objektiven Ursachen scheitern, die im Gegenstand — in diesem Falle: in der menschlichen Natur selbst — begründet sind [55].

Jellinghaus [39] trennte den strengen Determinismus der Newtonschen Physik, die Heisenbergsche Unschärfe-Relation und einen statistisch bestimmten Determinismus — der Einzelprognosen nicht mehr gestattet — bis hin zu einer polyvalenten Kausalität und einer echten Akausalität. Ich brauche in eine nähere Erörterung des Determinismus hier nicht einzutreten. Für unsere Prognostik in der Medizin ist es gleichbedeutend, ob echter *Indeterminismus* oder *Determinismus* in multidimensionalen, nicht mehr übersehbaren Systemen vorliegt. Nach Weaver [82] besteht das Leben — und wir dürfen ergänzen: die Medizin — aus einer Sequenz und Interferenz physikalisch unwahrscheinlicher Ereignisse.

Über alle physikalischen und mathematischen Modelle hinaus kommt dazu beim Menschen die *Willensfreiheit,* deren Besonderheit und Unabhängigkeit Paul Martini in seiner schönen Studie über Kausalität und Medizin besonders hervorgehoben hat |50|.

Damit kommen wir auf meine frühere Formulierung zurück, daß die analytischen Naturwissenschaften, daß Logik und Mathematik notwendige, aber nicht hinreichende Bedingungen einer modernen Medizin sind. Diese muß — nach einer Definition von Bertalanffy [4] — als *„offenes System"* auch Erkenntnisse und Kriterien der Geisteswissenschaften übernehmen und sie in die Praxis umsetzen [52, 71].

Dazu gehören das schon für die Biologie anerkannte, wenn auch logisch schwächere *finale Denken* [29, 31, 39, 49], d. h. die Frage nach Zweck und Sinn bestimmter Funktionen oder Krankheitserscheinungen. Dazu gehören die noch schwächere und umstrittenere *Hermeneutik* [16, 17, 27], d. h. das verstehende Einfühlen.

Alle diese Methoden gelten in den exakten Naturwissenschaften bei genügend langer Beobachtungszeit nicht als berechtigt. Sie sind es aber in der Medizin mit ihrem Zwang zu raschen Entscheidungen, mit ihrem Objekt des Menschen, den Karl Popper |61| einmal sarkastisch als „some kind of intermediate", als ein Mittelding von Zufall und Determinismus bezeichnet hat.

Gestatten Sie mir, daß ich dieses Kapitel mit drei Mahnungen schließe:

1. Hüten wir uns vor einer *Anhäufung von Daten* über Kranke, die keine zusätzliche diagnostische oder therapeutische Bedeutung haben. Immer weniger geht es um die Anhäufung weiterer Befunde, die in den meisten Fällen ausreichen. Immer mehr geht es um die richtigen Urteile und Entscheidungen. Gerade darauf zielt auch das 2. Hauptthema des Kongresses ab: „Diagnostik und Therapie mit Vernunft", ich möchte fast sagen: „mit Augenmaß".

2. Die zur Zeit übliche *Mathematisierung aller Ergebnisse* hat zu bemerkenswerten Fehlurteilen geführt, wie kürzlich zwei systematische Nachprüfungen in den angesehensten angloamerikanischen medizinischen Zeitschriften ergeben haben [22, 72]. Das gilt nicht nur für die Mediziner, etwa in kontrollierten Therapiestudien. Das gilt ebenso für Betriebswirte, etwa bei der heute so beliebten Berechnung des Bettenbedarfs. Hier wird das Ergebnis durch die mehr oder minder willkürlich eingegebenen Konstanten sozusagen vorfabriziert und erhält durch den Computer nur noch seine Weihe, seine Scheinobjektivität.

3. Gegenüber einer vermeintlichen oder echten Objektivität, wie sie den maschinellen Methoden anderer Disziplinen entspricht, sollte sich der Arzt eine Art *kontrollierter und disziplinierter Subjektivität* bewahren [11]. Leider steht heute einem Überangebot von kognitivem Wissen ein Mangel an emotionaler Gesundheitserfahrung gegenüber [60]. Vescovi [83] verlangt in gleichem Sinne eine „Surobjectivité", die über die Befunde und Daten hinaus die Kommunikation mit dem leidenden Menschen gewährleistet.

## IV. Ärztliche Anthropologie

Wie ich schon im ersten Abschnitt ausführte, war und bleibt der Mensch Ziel und Maßstab ärztlichen Handelns. In den intersubjektiven Beziehungen hat sich aber einiges verändert. Ich übergehe den sich mindestens teilweise abzeichnenden Rollenwandel der Medizin von der lange Zeit fast ausschließlichen *Beschäftigung mit Kranken* auf die *Vorbeugung,* auf die *Erkennung prämorbider Zustände* [2] und die davon nicht zu trennenden *Früherkennungsmaßnahmen.* Wir werden die Früherkennung des Krebses, auch in absehbarer Zukunft die wirkungsvollste Maßnahme in der Onkologie, in der gemeinsamen Sitzung mit der Deutschen Krebsgesellschaft am 6. 4. 1978 behandeln.

Hier und heute meine ich zunächst die Einstellung der potentiell oder faktisch Kranken zu ihren Ärzten und umgekehrt die der Ärzte zu ihren Patienten.

Wie Sie wissen, hat sich die Medizin in allen Medien und Kommunikationsorganen zu einem Hauptthema entwickelt, nicht zur Freude der Ärzte, deren große und schweigende Mehrheit ihr bestes tut, um sich abends von gescheiterten oder extravaganten Heilkünstlern beschimpft zu sehen. Ob hier dem Menschen gedient wird oder nur der selbstsüchtigen Sensationsmache, der bewußten oder unbeabsichtigten Erzeugung von Mißtrauen, ist bei vielen unserer Fernsehsendungen zweifelhaft. Halbwissen stiftet ebensoviel Schaden wie Nutzen. Denken sie nur etwa an einen Kranken mit der relativ gutartigen chronisch-lymphatischen Leukämie, der mit dem niederschmetternden Wort „Blutkrebs" konfrontiert wird.

Nach einer Repräsentativumfrage des Bielefelder Zentrums für interdisziplinäre Forschung [86] bei den Chefredakteuren von 26 repräsentativen Zeitungen und nichtmedizinischen Zeitschriften der Bundesrepublik, darunter allen überregionalen, betrafen von 5000 wissenschaftlichen Artikeln 39% die Medizin, 28% alle nichtmedizinischen Naturwissenschaften, nur knapp 10% die Geisteswissenschaften, nur knapp 9% die Soziologie und die Wirtschaftswissenschaften zusammen.

Unverkennbar ist die *veränderte Erwartungshaltung gegenüber der Medizin.* Von den meisten wird Krankheit nicht mehr als Schicksal, als menschliche Sinnerfüllung verstanden, wie es bedeutende Kliniker und Vorsitzende unserer Gesellschaft noch vor 25 Jahren formulierten [40]. Auch hier scheinen wiederum — diesmal auf der Patientenseite — Positivismus und Scientismus hervor. Der Philosoph Karl Jaspers [37, 38] meinte dazu: „Eine glaubenslose Zeit hat doch das Bedürfnis nach Seelsorge nicht verloren: diese will sie aber in Gestalten, die dem Zeitalter glaubwürdig sind, d. h. heute: Die Sache muß ein wissenschaftliches Gewand anziehen" und: „Eine Modernität leer gewordener Menschen läuft vergeblichen Heilserwartungen nach, die (gewisse Verf.) Psychotherapeuten erwecken. Das ärztlich Mögliche wird versäumt, das seelisch Begehrte nicht erreicht" [38].

Nun kann sicher nicht jeder von uns nach der Maxime von La Mettrie, des Autors von „L'Homme machine" handeln: „Lebe wie ein Epikureer, sterbe wie ein Stoiker". Vielmehr verleihen — ich zitiere wiederum Lichtenthaeler [46] — gewisse weltfremde Ideologen — „einer anonymen Institution, dem Staat, jene humanen Züge, die sie an ihren leibhaftigen Nachbarn nicht mehr wahrnehmen können oder wollen".

Für die meisten unserer Mitbürger sind solche Ideen allerdings nichtssagend. Sie betrachten Krankheit bis an die Grenze der erfahrenen oder erahnten Lebensgefährdung als eine Betriebsstörung, die möglichst schnell behoben werden muß, damit Erwerbs- und Genußfähigkeit wieder hergestellt werden. Erwartet wird im modernen Sozialstaat der „totale medizinische Service" [64].

Anders die Situation bei einer bedrohlich erscheinenden Erkrankung: Der amerikanische Soziologe Talcott Parsons hat die m. E. typischen Merkmale solcher Kranker und ihrer Angehörigen herausgearbeitet [58]: Hilflosigkeit oder Hilfebedürftigkeit — fachliche Inkompetenz — Störung des emotionalen Gleichgewichts. Der Arzt handelt demgegenüber: Leistungsorientiert — funktional — kenntnisspezifisch — emotional neutral.

Damit sind wir auf der *ärztlichen Seite der intersubjektiven Beziehungen.* Die ärztliche Aufgabe ist, wie Victor Fuchs [47] es so schön formulierte: „Care and Cure" (Sorgen und Heilen). Der schon zitierte französische Molekularbiologe Bernhard [3] schrieb, sicher richtig, daß die Wissenschaft eine der schönsten Blüten des Humanismus sei. Ich möchte ergänzen: Zugleich eine stete Gefährdung der Humanität. Auch die Technik hat ihre Neutralität verloren, wie wir in den letzten Jahren schmerzlich erkennen mußten. Daß

Ohn-menschliche kommt nach Hans Schaefer [68] leicht in die Gefahr, ins Un-menschliche auszuarten. Dazu kommt, daß wir uns angewöhnt haben, immer mehr in Gruppen, Klassen, Rassen, Parteien, Religionen usw. zu denken und darüber den Menschen in seiner Individualität, in seiner Einmaligkeit zu vergessen [60].

Eine Antwort der Ärzte — ich sage bewußt nicht: der Mediziner — ist die Rückbesinnung auf eine zeitgemäße *Anthropologie*. Noch nie innerhalb eines halben Jahrhunderts sind so viele und so gute anthropologische Bücher erschienen, wie in der kurzen Zeit zwischen 1960 und heute [z. B. 18, 19, 21, 27, 40a, 48, 49, 53, 64, 84]. In diesen Raum — jenseits der experimentellen Naturwissenschaften — gehören auch die *Psychosomatik und die Psychotherapie*. Sie sind m. E. der Inneren Medizin mindestens ebenso verbunden wie der Psychiatrie [s. auch bei 80]. Deshalb habe ich sie auf diesem Kongreß unserer Gesellschaft zu einer besonderen Sektion erhoben. Von einer Sonderform, der *Psychoanalyse*, verlangt Arnold Gehlen [21] allerdings mit Recht, daß auch diese Disziplin Wissenschaftlichkeit, nicht dichterische Aussagen vorweise.

So notwendig die Ergänzung naturwissenschaftlicher Denkweise durch die Anthropologie, Psychologie, Soziologie sein mögen: Damit ist die Suche nach einer humanen Medizin keinesfalls beendet. Diese ist vielmehr auch: Hinwendung zum Anderen und persönliche Anteilnahme, jenseits aller Wissenschaft [10].

Wir haben als Entartungsform technologisch-naturwissenschaftlichen Denkens schon den *Technokraten* kennengelernt. Wir müssen als ein Pendant aus den Verhaltenswissenschaften den *Biokraten* anfügen, dem Gerald Leach eine eigene Monographie gewidmet hat [45].

Humanität ist für sich allein im ärztlichen Beruf blindes Mitleid und für den Kranken wertlos. Wissenschaftliche Objektivität kann ihn zum Fall degradieren. Wie Rössler [64] es kürzlich in Köln oder Sporken vor einigen Jahren hier an gleicher Stelle formulierten, ist deshalb Integration die Aufgabe, die dem Arzt im praktisch-ethischen Bereich gestellt wird. Dabei ist *ärztliche Ethik* sicher mehr als eine Sammlung von Verbotstafeln, die sozusagen nur die nicht zu überschreitenden Grenzen angeben [63]. Sie ist mehr oder minder normierte Humanität, die im Rahmen des Möglichen — leider besonders auch des zeitlich Möglichen [53] — auf die Subjektivität des hilfesuchenden Menschen eingeht.

Sagen wir es offen: An der viel beklagten Anonymität und Lieblosigkeit unserer *Krankenhäuser* sind nicht nur — vielleicht am wenigsten — die Schwestern und die Ärzte schuld. Es ist die durch moderne und unbestritten rationellere Betriebsorganisation sowie Technologie erzwungene Unpersönlichkeit, es ist die in Schalenbeton gegossene kalte Zweckmäßigkeit. Den Rest bringt die Vollklimatisierung, die das Öffnen von Fenstern nicht mehr gestattet. Ich habe selbst Patienten beobachtet, die (trotz aller moderner Kommunikationsmittel) wenigstens die Tür zum Flur halb geöffnet haben wollten, wie in ihrer Kindheit. Lassen sie uns gemeinsam unsere Krankenhäuser davor bewahren, Gesundheitsfabriken zu werden: technisch perfekt, aber eben nicht human!

## V. Zur Situation der Inneren Medizin

Die Gesellschaft erwartet von ihrem Vorsitzenden mit Recht, daß er in seiner Eröffnung vor diesem Forum auf brennende Einzelfragen eingeht. Meine Vorgänger haben dies schon mit großer Eindringlichkeit getan. Deshalb möchte ich hier und heute z. B. nicht auf das *Zulassungsverfahren*, auf die gerade novellierte *Approbationsordnung*, auf die zahlreichen *Probleme des praktischen Jahres*, auf die auslaufenden, aber von den Landesregierungen, Kommunen und karitativen Verbänden entgegen ausdrücklicher früherer Versprechungen bisher keineswegs im Verhältnis 2 : 1 umgewandelten *Stellen für Medizinalassistenten* eingehen. Gestatten sie mir in Anwesenheit der Spitzen unserer bundesdeutschen Gesundheits- und Wissenschaftsverwaltung sowie ausländischer Gäste nur *zwei allgemeine Bemerkungen:*

1. Wir haben es dankbar begrüßt, daß der Vorstand der Gesellschaft im vergangenen Jahr — mit anderen Fachgesellschaften und auch allein — mehr als früher Gelegenheit zu einem umfassenden Meinungsaustausch im Bundesministerium für Jugend, Familie und Gesundheit hatte. Wir hoffen, daß diese Gespräche immer wieder und auf verschiedenen Ebenen fortgesetzt werden, zu beiderseitigem Nutzen.

2. Natürlich erbringen die Anhörungen verschiedener Gruppen ganz unterschiedliche, ja konträre Standpunkte. Eine Demokratie lebt von vernünftigen Kompromissen, doch sind mittlere oder halbherzige Lösungen nicht unbedingt die besten. Mit anderen Worten: Wenn hier rot, dort blau verlangt wird, beweist das keineswegs, daß die Wahrheit, die tragfähige Konstruktion violett sein muß.

Zwei Probleme möchte ich abschließend noch aufgreifen: den Bürokratismus und die Frage nach der Einheit der Inneren Medizin.

Der *Bürokratismus,* die langsame, aber scheinbar unaufhaltsame Ausdehnung der Verwaltungen in den ärztlichen Freiraum hinein, ergibt sich fast zwangsläufig aus meiner Ihnen vorgetragenen Philosophie der modernen Medizin. Leider beherrscht er aber schon in der Praxis in erschreckendem Umfang unseren Tagesablauf. Ein Fragebogen, eine Erhebung löst die andere ab. Eine Kommission drückt der nächsten die Türklinke in die Hand. Immer weniger Zeit bleibt vor allem den Vertretern der medizinischen und naturwissenschaftlichen Berufe für das, wozu sie mit hohen Kosten ausgebildet worden sind: das Heilen und ggf. das Forschen und Lehren. Dazu kommt bei den Hochschulen die Zeit, die in zunehmend schwerfälliger werdenden Selbstverwaltungsgremien — und gerade in der Medizin mit unnötigen Zwischenebenen — vertan wird. Übrigens ist auch das ein Problem der Humanität. Soll der Kranke eigentlich behandelt oder soll er verwaltet werden? Diese Warnung darf nicht als Kritik an den Angehörigen der Krankenhausverwaltung, der Ministerien usw. aufgefaßt werden. Soweit ich aus meiner persönlichen Sicht urteilen kann, sind sie ganz überwiegend einsichtig und hilfsbereit. Sie sind aber, wie wir, gefangen in einem System, das in immer engeren Spiralen einem *Parkinsonismus* zusteuert. Ich meine hier den Wirtschaftskritiker Northcote Parkinson, nicht den Neurologen James Parkinson, obwohl beide den Rigor, die fortschreitende Erstarrung beschrieben haben. Nur gemeinsam können wir diesem Trend zu immer mehr verwalteter statt geleisteter ärztlicher Produktivität entgegenwirken.

War dieses sozusagen das zentrale äußere Problem der Medizin, so ist die zunehmende *Spezialisierung* ihr inneres. Kein Fach ist hier in einer so ambivalenten Situation wie die Innere Medizin, die nach den Erhebungen Häusslers rd. 70% aller Leistungen der Ärzte für Allgemeinmedizin umfaßt [70]. Die Zahlen wurden übrigens durch neuere Erhebungen in Rochester im Staat New York bestätigt: 51 von 91 befragten Ärzten gaben an, 100% ihrer Zeit in der Inneren Medizin zu verbringen. Von den Internisten arbeiteten 90% als Allgemeininternisten, 10% in einer Subspezialität [7]. Auch meinte einer der bedeutendsten Vertreter der operativen Disziplinen in der Bundesrepublik, der Urologe Carl Alken [1]: „Jeder hält sein eigenes Fach für den Nabel der Medizin; aber der eigentliche Kern der Praxis ist die Innere Medizin in ihrer ganzen Breite".

Bezeichnenderweise hat die Frage der Spezialisierung, wenn auch mit der Abtrennung anderer Fächer, schon den Gründer unserer Gesellschaft, Theodor Frerichs, beschäftigt [14]. Denn er sagte (wie aktuell noch heute!) bei der Eröffnung des 1. Internistenkongresses 1882 einerseits: „Ist doch der Umfang der ärztlichen Wissenschaft so weit gediehen, daß kein einzelner das Ganze in allen seinen Teilen umfassen und beherrschen kann" — und zitierte an anderer Stelle das Goethe-Wort: „Hat er die Teile in seiner Hand, fehlt leider nur das geistige Band".

Zwei Feststellungen gelten heute unbestritten:

1. Um *wissenschaftlich* erfolgreich zu arbeiten, bedarf es der Einengung des einzelnen auf schmale Probleme oder Methoden. Den größeren Bogen bewirken das Team oder — in der Nomenklatur der Deutschen Forschungsgemeinschaft — der Universitäten-über-spannende Schwerpunkt, der intrauniversitäre Sonderforschungsbereich.

2. Auch in der *angewandten Medizin* ist es methodisch und informationsmäßig kaum noch möglich, alle Gebiete optimal zu beherrschen. Das gilt für die Universitätskliniken im besonderen, das gilt für die meisten Krankenhäuser, das gilt zum Teil schon für Praxisge-meinschaften.

Aber die hohe Spezialisierung führt zum Verlust an Übersicht, an Querverbindungen, zu diagnostisch-therapeutischer Inkompetenz gegenüber Kranken, deren Erscheinungen mehrere Organe gleichzeitig betreffen. Vergessen wir nicht: „Ein Mensch ist mehr als die Summe seiner Organe". Untersuchungen in der Reaktortechnik haben gezeigt, daß die Neigung der Ingenieure, Schwierigkeiten zu ignorieren, mit der Spezialisierung zunimmt [66]. In der Medizin dürfte es nicht viel anders sein. Diagnostik und Therapie dürfen m. E. primär nicht von den Möglichkeiten bestimmt werden, die ein Kreis versierter Subspezialisten anbietet: sie haben sich auf eine diskriminierte Serie von Untersuchungen zu beschränken, die die wahrscheinlichste Erkrankung ergibt [65].

Zum Glück arbeitet die Natur in Physiologie und Pathologie fast immer nach den gleichen Gesetzen. Für die Krankheitserscheinungen bestimmend sind die spezifischen Funktionen und die diesen angepaßte Grob- und Feinstruktur der Organe.

Dabei haben sich in meiner Sicht *drei Gruppen von Internisten* entwickelt, die wir alle benötigen und die wir in unserer Fachgesellschaft auch künftig verbunden sehen möch-ten.

1. Der allgemeine Internist mit breiter Übersicht über das Ganze, ohne spezialistische Kenntnisse in einzelnen Methoden oder Teilgebieten;

2. Der Internist (wenn ich so sagen darf) „im Hauptberuf" mit einer Organ- oder Systemspezialität „im Nebenberuf";

3. Der Organ- oder Systemspezialist im Hauptberuf, der nebenbei mehr oder minder profunde Kenntnisse in der Inneren Medizin als ganzem besitzt.

Es ist recht lehrreich, in dem Buch des langjährigen Herausgebers des New Engl. J. of Medicine, Ingelfinger, über „Kontroversen in der Inneren Medizin" den 1. Band von 1966 [34] mit der 2. Auflage von 1974 [35] zu vergleichen. Die Kontroversen haben in 8 Jahren offensichtlich zugenommen, denn das Volumen des neuen Bandes ist um rd. $\frac{1}{4}$ größer geworden. Vor allem aber enthält der neue Band die schneidende Frage: „Ist die Innere Medizin obsolet?"

Wenn wir verschiedene Kommentare lesen, auch neueste Arbeiten [z. B. 7, 59, 65], so steht die Innere Medizin als Gesamtfach in den Vereinigten Staaten gerade vor einem neuen „Come back". Leider ist das unseren Kultus- und Wissenschaftsministerien noch nicht genügend bekannt. Aus hochschulpolitischen Gründen streben sie möglichst viele, möglichst kleine Abteilungen an, trotz aller Nachteile für die Kranken und für die Lehre. Dabei können anspruchsvolle Bezeichnungen, wie etwa „Zentrum für Innere Medizin", nicht über die Mängel solcher Konstruktionen hinwegtäuschen. Doch dürfen wir Hoff-nung haben: nach 2—3 Jahren gelten Innovationen aus dem vielgepriesenen Amerika auch bei uns als selbstverständlich.

L

Bynny u. Mitarb. [7] haben kürzlich *Aufgaben des Allgemeininternisten* treffend gekennzeichnet. Ich kann hier nur einige Punkte nennen: Kooperation und Koordination mit den Spezialisten, Sammlung von Daten und Umformung in Entscheidungsprozesse, Beschäftigung mit systemischen, vielortigen Krankheiten, mit Interaktionen von Krankheiten und Medikamenten, Planung komplexer Therapieprogramme u. a. m. Lassen Sie mich zwei Voraussetzungen ergänzend anschließen, die in meiner Sicht jeder Internist benötigt.

1. Solide *Allgemeinkenntnisse,* die den Blick über die fachspezifischen Elemente hinaus bringen und erst deren rechte Abwägung ermöglicht.

2. Eine Methodik, möglichst rasch an die benötigten *besonderen Informationen* zu kommen, sei es über ein Literaturzentrum oder über Expertenauskünfte. Zu' unserer freudigen Überraschung hat eine Analyse bei den praktischen Ärzten und Internisten in Nordrhein ergeben, daß das interkollegiale Gespräch und der Arztbrief auch als Fortbildungsquelle hoch eingeschätzt werden [25].

Damit bin ich am Ende langer Ausführungen und muß mich für Ihre Geduld bedanken. Selbst dieser breite Rahmen bestand naturgemäß noch mehr aus Auslassungen und Verzichten als aus positiven Aussagen. So vielseitig sind die Probleme der Medizin im ganzen und unseres Faches im besonderen geworden. Wenn ich mit einem Zitat abschließen darf, so ist es nicht nur eine Verbeugung vor unseren ausländischen Kollegen. Es ist die Essenz meines Vortrages, wenn ich mit einem Satz des Wiener Dichters Josef Weinheber schließe:

Humanitas, das eben heißt:
Menschliches menschlich tun — mit Geist.

Ich erkläre damit den 84. Kongreß für eröffnet.

# Verhandlungen der Deutschen Gesellschaft für innere Medizin

Herausgegeben von dem ständigen Schriftführer
Professor Dr. B. Schlegel, Wiesbaden

Fünfundachtzigster Kongreß
gehalten zu Wiesbaden vom 22.–26. April 1979

Mit 765 Abbildungen und 340 Tabellen

Referate zu folgenden Hauptthemen: Erkrankungen des Dünn- und Dickdarms, Knochenstoffwechsel und Knochenerkrankungen aus internistischer Sicht, Gallesekretion und ihre Störungen, Arzneimittelinduzierte Bluterkrankungen

Symposien zu folgenden Themen: Zellrezeptoren: Pathogenetische und therapeutische Prinzipien bei inneren Erkrankungen, Experimentelle Modelle immunpathologischer Erkrankungen des Menschen, Gewebshormone und ihre klinische Bedeutung

Freie Vorträge zu folgenden Themen: Gastroenterologie, Hepatologie, Pankreas, Stoffwechselkrankheiten, Hämatologie, Hämostaseologie, Kardiologie, Angiologie, Hypertonie, Nephrologie, Endokrinologie, Pulmologie, Immunologie, Infektionskrankheiten, Klinische Pharmakologie, Onkologie, Intensivmedizin, Rheumatologie, Psychosomatik

## J. F. Bergmann Verlag München 1979

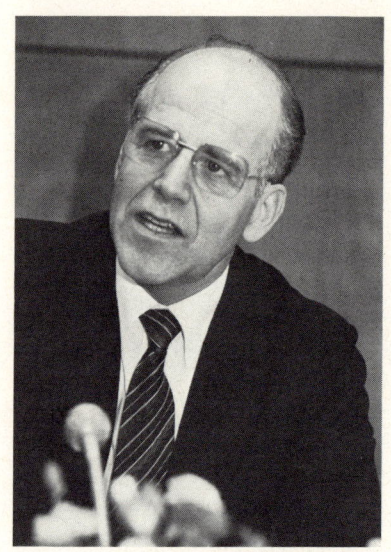

W. Gerok, Freiburg
Vorsitz 1979

# Grenzbereiche der gegenwärtigen Medizin

Gerok, W., Freiburg

**Festvortrag**

Es ist ein bewährter Brauch unserer Gesellschaft, daß der Vorsitzende bei Beginn des Kongresses zu einigen Fragen der Medizin der Gegenwart Stellung nimmt. Die Auswahl dieser Fragen ist notwendigerweise subjektiv. Wenn ich in den Mittelpunkt der diesjährigen Erörterungen Fragen zu den Grenzbereichen der Medizin gestellt habe, so geschieht dies aus folgenden Gründen:

— Erst in Grenzbereichen, unter Grenzbedingungen, wird häufig ein Problem klar erkennbar. Eingrenzung – Definition – eines Problems ist eine Voraussetzung seiner Lösung.

— Auch unser Handeln wird nur sinnvoll durch Begrenzung. Die Grenzen des Machbaren sind zu bedenken, soll unser Handeln nicht utopisch sein.

— Schließlich ist jeder Grenzbereich im Respektieren oder Überschreiten einer Grenze ein Ort der Entscheidung. Bewußtes, die Argumente kritisch abwägendes Entscheiden unter Verantwortung der Folgen ist aber zugleich Kriterium der Freiheit und Würde des Menschen.

Die nun folgende „Grenzbegehung" soll drei Gebieten gelten, mit denen jeder Teilnehmer des Kongresses — wenn auch in unterschiedlichem Ausmaß — alltäglich befaßt ist:

1. Wissenschaft und Forschung,
2. Praktisch-ärztliche Tätigkeit,
3. Ausbildung des ärztlichen Nachwuchses.

## I. Wissenschaft und Forschung

Wissenschaft, im Sinne des angloamerikanischen Begriffs „Science", ist ein sehr spätes Ergebnis der kulturellen Evolution; als Schöpfung der Renaissance ist sie erst ein halbes Jahrtausend alt. Man kann wissenschaftliche Forschung definieren als das bewußte, den Gesetzen der Logik folgende Bemühen des Menschen, Erkenntnis über die reale Welt, einschließlich des Menschen selbst, zu gewinnen. Ihre Ergebnisse sind zunächst singuläre erkenntnisse (Fakten, Daten), aus denen induktiv eine Hypothese gebildet wird, die durch weitere deduktiv abgeleitete Erkenntnisse oder Beobachtungen wiederlegt oder bestätigt wird. Im letzteren Fall kann sich eine Hypothese zu einer Theorie verdichten. Ob eine wissenschaftliche Aussage wahr ist, oder — um es mit dem Begriff von K. Popper zu sagen — ob sie sich bewährt, hängt nur — und nur — von der Erfüllung zweier Prinzipien ab:

1. Dem Prinzip der Objektivität, d. h. die Aussage muß intersubjektiv verständlich, reproduzierbar und unabhängig von der angewandten Methode sein.

2. Dem Prinzip der positiven Prädiktion, d. h. die aus der wissenschaftlichen Erkenntnis nach den Prinzipien der Logik gezogenen Schlüsse müssen ein widerspruchsfreies System ergeben und abgeleitete Voraussagen müssen eintreten.

Wird gegen eines dieser Prinzipien verstoßen, so ist die Aussage entweder wissenschaftlich unwahr oder die Aussage ist nicht dem Bereich der Wissenschaft zuzuordnen.

## Wissenschaft und Ideologie

Es ist hier nicht der Ort, die erkenntnistheoretischen Grundlagen dieser Definition der Wissenschaft zu erörtern. Sie zeigt aber sehr klar die Grenzen zu Denkweisen und Aussagen, die sich häufig den Anschein wissenschaftlicher Erkenntnis geben: ich meine Dogmen und Ideologien. Die Abgrenzung von Wissenschaft einerseits, Ideologien und Dogmen andererseits, beruht nicht so sehr auf den irrationalen Zügen von Dogmen und Ideologien — auch die wissenschaftliche Arbeit ist bei der Auswahl der Arbeitsziele und bei der Bildung von Hypothesen oft intuitiv bestimmt; die Abgrenzung beruht auch nicht auf Ausgangspositionen, die nicht hinterfragt werden dürfen; auch die Wissenschaft kennt a priori-Prinzipien, z. B. das Postulat einer realen Welt und die Gesetze der Logik. Dogmen und Ideologien unterscheiden sich von der Wissenschaft vor allem durch Verstöße gegen das Prinzip der Prädiktion:

Denn echte Wissenschaft widerruft Theorien und Hypothesen, wenn die logisch abgeleiteten Voraussagen nicht eintreten, oder wenn neue, in sich schlüssige Beobachtungen und Fakten nicht mit der Theorie in Einklang zu bringen sind. Der Wissenschaftler weiß um die potentielle Widerlegbarkeit (K. Popper) seiner Aussagen. Wissenschaft verkündet deshalb keine absoluten Wahrheiten; sie arbeitet mit Modellen der Wirklichkeit, die unter dem Einfluß neuer Erkenntnisse immer wieder modifiziert und verworfen werden. „Wahrheit ist Asymptote wissenschaftlicher Forschung" (G. Lichtenberg).

Dogmen und Ideologien nehmen hingegen für sich in Anspruch, die unumstößlich wahre Erkenntnis, eine umfassende Theorie der realen Welt, das „richtige Bewußtsein" zu vermitteln. Ihre Theorien werden nicht widerrufen, auch wenn die Voraussagen mit der weiteren Entwicklung oder neuen Erkenntnissen nicht in Einklang stehen.

Zusammengefaßt: In der Wissenschaft überleben im Gegensatz zu Ideologien nur diejenigen Theorien, die sich an der Erfahrung bewähren (G. Vollmer). Veritas est adaequatio intellectus et rei. Wahrheit ist Angemessenheit zwischen Verstand und Sache — lautet eine klassische Definition von Wahrheit.

Die Kenntnis dieser Grenze zwischen Ideologie und Wissenschaft ist nicht nur von theoretischer Bedeutung. Verleugnung von Fakten, die der eigenen Theorie widersprechen, bedeutet nämlich nicht nur einen Verstoß gegen wissenschaftliches Denken, sondern auch bewußten Verzicht auf de facto Mögliches. Faktische Möglichkeiten zu haben, aber impliziert Freiheit. Ideologien und Dogmen, die wissenschaftliche Erkenntnis ignorieren, sind deshalb Gegner der Freiheit. Als Beispiele erinnere ich an die Auswirkungen der pseudowissenschaftlichen Ideologie des Rassismus der Nazizeit oder an die Lyssenko-Ära in der UdSSR, während der die wissenschaftliche Genetik den Prinzipien des orthodoxen dialektischen Materialismus untergeordnet wurde — mit verheerenden Folgen. Wenn Ideologen schon gesicherte Fakten nicht in ihr System widerspruchsfrei integrieren können, wie sehr müssen sie erst bei der Extrapolation auf die Zukunft versagen. Ideologen sind deshalb für die Planung der Zukunft ungeeignet.

## Wissenschaft und Werte

Doch sollten wir nicht in den häufigen Fehler moderner Ideologiekritik verfallen und die Begrenztheit des eigenen Blickfeldes dadurch verschleiern, daß wir auf die Vorurteile anderer hinweisen. Die Grenzen der Wissenschaft werden deutlich, wenn wir nach den Werten fragen, an denen sich wissenschaftliche Forschung ausrichtet. Da Werte moralisch-ethische Determinanten unserer Ziele sind, wird in diesem Grenzbereich von Wissenschaft und Wertsystemen auch die Frage nach dem Ziel der Wissenschaft gestellt.

Bertold Brecht läßt den alten Galilei sagen: „Ich halte dafür, daß das einzige Ziel der Wissenschaft darin besteht, die Mühseligkeit der menschlichen Existenz zu erleichtern." Das ist ein einleuchtender Satz. Aber kennzeichnet er das Ziel der Wissenschaft umfassend richtig? Und wenn Wissenschaft der Verbesserung der Lebensqualität dienen soll (um das Brecht-Zitat in ein modernes Schlagwort zu übersetzen), an welchen Werten soll sich die „Lebensqualität" ausrichten?

Ich meine, daß ein Teil der Wissenschaft, wahrscheinlich sogar der Wesentliche, nicht auf Verbesserung der Lebensqualität — was immer wir darunter verstehen —, sondern auf Erkenntnis abzielt und abzielen muß. Dies bedeutet aber, daß die sogenannten normativen Fragen — Fragen zur Ethik, zur Ästhetik, nach dem Sinn unseres Daseins — von der Wissenschaft prinzipiell nicht beantwortet werden können. Eine solche Begrenzung wissenschaftlicher Forschung auf reine Erkenntnis — von Max Weber mißverständlich als „wertfreie" Wissenschaft bezeichnet — ist oft belächelt oder angefeindet worden. Zu Unrecht. Denn Erkenntnis ist in sich ein hoher ethischer Wert:

— Erkenntnis — Einsicht — führt zum Abbau von Vorurteilen, von Aberglaube, von Dogmen und irrationalen Emotionen (oder sollte dazu führen).

— Auch bedeutet die Übung in „wertfreier" Erkenntnis eine Schulung in der Distanz von sich selbst, in Überwindung von Wunschdenken, in Selbstkritik (oder sollte dies bedeuten).

— Schließlich beruht der Erfolg der objektivierenden positiven Wissenschaft auf diesem Prinzip, nämlich nur die entscheidbaren, „wertneutralen" Fragen zu stellen, normative Fragen aber als wissenschaftlich unbeantwortbar abzuweisen (und leider oft ganz zu vergessen).

Doch unsere Welt ist bekanntlich nicht wertneutral. Sie ist erfüllt von Glück und Leid, Schönem und Häßlichem, Angst und Hoffnung, Gut und Böse. Die Wissenschaft verliert ihre Unschuld, wenn sie den Garten reiner Erkenntnisse verläßt und den Bereich der Anwendung ihrer Erkenntnisse betritt. Für diesen Bereich angewandter Forschung trifft m. E. das Galilei-Zitat zu: Die *Anwendung* wissenschaftlicher Erkenntnis erhält ihre Rechtfertigung nur dadurch, daß sie die Lebensbedingungen des Menschen verbessert. Doch werden die Probleme durch diese These nicht gelöst; zwei Schwierigkeiten der Wertung treten auf:

Die eine Schwierigkeit besteht darin, daß sich die Anwendung der Wissenschaft an Werten auszurichten hat, die von der Wissenschaft selbst nicht begründet werden können; Erkenntnis durch Wissenschaft gibt deshalb für unsere Existenz und unser Handeln eine zwar unerläßliche, aber keine hinreichende Fundierung.

Die zweite Schwierigkeit liegt in der ethischen Ambivalenz angewandter wissenschaftlicher Erkenntnis.

Ein Beispiel: Die Erkenntnis des Aufbaus der Zellmembran von Mikroorganismen, ein Problem der Grundlagenforschung, kann nur richtig oder falsch sein, die Erkenntnis ist aber in sich niemals gut oder böse, schön oder häßlich, sie ist ethisch wertfrei. Mit ihrer Anwendung wird sie jedoch ethisch ambivalent, denn sie kann sich im Heilmittel ebenso wie im bakteriellen Kampfstoff manifestieren. Und selbst der Weg zum Heilmittel ist in seinen Auswirkungen, wie wir alle wissen, zweideutig.

In einem erweiterten Sinn beschreibt die Ambivalenz den erschütternden Sachverhalt, daß eine Erkenntnis, wenn sie sich absolut setzt, ihre Negation hervorbringen kann. Dies gilt nicht nur für die Wissenschaft; z. B. sind auch die vom Menschen in seiner Geschichte erdachten politischen Systeme in ihrer Anwendung ambivalent (C. F. v. Weizsäcker). Wissenschaft und Technik haben aber die Ambivalenz angewandter Erkenntnis besonders akzentuiert.

Was ist die Folgerung aus diesen Überlegungen? — Forschung mit dem Ziel genuiner Erkenntnis, sog. „wertfreie" Forschung ist unverzichtbar — nicht nur wegen ihres Erfolgs. Sowohl der Erkenntnis an sich, wie auch den Aktionen, die zur Zunahme unserer Erkenntnis führen, kommt ein hoher ethischer Wert zu. Es ist ein gravierendes und gefährliches Mißverständnis, weitverbreitet vor allem bei der jüngeren Generation, die ethische Ambivalenz angewandter wissenschaftlicher Erkenntnis als moralisches Argument gegen wissenschaftliche Erkenntnis als solche einzusetzen. Doch muß dem Bereich wissenschaftlichen Denkens und Forschens ein zweiter Denk- und Lebensbereich komplementär sein, in dem uns diejenigen Fragen bewegen, die nicht gestellt zu haben, den Erfolg der Wissenschaft ausmacht. Dies bedeutet nicht Flucht in romantisch-historisierende Philosophiesysteme und Mystizismen, wohl aber Übung in einer Philosophie, die Methoden, Ergebnisse und Ziele der Wissenschaft kritisch überdenkt und ein System von Werten bewahrt und fortentwickelt, das wahrscheinlich nicht ohne metaphysische Bezüge auskommen kann.

Wenn Wissenschaft in einer Formulierung Albert Einsteins die „Flucht vom Ich und Wir in das Es" ist, so müßte in diesem Bereich jenseits der Grenze der Wissenschaft das Ich und Wir die volle Souveränität finden.


Wissenschaft und Gesellschaft

Aus der ethischen Ambivalenz der Anwendung wissenschaftlicher Erkenntnis leitet sich eine besondere Verantwortung des Wissenschaftlers gegenüber der Gesellschaft ab. Gestatten Sie mir einige Bemerkungen zu diesem Grenzbereich, in dem sich die Belange von Wissenschaft und Gesellschaft treffen und überschneiden.

Unser Grundgesetz garantiert in Artikel 5 die Freiheit der wissenschaftlichen Forschung. Völlige Unabhängigkeit der Wissenschaft von der gesellschaftlichen und politischen Umwelt wäre jedoch ein nostalgisches Mißverständnis dieses Gesetzartikels. Wissenschaftliche Erkenntnisse in ihrer Anwendung greifen tief in unsere Gesellschaft ein, und die Aufwendungen — Opfer — der Gesellschaft ermöglichen die Wissenschaft. Es ist deshalb verständlich und legitim, daß politische Instanzen, die die Gesellschaft repräsentieren, sich in die Belange der Forschung einschalten und Forschungspolitik betreiben. Ich beschränke mich bei der Erörterung dieses schwierigen Grenzbereiches auf drei Punkte:

Prioritätensetzung,
Relevanzbeurteilung,
Planung der Forschung.

Hohe *Priorität* bei der Forschungsförderung wird von den Politikern in der Regel jenen Projekten gegeben, deren Nutzen für die Gesellschaft unmittelbar sichtbar oder abschätzbar ist. Dies ist einsehbar. Wissenschaftler wählen dagegen ihre Forschungsziele in der Regel nicht, jedenfalls nicht primär, aufgrund der Relevanz für die Gesellschaft. Maßgebend sind vielmehr Originalität der Arbeitshypothese, Zuverlässigkeit der Basisfakten, logische Kohärenz und nicht zuletzt die Frage, ob das Methodenarsenal für die Durchführung der Untersuchungen ausreicht oder ausreichend entwicklungsfähig ist.

Die Diskrepanz der Auffassungen wird am Beispiel der sozialmedizinischen Forschung deutlich. Es wird der medizinischen Forschung oft vorgeworfen, daß sozialmedizinische Fragen zu wenig bearbeitet werden. Soziologen haben hierfür verschiedene Begründungen formuliert, die ich allein schon wegen ihrer verbalen Kompliziertheit nicht diskutieren will. Die Gründe liegen viel einfacher im noch sehr unvollkommenen methodischen Rüstzeug der sozialmedizinischen Forschung und in den Schwierigkeiten, bei nur begrenzt modifizierbaren Bedingungen überprüfbare Arbeitshypothesen zu entwickeln. Nur überprüfbare Hypothesen können aber für die wissenschaftliche Erkenntnis fruchtbar sein.

Die Beurteilung der wissenschaftlichen *Relevanz* von Forschungsprojekten ist äußerst schwierig. Es sollte bescheiden machen, daß bei einigen bahnbrechenden Entdeckungen, die später mit dem Nobelpreis ausgezeichnet wurden (z. B. der Entdeckung des Citratzyklus durch Sir Hans Krebs oder des Prinzips des Radioimmunoassays durch Yalow und Berson), die erste Publikation von den Experten bei wissenschaftlichen Zeitschriften abgelehnt wurde. Noch schwieriger ist ein prognostisches Urteil über die *gesellschaftliche* Relevanz.

Auch hierzu ein Beispiel, das für viele andere steht: Die Erforschung der Polymorphie von Serumproteinen durch Blumberg wäre primär hinsichtlich der gesellschaftlichen Relevanz sicher nicht positiv zu beurteilen gewesen. Es war typische „Elfenbeinturm-Forschung". Diese Arbeiten haben aber zur Entdeckung des Australia-Antigens geführt und damit wahrscheinlich den Schlüssel für die Lösung eines sozial eminent wichtigen Problems geliefert, der Beherrschung der Hepatitis B.

Viele andere Beispiele zeigen, daß die heute so lautstark geforderte gesellschaftliche Relevanz der Forschung ein sehr unsicheres Kriterium der Forschungsförderung ist, allenfalls geeignet zur Beurteilung betont anwendungsorientierter Forschung, aber um so weniger zuverlässig, je mehr es um neue Erkenntnis, um Prüfung zukunftsweisender Hypothesen geht. Unsere Welt wäre sehr viel ärmer, gerade auch im sozialen Bereich, wenn Forschung in der Vergangenheit vorwiegend mit der Elle gesellschaftlicher Relevanz gemessen worden wäre.

Langfristige *Planbarkeit* ist eine für Politiker besonders verführerische Eigenschaft von Forschungsprojekten. Doch wird dieser Planungsoptimismus durch Fakten nicht gestützt.

Im Jahr 1937 hat eine Gruppe anerkannter Wissenschaftler in den USA versucht, die wissenschaftlich-technische Entwicklung über 30 Jahre — bis 1967 — vorauszusagen. Der Bericht (Zitat nach G. Leach) enthält kein Wort über Elektronik, über Mikroprozessoren, über Antibiotika, über Transplantationsimmunologie; die Lösung anderer Probleme, z. B. des Krebsproblems, schien erreichbar. Es besteht kein Grund zur Annahme, daß heutige Prognosen besser sind. Auch die Bemühungen in den USA, das Krebsproblem ähnlich wie das Projekt der Mondlandung in einer vorausplanenden Forschungsstrategie zu lösen, sind nach dem Urteil aller Experten gescheitert. Warum? — Weil ein Forschungsprojekt um so weniger einer langfristigen Planung zugänglich ist, je mehr es in Neuland vorstößt, also origineller Grundlagenforschung zugehört.

„Das Unbekannte kann man nicht planen" (Maier-Leibnitz). Planbar ist allenfalls die *Anwendung* wissenschaftlicher Erkenntnis über einen begrenzten Zeitraum von 5—10 Jahren. Bei der langfristigen Planung von Grundlagenforschung bedeutet Wissenschaftsplanung den Ersatz von Zufall durch Irrtum. Die Wissenschaftsfuturologie mit ihren Prognosen für das Jahr 2000 und die folgenden Jahrzehnte hat wesentlich dazu beigetragen, das Vertrauen in Wissenschaft zu zerstören.

Aus diesen Betrachtungen zum Grenzbereich von Wissenschaft und Gesellschaft ergeben sich drei Feststellungen:

1. Forschungspolitik, die tragfähig sein soll, darf nicht den Projekten der angewandten Forschung wegen ihrer direkt einsehbaren gesellschaftlichen Relevanz und Planbarkeit eine übergroße Prävalenz auf Kosten der Grundlagenforschung einräumen. Die enorme Ausweitung des Etats des Bundesministeriums für Forschung und Technologie um 20% auf 5,5 Milliarden zur Förderung der angewandten Forschung, im Vergleich zu der nur geringen Zunahme der Mittel für Grundlagenforschung (z. B. DFG-Zuwachs 8%), kennzeichnet eine gefährliche Akzentverschiebung der Forschungspolitik. Gute angewandte Forschung und Technologie können sich nur auf der Basis einer breitgefächerten Grundlagenforschung entwickeln. „Die Grundlagenforschung ist genau deshalb der Ursprung unabsehbar vieler Anwendungen, weil ihr Ziel nicht die Anwendung ist" (C. F. von Weizsäcker).

2. Wir sollten die Gesellschaft und ihre politischen Repräsentanten mehr als bisher über Wissenschaft und Forschung informieren. Ein fundierter Wissenschaftsjournalismus als Gegengewicht zum pseudowissenschaftlichen Sensationsjournalismus der falschen Hoffnungen und Emotionen muß von uns verstärkt gefördert werden.

3. Prognostische Aussagen, innerhalb der Wissenschaft hochentwickelt und Kriterium ihrer Bewährung, sind in der Anwendung auf die Wissenschaft noch sehr unvollkommen. Die Theorie der Wissenschaft ist weit weniger rational als die Wissenschaft selbst. Diese fehlende Prognostizierbarkeit wissenschaftlicher Entwicklung ist gewiß bedrückend. Doch mag es andererseits tröstlich sein, daß die großen wissenschaftlichen Entdeckungen und Ideen — nach einem Wort Albert Einsteins — „freie Schöpfungen des menschlichen Geistes" sind, die sich aller Programmierbarkeit entziehen.

Die Probleme der Zukunft fordern einerseits fundiertes Wissen, Wissenschaft; sie werden keinesfalls durch Ideologien, Wunschdenken und Emotionen gelöst. Doch wird andererseits eine Gesellschaft nicht überleben, deren wissenschaftliche Erkenntnisfähigkeit um Größenordnungen höher ist als ihre Fähigkeit zur Erkennung und Anerkennung ethischer Werte. In diesem Spannungsfeld liegen Aufgabe und Grenze der Wissenschaft.

## II. Praktisch-ärztliche Tätigkeit

Ich will mich nun dem zweiten Bereich zuwenden, dessen „Grenzbegehung" wir uns vorgenommen haben, der praktisch-ärztlichen Tätigkeit. Hier sind Auftrag und Aufgabe auf den ersten Blick klar definiert: Krankheit soll geheilt oder gemindert, Gesundheit erhalten werden. Doch führen auch diese klaren Weisungen zu Problemen, wenn wir uns den Grenzbereichen nähern.

### Grenze zwischen Gesundheit und Krankheit

Zunächst soll uns die Frage nach dem Grenzbereich zwischen Krankheit und Gesundheit beschäftigen. Krankheit: das ist ein so vielgestaltiger Bestandteil unserer Existenz, daß vor dessen Definition nur die Versicherungsjuristen und Medizinsoziologen nicht zurückschrecken. Ich werde mich nicht bei diesen Definitionen aufhalten. Für den Zustand der Gesundheit gibt es die Definition der WHO: „Gesundheit ist der Zustand des vollkommenen biologischen, sozialen und psychischen Wohlbefindens".

An dieser Definition ist hilfreich, daß Gesundheit nicht eindimensional biologisch gesehen wird, sondern soziale und psychische Befindlichkeit eingeschlossen sind. Dennoch ist diese Definition utopisch und gefährlich: Utopisch, weil sie unerfüllbare Erwartungen in menschliches Handeln setzt, gefährlich weil diese Erwartungen in Anforderungen und Ansprüche umgesetzt werden. Wer könnte von sich sagen, daß er angesichts seiner körperlichen, psychischen und sozialen Situation das Gefühl des völligen Wohlbefindens besitzt? Ist der alternde Mann, der im Berufsleben seine nachlassende Leistungsfähigkeit empfindet, krank? Ist es der Student, der sich den Anforderungen des Studiums nicht gewachsen fühlt und darunter leidet?

Diese utopische Definition von Gesundheit entspricht freilich sehr weitgehend der Mentalität unserer Gesellschaft. Symptom dieses neuen Bewußtseins von Gesundheit sind die Erwartungen des Patienten, daß jede Störung des Befindens durch ärztliche Maßnahmen angegangen werden kann und muß. Als Symptom des utopischen Gesundheitsbegriffs sind auch die Auswüchse des Kurwesens zu werten, wenn die Befindensstörung an ein medizinisches Kriterium adaptiert und diese Adaption durch den Aufenthalt in der Geborgenheit eines Kurorts belohnt wird. Symptome des uferlosen Gesundheitsbegriffs sind ferner Auswüchse bei Gesundheitsattesten, wenn z. B. 20% der Studenten eines Semesters an einer Universität ein ärztliches Attest vorlegen können, daß sie wegen psychosomatischer Leiden ihr Internatsjahr nur am Universitätsort selbst und nicht an einem auswärtigen Lehrkrankenhaus ableisten können.

Diese wenigen Beispiele zeigen: Die utopische Grenzlinie zwischen Gesundheit und Krankheit hat dazu geführt,

— daß Fragen der Lebensbewältigung zu Gesundheitsfragen degeneriert sind,

— daß dem medizinischen Urteil über Gesundheit eine falsche Universalität zuerkannt wird,

— daß die Tendenz, eine falsch verstandene Gesundheit unbegrenzt zur Verfügung zu stellen, jedes sachgerechte und vernünftige Maß weit hinter sich gelassen hat (D. Rössler).

Die Krise unseres Gesundheitswesens ist sicher ein finanzielles und ökonomisches Problem, sie ist aber zum nicht geringen Teil auf diese falsche Grenzziehung zurückzuführen.

Eine Neubesinnung auf die Grenze zwischen Gesundheit und Krankheit ist deshalb unumgänglich. Gesundheit kann nicht als Abwesenheit aller Störungen, als völliges Wohlbefinden definiert werden, sondern wohl eher als die Kraft, mit Störungen, die einen gewissen Grad nicht überschreiten, zu leben (D. Rössler). Eine solche Relativierung der Gesundheit fordert freilich ein Umdenken aller: der Ärzte, der Kranken und der Gesellschaft. Sie verlangt vor allem die Einsicht, daß die Forderung nach uneingeschränkter Selbstverwirklichung nicht nur utopisch, sondern destruktiv ist. Die Abkehr von dieser Forderung bedeutet nicht Zwang, sondern Freiheit in einem höheren Sinn; Freiheit — mit den Worten Hegels — als Einsicht in das Notwendige.

Die Grenze zwischen Krankheit und Tod

Der andere Grenzbereich, vom Arzt immer wieder mit Enttäuschung erlebt, ist gekennzeichnet vom unheilbar Kranken und Sterbenden. Neue Medikamente, technische Hilfsmittel wie Schrittmacher und Dialyse, vor allem aber die Möglichkeit moderner Intensivtherapie, haben gerade in der Inneren Medizin diese Grenze in hohem Maße manipulierbar gemacht. Die dabei auftretenden Probleme sind bei mehreren Kongressen, auch im Rahmen unserer Gesellschaft erörtert worden. Ich beschränke mich deshalb auf einige Bemerkungen.

Die Grenze zum Tod ist durch fachlich-medizinische Übereinkunft klar definiert worden. Eine solche Definition, die auf biologischen Parametern beruhen muß, ist sicher erforderlich und in vielen Situationen hilfreich. Doch sollten wir uns immer bewußt sein, daß die Zone vor der Grenze des Todes, die Zone des Sterbens, ein mehrdimensionaler, nicht nur biologischer Bereich ist. Die Interviews mit Sterbenden haben trotz mancher Fragwürdigkeit gezeigt, daß viele Sterbende diese letzte Phase außerordentlich intensiv durchleben. Den Sterbenden bewegen Gefühle zu seiner Umwelt, besonders zu Menschen, die ihm nahe standen, wie auch umgekehrt deren Gefühle und Empfindungen von ihm reflektiert werden. Es sind Regungen, die Physisches und Materielles betreffen, es sind aber auch metaphysische Bindungen, Ängste und Hoffnungen, die in dieser letzten Phase des Lebens spürbar sind. Wir sollten wohl mehr als bisher diese Grenzzone des Sterbens nicht nur negativ als Bereich des Versagens unserer Möglichkeiten werten.

### Wissenschaftliche Normen ärztlichen Handelns

Zwischen diesen beiden Grenzen, der Grenze zur Gesundheit und der Grenze zum Sterben vollzieht sich ärztliches Handeln. Als Eingriff in die Existenz eines anderen Menschen ist ärztliches Handeln mit einer besonderen Verantwortung verbunden. Verantwortlich Handeln heißt aber, sich den Fragen nach der Begründung, nach den Folgen und nach dem Ziel des Handelns zu stellen. Die moderne Medizin hat die Antwort auf diese Fragen schwieriger und drängender werden lassen. Mehr denn je bedarf es der Normen und Werte, an denen wir unser Handeln ausrichten, die die Grenzen unseres Handelns markieren. Welche Normen und Werte können dies sein?

Ich nenne bewußt zuerst Normen und Richtwerte aus dem wissenschaftlichen Bereich als Grundlage unseres ärztlichen Handelns. Wissenschaft kann zwar die normativen Fragen, z. B. nach Glück und Leid, nach dem Sinn unseres Lebens, nicht beantworten. Auch sind ethische Werte durch Wissenschaft nicht begründbar. Aber Verantwortung bei ärztlichem Handeln kann nur getragen werden, wenn der Arzt aufgrund von Wissen und Erfahrung nach den Gesetzen der Logik soweit als möglich seine Entscheidungen begründet und ihre Folgen abwägt. Dies ist Wissenschaft. Natürlich werden beim ärztlichen Handeln auch intuitiv, rational nicht faßbar, Entscheidungen getroffen oder modifiziert. Doch sollte der Arzt sich bewußt sein, wann er im Einzelfall von wissenschaftlichen Normen abweicht. Bei den heute so gängigen Diskussionen zur Problematik der Medizin wird allzuoft übersehen, daß viele Kranke zwar auch soziale Kommunikation oder psychologische Reflexionen, vor allem aber Sachkompetenz durch kritisches Wissen und Erfahrung beim Arzt suchen. Die Sprache, immer besonders empfindlicher Seismograph, bringt dies zum Ausdruck, wenn im Begriff des Gewissens das Wort „Wissen" enthalten ist. Authistisches Denken, Ignorierung von Tatbeständen, Verdrängung von widersprechenden Fakten, sind schädlich und gefährlich bei der wissenschaftlichen Forschung ebenso wie am Krankenbett. Positiv ausgedrückt: wissenschaftliche Normen bilden die Basis verantwortlichen ärztlichen Handelns. Es ist der Sinn eines wissenschaftlichen Kongresses, solche wissenschaftlichen Normen und Richtwerte für das ärztliche Handeln zu diskutieren und festzulegen.

In diesem Zusammenhang möchte ich eine kurze Bemerkung einfügen; sie betrifft die in jüngster Zeit immer wieder vorgetragene dialektische Gegenüberstellung einer naturwissenschaftlich-technischen Medizin und einer humanen Medizin. Ohne Zweifel birgt die moderne wissenschaftlich-technische Medizin Gefahren in sich; sie ist wie alle wissenschaftliche Erkenntnis in der Anwendung ambivalent. Aber eine naturwissenschaftlich-technische Medizin kann sehr wohl unter Achtung der Würde des Menschen ausgeübt werden, andererseits schließen psychologische Krankheitsdeutung und soziale Kommunikation nicht a priori humane Bewährung am Krankenbett ein. Bei vielen Diskussionen wird vergessen oder verdrängt, daß vor allem die vielgeschmähte naturwissenschaftliche Medizin unsagbar viel an Leiden, Schmerzen, Siechtum und Todesberohung beseitigt und damit zur Selbstverwirklichung des Menschen beigetragen hat.

## Außerwissenschaftliche Normen ärztlichen Handelns

Wissenschaftliche Medizin und Humanität sind keine sich ausschließenden Alternativen, sondern müssen sich im ärztlichen Handeln ergänzen, denn neben der wissenschaftlichen Kausalanalyse steht die Forderung an den Arzt, den Mitmenschen in seiner besonderen Biographie zu verstehen. Dabei müssen uns Werte, die von der Wissenschaft nicht erfaßt werden, Orientierung geben und Grenzen unseres Handelns markieren. Die Schwierigkeit beim Umgang mit diesen Werten scheint mir darin zu liegen, daß wir jedem einzelnen dieser Werte — Wahrhaftigkeit, Schutz des Schwachen, Ehrfurcht vor dem Leben, Mitgefühl — unsere Anerkennung und Verpflichtung nicht versagen, daß aber eine allgemeinverbindliche oder gar juristische Fixierung gerade das gewünschte Ziel verfehlt, die Würde des Menschen zu bewahren. Absolute Wahrhaftigkeit kann gegen das Prinzip des Schutzes des Schwachen verstoßen, Mitgefühl kann rationale Aktionen beeinträchtigen und die Problematik des Prinzips vom unbedingten Schutz des Lebens wird im Zusammenhang mit den Fragen der passiven Sterbehilfe oder mit den Indikationen zur Schwangerschaftsunterbrechung deutlich.

Die juristische Verabsolutierung und Verallgemeinerung dieser Normen führt häufig zur Verkehrung ihres Sinnes im Einzelfall. Es liegt in der Verantwortung des *einzelnen* Arztes in der Begegnung mit dem *einzelnen* Kranken, zwischen diesen Normen und Werten abzuwägen, ob z. B. bei der Aufklärung eines Schwerkranken dem Wert der absoluten Wahrheit oder dem Gebot des Schutzes des Schwachen der Vorrang gegeben werden soll. Moderne Schlagworte, billige und gängige Münze in den Massenmedien, z. B. jenes vom „mündigen Patienten", sind weder für den Arzt noch für den Patienten hilfreich. Die Entscheidung zwischen ethischen Werten, von denen jeder Gültigkeit beanspruchen kann, keiner aber absolut realisierbar ist, wird gerade durch diese offene Entscheidung der Würde des Menschen gerecht.

Der Ausrichtung unseres ärztlichen Handelns an solchen außerwissenschaftlichen Normen und Werten stehen freilich viele Hindernisse entgegen. Sie liegen vielfach in uns selbst: Zeitmangel, Unrast, Nicht-zuhören-können sind einige alltägliche Versagenszustände, von denen jeder weiß. Doch sind auch die äußeren Verhältnisse einer Medizin, die sich an außerwissenschaftlichen Normen orientiert, nicht förderlich. Stellenpläne werden nach technischen Leistungen festgelegt; bei keiner Krankenhausverwaltung und keinem Ministerium würde der Hinweis auf notwendige Gespräche zwischen Arzt und Patient zu einer Stellenbewilligung führen. Andere Faktoren kommen hinzu: eine Krankenschwester, die auf einer Intensivstation hochempfindliche Geräte bedient, wird höher besoldet, als ihre Kollegin, die mit der wochenlangen mühseligen Pflege eines Gelähmten betraut ist. Auch viele architektonische Neuschöpfungen beim Klinikbau zeigen dieses Defizit; das Gefühl des Kranken für Geborgenheit und Individualität wird einer scheinbaren Rationalität geopfert.

Letztlich wird die Medizin den außerwissenschaftlichen Normen und Werten nur entsprechen können, wenn der Kranke in seinem Arzt, den Arzt seines Vertrauens findet. Dieses Vertrauen ist nach Umfragen immer noch außergewöhnlich hoch. Doch ist nicht zu verkennen, daß einige Presseorgane und Massenmedien dieses Vertrauen systematisch untergraben. Unbestreitbar gibt es Verstöße gegen wissenschaftliche und ethische Normen bei Ärzten, wie übrigens auch bei anderen Berufen; wir sollten diese Verstöße klarer ahnden. Und wenn wir einerseits dafür eintreten, daß nicht alle Werte unseres Handelns juristisch codifiziert werden, muß andererseits gelten, daß nicht alles, was sich im Rahmen juristischer Regeln bewegt, ethisch vertretbar ist. Das oft mit infamen Formulierungen ausgestreute Mißtrauen macht aber Arzt und Patient befangen und behindert damit ihre Kommunikation. „Vertrauen ist eine zarte Pflanze: ist sie erst einmal zertreten, so braucht es ein Menschenalter, um sie wieder wachsen zu lassen". Der dies sagte war kein romantischer Schwärmer, sondern Otto von Bismarck, der gewiß die Grundlagen realer erfolgreicher Politik kannte.

Ich meine, dies müßte auch Grundlage einer Gesundheitspolitik sein, die nur positiv wirksam sein kann, wenn das Vertrauen zwischen dem Kranken und seinem Arzt bewahrt wird.

### III. Ausbildung des ärztlichen Nachwuchses

Eine dritte und letzte Grenzbegehung soll dem Gebiet der Ausbildung des ärztlichen Nachwuchses gelten. Ausbildung ist nicht nur eine Sache der Universitäten — durch die neue Approbationsordnung sind die Lehrkrankenhäuser in die Ausbildung der Studenten einbezogen. Ebenso wichtig wie der Weg vom medizinischen Laien zum Examenskandidaten ist — was leider oft vergessen wird — der Weg vom Examensabsolventen zum behandelnden Arzt. Der Vergleich mit dem systematischen post-graduate-Training an anglo-amerikanischen Kliniken zeigt, wieviel auf diesem Sektor an deutschen Kliniken und Krankenhäusern noch zu tun ist. Doch werde ich mich im folgenden nur auf die Ausbildung der Studenten beschränken.

#### Quantitative Begrenzung

Im Mittelpunkt der Diskussion steht heute die quantitative Begrenzung, der Numerus clausus. Mit Entschiedenheit muß die von manchen Politikern und einigen Journalisten immer wieder vertretene Auffassung zurückgewiesen werden, daß der Numerus clausus in der Medizin aufgehoben oder wesentlich gemildert werden könnte, wenn die Universitäten flexibler wären. Die Begrenzung der Ausbildungszahl ergibt sich in der klinischen Medizin durch die Zahl und Belastbarkeit der für den Unterricht zur Verfügung stehenden Patienten — soll die Ausbildung eine gewisse Praxisnähe aufweisen. Erhebungen zeigen, daß die vertretbare Grenze der Patientenbelastung durch den Unterricht an allen Orten erreicht, an vielen weit überschritten ist. Quantität, d. h. Zahl der auszubildenden Studenten und Qualität der Ausbildung sind konkurrierende Faktoren. Jenseits einer Grenze bedeutet die Steigerung der Quantität notwendig eine Abnahme der Ausbildungsqualität. Die Frage kann also nicht lauten: „Wie viele können maximal ausgebildet werden?", sondern „Welche Ausbildungszahl ist maximal möglich, bei der ein Rückgang der Ausbildungsqualität noch verantwortet werden kann?".

Das Problem des Numerus clausus führt zur Frage nach den Kriterien der Auswahl. Diese Kriterien sind schwer zu objektivieren, weil auch das Berufsbild des Arztes außerordentlich verschiedenartig ist. Sicher dient es aber nicht der Sache, wenn — wie dies heute geschieht — der Wissensspeicherung und Lernfähigkeit ein so großes Übergewicht als Auswahlkriterium gegeben wird. Die Bewährung psychologischer Tests bleibt abzuwarten; daß schon die Meinungen der Experten geteilt sind, macht eher skeptisch. Als guter zusätzlicher Test erschiene mir ein erweiterter, einjähriger Krankenpflegedienst. Hier könnte der angehende Medizinstudent selbstkritisch prüfen und geprüft werden, ob er die Fähigkeit der Zuwendung zum Kranken besitzt und zum sozialen Engagement nicht nur verbal befähigt ist.

## Qualitative Begrenzung

Zum Inhalt der neuen Approbationsordnung hat Prof. Kühn an dieser Stelle bei der Eröffnung des Kongresses 1976 Stellung genommen. Ich kann mich deshalb auf einige wenige Bemerkungen zu Grenzen und Grenzbereichen beschränken.

Es steht außer Frage, daß eine Ausbildung hinsichtlich des zu vermittelnden Stoffs begrenzt sein muß. Der Versuch, den Lehrstoff aus der Sicht der Fächer klar zu definieren, ist trotz mancher Mängel der derzeitigen Lernzielkataloge prinzipiell positiv zu bewerten. Doch müßte eigentlich vom Ausbildungs*ziel* her eingegrenzt werden, was zur Ausbildung gehört, was unerläßlich, wünschenswert, nur bedingt erforderlich oder überflüssig ist. Jede Ausbildung erhält ja ihren Sinn durch die Zielvorstellung, die durch diese Ausbildung verwirklicht werden soll. Zum Ausbildungsziel sagt die neue Approbationsordnung lapidar, daß der Student durch die vorgesehene Ausbildung in die Lage versetzt werden soll, die Prüfungen ordnungsgemäß zu bestehen. Dürftiger und technokratischer kann man das Ziel einer Ausbildung wohl kaum definieren.

Die Prüfung, die das Erreichen des Ausbildungszieles markiert, besteht ganz überwiegend in der Beantwortung von Multiple choice-Fragen. Anstelle des Gesprächs zwischen Lehrer und Student tritt das Ankreuzen der richtigen Antwort bei vorgefaßten Fragen. Die Prüfung ist zur Examinierung der Lernfähigkeit degeneriert. Natürlich ist im Beruf des Arztes die Kenntnis von Fakten unerläßlich; auch kann sicher ein Teil der Prüfung mit einem derartigen schriftlichen Frageverfahren durchgeführt werden. Zum Beruf des Arztes gehören aber auch Beobachtungsgabe, manuelle Geschicklichkeit, Fähigkeit zu logischem Denken und zur Abstraktion, ganz abgesehen von Eigenschaften anthropologischer Kategorien. Diese Faktoren sind einer Multiple choice-Prüfbarkeit weitgehend entzogen. Alles in allem: unsere Ausbildung bewegt sich in engen — ich meine zu engen — technokratischen Grenzen. „Kopf, Herz und Hand" waren pädagogische Grundbegriffe Pestalozzis. Ich fürchte, daß unser Ausbildungssystem kopflastig, herzlos und linkshändig wird oder schon geworden ist.

## Begrenzung durch Zeittendenzen

Ein Ausbildungssystem wird aber nicht nur durch Gestaltung von Lehrplänen und Prüfungen, sondern ebenso durch Zeitströmungen eingegrenzt. Hier scheinen mir 3 Tendenzen der Gegenwart negativ wirksam:

1. Die antihistorische Tendenz, die Verneinung von Tradition. Ausbildung bedeutet Weitergabe von Wissen und Erfahrung, aber auch von Werten, Normen und Verhaltensmustern. Die Überheblichkeit der Gegenwart zur Vergangenheit und die Ablehnung bewährter Traditionen bedeutet Abbruch der kulturellen Entwicklung, bedeutet ein Defizit an Bildung; und Bildung ist ja letztlich für Ausbildung der übergeordnete Begriff. Die dialektische Gegenüberstellung von negativ bewerteter Tradition und positivem Fortschritt erscheint mir wie ein Streitgespräch, ob man mit dem rechten oder linken Fuß gehen soll (dies nicht politisch gemeint). „Aller Fortschritt ist Weiterschreiten auf der Basis einer Tradition, alle Tradition ist bewährter Fortschritt der Vergangenheit" (C. F. v. Weizsäcker).

2. Als zweite Zeittendenz, die die Ausbildung des Arztes negativ begrenzt, nenne ich die überschießend emanzipatorische Tendenz mit dem Ziel der uneingeschränkten Selbstverwirklichung. Es ist eine vielfach bestätigte Regel der Pädagogik, daß bei Überbetonung eines Bildungszieles andere Ziele notwendigerweise nur beschränkt erreicht oder ganz verfehlt werden. Die schrankenlos emanzipierte, sogenannte kritische Persönlichkeit als

Ausbildungsideal unserer Zeit läßt befürchten, daß andere Eigenschaften wie Mitgefühl, persönliche Zuwendung, Nachsicht und Toleranz verkümmern.

3. Und als dritte beschränkende Tendenz sei die Tendenz zur Anonymität erwähnt. Es ist die Tendenz, Entscheidungen nicht persönlich zu treffen und zu verantworten, sondern sie an anonyme Mehrheiten in Gremien oder Gruppen zu übertragen. Ein besonders beliebtes Vielzweckalibi ist die „Gesellschaft", wobei mit diesem Begriff immer „die Anderen" gemeint sind. Nur aus Kompetenz — und nur aus ihr — leitet sich ein Entscheidungsrecht in ärztlichen und wissenschaftlichen Fragen ab. Recht zur Entscheidung gibt freilich auch die Pflicht zur Verantwortung. Bei jeder Ausbildung ist für den Auszubildenden eine Bezugsperson entscheidend, in der das Ausbildungsziel erkennbar ist. Die Existenz einer solchen Bezugsperson kann viele Mängel eines Ausbildungssystems ausgleichen. Deshalb ist es unerläßlich, daß alle an der Ausbildung Beteiligten aus der Anonymität heraustreten und sich zu den als richtig erkannten Prinzipien bekennen.

*Zusammenfassung*

Meine Damen und Herren, wir haben in einem langen Weg „Grenzbegehungen" von drei Gebieten vorgenommen. Ich will versuchen, die wichtigsten Punkte dieses Weges noch einmal kurz zu markieren.

Beim Gebiet von Wissenschaft und Forschung haben wir die Grenze zwischen Wissenschaft und Ideologie definiert, eine Grenze, die nicht nur erkenntnistheoretisch, sondern existentiell wichtig ist. Der Grenzbereich von Wissenschaft und Wertsystemen hat uns gezeigt, daß Wissenschaft eine unerläßliche, aber keine hinreichende Fundierung unseres Handelns gibt, und daß die Ambivalenz angewandter Erkenntnis die Orientierung an außerwissenschaftlichen Werten verlangt. Dies führte uns zum Grenzbereich von Wissenschaft und Gesellschaft mit den schwierigen Fragen nach Prioritätensetzung, gesellschaftlicher Relevanz und Planbarkeit der Forschung. Wir haben gesehen, daß sich Forschung diesen Kategorien um so mehr entzieht, je origineller, zukunftsweisender sie ist, je mehr sie gegen bisherige Paradigmen verstößt und je größer auf lange Sicht ihre wissenschaftliche und gesellschaftliche Relevanz ist.

Praktisch-ärztliches Handeln, das zweite Gebiet dieses Exkurses, ist durch die Grenzbereiche zur Gesundheit und zum Tod markiert. Eine Neubesinnung auf die Definition von Gesundheit ist notwendig; eine solche Definition wurde entwickelt. Den Grenzbereich des Sterbens sollen wir nicht nur als Zone ärztlichen Versagens erleben. Für unser ärztliches Handeln sind wissenschaftliche Normen und Werte unerläßlich, sie bedürfen aber der Erweiterung durch außerwissenschaftliche Werte. Ihre Ambivalenz im Einzelfall macht juristische Verallgemeinerungen fragwürdig, Schlagworte gefährlich. Grundlage ärztlichen Handelns muß das Vertrauen zwischen dem einzelnen Arzt und dem einzelnen Kranken sein.

Schließlich als drittes Gebiet die Ausbildung zum Arzt. Hier sind die Grenzen heute zu eng und technokratisch gezogen. Ausbildung zum Arzt darf nicht nur Wissensvermittlung, Prüfung nicht nur Examinierung der Lernfähigkeit sein. Ich habe schließlich auf einige Zeitströmungen hingewiesen, die die Ausbildung zum Arzt negativ begrenzen: die antihistorische, die überschießend emanzipatorische und die Tendenz zur Anonymität.

Ich danke für Ihre Geduld bei diesem langen und manchmal mühsamen Weg entlang vieler Grenzen. Ich kann nicht erwarten, daß Sie alle meine Auffassungen und Urteile teilen. Aber ich wünschte mir, daß wir diese Stunde nachdenklicher verließen — nachdenklich über unsere Grenzen und über die Freiheit der Entscheidung, die uns in den Grenzbereichen zuteil wird. *Damit erkläre ich den 85. Kongreß für eröffnet.*

# Verhandlungen der Deutschen Gesellschaft für innere Medizin

Herausgegeben von dem ständigen Schriftführer B. Schlegel

Mit 674 Abbildungen und 322 Tabellen

Referate zu folgenden Hauptthemen: Neuroendokrine Erkrankungen, Parenchymatöse Nierenerkrankungen, Präventivmedizin am Beispiel des Hochdrucks, Klinische Onkologie, Nutzen und Gefahren des prophylaktischen Denkens und Handelns in der Medizin

Symposien zu folgenden Themen: Tumorimmunologie, Klinische Therapieprüfung, Schmerzentstehung und Schmerzbehandlung

Freie Vorträge zu folgenden Themen: Nephrologie, Onkologie, Kardiologie, Hypertonie, Hepatologie, Gastroenterologie, Stoffwechsel, Diabetes, Pankreas, Angiologie, Hämatologie, Hämostaseologie, Pulmologie, Infektionskrankheiten, Rheumatologie, Klinische Pharmakologie, Intensivmedizin, Endokrinologie, Klinische Immunologie, Psychosomatik

J. F. Bergmann Verlag München 1980

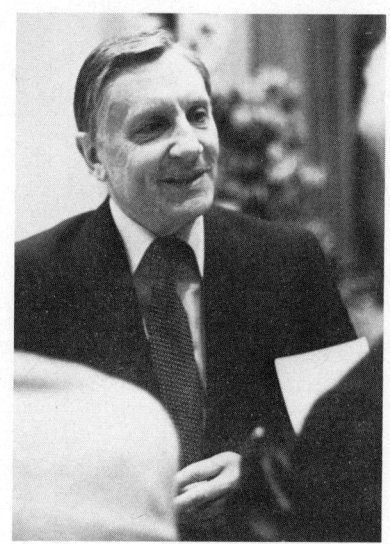

E. Buchborn, München
Vorsitz 1980

# Die Medizin und die Wissenschaften vom Menschen

Buchborn, E., München

### Eröffnungsansprache

Die Kongresse unserer Gesellschaft sind nicht nur Zeitgeber für den alljährlich wiederkehrenden Austausch ärztlicher Erfahrungen und wissenschaftlicher Erkenntnisse. Sie waren vielmehr immer auch Anlaß zum Nachdenken, aber auch zum *Weiter*denken über das Selbstverständnis der inneren Medizin, das bisher entscheidend von ihrer Grundlegung durch die exakten Naturwissenschaften bestimmt war. Die Eröffnungsansprachen der Vorsitzenden spiegeln so auch Bestand und Wandel einer Idee der inneren Medizin wider.

Wenn ich diese gedanklichen Bemühungen um die Grundlagen heute zur Eröffnung unserer Tagung aus persönlicher Sicht weiterzuführen versuche, möchte ich das nicht in einer Festrede tun. Feste sind Höhepunkte in besonderer Umgebung und gehobener Stimmung, an denen Arbeit und Geschäfte ruhen und die uns so aus dem Alltag herausführen. Das Fragen nach den Bedingungen und Schwierigkeiten, aber auch nach den Zielen und Hoffnungen ärztlicher Praxis und klinischer Forschung soll stattdessen gerade in unsere Alltagsarbeit hineinführen und vielleicht auch in ihr weiterwirken.

Die zusammenfassende Idee, das Konzept der inneren Medizin, auf die wir uns bei solchen Fragen immer wieder beziehen, wurde schon in der ersten Sitzung 1882 von Theodor Frerichs folgendermaßen formuliert: „Die Innere Heilkunde ist berufen, die *Einheitsidee des menschlichen Organismus* festzuhalten und auszubauen; auch durch Verwertung der Bausteine, welche die Einzelfächer und Hilfswissenschaften uns heranbringen."

Die immer erneute Berufung auf diese Einheitsidee des menschlichen Organismus ist seither der Ausdruck für die Identität der inneren Medizin gewesen. Aber an der Schwelle zum zweiten Jahrhundert des Bestehens unserer Gesellschaft ist zu fragen: Können wir auch heute und für die Zukunft in dieser Einheitsidee noch unveränderlich den durchgehenden Begründungszusammenhang für unser Denken und Handeln als Internisten erkennen?

Die Beantwortung dieser Frage möchte ich in vier Abschnitten versuchen. Dazu ist

1. zunächst ein kurzer Rückblick auf die Anfänge vor 100 Jahren notwendig, um dann

2. festzustellen, welche Erweiterung die naturwissenschaftliche Grundlage der Medizin seitdem durch andere Wissenschaften vom Menschen erfahren hat und in der Zukunft benötigen wird, um nicht nur ihre gegenwärtigen Aufgaben zu erfüllen, sondern auch künftige Erfolge zu sichern;

3. müssen wir im engen Zusammenhang damit bedenken, welche Folgen sich in Krankenbetreuung, Ausbildung und Forschung für die Kompetenz der inneren Medizin und des Internisten aus diesem Schritt über die bisherigen Grenzen ergeben, jenseits derer die Herausforderung der Medizin heute liegt. Diese Grenzerweiterung wird uns schließlich
4. in ein Dilemma bringen: Ein umfassenderes, wissenschaftlich begründetes Konzept als die bisherige Einheitsidee des Organismus ist zwar für die Behandlung des kranken Menschen und für die Erforschung seiner Krankheiten geeigneter, aber es ist vom einzelnen Arzt nicht mehr ebenso umfassend zu praktizieren und muß daher zu neuer Inkompetenz führen.

Diesem Dilemma korrespondiert, was oft als Krise der Medizin bezeichnet wird. Dabei verstehen freilich die Ärzte und die Allgemeinheit unter Krise Verschiedenes. In der wissenschaftstheoretischen Grundlagenkrise fragt die Medizin danach, welche Wissenschaften vom Menschen sie zur Erfüllung ihrer Aufgabe benötigt und wie sich deren Erkenntnisse miteinander methodologisch verknüpfen lassen. In der Vertrauens- und Glaubwürdigkeitskrise fragen sich unsere Patienten und Kritiker, ob und wie ihre Erwartungen und Forderungen von der gegenwärtigen Medizin erfüllt werden. Beides durchdringt sich wechselseitig in der ärztlichen Praxis.

Es ist Ausgangspunkt der folgenden Überlegungen, daß die klinische Medizin selbst keine strenge, nur auf Erkenntnisgewinnung bedachte Wissenschaft ist. Als ärztliche Praxis wendet sie vielmehr andere Wissenschaften eklektisch an und verfügt daher über keine eigene, geschlossene Theorie. Sie benötigt die Methoden und Forschungstechniken verschiedener Wissenschaften, ihre Denkansätze und Resultate instrumentell, d. h. als Mittel zum Zweck für die Erfüllung ihres individuellen Heilauftrages. Dieser selbst ist Jahrtausende älter als moderne Wissenschaft und in der Grundfigur des Notleidens und Helfenwollens konstituiert.

*Rückblick auf die Anfänge: Herkunft und Grenzen der Einheitsidee*

Ursprünglich war die Gründung unserer Gesellschaft gegen das damalige wissenschaftliche Übergewicht und die Erfolge der Grundlagenwissenschaften gerichtet. Zu diesen Motiven unserer Gründerväter Theodor Frerichs und Ernst Leyden hieß es beim ersten Wiesbadener Kongreß: „. . . Die innere Heilkunde hat genugsam erfahren, welche Folgen die Fremdherrschaft brachte, mochte sie ausgeübt werden von der Physik, der pathologischen Anatomie, der Chemie oder schließlich den experimentellen Wissenschaften *(im Original: „der experimentellen Pathologie")*; sie alle sind nicht dazu angetan, unser Haus zu bauen, wir müssen es selber tun."

Dieser zeitbedingte Anlaß zur Formulierung der Einheitsidee für die innere Medizin hat in der Folgezeit keine Rolle mehr gespielt. Heute haben sich die Verhältnisse eher umgekehrt: Anders als z. B. in den angelsächsischen Clinical Research Units haben wir einen ungenügenden wechselseitigen Austausch zwischen den Institutionen der klinischen Forschung und der theoretischen Grundlagenfächer zu beklagen.

Demgegenüber hat eine zweite Thematik unsere Tagung wiederholt bewegt. Ich meine die Sorge um eine immer weitergehende Aufsplitterung der inneren Medizin infolge Spezialisierung ihrer Teilgebiete. Die Notwendigkeit einer solchen Spezialisierung in der klinischen Forschung ist heute unbestritten. In begrenzterem Umfang gilt dies auch für die Wahrnehmung bestimmter diagnostischer und therapeutischer Aufgaben in der Maximalstufe der Krankenversorgung, z. B. bei der Koronarangiographie oder in der Intensivmedizin.

XLIV

Nur ein Teil der Befürchtungen, die mit dieser Spezialisierung zusammenhängen, ist dadurch ausgeräumt, daß es wenigstens formal gelungen ist, die Weiterentwicklung der Teilgebiete *innerhalb* und nicht *neben* der inneren Medizin voranzutreiben. Das manifestiert sich auch in den wechselnden Hauptthemen wie in den zahlreichen Sektionen unseres Kongreßprogramms. Wir bemühen uns damit, die Antinomie zwischen unvermeidlicher Spezialisierung und notwendiger Integration aufzuheben.

Aber auch von der spezialisierten Forschung selbst gehen integrierende Gegenbewegungen in Gestalt interdisziplinärer Fragestellungen aus. Aus dem Programm unserer Tagung sind die Themen Neuroendokrinologie, Tumorimmunologie, Schmerzforschung und Klinische Therapieprüfung Beispiele hierfür.

Nicht ebenso beruhigt können wir m. E. auf die strukturelle Entwicklung mancher Universitätskliniken und Krankenhausabteilungen für innere Medizin blicken. Ihre Aufteilung in verschiedene selbständige Organabteilungen muß ihre Mitarbeiter- und Bettenzahlen soweit reduzieren, daß die „kritische Masse" für eine leistungsfähige Einheit oft unterschritten wird. Einmal nach dem Prinzip des „Divide et impera" errichtet, werden sie dann nur zu leicht auch in „splendid isolation" weiterbetrieben. Das begünstigt ein der inneren Medizin fremdes organorientiertes anstatt ein patientenorientiertes Denken und Handeln. Damit wird nicht nur eine kompetente und optimale Krankenbehandlung, sondern auch eine umfassende Weiterbildung zum Internisten erschwert. Hier haben die 1971 von unserer Gesellschaft verabschiedeten Empfehlungen zur Gliederung Medizinischer Kliniken unverändert ihre Gültigkeit, wenn auch nicht überall ihre Geltung behalten.

So mögen manche der Ausgangspunkte für Frerichs Einheitsidee der inneren Medizin wie das damalige Übergewicht der Grundlagenwissenschaften historisch erledigt sein. Andere, wie die Vermeidung einer spezialistischen Zersplitterung, lassen sich zwar unter Kontrolle bringen, bleiben jedoch als Aufgabe bestehen.

Neue Probleme für die weitere Entwicklung der inneren Medizin ergeben sich aber daraus, daß dieses Einheitskonzept nicht nur ein theoretischer Entwurf ist, sondern – anders als philosophische Theorien – in Handlungen umgesetzt werden muß. Für dieses Handeln und für seine Eingriffe, die ja immer auch „Fehlgriff, Mißgriff und Übergriff" (Schipperges) sein können und oft sind, bedarf der Arzt der *Rechtfertigung* vor sich selbst und gegenüber dem Kranken. Heute erfordert diese Legitimation unabdingbar eine Begründung durch eine wissenschaftlich, d. h. eine methodisch gesicherte Medizin, an der sich der Arzt seiner persönlichen Erfahrung und Kompetenz vergewissert. Daß ärztliches Handeln auch dort noch gefordert sein kann, wo die Wissenschaft uns im Stich läßt, beleuchtet das Spannungsfeld zwischen wissenschaftlicher Medizin und ärztlicher Praxis.

*Wie* die Medizin wissenschaftlich gesichert werden kann und muß, darüber sind die Auffassungen freilich vielfältig. Zwei immer wieder zitierte Aussprüche markieren die Alternative: „Die Medizin wird (Natur)Wissenschaft sein oder sie wird nicht sein" (Naunyn 1908) und „Die Medizin ist eine soziale Wissenschaft" (Virchow 1848). Ob Naunyn allgemein von Wissenschaft gesprochen hat (wie das Originalzitat lautet) oder meinte, „die Medizin wird *Natur*wissenschaft sein oder sie wird nicht sein", hat die Interpreten und Hermeneuten vielfach beschäftigt – auch hier an dieser Stelle. Daß die Betonung auf *Natur*wissenschaft sinngemäß richtig ist, hat Naunyn schon einige Jahre vorher (1902) bestätigt, wenn er sagt:

„Ununterbrochen war bisher der Fortschritt (der Medizin) und er wird es auch ferner bleiben, solange wir unserer Fahne, der Fahne der *Natur*wissenschaft treu bleiben."

„Naturwissenschaft" und „Sozialwissenschaft" bezeichnen so schon am Beginn der modernen Medizin zwei verschiedene, heute of antithetisch verstandene Zugänge zur wissenschaftlichen Erforschung des Kranken, des Krankseins, der Krankheit und des Krankhaften. Später, nach Anwendung der Psychoanalyse auch auf körperliche Funktionsstörungen und Krankheiten, tritt zu diesen beiden Hauptzugängen noch ein etwas kleinerer Mitteleingang mit der Aufschrift „Psychosomatische Medizin".

Die moralisierenden Kritiker der naturwissenschaftlich-technischen Medizin stellen die Entwicklung seither gern so dar, als habe sich die Medizin zu Beginn ihres wissenschaftlichen Zeitalters beliebig zwischen diesen beiden Zugängen einer somatischen und einer psychosozialen Krankheitslehre entscheiden können. In Wirklichkeit handelt es sich bei der zunächst ausschließlich naturwissenschaftlichen Krankheitsaufklärung auch im Rückblick keineswegs um einen vermeidbaren Irrweg! Ebensowenig läßt sich daraus eine zwangsläufige Zusammengehörigkeit von Medizin und Naturwissenschaft ableiten. Vielmehr war es die Erklärungs- und Prognosekraft der naturwissenschaftlichen Methodik und Betrachtungsweise, die sie zur erfolgreichen Grundlage der Medizin und der ärztlichen Praxis machte.

Um nur einige Gründe hierfür zu nennen, sei darauf hingewiesen, daß im vorigen Jahrhundert zahlenmäßig akute Erkrankungen ganz im Vordergrund standen. Bei Seuchen, Infektionen, terminalen Leberzirrhosen, Gewalteinwirkungen, Kindersterblichkeit, Kindbettfieber und Operationsletalität sind nahezu ausschließlich körperlich faßbare Befunde bedeutsam. Die Seele trat medizinisch höchstens als „Randunschärfe" in Erscheinung. Wurde sie bei lebensbedrohlichem Verlauf beistandsbedürftig, gehörte sie traditionsgemäß zum Reservat der Theologen. Erst mit dem stärkeren Überwiegen chronischer Leiden und verbesserter Sozialstruktur trat auch das seelische Erleben und noch später die seelische Krankheitsverursachung ins Blickfeld.

So richteten sich die einzelnen Bewältigungsschritte gegen Krankheit und Kranksein zuerst gegen die wissenschaftliche Ignoranz, dann gegen die therapeutische Impotenz, später gegen die sog. Zivilisationskrankheiten. Schließlich richteten sie sich − wenn dieser ungenaue Ausdruck hier gestattet ist − gegen die Psychogenese körperlicher Krankheiten und zuletzt gegen die Soziogenese von Befindensstörungen. Zu Beginn der modernen Medizin im vorigen Jahrhundert war damit für eine andere Zeitgestalt der Nosologie als die somatische Betrachtungsweise zunächst weder Interesse, noch Resonanz oder Kredit vorhanden.

Trotz der damit erreichten Erfolge, auf die heute niemand, auch nicht die Kritiker der modernen Medizin, angesichts der persönlichen Katastrophe einer schweren Erkrankung mehr verzichten möchte, sind Nachteile nicht ausgeblieben. Wir kennen sie als funktionelle und strukturelle Defekte und Defizite der Medizin: Als unvermeidliche Verengung der Denkansätze, als Einseitigkeit der benützten Methoden und Begriffssysteme wie z. B. als überwertige Idee der Quantifizierbarkeit, als Widersprüche zwischen den angewandten Erklärungsmodellen und den daraus abgeleiteten Teilaspekten und schließlich als Unsicherheiten über die

Aufgaben und Ziele der Medizin mit Mißtrauen und enttäuschten Erwartungen gegenüber ihren Erfolgen und Möglichkeiten.

Hans Schaefer hat deshalb die einseitige naturwissenschaftliche Krankheitslehre als „Häresie" der Medizin bezeichnet. In der Theologie wird als Häresie bekanntlich die unbeglaubigte Verabsolutierung von Teilwahrheiten verstanden, die die Wahrheit der rechten Lehre einseitig verkürzt. Nun handelt es sich ja in der Medizin nicht um Wahrheiten des Glaubens, sondern um die Anwendung wissenschaftlicher Erkenntnis, die niemals zu absoluter Gewißheit führt. „Die wissenschaftliche Erkenntnis schreitet nicht von Wahrheit zu Wahrheit voran, sondern von Problem zu Problem" (Popper). Sie ist daher stets hypothetischer Natur und besitzt Geltung nur soweit und solange, wie ihre Methoden und Begriffe zur Erklärung der Erscheinungen ausreichen und sie nicht falsifiziert ist.

So vermittelt uns jede Einzelwissenschaft für die Medizin immer nur Teilaspekte und Teilwahrheiten und richtet sich wie ein Scheinwerfer immer nur auf bestimmte Sektoren der gesamten Wirklichkeit. Sie kann deshalb auch selbst nicht zur Häresie werden! Das schließt freilich nicht aus, daß Ärzte ihr begrenztes Wissen und Können, Patienten ihren Anspruch auf vollkommenes körperliches, seelisches und soziales Wohlbefinden und die Kritiker beider ihre beschränkte oder fehlende Krankheitserfahrung häretisch verabsolutieren. Sie halten dann die Teile für das Ganze, die Teilerfolge für endgültige Siege und die Heilung für das Heil.

So mußte auch die naturwissenschaftliche Medizin in den 150 Jahren ihrer kumulativen Entfaltung an Grenzen ihrer Erfahrung stoßen, die mit den Methoden der Morphologie und Physiologie, der Biophysik und Biochemie nicht zu überschreiten waren. Weitere Fortschritte im Krankheitsverständnis waren daher nur zu erwarten von einer

## Grenzüberschreitung zu weiteren Wissenschaften vom Menschen

Die Gesetzmäßigkeiten eines solchen Erkenntnisfortschritts durch neue methodische Ansätze und Erklärungsmodelle (=Paradigmata) wurden von Thomas Kuhn als Paradigmawechsel beschrieben. In philosophischen Denksystemen erfolgt dieser Erkenntnisfortschritt durch pluralistische Konkurrenz zwischen alternativen Theorien und endgültige Ausschaltung falsifizierter Hypothesen.

Für die Medizin verhalten sich ihre historisch entfalteten Paradigmata wie z. B. die Humoralpathologie, die Molekularbiologie, die Epidemiologie oder die psychosomatische Medizin aber nicht alternativ, sondern *komplementär* zueinander. Deshalb ist ein medizinisches Paradigma wie z. B. die Einheitsidee des Organismus mehr als nur eine Theorie, die durch Beobachtungsdaten widerlegt werden könnte. Hier beinhaltet ein Paradigma auch die Umsetzung des theoretischen Wissens in ärztliche Handlungen und Haltungen. „Es ist eine Hauptfrage der wissenschaftlichen Medizin, herauszufinden, welches Paradigma auf welchen Bereich von Erscheinungen paßt" (F. Hartmann). Der medizinischen „Weltsicht" eines Paradigmas kann daher jeweils auch ein bestimmtes Menschen- und Arztbild korrespondieren. Und da die Medizin kein isolierter oder gar autonomer Teil der Gesamtgesellschaft ist, stehen auch ihre Paradigmata und ihre Konzepte von Gesundheit und Krankheit als dynamische Konstellationen in enger wechselseitiger Rückkopplung zu sozialen und ökonomischen Veränderungen und kulturellem Wandel in ihrer Umwelt. „Was alle angeht, können nur alle lösen", läßt Dürrenmatt einen seiner „Physiker" sagen.

Den Zusammenhang zwischen medizinischen Paradigmata und soziokulturellem

Milieu hat aus medizinsoziologischer Sicht Horst Baier dargestellt: Hiernach entspricht der naturwissenschaftlichen Medizin ein Paradigma, das Krankheit als Betriebsstörung im biochemisch, biophysikalisch oder neuerdings kybernetisch determinierten System des Organismus lokalisiert. Ihre Beherrschung durch „technische" Mittel macht das Individuum durch Wiederherstellung von Freiheitsgraden in der Leistungsgesellschaft wieder handlungs- und konkurrenzfähig. Die Utopie dieser Medizin ist nach Baier der, heute freilich zum „Halbgott" heruntergekommene, „göttliche Arzt", der durch Fachwissen und technische Möglichkeiten Überlebenschancen vermittelten, z. B. bei der Anwendung oder Unterlassung intensivmedizinischer Maßnahmen.

Eine erste Erweiterung dieser Krankheitsauffassung brachte die Einführung der psychosomatischen Betrachtungsweise durch Internisten wie R. Siebeck und V. v. Weizsäcker, die in der multifaktoriellen Konditionalität der Krankheit auch Erlebnisinhalte und biographische Zusammenhänge als ätiologische Faktoren berücksichtigten, die einem biologischen Instrumentarium nicht zugänglich waren. Ihr Arzttyp ist der Psychotherapeut, der innerseelische Disharmonien aufdeckt und Selbstwertkrisen überwinden hilft und damit auch ihre körperlichen Korrelate beseitigen kann.

Missionarische Übertreibungen, ungenügende Methodenkritik und fehlende intersubjektive Nachprüfbarkeit waren die Ursache, daß dieses neue Paradigma für innere Krankheiten und Funktionsstörungen lange Zeit nur randständige Bedeutung für die wissenschaftliche Grundlegung der inneren Medizin gewann. Auch mangelte es ihm an theoretischem Bezug zu den übrigen Hilfswissenschaften der inneren Medizin. Dennoch hat dieses aus der inneren Medizin hervorgegangene Paradigma m. E. überhaupt erst die Voraussetzungen dafür geschaffen, daß nun auch die soziale, die dritte Dimension der Medizin als Gegenstand einer medizinischen Grundlagenwissenschaft erkannt wurde; denn die sozialpathogenen Faktoren aus der Mitwelt bedürfen ja der psychischen Vermittlung. Bisher hatte der Arzt zwar täglich Umgang mit sozialen Fragen, aber er besaß keine wissenschaftliche Nosologie, die durch sozialwissenschaftliche Methoden oder Denkansätze gesichert war.

Dieses Paradigma der Sozialmedizin versteht nun die meisten Krankheiten und Befindensstörungen auch als „gesellschaftlich vermittelte" Kränkungen und stützt sich dabei auf statistische Korrelationen der Epidemiologie zwischen Krankheitshäufigkeit und bestimmten sozialen Verhaltensweisen oder Risikofaktoren. Hierzu gehören nicht nur Herzinfakt, Hochdruck oder Ulcuskrankheit als Folgen emotionaler Dauerbelastung (Streß), sondern auch die Leberzirrhose des Alkoholikers, die Arteriosklerose des Rauchers, der Diabetes des Überernährten bis hin zum Verkehrsunfall des aggressiven Autofahrers. Unbeantwortet bleibt dabei freilich die alte Streitfrage, welcher Anteil einer manifesten Erkrankung genetisch determiniert und welcher als erworbener Verstärkermechanismus aus der sozialen Mitwelt wirksam ist.

Aber die bisher als individuell oder schicksalhaft akzeptierte Krankheit wird damit zur gesellschaftlich bedingten. Sie trifft zwar nach wie vor den Einzelnen, ist aber nicht mehr von ihm allein zu verantworten, sondern soll kollektiv abgesichert werden durch „die" Wissenschaft, „die" Medizin oder „die" Gesellschaft.

Der damit verbundene Anspruch wird selbst dann noch aufrecht erhalten, wenn man als Reaktion auf eine soziale Zurücksetzung „seine Grippe nimmt" und so nicht nur das Recht auf Gesundheit, sondern auch auf „Krankheit" als

Wahrnehmung von Freiheitsgraden gegenüber der krankmachenden Gesellschaft postuliert. Die somatische Ätiologie der naturwissenschaftlichen Medizin wird damit in die „soziale Teleologie" einer soziopsychosomatischen Medizin überführt (H. Baier). Und der von der naturwissenschaftlichen Medizin angeblich autoritär entmündigte Patient wird durch die soziale Medizin emanzipiert zum selbstbestimmten Subjekt – eine freilich nur scheinbare Emanzipation angesichts der gleichzeitigen Zunahme kollektiver Zwänge und sozialer Abhängigkeiten, nicht zuletzt im Krankheitsfall gegenüber den expansiven und dysfunktionalen Bürokratien der sozialen Dienste und Versicherungen. Der vorherrschende Arzttyp dieser Medizin ist nach H. Baier der Lebensführer und Gesundheitserzieher. Sein Gegenbild ist der Arzt, der seine Patienten nur durch symptomatische Maßnahmen wie Psychopharmaka oder Kurverschreibungen an die krankmachende Gesellschaft anpaßt.

So hat nicht nur der medizinische und wissenschaftliche, sondern auch der soziale Fortschritt seine Ambivalenzen und Antinomien. Sie gilt es zu vergegenwärtigen, ehe wir die Notwendigkeit diskutieren, das traditionelle Konzept der inneren Medizin nicht nur wie bisher schon durch psychosomatische, sondern auch durch sozialwissenschaftliche Teilaspekte und Methoden zu erweitern – woran ich persönlich keinen Zweifel habe.

Ich zitiere zu dieser Frage den Tübinger Soziologen Friedrich Tenbruck. Er mag weniger als wir Ärzte im Verdacht stehen, ein gestörtes Verhältnis zur Soziologie zu besitzen, wenn er sagt: „Die Naturwissenschaft und ihr Abkömmling, die Technik, werden heute als verhängnisvolles Experiment zur Beherrschung der Natur verdammt. Nachdem sie nicht in der Lage waren, ihre sozialen Folgen vorauszusehen, müssen sie mit den Sozialwissenschaften zusammengespannt werden, um ihr Fortschrittsversprechen zu erfüllen. Damit scheinen wir unbemerkt bereit zu sein, das nachträglich den Naturwissenschaften verübelte Experiment an der Gesellschaft zu wiederholen. Jedes einzelne Vorhaben der Technik war eminent vernünftig und wohltätig. Nur ist im Resultat eine problematische technische Welt herausgekommen, die niemand so gewollt hat. Aber ebenso wie die Gesellschaft durch die Naturwissenschaften verwandelt worden ist, wird sie durch die Ausbreitung der Sozialwissenschaften institutionell verändert zur künstlichen und regulierten Gesellschaft – alles im Namen der Freiheit und Humanität, der alle Maßnahmen, einzeln genommen, gelten".

So wird die naturwissenschaftliche Heiltechnik ihre Fortsetzung und „Vollendung" finden in der sozialwissenschaftlichen Gesellschaftstechnik mit ihren Sozialingenieuren. Die Nebenwirkungen und möglichen Schäden durch Psycho- und Soziotherapie sind dabei gewiß nicht geringer zu veranschlagen als durch unsere konventionellen Behandlungsmethoden; nur gibt es hierfür bisher noch nicht die Sicherheitskontrollen und -vorschriften eines Arzneimittelgesetzes. Deshalb bedarf jede nichtärztliche Psychotherapie einer ärztlichen Indikationsstellung und Überwachung.

Was ergibt sich nun beim praktischen Gebrauch der alternativen Krankheitskonzepte, die sich aus den drei Paradigmata einer somatischen, einer psychosomatischen und einer sozialen Medizin ableiten lassen für die

*Einheit und Vielfalt medizinischer Erkenntnis und ärztlichen Handelns*

Die Schwierigkeiten entstehen dadurch, daß die individuelle Wirklichkeit eines Kranken, auf die wir ärztlich einwirken wollen, von keinem dieser drei

Paradigmata ganz und in identischer Weise erfaßt wird; wie es denn überhaupt keine Einzelwissenschaften und spezielle Methodik gibt, die den kranken – und ebenso den gesunden – Menschen zugleich als Ganzes und en detail beschreibt, erklärt und versteht.

Wie können wir also die Ergebnisse der biologischen, psychologischen und sozialen Wissenschaften vom Menschen als der heutigen Hilfswissenschaften der Medizin in ärztliche Praxis überführen? Zur Beantwortung dieser Frage ist zunächst davon auszugehen, daß jede dieser Wissenschaften ein- und dieselbe Erkrankung nicht nur in anderen Parametern und Begriffen beschreibt, sondern auf Grund ihrer methodischen Prämissen auch zu anderen Ergebnissen über ihre Entstehung, Prävention und Behandlung kommt, die sich nicht unmittelbar ineinander überführen lassen. Dies sei am Beispiel der Hochdruckkrankheit, einem Hauptthema unserer Tagung, verdeutlicht:

Für die *Naturwissenschaften* ist die essentielle Hypertonie eine genetisch determinierte, biochemisch vermittelte und durch äußere Risikofaktoren manifestierte Störung der Druck-Volumen-Beziehung im Kreislaufsystem. Ihre Prävention erfordert Vermeidung der Manifestationsfaktoren Übergewicht und Kochsalz. Ihre Therapie erfolgt durch volumenreduzierende Saluretica bzw. durch druckreduzierende Vasodilatantien.

Für die *Psychosomatik* wird der Hochdruck auf dem Boden genetischer Disposition durch konflikthafte Einstellung zu Leistung, Aggression und Autorität und durch die hieraus resultierende emotionale Streß-Situation hervorgerufen. Der Psychotherapeut versucht eine Korrektur dieser Fehleinstellungen entweder durch tiefenpsychologische Aufarbeitung ihrer individuellen Genese, durch symptomatische entspannende oder durch verhaltenstherapeutische Maßnahmen.

Von der *Sozialmedizin* wird die Ätiologie der Hypertonie in gesellschaftlichen Verhältnissen mit hohem Anpassungs- und Leistungsdruck, Übervölkerung, Industrialisierung, Entfremdung oder instabilen Sozialstrukturen gesehen. Die damit einhergehende Restriktion für eine ungehinderte Persönlichkeitsentfaltung wird damit nicht nur pathogenetisch, sondern auch sozialpräventiv und soziotherapeutisch entscheidend, ohne daß solche allgemein formulierten Hypothesen freilich empirisch nachgeprüft oder nachprüfbar sind.

In ähnlicher Weise erfaßt die Leberbiopsie beim Alkoholiker zwar die Fettleber, sagt uns aber nichts über seine Psychopathologie oder die Soziogenese seiner Trunksucht.

Für den ärztlichen Alltag und seine Umgangssprache genügt es, zu wissen, daß jede dieser drei Betrachungsweisen wichtige Teilaspekte der Gesamtsituation des Kranken beurteilen läßt – auch wenn diese realiter im subjektiven Erleben des Krankseins nie getrennt in Erscheinung treten. Deshalb müssen sie auch im Umgang mit dem Patienten methodologisch nicht scharf unterschieden werden. Körperliche Untersuchung oder Eingriffe, psychologisches Verstehen und soziale Zuwendung oder menschliches Mitgefühl können gleichzeitig Bestandteil der Arzt-Patientbeziehung sein. Aber wie lassen sich die differenten Befunde und Schlußfolgerungen der Einzelwissenschaften an ihren Bruchstellen miteinander zur *wissenschaftlichen* Legitimation verknüpfen, auf die rationales ärztliches Handeln heute angewiesen ist?

Hier treffen wir auf das Problem, daß durch die einzelwissenschaftliche Erforschung so komplexer Phänomene wie des menschlichen Krankseins Begriffs-

L

sprachen entstanden sind, die nicht mehr ohne weiteres ineinander übersetzt werden können. Dennoch sind sie unerläßlich, um diese Komplexität so weit zu reduzieren, daß sie überhaupt erst wissenschaftlich bearbeitet werden kann. Wenn aber die Realität des Kranken mit allen seinen Bezügen in Inneren und nach außen eine *Identität* darstellt, wie es besonders die innere Medizin mit ihrer Einheitsidee versteht, dann müssen wir nach möglichst fruchtbaren Verknüpfungen zwischen den einzelwissenschaftlichen Beobachtungszusammenhängen und Beschreibungsweisen suchen — nicht nur um Paradoxien aufzulösen und den Streit der Schulen zu beenden, sondern auch um unsere Wirkungsmöglichkeiten in Lehre, Forschung und Praxis zu erweitern.

Am Beispiel der Hochdruckkrankheit haben wir die fehlende Deckungsfähigkeit zwischen den Methoden und Erkenntnissen der Biologie, der Psychosomatik und der Soziologie kennen gelernt. Indem sie sich wechselseitig in der umfassenden Analyse des Krankseins ergänzen, verhalten sie sich zueinander *komplementär*. Bei gleichzeitigem Gebrauch als Erklärungsmodi für die *ganze* Wirklichkeit des Krankseins schließen sie sich aber infolge der begrenzten Reichweite ihrer jeweiligen Methoden, Begiffssysteme und Schlußfolgerungen gegenseitig aus. Obwohl aufeinander bezogen, lassen sie sich doch nicht unmittelbar ineinander überführen.

Daraus können wir für die Medizin eine *Unschärferelation* ableiten: Die komplexen Phänomene von Kranksein und Krankheit lassen sich nicht gleichzeitig genau und umfassend als somatische, psychische und soziale beschreiben. Je genauer die psychodynamischen und psychosozialen Gegebenheiten erfaßt werden, umso ungenauer und unbestimmbarer werden die körperlichen Determinanten des Kranken oder der Krankheit und umgekehrt. Im Extrem können wir den molekularbiologischen Krankheitserscheinungen nur an den zerteilten Strukturen eines unbelebten Organismus nachgehen und die sozialen Wirkungsketten nur statistisch als mögliche Mitbedingungen der Krankheitsentstehung wahrscheinlich machen, ohne daß beides damit wissenschaftlich *das Ganze* erfaßt hat, worauf ärztliches Handeln gerichtet ist.

Damit erweist sich auch das so vielfach problematisierte Leib-Seele-Verhältnis, das als zentrales Thema der inneren Medizin auch auf unseren Kongressen immer wieder zur Sprache kam, in Wirklichkeit als ein komplementäres Verhältnis zweier verschiedener wissenschaftlicher Erkenntnis- und Begriffszusammenhänge. Die Komplementarität, d.h. die Ergänzungsfähigkeit ihrer Teilaspekte wird nach meiner Überzeugung auch methodische Wege eröffnen, um gemeinsam mit Psychologie und Sozialwissenschaften die leibseelischen Vorgänge des Krankseins und seine sozialen Bezüge, soweit sie medizinisch relevant sind, als gleichzeitige Korrelate einer Identität zu verstehen, die in der menschlichen *Person* gegeben ist. Damit erhalten wir nicht nur ein gewissermaßen stereoskopisches Bild vom Kranken, sondern konstituieren auch die Einheitsidee der inneren Medizin neu.

Ziel einer solchen Anwendung komplementärer Einzelwissenschaften als Grundlage für ein mehrdimensionales Krankheitsverständnis ist nicht etwa die Aufdeckung durchgehender Kausalketten und Korrelationen von den molekularen Mikroprozessen und körperlichen Symptomen über Verhalten, Befinden, Erleben bis zu den unscharfen Randbedingungen sozialer Verhältnisse. Vielmehr soll damit eine Integrationsebene hergestellt werden, auf der nicht nur die wechselseitige theoretische Verknüpfung ermöglicht, sondern die *Bedeutung* komplementärer

LI

Aussagen erkennbar wird, vor allem für die Patienten; denn das sind seine Fragen an den Arzt: „Was *bedeutet* das für mich und was wird damit aus mir?"

An der Beantwortung solchen Fragens werden nicht nur der Arzt und nicht nur die innere Medizin gemessen. Auch die Fruchtbarkeit psychologischer, sozialmedizinischer und medizinsoziologischer Forschungsansätze wird sich anstatt nur auf den Tagungen dieser Disziplinen hier auf dem Internistenkongreß erweisen müssen, der künftig das „Hic Rhodos" für diese neuen Hilfswissenschaften der inneren Medizin sein wird. Wenn ich – mutatis mutandis – ein Bild benutze, das ich dem Münchener Physiker Wolfgang Wild verdanke, dann sollen sich die medizinischen Wissenschaften und ihre Betrachtungsweisen dadurch entwickeln, daß eine Mehrzahl konkurrierender Paradigmata sich von Zeit zu Zeit einer Schönheitskonkurrenz stellt, wobei das Experiment oder die kontrollierte klinische Studie als Jury fungiert und – oft nach langem Zögern – die Preise verteilt. Die Preisverteilung ist aber kein endgültiges Urteil; denn eine junge unterlegene Bewerberin kann das nächste Mal den Sieg davontragen, weil sie sich in der Zwischenzeit trefflich entwickelt hat, während ihre vorher erfolgreiche Konkurrentin inzwischen gealtert ist und an Attraktivität verloren hat. Wenn es nach Lakatos zutrifft, daß dies besonders für Theorien gilt, deren prognostischer und antizipatorischer Gehalt größer ist als ihr empirisch bestätigter, dann haben auch die Sozialwissenschaften eine Chance in dieser Schönheitskonkurrenz kommender Internistenkongresse.

## Folgen für Forschung und Ausbildung

Sie können hier nur an wenigen Beispielen erläutert werden. Die Krankheitsforschung komplementärer Wissenschaften vom Menschen wird vor allem interdisziplinär vorgehen müssen. Hierzu bedarf es zunächst geeigneter Methodenkombinationen und standardisierter Erhebungsinstrumente, um an denselben Personengruppen gleichzeitig die somatischen, psychischen und sozialen Korrelate des Krankheitsgeschehens erfassen zu können.

Wie sollen z. B. biographische Daten quantifiziert werden? Können bestimmte Lebensereignisse wie z. B. der Verlust des Elternhauses, des Partners, des Arbeitsplatzes, des sozialen Status oder einer vertrauten Umgebung in ihrer Häufigkeit und Zeitstruktur, in ihrer subjektiven *Bedeutung*, noch dazu bei retrospektiver Verzerrung wirklich ausreichend genau und reproduzierbar klassifiziert und beurteilt werden? Hierzu bedarf es zunächst einer weiteren Validierung der Befragungstechniken und einer Operationalisierung benutzter Begriffe wie etwa „Bewältigung" oder „Hoffnungslosigkeit". Erst dann erscheint eine Indexbildung oder gar eine Skalierung der subjektiv erlebten Gefährdung oder der prämorbiden Vulnerabilität möglich. Dann auch erst können bestimmte psychosoziale Konstellationen als Ursachen oder Prädiktoren von Krankheitsentstehung erkannt und vielleicht eines Tages in Kenntnis protektiver Faktoren auch präventiv beeinflußt werden. Ein Beispiel für diese noch ungelöste Methodenproblematik bietet das neue Paradigma der sog. Life event-Forschung. Sie fragt etwa in der Onkologie nach regelhaften Zusammenhängen zwischen den genannten lebensverändernden Ereignissen mit Trennungscharakter und dem Ausbruch oder der Metastasierung von Krebserkrankungen. Oder sie zieht die Kombination bestimmter Lebensereignisse, psychosozial belastender Konstellationen und subjektiver Bewältigungspotentiale zur Vorhersage eines Herzinfarktes heran.

Trotz der Vorläufigkeit der bisherigen Ergebnisse und unserer noch mangelhaften Kenntnisse über die psychophysischen Bindeglieder z. B. zwischen Streß und immunologischer Tumor- oder Infektabwehr bin ich von der Erkenntnisträchtigkeit solcher Fragestellungen und der Notwendigkeit ihrer Bearbeitung auch im Rahmen der inneren Medizin überzeugt. Ihre Mühe und Aufwendigkeit sollten jedoch nicht ebenso rasch neue und gesicherte Ergebnisse erwarten lassen, wie es uns die lange etablierten Naturwissenschaften zur Gewohnheit gemacht haben. Umgekehrt sollten wir aber mit der Anwendung dieses Denkansatzes auch nicht warten, bis alle seine Hypothesen verifiziert sind. Die vorliegenden psychophysiologischen und epidemiologischen Erfahrungsdaten haben ihren Nutzen schon gezeigt, zumal auf dem heute so wichtigen Gebiet der präventiven Medizin. Schließlich konstituiert es ärztliches Handeln und Unterlassen seit je, seine Entscheidungen mit niemals ausreichendem Wissen unter Risiko und Unsicherheit treffen zu müssen.

Ähnlich wie in der Forschung stellt die Heranziehung weiterer Wissenschaften vom Menschen zur Begründung und Optimierung ärztlichen Handelns auch für die studentische *Ausbildung* ein wichtiges Problem dar. Der Bericht der Kleinen Kommission beim Bundesgesundheitsministerium zur Novellierung der Approbationsordnung lehnt es bedauerlicherweise ab, z. B. die Medizinische Psychologie und Soziologie aus der theoretischen Vorklinik, wo sie sich als „unverdauliches Divertimento" (Seidler) erwiesen haben und in der Gefahr der Ideologisierung stehen, in das klinische Studium zu verlegen. Dabei wäre nur hier eine Integration in die Tätigkeit am Krankenbett und auch der so vielfach postulierte Gesellschaftsbezug zu erwarten. Dafür soll am Ende des Studiums jetzt Sterbehilfe als Prüfungsgegenstand eingeführt werden!

Zu begrüßen ist dagegen die Forderung nach fächerübergreifenden, multidisziplinären Unterrichtsveranstaltungen, um ein vertieftes Verstehen medizinischer Zusammenhänge zu fördern. Organisatorische Schwierigkeiten der Abstimmung unter den beteiligten Dozenten, die antiquierte Trennung zwischen Vorklinik und Klinik, eine Kanonisierung der Gegenstandskataloge oder spezialistischer Fächeregoismus werden sich als Alibi hiergegen nicht dauerhaft aufrecht erhalten lassen.

Erwartungsgemäß sah sich die Kommission nicht in der Lage, konkrete Vorschläge zum Abbau der Stoffülle vorzulegen. Von Appellen an freiwillige Einsichten und Beschränkungen der Einzelfächer und ihrer Vertreter beim Mainzer Prüfungsinstitut ist wenig zu erwarten. Hierzu bedürfte es wahrscheinlich eines Konklaves, aus dem die Fachvertreter erst entlasssen werden, wenn das Aufsteigen weißen Rauches anzeigt, daß sie ihre fachspezifisch überfrachteten Prüfungskataloge mit ihrem oft erst für die Facharztweiterbildung notwendigen Detailwissen verbrannt haben. Da dies jedoch eine Utopie ist, bleibt uns vorerst nur die Mühsal der Trauerarbeit.

Der entscheidende Defekt der Approbationsordnung wird dadurch ohnehin nicht gemildert. Er liegt in einer mangelhaften praktischen Ausbildung bei gleichzeitiger Überbetonung kognitiven Wissenserwerbs. Ersteres ist vor allem durch die übergroßen Studentenzahlen bedingt, die eine praktische Unterweisung im gebotenen Umfang verhindern. Die zweite Ursache liegt im veränderten studentischen Lernverhalten. Es wird durch die Multiple choice-Examina einseitig in Richtung auf Paukwissen und abfragbare Größen denaturiert. Leere Hörsäle trotz überfüllter Universitäten, Widerstand gegen qualifizierende Abschlußprüfungen nach den praktischen Kursen, lustlos absolviertes Praktisches Jahr mit häufigem Feilschen um minimal notwendige Präsenzpflichten zum Scheinerwerb sind die Folgen, die man nicht den Studenten vorwerfen kann. Schließlich müssen sie laut

LIII

Gegenstandskatalog schon als Vorkliniker in Psychologie Kenntnisse über Motivation und Lerntheorie erwerben – und was könnte mehr zum Auswendiglernen motivieren als die Abprüfung von Multiple choice-Fragen.

Möglicherweise lassen die neuen Empfehlungen mit Wegfall der schriftlichen Prüfung am Ende des Studiums und Einführung eines Pflichtassistentenjahres vor endgültiger Approbation bessere Ausbildungsresultate erwarten. Noch wirksamer und zeitsparender für die Studenten wäre eine Verlängerung der Famulaturen in der vorlesungsfreien Zeit gewesen. Es erscheint mir nicht unbillig, anstatt nur 6 Vorlesungsmonate wenigstens 10 Monate im Jahr, wie in den angelsächsischen Ländern auch, mit dem Medizinstudium zuzubringen.

Wie Sie alle wissen, war und ist es nur langsam und mühsam möglich, der Legislative und Exekutive die vorhersehbare und vorhergesehene Einsicht zu vermitteln, daß am Ende der jetzigen Ausbildung keinesfalls ein eigenverantwortlich tätiger Arzt zu erwarten sei. Unbegründet erscheint mit im Bericht der Kleinen Kommission die Schlußfolgerung, daß außer den großen Studentenzahlen in erster Linie mangelnde Planung und Organisation der Medizinischen Fakultäten für den bisherigen Mißerfolg der Approbationsordnung verantwortlich seien. Die hier liegenden Schwierigkeiten und Unvollkommenheiten sollen gewiß nicht verleugnet werden. Aber in Wirklichkeit waren die Verhältnisse doch genau umgekehrt: Daß die Approbationsordnung trotz der Studentenzahlen überhaupt pragmatisch realisiert wurde, ist nicht zuletzt den Hochschulen zu verdanken. Sie hätten die Approbationsordnung nach dem Buchstaben des Gesetzes innerhalb kürzester Frist ad absurdum führen können, z. B. durch bestimmungsgemäße Prüfung von Regelmäßigkeit *und Erfolg* der Praktikumsteilnahme, unabhängig davon, ob unter den gegebenen Studienbedingungen die geforderten Kenntnisse und Fähigkeiten überhaupt erworben werden *konnten!*

Entscheidend für die Zukunft wird ein Ausbildungssystem sein, das die ärztliche Approbation nicht, wie dies heute der Fall ist, praktisch nur nach den formalen Kriterien des kognitiven Wissenerwerbs erteilt, sondern auch eine ausreichende Qualifikation durch Praxis verlangt und bietet. Schließlich haben Universitäten auch früher nicht „fertige" Ärzte ausgebildet, sondern sie in eine anschließende Einübungsphase als Medizinal- oder Pflichtassistent entlassen. Ihre Wiedereinführung wird am nachdrücklichsten von den unmittelbar mit der Krankenversorgung befaßten Ärzteverbänden, kassenärztlichen Vereinigungen, Krankenhausgesellschaften sowie vom Bundesarbeitsministerium und deshalb auch von uns gefordert. Um so bemerkenswerter erscheint es mir, daß das Bundesgesundheits- und das Wissenschaftsministerium sowie die Bundesärztekammer, der Marburger Bund und die Konferenzen der Länderminister diese Pflichtassistentenzeit möglichst kurz bemessen möchten.

Dabei sollte nicht übersehen werden, daß Praxis am Krankenbett mit zunächst beschränkter Berufserlaubnis als Arzt zugleich auch – bitte verzeihen sie das harte Wort – *Erziehung zum Arzt* beinhaltet. Erst Erziehung durch Vorbild und im gegenseitigen Umgang kann die Haltungen und Einstellungen prägen, die der Verantwortung des Arztes für das menschliche Leben entsprechen und die eine humane Umsetzung wissenschaftlicher Hypothesen und Anwendung technischer Mittel ermöglichen. Im Miteinander am Krankenbett ergibt sich solche Erziehung als Nebenwirkung fast von selbst und bedarf daher weder besonderer Lernzielkataloge noch Organisation und ebensowenig einer abschließenden Prüfung.

Kehren wir von hier aus noch einmal zu den Anfängen 1882 und zum Auftrag

LIV

Theodor Frerichs' zurück: „Die innere Heilkunde ist berufen, die Einheitsidee des menschlichen Organismus festzuhalten und auszubauen; auch durch Verwertung der Bausteine, welche die Einzelfächer und Hilfswissenschaften uns heranbringen." Zu diesen Einzelfächern und Hilfswissenschaften der Medizin gehören heute auch die Verhaltens- und Sozialwissenschaften. Das hat nichts damit zu tun, daß wir als Ärzte die Gesellschaft höher bewerten als die Individualität des einzelnen Patienten. Allerdings bringt uns die berechtigte Forderung nach der Einbeziehung weiterer Wissenschaften vom Menschen in die Forschung, Ausbildung, Krankheitslehre und Praxis der inneren Medizin in eine Situation, die am treffendsten mit dem englischen Titel der bekannten Komödie „Der Arzt am Scheideweg" von G. B. Shaw zu benennen ist:

## Des Doctors Dilemma

Dieses Dilemma betrifft sowohl den einzelnen Arzt wie die Medizin im Ganzen. Es besteht darin, daß ein durch weitere Wissenschaften vom Menschen umfassender begründetes Konzept zwar für die Prävention, Erforschung und Behandlung innerer Krankheiten angemessener ist als die bisherige, naturwissenschaftlich definierte Einheit des Organismus. Aber durch die Einbeziehung von Verhalten, sozialen Beziehungen und Lebensgeschichte in den Gesundheits- und Krankheitsbegriff werden nun auch alle offenen Fragen, Konflikte und Spannungen aus der Mitwelt der Patienten zum Gegenstand der Medizin, sobald sie nur in den Verdacht geraten, an der Entstehung von körperlichen, seelischen oder sozialen Befindensstörungen beteiligt zu sein.

Die Medizin beantwortet damit den auch von ihr selbst erzeugten Anspruch auf Zuständigkeit für alle Lebensfragen und gesellschaftlichen Bereiche. Es ist unvermeidlich, daß sie damit ungewollt, aber nicht unverschuldet Grenzen überschreitet, jenseits derer andere besser Bescheid wissen und ärztliche Allzuständigkeit in Inkompetenz umschlagen muß. Der Heranziehung weiterer Hilfswissenschaften wird daher in Zukunft auch eine viel engere Kooperation mit ganz anders qualifizierten Berufen wie Psychologen, Theologen, Ehe- und Erziehungsberater oder Sozialpädagogen parallel gehen müssen. Die Probleme ihrer Ausbildung für medizinische Aufgaben, ihres professionellen Status, ihrer Rivalitäten und Konkurrenz, ihrer Identifikation mit dem Patienten sind nicht gering zu veranschlagen, wie die Diskussion um das Psychotherapeutengesetz zeigt, das eigentlich ein Psychologengesetz ist, da Psychotherapie ursprünglich eine ärztliche Aufgabe ist. Wenn dabei, wie in den USA, die Sauerstoffflaschentransporteure zu Respirationstherapeuten avancieren, wird das zwar ihr Selbstgefühl und vielleicht auch ihr Gehalt steigern, aber nicht notwendigerweise auch dem Patienten helfen, der sich immer mehr Berufsgruppen gegenübersieht, die er nicht mehr unterscheiden kann (M. Pflanz).

Aber auch der einzelne Arzt und Internist kann das erweiterte Wissen und Können nicht mehr integrativ in seiner Person bewältigen und umfassend praktizieren; denn generalisierende Konzepte folgen anderen Gesetzen als die individuelle Wirklichkeit. Diese individuelle Wirklichkeit ist für uns heute nicht mehr in der Einheit des Organismus gegeben, sondern in der *Einheit der menschlichen Person*.

Weil die von der Medizin herangezogenen Wissenschaften und ihre Betrachtungsweisen und Methoden eben diese Person in komplementäre Teilaspekte

LV

zerlegen *müssen* und dabei den Dualismus zwischen Subjekt und Objekt, zwischen Individuum und Gesellschaft, zwischen Mensch und Natur voraussetzen, kann die Einheit der Person nicht selbst abstrahierbarer Gegenstand von Wissenschaft, kann auch die Medizin als ärztliche Praxis nicht selbst exakte Wissenschaft sein. Eine Einheitsidee der inneren Medizin ließe sich daher heute nicht mehr biologisch oder psychosomatisch, sondern nur noch anthropologisch begründen. Die Medizin des 19. Jahrhunderts war naturwissenschaftlich, diejenige des 20. Jahrhunderts technologisch bestimmt. Unter Beibehaltung ihrer naturwissenschaftlichen und technischen Errungenschaften wird sie im nächsten Jahrhundert anthropologisch sein.

Bei Benutzung des heute leicht modisch klingenden Anthropologiebegriffes zögere ich allerdings; denn seine Bedeutung ist ungenau und schwankt zwischen medizinischer Vermessungskunde über Ethnomedizin bis zu fundamentalphilosophischer Wesensbestimmung. Als *ärztliche Anthropologie* muß sie sich zwar durch einzelwissenschaftliche Grundlagen legitimieren, verfügt aber selbst nicht über eigene Methoden, Erklärungsmodelle oder Theorien wie die instrumentellen Wissenschaften, die den Menschen auf seine Naturhaftigkeit, auf sein Erleben und Verhalten oder auf seine Verhältnisse reduzieren.

Deshalb gibt Medizin als ärztliche Anthropologie auch keine Antwort auf Fragen nach der Wesensbestimmung des Menschen, nach dem Sinn und Ziel seiner Existenz und seiner Krankheiten, nach seinen Aufgaben und Pflichten, sondern ist eine „Hilfswissenschaft der Sinnermöglichung". Sie versucht den Patienten durch möglichst weitgehende Wiederherstellung seiner krankhaft beeinträchtigten Freiheitsgrade in den Stand zu setzen, seine Wertvorstellungen, Daseinsentwürfe und sozialen Beziehungen in einer sinnstiftenden Ordnung zu verwirklichen – oder auch mit seinen Lastern und Torheiten zu leben.

Damit kann uns ärztliche Anthropologie auch einen Weg aus des Doktors Dilemma weisen: Mit einer gewissermaßen „anthropologischen" Diagnose zieht er aus den komplementären Einzelwissenschaften die für die jeweilige Situation seines Patienten dienlichen Kenntnisse, Methoden und Befunde heran, um sie in ihrer Brauchbarkeit und Bedeutung für die Person des Kranken und seine gegenwärtige wie zukünftige Lage zu *gewichten* und zu *bewerten*. Solche Gewichtungen machen den wesentlichen und wichtigsten Teil ärztlicher Entscheidungsprozesse aus und müssen mehr als bisher auch Gegenstand der Ausbildung sein. Je nach den Wünschen und Erwartungen des Patienten, je nach den Fähigkeiten und Möglichkeiten des Arztes und je nach der Art der Erkrankung kann es sich dabei um sehr verschiedene Anteile einzelwissenschaftlicher Erkenntnisse und Perspektiven handeln. „Das plurale Wesen Patient verlangt eine Pluralität der Medizin" (H. Baier). Dabei kann ein Zuwachs an Psychosomatik oder Sozialmedizin mit einem Mangel an solider naturwissenschaftlicher Methode erkauft werden müssen. Und umgekehrt kann eine Reduzierung an Individualität unvermeidlich sein, wenn intensivmedizinische Maßnahmen zur Lebensrettung geboten sind.

So mag dem Einzelnen im Zeitalter der Subdisziplinen und Teilgebietsspezialisten die Aufgabenerfüllung der inneren Medizin nach der Erweiterung ihrer Einheitsidee des Organismus zur Einheit der Person nurmehr arbeitsteilig und kooperativ durch sinnvolle Kompetenzaufteilung gelingen, wenn er neue Inkompetenz vermeiden will. Das Dilemma ist dadurch zwar zu mildern, aber nicht grundsätzlich aufzuheben. Dazu bedürfte es der Unschuld des Allwissenden oder des Nichtwissenden.

LVI

Unverzichtbar aber erscheint mir für den Internisten die Bereitschaft und Fähigkeit zur Überschau, die im therapeutischen Imperativ die *Person* des Kranken intendiert und aus der er für *seinen* Patienten ein umfassendes Behandlungskonzept aufstellt. Das ist unabhängig davon, ob das darin enthaltene Angebot von jedem Patienten und in jeder Situation gewünscht oder wahrgenommen wird und unabhängig auch davon, wie weit in concreto der einzelne Arzt diesem Anspruch persönlich gerecht werden kann.

Die Spannung, die damit wie seit je zwischen der Notwendigkeit, wissen zu müssen, und den Motiven, helfen zu wollen, entsteht, kann freilich nicht allein durch eine anthropologische Sicht der Medizin bewältigt werden. Die einzige wirkliche Solidarität zwischen Menschen ist nach einem Wort von Albert Camus die Solidarität gegenüber dem Tod, aus der die Sorge um das eigene Leben erwächst. Sie ist deshalb auch die einzige vollkommene Gemeinsamkeit zwischen dem Arzt und seinen Patienten gegenüber jeder Erscheinungsform der „Krankheit zum Tode" (Kierkegaard). Nur die „Solidarität des Todes und die daraus folgende Gegenseitigkeit des Lebens" (V. v. Weizsäcker) können aus der anthropologischen eine humane Medizin werden lassen.

In ihr tritt an die Stelle der Beherrschung von Krankheit und damit des kranken Menschen durch erkenntnisbestimmte Wissenschaft – und d. h. in unserem Kontext Beherrschung durch Natur-, Verhaltens- *und* Sozialwissenschaften – die ursprüngliche Aufgabe des Arztes als Therapeut. Ihn sucht der Kranke auf, nicht nur um Erkenntnisse, sondern um Hilfe und Beistand zu erhalten; $\vartheta\varepsilon\varrho\alpha\pi\varepsilon\acute{\upsilon}\varepsilon\iota\nu$ heißt nicht nur pflegen und sorgen, sondern zuerst *zu Diensten sein*.

Nur in dieser dienenden Erfüllung ihrer Aufgabe aus Solidarität und in Gegenseitigkeit sowie Indienstnahme der Einzelwissenschaften kann die Medizin die Erwartungen und Hoffnungen erfüllen, die sie mit ihren Erfolgen und Fertigkeiten in den letzten 150 Jahren geweckt hat und deren Einlösung heute und morgen von uns gefordert wird.

„Die ärztliche Kunst", sagt Hans-Georg Gadamer in seiner Apologie der Heilkunst, „die ärztliche Kunst vollendet sich in der Zurücknahme ihrer selbst und in der Freigabe des anderen."

LVII

# Verhandlungen der
# Deutschen Gesellschaft für innere Medizin

Herausgegeben von dem ständigen Schriftführer B. Schlegel

Mit 739 Abbildungen und 371 Tabellen

Referate zu folgenden Hauptthemen: Pathogenese, Verlauf und Therapie des Diabetes mellitus; Neue Entwicklungen in der Behandlung von Infektionskrankheiten; Chronische Bronchitis; Pathogenese, Prävention und Therapie der Arteriosklerose; Aktuelle Probleme bei Erkrankungen der Schilddrüse

Symposien zu folgenden Themen: Hämorheologie und Innere Medizin; Künstliche Organe in der Inneren Medizin mit Rundtischgespräch: Möglichkeiten und Grenzen der Entwicklung künstlicher Organe; Substratumsatz menschlicher Gewebe bei normalem und gestörtem Stoffwechsel

Podiumsgespräche zu folgenden Themen: Alkoholschäden: Verbreitung und Prognose; Nichtinvasive Oberbauchdiagnostik

Freie Vorträge zu folgenden Themen: Diabetologie, Infektionskrankheiten, Angiologie, Kardiologie, Hypertonie, Endokrinologie, Nephrologie, Hämatologie, Hämostaseologie, Gastroenterologie, Hepatologie, Stoffwechsel, Pankreas, Pneumologie, Onkologie, Klinische Immunologie, Rheumatologie, Klinische Pharmakologie, Intensivmedizin, Psychosomatik

# J. F. Bergmann Verlag München 1981

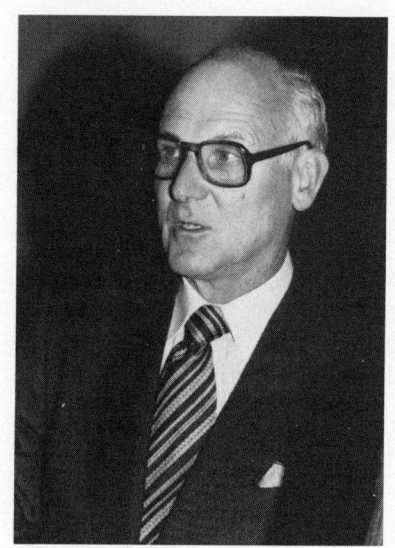

H. Mehnert, München
Vorsitz 1981

# Vom Leben und Leiden unserer Patienten

Mehnert, H., München

### Eröffnungsansprache

Es entspricht einer alten und – wie ich meine – guten Tradition dieser Gesellschaft und ihres Kongresses, daß sich der Vorsitzende in seiner Eröffnungsansprache nicht nur zu medizinischen Tagesaktualitäten, sondern auch zu anderen fachlichen sowie zu gesundheits- und gesellschaftspolitischen Problemen äußert. Wenn man die bisher gehaltenen Reden kritisch analysiert, dann wird man voller Hochachtung anerkennen müssen, daß Ansprachen von hohem Niveau gehalten worden sind. Das Auditorium wird mir seine Zustimmung gerade unter dem noch frischen Eindruck der hervorragenden Reden der letzten Jahre nicht versagen. Die vergleichende Lektüre der Vorträge erweist, daß sie unter anderem dem Ziel einer Standortbestimmung dienten. Man könnte auch von der kunstvollen Anfertigung eines Bildes der jeweiligen Zeit sprechen, wobei je nach Neigung der Präsidenten der eine mit dem Stift eine präzise Zeichnung, der andere mit hellen Farben ein Aquarell gestaltete. In jedem Falle ist es für den Betrachter auch noch nach Jahren interessant und nützlich zu erkennen, welches Bild sich die Vorsitzenden unserer Gesellschaft über die Situation zu ihrer Amtszeit gemacht haben.

„Vom Leben und Leiden unserer Patienten" lautet das Thema meines Vortrags. Hierzu bedarf es zweier Vorbemerkungen:

Zunächst sei dem möglichen Irrtum begegnet, daß man sich heute und hier, endlich und erstmals Gedanken über den Patienten macht. Auch wenn es vom Thema her für den Außenstehenden nicht immer erkennbar ist, wurden doch schon bisher an dieser Stelle stets auch Probleme der Patienten angesprochen. Wer wollte im übrigen leugnen, daß z. B. Erörterungen über die ärztliche Ausbildung oder über den medizinischen Fortschritt nicht direkt oder indirekt dem Patienten dienen?

Die zweite Vorbemerkung knüpft unmittelbar an das eben Gesagte an: Gerade weil das Schicksal unserer Patienten entscheidend von den Umweltbedingungen, und damit auch von der „medizinischen Umwelt", geprägt wird, dürfen in diesem dem Kranken gewidmeten Vortrag die sich ergebenden aktuellen Zeitfragen nicht ausgespart werden. Im Gegenteil: Das anspruchsvolle Thema fordert zur Auseinandersetzung über Probleme verschiedener Gebiete und Grenzgebiete der Medizin geradezu heraus, da es ja nicht nur gilt, hier Leben und Leiden der Patienten zu beschreiben, sondern den Versuch zu machen, Lebensbedingungen zu analysieren und zur Linderung von Leiden aufzufordern.

Soziologische und psychologische Bezüge vieler Störungen der Gesundheit sind den Ärzten seit jeher geläufig. Der Versuch, auch auf dieser Basis Krankheitsbilder systematisch zu erforschen, ist nicht nur begrüßenswert, sondern ganz gewiß auch notwendig. Es wird später noch darauf eingegangen werden, warum derartige Versuche für Patienten und Ärzte bislang nur von relativ geringem Nutzen gewesen sind. Nur eines sollte als Prämisse für die folgenden Ausführungen unbestritten bleiben: Das Leiden unserer Patienten ist nicht zu trennen davon, wie die Patienten leben und was sie erlebt haben.

*„Unsere Patienten" Anfang der 80er Jahre*

Was verstehen wir nun eigentlich unter „unseren Patienten", unter jenen Kranken also, die Anfang der 80er Jahre dieses Jahrhunderts die Internisten in Praxis und Klinik aufsuchen? Ein Blick auf das wissenschaftliche Programm dieses Kongresses erweist die Vielfalt der Möglichkeiten, allein innerhalb des Fachgebietes „Innere Medizin" an einer oder an mehreren Krankheiten zu leiden. Deshalb wird mein Versuch, Ihnen gleichsam exemplarisch zwei Krankengeschichten zu schildern und diese als typisch für unsere Zeit darzustellen, wegen seiner Unvollkommenheit nicht nur Zustimmung, sondern auch Widerspruch auslösen. Dennoch glaube ich, daß die nachfolgenden kurzen Kasuistiken, die wir gleichsam als „roten Faden" für die weiteren Betrachtungen benötigen und immer wieder aufgreifen werden, dem Praktiker und Kliniker ermöglichen, das Schicksal mancher seiner Patienten und die damit verbundenen derzeit aktuellen Probleme wiederzuerkennen.

Da gelte zunächst als Beispiel eine jetzt 70jährige Rentnerin, die zwei Weltkriege erleben mußte und dabei engste Familienangehörige verloren hat. Sie hat durch Inflation, Weltwirtschaftskrise und Währungsreform die sowieso bescheidenen Ersparnisse der Familie schwinden sehen. Als Kind im Kaiserreich, als junge Frau in der Weimarer Republik und in der folgenden Diktatur aufgewachsen, hat sie danach immerhin die Hälfte ihres Lebens in einer freiheitlichen Demokratie verbringen können. Eine kleine Witwenrente, aufgebessert durch Hilfen der Kinder, garantiert ihr einen – wie es scheint – gesicherten Lebensabend. Die alte Frau hat in ihrer ersten Lebenshälfte oft hungern müssen, was sie nie vergessen und innerlich nicht verarbeiten konnte. Sie hat es später umso mehr genossen, sich wieder satt essen zu dürfen und – noch mehr – vom lang Entbehrten des Guten zuviel essen zu können. Natürlich wurde sie erheblich übergewichtig. Das Wohlstandssyndrom – selbst das eines relativ bescheidenen Wohlstands – wurde vervollständigt durch einen Hochdruck, einen Diabetes und eine ausgeprägte Hyperlipidämie. Pektanginöse Beschwerden sind warnende Vorzeichen für die Bedeutung dieser Risikofaktoren. Die Patientin hat zwar nie geraucht („so etwas tut eine Frau meiner Generation doch nicht", meint sie); präventivmedizinische Überlegungen haben aber bei dieser Abstinenz gewiß keine Rolle gespielt. Auf Süßigkeiten hat sie nie verzichtet; sie waren ihr lieber als Alkohol, den sie nicht völlig ablehnt, aber nur in geringem Maße zu sich nimmt.

Als zweites Beispiel soll uns ein jetzt 45jähriger Patient dienen, dessen private, berufliche und gesundheitliche Entwicklung durch die Jahre nach dem Zweiten Weltkrieg geprägt wurde. Vor die Alternative gestellt, zu studieren oder rasch Geld zu verdienen, nutzte der damals junge Mann die Chancen des wirtschaftlichen Aufschwungs, übernahm die Vertretung neuer Industrieprodukte und avancierte rasch dank seines enormen beruflichen Einsatzes. Den echten oder scheinbaren Positiva in seinem Leben – wie z. B. das eigene Haus oder die totale Motorisierung der Familie – stehen als Negativa Krankheiten gegenüber, die durch Alkoholabusus und durch Kettenrauchen verursacht bzw. gefördert wurden: Ein beginnendes Leberleiden, eine chronische Bronchitis sowie Durchblutungsstörungen an den Beinen. Ärztliche Warnungen vor den Folgen dieser Leiden werden in den Wind geschlagen; der Hinweis auf die zusätzliche Gefahr eines Bronchialcarcinoms zählt noch weniger. „Ich will lieber zehn Jahre kürzer, aber dafür besser leben" lautet der unselige Leitspruch solcher Patienten, die nicht davon zu überzeugen sind, daß dieses gewiß kürzere Leben ebenso gewiß nicht besser ist und schon gar nicht abrupt und ohne Beschwerden, sondern in der Regel mit einem längeren und qualvollen Siechtum zu enden pflegt.

Mit diesen beiden kurz skizzierten Krankengeschichten wird bevorzugt jener Teil des Spektrums der Inneren Medizin angesprochen, der sich in verschiedenen Hauptthemen dieses Kongresses wiederfindet. Trotzdem darf man auch verallgemeinernd sagen, daß sich unter den derzeitigen Patienten der Internisten gewiß viele befinden, deren Leben und Leiden sich in ähnlicher Weise darstellt. Schon ein Jahrzehnt später können die gewählten Beispiele womöglich nicht mehr als repräsentativ gelten, wie ja auch vor dem großen Krankheitswandel zu Beginn der 50er Jahre völlig andere Leiden in unserem Lande dominierten. Gerade diese Erfahrungen scheinen mir aber die Notwendigkeit aktueller Standortbestimmungen zu rechtfertigen.

## Über die Bereitschaft und die Fähigkeit zu leiden

Wie ist das Verhältnis unserer heutigen Patienten zu ihren Krankheiten? Ist es vergleichbar mit der Lebens- und Leidensphilosophie früherer Generationen? Messen wir doch einmal die Einstellung unserer Mitmenschen – und damit auch unsere eigene – an dem Bekenntnis von *Eduard Mörike,* einem gläubigen Christen des vorigen Jahrhunderts:

> Herr, schicke was Du willt,
> Ein Liebes oder Leides;
> Ich bin vergnügt, daß beides
> Aus Deinen Händen quillt.
> Wollest mit Freuden
> Und wollest mit Leiden
> Mich nicht überschütten!
> Doch in der Mitten
> Liegt holdes Bescheiden.

Sagen wir es gleich offen und direkt: Nur noch wenige vermögen sich diese Lebensmaxime des Dichters zu eigen zu machen. Unsere 70jährige Patientin etwa versteht wohl den Sinn dieser Worte; ihr ist das Auf und Ab, das Glück und Leid im Leben als etwas Selbstverständliches geläufig. Nur meint sie, daß sie sich nach allen Schicksalsschlägen, die sie erleben mußte, einen friedlichen Lebensabend verdient hat. Die Mitte – und damit das „holde Bescheiden" – wäre, wie sie ganz pragmatisch denkt, doch eigentlich erst dann erreicht, wenn das Pendel noch einmal kräftig zugunsten der Freuden und nicht der Leiden ausschlagen würde. Dabei hat gerade ihre Generation von jeher keine überzogenen Ansprüche gestellt. Ein gutes Familienleben, eine gesicherte Rente, einen Gesundheitszustand, dessen Störungen sich in Grenzen halten sollen, und vor allem nicht noch einen Krieg, das ist es, was man sich wünscht.

Für unseren 45jährigen, streßgeplagten Manager ist die Situation eher noch eindeutiger. Vorwiegend im Wohlstand aufgewachsen, sieht er keine Veranlassung, philosophische Betrachtungen über eine Änderung seiner Lebensbedingungen anzustellen. Die Bereitschaft, Leiden als Ausgleich zu erlebten Freuden auf sich zu nehmen, steht für ihn nicht zur Debatte. Auch die Fähigkeit, Leiden zu ertragen, ist ihm weitgehend versagt. In seinem grenzenlosen Glauben an den Fortschritt und damit auch an die Vorzüge der modernen Medizin erwartet er für jedes Leiden die adäquate medikamentöse, apparative oder auch operative Behandlung. Er ist indessen nicht gewillt, zur Förderung eines Heilungsprozesses ihm lieb gewordene Lebensgewohnheiten aufzugeben. Er vertraut dem Arzt etwa so wie einem Kraftfahrzeugmechaniker, der ihm sein Automobil noch jedesmal erfolgreich reparieren konnte. Er erwartet für jedes Leiden umgehende und erfolgreiche Hilfe. Er vergißt dabei nur, daß er mit seinem Körper nicht ein einziges Mal jenes Vorgehen praktizieren kann, das ihm in dem erwähnten Umgang mit seinem Kraftfahrzeug zur Selbstverständlichkeit geworden ist: Die Neuanschaffung eines Wagens alle zwei bis drei Jahre oder zumindest das rechtzeitige Auswechseln von Ersatzteilen. Enttäuschungen in medizinischer Hinsicht können deswegen nicht ausbleiben. Bei dem unbequemen Arzt, der ihm erklären will, daß Leiden auch aus falscher Lebensweise erwachsen könne, bleibt er nicht lange. Der

XLVII

sich ausschließlich auf die Tablettenverschreibung beschränkende Mediziner wird gesucht, gefunden und im übrigen früher oder später auch wieder verlassen.

## Ärzte und Mediziner

Die Begriffe „Arzt" und „Mediziner" werden von mir hier bewußt nicht als Synonyma sondern als Bezeichnungen für Berufskollegen eingeführt, die vielleicht die gleiche Ausbildung, sicherlich aber nicht die gleiche Berufsauffassung haben. Niemand kann leugnen, daß es – wie ich es am obigen Beispiel zeigte – Kollegen gibt, die eher „Mediziner" als „Ärzte" sind, die – mit anderen Worten – das Leid der Patienten isoliert betrachten und quasi symptomatisch behandeln, ohne die Lebenssituation und die krankheitsauslösenden Faktoren in ihre diagnostischen und therapeutischen Überlegungen im erforderlichen Maße einzubeziehen. Da diese Angehörigen unseres Berufsstandes aber die Ausnahme bilden, legen wir Wert darauf, als „Ärzte" bezeichnet und nicht als „Mediziner" abqualifiziert zu werden. Die Macht des Wortes und die erfolgreiche Verwendung irreführender Bezeichnungen, die nur in der erforderlichen Penetranz wiederholt werden müssen, kennen die Menschen dieses Jahrhunderts leider allzu gut. In unserem Beruf gilt dies durchaus für die bedenkenlose Verwendung des Wortes „Mediziner", das negative Erwartungen beim Patienten weckt. Ich glaube nicht, daß wir als überempfindlich gelten müssen, wenn wir auf diese Unterscheidung zwischen Arzt und Mediziner Wert legen.

Man erinnere sich bitte an die Wandlung, ja an die Deformierung des Arztbildes in der veröffentlichten Meinung mancher Medien in den letzten zwei bis drei Jahrzehnten. Erst konnte man sich nicht genug tun, Leistungen und Idealismus von Ärzten zu beschreiben, ihren goldenen Händen und Herzen Reportagen und Filme zu widmen und ihren Kampf zugunsten der Patienten gegen den angeblichen Moloch „Krankenkasse" zu glorifizieren. Jetzt hingegen ist nur allzu oft von erzkonservativen, gewinnsüchtigen Medizinern die Rede, die erst über ein Kostendämpfungsgesetz auf den Boden der Tatsachen zurückgeholt werden mußten. Wie so oft liegt die Wahrheit wohl in der Mitte. Wir wollen weder weltfremde „Halbgötter in Weiß" sein, noch beabsichtigen wir, die Realitäten zu verkennen, wenn es um die richtige Relation von Einnahmen und Ausgaben im Gesundheitswesen geht. Allerdings – und ich betone dies erneut – wollen wir „Ärzte" und nicht „Mediziner" sein und wollen auch als Ärzte bezeichnet werden.

## Der Kostenanstieg und der Wunsch nach Humanisierung im Krankenhaus

Man macht es sich zu leicht, wenn man eine zugleich optimale und billige Medizin verlangt. Hierzu ist von kompetenterer Seite in den letzten Jahren genügend gesagt worden. Nur folgende Überlegungen lassen Sie mich dennoch zur Diskussion stellen:

Es sind bekanntlich weniger die ärztlichen Praxen als vielmehr die Krankenhäuser, in denen die Kosten enorm gestiegen sind. Nicht die Entwicklung auf dem vielbeschworenen Pharmasektor, sondern vorwiegend die Personalleistungen haben dabei zu dem voraussehbaren Kostenanstieg im Gesundheitswesen geführt, der – wiederum mit einem irreführenden Wort – als „Kostenexplosion" bezeichnet worden ist. Als Krankenhausarzt habe ich von jeher für die Bestrebungen der Verbände und Gewerkschaften Verständnis gehabt, Arbeitsbedingungen und Entlohnung der im Krankenhaus tätigen Mitarbeiterinnen und Mitarbeiter vergleichbaren Berufen im öffentlichen Dienst anzupassen. Nonnen, die um Gottes Lohn als Krankenschwestern 16 Stunden täglich auf den Stationen tätig sind, gibt es kaum mehr. Der unbezahlte Arzt gehört der Vergangenheit an. Inwieweit es bei der zunehmenden Bürokratisierung notwendig war, in bestimmten Verwaltungsbereichen nicht nur mehr Personal einzustellen, sondern diesem auch wesentlich höhere Positionen mit wiederum zusätzlichen nachgeordneten Mitarbeitern einzuräumen, entzieht sich meinem Beurteilungsvermögen. Eines sollte aber für jedermann erkennbar sein: Alle diese Maßnahmen auf dem Personalsektor haben Geld, viel Geld gekostet und bildeten den entscheidenden Faktor für jene Kostensteigerung im Gesundheitswesen, deren Berechtigung man auch unter diesen Aspekten beurteilen sollte.

Vom Organisatorischen her war die Einführung der 40-Stunden-Woche im Krankenhaus natürlich problematisch; nach dem Gleichheitsgrundsatz ist sie sozial gerechtfertigt. Daß die Krankenversorgung aber unter anderem durch den daraus resultierenden vermehrten Schichtdienst unpersönlicher und deswegen schlechter geworden ist, kann niemand ernsthaft bezweifeln. Diejenigen, die die Einführung einer 35-Stunden-Woche im Krankenhausbereich und damit die Ausweitung des Schichtdienstes anstreben, sollten bedenken, daß die Patienten unter solchen Bedingungen mit Sicherheit schlechter leben und mehr leiden werden.

Ist eine „Humanisierung des Krankenhauses" erforderlich? Selbstverständlich ist diese Frage zu bejahen. Man sollte aber angesichts der aufopferungsvollen Arbeit der im Krankenhaus Tätigen daraus nicht pauschal ableiten, daß es bisher in den deutschen Kliniken vorwiegend inhuman zugegangen sei. Doch wie stellt man sich eigentlich die Erfüllung der Forderung nach mehr Humanität vor, wenn zur Dämpfung des Kostenanstiegs die Personalstellen nicht vermehrt werden, wenn die Arbeitszeit des Personals verkürzt wird und wenn die Verweildauer der Patienten im Krankenhaus ständig verringert werden soll? Letzteres wird – um es einmal drastisch auszudrücken – bewirken, daß die Patienten wie Werkstücke auf die immer schneller laufenden Fließbänder einer Fabrik (nämlich der „Gesundheitsfabrik") geworfen und in hektischem Tempo „bearbeitet" werden. Klingt unter diesen Aspekten die Forderung nach mehr menschlicher Zuwendung des Personals zum Patienten nicht wie purer Hohn? Natürlich sind Engagement und Nächstenliebe als Grundlage für die Betreuung leidender Menschen keine Eigenschaften, die man durch die Erhöhung des Personaletats erkaufen kann. Ebenso gewiß können diese Eigenschaften sich aber auch nicht entfalten, wenn ständiger Zeitdruck den Ärzten und dem Pflegepersonal die Möglichkeit zur vermehrten Zuwendung zum Patienten nimmt und wenn der Wildwuchs berufsfremder Aufgaben – insbesondere auf dem Verwaltungssektor – die humanitären Aufgaben zu überwuchern droht.

Einen weiteren und besonders wichtigen Faktor bildet bei diesen Überlegungen der Fortschritt der Medizin, der trotz der – im übrigen zum Teil bereits überspitzten – allgemeinen Rationalisierung und Zentralisierung eine ständig wachsende Mehrarbeit seitens des ärztlichen, hilfsärztlichen und Pflegepersonals erfordert. Selbstverständlich sind diese Probleme auch der Verwaltung und den Kostenträgern bekannt. Diese Institutionen müssen sich damit ebenso beschäftigen wie wir, wenn sie auch nicht in dem gleichen Maße darunter zu leiden haben, wie die von den Spar- und Rationalisierungsmaßnahmen betroffenen Ärzte, Schwestern, Pfleger und insbesondere Patienten.

Lassen Sie mich in diesem Zusammenhang noch kurz das Problem der Überstundenbezahlung und des sogenannten Freizeitausgleichs ansprechen, weil es geradezu exemplarisch ist und ein Schlaglicht auf die der Öffentlichkeit z. T. völlig unbekannte Situation wirft. Die einzige praktikable Möglichkeit, den Patienten angesichts der geschilderten Lage die erforderliche verbesserte ärztliche und pflegerische Betreuung zukommen zu lassen, liegt in der Zuschaltung weiterer Stellen oder in der finanziellen Abgeltung von Überstunden. Wie sieht es aber in der Wirklichkeit aus? Die „Enthumanisierung des Krankenhauses" wird durch den unlauteren Taschenspielertrick des überall praktizierten „Freizeitausgleichs" ständig vorangetrieben. Diese Behauptung ist auf Grund folgender Überlegungen beweisbar: Ein Arzt oder eine Schwester oder ein Pfleger oder eine medizinisch-technische Assistentin, die mehr als vierzig Stunden pro Woche gearbeitet haben, sollen nach den Wünschen bestimmter Krankenhausträger nun die zusätzlich geleistete Arbeit zumindest teilweise durch eine zu einem anderen Zeitpunkt zu nehmende Freizeit ausgleichen. Damit wird aber eine Circulus vitiosus in Gang gesetzt, der sich vorwiegend zu Lasten der Patienten auswirkt. Die Stunden des sog. Freizeitausgleichs addieren sich zu Tagen und zu Wochen, in denen die Stationen dann erneut und erst recht unterversorgt sind. Dadurch ergibt sich die abermalige Notwendigkeit zur Leistung von Überstunden bei anderen Mitarbeitern, die dann wiederum Freizeitausgleich erhalten müssen, – mit denselben geschilderten Konsequenzen. Wie kann man sich in dieser Situation als an sich williger Arzt oder als hilfsbereite Schwester vermehrt dem Patienten zuwenden? Wie will man das Krankenhaus humanisieren, wenn in den meisten Kliniken – noch einmal sei es gesagt – die verbleibenden Arbeitskräfte kaum in der Lage sind, den Routinebetrieb und die stetig wachsenden Anforderungen der Bürokratie zu bewältigen?

Auch die Zuschaltung von Personal stellt übrigens – zumindest im ärztlichen Bereich – kein Allheilmittel dar. In der Regel sind zwei 60 Stunden arbeitende Ärzte mit entsprechender Überstundenbezahlung drei „40-Stunden-Ärzten" sowohl hinsichtlich der Kontinuität bei der Betreuung der Patienten als auch im Hinblick auf ihre ärztliche Ausbildung und die später in der Praxis zu erbringenden Leistungen überlegen. Nur ein Böswilliger könnte mir unterstellen, ich würde damit einer offiziellen 60-Stunden-Woche im ärztlichen Dienst das Wort reden. Im Augenblick gilt aber für die Mehrzahl der Krankenhausärzte – von den niedergelassenen Kollegen ganz zu schweigen – sowieso keine 40-Stunden-Woche, ohne daß dabei die Mehrarbeit gerecht ausgeglichen würde. Eine für die Zukunft nicht uninteressante Frage stellt sich im Zusammenhang mit der Weiterbildungsordnung: Würden die Ärztekammern zwischen Kollegen, die stets auf der Einhaltung ihrer 40- oder später vielleicht 35-Stunden-Woche bestehen bzw. einen entsprechenden Freizeitausgleich in Anspruch nehmen, und solchen Ärzten, die 60 und mehr Stunden pro Woche in der Klinik tätig sind, unterscheiden, wie es ja doch wohl im Interesse der später in der Praxis zu betreuenden Patienten erforderlich wäre?

## Schulmedizin und Außenseitermethoden

Zurück nun zum Leben und Leiden unserer beiden Patienten. Der siebzigjährigen Rentnerin sind einige merkwürdige Dinge passiert. Sie hat stets viel auf ihren Hausarzt gehalten und nun doch eine Vertrauenskrise erlebt. Dies geschah übrigens nicht, wie es nahegelegen hätte, wegen des völligen Dissens in Fragen der Diätetik. Hier kam es zu einer Art Stillhalteabkommen zwischen der adipösen Patientin und ihrem Arzt. Die elementare, aber so unbequeme Grundregel, daß man zur Gewichtsabnahme weniger essen muß, als man verbraucht, ließ die Patientin für sich nicht gelten. Resignierend nahm der Hausarzt ihre Erklärung zur Kenntnis, daß sie schwere Knochen, gestörte Drüsen und eine familiäre Veranlagung zur Fettsucht habe und im übrigen leider ein besonders guter Futterverwerter sei. Nach vielen vergeblichen Versuchen glaubte er, sich weiterer frustrierenden Dialogen versagen zu müssen, und beschränkte sich auf gelegentliche Hinweise, welche zusätzliche Gesundheitsschäden bzw. welche nun notwendigen, zusätzlich einzunehmenden Medikamente sich die Patientin bei diätetischer Kooperation eigentlich ersparen könnte. Der Hausarzt riet, wenigstens den Zucker durch Süßstoffe zu ersetzen und die stark erhöhten Blutzucker- und Blutfettwerte durch Einnahme oraler Antidiabetika und Lipidsenker zu vermindern. Auf Grund eben dieser Empfehlungen und Verordnungen kam es zu der erwähnten Vertrauenskrise zwischen der Patientin und ihrem Arzt. Bestimmten Zeitschriften mußte die Siebzigjährige nämlich entnehmen, daß sie ihren Krankenschein seit Jahren offenbar zu einem ahnungs- oder gewissenlosen Giftmischer getragen habe; denn – so wurde in einigen Medien verbreitet – Süßstoffe verursachen Blasenkarzinome, orale Antidiabetika begünstigen den Herzinfarkt und bestimmte Lipidsenker führen zu Krebs. Über letztere im Fernsehen gebrachte Meldung, die zugleich das – allerdings nur vorübergehende –

L

Verbot einer blutfettsenkenden Substanz in der Bundesrepublik Deutschland ankündigte, berichtete die Patientin ihrem Hausarzt am nächsten Tag in der Sprechstunde. Dieser wußte von nichts. Man muß ihm zugute halten, daß er am Vorabend die Tagesschau versäumte und nicht erwartet hatte, ausgerechnet über das Fernsehen erstmals über eine so wichtige Entscheidung informiert zu werden.

Es ist hier nicht der Ort, um die Hintergründe zu den in der Tat nicht unproblematischen Komplexen „Süßstoffe", „orale Antidiabetika" und „Lipidsenker" genauer zu analysieren. Es ist aber nicht zu bezweifeln, daß die maßlosen Übertreibungen und Fehlinterpretationen bei der publizistischen Darstellung dieser und anderer Vorgänge dazu beigetragen haben, das Vertrauensverhältnis zwischen Arzt und Patient, Pharmaindustrie und Verbraucher, Wissenschaftler und Behörden vorübergehend empfindlich zu stören. Dabei ist es nicht „die Presse", die hier angeschuldigt wird, sondern nur jener Teil der Publizistik, dem alle Mittel recht sind, wenn es gilt, Aufsehen zu erregen, Unruhe zu stiften und Menschen zu verunglimpfen. Bestimmt aber treiben solche Aktivitäten die verunsicherten Patienten in die Arme von Scharlatanen, die mit viel Geschick, ausgeprägtem Geschäftssinn und maximaler Skrupellosigkeit ihren parmamedizinischen Unsinn verbreiten. Wohl kaum jemand würde sich sein Haus durch einen Hobbybastler bauen lassen oder sich vor Gericht dem Rat eines Nichtjuristen anvertrauen. Wieviele Menschen – auch unter den sogenannten Intellektuellen – sind aber heutzutage durchaus bereit, ihre Gesundheit den von der „Regenbogenpresse" und den Boulevardzeitungen empfohlenen Augendiagnostikern, Erdstrahlspezialisten und Astrologen anzuvertrauen, Blütenpollen und Eierschalen zu verzehren und Tees zu trinken, deren Indikationsliste mit dem Inhaltsverzeichnis eines Lehrbuchs über die gesamte Medizin identisch zu sein scheint.

Seien wir gerecht: Nicht wenige Patienten gehen solche Irrwege auch deswegen, weil sie von ihren überlasteten Ärzten enttäuscht sind, mit denen sie nicht ins Gespräch kommen oder deren Verordnungen sie nicht für genügend attraktiv halten. Die konsequente Einnahme der durch eine rasche Rezeptur verordneten Antihypertensiva wirkt zwar beim Hochdruckkranken mit Sicherheit lebensverlängernd, bringt aber mitunter zunächst unangenehme Nebenwirkungen und nicht unbedingt das Gefühl mit sich, daß sich der Arzt besonders um den Patienten gekümmert hat. Auch dies ist eben für viele Kranke ein Grund, sich nach anderen „angenehmeren" Behandlungsmethoden und nach gesprächigeren Therapeuten umzusehen.

Die sogenannte „Schulmedizin" ist für viele Menschen zu einem negativen Begriff geworden. Doch was kann letztlich sicherer und besser für den Patienten sein als die Befolgung jener Maßnahmen, die auf ärztlicher Erfahrung und medizinischer Wissenschaft basieren, die in Kliniken und Forschungslaboratorien kontrolliert und verbessert werden und die dann von lehrenden Ärzten auf den Schulen der Medizin als „Schulmedizin" an die Studierenden weitergegeben werden? Auch sogenannte Außenseitermethoden werden von der Schulmedizin unverzüglich adaptiert, wenn ihr Nutzen für den Kranken bewiesen werden kann. Ohne diesen Beweis kann und darf aber der Arzt gesicherte Wege bei der Behandlung seiner Patienten nicht verlassen. Schulmedizin betreiben heißt Anwendung von Bewährtem, Vervollkommnung des Bestehenden und Übernahme des sorgfältig geprüften Neuen.

In einem geistreichen amerikanischen Artikel war vor einiger Zeit darauf hingewiesen worden, daß das 1922 eingeführte Insulin, eines der wenigen wirklichen Wundermittel unserer Zeit, in den USA im Augenblick nicht die Spur einer Chance hätte, die Bedingungen der Food and Drug Administration für die Zulassung als Arzneimittel zu erfüllen. Hersteller von Diabetikertees brauchen sich keine diesbezüglichen Sorgen zu machen, weder in Amerika noch bei uns. Dies gilt auch für den Vertrieb unzähliger anderer Pseudomedikamente. Die Diskrepanz zwischen den zu Recht strengen Zulassungsbestimmungen für neue wirksame Pharmaka einerseits und der Duldung von paramedizinischen Scharlatanerien andererseits ist erschütternd. Der Aspekt der vielzitierten Kostendämpfung sollte bei künftigen Überlegungen auch in diesem Bereich

LI

eine größere Rolle spielen. Medizinische Versäumnisse – und das heißt doch auch längeres Herumprobieren mit untauglichen Methoden – kommen der Allgemeinheit und besonders dem einzelnen Patienten teuer zu stehen, und zwar sowohl in gesundheitlicher als auch in finanzieller Hinsicht. Auch unsere siebzigjährige Patientin hat im Alter noch Lehrgeld zahlen müssen. Den selbst finanzierten Besuch eines zwielichtigen Sanatoriums, in dem durch Flüssigkeitsentzug sowie durch Einläufe kurz vor der Entlassung das Körpergewicht vorübergehend, die Ersparnisse jedoch für längere Zeit drastisch verringert wurden, wird sie nicht mehr wiederholen.

## SI-System: Fehlleistungen und Fehlinterpretationen

Da hier – wie angekündigt – eine Art Standortbestimmung vorgenommen wird, soll ohne Bedenken ein weiteres heißes Eisen angefaßt werden, das vielleicht schon in wenigen Jahren – so oder so – als abgekühlt angesehen werden kann. Das Problem der sogenannten „SI-Einheiten" soll dabei, dem Thema des Vortrages gemäß, allein unter Berücksichtigung der Patienteninteressen abgehandelt werden.

Die Vorgeschichte ist bekannt. Seit vielen Jahren bemühen sich internationale Gremien in verdienstvoller Arbeit um die Normierung von Einheiten und Meßgrößen in allen Bereichen der Technik und der Wissenschaften. Auch in der Medizin galt es, eine Überarbeitung vorzunehmen und Verbesserungen anzustreben. Leider wurde dabei aber verschiedentlich weit über das Ziel hinausgeschossen. Wenn das Eichgesetz ausdrücklich freistellt, ob im medizinischen Bereich weiterhin die sogenannten Massenkonzentrationen (also z. B. mg/dl) oder aber Stoffmengenkonzentrationen (also z. B. mmol/l) verwendet werden dürfen, dann sind Tendenzen, sich vom bisherigen Vorgehen so schnell wie möglich zu distanzieren, unverständlich und wohl auch dem bekannten teutonischen Übereifer zuzuschreiben, der keine Gelegenheit zur Progressivität um jeden Preis ausläßt. Die Annahme, daß etwa der zur Kooperation erzogene und in seinen Blutzuckerwerten mitdenkende Diabetiker in absehbarer Zeit über einen Wert von 5,55 mmol/l ähnlich glücklich sein wird wie über den ihm geläufigen identischen Wert von 100 mg/dl ist eine Illusion. Natürlich kann man fordern, jedermann müsse umdenken können, das Ganze sei doch erlernbar. Gegenfrage: Warum soll eigentlich der Patient – und nur von unseren Kranken spreche ich hier – etwas erlernen, was ihm auch angesichts der unglücklichen Größenordnung dieser und anderer nach molaren Dimensionen berechneten Parameter nur Verständnisschwierigkeiten und damit Nachteile bringt? Im übrigen gibt es auch in medizinischer und wissenschaftlicher Hinsicht gute Gründe, sich gegen die generelle Einführung der Stoffmengenkonzentrationen zu wenden, wie es z. B. wiederholt auch in sehr vernünftigen Stellungnahmen wissenschaftlicher Gremien in den USA zum Ausdruck kam. Und müssen denn erst Todesfälle aufzeigen, daß die Übernahme einer neuen Labornomenklatur durch das sowieso überlastete Krankenhauspersonal erhebliche und in diesem Falle völlig unnötige Gefahrenquellen in sich birgt? Auf die mit solchen Umstellungen verbundenen, unvermeidbaren hohen Kosten sei nur am Rande verwiesen. Mit einem gewissen Stolz kann die Deutsche Gesellschaft für innere Medizin für sich in Anspruch nehmen, vor zwei Jahren eine Resolution formuliert zu haben, deren Inhalt – Forderung nach Beibehaltung der Massenkonzentrationen im Laborbereich – vom Deutschen Ärztetag übernommen wurde.

Ein trübes Kapitel bildet auch die Einführung neuer Blutdruckmeßwerte, die von fast allen kompetenten Klinikern abgelehnt wird. Wieder habe ich in erster Linie die mitdenkenden, ja ihren Blutdruck selbst messenden hochdruckkranken Patienten im Auge, die durch neue Meßwerte unnötig verwirrt werden. Wiederholt wurde darauf hingewiesen, daß im Eichgesetz in anderen Bereichen viele Ausnahmen durchgesetzt wurden, z. B. bei der Beibehaltung des Karat. Mit Ironie, aber völlig zurecht wurde in den Diskussionen bemerkt, daß also die Diamantenhändler die bessere Lobby zu besitzen scheinen als die Ärzte.

Was sagen im übrigen die nach langjähriger Beratung und Schulung wenigstens zum Teil „kalorienbewußt" gewordenen Patienten zur offiziellen Abschaffung der Kalorie und zu ihrem Ersatz durch das „Joule" oder richtiger „Kilojoule"? Ein schwacher Trost für den Gesetzgeber: Diese Patienten sagen gar nichts. Kein Mensch diskutiert nämlich gern über einen Begriff, von dem er nicht weiß, wie er ihn aussprechen soll. Unsere Patienten befinden sich dabei in bester Gesellschaft mit Ärzten, Physikern und Anglisten, die sich bis heute nicht recht darüber einig sind, ob man nun „Dschuhl" oder „Dschaul" sagt. Wahrlich ein Musterbeispiel dafür, wie man am grünen Tisch der von uns allen gewünschten und so dringend erforderlichen Kooperation mit den Patienten entgegenwirken kann!

*Anmerkungen zur psychosomatischen Medizin*

Wenn wir jetzt noch einmal zu den Problemen unseres 45jährigen alkohol- und nikotinabhängigen Patienten zurückkehren, müssen wir mehr noch als bei der adipösen Frau die Frage stellen, warum alle ärztliche Bemühungen, seinen Lebenswandel zu ändern, kläglich gescheitert sind. Als pars pro toto hat dieses Beispiel leider für die Mehrzahl aller durch solche Risikofaktoren bedrohten Patienten zu gelten.

Ein Heer von Soziologen und Psychologen, von Psychotherapeuten und Verhaltenstherapeuten war und ist aufgerufen, die Krankheiten im Umfeld des Lebens wissenschaftlich zu analysieren und den Patienten praktische Hilfe zu bringen. Selbst auf die Gefahr hin, mißverstanden zu werden, muß ich feststellen, daß der Aufwand bisher groß, der Nutzen jedoch gering war. Gewiß weigern sich manche rein somatisch orientierten Ärzte nach wie vor, engere Zusammenhänge zwischen Leben und Leiden anzuerkennen, gewiß weisen auch Patienten — wie gerade unser 45jähriger Manager — alle Behandlungsversuche, die mit „Seele" oder „Umwelt" zusammenhängen, als Zeit- und Geldvergeudung zurück. Aber dies sind gewiß nicht die einzigen Gründe für die alles in allem ungenügende Kooperation zwischen den genannten Fächern einerseits und den eher naturwissenschaftlich orientierten Ärzten andererseits. Es gibt hier Sprach- und Verständnisbarrieren, die — das ist meine feste Überzeugung — sicherlich weniger zu Lasten der erwähnten Ärzte gehen. Sie wurden vielmehr von jenen Soziologen und Psychologen errichtet, die sich in Ausbildung und Artikulationsvermögen von den Bedürfnissen der Praxis und Klinik weit entfernt haben. Die Ausnahmen bestätigen auch hier die Regel.

Zu Beginn meines Vortrags bekannte ich mich ausdrücklich zu der Notwendigkeit einer systematischen soziologischen und psychologischen Wissenschaft, insbesondere um die krankmachenden Lebensbedingungen unserer Patienten zu ergründen und zu ändern. Leider ist aber die Umsetzung der bereits vorliegenden Forschungsergebnisse weitgehend daran gescheitert, daß man sich, wie gesagt, gegenseitig nicht mehr verständigen kann. Schlicht formuliert: Die meisten Ärzte können heutzutage das neu geschaffene Vokabular der soziologischen und psychologischen Fachrichtungen nicht verstehen. Sie haben diese Sprache nicht gelernt. Sie fühlen sich wie Eingeborene, die sich für die Heilslehre eines Missionars zwar interessieren, aber dessen fremde Sprache nicht beherrschen. Sollte aber nicht der Missionar erst eine Weile bei den Eingeborenen leben, ihre Sprache und Gebräuche erlernen und dann Verständnis für sein Anliegen wecken? Wie wichtig wäre die Aufgabe von Psycho- oder Verhaltenstherapeuten bei der Bekämpfung des ungezügelten Eßtriebs, des Alkoholismus und des Nikotinabusus, die auch bei den Krankheiten unserer beiden Patienten eine so große Rolle spielten; denn wir Ärzte haben dabei doch bisher insgesamt nur selten befriedigende Ergebnisse vorweisen können. Auch wenn wesentliche Erfolge der in viele Gruppen und Sekten zersplitterten

Psychologen und Psychotherapeuten ebenfalls noch nicht erkennbar sind, hoffen wir noch immer zuversichtlich auf eine bessere Zusammenarbeit und insbesonders auf klarere und praktikable Therapiekonzepte. Am Ende der Entwicklung möge der in der somatischen Medizin optimal ausgebildete Arzt stehen, der gleichzeitig befähigt ist, die Grundlagen und Fortschritte der psychologischen Medizin zu verstehen, zu adaptieren und anzuwenden.

Was sollen übrigens die Ärzte davon halten, wenn man sie jetzt auffordert, endlich „patientenorientiert" zu arbeiten oder eine „patientenzentrierte" Medizin zu betreiben? Wer solche Forderungen erhebt, muß sich die Gegenfrage gefallen lassen, was ein Arzt wohl bisher als sein Berufsziel angesehen haben mag, wenn er nicht von vornherein den Patienten in den Mittelpunkt seiner Überlegungen stellte. Daß sich natürlich in manchen Bereichen Verbesserungen ermöglichen lassen, die dem Patienten unmittelbar zugute kommen, ist eine wichtige, aber in diesem Zusammenhang eher sekundäre Frage, wenn man bedenkt, welch negativen Einfluß das Schlagwort von der angeblich nun erst „patientenorientiert" werdenden Medizin auf voreingenommene Gemüter haben muß.

Aber auch vom Patienten wird mitunter Unbilliges und Unsinniges behauptet und verlangt. So sind absurde hie und da in der Öffentlichkeit erhobene Forderungen, daß Fettsüchtige, Alkoholiker und Nikotinabhängige für ihre Behandlung selbst aufkommen sollen oder höher besteuert werden müßten, als unärztlich, ja als inhuman abzulehnen. Überdies sind sie scheinheilig, solange für Nahrungs- und Genußmittel Unsummen an Werbung ausgegeben und an Steuern eingenommen werden. Diese Menschen sind krank; es gilt, sie zu behandeln und nicht zu bestrafen.

### Vom Töten und Sterben

Wenn wir hier vom Leben und Leiden unserer Patienten gesprochen haben, können wir dennoch am Sterben, also am Tode, der nach kurzem oder langem Leiden am Ende jedes Lebens steht, nicht vorbeigehen. Ich will nicht zur Problematik der Todesstrafe oder des Schwangerschaftsabbruchs Stellung nehmen, auch wenn ein gewisser Zusammenhang mit der in der Öffentlichkeit so viel diskutierten Sterbehilfe für todkranke Patienten nicht zu verkennen ist. Es sei mir lediglich eine allgemeine Feststellung erlaubt: Das Töten jedes Lebewesens – des Schwerstkranken, des Kindes im Mutterleib und auch des Verbrechers – kann aus ärztlicher Sicht im Prinzip deswegen keine Billigung finden, weil es mit unserem Auftrag, Leben zu erhalten, in Widerspruch steht. Man sollte verstehen, daß das Infragestellen dieses Prinzips – selbst bei der ärztlich gerechtfertigten Ausnahme des medizinisch indizierten Schwangerschaftsabbruchs – zu Konfliktsituationen führt, deren ethische und moralische Probleme für den einzelnen unlösbar sein können.

Die exakte Grenzziehung zwischen aktiver und passiver Sterbehilfe gehört zu unseren verantwortungsvollsten Aufgaben. Ich habe nirgendwo eine bessere Definition und klarere Antworten auf die hiermit zusammenhängenden heiklen Fragen gefunden als in der von *Wachsmuth, Bock* und anderen medizinischen und juristischen Kapazitäten verfaßten Resolution zur Behandlung Todkranker und Sterbender. Die Grundessenz der Verlautbarung ist eindeutig: Auch trotz des menschlich verständlichen Wunsches vieler Gesunder, vieler noch nicht unmittelbar vom Tode betroffener Patienten und mancher Todkranker kann und darf es eine aktive Sterbehilfe nicht geben. Ich zitiere aus dem erwähnten Dokument wörtlich: „Im Grenzbereich von Leben und Tod hat der Arzt nicht selten zwischen verschiedenen Handlungsmöglichkeiten abzuwägen ... Ärztliches Wirken soll menschliches Leben erhalten und Leiden lindern. Angesichts des unausweichlichen und kurz bevorstehenden Todes kann Lebensverlängerung nicht unter allen Umständen Ziel ärztlichen Handelns sein."

LIV

Eindeutig heißt es dann weiter: „Direkte Eingriffe zur Lebensbeendigung sind ärztlich und rechtlich unzulässig, auch wenn sie vom Kranken verlangt werden. Dem ärztlichen Auftrag widerspricht auch die aktive Mitwirkung bei der Selbsttötung, z. B. durch Überlassung von Tötungsmitteln. Eine grundsätzliche sittliche Wertung der Selbsttötung soll damit nicht verbunden sein." Und schließlich wird im letzten und vielleicht wichtigsten Abschnitt dieser Resolution die Betreuung der Kranken in den Mittelpunkt gestellt: „Todkranke und Sterbende bedürfen bis zu ihrem Ende der besonderen Zuwendung und persönlichen Betreuung. Sie verlangen nach menschlicher Nähe und Fürsorge. Ihnen sollte die Vereinsamung durch räumliche und seelische Isolierung erspart bleiben. Im Grenzbereich zwischen Leben und Tod stellt sich die Aufklärungsproblematik anders als sonst vor ärztlichen Maßnahmen. Der wahre Zustand soll dem Kranken insoweit eröffnet werden, als es nach den persönlichen Umständen erforderlich und menschlich tragbar erscheint. Die volle Wahrheit kann inhuman sein. Der Arzt muß insbesondere abwägen, ob die Mitteilung der Wahrheit im Einzelfall erforderlich ist, um dem Kranken notwendige Entscheidungen zu ermöglichen. Nahestehende Personen sollen unterrichtet werden, soweit es geboten und tunlich erscheint."

Diesen Ausführungen kann ich nichts hinzufügen. Sie stellen für mich die optimale Beschreibung jener Situation dar, vor die wir immer wieder gestellt werden und in der wir ständig unsere Grenzen und Schwächen neu erkennen müssen.

## Vom Recht des Patienten

Im letzten Teil meines Vortrages will ich von den Rechten und vom „Recht haben" des Patienten sprechen. Kann z. B. ein Patient „recht haben", der sich entgegen ärztlichem Rat falsch ernährt, Medikamente verweigert oder sich durch Genußgifte ruiniert? Meines Erachtens kann man diesem Kranken so lange keinen Vorwurf machen, wie er nicht seine Verhaltensstörung selbst erkennt, jene Störung, die dem Patienten vom Arzt offenbar nicht eindeutig genug dargestellt wurde und die von uns schon gar nicht beseitigt werden konnte. Der Abbau dieser Verhaltensstörung wird umso erfolgreicher sein, je eher es uns Ärzten gelingt, den Patienten als gleichberechtigten Partner für die Behandlung seiner Krankheit zu gewinnen. Auch sollte als sicherlich nicht immer leicht zu beherzigender, aber unabdingbarer Grundsatz gelten, jede Klage eines Patienten primär als berechtigt zu akzeptieren, ja der Beschwerde mit einer gewissen Demut und Beschämung zu begegnen.

Gleichgültig, ob man den Protest eines Patienten letztlich als substantiell erachtet oder nicht: Ein kranker Mensch hat sich jedenfalls veranlaßt gefühlt, sich über irgendetwas zu beschweren; also müssen wir ihm diese zusätzliche Last abnehmen. Allein die Existenz des Leidens verbietet den Eintritt in Diskussionen mit dem Patienten, aus denen der Arzt (oder sollte man jetzt besser „der Mediziner" sagen) als „Sieger", als Gewinner einer Debatte hervorgeht. Im übrigen sind die Verhältnisse in manchen Praxen und in vielen Krankenhäusern oft genug dazu angetan, auch den gutmütigsten Patienten zum Protest herauszufordern, und die Beschwerde nicht nur mit einer womöglich von der Krankheit geprägten Geisteshaltung des Patienten zu erklären. Überfüllte Wartezimmer infolge mangelhafter Organisation, fehlende Gesprächsbereitschaft des Arztes bei zugegebenermaßen großen Terminnöten, Erleben des Krankenhauses als seelenlose Gesundheitsfabrik, all das bringt Vorwürfe, um die es nicht zu streiten gilt, sondern denen allein durch Erläuterung und Entschuldigung sowie durch Änderung der Verhältnisse begegnet werden muß.

Zum Unerfreulichsten im Krankenhausalltag gehören Gespräche mit Kranken und insbesondere mit ihren Angehörigen, wenn es um die Entlassung eines – vorsichtig formuliert – nun einigermaßen genesenen Patienten geht. Gern würde man dem oft alten Menschen noch ein paar Tage Ruhe im Krankenhaus gönnen. Diesem Wunsch steht neben den tatsächlichen Gefahren des Hospitalismus insbesondere der schon erwähnte „Verweildauerfetischismus" der Kostenträger entgegen: Beweist doch angeblich ein schneller Durchgang der Kranken durch die Klinik die Effizienz – wenn auch nicht immer die Humanität –, die das Krankenhaus heutzutage auszeichnen soll. Ärzte und Pflegepersonal neigen eher dazu, Härtefälle zu akzeptieren und – wenn es zu verantworten ist – die Entlassung eines alten Menschen nicht allzu sehr zu forcieren. Wie beschämend sind aber dann oft die Diskussionen mit Angehörigen, für die der Zeitpunkt der Entlassung noch immer zu früh angesetzt wird: Zugegeben, die berufstätigen Verwandten können oft nicht so disponieren, wie sie wollen. Dennoch fällt auf, daß es eines offenbar noch weniger gibt als die dringend benötigten Pflegeheime, nämlich Familien, die bereit sind, ihre Alten auch unter vorübergehenden Opfern rechtzeitig und freudig aufzunehmen. Wo bleibt das Recht solcher Patienten auf eine adäquate Versorgung, auf eine menschliche Behandlung?

Standortbestimmung 1981: Das dümmliche Schlagwort „Wenn du arm bist, mußt du früher sterben", das in dem Gesundheitswesen unseres Staates sowieso nie eine Berechtigung hatte, wird inzwischen auch von den letzten indokrinierten Ignoranten kaum mehr verwendet. Auch am noch so teuren Medikament wird nicht gespart, wenn es den gewünschten Nutzen zu bringen verspricht. Dem steht die Forderung nach einem maßvollen Einsatz von Arzneimitteln durchaus nicht entgegen. Der alte Patient, gezeichnet von der Multimorbidität, fällt allzu oft einer Überschwemmung mit Pharmaka anheim, die teilweise sogar zur Bekämpfung von Nebenwirkungen eines anderen Medikaments eingesetzt werden müssen und deren Interferenzprobleme zu den wichtigsten zu lösenden Aufgaben der Arzneimittelforschung zählen. Wir Ärzte müssen uns die böse Frage gefallen lassen, wie viele Patienten die verordneten Medikamente tatsächlich einnehmen oder – noch schlimmer gefragt – wie viele Patienten in einer Art Selbsterhaltungstrieb bestimmte Arzneien bewußt weglassen, ohne ihrem Arzt, den sie nicht kränken wollen, davon etwas zu sagen. Auch hier hat der Patient – subjektiv gesehen – nicht unrecht. Dies gilt vor allem dann, wenn es der Arzt versäumt hat, auf die Notwendigkeit zur Einnahme lebenswichtiger Medikamente einerseits und auf die manchmal nicht zu vermeidenden Nebenwirkungen andererseits mit der gebührenden Eindringlichkeit und Überzeugungskraft hinzuweisen. Schlafmittel und Schmerzmittel sind gerade in den Krankenhäusern unentbehrliche symptomatisch wirksame Medikamente, die aber gezielt verabreicht werden müssen. Die Nachtschwester mit dem auf einem Tablett breit gefächerten Arzneimittelsortiment und den freundlich auffordernden Worten „was brauchen wir denn heute Nacht" sollte endgültig der Vergangenheit angehören. Sie setzt sich im übrigen – ebenso wie der dieses Vorgehen duldende Arzt – dem Verdacht aus, daß die ständige Sedierung der Patienten auch der Nachtruhe des Krankenhauspersonals förderlich sein soll.

Unsere kranken und unsere gesunden Mitmenschen haben das Recht, alle Möglichkeiten auszuschöpfen, um sich über ihre eigenen oder über andere Krankheiten informieren zu lassen. Hier können Fernsehen, Hörfunk und Presseberichte durchaus von Nutzen sein. Wir Ärzte sind dabei aufgerufen zu helfen, Spreu vom Weizen zu sondern. Über die Spreu habe ich schon gesprochen. Wenn wir aber prinzipiell die Zusammenarbeit mit den Medien ablehnen und wenn wir uns aus falsch verstandenem Standesbewußtsein weigern, unser Fachwissen in allgemein verständlicher Form der Öffentlichkeit zu unterbreiten, dann verschenken wir viele, insbesonders präventivmedizinische Möglichkeiten und begeben uns im übrigen jeglichen Rechts auf Kritik an den genannten Medien. Eine moderne Medizin sollte frei sein von Mysterien aller Art. Wir haben nichts zu verbergen, aber vieles mitzuteilen, auch in der Öffentlichkeit.

Jeder Patient hat das Recht, so sachverständig wie möglich behandelt werden. Dies ist eine Binsenwahrheit, die medizinische und leider gelegentlich auch juristische Konsequenzen nach sich zieht. Das wichtigste und nicht einklagbare Recht des

Leidenden ist aber das Recht auf Barmherzigkeit. Ohne das Mitleid des Arztes sind viele Leiden des Patienten nicht zu lindern. *Eberhard Buchborn* wies vor einem Jahr an dieser Stelle darauf hin, daß der Kranke den Arzt als Therapeuten nicht nur deswegen aufsucht, um Erkenntnisse zu gewinnen, sondern vor allem auch um Hilfe und Beistand zu erhalten; denn – so *Buchborn* wörtlich – „‚therapeuein' heißt nicht nur pflegen und sorgen, sondern zuerst zu Diensten sein". Im Dienst am Kranken können Mitleid und Barmherzigkeit dem Arzt die notwendigen therapeutischen Entschlüsse mitunter außerordentlich erschweren. Und dennoch sind es gerade diese Eigenschaften, die den Therapeuten zum Arzt machen.

### Geprägte Form, die lebend sich entwickelt

Dieser Vortrag handelte vom Leben und Leiden unserer Patienten, denen am Ende ein Dichterwort zugeeignet sei. *Goethe* hat darin auf das Gesetz hingewiesen, nach dem wir angetreten sind, das unser Leben bestimmt und das auch der ärztlichen Kunst Grenzen setzt. Er hat aber auch die Möglichkeiten des Widerstehens gegenüber Zeit und Macht – also auch gegenüber Alter und Krankheit – aufgezeigt, wenn es sich um Menschen handelt, die sich in der vorgeprägten Form gemäß ihrem Lebensauftrag fortentwickeln. Wir Ärzte können mitunter durch Linderung von Leiden mit Gottes Hilfe einen Teil dazu beitragen:

Das Goethe'sche Urwort lautet:
  „Wie an dem Tag, der dich der Welt verliehen,
  Die Sonne stand zum Gruße der Planeten,
  Bist alsobald und fort und fort gediehen
  Nach dem Gesetz, wonach du angetreten.
  So mußt du sein, dir kannst du nicht entfliehen.
  So sagten schon Sibyllen, so Propheten;
  Und keine Zeit und Macht zerstückelt
  Geprägte Form, die lebend sich entwickelt."

*Die 87. Tagung der Deutschen Gesellschaft für innere Medizin ist eröffnet.*

# Autorenverzeichnis

| | | | |
|---|---|---|---|
| Assmann, H., Königsberg | 551 | Klemperer, G., Berlin | 365 |
| | | Kraus, F., Berlin | 287 |
| Bäumler, Chr., Freiburg | 127 | Krehl, L. v., Straßburg | 301 |
| Begemann, H., München | 877 | Kress, H. Frhr. v., Berlin | 757 |
| Bennhold, H., Tübingen | 719 | Kühn, H. A., Würzburg | 907 |
| Berg, H. H., Hamburg | 659 | | |
| Bergmann, G. v., Berlin | 483 | Leube, W. v., Würzburg | 51 |
| Bock, H. E., Tübingen | 823 | Leyden, E. v., Berlin  31, 39, 83, 139, 245 | |
| Bodechtel, G., München | 801 | Liebermeister, M. v., Tübingen | 63 |
| Brauer, L., Hamburg | 375 | | |
| Brednow, W., Jena | 709 | Martini, P., Bonn | 599 |
| Buchborn, E., München | 957 | Matthes, M., Königsberg | 397 |
| Bürger, M., Leipzig | 633 | Mehnert, H., München | 975 |
| | | Merkel, A. v., Nürnberg | 203 |
| Curschmann, H., Leipzig | 99 | Minkowski, O., Breslau | 355 |
| | | Morawitz, P., Leipzig | 493 |
| Dietlen, H., Saarbrücken | 573 | Moritz, F., Köln | 405 |
| | | Müller, F. v., München | 259 |
| Eppinger, H., Wien | 585 | Müller, L. R., Erlangen | 441 |
| Erb, W., Heidelberg | 213 | | |
| | | Naegeli, O., Zürich/Schweiz | 433 |
| Frerichs, T. v., Berlin | 3, 11, 17 | Naunyn, B., Straßburg | 193 |
| Frey, W., Oberhofen/Schweiz | 627 | Neuhaus, G. A., Berlin | 917 |
| | | Nothnagel, H. v., Wien | 73 |
| Gerhardt, C., Würzburg | 23 | | |
| Gerok, W., Freiburg | 943 | Oberdisse, K., Düsseldorf | 845 |
| Gross, R., Köln | 929 | Oehme, C., Heidelberg | 613 |
| Grosse-Brockhoff, F., Düsseldorf | 853 | | |
| | | Pässler, H., Dresden | 421 |
| Hansen, K., Lübeck | 689 | Penzoldt, F., Erlangen | 327 |
| Heilmeyer, L., Freiburg | 771 | Pette, H., Hamburg | 663 |
| His, W., Berlin | 345 | | |
| Hoff, F., Frankfurt | 743 | Quincke, H., Kiel | 161 |
| | | | |
| Immermann, H., Basel/Schweiz | 107 | Reinwein, H., Kiel | 695 |
| | | Romberg, E. v., Tübingen | 339 |
| Jacobi, J., Hamburg | 733 | | |
| Jahn, D., Höfen | 835 | Senator, H., Berlin | 181 |
| Jaksch, R. Ritter v., Prag | 171 | Siebeck, R., Heidelberg | 541 |
| Jores, A., Hamburg | 815 | | |
| | | Schettler, G., Heidelberg | 863 |
| | | Schittenhelm, A., Kiel | 499, 507 |
| Katsch, G., Greifswald | 653 | Schmidt, M., Frankfurt | 153 |
| Klee, P., Wuppertal | 643 | Schölmerich, P., Mainz | 893 |
| | | Schoen, R., Göttingen | 677 |

| | | | |
|---|---|---|---|
| Schottmüller, H., Hamburg | 517 | Volhard, F., Frankfurt | 465 |
| Schultze, F., Bonn | 275 | | |
| Schwenkenbecher, F. A., Marburg | 529 | Wenckebach, K. F., Wien | 387 |
| | | Wolff, H. P., Mainz | 883 |
| Stepp, W., München | 561 | | |
| Stintzing, R., Jena | 313 | | |
| Strümpell, A. v., Breslau | 235 | Ziemssen, H. v., München | 117 |
| Sturm, A., Wuppertal-Barmen | 785 | Zinn, W., Berlin | 449 |

**Fotonachweis**

Autorenporträts der Kongreßjahre 1960 bis 1981 mit freundlicher Genehmigung des Selecta-Verlages, Planegg vor München.

Autorenporträt des Kongreßjahres 1940 mit freundlicher Genehmigung des Saarländischen Ärzteblattes Saarbrücken.

Autorenporträt des Kongreßjahres 1943 mit freundlicher Genehmigung des Instituts für Geschichte der Medizin der Universität Wien, Wien/Österreich.

Gedankt sei auch allen privaten Stellen für die Unterstützung bei der Beschaffung fehlender Fotos.